蒙醫習用方剂分析

孟根巴根 编著

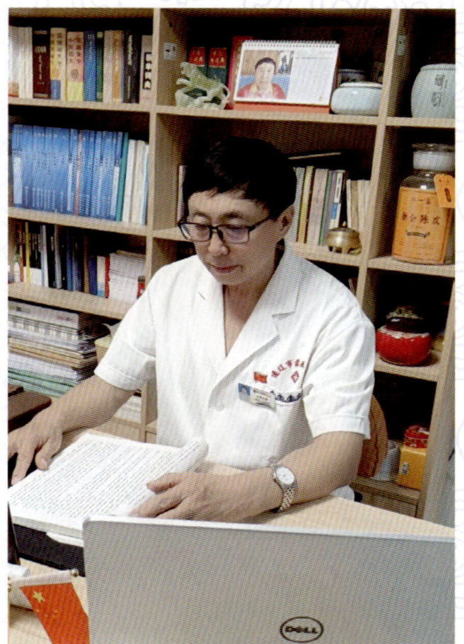

孟根巴根 男，蒙古族，主任蒙药师，1962 年出生于内蒙古自治区通辽市科尔沁左翼中旗花胡硕苏木大伙房嘎查。1986 年毕业于内蒙古呼伦贝尔盟民族卫生学校蒙药专业。同年 8 月在内蒙古自治区蒙药制药厂工作。1999 年毕业于内蒙古蒙医学院。2002 年在亿利集团内蒙古库伦蒙药制药厂工作。2009 到通辽市蒙医研究所制剂室工作。2012 年毕业于内蒙古民族大学。中国民族医药学会院内制剂分会理事。历年在国家和自治区级核心报刊杂志发表专业论文 30 余篇，其中“习用矿物类蒙药状西的简述”发表于《中国民族民间医药》杂志，“论光明盐 4–味汤”发表于《中国蒙医药》杂志。主编的《中国当代蒙古族医药人才录》荣获第二届世界传统医学大会暨“超人杯”世界传统医学优秀成果大奖赛国际优秀成果奖。

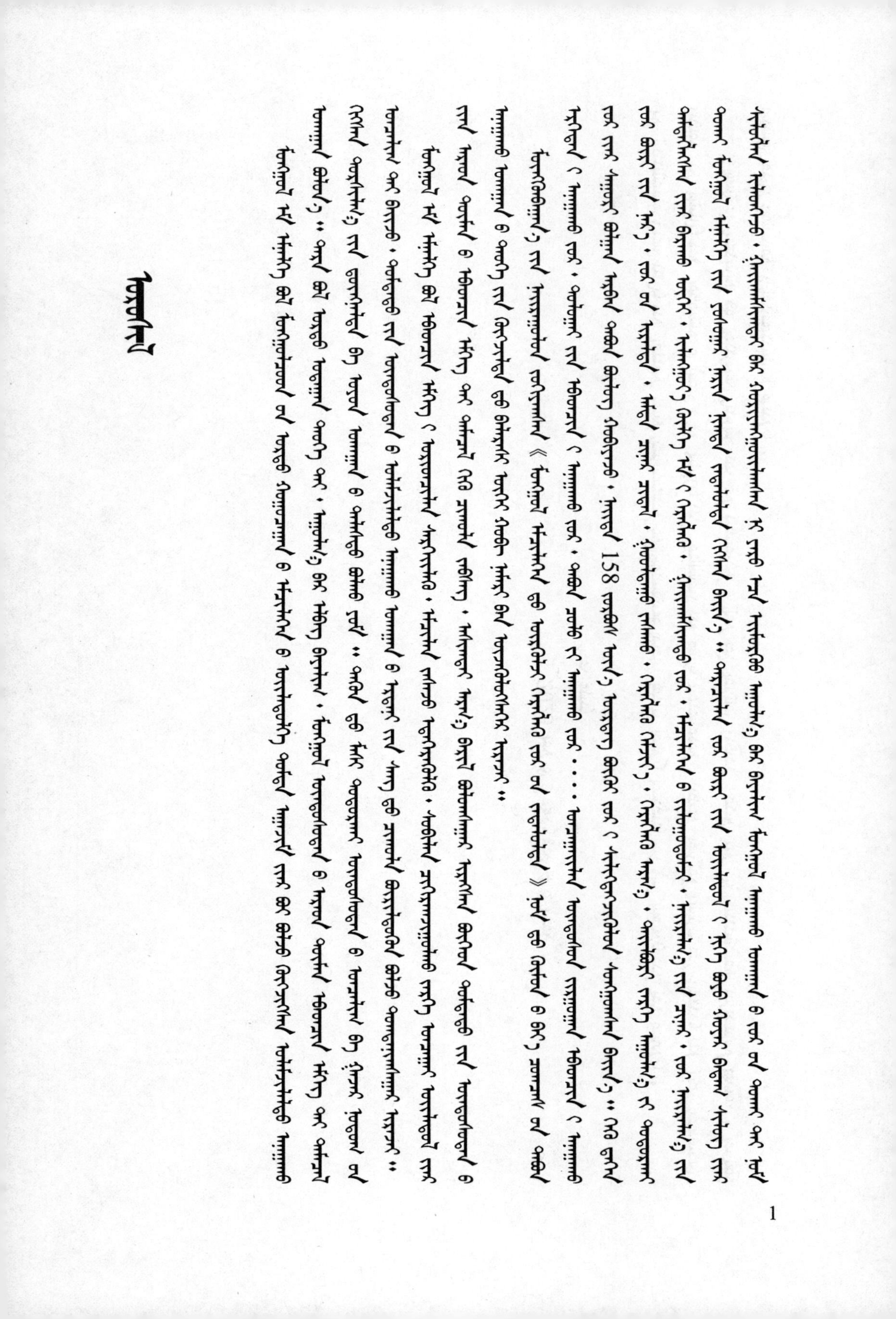

ᠣᠷᠣᠰᠢᠯ

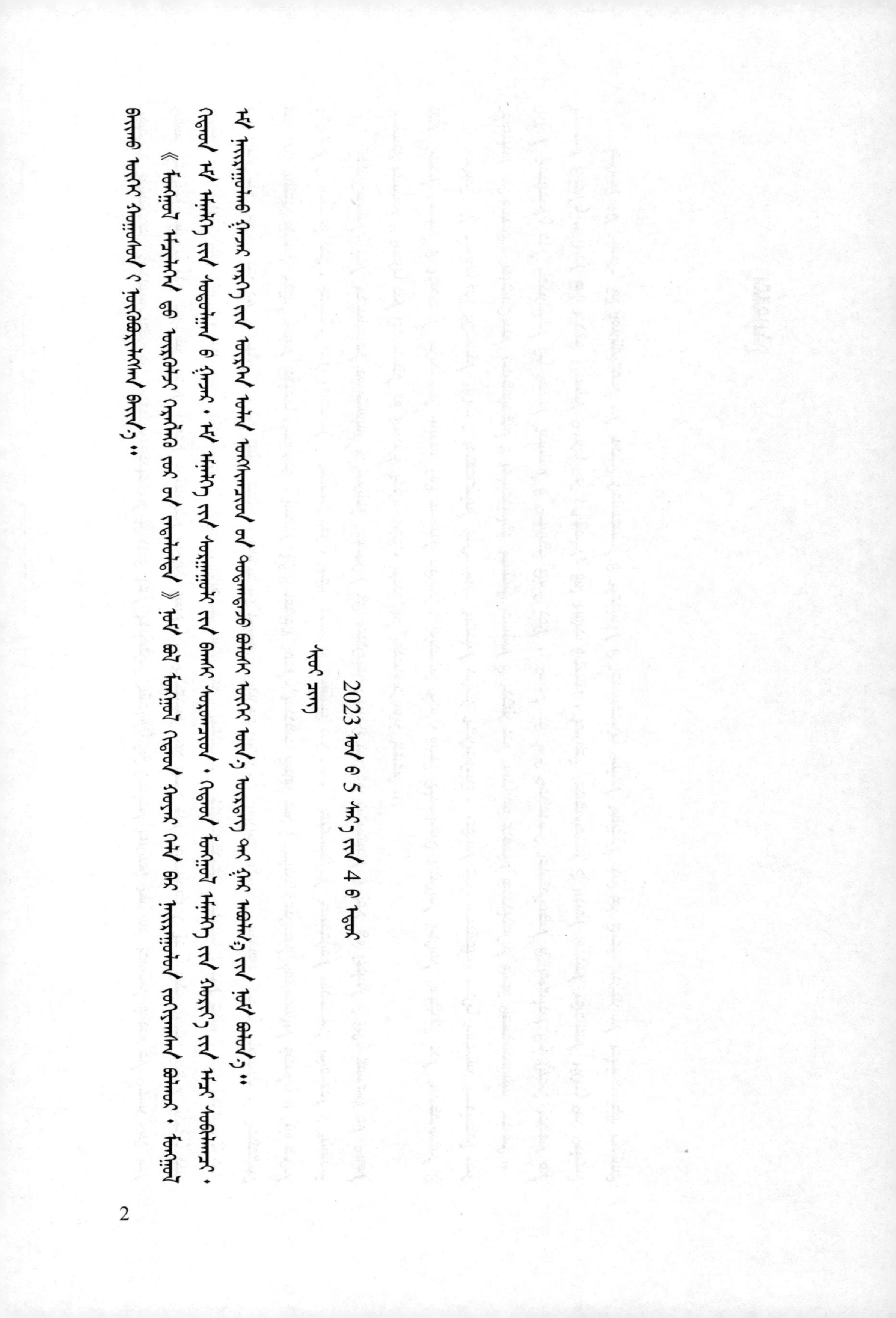

序

蒙医药学是蒙古族人民在长期的医疗实践中逐渐形成与发展起来的传统医药学。其历史悠久，内容丰富，是蒙古族人民长期同疾病作斗争的经验总结和智慧结晶，具有鲜明的民族特色和地域特点，是中华民族传统医药学宝库的重要组成部分。蒙医药学以其在医学预防、健康保健、治疗康复等方面的独特作用，一直以来是各族群众赖以防病治病的重要手段和有效方法，为中华民族的历史发展中做出了不可磨灭的贡献。

孟根巴根编写的《蒙医习用方剂分析》书，共分为五官类方剂、头部类方剂、五脏类方剂、六腑类方剂等，重点筛选蒙医基础六病方剂为主，分类共15个部分，精选收载158个方剂。对每一个方剂，除明确写了通用名、处方来源、功能主治、用法用量等外，还特意编写了药引子、奇迹方剂、临床指导、炮制规范、饮食起居注意事项等内容。该书重点解析了每一个方剂的配伍规律，填补了此方面文献的空白。

《蒙医习用方剂分析》是一部具有一定使用价值和科研价值的书籍，也是医务工作者、医药科研工作者、医药院校师生、制剂室和制药厂员工不可或缺的常用工具书，也可作为不懂蒙古文医药爱好者日常使用的工具书。

徐青

2023年5月4日

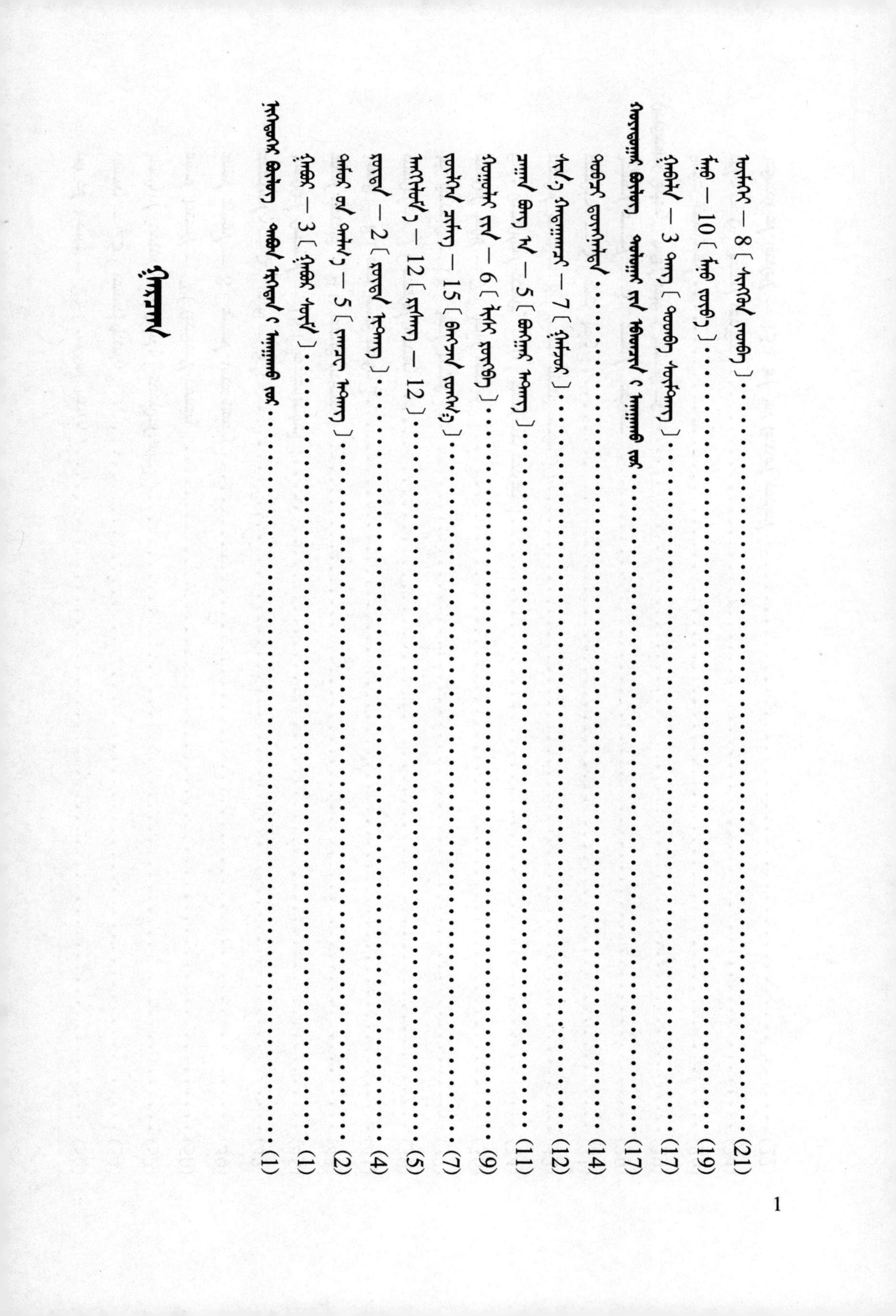

ᠭᠠᠷᠴᠠᠭ

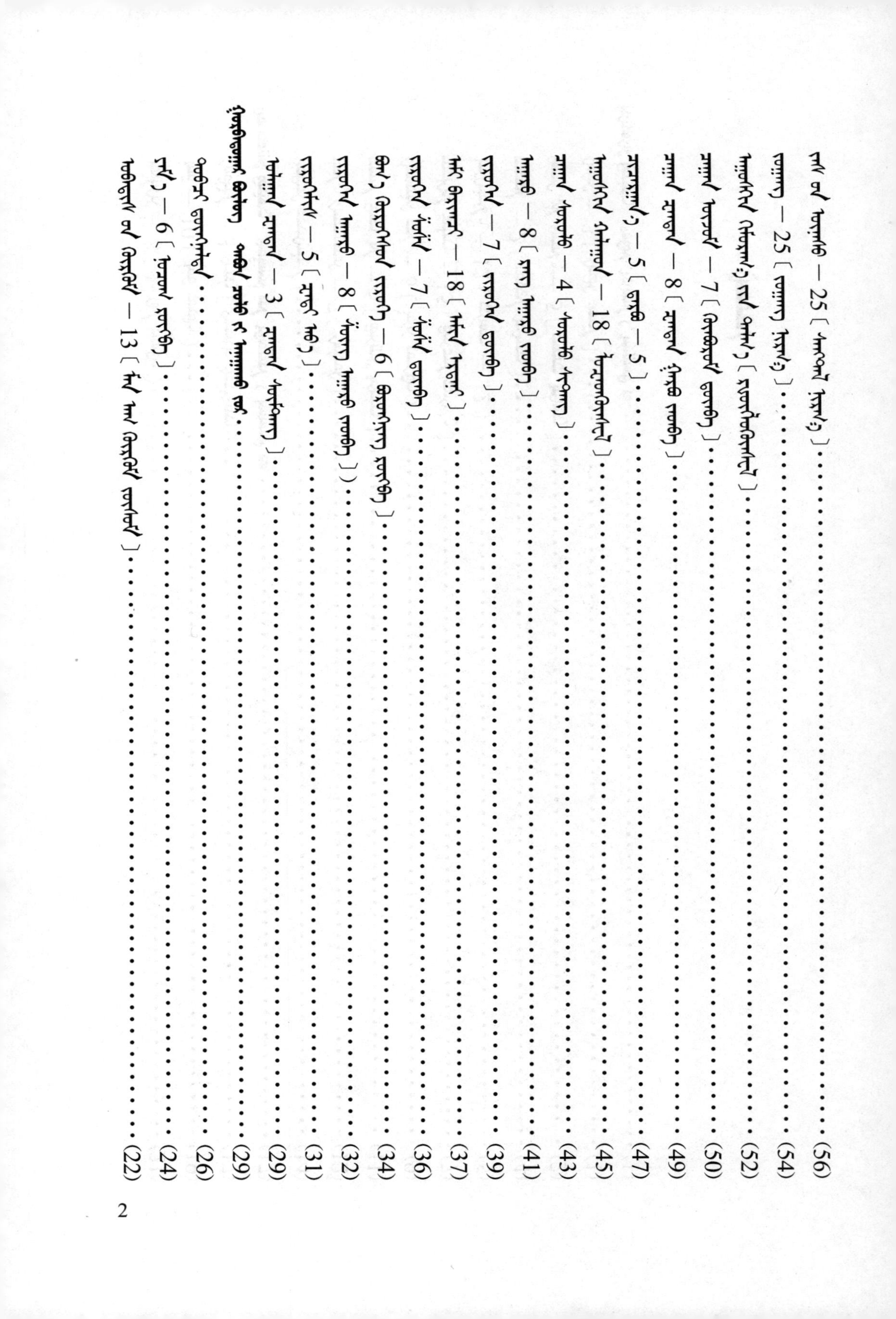

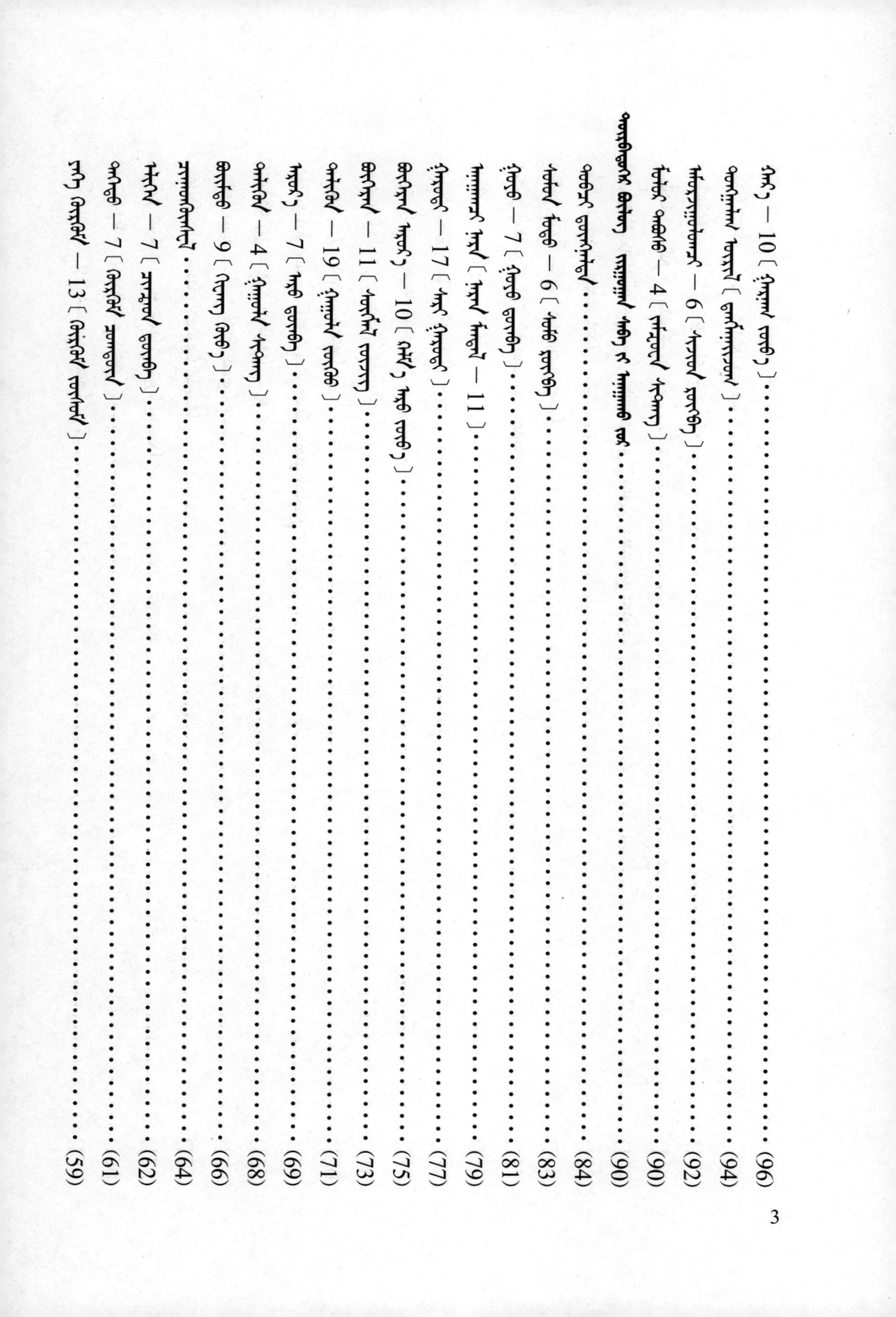

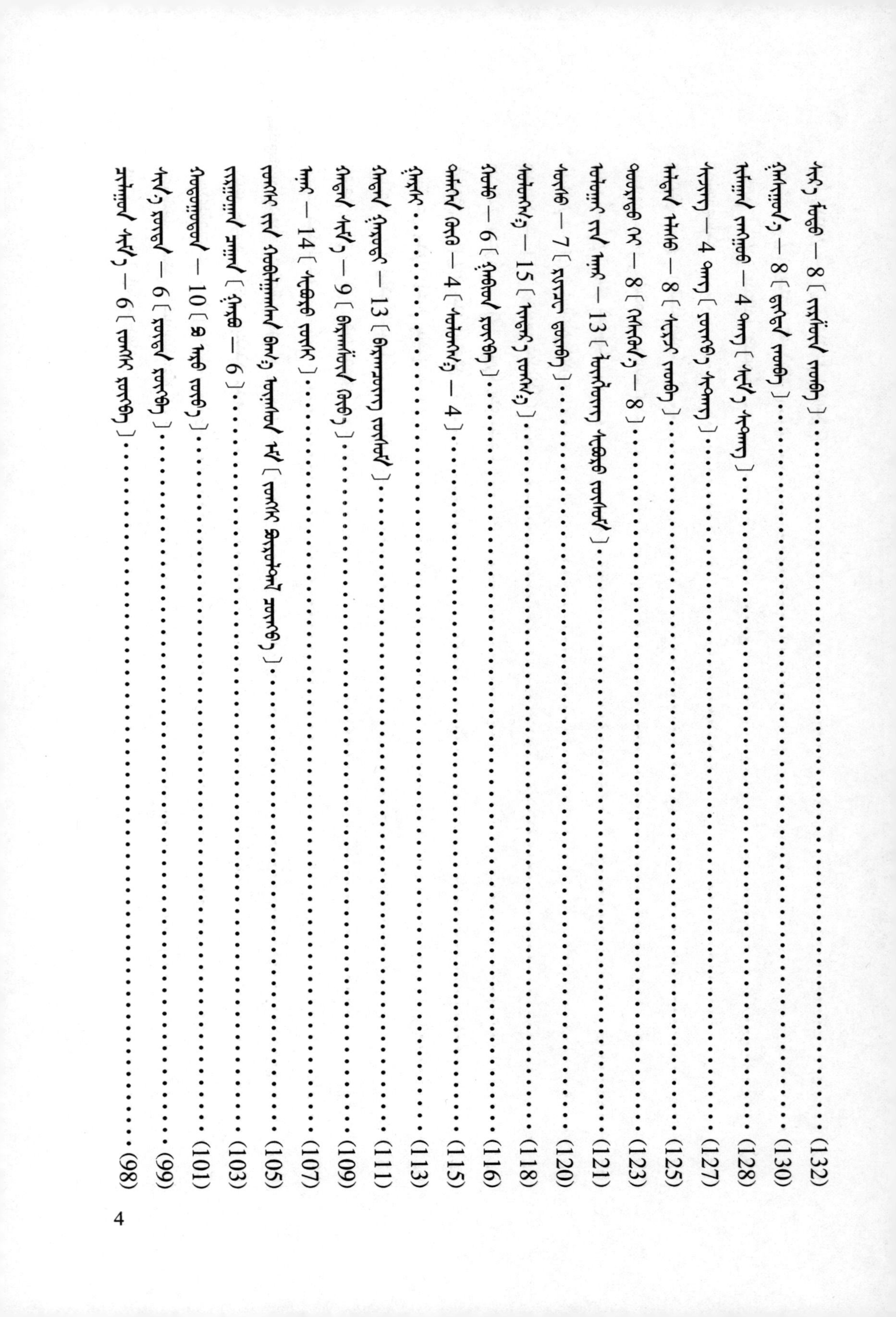

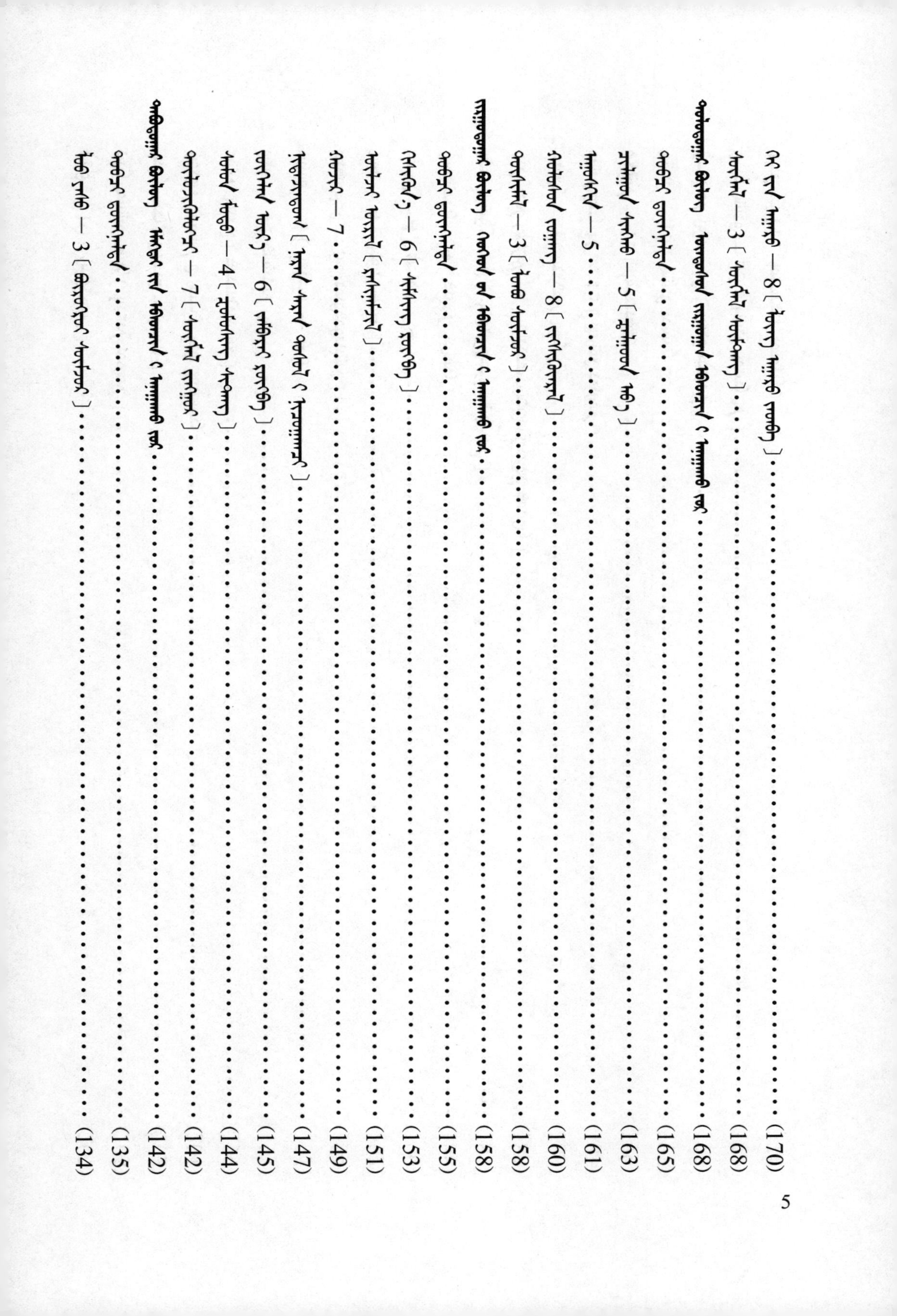

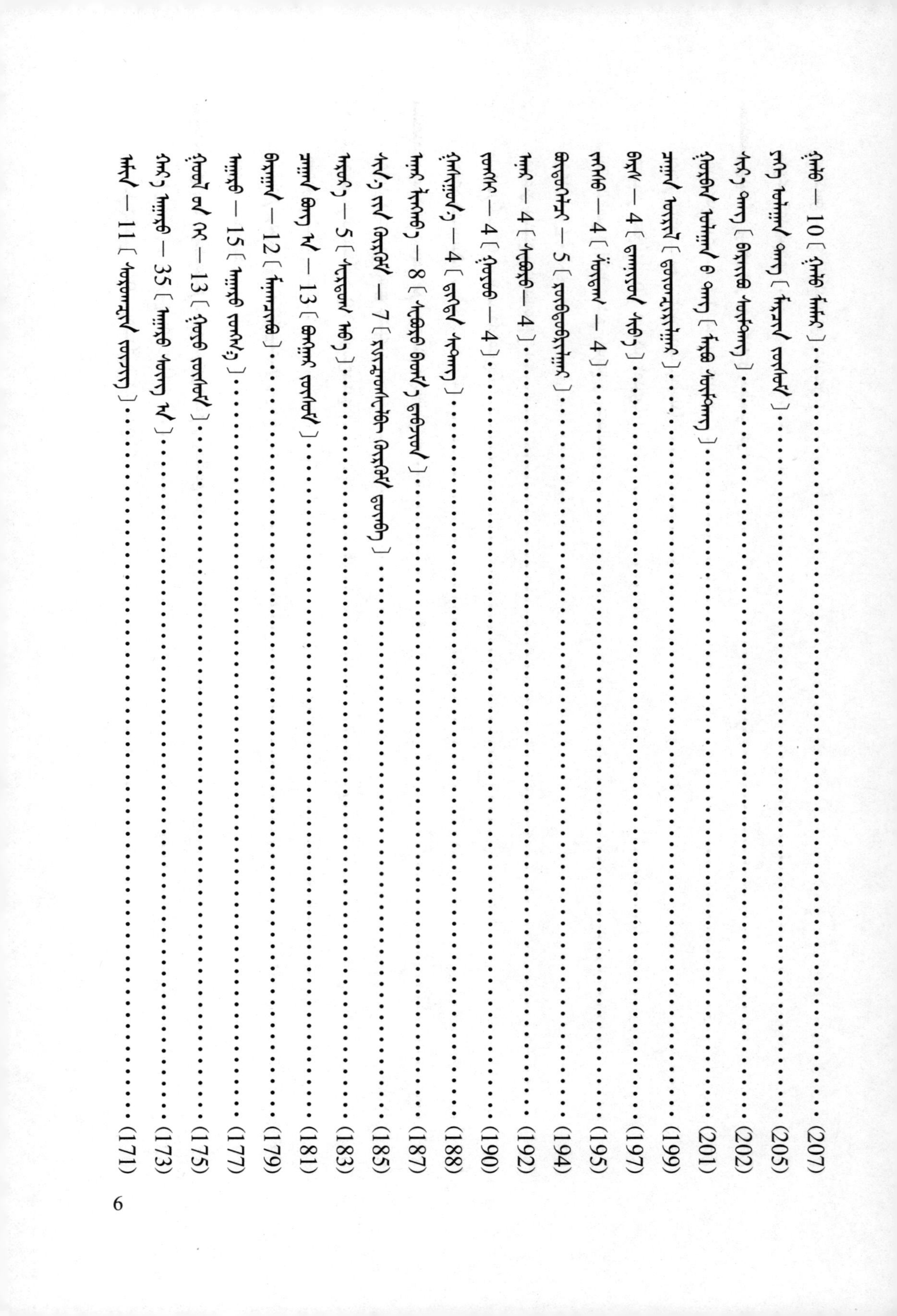

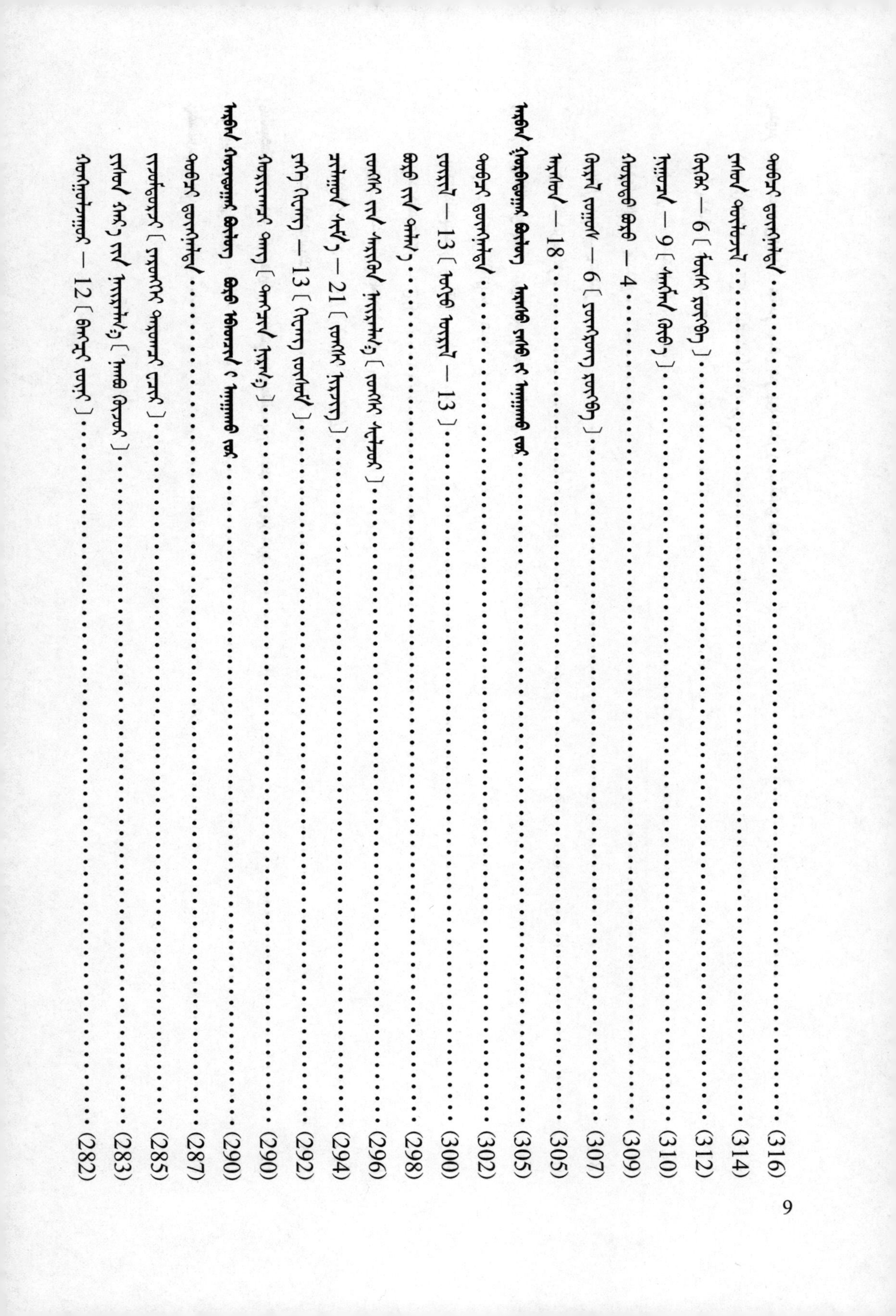

目录

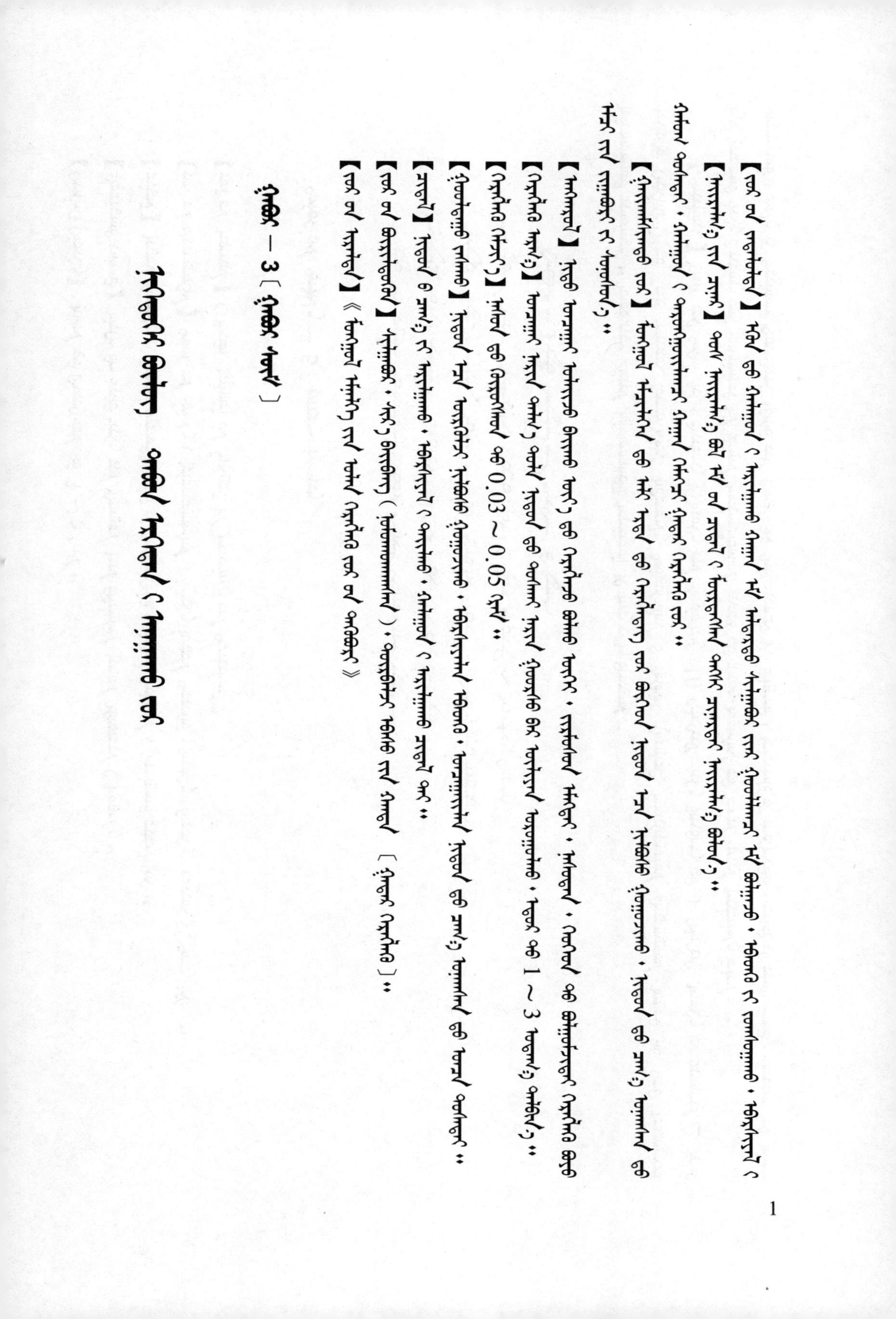

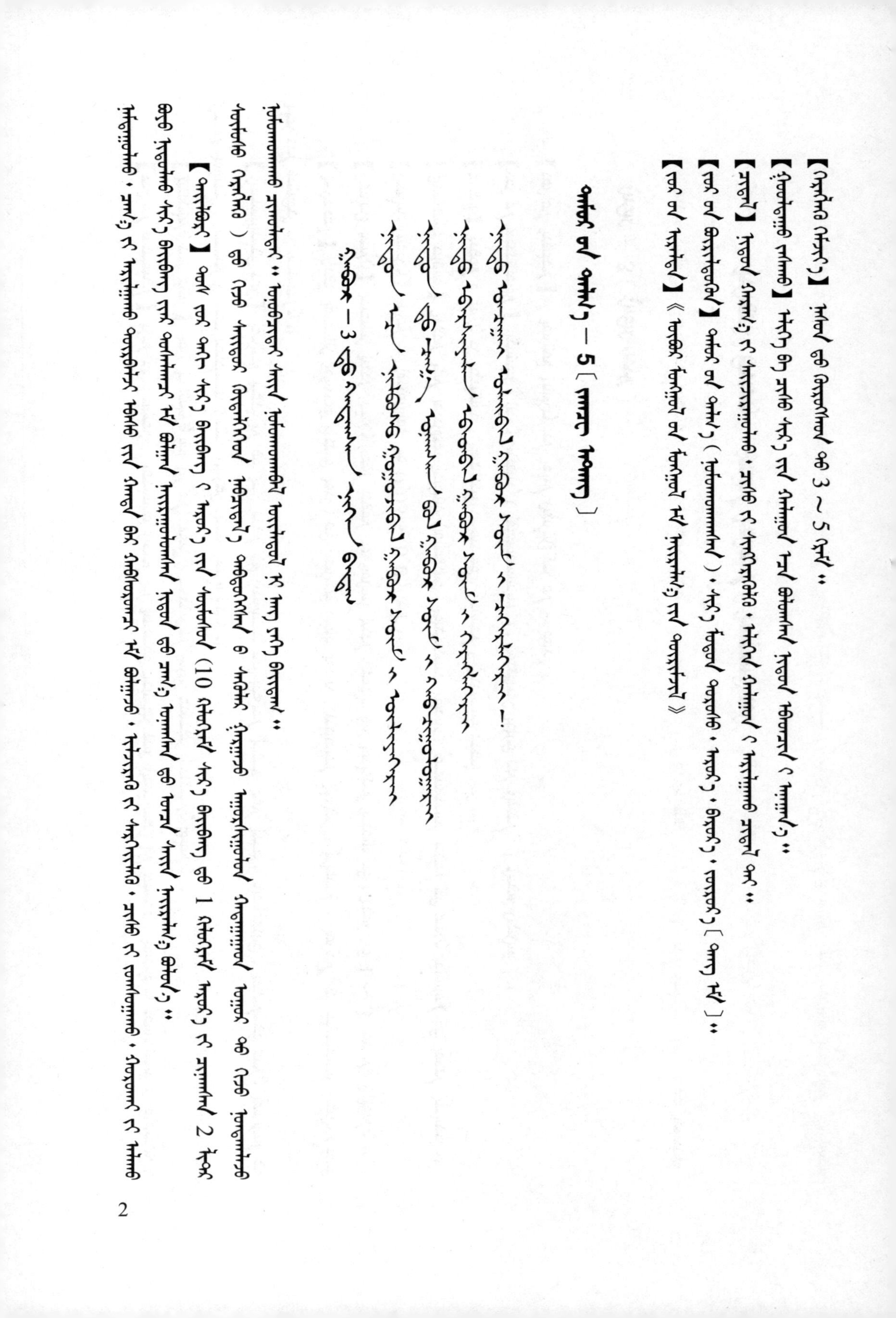

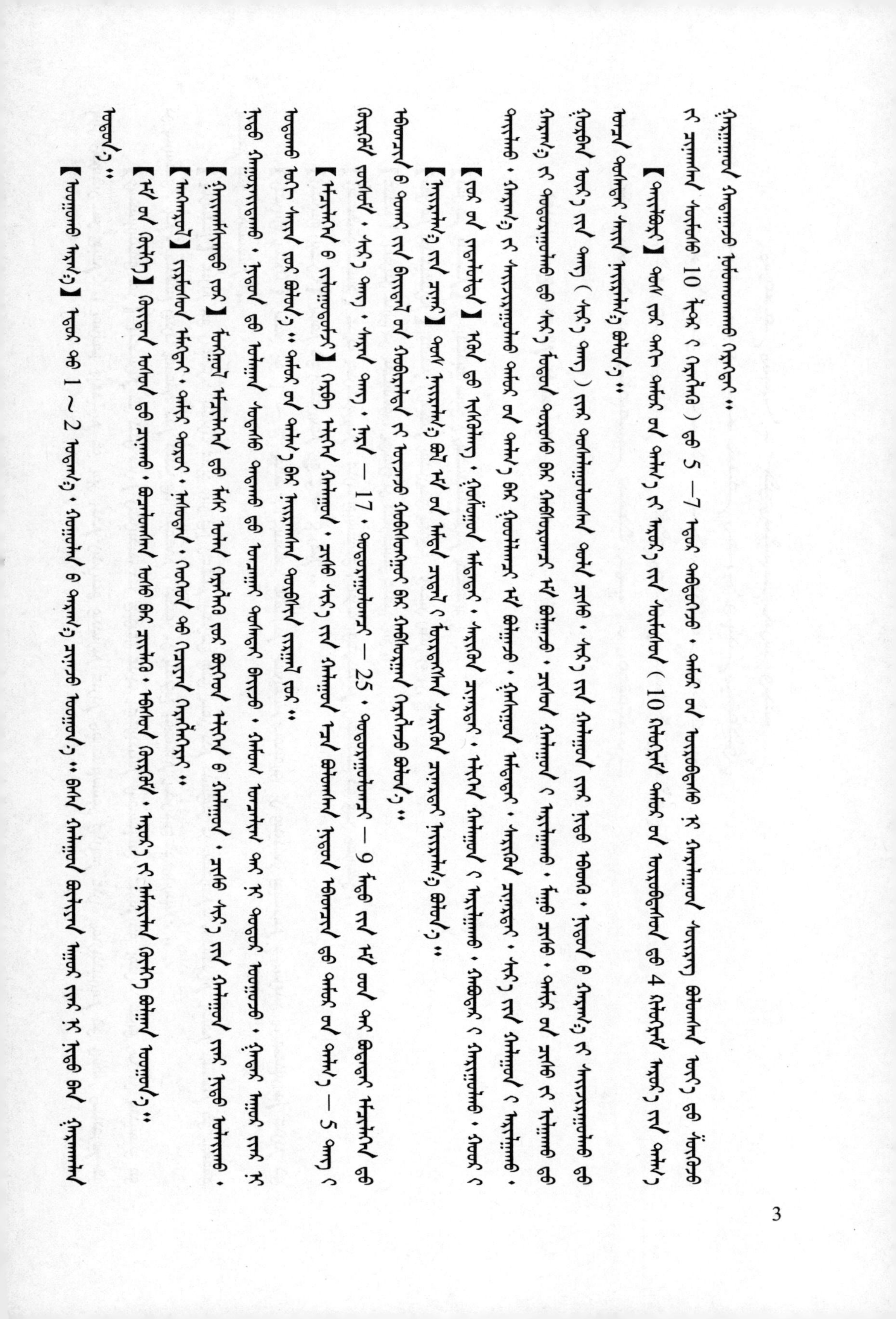

[illegible] ::

[illegible] 10 [illegible] ([illegible]) [illegible] 5 —7 [illegible] (10 [illegible] 4 [illegible]

【[illegible]】[illegible] ::

[illegible] ([illegible]) [illegible]

【[illegible]】[illegible] ::

【[illegible]】[illegible] ::

[illegible] 17 [illegible] — 25 [illegible] — 9 [illegible] — 5 [illegible]

【[illegible]】[illegible] ::

【[illegible]】[illegible] ::

【[illegible]】[illegible] ::

【[illegible]】[illegible] ::

【[illegible]】[illegible] 1 ~ 2 [illegible] ::

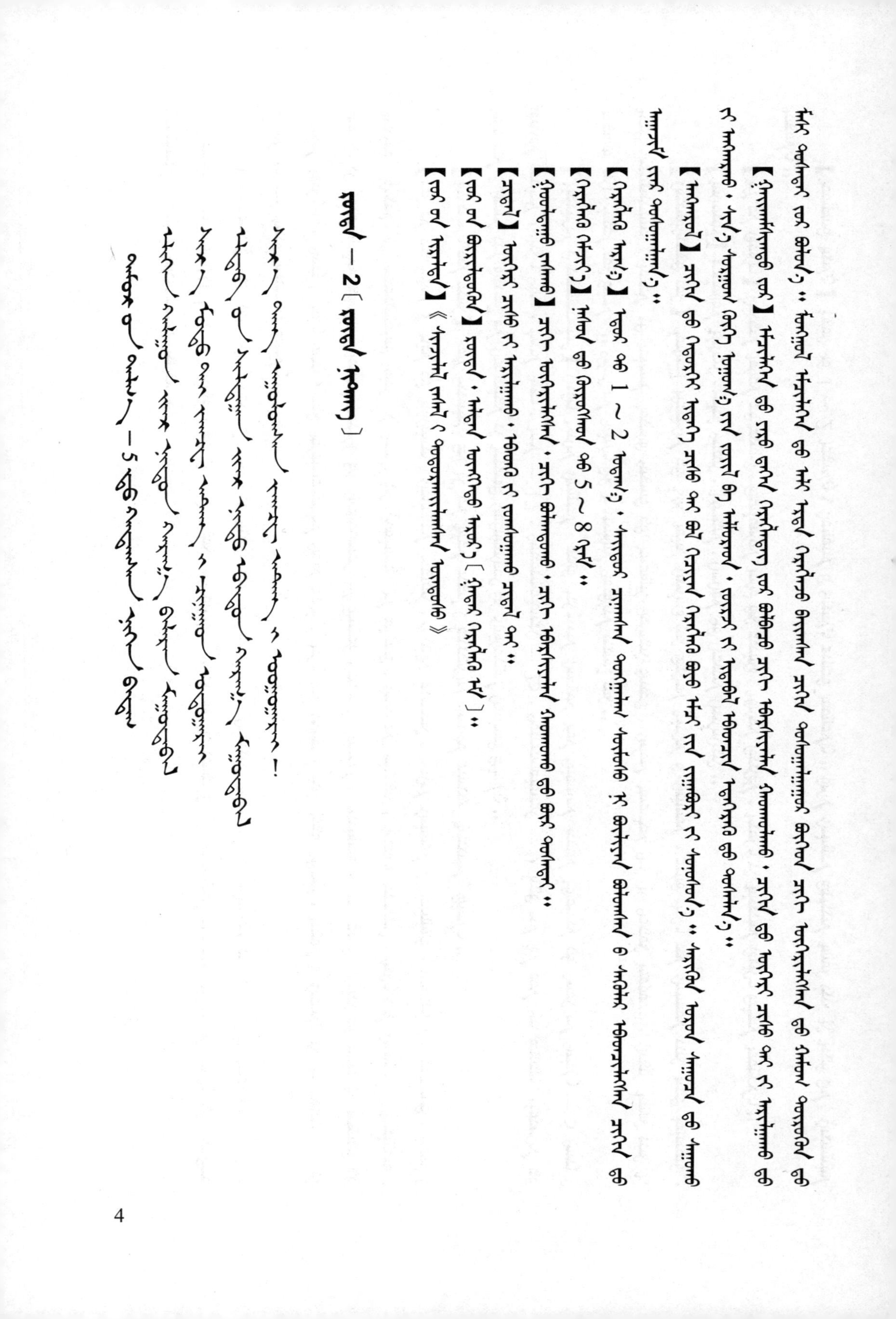

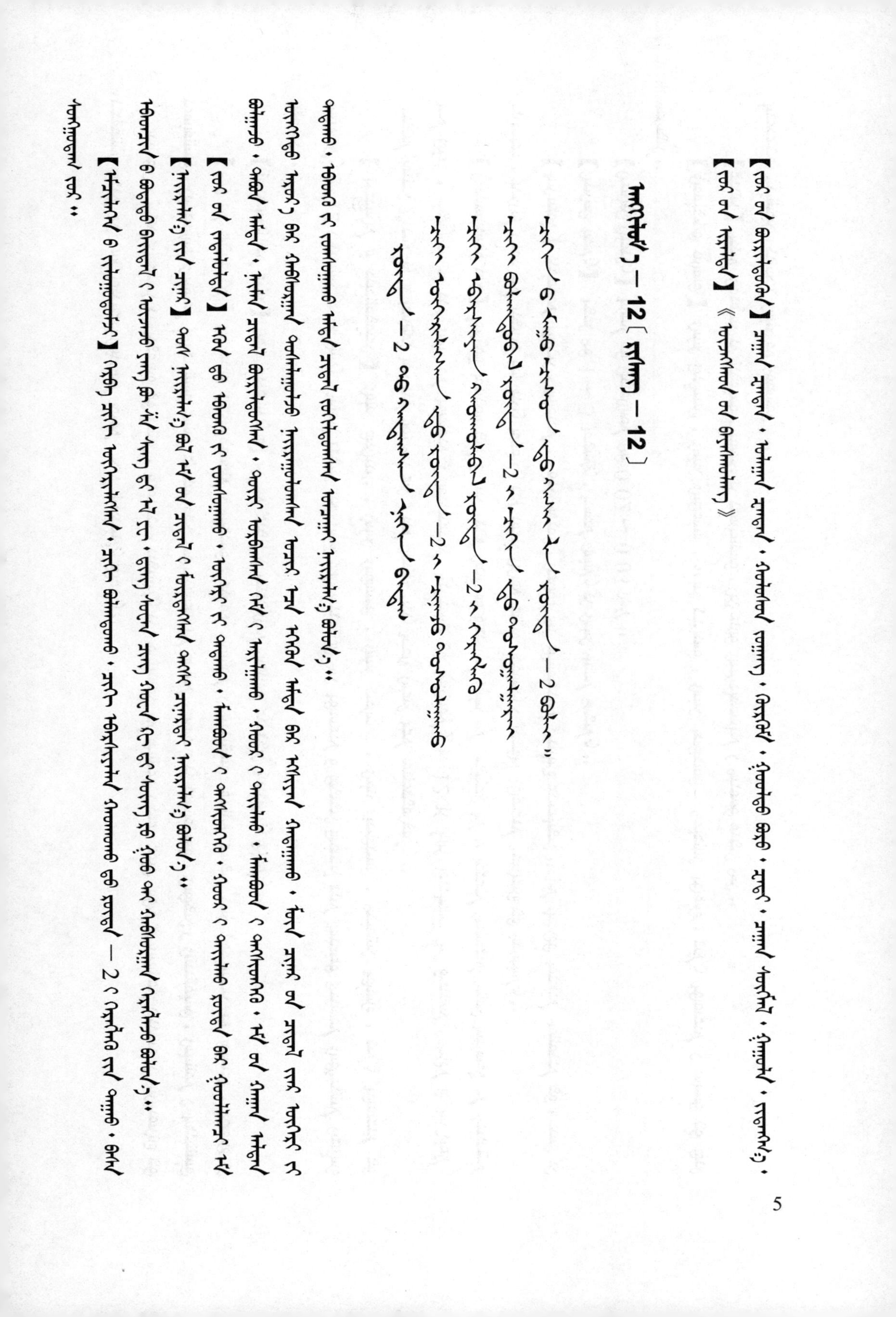

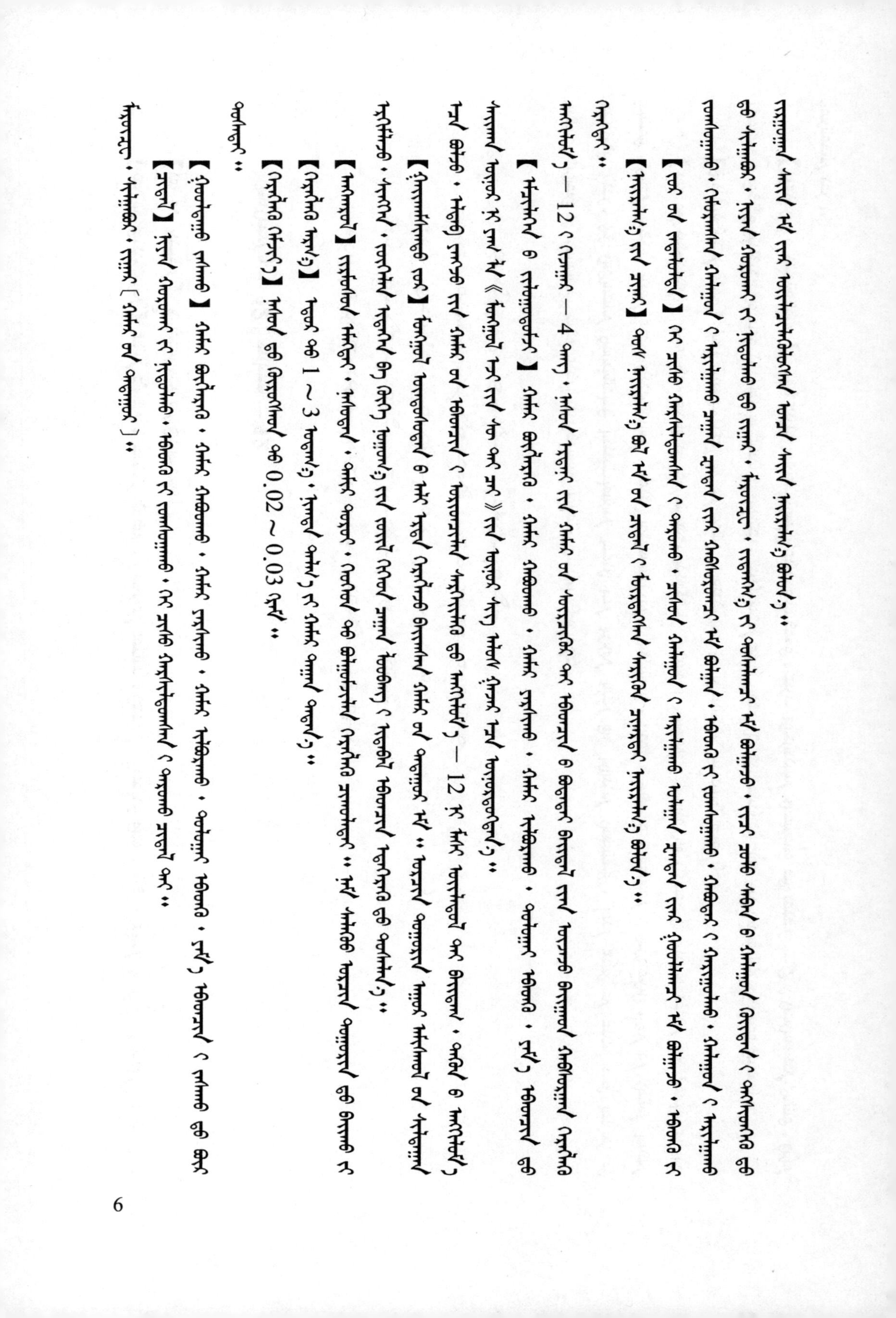

[illegible] 〔[illegible]〕::

【[illegible]】 [illegible] ::

【[illegible]】 [illegible]

[illegible] ::

【[illegible]】 [illegible] 0.02 ~ 0.03 [illegible] ::

【[illegible]】 [illegible] 1 ~ 3 [illegible] ::

【[illegible]】 [illegible]

[illegible] ::

【[illegible]】 [illegible]

[illegible] — 12 [illegible]

[illegible] 《[illegible]》 [illegible] ::

【[illegible]】 [illegible]

[illegible] — 12 [illegible] — 4 [illegible]

[illegible] ::

【[illegible]】 [illegible] ::

【[illegible]】 [illegible]

[illegible]

[illegible]

[illegible] ::

【ᠡᠮ ᠦᠨ ᠴᠢᠨᠠᠷ】 ᠰᠡᠷᠢᠭᠦᠨᠴᠡᠭᠦᠯᠬᠦ ᠬᠠᠯᠠᠭᠤ᠂ ᠬᠠᠩᠢᠶᠠᠬᠤ᠂ ᠬᠤᠭᠤᠯᠠᠢ ᠴᠢᠢᠭᠯᠡᠬᠦ᠂ ᠬᠤᠭᠤᠯᠠᠢ ᠠᠷᠢᠯᠭᠠᠬᠤ᠂ ᠬᠠᠩᠭᠠᠢ ᠲᠤᠶᠠᠬᠤ᠂ ᠰᠡᠷᠡᠭᠦᠨ ᠵᠠᠭᠠᠰᠤ（胖大海）ᠶᠢᠨ ᠬᠡᠯᠡ ᠶᠢ ᠲᠤᠩᠭᠠᠯᠠᠭᠤᠯᠬᠤ ᠪᠣᠯ

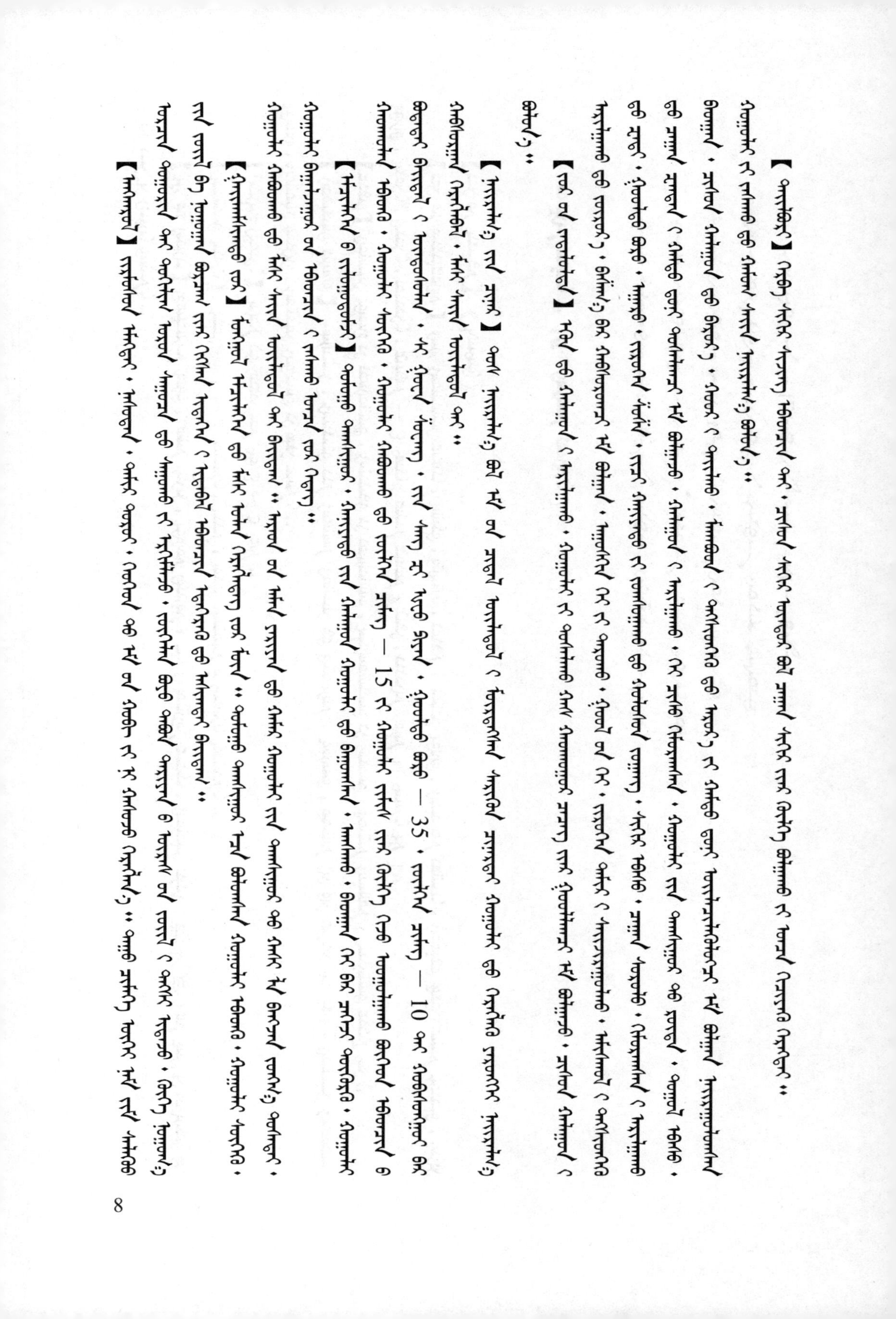

【[illegible]】 [illegible] ::

[illegible] 【[illegible]】 [illegible] ::

【[illegible]】 [illegible] ::

[illegible] — 35 · [illegible] — 10 [illegible] — 15 [illegible] 【[illegible]】 [illegible] ::

[illegible] :: 【[illegible]】 [illegible] ::

[illegible] 【[illegible]】

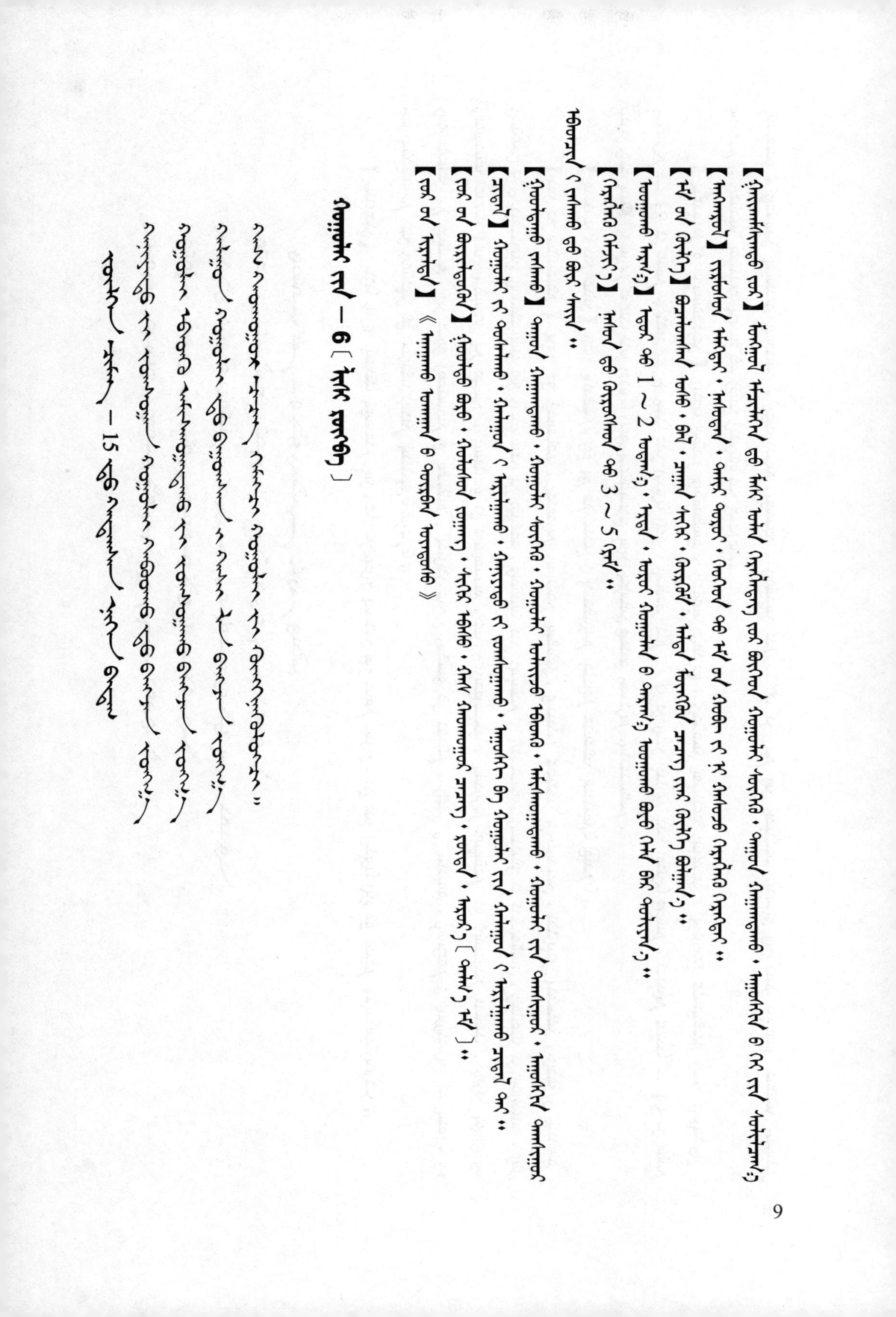

【[illegible]】 [illegible] ᠃

【[illegible]】 [illegible] ᠃

【[illegible]】 [illegible] ᠃

【[illegible]】 [illegible] 1 ~ 2 [illegible] ᠃

【[illegible]】 [illegible] 3 ~ 5 [illegible] ᠃

[illegible] ᠃

【[illegible]】 [illegible] ᠃

【[illegible]】 [illegible] ᠃

【[illegible]】 [illegible] 〔[illegible]〕᠃

【[illegible]】 《[illegible]》

[illegible] — 6 〔[illegible]〕

[illegible]
[illegible]
[illegible]
[illegible]
[illegible] — 15 [illegible]

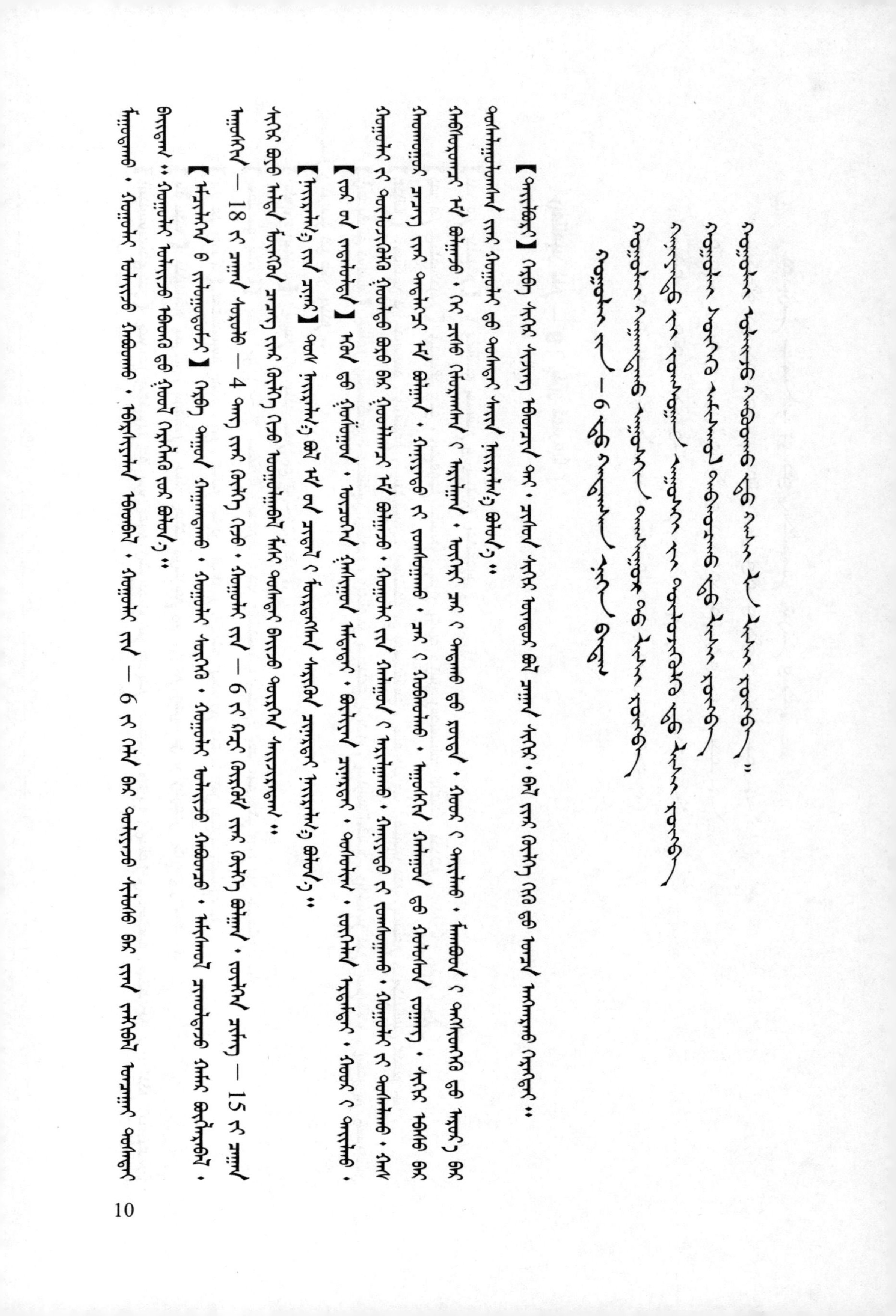

[illegible]

[illegible] — 6 [illegible]

【[illegible]】 [illegible]

【[illegible]】 [illegible]

【[illegible]】 [illegible]

【[illegible]】 [illegible] — 18 [illegible] — 4 [illegible] — 6 [illegible] — 15 [illegible]

【[illegible]】 [illegible] — 6 [illegible]

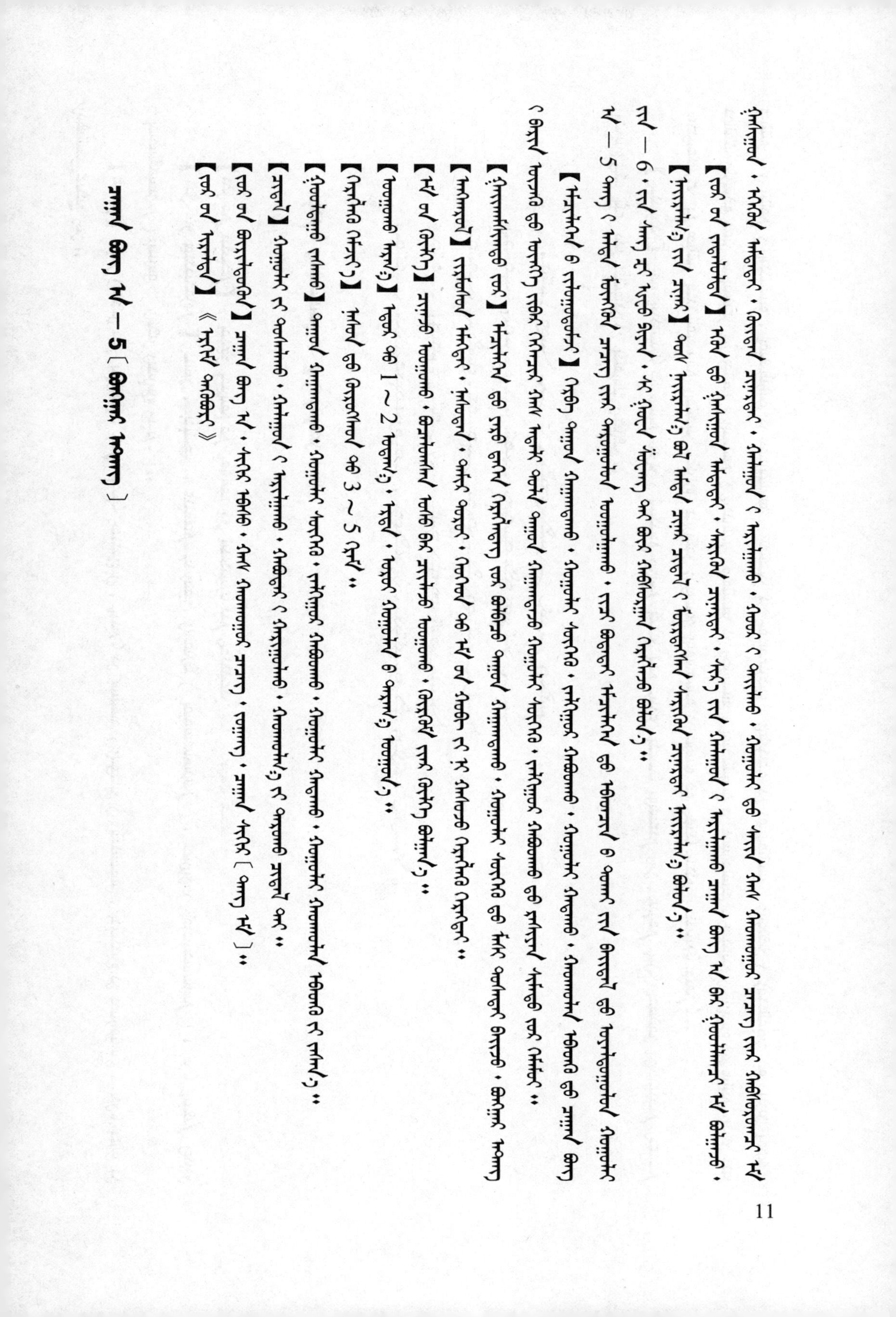

[illegible] — 5 〔[illegible]〕

[illegible]

[illegible] — 5 [illegible] — 6 [illegible]

【[illegible]】[illegible]

【[illegible]】[illegible]

【[illegible]】[illegible] 1 ~ 2 [illegible]

【[illegible]】[illegible] 3 ~ 5 [illegible]

【[illegible]】[illegible]

【[illegible]】[illegible]

【[illegible]】[illegible]

【[illegible]】《[illegible]》

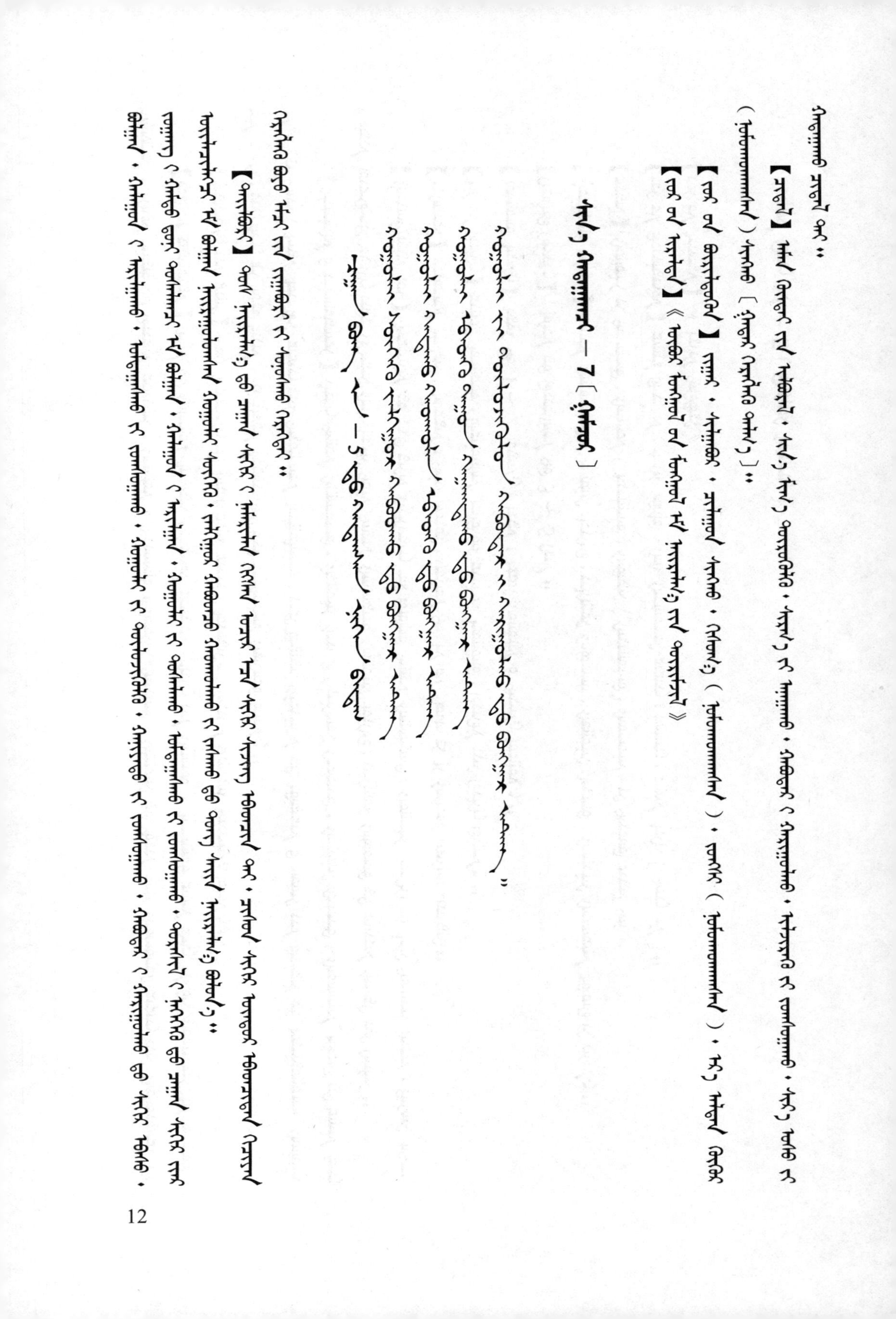

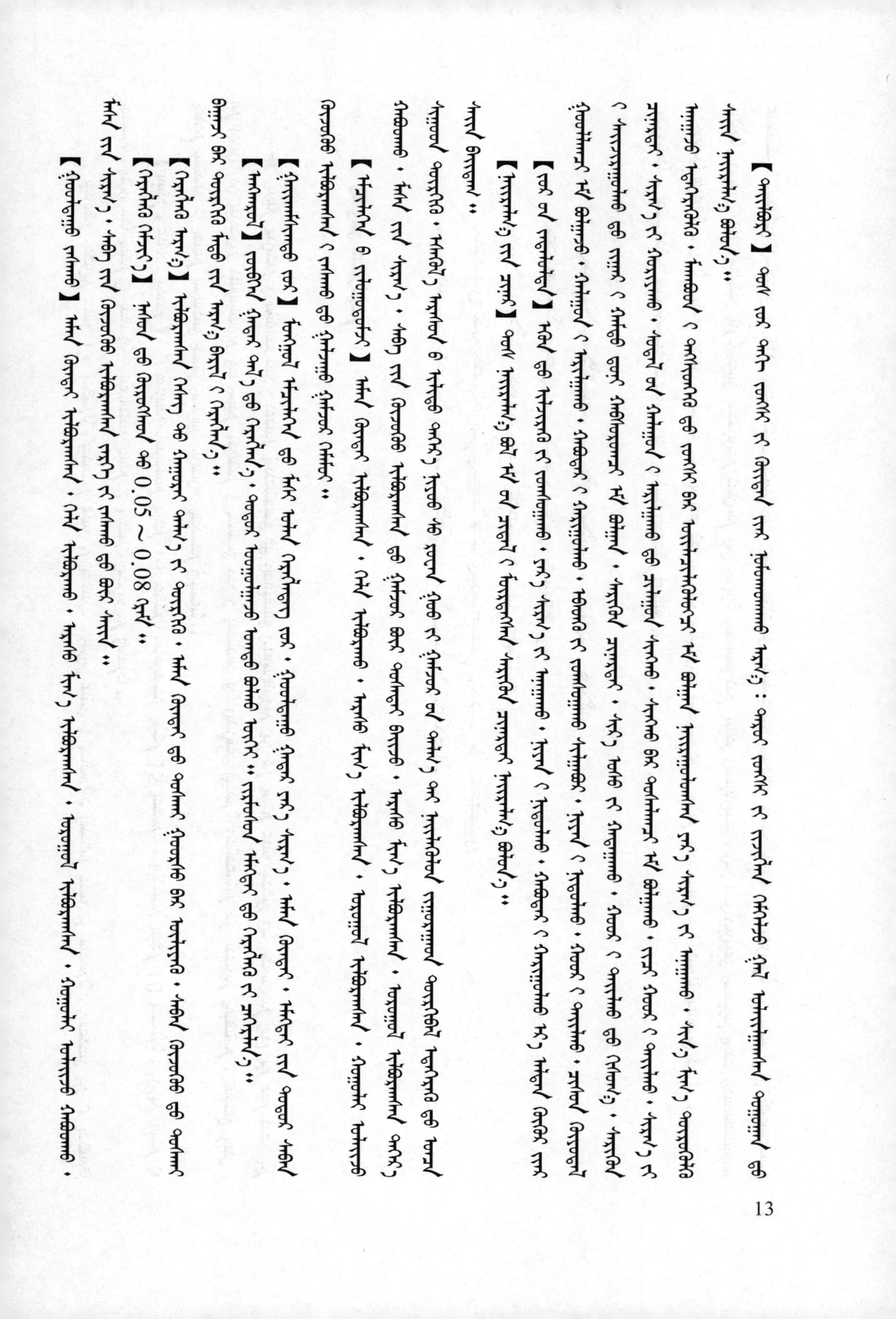

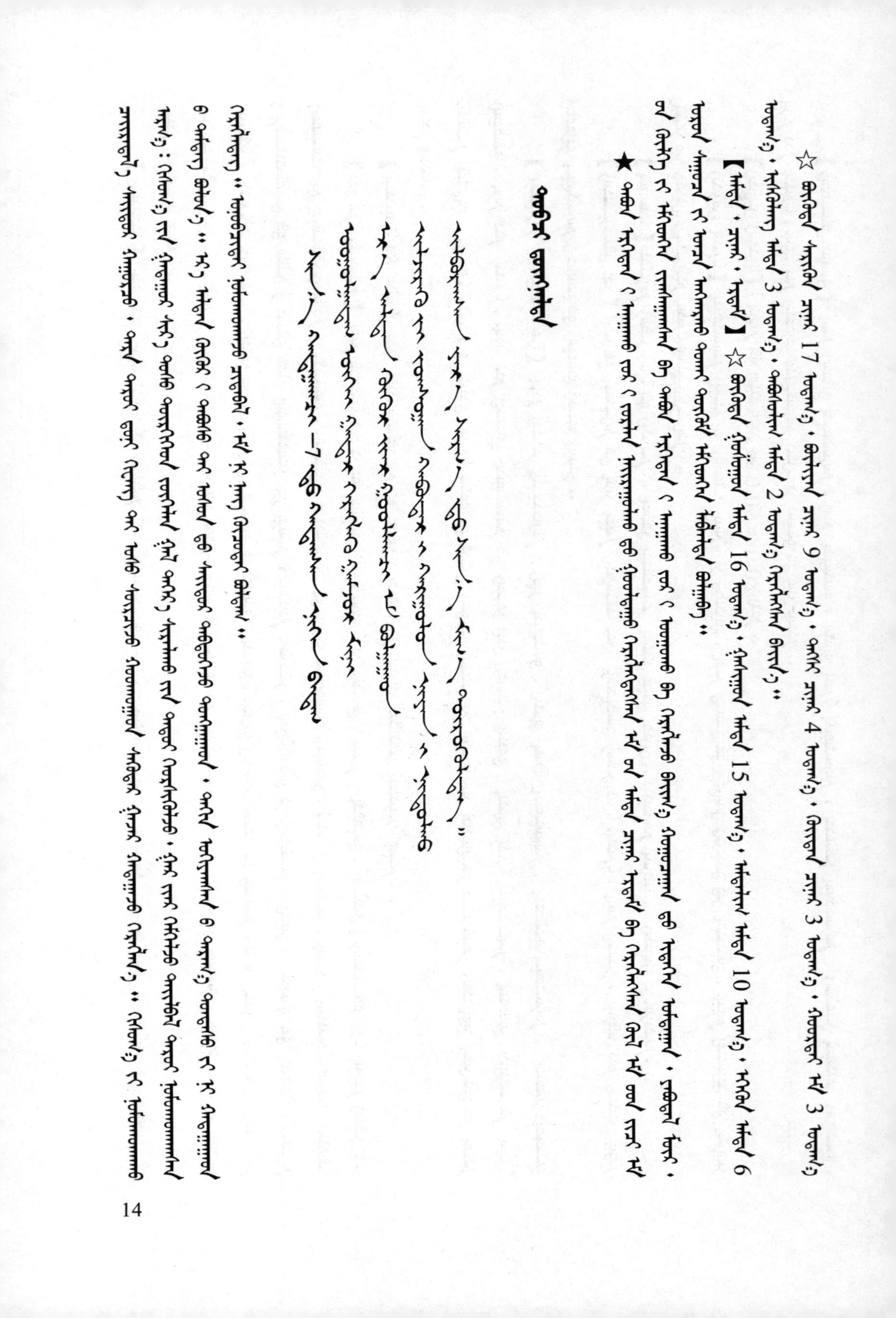

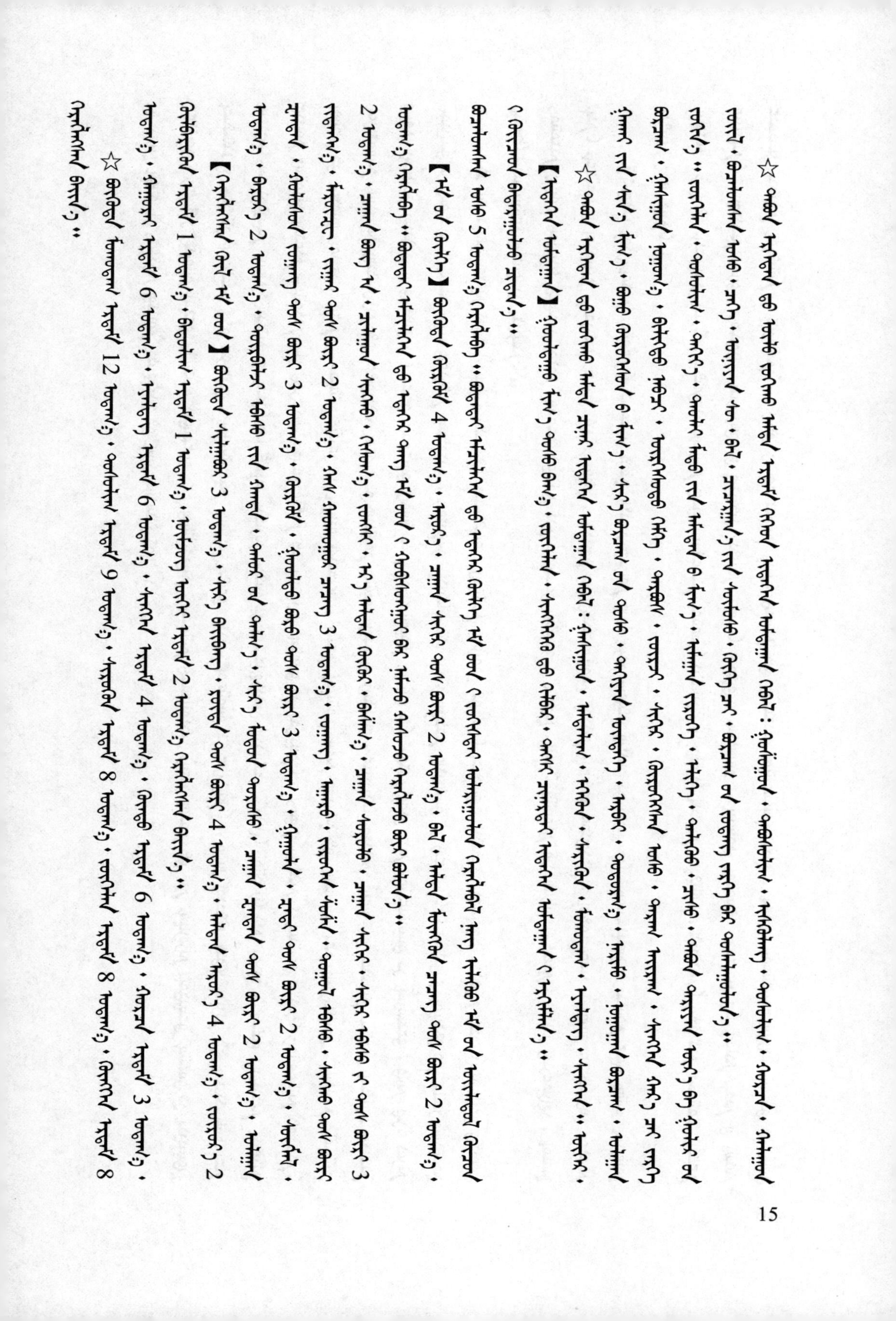

☆ [illegible] ::

☆ [illegible] ::

【[illegible]】 [illegible] ::

[illegible] ::

[illegible] 5 [illegible] :: [illegible]

【[illegible]】 [illegible] 4 [illegible] 2 [illegible] 2 [illegible] :: [illegible] ::

2 [illegible] 3 [illegible] 2 [illegible] 3 [illegible] 3 [illegible] 3 [illegible] 2 [illegible] 2 [illegible] 2 [illegible]

【[illegible]】 [illegible] 3 [illegible] 4 [illegible] 4 [illegible] 2 [illegible] 1 [illegible] 1 [illegible] 2 [illegible] ::

[illegible] 6 [illegible] 6 [illegible] 4 [illegible] 6 [illegible] 3 [illegible]

☆ [illegible] 12 [illegible] 9 [illegible] 8 [illegible] 8 [illegible] 8 [illegible] ::

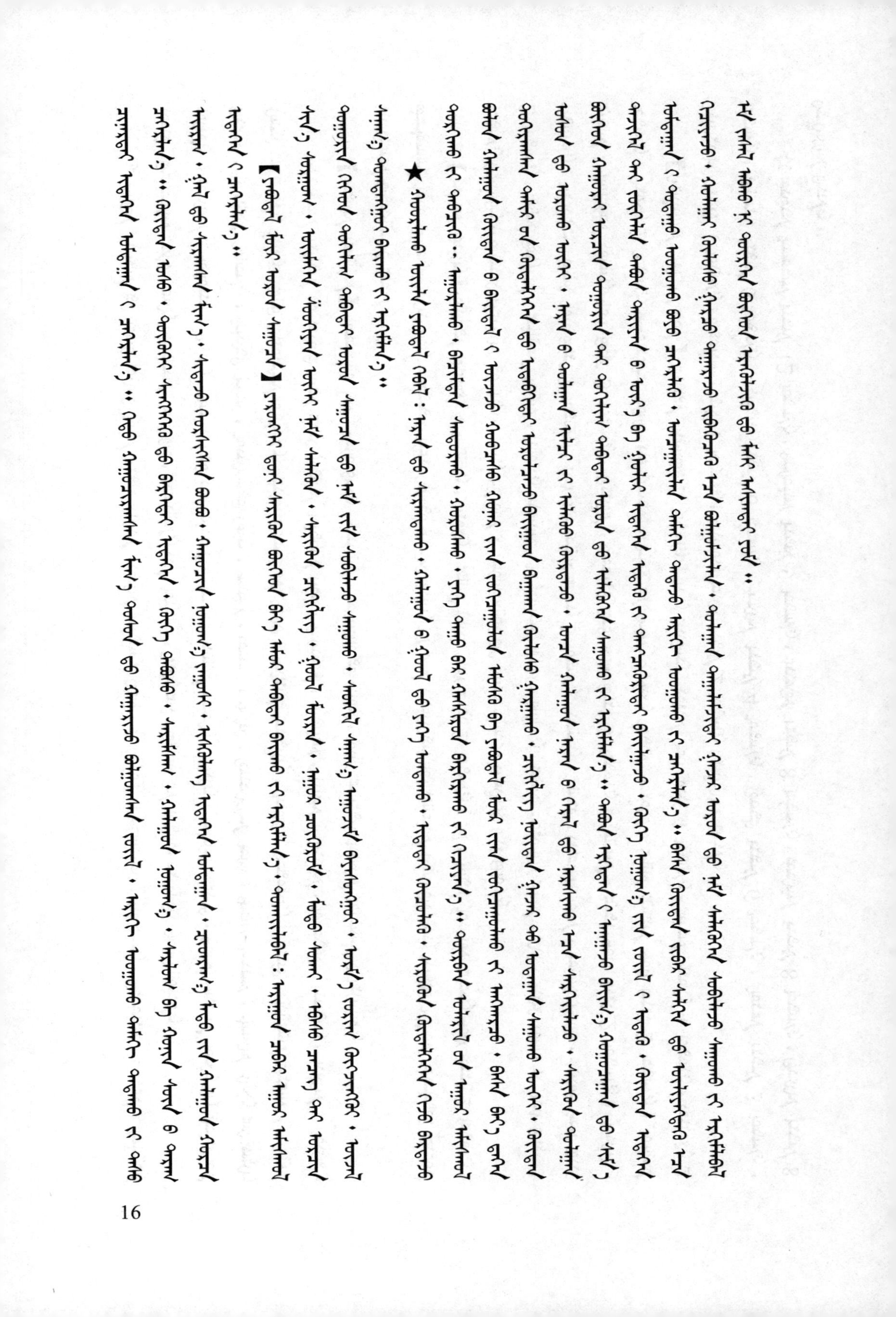

[illegible] ::

[illegible] ::

★ [illegible] ::

【[illegible]】 [illegible] ::

[illegible]

【[illegible]】[illegible] ᠃

【[illegible]】[illegible] ᠃

【[illegible]】[illegible] ᠃

【[illegible]】[illegible] ᠃

【[illegible]】[illegible] 1 ~ 2 [illegible] ᠃

【[illegible]】[illegible] 3 ~ 5 [illegible] ᠃

【[illegible]】[illegible] ᠃

【[illegible]】[illegible] ᠃

【[illegible]】[illegible] ([illegible]) ᠂ [illegible] ([illegible]) ᠂ [illegible] 〔[illegible]〕᠃

【[illegible]】《[illegible]》

[illegible] — 3 [illegible] 〔[illegible]〕

[illegible]

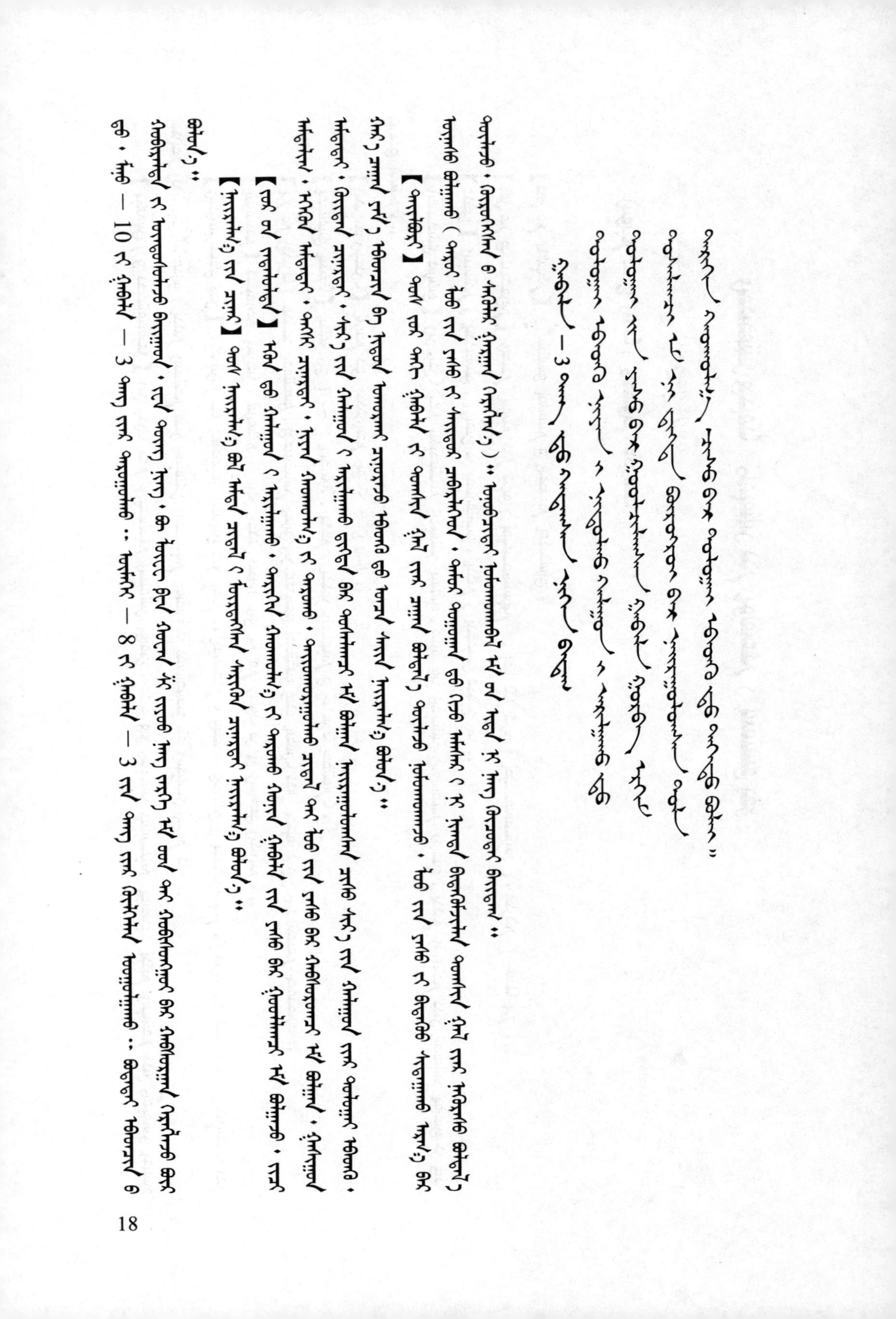

[illegible]

[illegible]

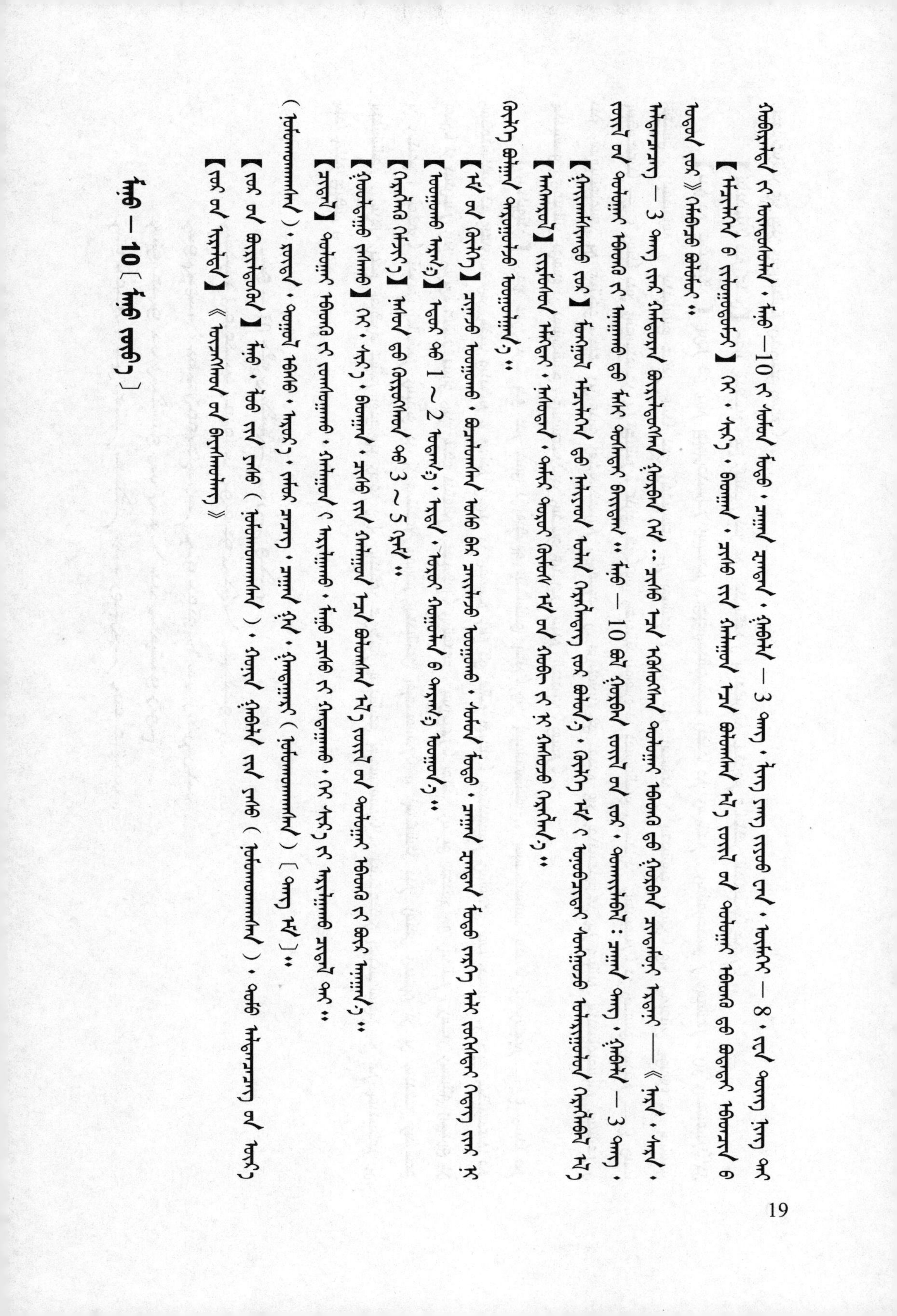

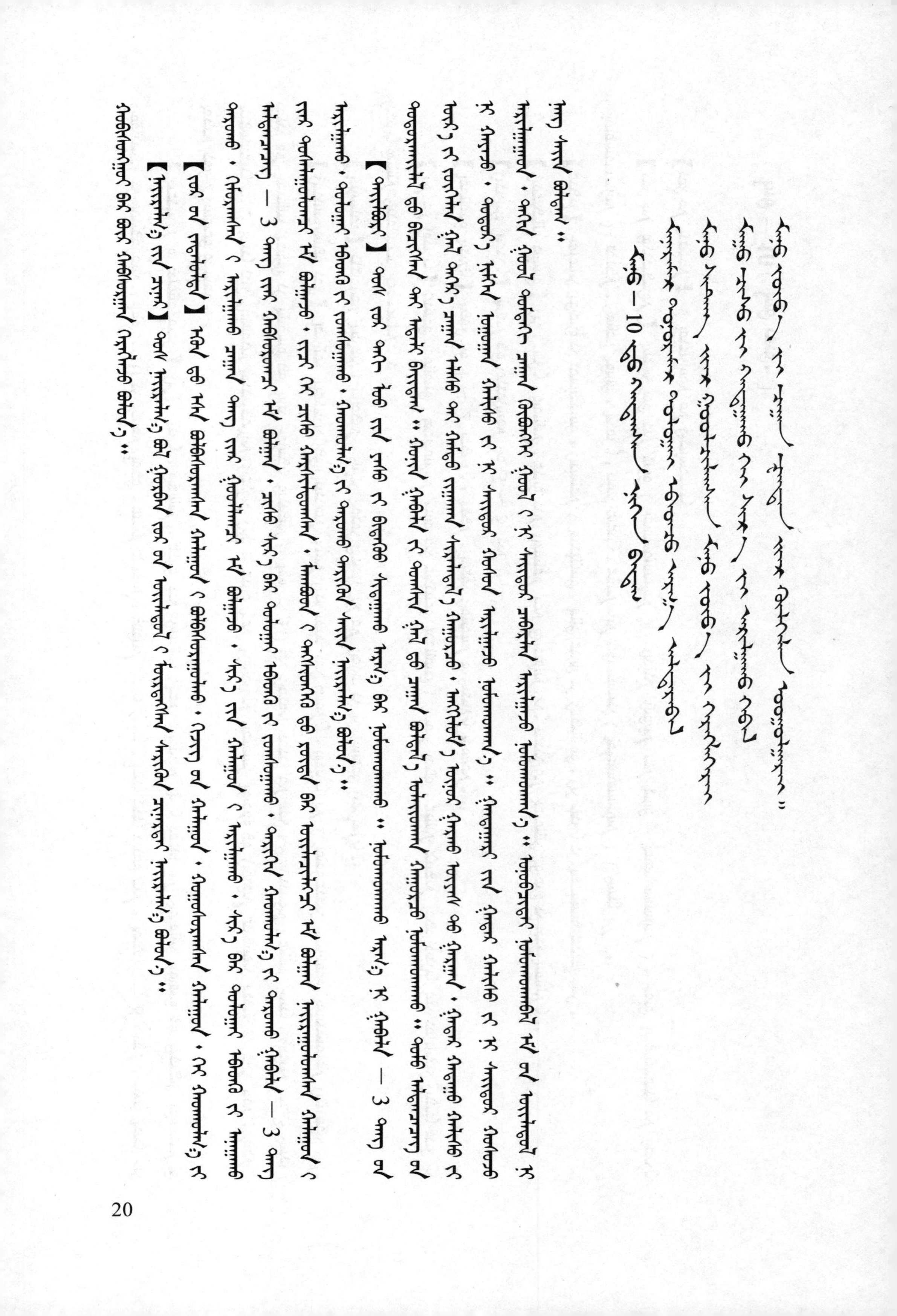

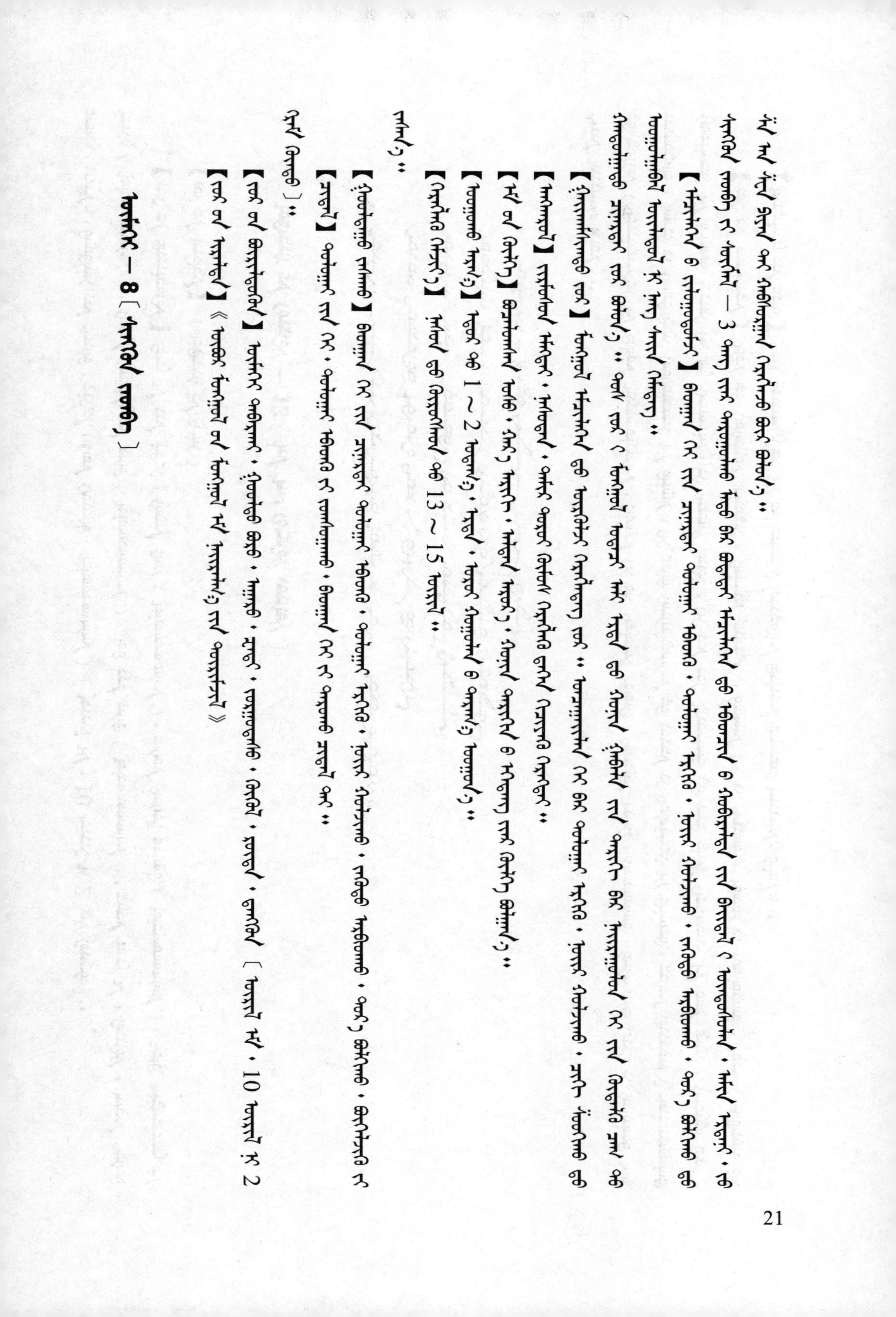

ᠳᠠᠰᠬᠠᠯ — 8 〔[illegible]〕

【ᠬᠡᠯᠡ ᠶᠢᠨ [illegible]】《[illegible]》

【ᠬᠡᠯᠡ ᠶᠢᠨ [illegible]】[illegible] 〔[illegible] · 10 [illegible] 2
[illegible] 〕::

【[illegible]】[illegible] ::

【[illegible]】[illegible]
[illegible] ::

【[illegible]】[illegible] 13 ~ 15 [illegible] ::

【[illegible]】[illegible] 1 ~ 2 [illegible] ::

【[illegible]】[illegible] ::

【[illegible]】[illegible] ::

【[illegible]】[illegible]
[illegible] ::

【[illegible]】[illegible]
[illegible] ::

[illegible] — 3 [illegible]
[illegible] ::

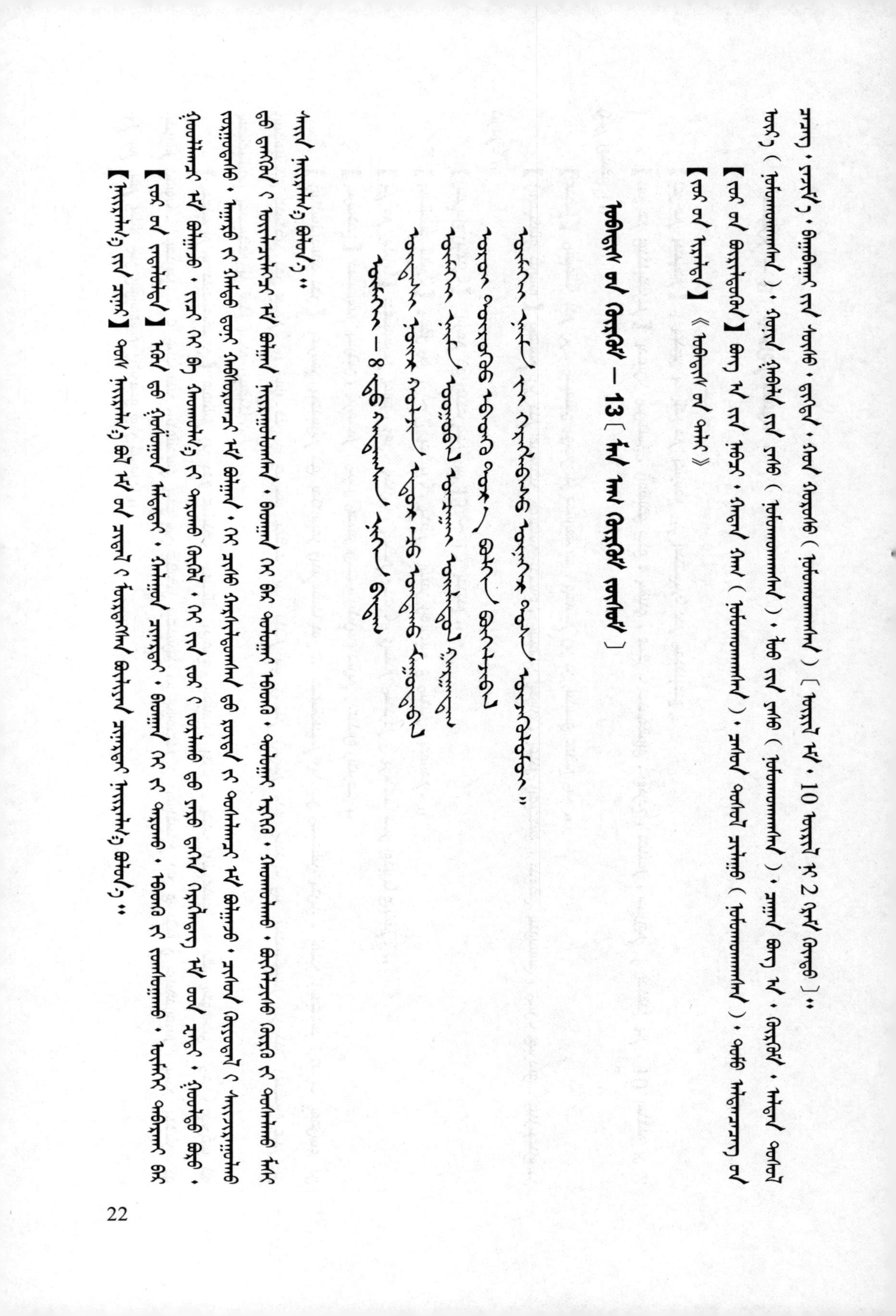

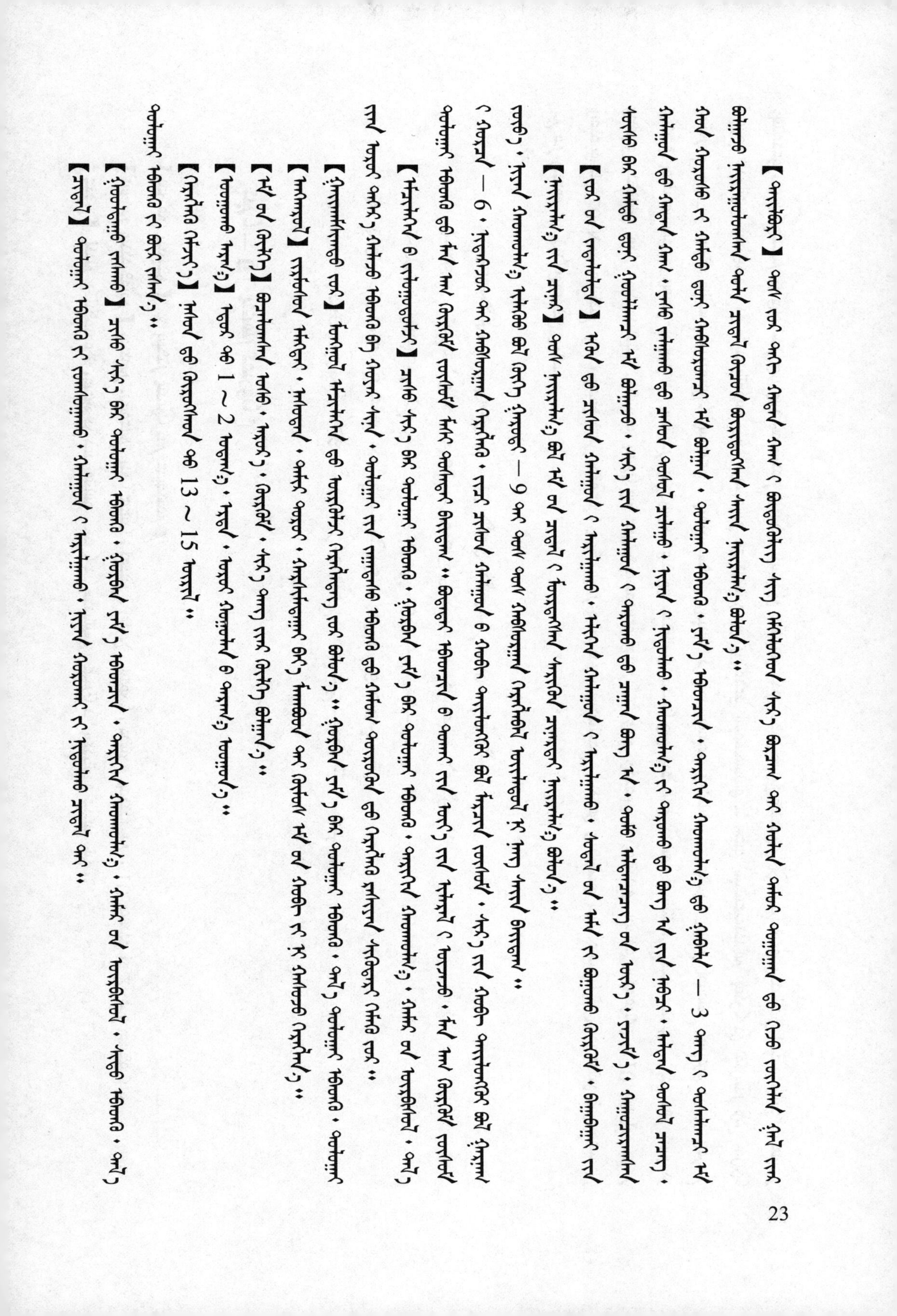

【[illegible]】 [illegible] ::

【[illegible]】 [illegible] ::

【[illegible]】 [illegible] 13 ~ 15 ᠭᠷᠠᠮ ::

【[illegible]】 [illegible] 1 ~ 2 [illegible] ::

【[illegible]】 [illegible] ::

【[illegible]】 [illegible] ::

【[illegible]】 [illegible] — 6 [illegible] — 9 [illegible] ::

【[illegible]】 [illegible] ::

【[illegible]】 [illegible] — 3 [illegible] ::

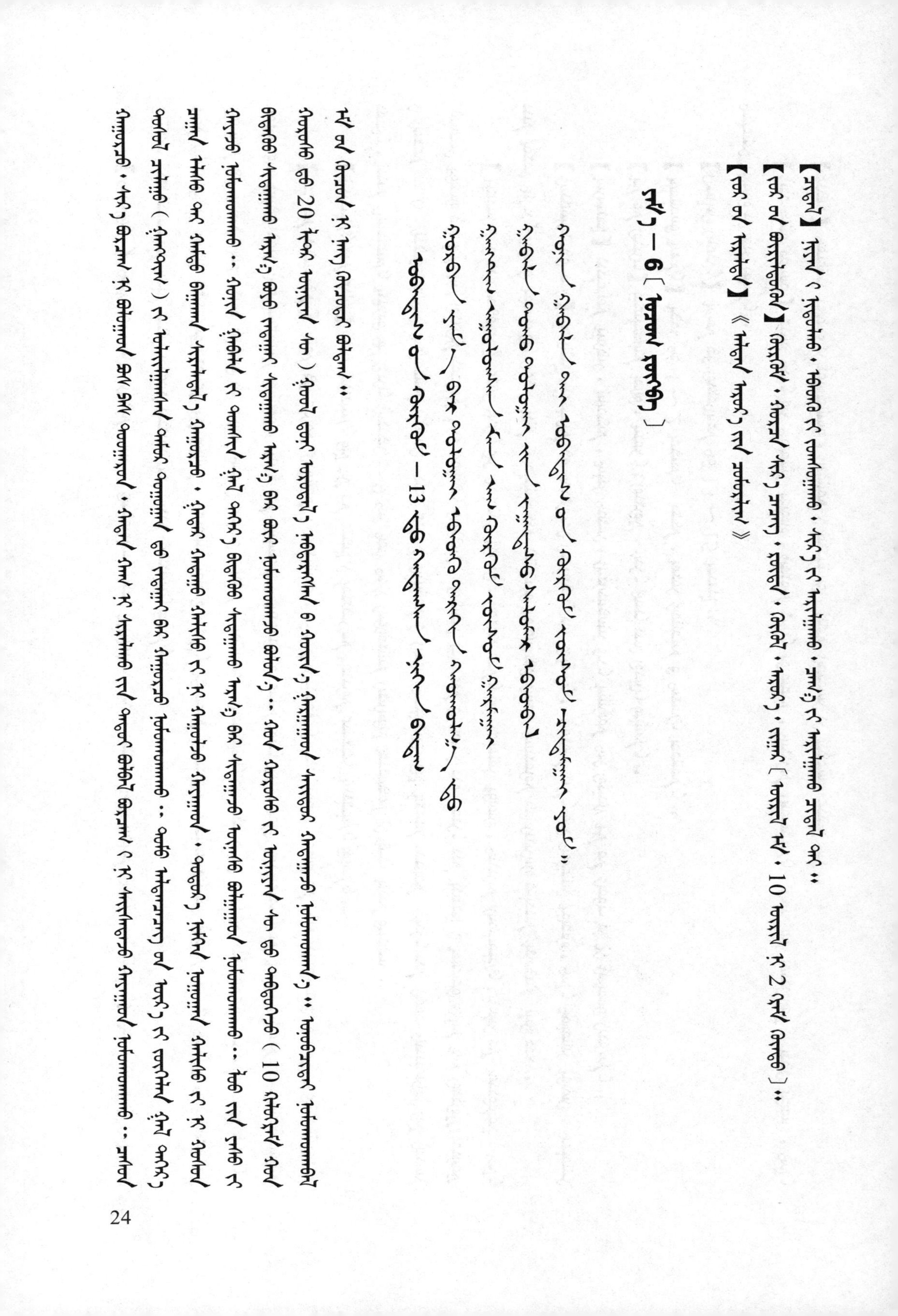

【[illegible]】 [illegible] ::
【[illegible]】 [illegible] 〔[illegible] · 10 [illegible] 2 [illegible]〕::
【[illegible]】 《[illegible]》

[illegible] — 6 〔[illegible]〕

[illegible] ::
[illegible]
[illegible]
[illegible]
[illegible] — 13 [illegible]

[illegible] ::
[illegible] 20 [illegible] ([illegible]) [illegible] :: [illegible] (10 [illegible]) [illegible] :: [illegible] :: [illegible] ([illegible]) [illegible] :: [illegible] ::

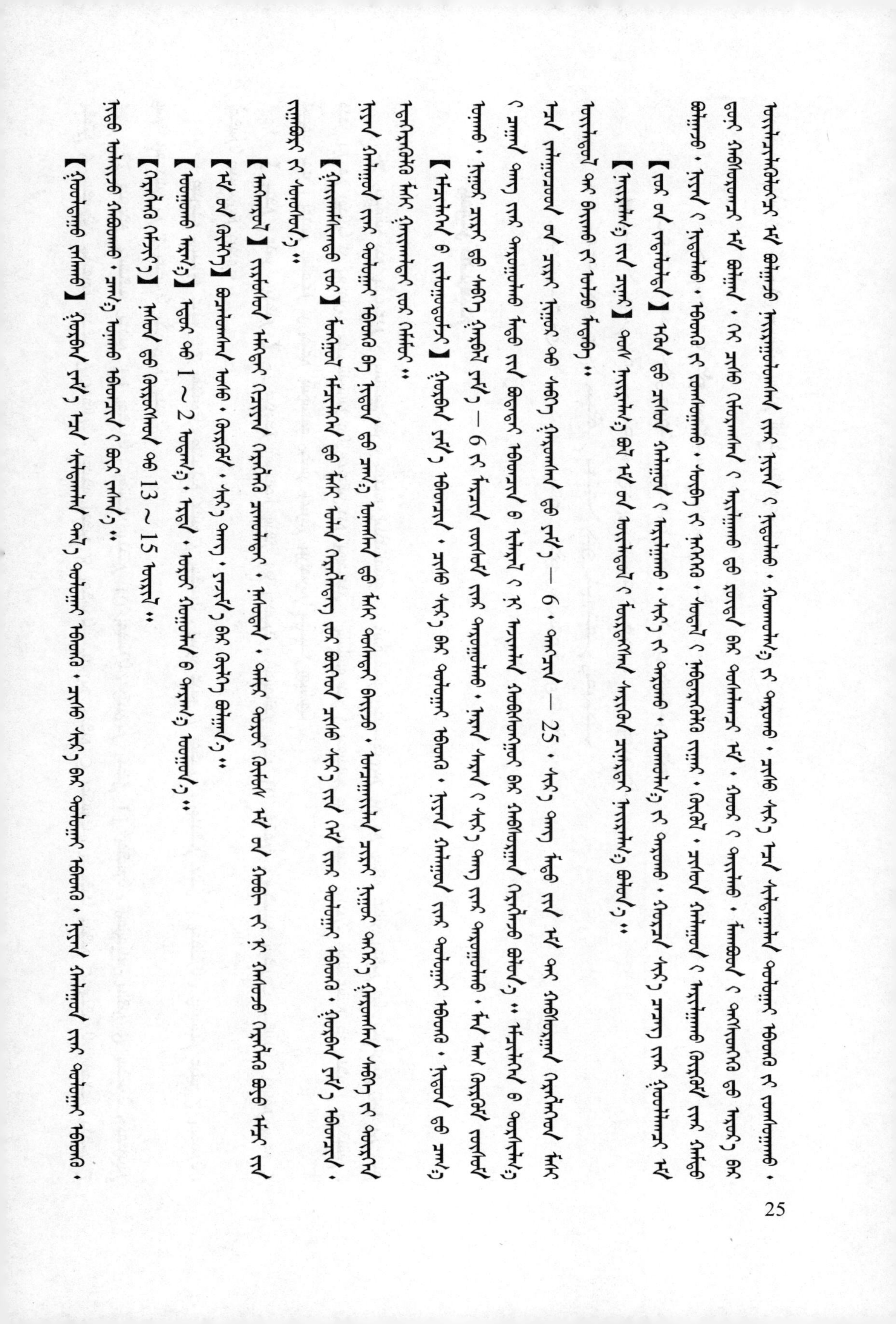

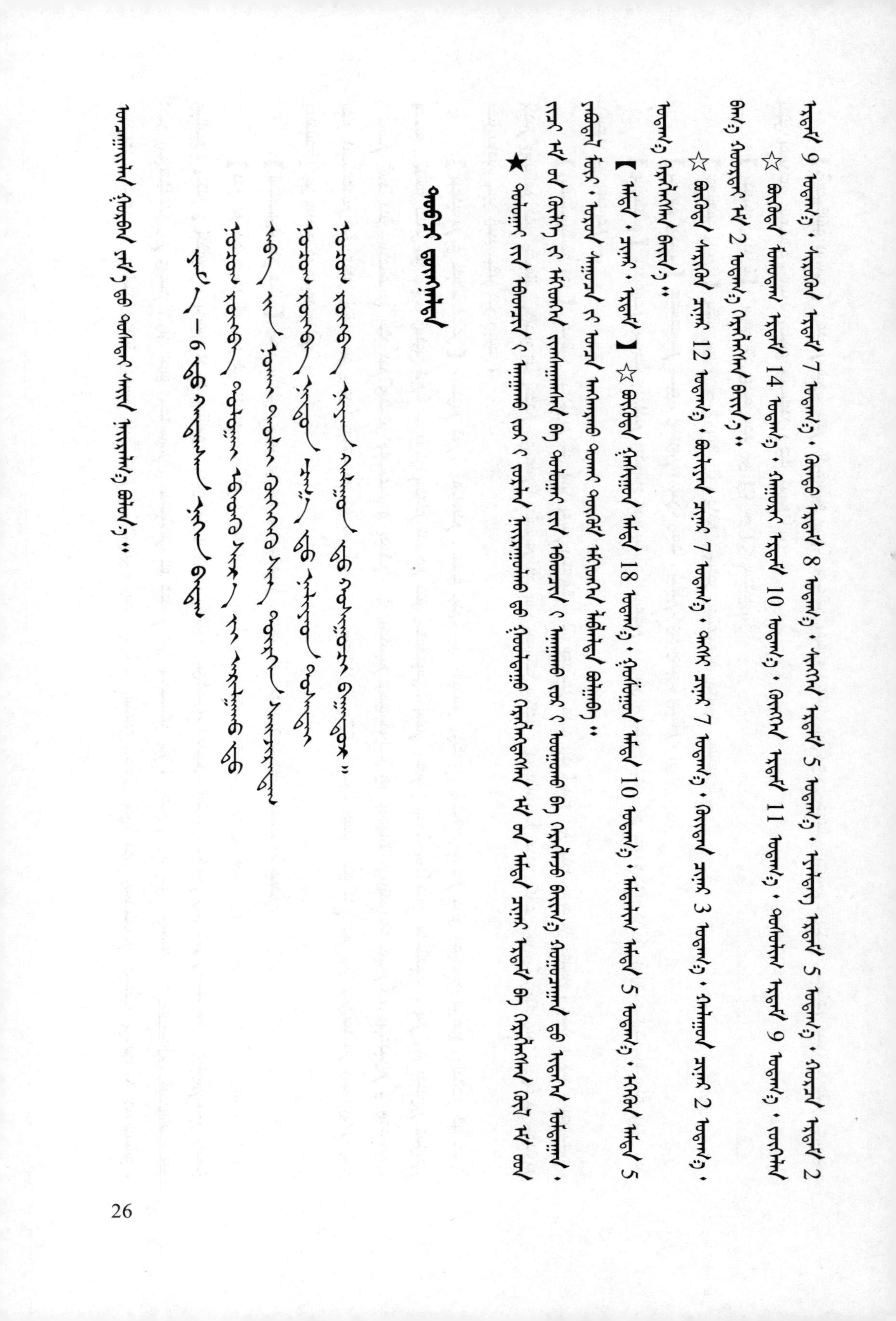

ᠶᠢᠨ ᠡᠮᠨᠡᠯᠭᠡ ᠶᠢᠨ ᠬᠡᠷᠡᠭᠯᠡᠭᠡ ᠪᠡᠷ ᠲᠠᠨᠢᠭᠳᠠᠭᠰᠠᠨ ᠡᠮ ᠦᠨ ᠨᠡᠷ᠎ᠡ ᠶᠢ ᠲᠣᠳᠣᠷᠬᠠᠢᠯᠠᠨ᠎ᠠ ::

☆ ᠮᠣᠩᠭᠣᠯ ᠡᠮ ᠦᠨ ᠨᠡᠷ᠎ᠡ : ᠡᠮ ᠦᠨ ᠴᠢᠨᠠᠷ ᠂ ᠠᠮᠲᠠ ᠂ ᠬᠦᠴᠦᠨ ᠂ ᠲᠤᠰ ᠂ ᠬᠡᠷᠡᠭᠯᠡᠬᠦ ᠠᠷᠭ᠎ᠠ ᠶᠢ ᠲᠣᠳᠣᠷᠬᠠᠢᠯᠠᠨ᠎ᠠ ::

☆ ᠮᠣᠩᠭᠣᠯ ᠡᠮ ᠦᠨ ᠨᠡᠷ᠎ᠡ : ᠡᠮ ᠦᠨ ᠴᠢᠨᠠᠷ ᠂ ᠠᠮᠲᠠ ᠂ ᠬᠦᠴᠦᠨ ᠢ ᠲᠣᠳᠣᠷᠬᠠᠢᠯᠠᠨ᠎ᠠ ::

【ᠬᠡᠷᠡᠭᠯᠡᠬᠦ ᠠᠷᠭ᠎ᠠ】 ᠡᠮ ᠦᠨ ᠨᠡᠷ᠎ᠡ ᠶᠢ ᠬᠡᠷᠡᠭᠯᠡᠬᠦ ᠳᠦ ᠲᠣᠬᠢᠷᠠᠨ᠎ᠠ ::

ᠡᠳᠦᠷ ᠲᠦ 2 ᠤᠳᠠᠭ᠎ᠠ ᠂ ᠤᠳᠠᠭ᠎ᠠ ᠪᠦᠷᠢ 2 ᠤᠳᠠᠭ᠎ᠠ ᠂ ᠬᠠᠮᠤᠭ 1 ᠤᠳᠠᠭ᠎ᠠ ᠬᠡᠷᠡᠭᠯᠡᠨ᠎ᠡ :: ᠪᠠᠭ᠎ᠠ ᠬᠡᠷᠡᠭᠯᠡᠭᠰᠡᠨ ᠦ ᠳᠠᠷᠠᠭ᠎ᠠ ᠡᠮ ᠦᠨ ᠨᠡᠷ᠎ᠡ ᠶᠢ ᠬᠡᠷᠡᠭᠯᠡᠨ᠎ᠡ ::

【ᠲᠤᠰ ᠪᠡᠷ ᠪᠣᠯᠬᠤ】 ᠡᠮ ᠦᠨ ᠨᠡᠷ᠎ᠡ 3 ᠤᠳᠠᠭ᠎ᠠ ᠂ ᠡᠮ ᠦᠨ ᠨᠡᠷ᠎ᠡ ᠂ ᠡᠮ ᠦᠨ ᠨᠡᠷ᠎ᠡ ᠬᠡᠷᠡᠭᠯᠡᠨ᠎ᠡ ::

ᠬᠡᠷᠡᠭᠯᠡᠭᠳᠡᠨ᠎ᠡ ᠡᠳᠦᠷ ᠲᠦ 1 ᠤᠳᠠᠭ᠎ᠠ ᠬᠡᠷᠡᠭᠯᠡᠨ᠎ᠡ :: ᠪᠠᠭ᠎ᠠ ᠬᠡᠷᠡᠭᠯᠡᠭᠰᠡᠨ ᠦ ᠳᠠᠷᠠᠭ᠎ᠠ ᠡᠮ ᠦᠨ ᠨᠡᠷ᠎ᠡ ᠶᠢ ᠬᠡᠷᠡᠭᠯᠡᠨ᠎ᠡ ::
ᠬᠠᠷᠠ ᠂ ᠪᠠᠭ᠎ᠠ ᠪᠠᠷ ᠂ ᠡᠮ ᠦᠨ ᠡᠳᠦᠷ 2 ᠤᠳᠠᠭ᠎ᠠ ᠂ ᠬᠠᠮᠤᠭ ᠂ ᠡᠮ ᠂ ᠡᠮ ᠂ ᠡᠳᠦᠷ ᠡᠳᠦᠷ 2 ᠤᠳᠠᠭ᠎ᠠ ᠂ ᠡᠮ ᠂ ᠡᠮ ᠂ ᠬᠠᠮᠤᠭ ᠂
ᠬᠡᠷᠡᠭᠯᠡᠨ᠎ᠡ ᠂ ᠡᠮ ᠂ ᠡᠮ ᠂ ᠡᠮ ᠂ ᠡᠳᠦᠷ ᠡᠳᠦᠷ 2 ᠤᠳᠠᠭ᠎ᠠ ᠂ ᠡᠮ ᠂ ᠡᠮ ᠂ ᠬᠠᠮᠤᠭ ᠂
ᠬᠡᠷᠡᠭᠯᠡᠭᠳᠡᠬᠦ ᠳᠦ ᠡᠳᠦᠷ ᠡᠳᠦᠷ 2 ᠤᠳᠠᠭ᠎ᠠ ᠂ ᠬᠠᠮᠤᠭ 3 ᠤᠳᠠᠭ᠎ᠠ ᠂ ᠡᠮ ᠂ ᠡᠳᠦᠷ ᠡᠳᠦᠷ 2 ᠤᠳᠠᠭ᠎ᠠ ᠂ ᠡᠮ ᠂ ᠡᠮ ᠂

【ᠬᠡᠷᠡᠭᠯᠡᠬᠦ ᠠᠷᠭ᠎ᠠ ᠪᠡᠷ ᠪᠣᠯ】 ᠡᠮ ᠦᠨ ᠨᠡᠷ᠎ᠡ ᠡᠮ ᠦᠨ ᠨᠡᠷ᠎ᠡ 3 ᠤᠳᠠᠭ᠎ᠠ ᠂ ᠡᠮ ᠦᠨ 3 ᠤᠳᠠᠭ᠎ᠠ ᠂ ᠡᠮ ᠦᠨ ᠨᠡᠷ᠎ᠡ 2 ᠤᠳᠠᠭ᠎ᠠ ᠂ ᠡᠮ ᠂ ᠡᠮ ᠂
ᠤᠳᠠᠭ᠎ᠠ ᠂ ᠬᠡᠷᠡᠭᠯᠡᠭᠳᠡᠨ᠎ᠡ ᠡᠳᠦᠷ ᠲᠦ 2 ᠤᠳᠠᠭ᠎ᠠ ᠂ ᠡᠮ ᠂ ᠡᠳᠦᠷ ᠡᠳᠦᠷ 1 ᠤᠳᠠᠭ᠎ᠠ ᠬᠡᠷᠡᠭᠯᠡᠨ᠎ᠡ ::

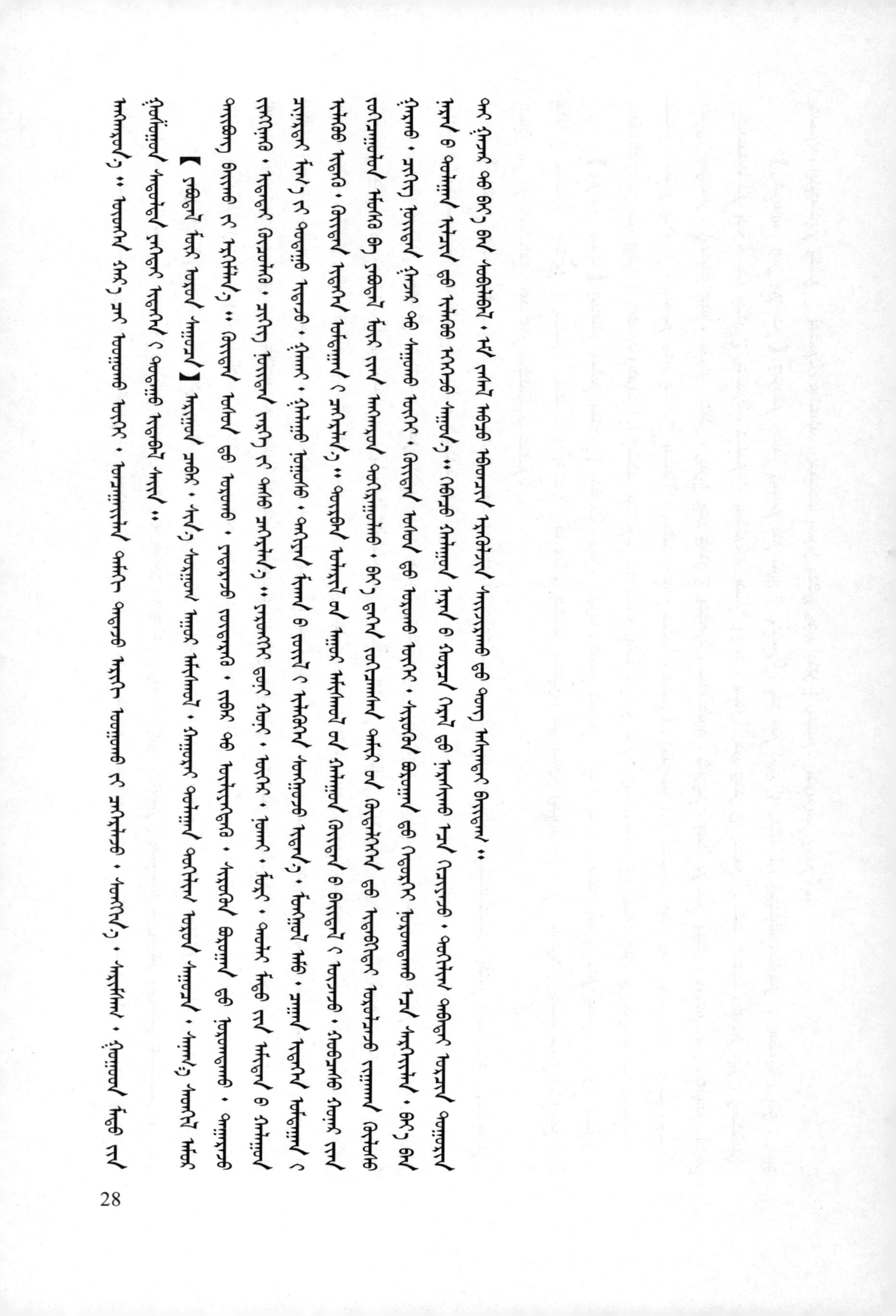

[illegible]

[illegible] — 3 〔[illegible]〕

【[illegible]】《[illegible]》

【[illegible]】[illegible] 〔[illegible]〕::

【[illegible]】[illegible] ::

【[illegible]】[illegible]

[illegible] ::

【[illegible]】[illegible] 3 ~ 5 [illegible] ::

【[illegible]】[illegible] 1 ~ 2 [illegible] ::

【[illegible]】[illegible] ::

【[illegible]】[illegible] ::

【[illegible]】[illegible] ::

[illegible] ::

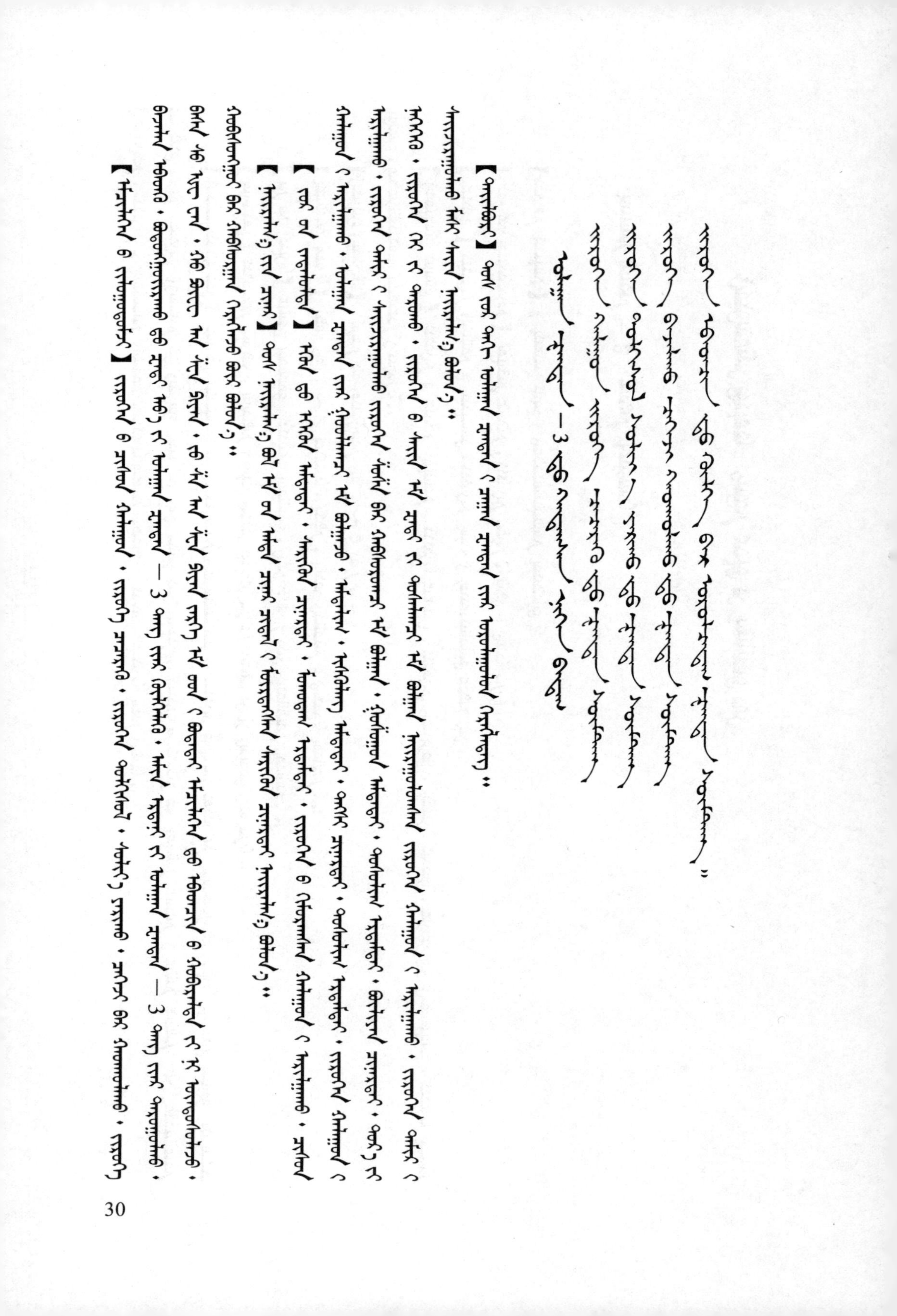

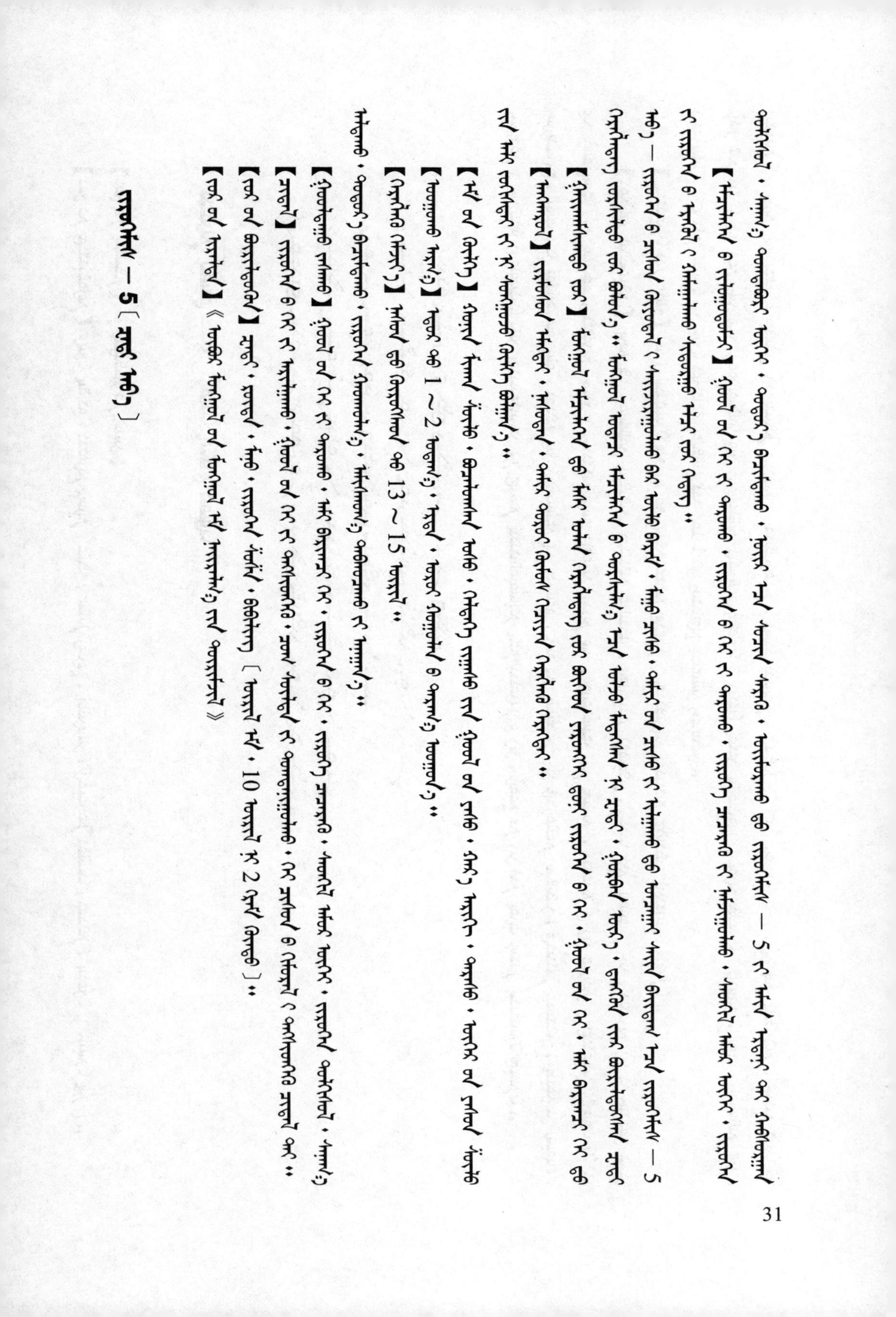

[illegible] — 5 〔[illegible]〕

【[illegible]】《[illegible]》

【[illegible]】[illegible] 〔[illegible] 10 [illegible] 2 [illegible]〕••

【[illegible]】[illegible] ••

【[illegible]】[illegible] ••

[illegible] ••

【[illegible]】[illegible] 13 ~ 15 [illegible] ••

【[illegible]】[illegible] 1 ~ 2 [illegible] ••

【[illegible]】[illegible] ••

【[illegible]】[illegible] ••

【[illegible]】[illegible] — 5 [illegible] ••

【[illegible]】[illegible]

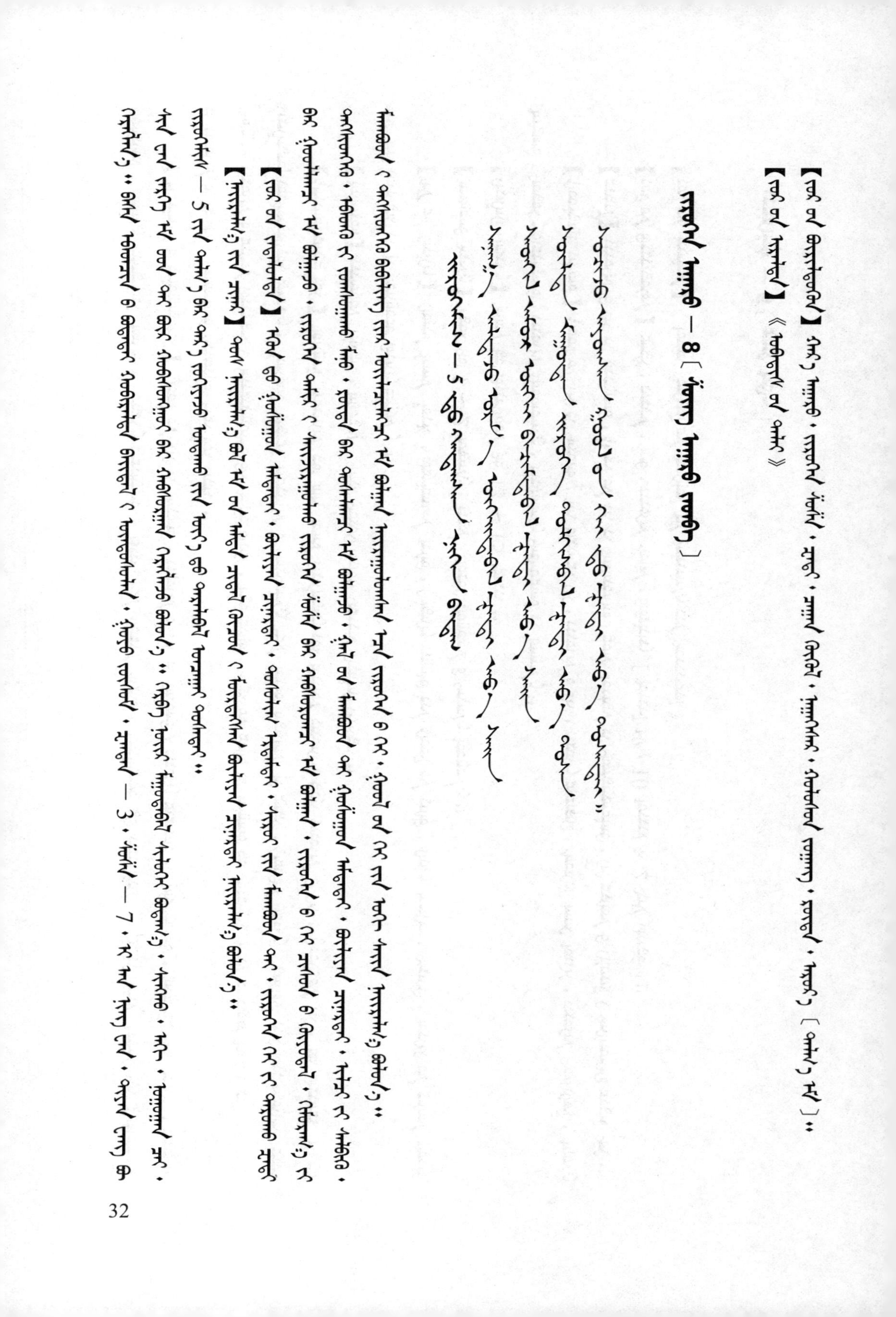

【[illegible]】 [illegible] 〔[illegible]〕 ::
【[illegible]】 《[illegible]》

[illegible] — 8 〔[illegible]〕

[illegible]
[illegible]
[illegible]
[illegible]
[illegible] — 5 [illegible]

[illegible] ::

【[illegible]】 [illegible]

【[illegible]】 [illegible] ::

[illegible] — 5 [illegible] ::

[illegible] — 3 ᠂ [illegible] — 7 ᠂ [illegible] ::

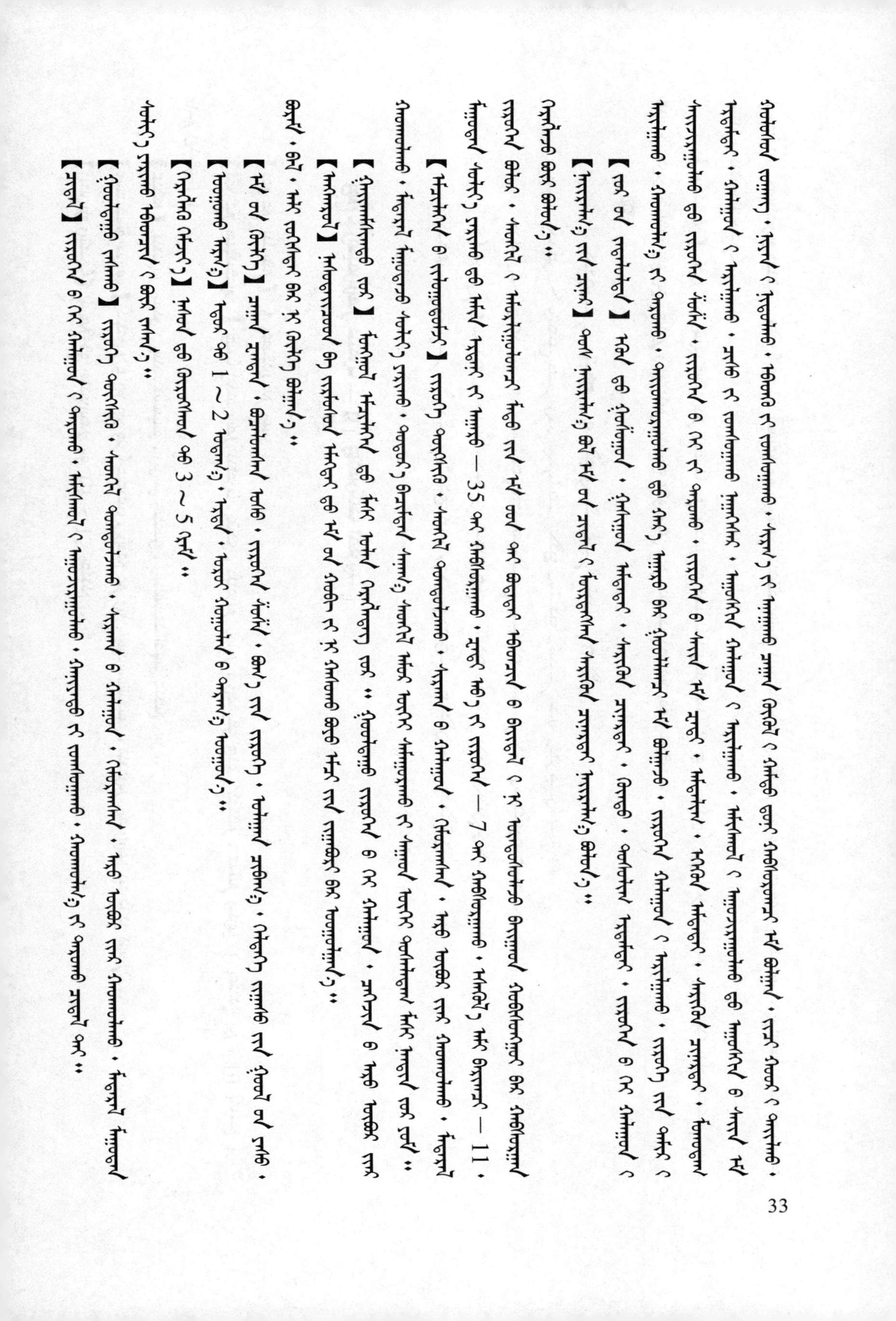

[illegible]

【[illegible]】 [illegible]

【[illegible]】 [illegible] ::

[illegible] ::

[illegible] — 35 [illegible] — 7 [illegible] — 11 [illegible]

【[illegible]】 [illegible] ::

【[illegible]】 [illegible] ::

【[illegible]】 [illegible] ::

[illegible] ::

【[illegible]】 [illegible]

【[illegible]】 [illegible] 1 ~ 2 [illegible] ::

【[illegible]】 [illegible] 3 ~ 5 [illegible] ::

[illegible] ::

【[illegible]】 [illegible]

【[illegible]】 [illegible] ::

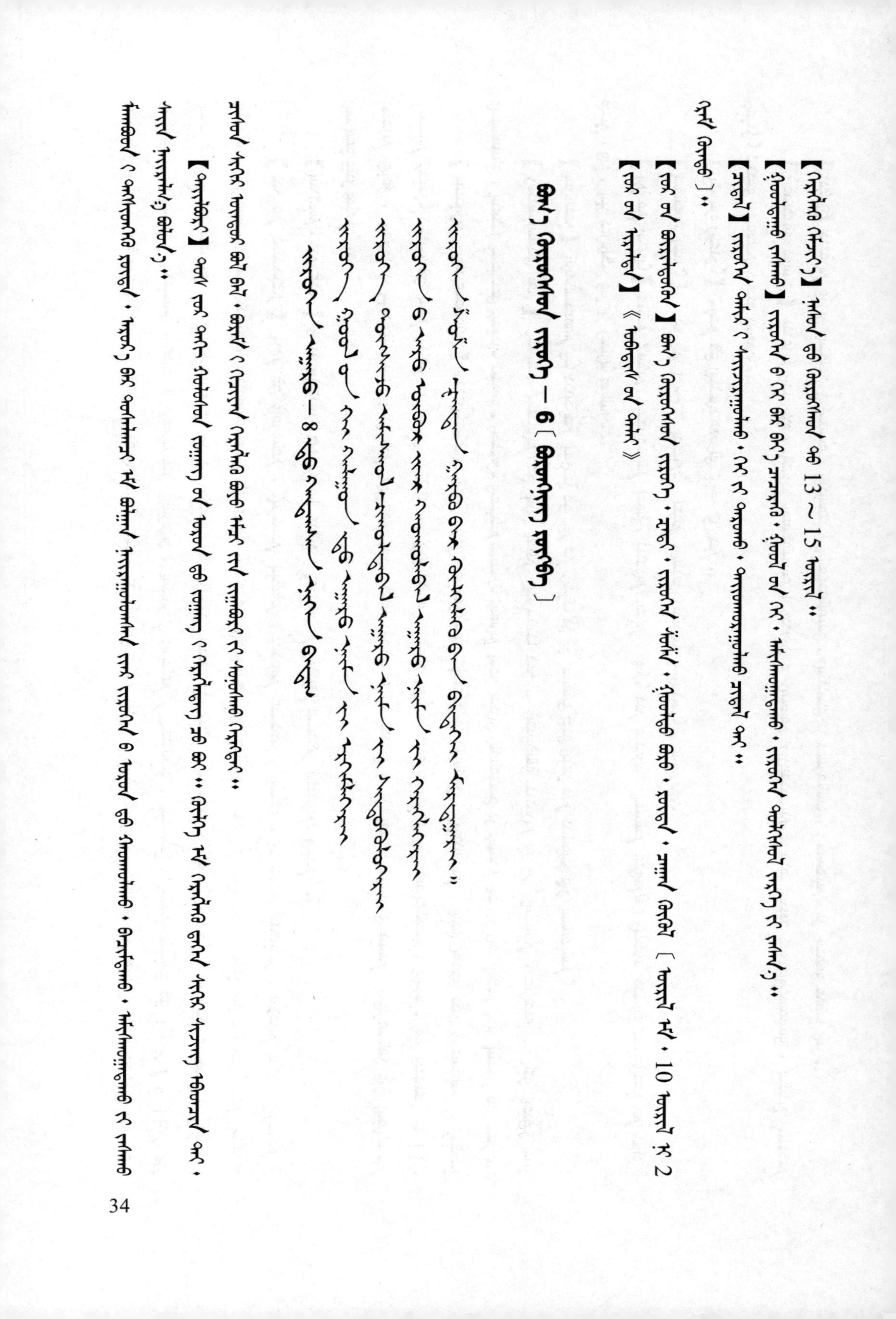

【[illegible]】 [illegible] 13 ~ 15 [illegible]::

【[illegible]】 [illegible]::

【[illegible]】 [illegible]::

[illegible]〕::

【[illegible]】 [illegible]〔[illegible] 10 [illegible] 2

【[illegible]】 《[illegible]》

[illegible] — 6〔[illegible]〕

[illegible]::
[illegible]
[illegible]
[illegible]
[illegible] 8 — [illegible]

[illegible]::

【[illegible]】 [illegible]::

[illegible]

[illegible] ᠵᠢᠷᠤᠭ — 6 [illegible]

[illegible] ᠪᠣᠯᠤᠨ᠎ᠠ᠃

[illegible]

【[illegible]】 [illegible]

【[illegible]】 [illegible] ᠪᠣᠯᠤᠨ᠎ᠠ᠃

[illegible] ᠪᠣᠯᠤᠨ᠎ᠠ᠃

[illegible] — 13᠂ [illegible] — 15᠂ [illegible] — 7᠂ [illegible]

【[illegible]】 [illegible] 《[illegible]》 [illegible]᠃

【[illegible]】 [illegible]

【[illegible]】 [illegible]᠃

【[illegible]】 [illegible]᠃

【ᠬᠡᠷᠡᠭᠯᠡᠬᠦ [illegible]】 ᠡᠳᠦᠷ ᠲᠦ 1 ~ 2 [illegible]᠃

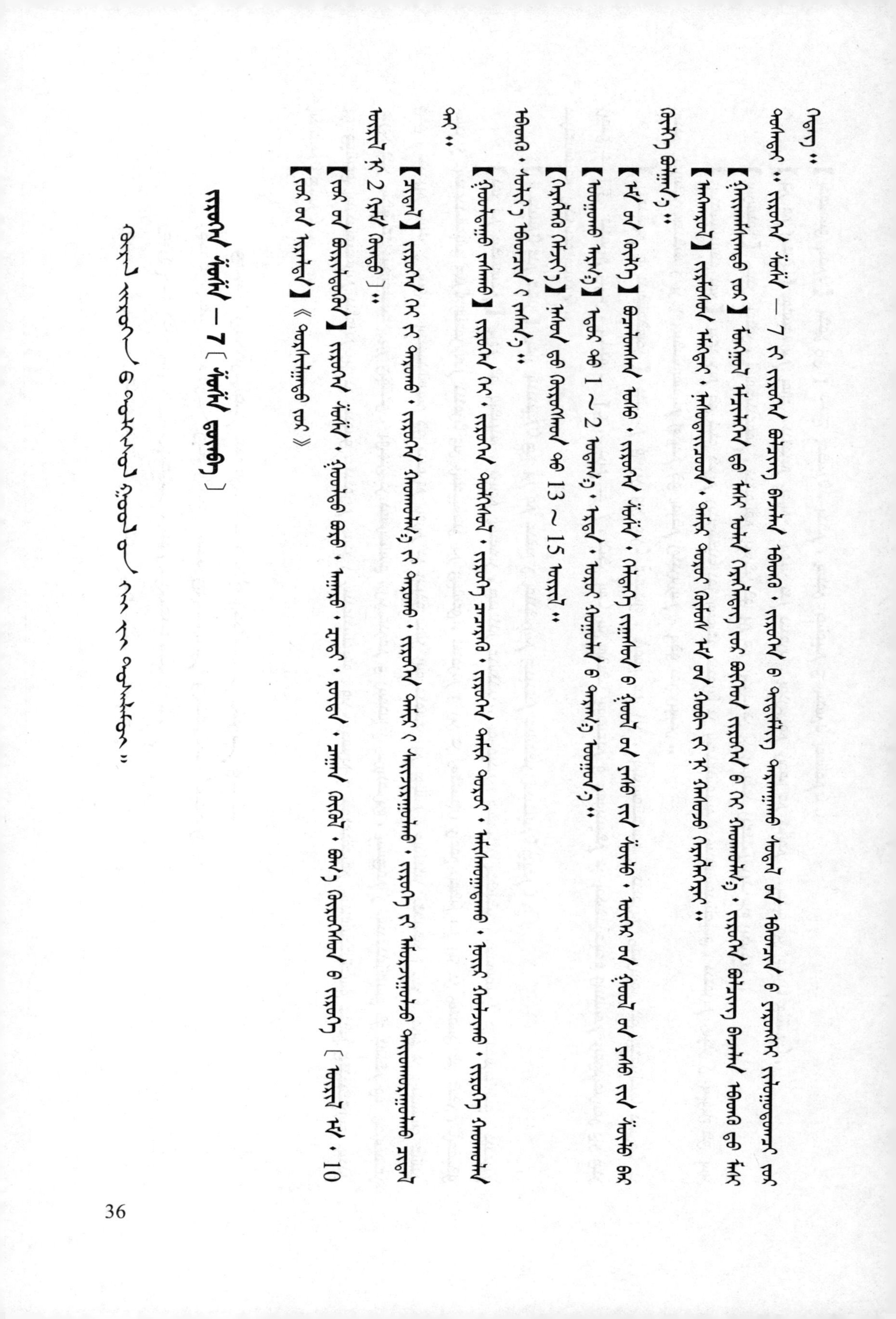

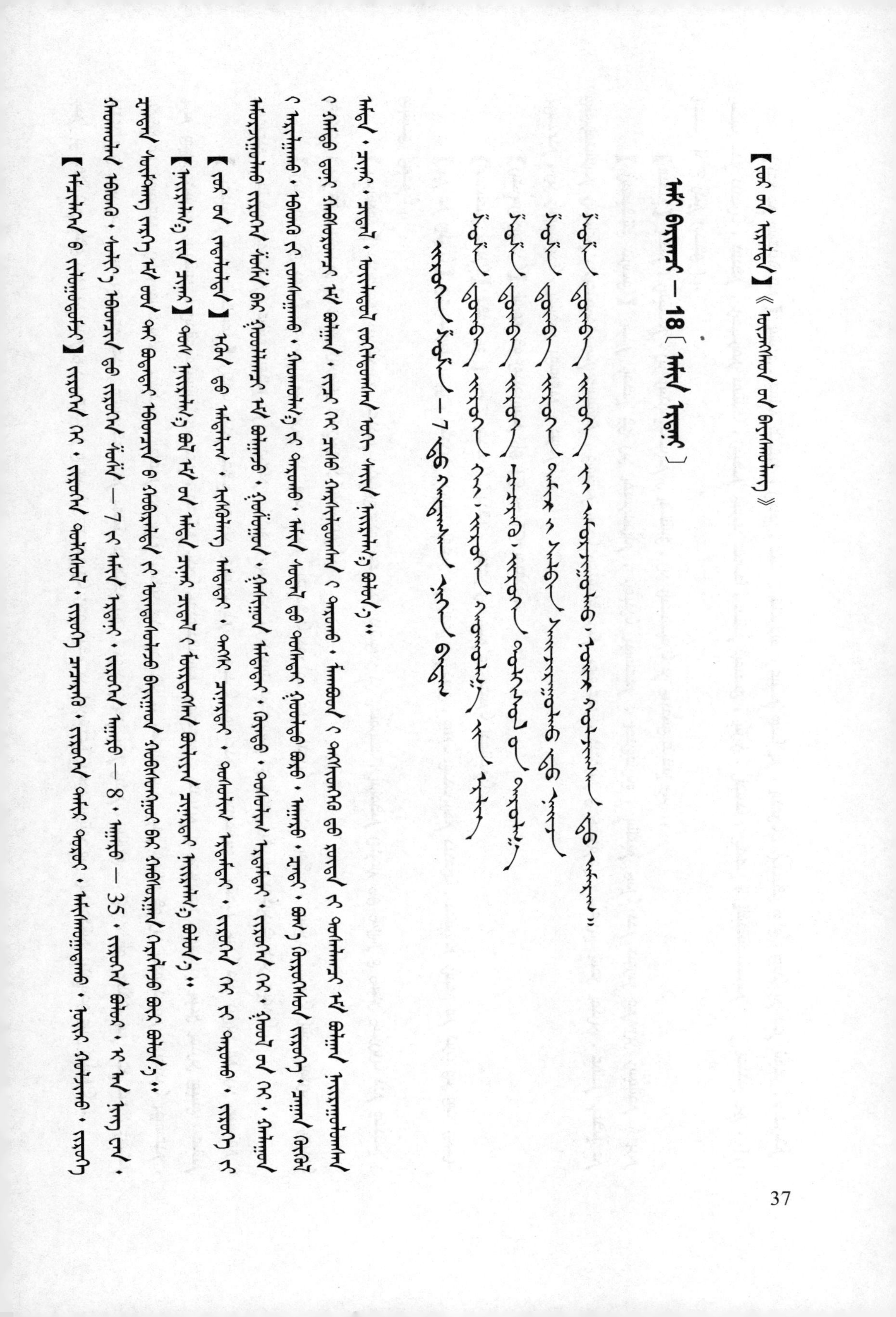

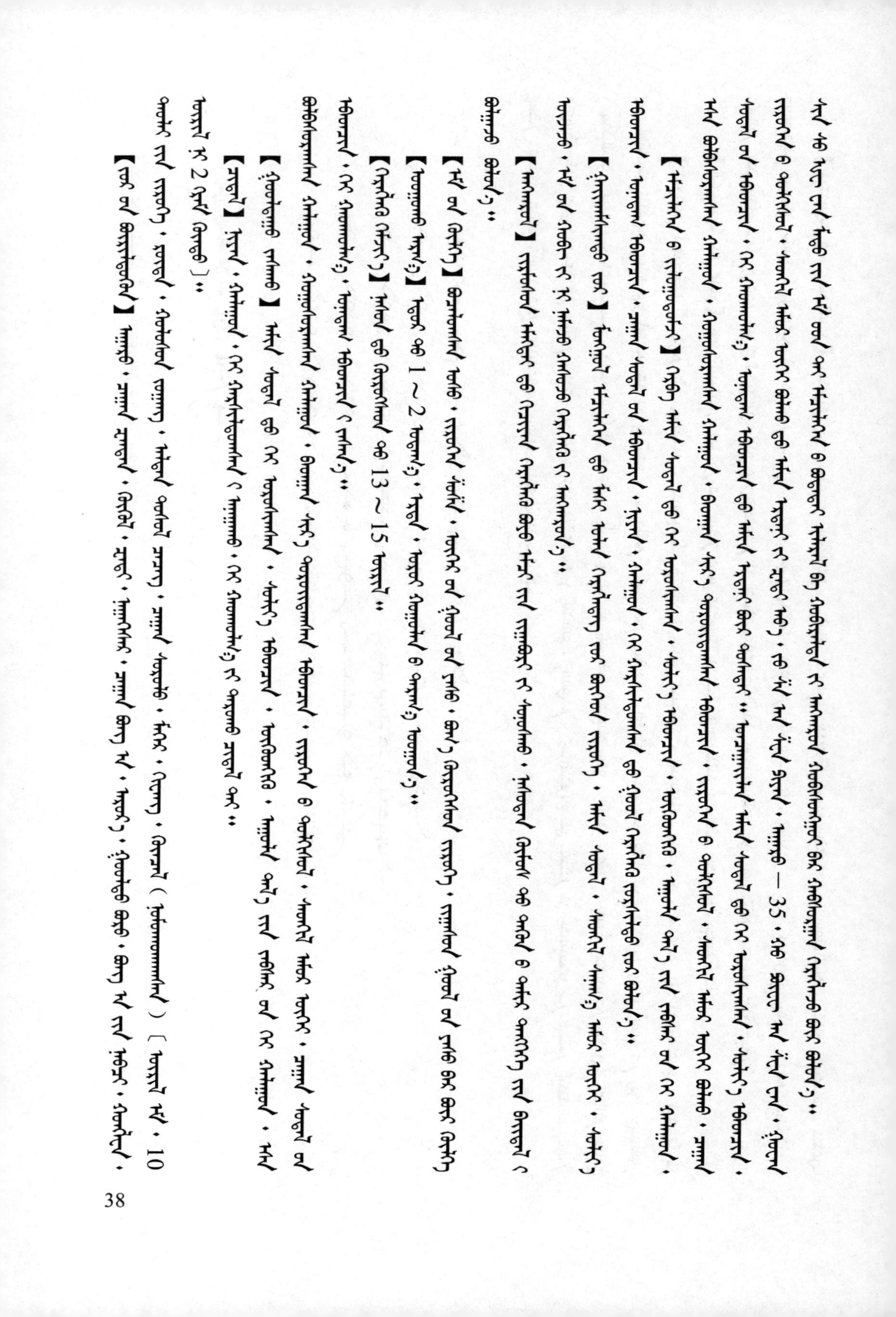

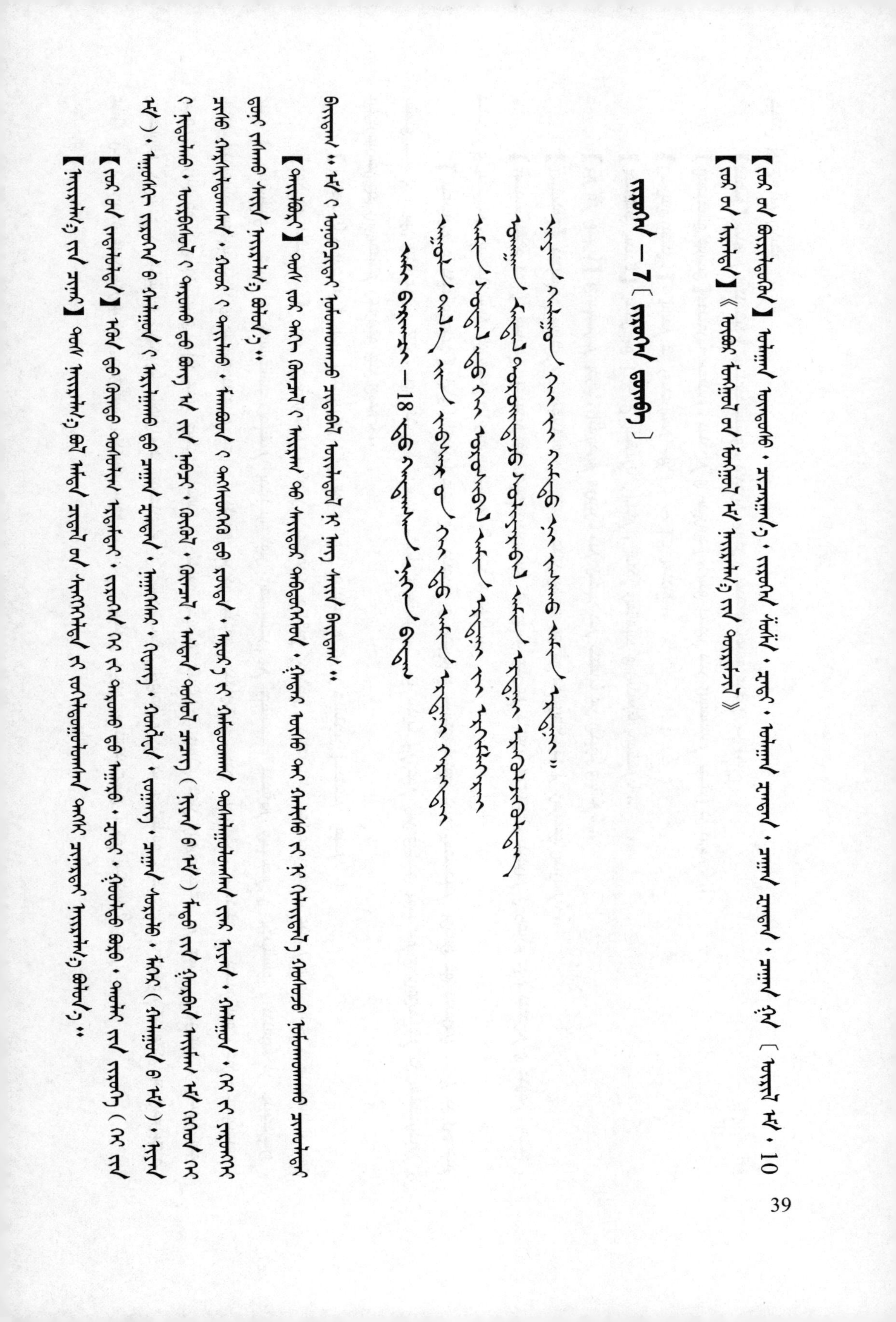

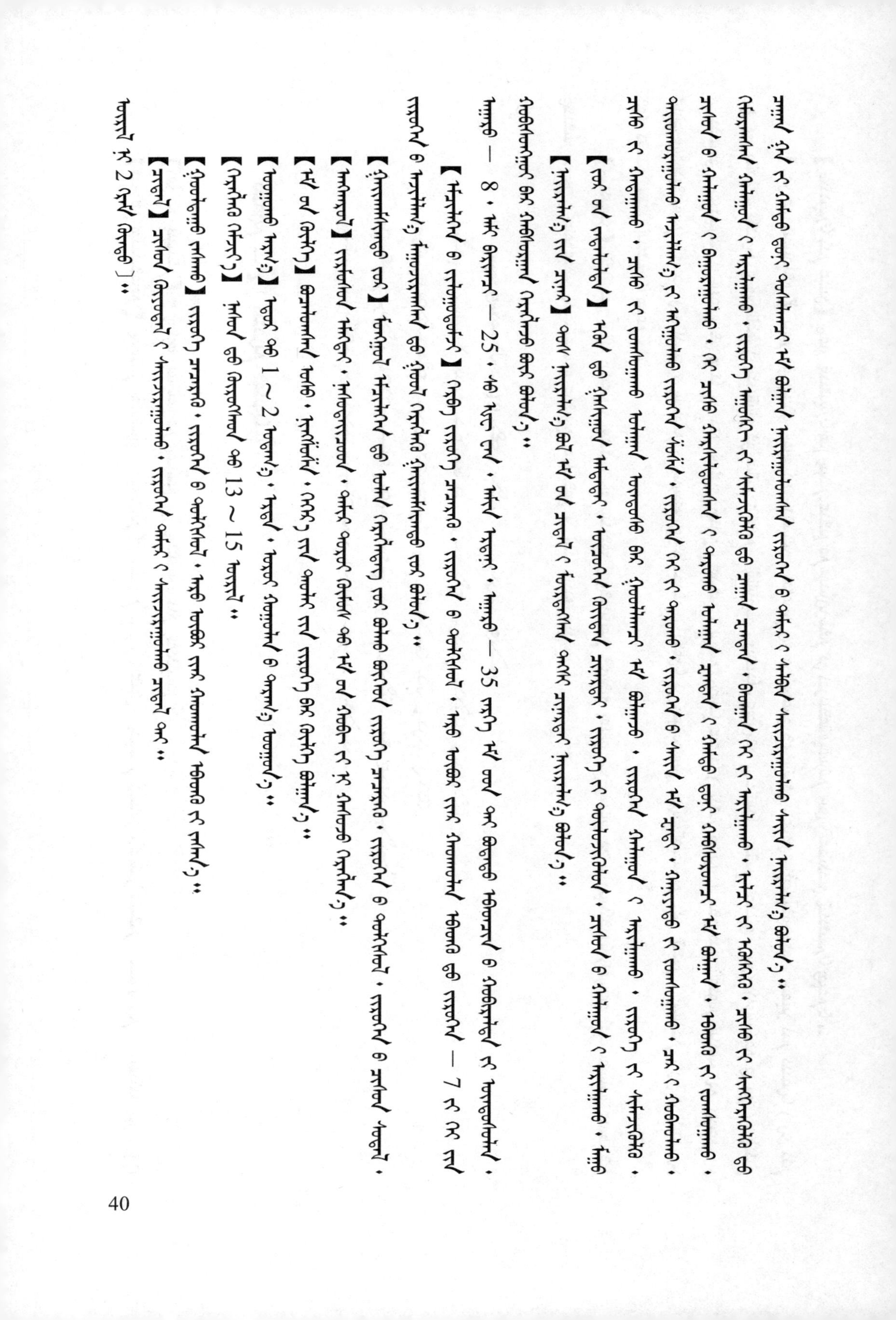

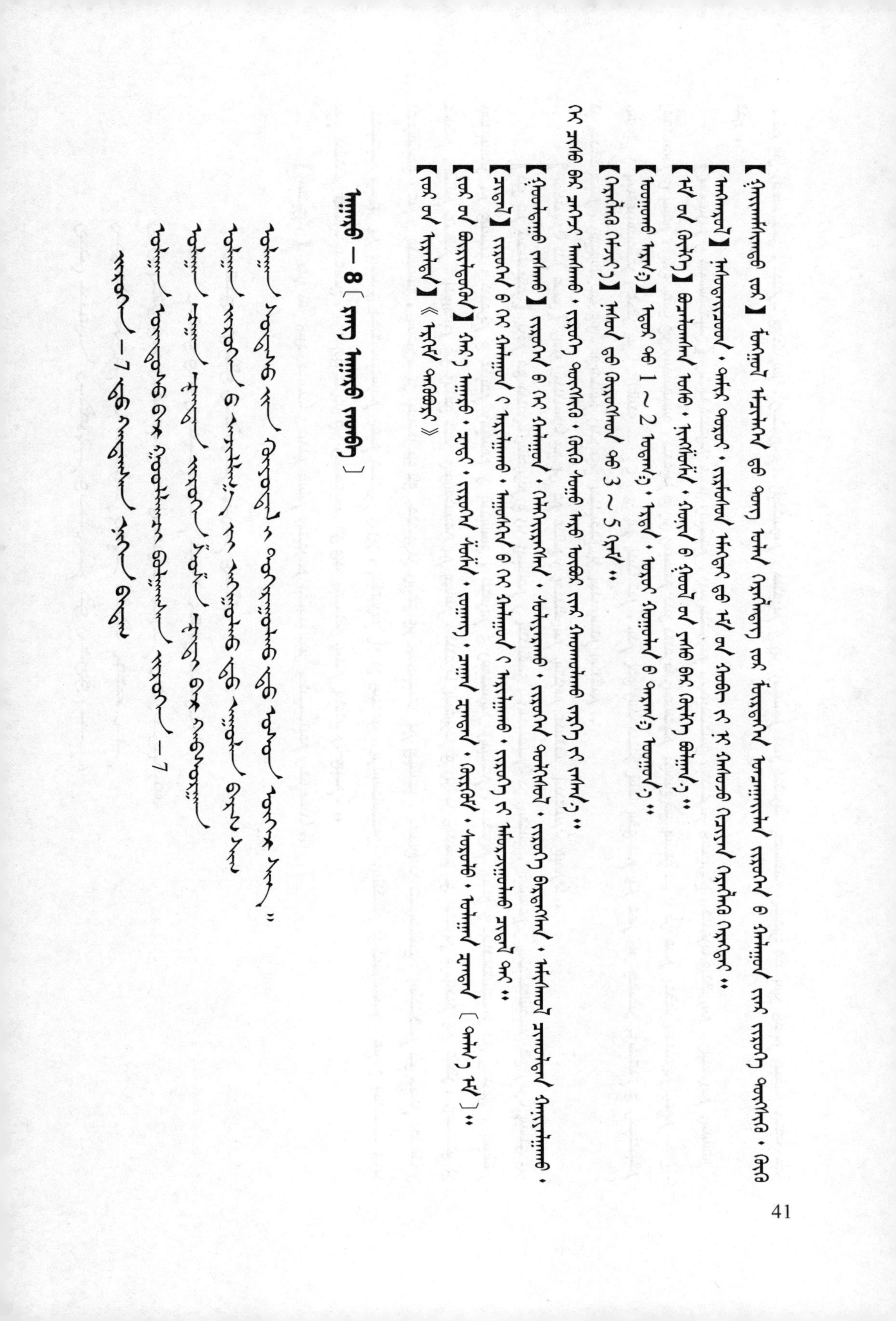

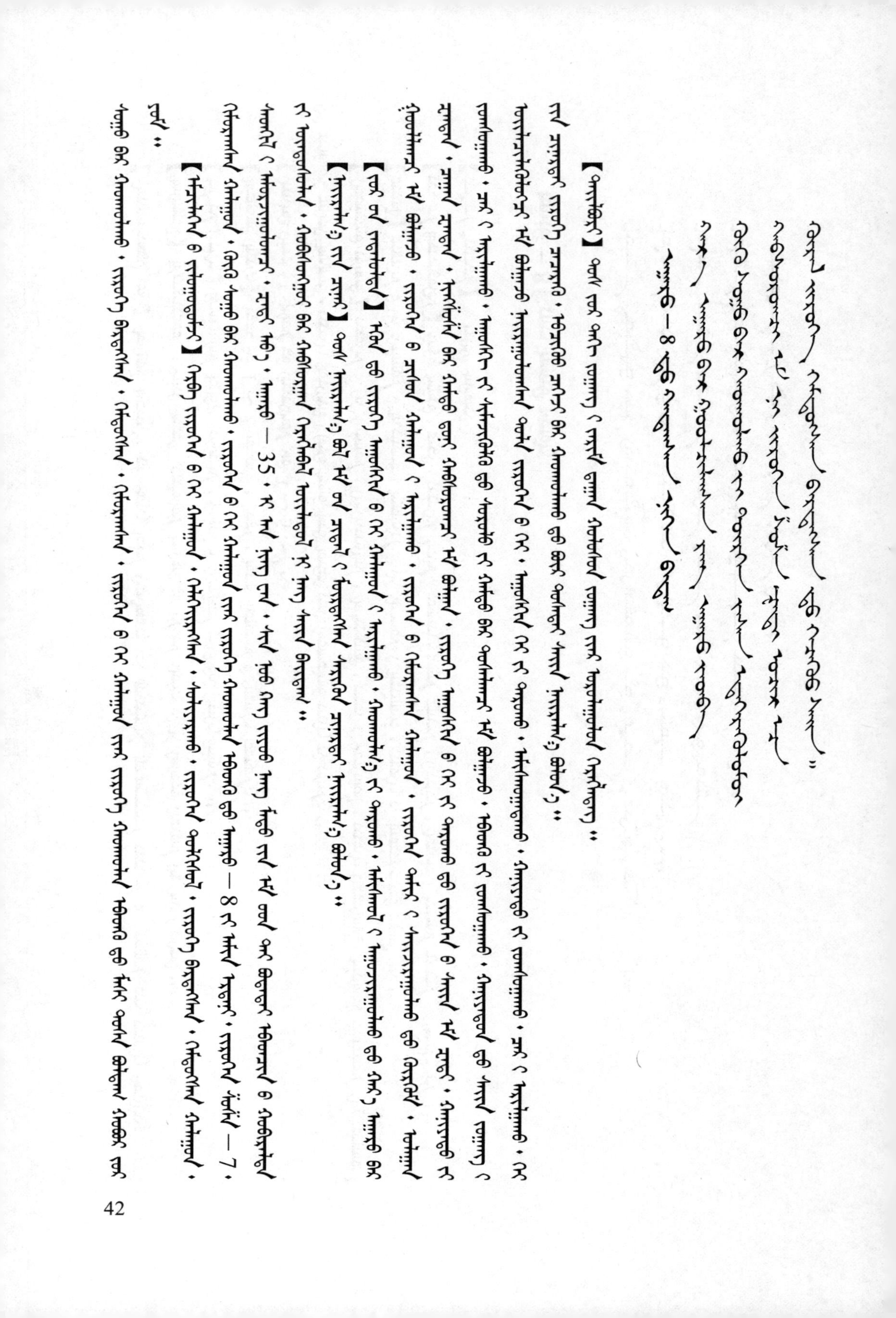

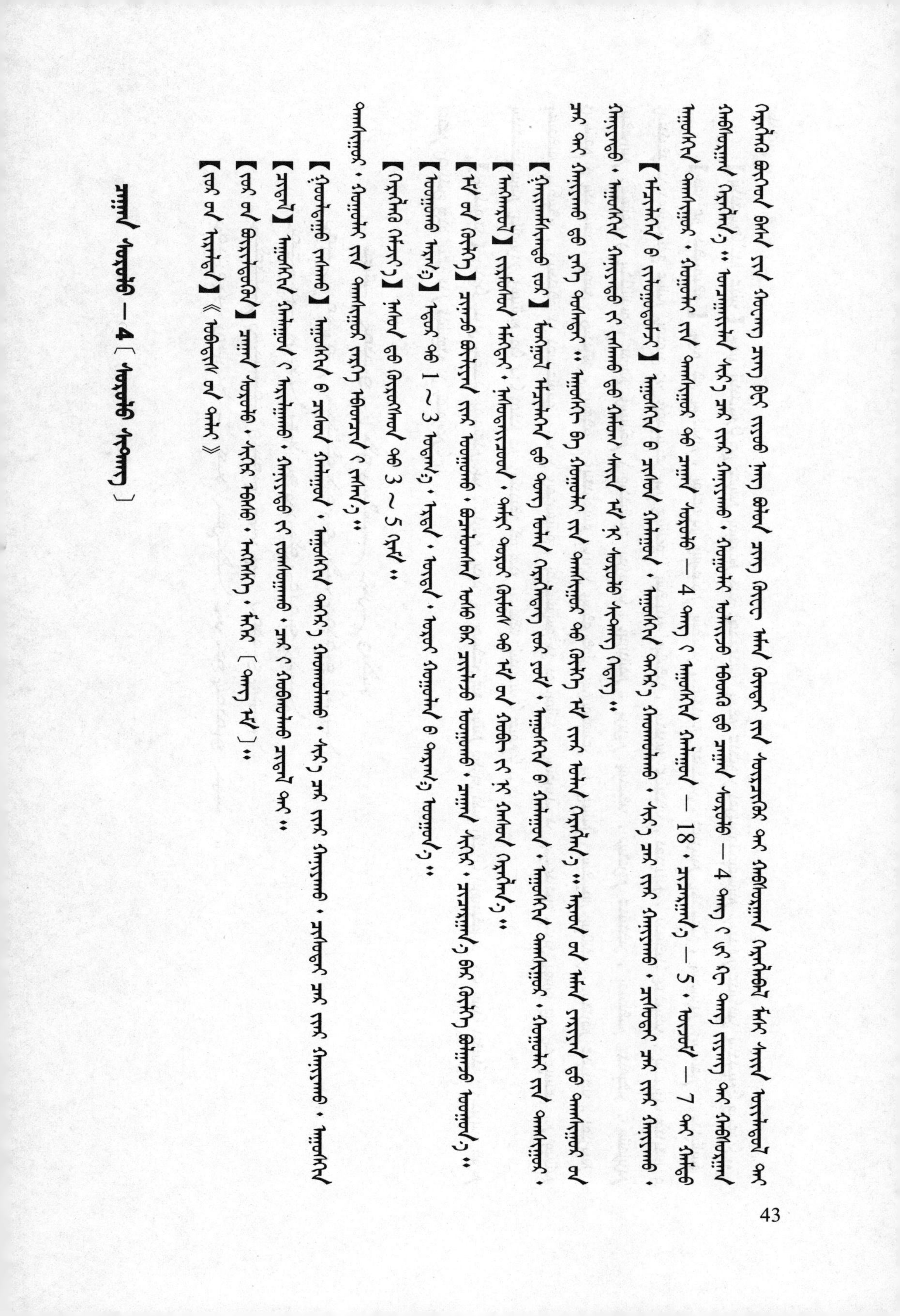

[illegible]

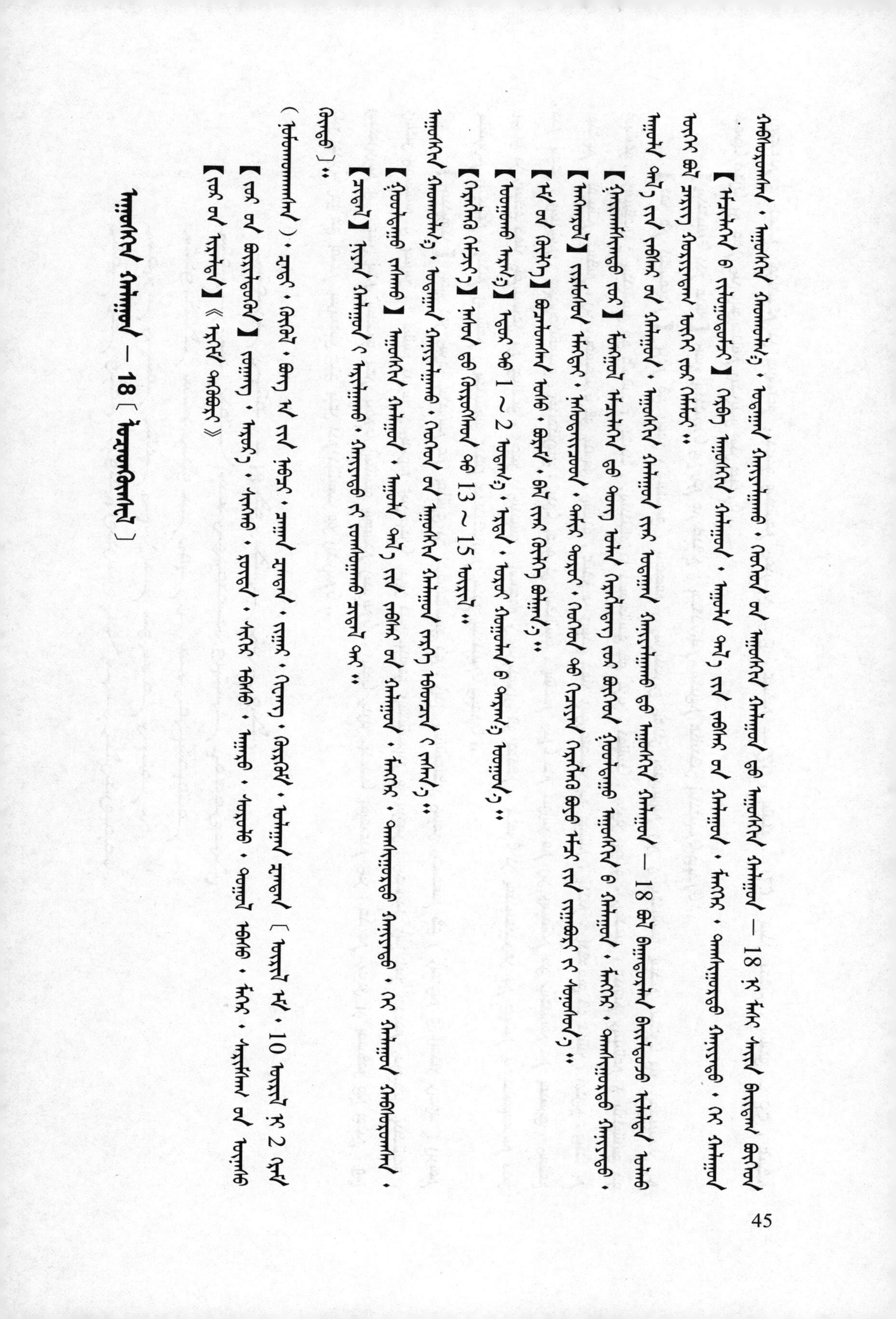

[illegible] — 18〔[illegible]〕

【[illegible]】《[illegible]》

【[illegible]】[illegible] ([illegible]) · [illegible]〔[illegible] · 10 [illegible] 2 [illegible]〕‥

【[illegible]】[illegible] ‥

【[illegible]】[illegible] ‥

【[illegible]】[illegible] 13 ~ 15 [illegible] ‥

【[illegible]】[illegible] 1 ~ 2 [illegible] ‥

【[illegible]】[illegible] ‥

【[illegible]】[illegible] ‥

【[illegible]】[illegible] — 18 [illegible] ‥

【[illegible]】[illegible] — 18 [illegible] ‥

【[illegible]】[illegible] — 18 [illegible]

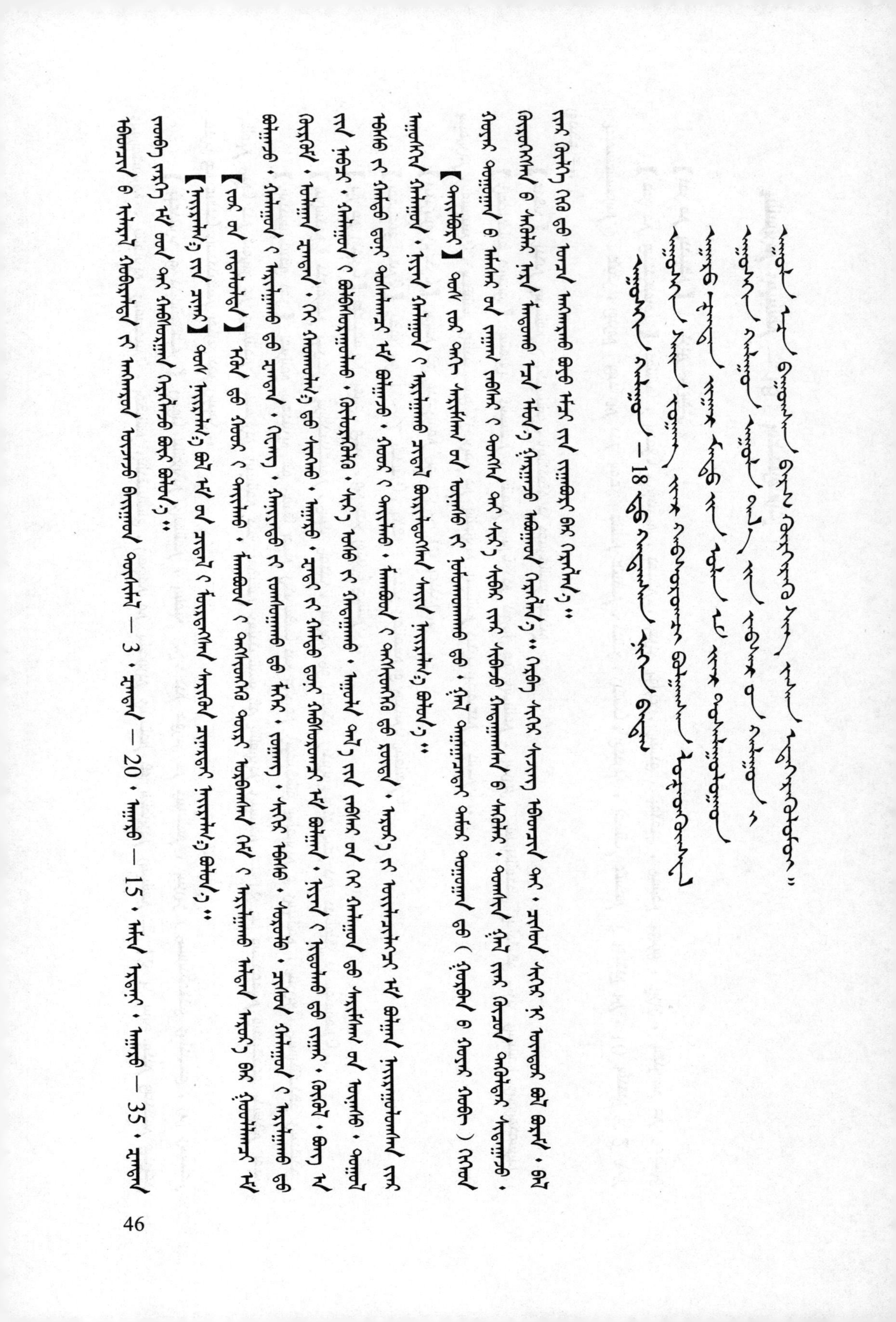

[illegible] ::
[illegible]
[illegible]
[illegible]
[illegible] — 18 [illegible]

[illegible] ::

[illegible] :: [illegible] ([illegible]) [illegible] 【[illegible]】 [illegible] ::

[illegible] 【[illegible]】 [illegible]

【[illegible]】 [illegible] ::

[illegible] — 3 · [illegible] — 20 · [illegible] — 15 · [illegible] · [illegible] — 35 · [illegible] ::

ᠪᠣ ᠰᠠᠷ᠎ᠠ ᠳᠤ — 5 ᠡᠴᠡ ᠤᠷᠳᠤ — 20 · ᠤᠷᠳᠤ ᠬᠡᠮᠵᠢᠶ᠎ᠡ · ᠲᠠᠯ᠎ᠠ ᠪᠠᠷ [illegible] ᠪᠣᠯᠣᠨ᠎ᠠ ᠬᠤᠭᠤᠴᠠᠭ᠎ᠠ [illegible] ᠪᠠᠢᠨ᠎ᠠ
ᠰᠠᠷ᠎ᠠ ᠳᠤ — 6 ᠰᠠᠷ᠎ᠠ ᠳᠤ ᠴᠡᠴᠡᠭᠯᠡᠨ᠎ᠡ :: ᠮᠣᠩᠭᠣᠯ ᠤᠨ [illegible] · [illegible] · [illegible] ᠶᠢᠨ [illegible] · [illegible] · [illegible] · [illegible]
[illegible] · [illegible] · [illegible] · [illegible] · [illegible] ᠲᠠᠢ [illegible] · [illegible] ᠲᠠᠢ [illegible] ᠪᠣ
【[illegible] ᠤ [illegible]】 [illegible] ᠶᠢᠨ [illegible] · [illegible] · [illegible] ᠤ [illegible] · ᠪᠠ ᠤ [illegible] · [illegible] ᠳᠤ
ᠪᠣᠯᠤᠨ᠎ᠠ ::
[illegible] · [illegible] ᠲᠠᠢ [illegible] ᠢ [illegible] ᠪᠣ · [illegible] ᠪᠣ [illegible] ᠪᠠ ᠤ [illegible] ᠳᠤ [illegible] ᠪᠣᠯᠤᠨ᠎ᠠ ᠲᠠᠯ᠎ᠠ ᠲᠠᠢ
【[illegible] ᠲᠠᠢ】 [illegible] ᠪᠣ [illegible] ᠲᠠᠢ · [illegible] ᠪᠠ ᠤ [illegible] · [illegible] ᠳᠤ [illegible] · [illegible] ·
【[illegible]】 [illegible] · [illegible] · [illegible] · [illegible] ᠪᠡᠷ ᠡᠮ ᠦᠨ [illegible] ᠳᠤ [illegible] ::
【ᠡᠮ ᠦᠨ ᠴᠢᠨᠠᠷ】 [illegible] · [illegible] · [illegible] · [illegible] ᠪᠠᠷ ᠴᠢᠨᠠᠷ ᠪᠣᠯᠤᠨ᠎ᠠ ::
【[illegible]】 ᠨᠢᠭᠡ ᠤᠳᠠᠭ᠎ᠠ 1 ~ 2 [illegible] · [illegible] · [illegible] ᠤ [illegible] ::
【[illegible]】 [illegible] ᠪᠣ [illegible] ᠪᠡᠷ 3 ~ 5 ᠭᠷᠠᠮ ::
[illegible] · [illegible] · [illegible] · [illegible] ᠲᠠᠢ [illegible] ᠢ [illegible] ::
【[illegible]】 [illegible] ᠤ [illegible] · [illegible] · [illegible] ᠢ [illegible] · ᠪᠠ ᠤ [illegible] · [illegible] ᠳᠤ [illegible] ·
【[illegible]】 [illegible] ᠤ ᠪᠠ ᠤ [illegible] · [illegible] ᠳᠤ [illegible] · [illegible] ᠢ [illegible] ᠪᠠᠢᠨ᠎ᠠ ::
【ᠡᠮ ᠦᠨ [illegible]】 [illegible] · [illegible] · [illegible] · [illegible] · [illegible] · [illegible] 〔[illegible]〕::
【ᠡᠮ ᠦᠨ [illegible]】 《[illegible] ᠦᠨ [illegible]》

[illegible] — 5 〔[illegible] — 5 〕

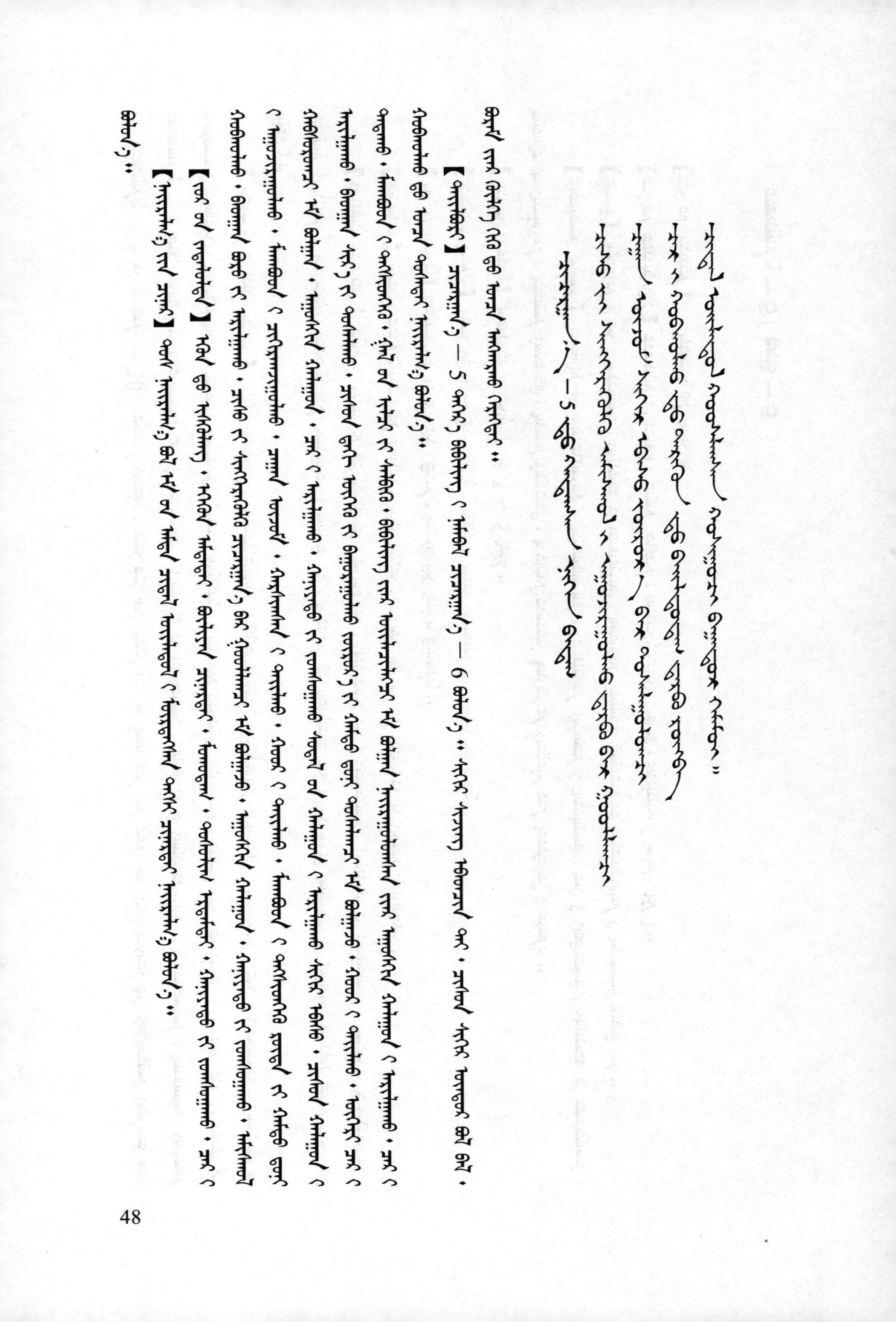

[illegible] ᠶᠢᠨ [illegible] —8 ᠶᠢᠨ [illegible] — 6 · [illegible] — 7 · [illegible] — 17 · [illegible] — 18 · [illegible] — 13 · [illegible] ᠢ [illegible]

【[illegible]】 [illegible] ··

【[illegible]】 [illegible] ··

【[illegible]】 [illegible] ··

【[illegible]】 [illegible] ··

【ᠬᠡᠷᠡᠭᠯᠡᠬᠦ ᠠᠷᠭ᠎ᠠ】 [illegible] 1 ～ 2 ᠤᠳᠠᠭ᠎ᠠ · [illegible] ··

【[illegible]】 [illegible] 3 ～ 5 ᠵᠢᠯ ··

[illegible] ··

【[illegible]】 [illegible] ··

【[illegible]】 [illegible] 〔[illegible]〕 ··

【[illegible]】 [illegible]

【[illegible]】 《[illegible]》

[illegible] — 8 〔[illegible]〕

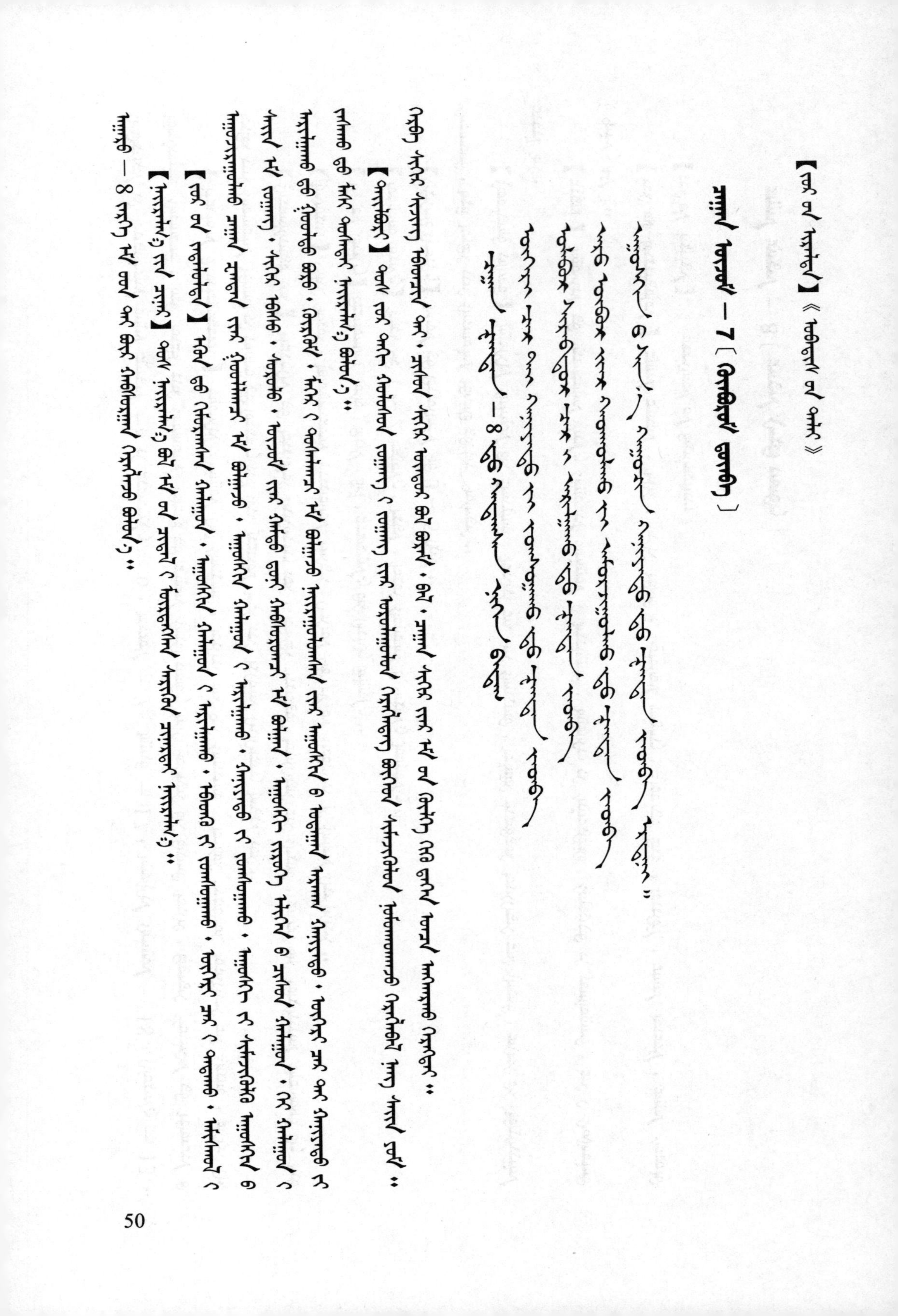

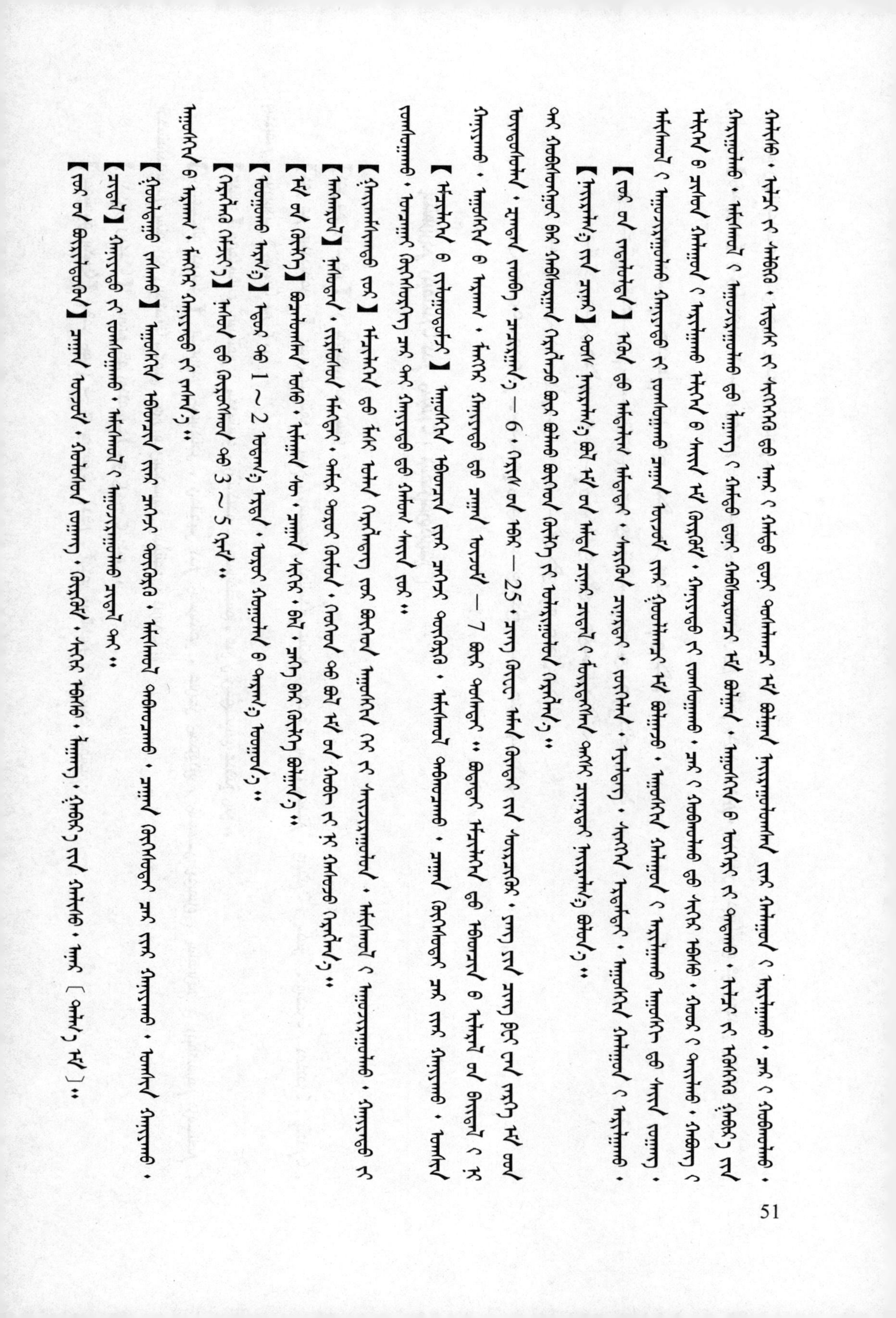

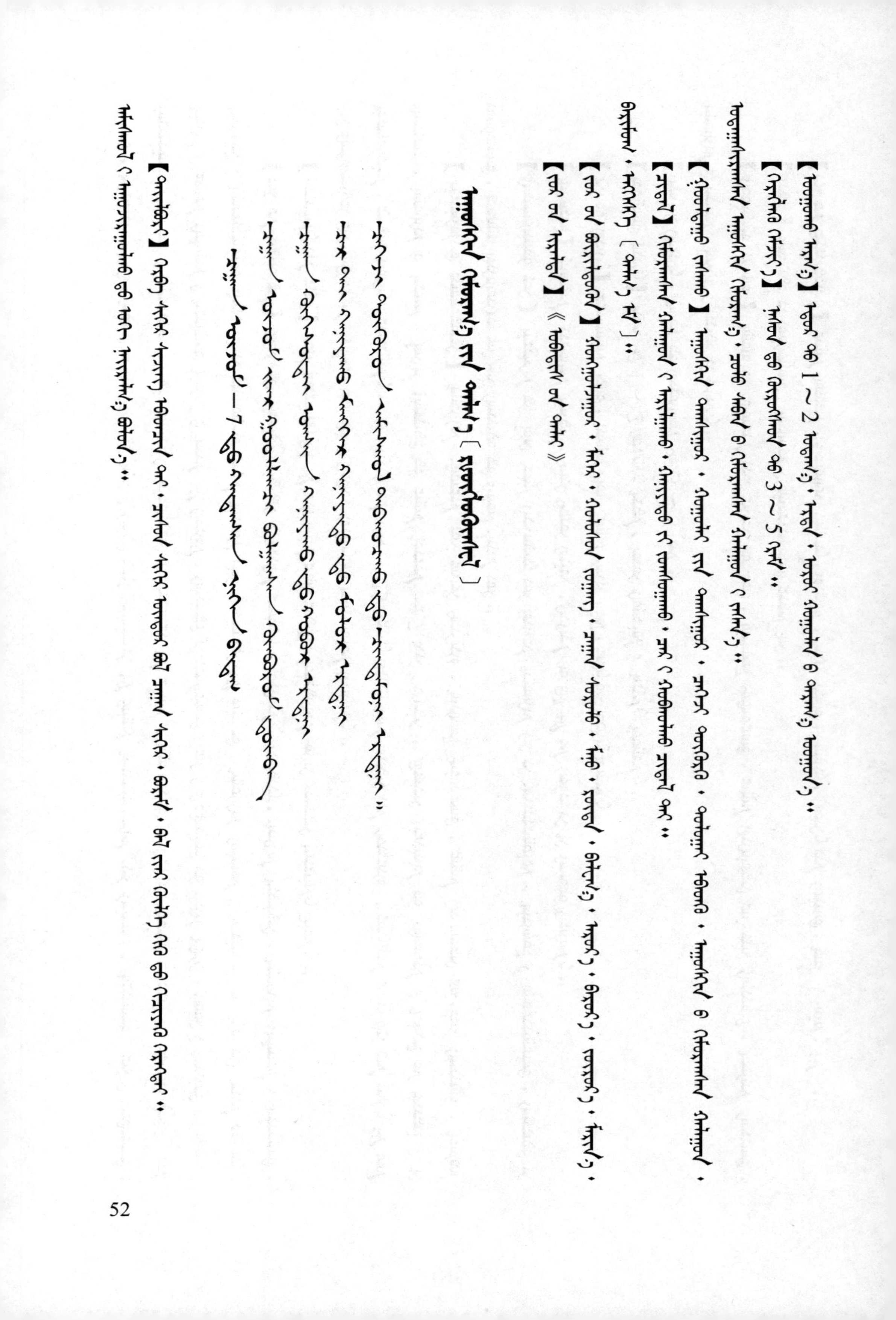

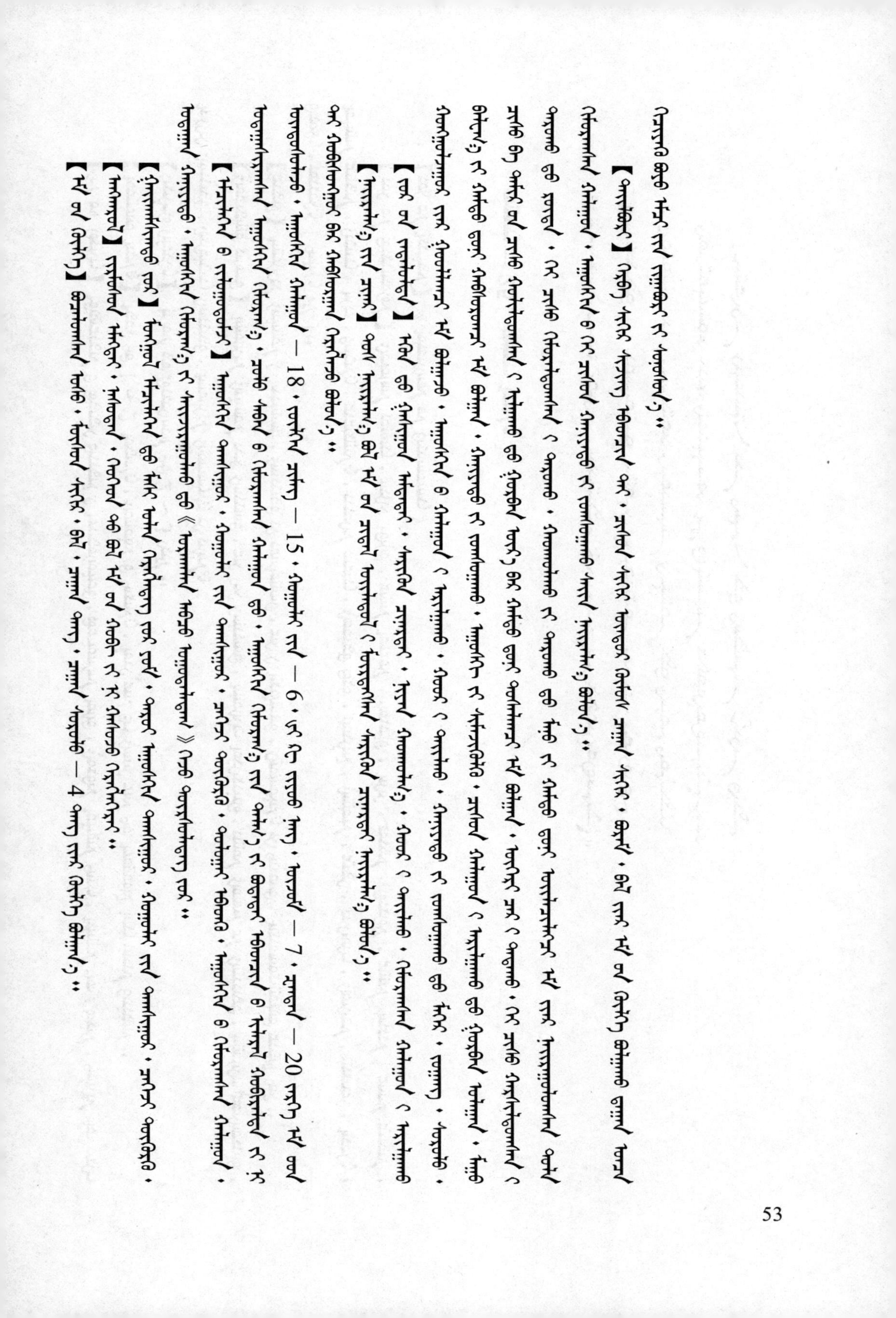

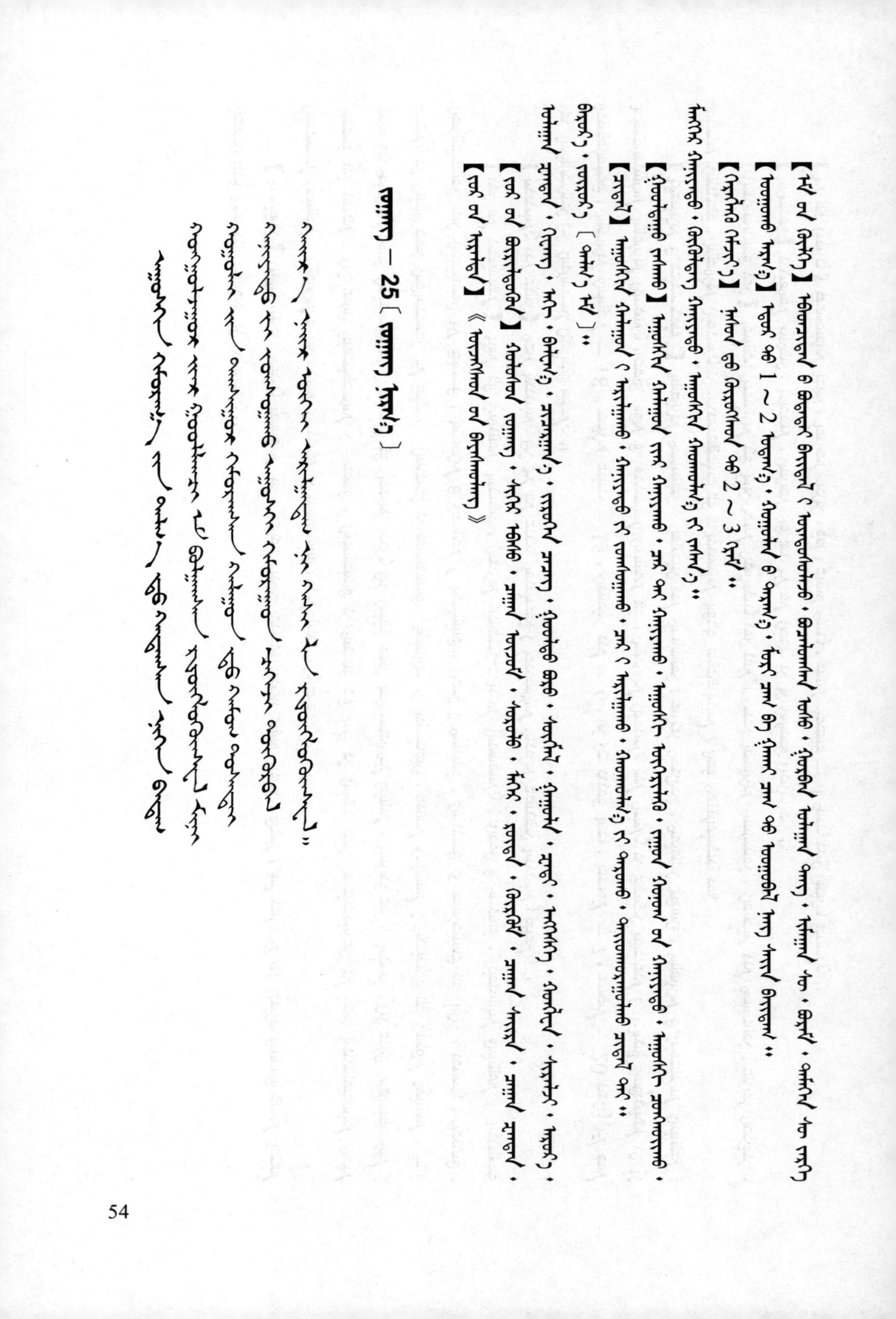

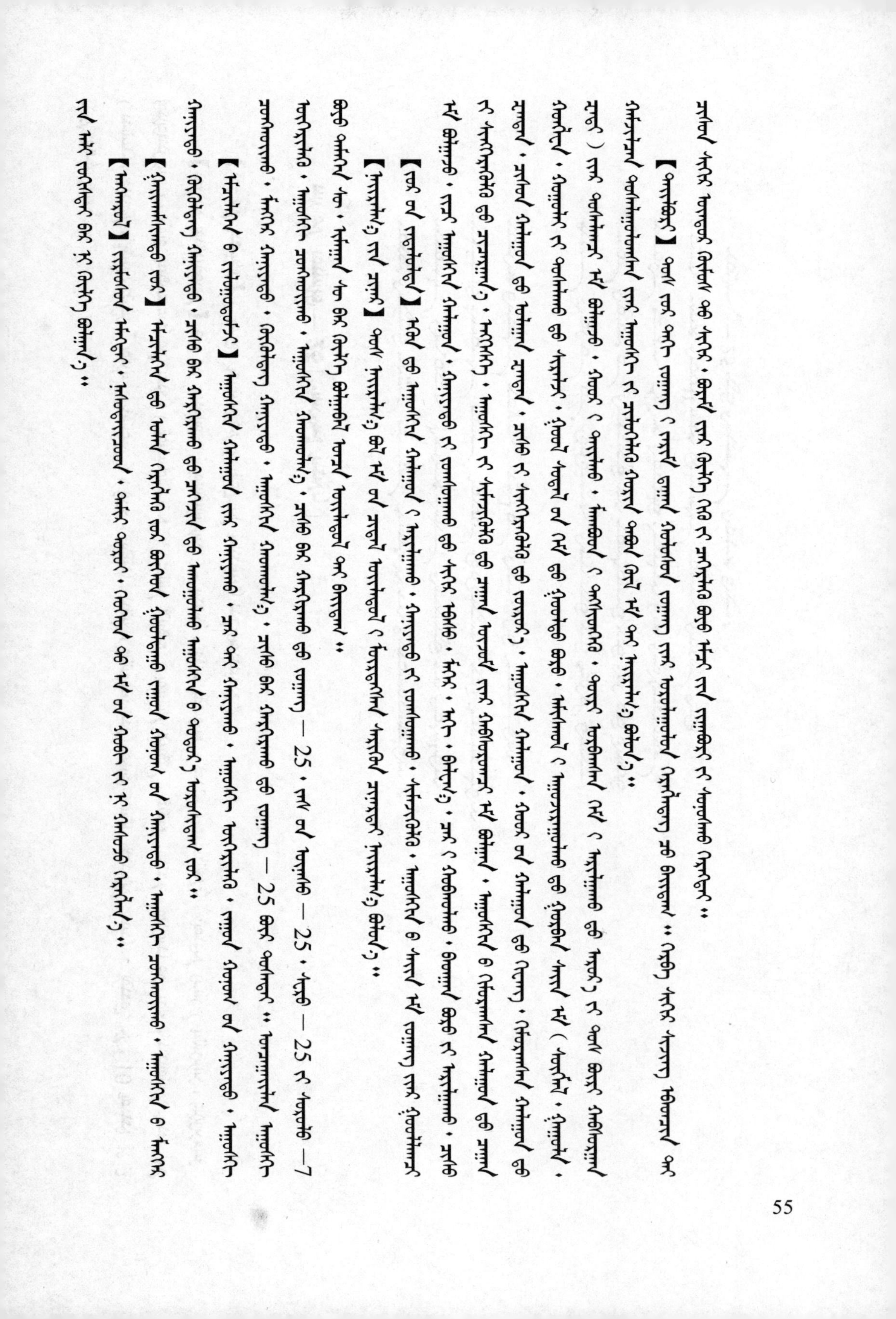

[illegible] — 25 [illegible]

[illegible]

[illegible]::

[illegible] — 25 〔[illegible]〕

【[illegible]】《[illegible]》

【[illegible]】 [illegible] ([illegible]) · [illegible] ·

[illegible] ([illegible]) · [illegible] ([illegible]) [illegible]

([illegible]) · [illegible] 〔 [illegible] · 10 [illegible] 2

[illegible] 〕::

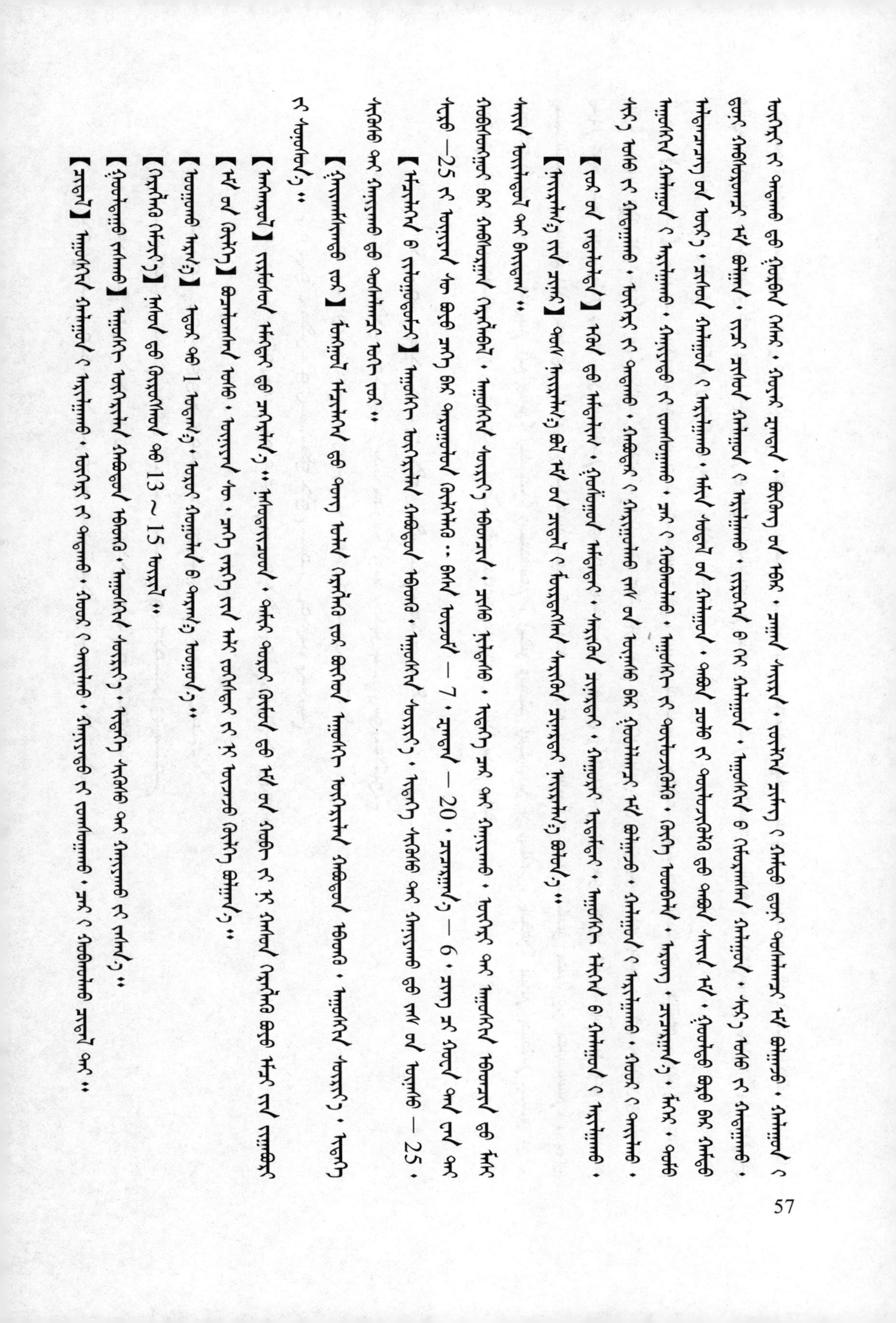

[illegible]

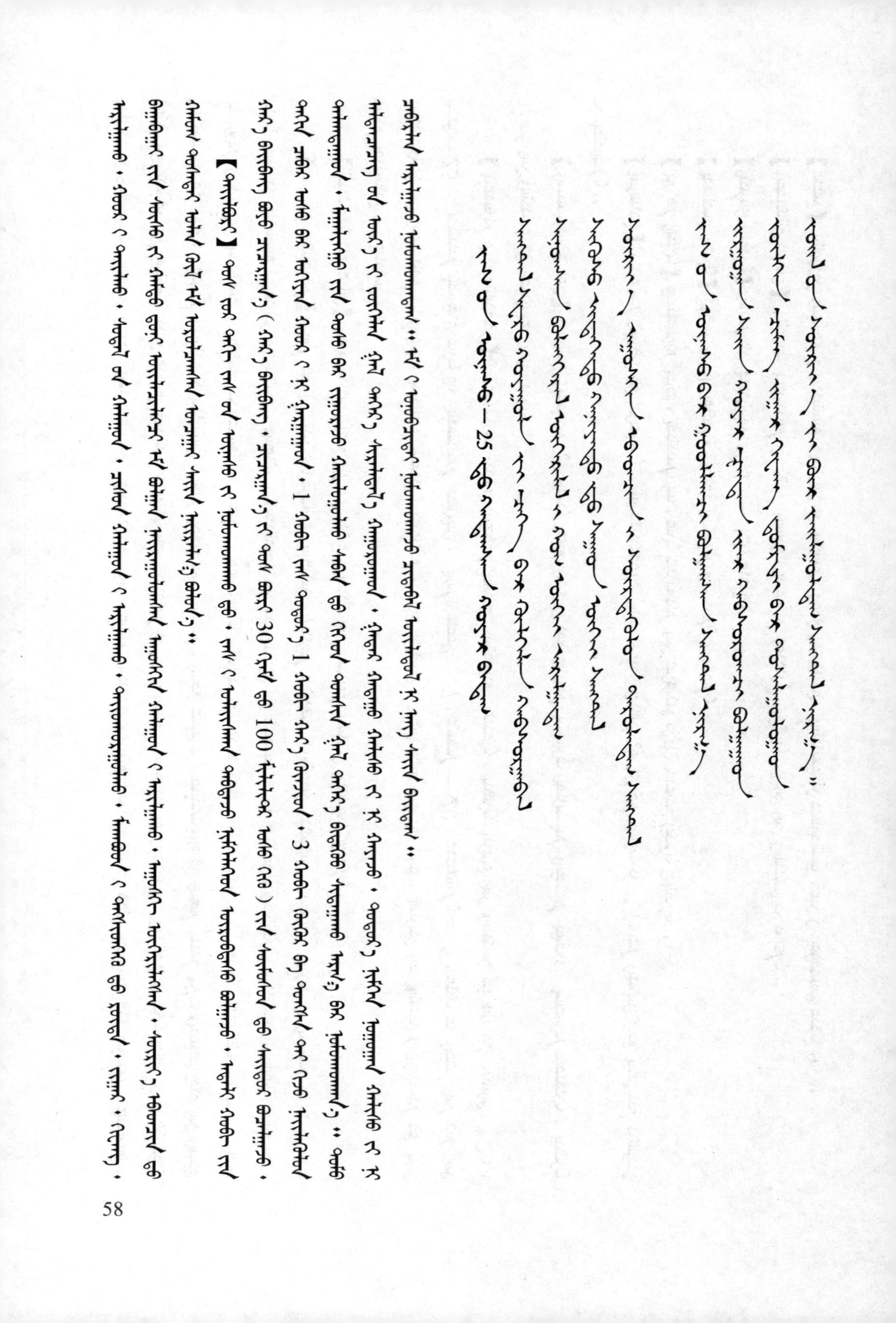

[illegible]

[illegible]

[illegible]

[illegible]

[illegible]

[illegible]

[illegible]

[illegible]

[illegible]

[illegible] — 25 [illegible]

[illegible] 1 [illegible] 1 [illegible] 3 [illegible]

[illegible] 30 [illegible] 100 [illegible] ([illegible]) [illegible]

[illegible] 【[illegible]】 [illegible] ••

[illegible]

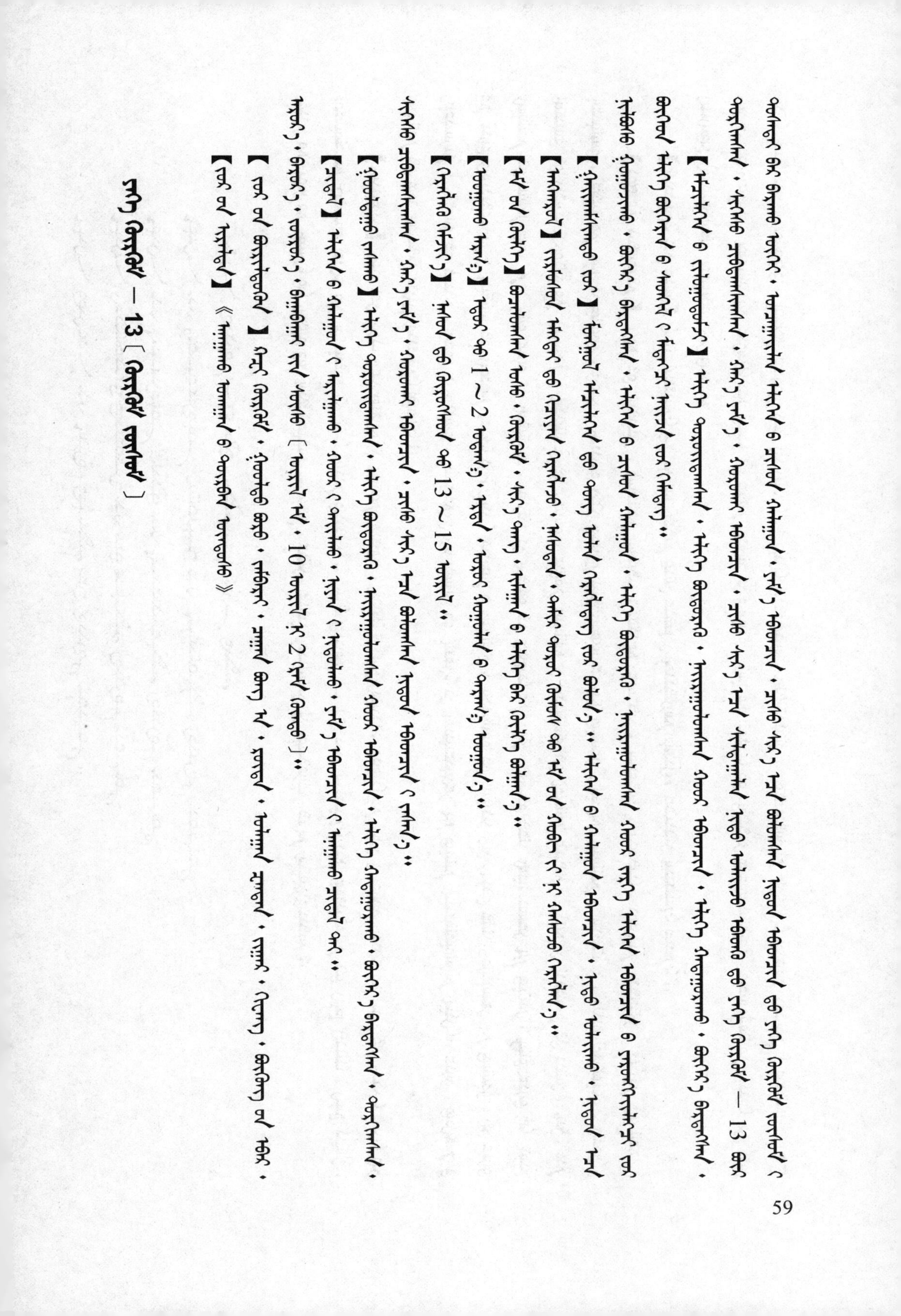

[illegible] [illegible] — 13 〔[illegible] [illegible]〕

【[illegible]】 《[illegible]》

【[illegible]】 [illegible] 〔[illegible] · 10 [illegible] 2 [illegible]〕 ᠃

【[illegible]】 [illegible] ᠃

【[illegible]】 [illegible] ᠃

【[illegible]】 [illegible] 13 ~ 15 [illegible] ᠃

【[illegible]】 [illegible] 1 ~ 2 [illegible] ᠃

【[illegible]】 [illegible] ᠃

【[illegible]】 [illegible] ᠃

【[illegible]】 [illegible] ᠃

【[illegible]】 [illegible] — 13 [illegible] ᠃

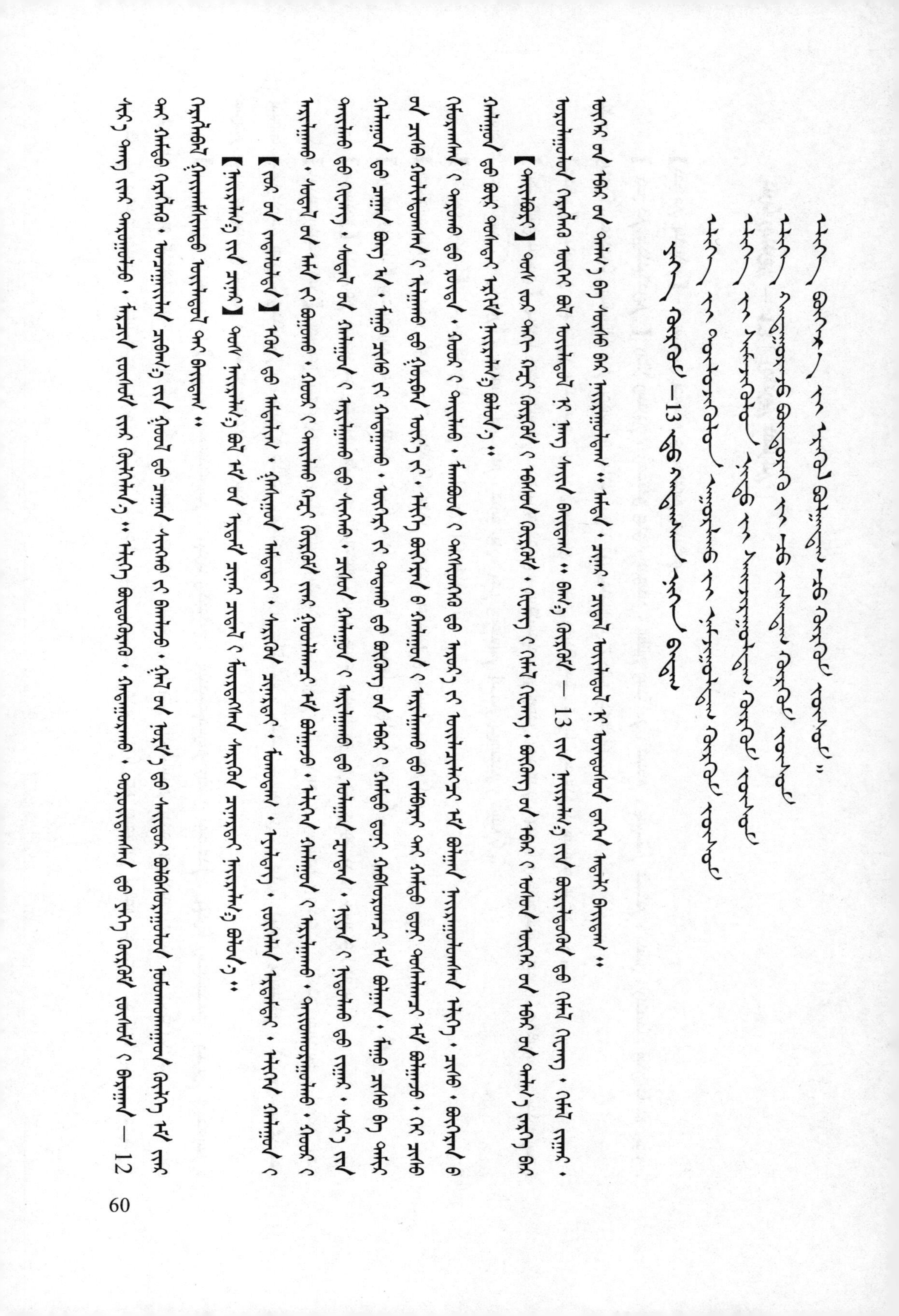

[illegible] —13 [illegible]

[illegible]

[illegible]

[illegible]

[illegible] ::

[illegible] ::

[illegible] ::

[illegible] ::

[illegible] ::

[illegible] — 12

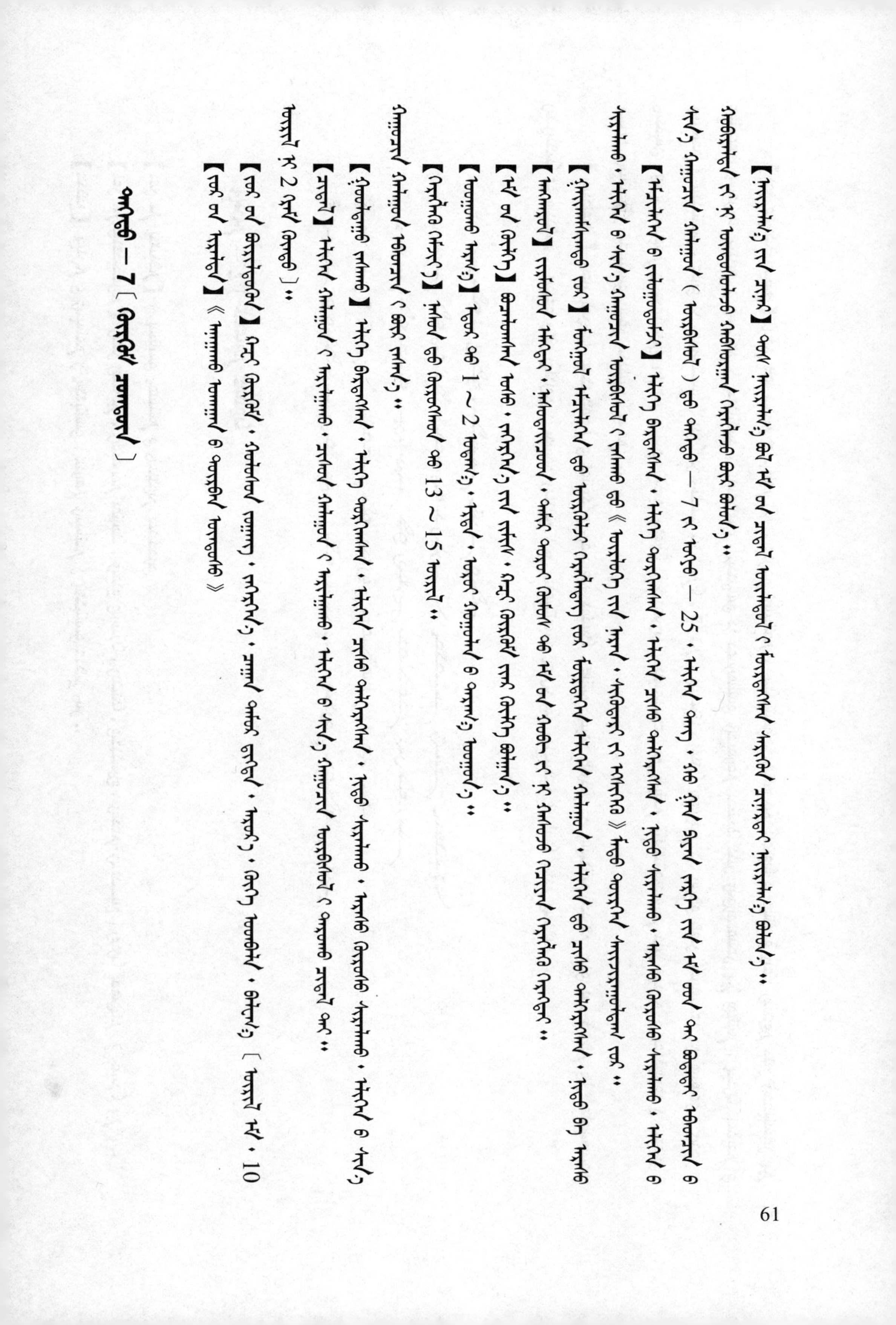

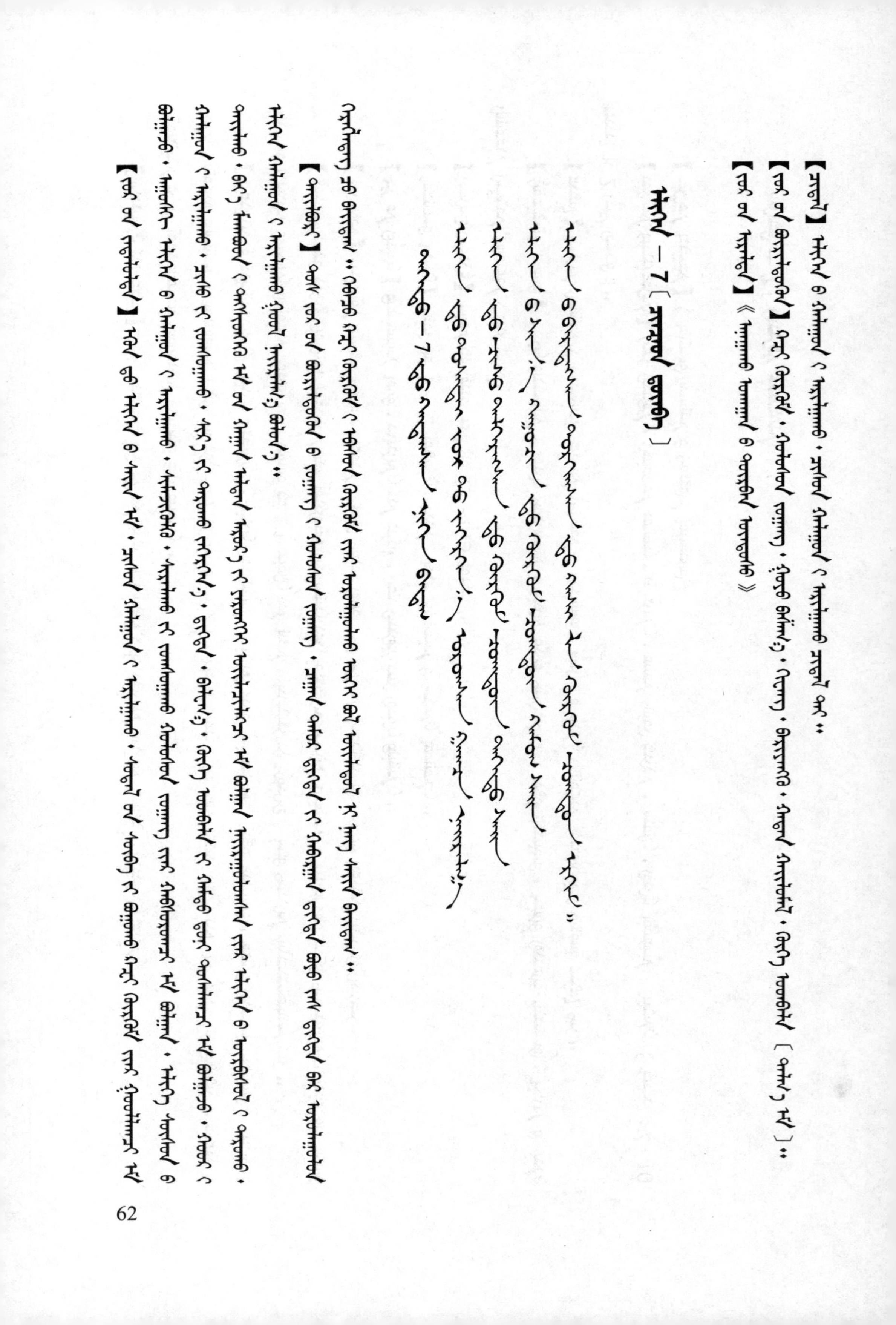

【[illegible]】 [illegible] ••
【[illegible]】 [illegible] 〔[illegible]〕 ••
【[illegible]】 《[illegible]》

[illegible] — 7 〔[illegible]〕

[illegible] ••
[illegible]
[illegible]
[illegible]
[illegible] — 7 [illegible]

[illegible] ••

【[illegible]】 [illegible] ••

[illegible]

【[illegible]】 [illegible]

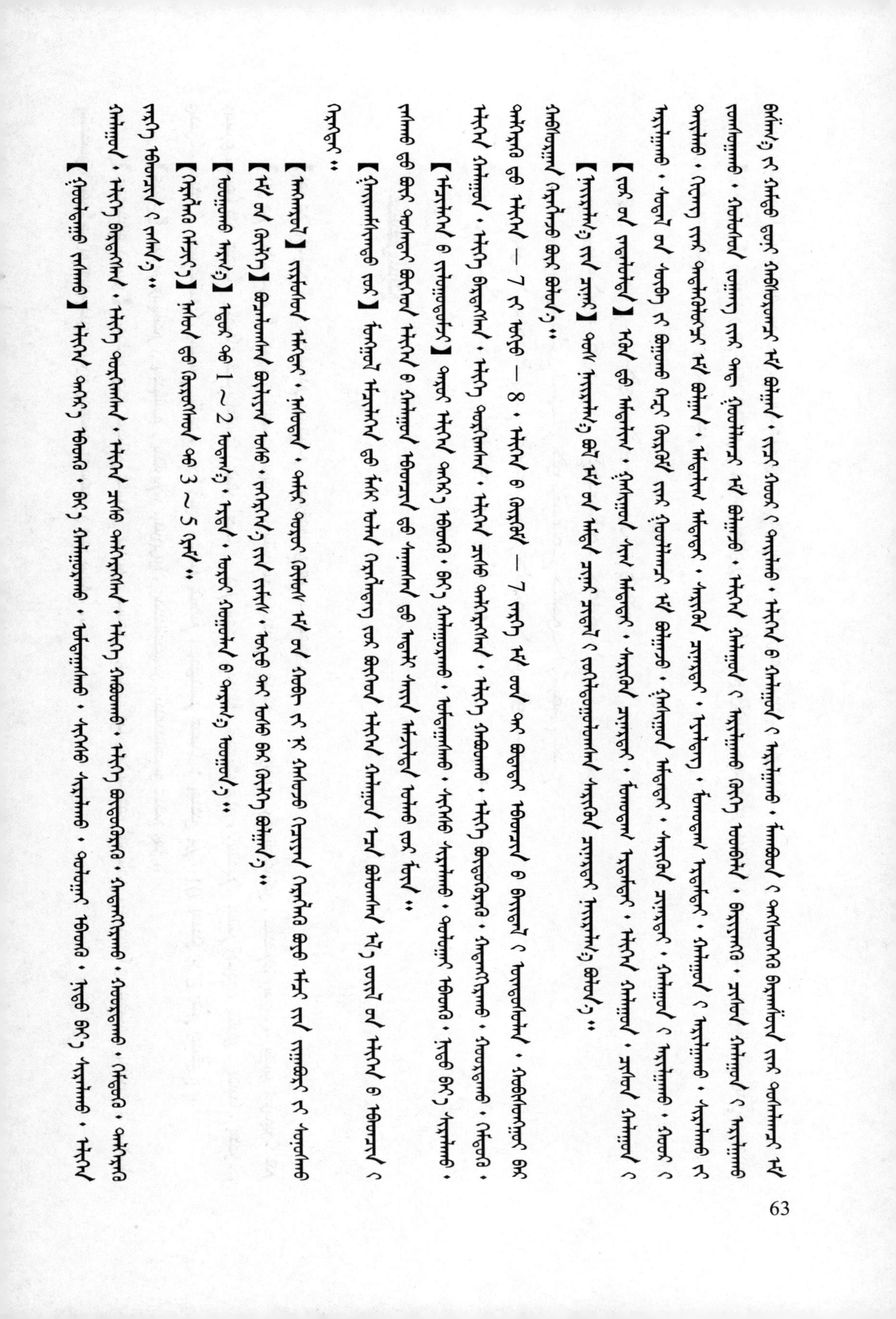

[illegible]

【[illegible]】 [illegible]

【[illegible]】 [illegible]

[illegible] — 7 [illegible] — 8 [illegible] — 7 [illegible]

【[illegible]】 [illegible]

【[illegible]】 [illegible]

【[illegible]】 [illegible]

【[illegible]】 [illegible]

【[illegible]】 [illegible] 1 ~ 2 [illegible]

【[illegible]】 [illegible] 3 ~ 5 [illegible]

[illegible]

[illegible]

【[illegible]】 [illegible]

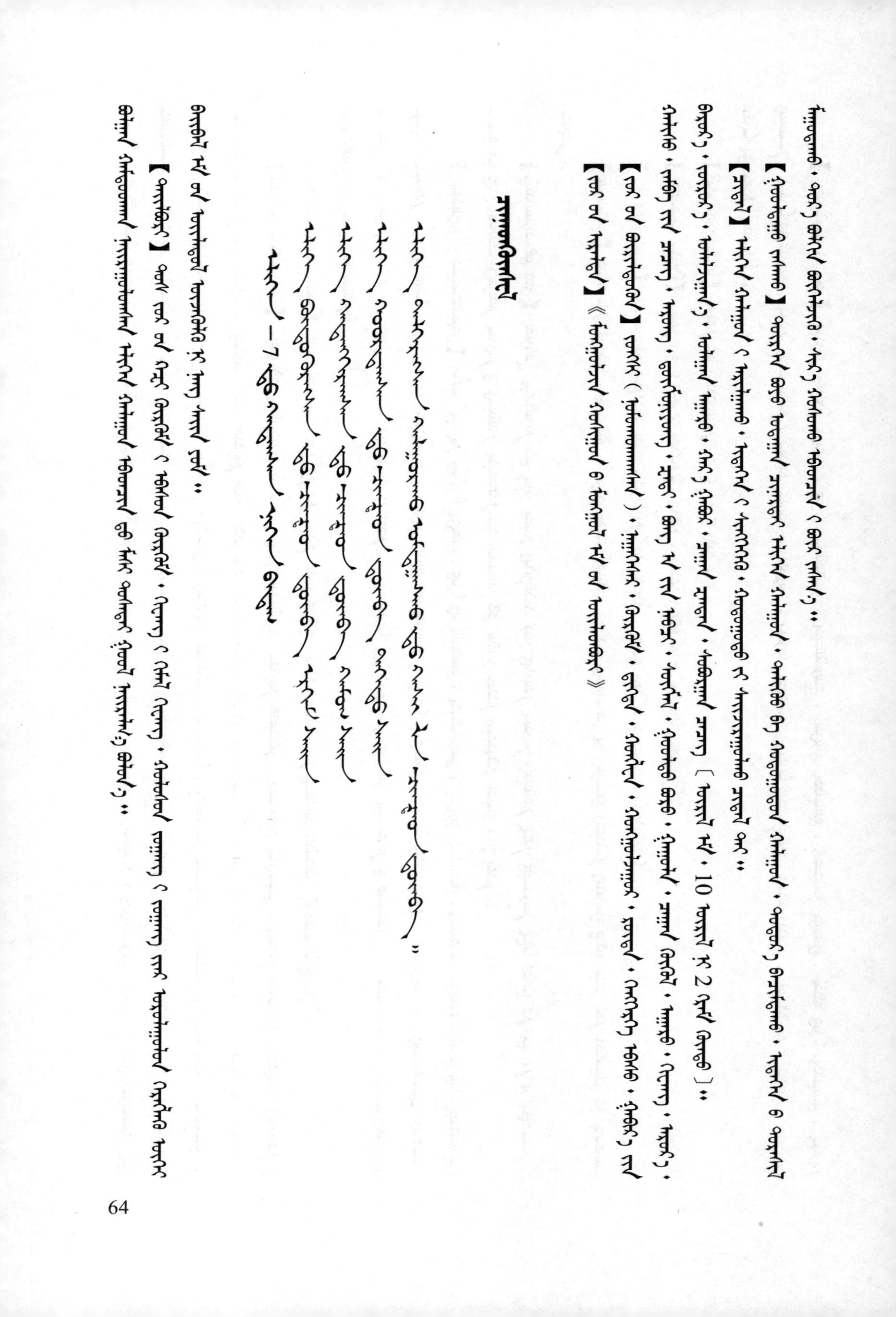

[illegible] ::

【[illegible]】 [illegible] ::

[illegible] — 7 [illegible]
[illegible]
[illegible]
[illegible]
[illegible] ::

[illegible]

【[illegible]】《[illegible]》

【[illegible]】 [illegible] ([illegible]) [illegible] 〔[illegible] 10 [illegible] 2 [illegible]〕 ::

【[illegible]】 [illegible] ::

[illegible] 【[illegible]】 [illegible] ::

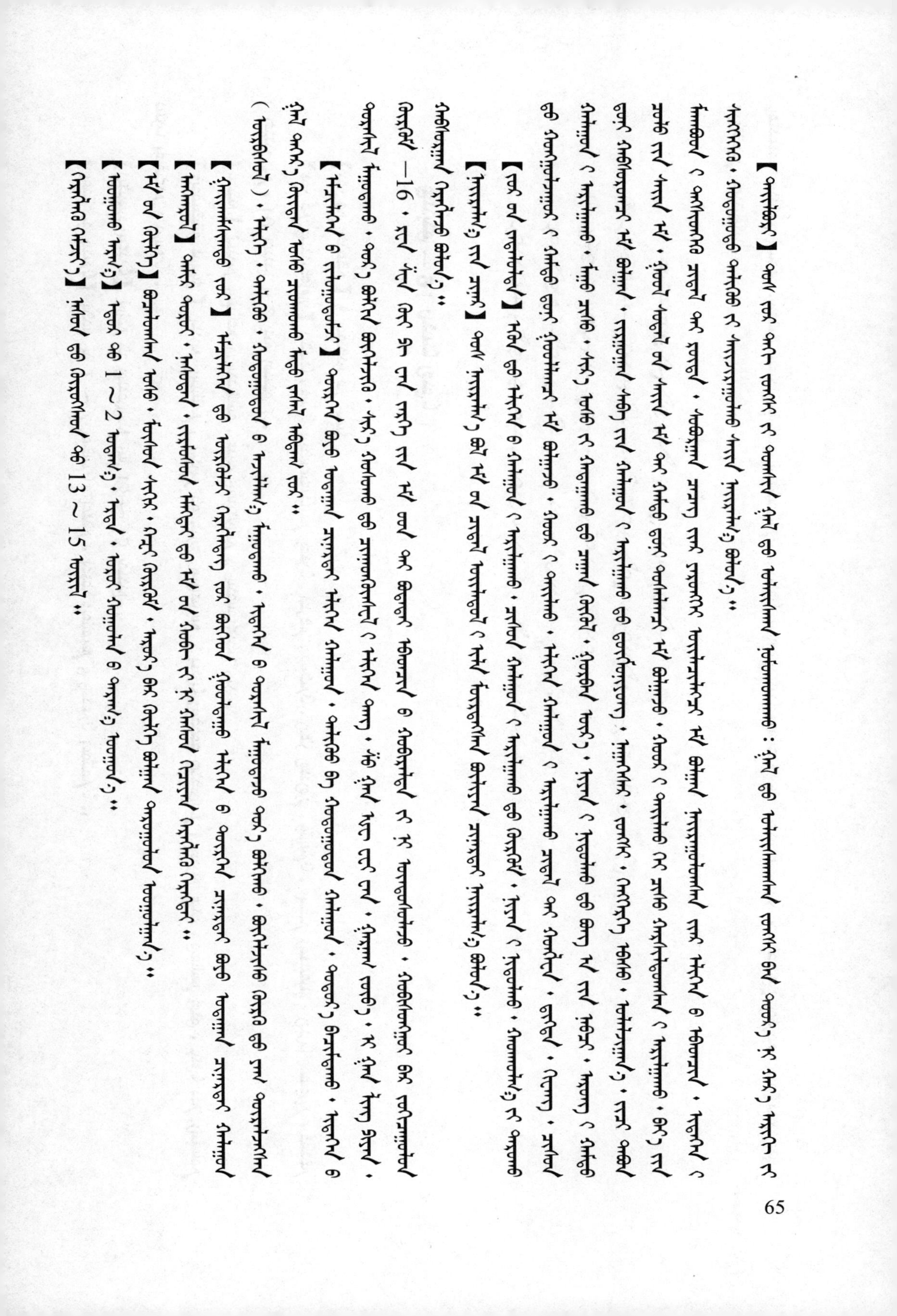

[illegible]

[illegible]

ᠪᠠᠳᠠᠭ — 9〔ᠬᠠᠷ᠎ᠠ ᠪᠤᠯᠤᠭ〕

【ᠲᠤᠰ ᠤᠨ ᠨᠡᠷᠡᠳᠦᠯ】《ᠡᠮᠴᠢᠯᠡᠬᠦ ᠶᠢᠨ ᠬᠤᠷᠢᠶᠠᠩᠭᠤᠢ》

【ᠲᠤᠰ ᠤᠨ ᠪᠦᠷᠢᠯᠳᠦᠬᠦᠨ】 ᠬᠠᠷ᠎ᠠ ᠂ ᠪᠤᠯᠤᠭ ᠂ ᠮᠠᠯ ᠤᠨ ᠴᠢᠰᠤ ᠂ ᠬᠤᠭᠤᠯ ᠂ ᠪᠤᠯᠤᠭ ᠂ ᠰᠠᠷ ᠪᠢᠯᠠᠭ ᠂ ᠪᠤᠯᠤᠭ ᠂ ᠰᠢᠷ᠎ᠡ ᠰᠢᠯᠤᠭᠤᠨ ᠂ ᠪᠤᠯ ᠮᠡᠳᠡᠬᠦ ᠂ ᠮᠠᠬᠠᠨ

〔ᠮᠠᠯᠢᠶ᠎ᠠ ᠰᠠᠷ ᠂ 10 ᠮᠠᠯᠢᠶ᠎ᠠ ᠶᠢ 2 ᠬᠡᠰᠡᠭ ᠪᠤᠯᠭᠠᠨ᠎ᠠ〕᠃

【ᠡᠮᠴᠢᠯᠡᠬᠦ】 ᠮᠠᠯᠢᠶ᠎ᠠ ᠰᠢᠮᠡᠯᠡᠯ ᠢ ᠮᠡᠳᠡᠭᠰᠡᠨ ᠂ ᠬᠤᠷᠠ ᠬᠤᠷᠢᠶᠠᠩᠭᠤᠢ ᠶᠢ ᠬᠤᠷᠢᠶᠠᠬᠤ ᠬᠦᠴᠦᠨ ᠲᠠᠢ ᠃

【ᠪᠡᠶ᠎ᠡ ᠶᠢᠨ ᠬᠡᠮᠵᠢᠶ᠎ᠡ】 ᠮᠠᠯᠢᠶ᠎ᠠ ᠰᠢᠮᠡᠯᠡᠯ ᠂ ᠮᠠᠯᠢᠶ᠎ᠠ ᠲᠤ ᠬᠤᠷᠠ ᠬᠤᠷᠢᠶᠠᠩᠭᠤᠢ ᠂ ᠮᠠᠯᠢᠶᠠᠨ ᠬᠡᠪᠯᠡᠯ ᠂ ᠪᠤᠯᠤᠭ ᠂ ᠪᠤᠯᠤᠭ ᠂ ᠡᠮ ᠤᠨ ᠰᠢᠮᠡᠯᠡᠯ

ᠡᠮ ᠤᠨ ᠬᠡᠮᠵᠢᠶ᠎ᠡ ᠶᠢ ᠬᠠᠷᠠᠨ᠎ᠠ ᠃

【ᠬᠡᠷᠡᠭᠯᠡᠬᠦ ᠠᠷᠭ᠎ᠠ】 ᠡᠳᠦᠷ ᠲᠦ 13 ~ 15 ᠮᠠᠯᠢᠶ᠎ᠠ ᠃

【ᠬᠡᠮᠵᠢᠶ᠎ᠡ ᠬᠡᠮᠵᠢᠶ᠎ᠡ】 ᠡᠳᠦᠷ ᠲᠦ 1 ~ 2 ᠤᠳᠠᠭ᠎ᠠ ᠂ ᠦᠭᠡᠷ᠎ᠡ ᠂ ᠦᠳᠡᠰ ᠪᠦᠯᠢᠴᠡᠭᠡᠨ ᠤᠰᠤ ᠪᠠᠷ ᠤᠤᠭᠤᠨ᠎ᠠ ᠃

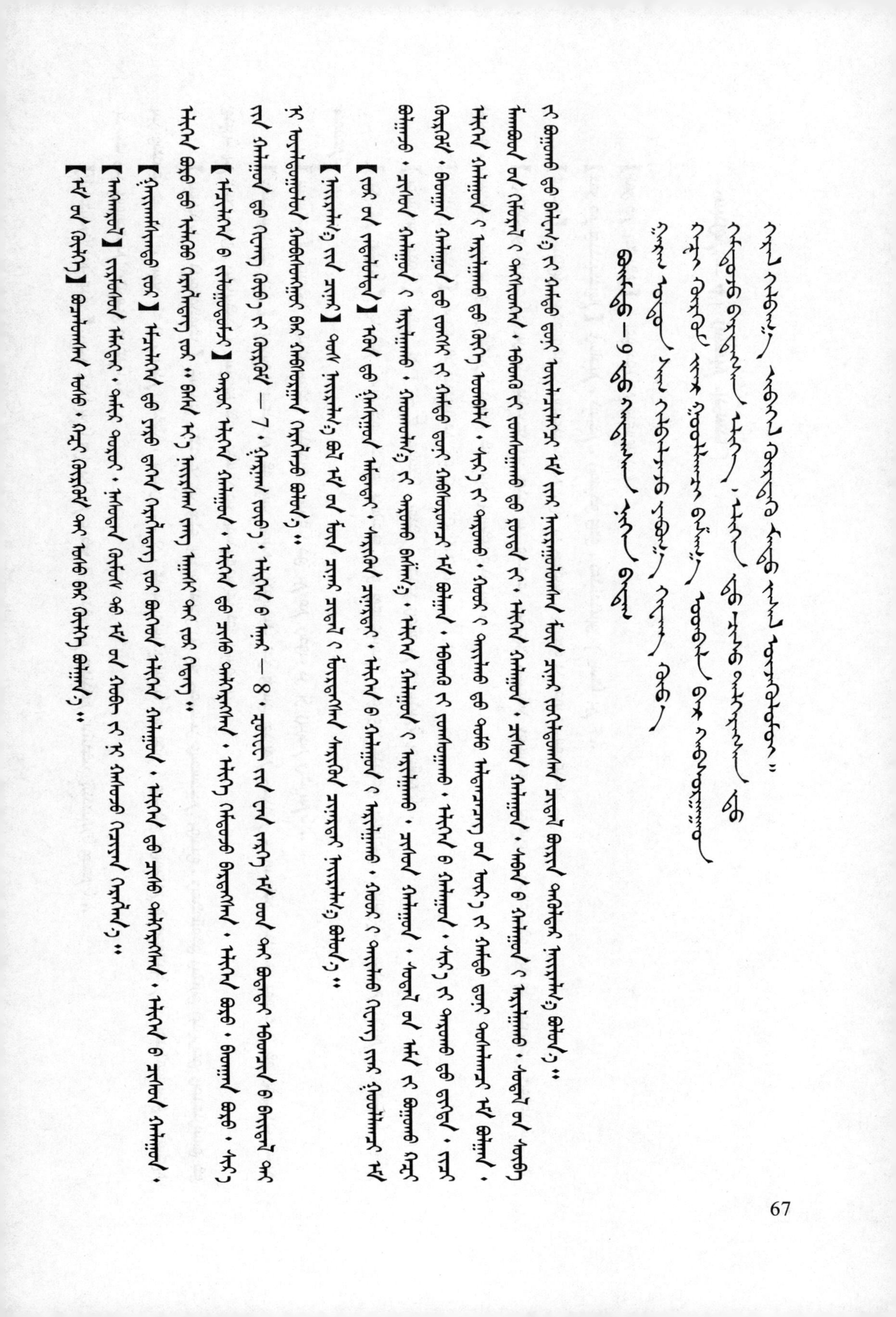

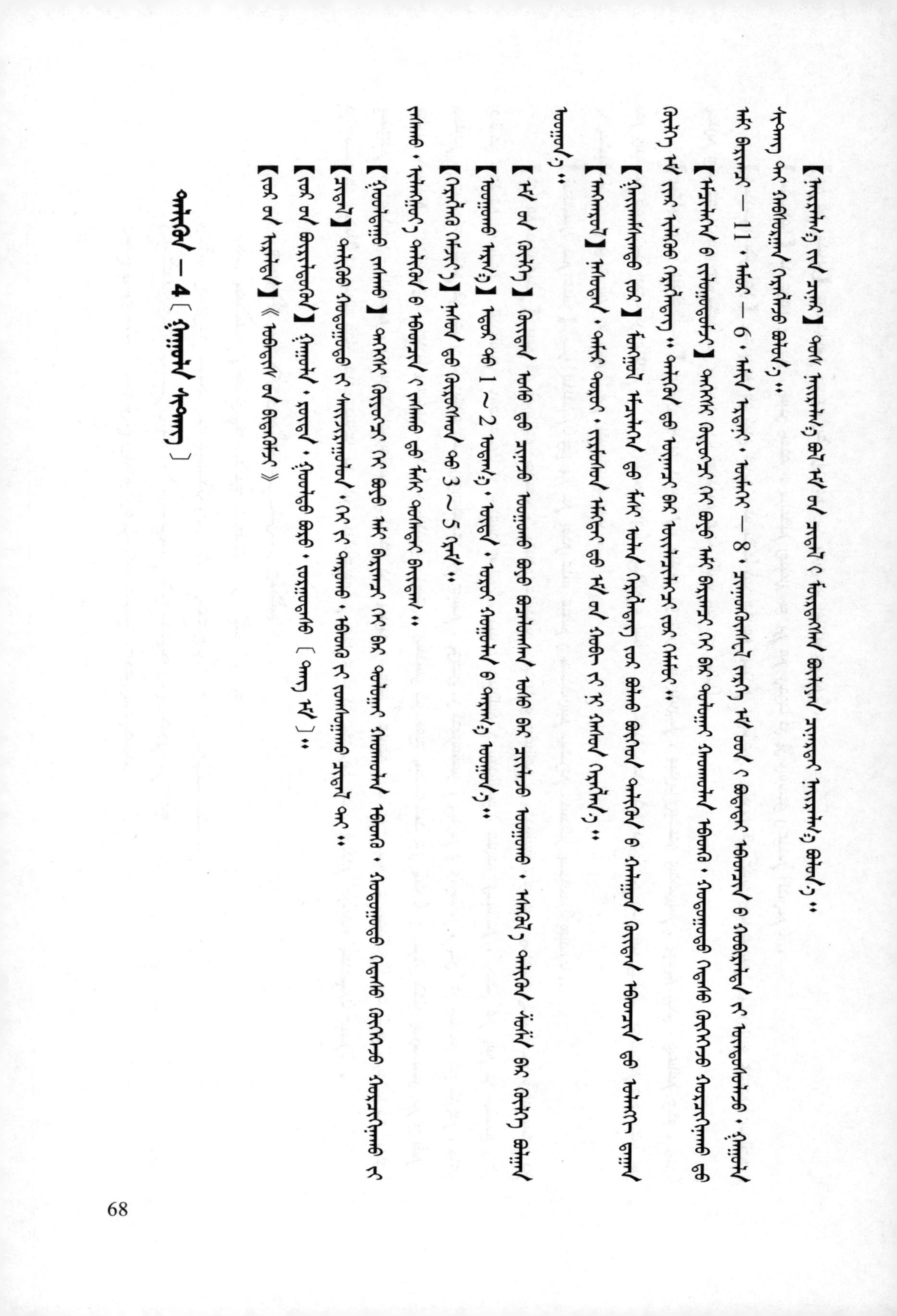

【 】 ::

— 11 , — 6 , — 8 ,

【 】 ::

【 】

【 】 ::

::

【 】 1 ~ 2 ::

【 】 3 ~ 5 ::

::

【 】

【 】 ::

【 】 〔 〕 ::

【 】 《 》

— 4 〔 〕

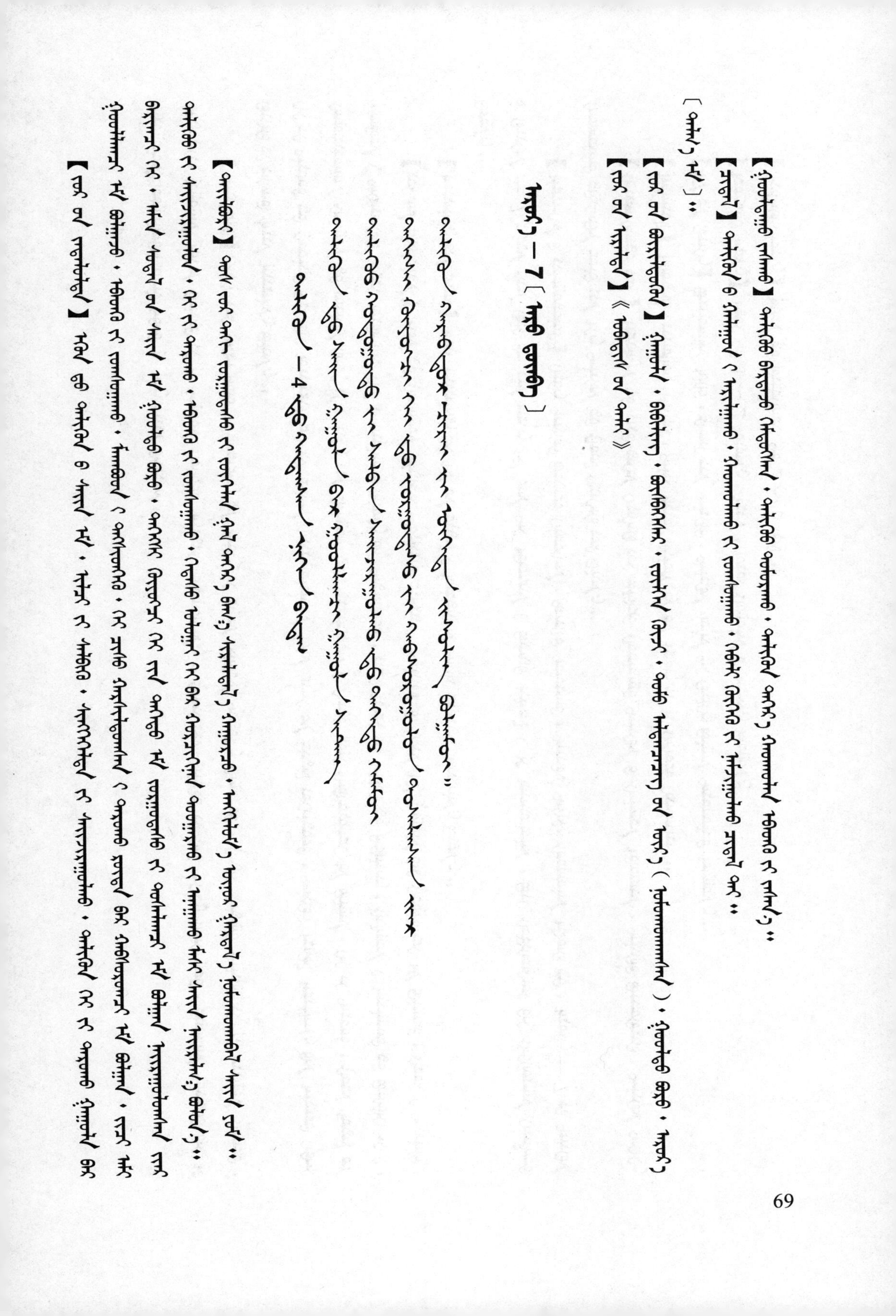

ᠰᠢᠷᠬᠡᠭᠰᠡᠨ ᠪᠣᠯᠣᠭᠰᠠᠨ ᠳᠤ ᠬᠡᠷᠡᠭᠯᠡᠨ᠎ᠡ ::
ᠬᠣᠭᠣᠯᠠᠢ ᠪᠣᠭᠣᠯᠢᠰᠠᠨ ᠨᠢ ᠡᠮᠴᠢᠯᠡᠨ᠎ᠡ ::

【ᠠᠩᠬᠠᠷᠤᠯ】 ᠡᠨᠡ ᠡᠮ ᠢ ᠵᠢᠷᠦᠮᠡᠰᠦᠢ ᠬᠡᠷᠡᠭᠯᠡᠬᠦ ᠪᠣᠯᠪᠠᠰᠤ ::

ᠭᠡᠳᠡᠰᠦ ᠪᠠ ᠬᠡᠪᠯᠢ ᠶᠢᠨ ᠡᠪᠡᠳᠴᠢᠨ ᠳᠦ ᠬᠡᠷᠡᠭᠯᠡᠨ᠎ᠡ ::

【ᠨᠡᠢᠯᠡᠯᠳᠡ】 ᠡᠮ ᠦᠨ ᠨᠡᠢᠯᠡᠯᠳᠡ ᠶᠢ ᠬᠡᠷᠡᠭᠯᠡᠬᠦ ᠪᠣᠯᠪᠠᠰᠤ ::

【ᠡᠮ ᠦᠨ ᠨᠡᠷ᠎ᠡ】 ... — 7 ...

【ᠨᠡᠢᠯᠡᠯᠳᠡ】 ...

【ᠠᠮᠲᠠ ᠴᠢᠨᠠᠷ】 ...

【ᠡᠮ ᠦᠨ ᠴᠢᠳᠠᠯ】 ...

【ᠬᠡᠷᠡᠭᠯᠡᠬᠦ ᠠᠷᠭ᠎ᠠ】 ᠤᠳᠠᠭ᠎ᠠ ᠳᠤ 1～2 ᠤᠳᠠᠭ᠎ᠠ，ᠬᠣᠨᠤᠭ ᠲᠤ ᠬᠡᠷᠡᠭᠯᠡᠨ᠎ᠡ ::

【ᠬᠡᠷᠡᠭᠯᠡᠬᠦ ᠬᠡᠮᠵᠢᠶ᠎ᠡ】 ᠨᠢᠭᠡ ᠤᠳᠠᠭ᠎ᠠ ᠳᠤ 3～5 ᠭᠷᠠᠮ ::

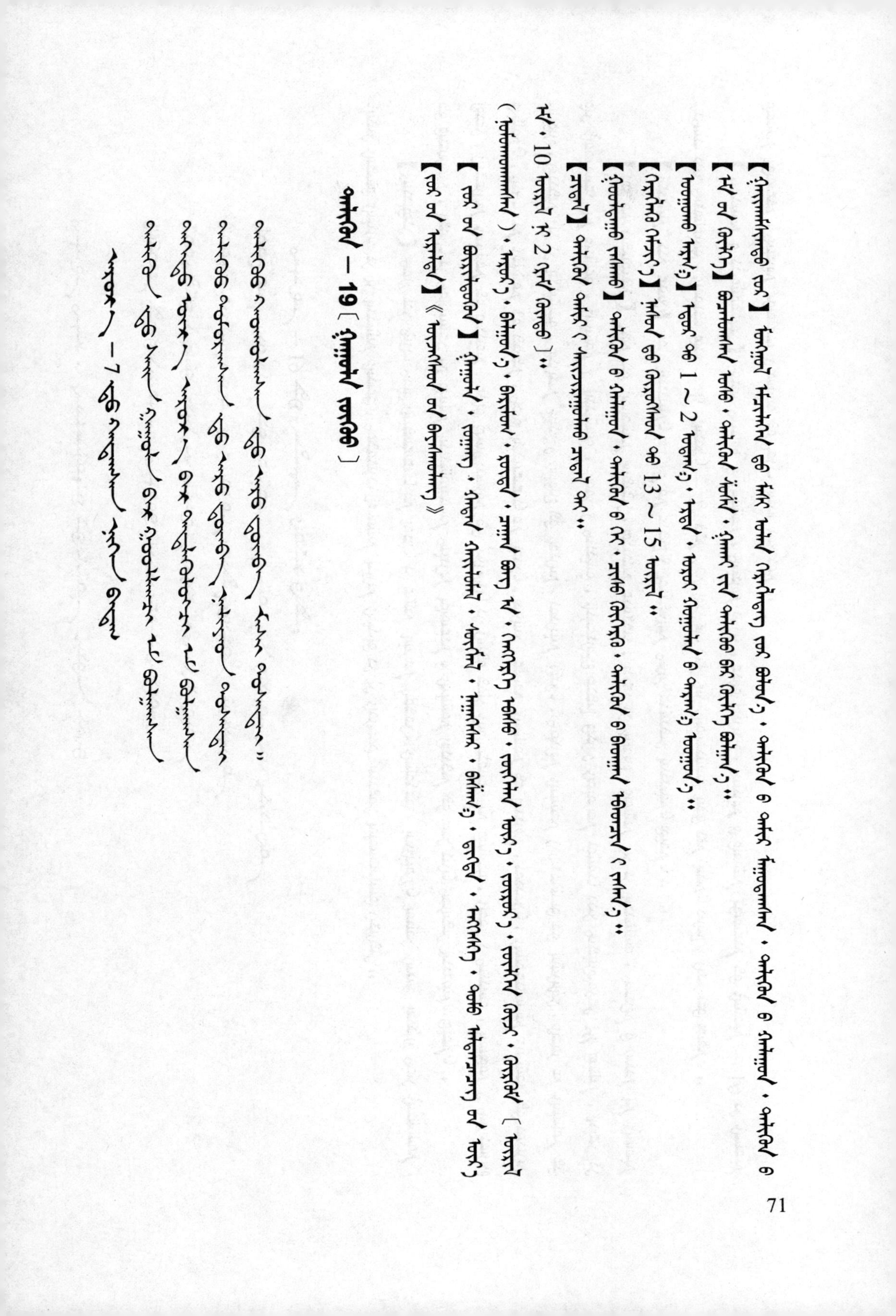

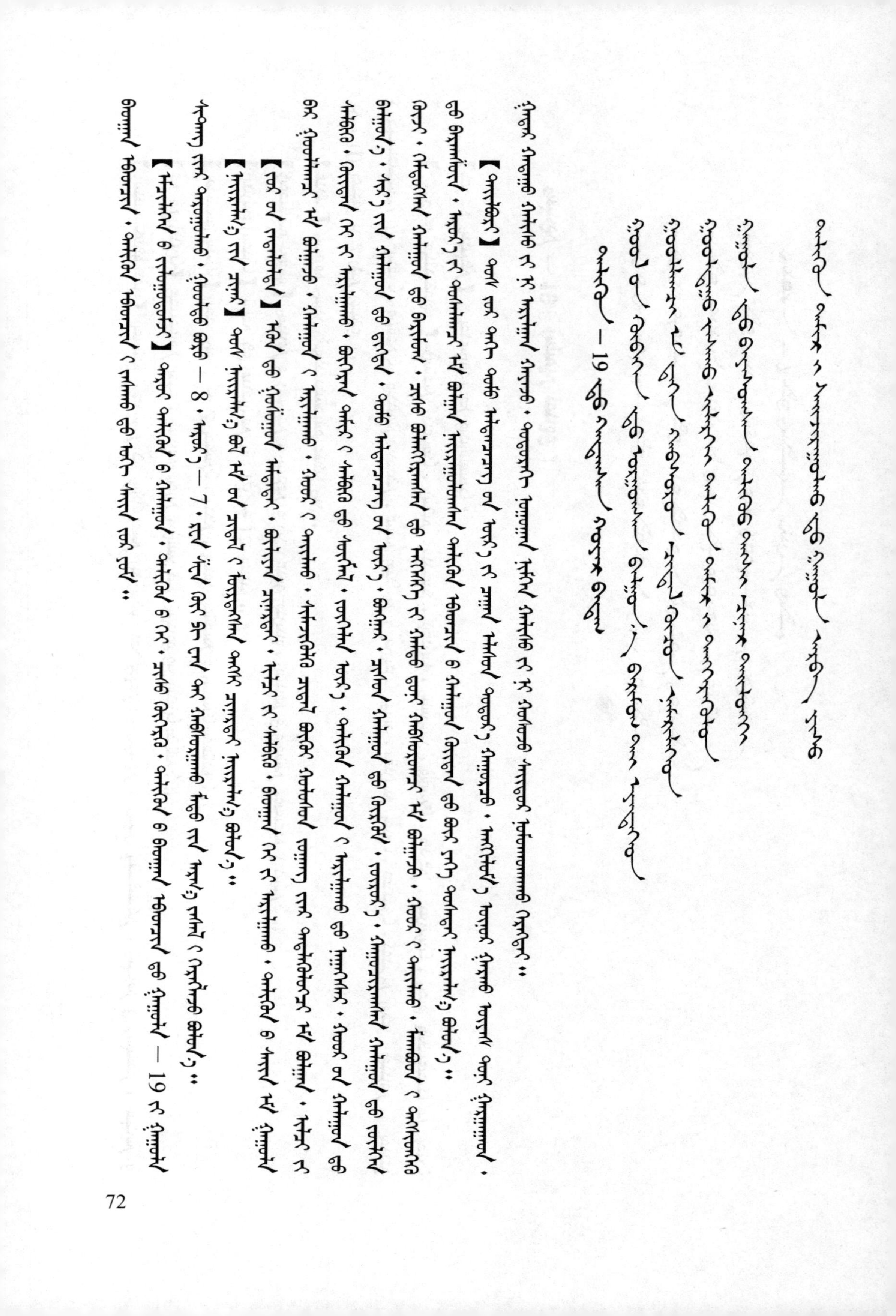

[illegible] ᠂ [illegible] ᠶᠢᠨ [illegible] ᠂ [illegible] ᠦᠨ [illegible] ::

【ᠡᠮ ᠦᠨ ᠬᠡᠯᠪᠡᠷᠢ】 [illegible] ᠂ [illegible] ᠂ [illegible] ᠂ [illegible] ::

【ᠬᠡᠷᠡᠭᠯᠡᠬᠦ ᠠᠷᠭ᠎ᠠ】 [illegible] ᠳᠤ 1 ~ 2 [illegible] ᠂ [illegible] ᠂ [illegible] ::

【[illegible]】 [illegible] ᠳᠤ 13 ~ 15 [illegible] ::

[illegible] ::

【[illegible]】 [illegible] ::

【[illegible]】 [illegible] ::

[illegible] 〔[illegible] · 10 [illegible] 2 [illegible]〕::

【ᠡᠮ ᠦᠨ [illegible]】 [illegible] ᠂ [illegible] ᠂ [illegible] ᠂ [illegible] ([illegible]) ᠂ [illegible]

【ᠡᠮ ᠦᠨ [illegible]】《[illegible]》

ᠪᠠᠷᠢᠮᠲᠠ — 11 〔[illegible]〕

[illegible] ::
[illegible]
[illegible]

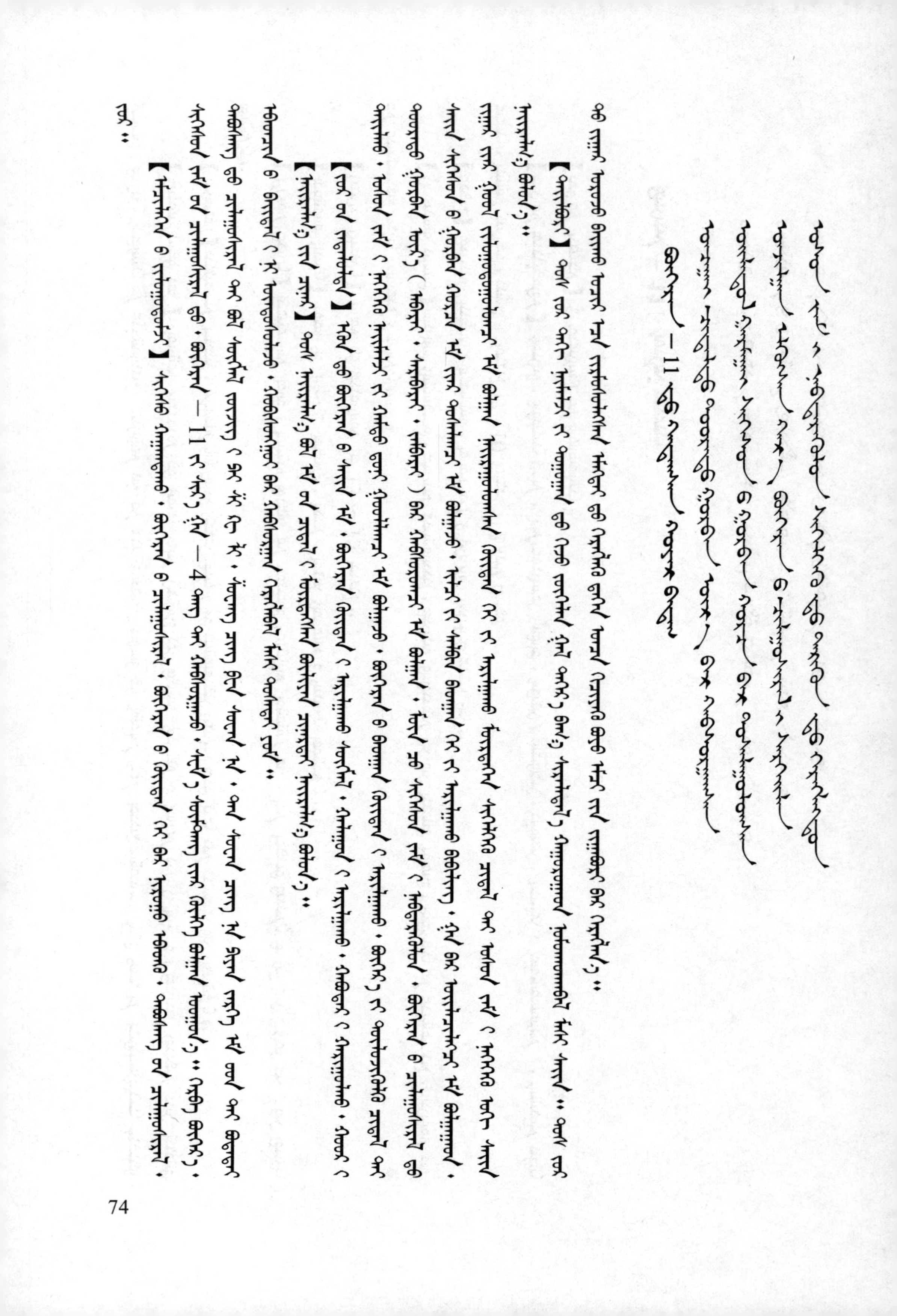

[illegible]
[illegible]
[illegible]
[illegible]
[illegible] — 11 [illegible]

[illegible] ::

【[illegible]】 [illegible] ::

[illegible] ::

【[illegible]】 [illegible]

【[illegible]】 [illegible] ::

[illegible] ::

[illegible] — 11 [illegible] — 4 [illegible] ::

【[illegible]】 [illegible] ::

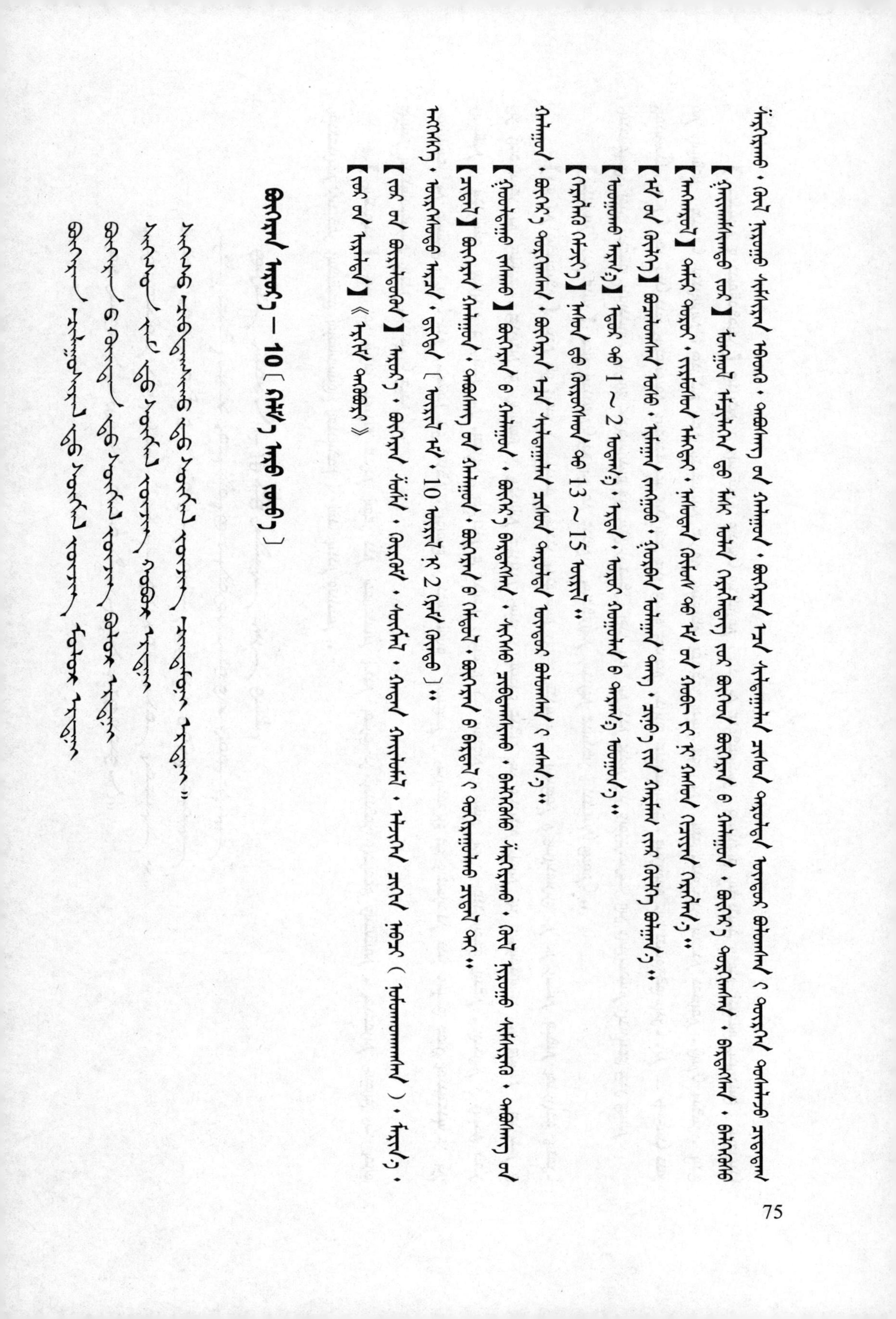

[illegible]

【[illegible]】 [illegible]

【[illegible]】 [illegible]

【[illegible]】 [illegible]

【[illegible]】 [illegible] 1 ~ 2 [illegible]

【[illegible]】 [illegible] 13 ~ 15 [illegible]

[illegible]

【[illegible]】 [illegible]

【[illegible]】 [illegible]

[illegible] 〔[illegible] 10 [illegible] 2 [illegible]〕

【[illegible]】 [illegible]

【[illegible]】《[illegible]》

[illegible] — 10〔[illegible]〕

[illegible]

[illegible]

[illegible]

[illegible]

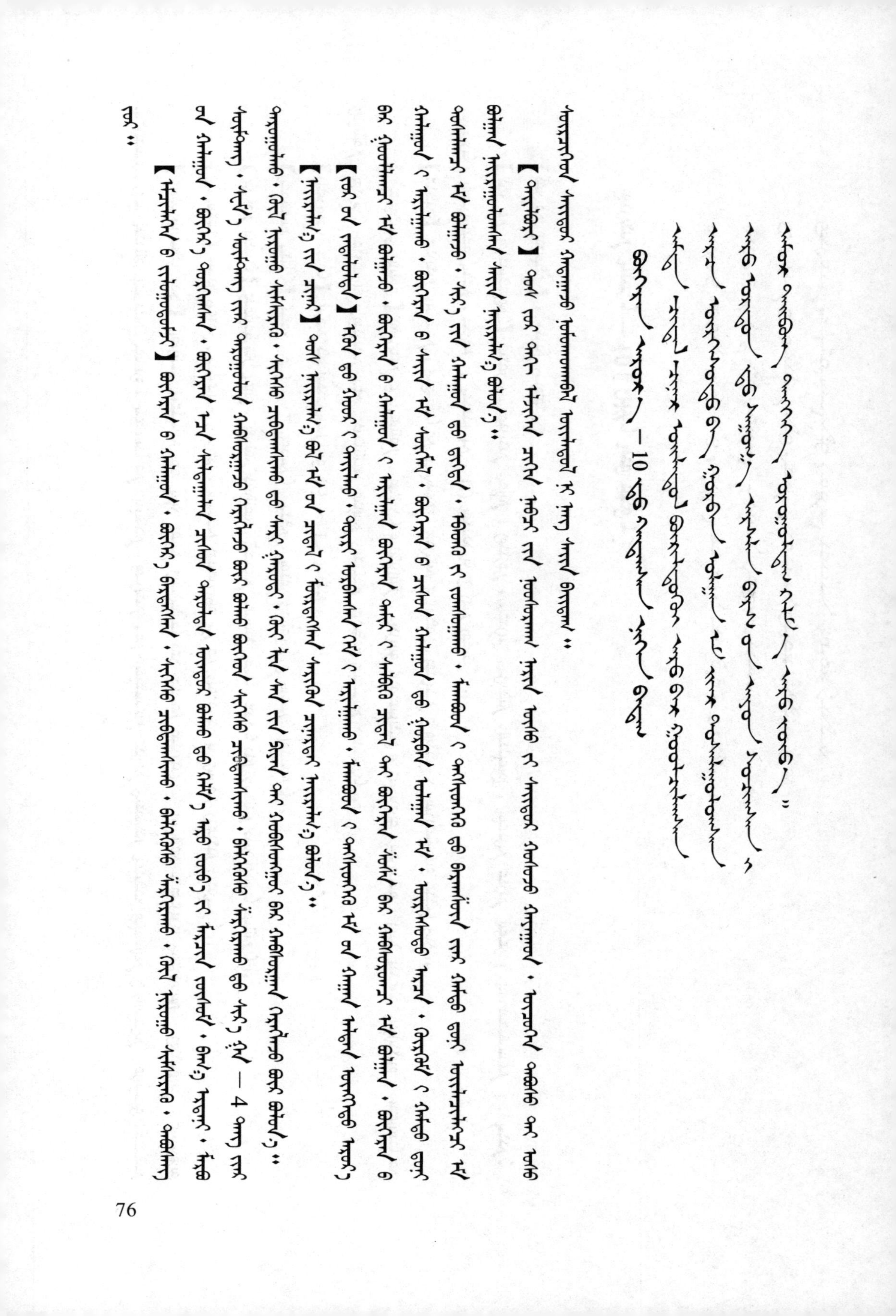

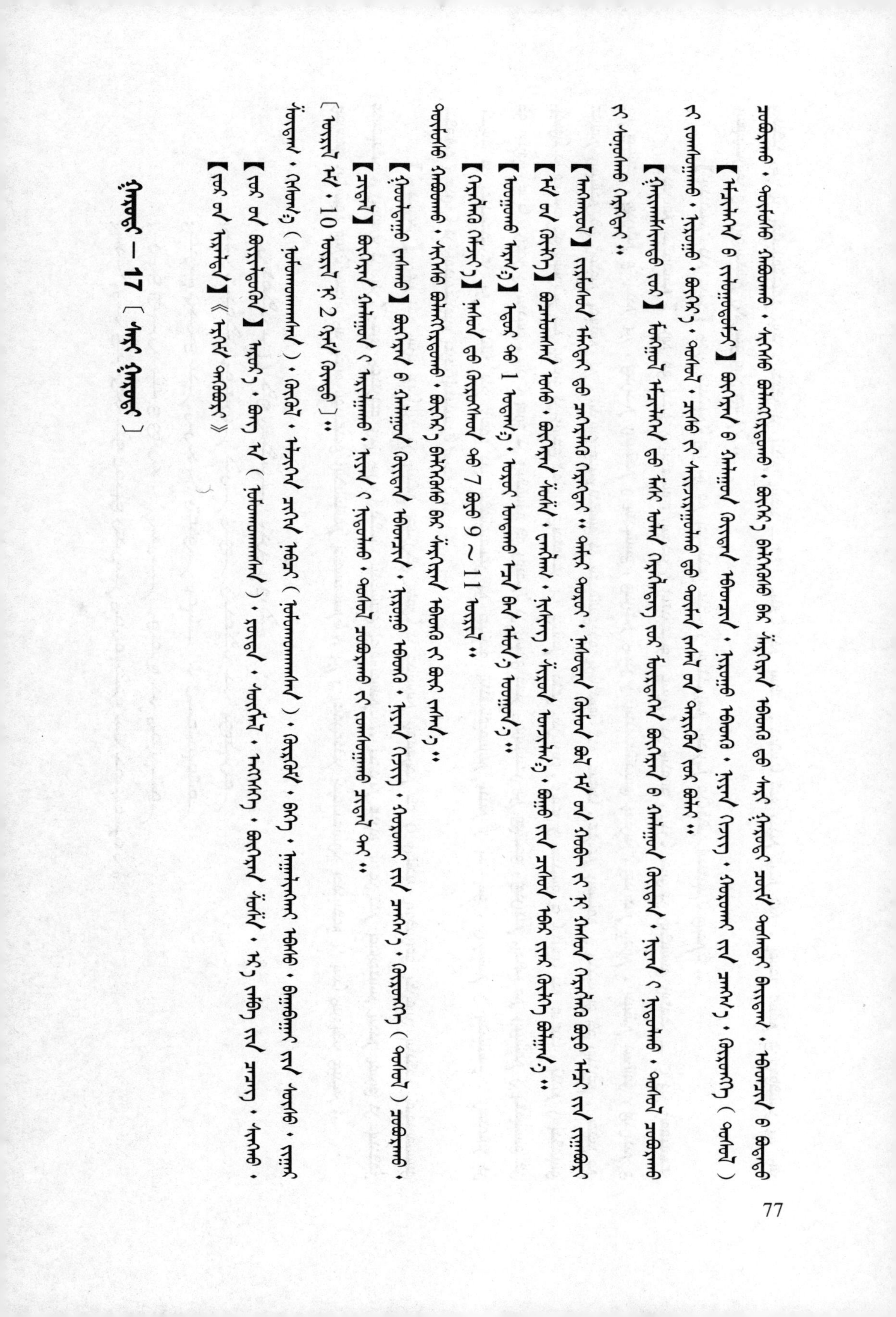

77

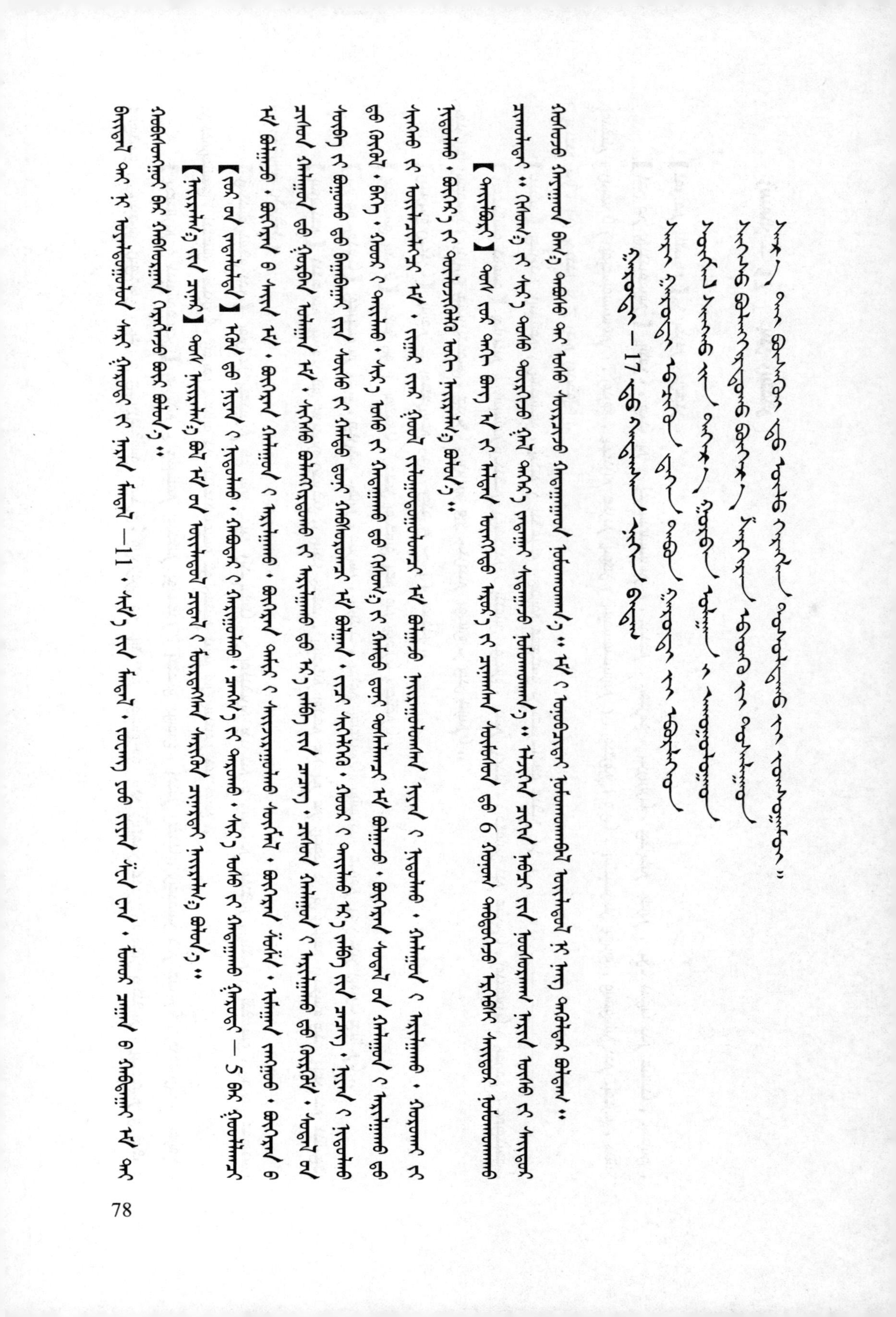

[illegible]

[illegible] — 17 [illegible]

[illegible]

【[illegible]】 [illegible]

【[illegible]】 [illegible] — 5 [illegible]

【[illegible]】 [illegible] — 11 [illegible]

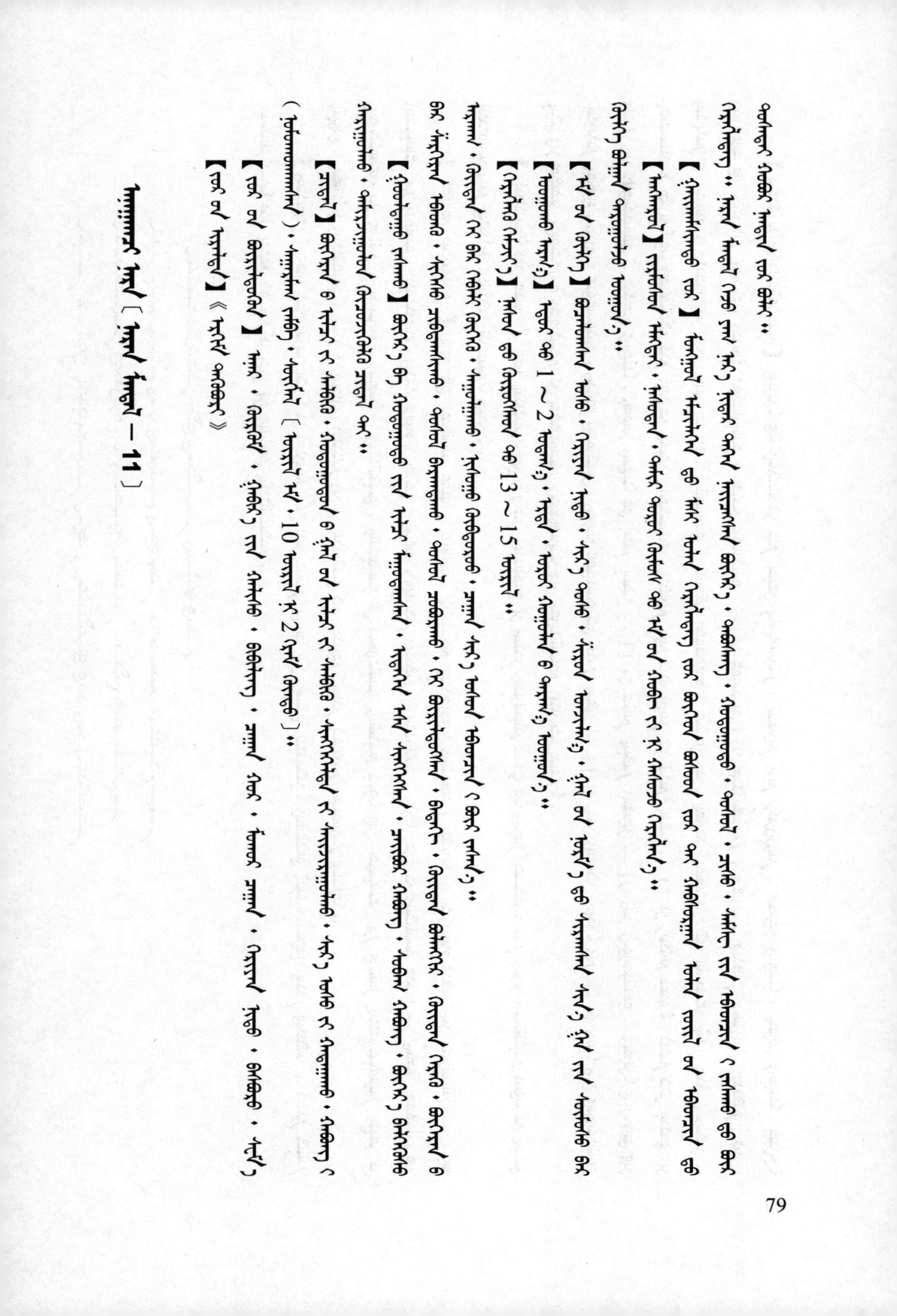

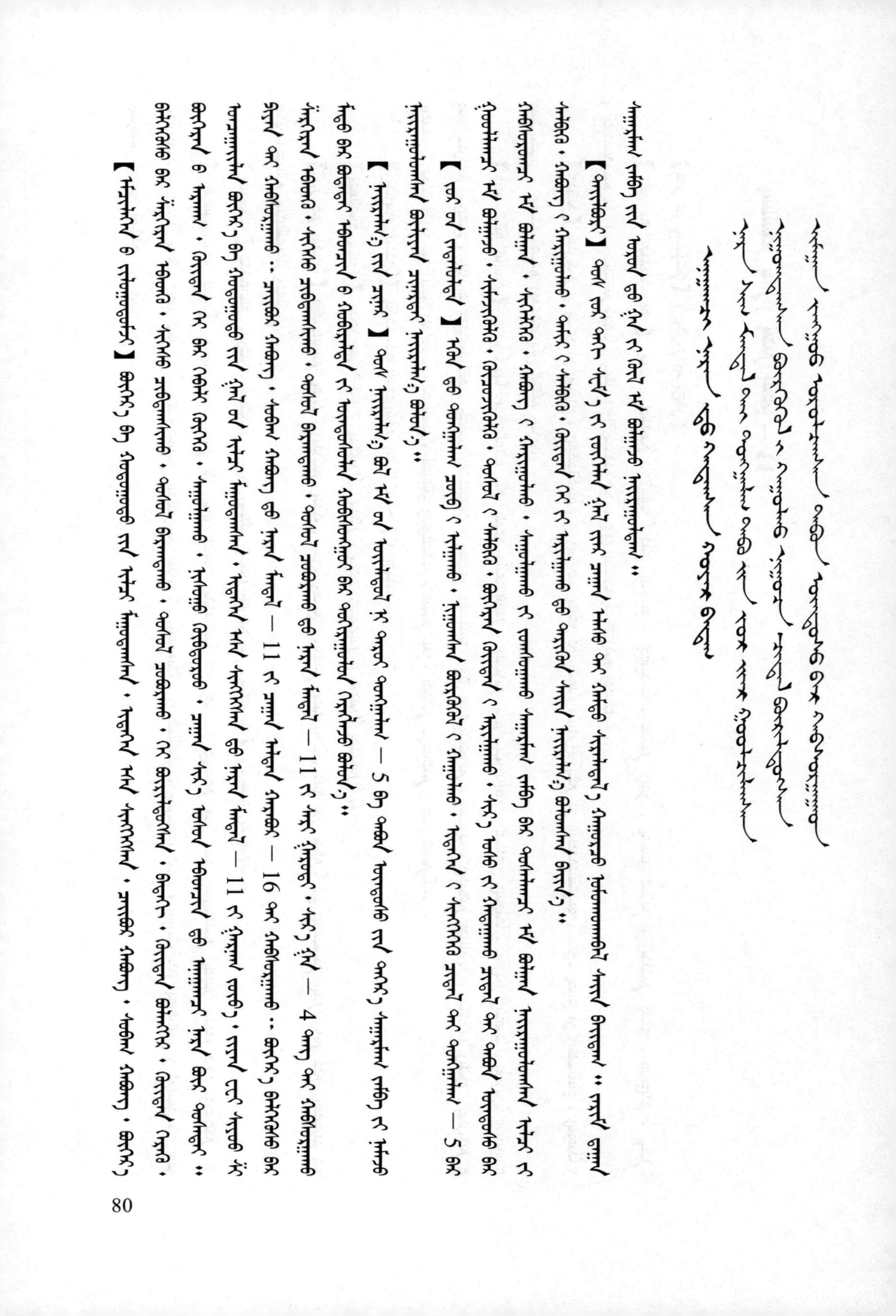

[illegible]

[illegible]

【[illegible]】 [illegible] ::

【[illegible]】 [illegible] ::

【[illegible]】 [illegible] 1 ~ 2 [illegible] ::

【[illegible]】 [illegible] 13 ~15 [illegible] ::

【[illegible]】 [illegible] ::

【[illegible]】 [illegible] ::

【[illegible]】 [illegible] 〔[illegible] 10 [illegible] 2 [illegible]〕 ::

【[illegible]】 《[illegible]》

[illegible] — 7〔[illegible]〕

[illegible] ::

[illegible]

[illegible]

[illegible]

[illegible]

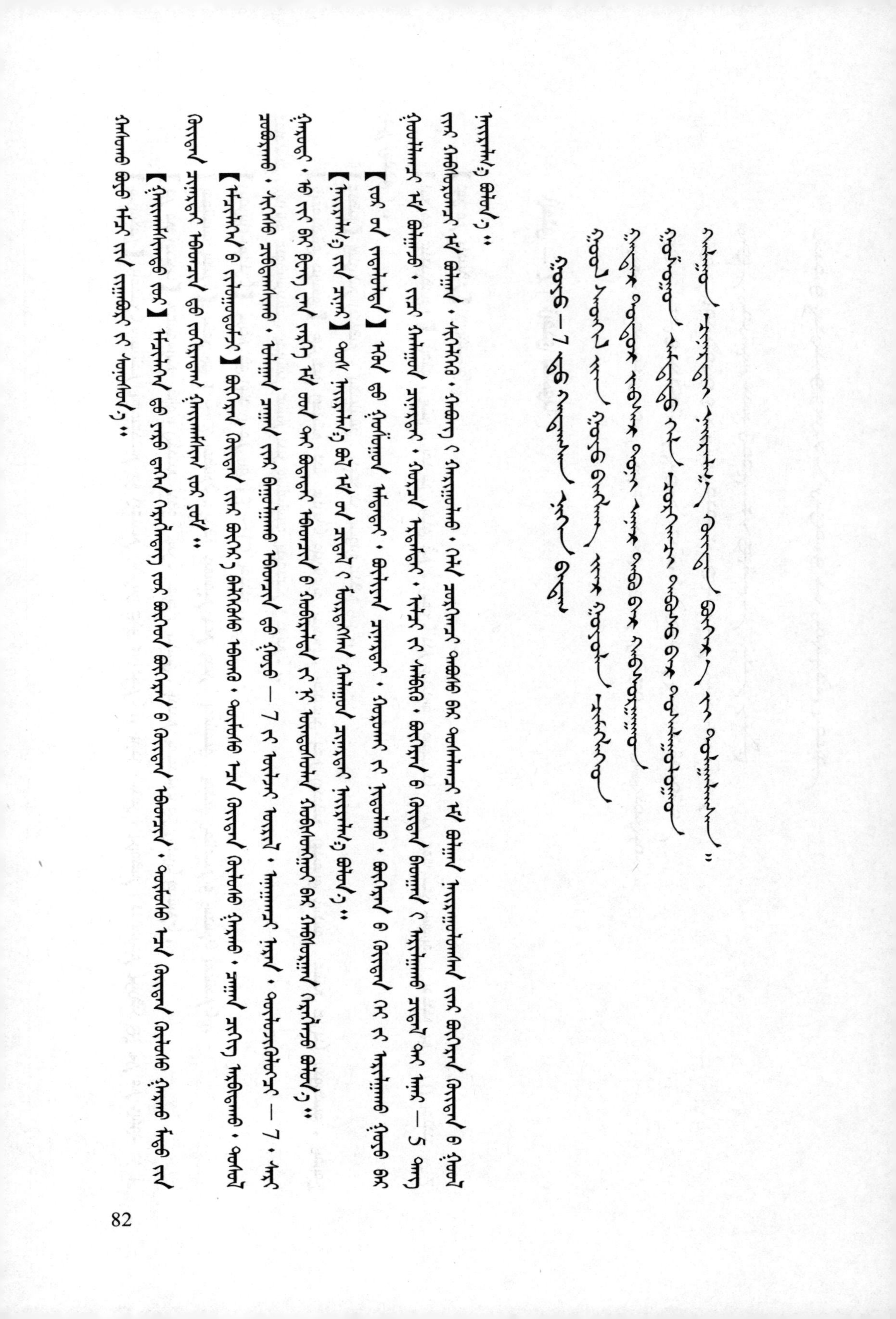

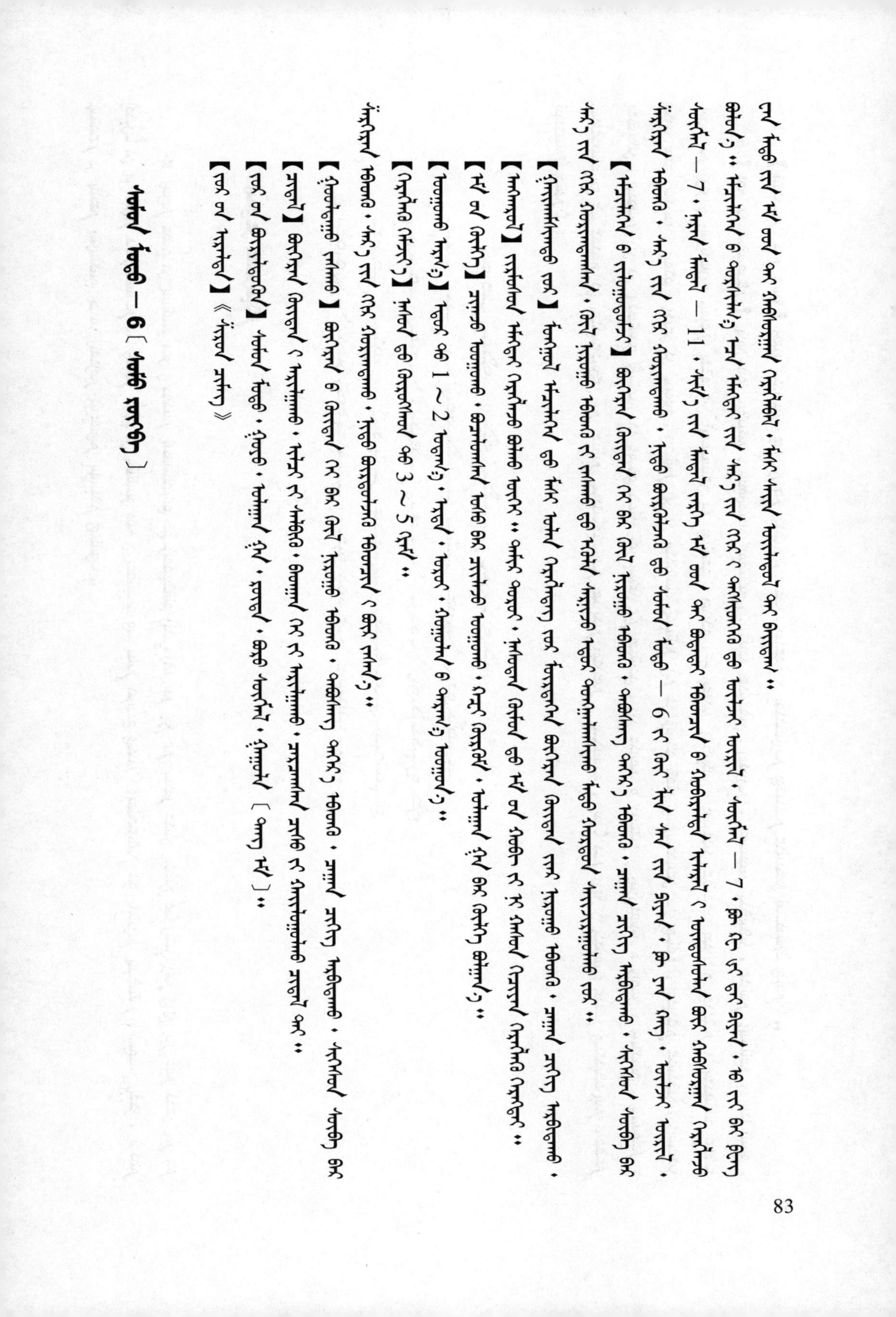

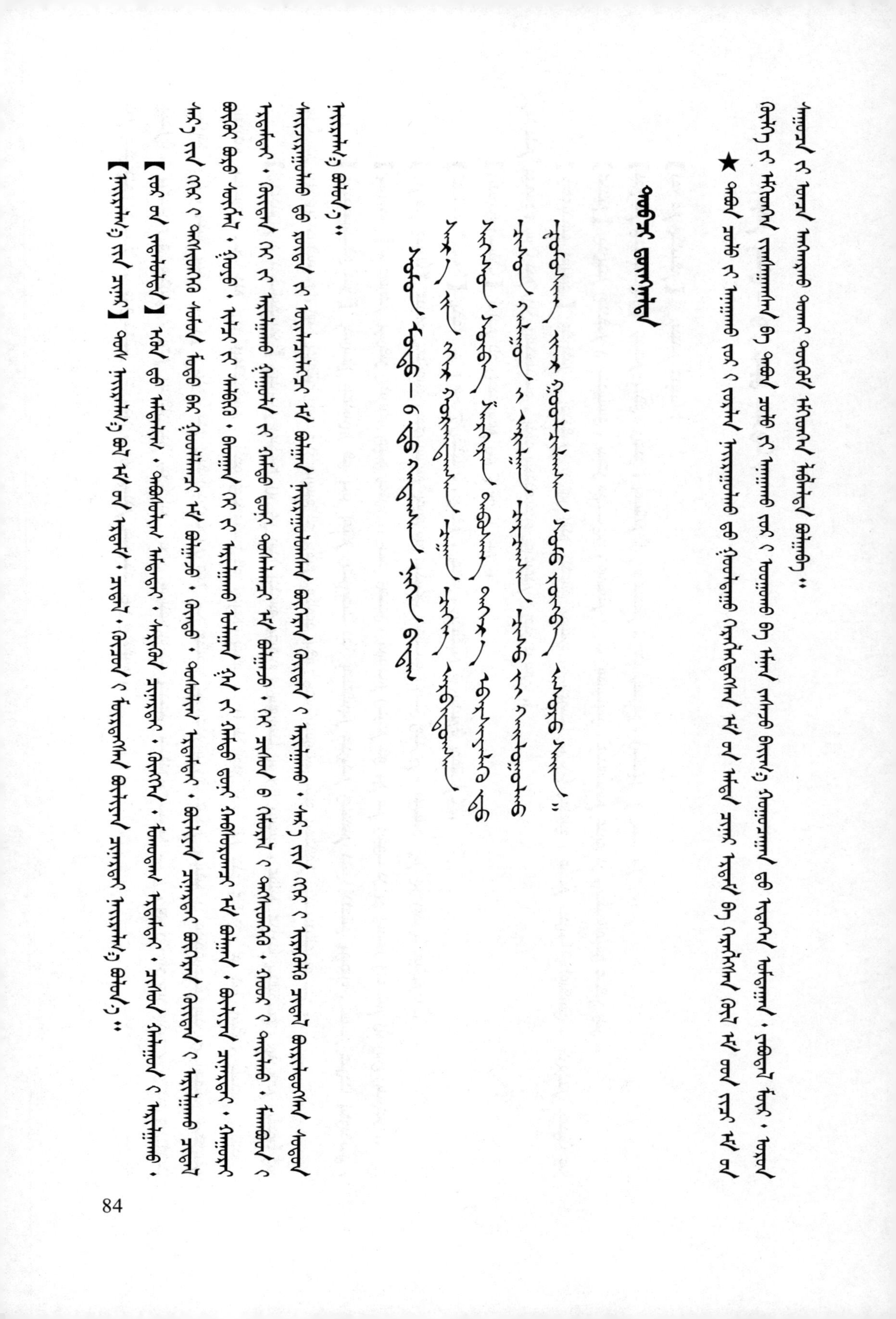

[illegible]

ᠤᠳᠠᠭ᠎ᠠ ᠂ ᠪᠠᠷᠤᠭ 4 ᠤᠳᠠᠭ᠎ᠠ ᠂ ᠪᠠᠷᠢᠮᠲᠠ 3 ᠤᠳᠠᠭ᠎ᠠ ᠂ ᠬᠠᠷᠠᠯᠲᠠ ᠰᠠᠯᠠᠭ᠎ᠠ ᠬᠡᠪᠡᠷ 3 ᠤᠳᠠᠭ᠎ᠠ ᠂ ᠰᠠᠢᠨ ᠠᠷᠠᠳ 2 ᠤᠳᠠᠭ᠎ᠠ ᠂ ᠬᠠᠷᠢ ᠂ ᠡᠷᠡᠭᠦᠯ ᠰᠠᠢᠬᠠᠨ ᠂ ᠵᠢᠷᠤᠮᠲᠤ ᠶᠢᠨ ᠪᠠᠢᠷ 4 ᠤᠳᠠᠭ᠎ᠠ ᠂ ᠪᠢᠳᠡ 4 ᠤᠳᠠᠭ᠎ᠠ ᠂ ᠪᠠᠷᠢᠮᠲᠠ 3 ᠤᠳᠠᠭ᠎ᠠ ᠂ ᠬᠡᠯᠡᠯᠲᠡ ᠰᠠᠯᠠᠭ᠎ᠠ ᠬᠡᠪᠡᠷ 3 ᠤᠳᠠᠭ᠎ᠠ ᠂ ᠰᠠᠢᠨ ᠠᠷᠠᠳ 2 ᠤᠳᠠᠭ᠎ᠠ ᠂ ᠬᠠᠷᠢ ᠂ ᠡᠷᠡᠭᠦᠯ ᠰᠠᠢᠬᠠᠨ ᠂ ᠵᠢᠷᠤᠮᠲᠤ ᠶᠢᠨ ᠪᠠᠢᠷ 4

6 ᠤᠳᠠᠭ᠎ᠠ ᠂ ᠰᠤᠷᠤᠯᠴᠠᠭ᠎ᠠ ᠲᠣᠭᠠᠨ 3 ᠤᠳᠠᠭ᠎ᠠ ᠂ ᠬᠠᠨ 3 ᠤᠳᠠᠭ᠎ᠠ ᠂ ᠵᠢᠷᠤᠭ ᠤᠨ ᠰᠢᠯᠲᠡᠭᠡ 4 ᠤᠳᠠᠭ᠎ᠠ ᠂ ᠰᠣᠷᠢᠯᠲᠠᠯᠠᠭᠠᠨ 2 ᠤᠳᠠᠭ᠎ᠠ ᠂ ᠪᠣᠯᠤᠭᠠᠳ ᠂ ᠪᠣᠯᠤᠨ ᠶᠢᠨ ᠪᠠᠢᠷ 4

ᠬᠣᠭᠤᠰᠤᠨ ᠬᠣᠭᠤᠯᠠ ᠂ ᠲᠠᠯᠠᠭᠠᠯ ᠤᠨ ᠬᠣᠭᠤᠯᠠ ᠂ ᠲᠠᠯᠠ ᠶᠢᠨ ᠪᠠᠢᠷ 5 ᠤᠳᠠᠭ᠎ᠠ ᠂ ᠪᠠᠷᠢᠯᠲᠠ 10 ᠤᠳᠠᠭ᠎ᠠ ᠂ ᠰᠠᠢᠨ ᠤᠳᠠᠭᠠᠨ 4 ᠤᠳᠠᠭ᠎ᠠ ᠂ ᠪᠠᠢᠳᠠᠯ ᠥᠭᠡᠷ᠎ᠡ 2 ᠤᠳᠠᠭ᠎ᠠ ᠂ ᠲᠣᠭᠠᠲᠠᠢ

ᠤᠳᠠᠭ᠎ᠠ ᠂ ᠬᠠᠮᠢᠷᠬᠠᠨ 6 ᠤᠳᠠᠭ᠎ᠠ ᠂ ᠲᠣᠭᠤᠷᠤᠭᠤᠯᠬᠤ ᠂ ᠡᠷᠳᠡᠮ ᠰᠤᠷᠠᠭᠴᠢᠨ ᠬᠣᠪᠢ ᠶᠢᠨ ᠪᠠᠢᠷ 2 ᠤᠳᠠᠭ᠎ᠠ ᠂ ᠲᠠᠯᠠᠷᠢᠭᠤᠨ ᠲᠠᠪᠤᠨ 3 ᠤᠳᠠᠭ᠎ᠠ ᠂ ᠪᠤᠰᠤᠪᠠᠷ ᠤᠨ ᠲᠣᠭᠠᠯᠠ 3 ᠤᠳᠠᠭ᠎ᠠ ᠂

ᠲᠠᠷᠠᠭ᠎ᠠ ᠂ ᠰᠠᠢᠨ ᠬᠣᠷᠢᠭᠠᠨ ᠰᠠᠯᠠᠭ᠎ᠠ ᠂ ᠲᠣᠪᠠᠨ ᠤᠨ ᠡᠷᠬᠡᠮ ᠂ ᠪᠠᠶᠠ ᠂ ᠬᠣᠰᠢᠭᠤᠨ ᠬᠣᠭᠤᠯᠠ ᠂ ᠰᠠᠷᠠᠬᠠᠨ ᠶᠢᠨ ᠪᠠᠢᠷ 4 ᠤᠳᠠᠭ᠎ᠠ ᠂ ᠵᠢᠷᠤᠮ 3 ᠤᠳᠠᠭ᠎ᠠ ᠂ ᠲᠠᠷᠠᠭ ᠬᠣᠭᠤᠯᠠ 6

ᠰᠣᠷᠤᠯ ᠰᠣᠷᠠᠯᠲᠠᠯᠲᠤ ᠶᠢᠨ ᠪᠠᠢᠷ 4 ᠤᠳᠠᠭ᠎ᠠ ᠂ ᠬᠣᠷᠣᠭ ᠬᠣᠷᠣᠮ ᠰᠠᠢᠬᠠᠨ 5 ᠤᠳᠠᠭ᠎ᠠ ᠂ ᠰᠠᠢᠨ ᠲᠣᠭᠠᠯᠠ 6 ᠤᠳᠠᠭ᠎ᠠ ᠂ ᠲᠠᠷᠠᠭ 7 ᠤᠳᠠᠭ᠎ᠠ ᠂ ᠡᠷᠬᠢᠨ 7 ᠤᠳᠠᠭ᠎ᠠ ᠂ ᠪᠠᠢᠭᠠᠯ ᠂

ᠬᠡᠪᠡᠷ 3 ᠤᠳᠠᠭ᠎ᠠ ᠂ ᠰᠣᠷᠢᠯᠲᠠ 3 ᠤᠳᠠᠭ᠎ᠠ ᠂ ᠬᠣᠯᠠ ᠶᠢᠨ ᠡᠷᠢᠭᠦᠨ ᠂ ᠬᠣᠪᠢ ᠬᠠᠷᠠᠭᠠᠯᠲᠠ ᠶᠢᠨ ᠤᠯᠠᠭᠠᠨ ᠶᠢᠨ ᠪᠠᠢᠷ 4 ᠤᠳᠠᠭ᠎ᠠ ᠂ ᠰᠠᠢᠨ ᠪᠢᠳᠡ ᠨᠢ 2 ᠤᠳᠠᠭ᠎ᠠ ᠂ ᠪᠠᠷᠢᠮᠲᠠᠭᠠᠢ ᠂

ᠶᠢᠨ ᠡᠷᠢᠭᠦᠨ ᠂ ᠪᠢᠳᠡ ᠨᠢ 3 ᠤᠳᠠᠭ᠎ᠠ ᠂ ᠪᠠᠷᠢᠯᠲᠠ 3 ᠤᠳᠠᠭ᠎ᠠ ᠂ ᠰᠠᠢᠨ ᠰᠠᠢᠬᠠᠨ 7 ᠤᠳᠠᠭ᠎ᠠ ᠂ ᠰᠠᠢᠨ ᠲᠠᠯᠠᠭᠠᠯ 10 ᠤᠳᠠᠭ᠎ᠠ ᠂ ᠪᠠᠷᠢᠮᠲᠠ 4 ᠤᠳᠠᠭ᠎ᠠ ᠂ ᠪᠠᠷᠤᠨ ᠪᠠᠷᠤᠭ 10 ᠤᠳᠠᠭ᠎ᠠ ᠂ ᠵᠢᠷᠤᠮᠲᠤ ᠪᠠᠢᠭᠤᠯᠤᠯ 10 ᠤᠳᠠᠭ᠎ᠠ ᠂

2 ᠡᠷᠬᠢᠨ ᠡᠷᠬᠡᠮᠰᠡᠭ ᠪᠠᠢᠭᠤᠯᠤᠯ ᠪᠣᠯ ᠂ 13 ᠤᠳᠠᠭ᠎ᠠ ᠂ ᠬᠠᠷᠠᠭ 10 ᠤᠳᠠᠭ᠎ᠠ ᠂ ᠲᠣᠭᠠᠨ 2 ᠤᠳᠠᠭ᠎ᠠ ᠂ ᠪᠠᠷᠢᠯᠲᠠᠯᠠᠭᠰᠠᠨ 6 ᠤᠳᠠᠭ᠎ᠠ ᠂ ᠬᠠᠷᠢᠯᠴᠠᠭ᠎ᠠ 5 ᠤᠳᠠᠭ᠎ᠠ ᠂ ᠪᠠᠷᠢᠯᠲᠠ ᠰᠠᠢᠨ ᠂ ᠤᠳᠠᠭ᠎ᠠ

5 ᠬᠡᠪᠡᠰᠢᠯ ᠡᠷᠬᠢᠨ ᠂ ᠤᠳᠠᠭ᠎ᠠ 6 ᠪᠠᠢᠳᠠᠯ ᠂ ᠤᠳᠠᠭ᠎ᠠ 2 ᠬᠣᠪᠢ ᠂ ᠤᠳᠠᠭ᠎ᠠ 2 ᠬᠠᠷᠢᠯᠲᠠ ᠂ ᠤᠳᠠᠭ᠎ᠠ 17 ᠲᠣᠭᠠᠨ ᠂ ᠤᠳᠠᠭ᠎ᠠ 3 ᠬᠣᠭᠤᠯᠠ ᠬᠣᠷᠢᠭᠠᠯᠠᠯᠲᠠ ᠂ ᠤᠳᠠᠭ᠎ᠠ 12 ᠰᠠᠷ᠎ᠠ

᠂ ᠤᠳᠠᠭ᠎ᠠ 7 ᠥᠭᠡᠷ᠎ᠡ ᠡᠷᠢᠭᠦᠯᠲᠠ ᠂ ᠤᠳᠠᠭ᠎ᠠ 6 ᠰᠠᠷᠠᠯ ᠰᠠᠢᠬᠠᠨ ᠂ ᠤᠳᠠᠭ᠎ᠠ 2 ᠲᠠᠯᠠ ᠶᠢᠨ ᠪᠠᠢᠷ ᠬᠣᠯᠠ ᠤᠨ ᠪᠠᠢᠭᠤᠯᠤᠯ ᠰᠠᠢᠬᠠᠨ ᠂ ᠪᠣᠯᠤᠨ ᠬᠣᠷᠢᠭᠠᠯ ᠂ ᠤᠳᠠᠭ᠎ᠠ 2 ᠪᠠᠢᠷ ᠶᠢᠨ ᠬᠠᠷᠠᠭᠠᠨ

᠂ ᠬᠣᠷᠢᠭᠤᠯ ᠤᠨ ᠲᠠᠯ᠎ᠠ ᠂ ᠰᠠᠢᠬᠠᠨ ᠶᠢᠨ ᠬᠣᠪᠢ ᠂ ᠬᠣᠭᠤᠯᠠ ᠡᠷᠬᠢᠮᠰᠡᠭ ᠂ ᠲᠠᠯᠠᠭᠠᠨ ᠂ ᠤᠳᠠᠭ᠎ᠠ 5 ᠪᠠᠢᠷ ᠶᠢᠨ ᠬᠠᠷᠢ ᠰᠠᠷᠠᠯᠲᠠ ᠂ ᠡᠷᠬᠢᠯᠲᠠ ᠂ ᠤᠳᠠᠭ᠎ᠠ 3 ᠪᠠᠢᠷ ᠶᠢᠨ ᠪᠠᠷᠢᠭᠤᠨ ᠵᠢᠷᠤᠮ

᠂ ᠰᠠᠢᠬᠠᠨ ᠲᠠᠯᠠᠭᠠᠯᠲᠠ ᠂ ᠵᠢᠷᠤᠮ ᠡᠷᠬᠢᠨ ᠂ ᠰᠠᠢᠬᠠᠨ ᠂ ᠲᠠᠯᠠᠭᠠᠯᠲᠠᠢ ᠂ ᠲᠣᠭᠠᠯᠠᠯᠲᠠᠭᠠᠨ ᠂ ᠬᠠᠯᠠᠭᠠᠯ ᠂ ᠤᠳᠠᠭ᠎ᠠ 3 ᠲᠠᠯᠠᠭᠠᠨ ᠂ ᠬᠠᠷᠠᠭᠠᠨ ᠂ ᠬᠣᠭᠤᠯᠠ ᠪᠠᠷᠢᠮᠲᠠ 【ᠰᠠᠢᠨ ᠶᠢᠨ ᠦᠭᠡ ᠪᠠᠷᠢᠯᠲᠠ ᠲᠣᠭᠠᠴᠠᠭᠤᠯᠤᠨ】

ᠤᠳᠠᠭ᠎ᠠ ᠂ ᠰᠠᠢᠬᠠᠨ ᠦᠭᠡ 13 ᠤᠳᠠᠭ᠎ᠠ ᠲᠣᠭᠠᠴᠠᠭᠤᠯᠤᠨ ᠪᠣᠯᠤᠨ᠎ᠠ ::

ᠦᠭᠡ 12 ᠤᠳᠠᠭ᠎ᠠ ᠂ ᠬᠠᠷᠢᠯᠲᠠ ᠦᠭᠡ 10 ᠤᠳᠠᠭ᠎ᠠ ᠂ ᠬᠣᠷᠢᠭᠠᠨ ᠰᠠᠢᠬᠠᠨ ᠦᠭᠡ 6 ᠤᠳᠠᠭ᠎ᠠ ᠂ ᠰᠣᠷᠢᠯᠲᠠ ᠨᠢ 6 ᠤᠳᠠᠭ᠎ᠠ ᠂ ᠪᠠᠷᠢᠯᠲᠠᠯᠠᠯ ᠂ ᠪᠠᠢᠭᠤᠯᠤᠯ ᠦᠭᠡ ᠶᠢᠨ ᠪᠠᠢᠷ 6

☆ ᠪᠠᠷᠢᠮᠲᠠ ᠪᠠᠷᠢᠯᠲᠠ ᠦᠭᠡ 36 ᠤᠳᠠᠭ᠎ᠠ ᠂ ᠬᠣᠭᠤᠯᠠᠭᠠᠨ ᠦᠭᠡ 33 ᠤᠳᠠᠭ᠎ᠠ ᠂ ᠬᠣᠷᠢᠭᠠᠯᠲᠠ ᠦᠭᠡ 26 ᠤᠳᠠᠭ᠎ᠠ ᠂ ᠰᠠᠷᠠᠯᠲᠠ ᠦᠭᠡ 32 ᠤᠳᠠᠭ᠎ᠠ ᠂ ᠲᠣᠭᠠᠯᠠᠯ

ᠲᠣᠭᠠᠴᠠᠭᠤᠯᠤᠨ ᠪᠣᠯᠤᠨ᠎ᠠ ::

☆ ᠪᠠᠷᠢᠮᠲᠠ ᠰᠠᠷᠠᠯᠲᠠ ᠰᠠᠢᠨ 42 ᠤᠳᠠᠭ᠎ᠠ ᠂ ᠪᠠᠷᠢᠯᠲᠠᠯ ᠰᠠᠢᠨ 25 ᠤᠳᠠᠭ᠎ᠠ ᠂ ᠬᠣᠷᠢᠭ ᠰᠠᠢᠨ 12 ᠤᠳᠠᠭ᠎ᠠ ᠂ ᠪᠠᠢᠭᠤᠯᠤᠯ ᠰᠠᠢᠨ 8 ᠤᠳᠠᠭ᠎ᠠ ᠂ ᠰᠣᠷᠢᠯᠲᠠᠯ ᠰᠠᠢᠨ 3 ᠤᠳᠠᠭ᠎ᠠ

ᠨᠡᠷ᠎ᠡ 35 ᠤᠳᠠᠭ᠎ᠠ ᠂ ᠬᠠᠷᠢᠯ ᠨᠡᠷ᠎ᠡ 26 ᠤᠳᠠᠭ᠎ᠠ ᠂ ᠬᠣᠪᠢᠯᠲᠠᠯ ᠨᠡᠷ᠎ᠡ 10 ᠤᠳᠠᠭ᠎ᠠ ᠂ ᠬᠠᠷᠢᠪᠠᠭᠤᠨ ᠨᠡᠷ᠎ᠡ 4 ᠤᠳᠠᠭ᠎ᠠ ᠲᠣᠭᠠᠴᠠᠭᠤᠯᠤᠨ ᠪᠣᠯᠤᠨ᠎ᠠ ::

【ᠨᠡᠷ᠎ᠡ ᠂ ᠰᠠᠢᠨ ᠂ ᠦᠭᠡ】 ☆ ᠪᠠᠷᠢᠮᠲᠠ ᠵᠢᠷᠤᠮᠲᠠᠭᠠᠨ ᠨᠡᠷ᠎ᠡ 47 ᠤᠳᠠᠭ᠎ᠠ (ᠤᠯᠠᠭᠠᠨ ᠵᠢᠷᠤᠮᠲᠠᠭᠠᠨ 5 ᠤᠳᠠᠭ᠎ᠠ) ᠂ ᠵᠢᠷᠤᠮᠲᠠᠭᠠᠨ ᠨᠡᠷ᠎ᠡ 26 ᠤᠳᠠᠭ᠎ᠠ ᠂ ᠨᠡᠷᠢᠯᠲᠠ

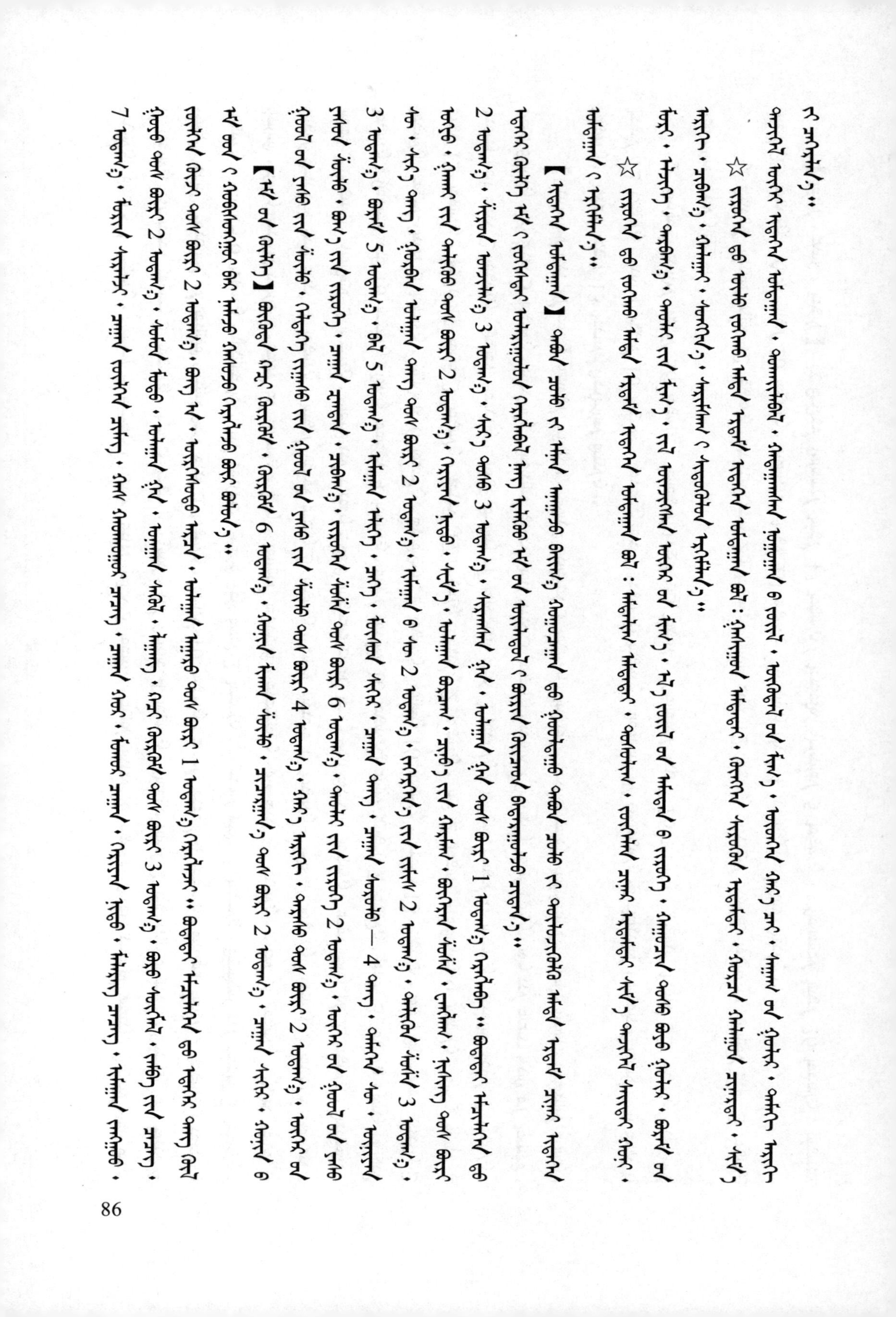

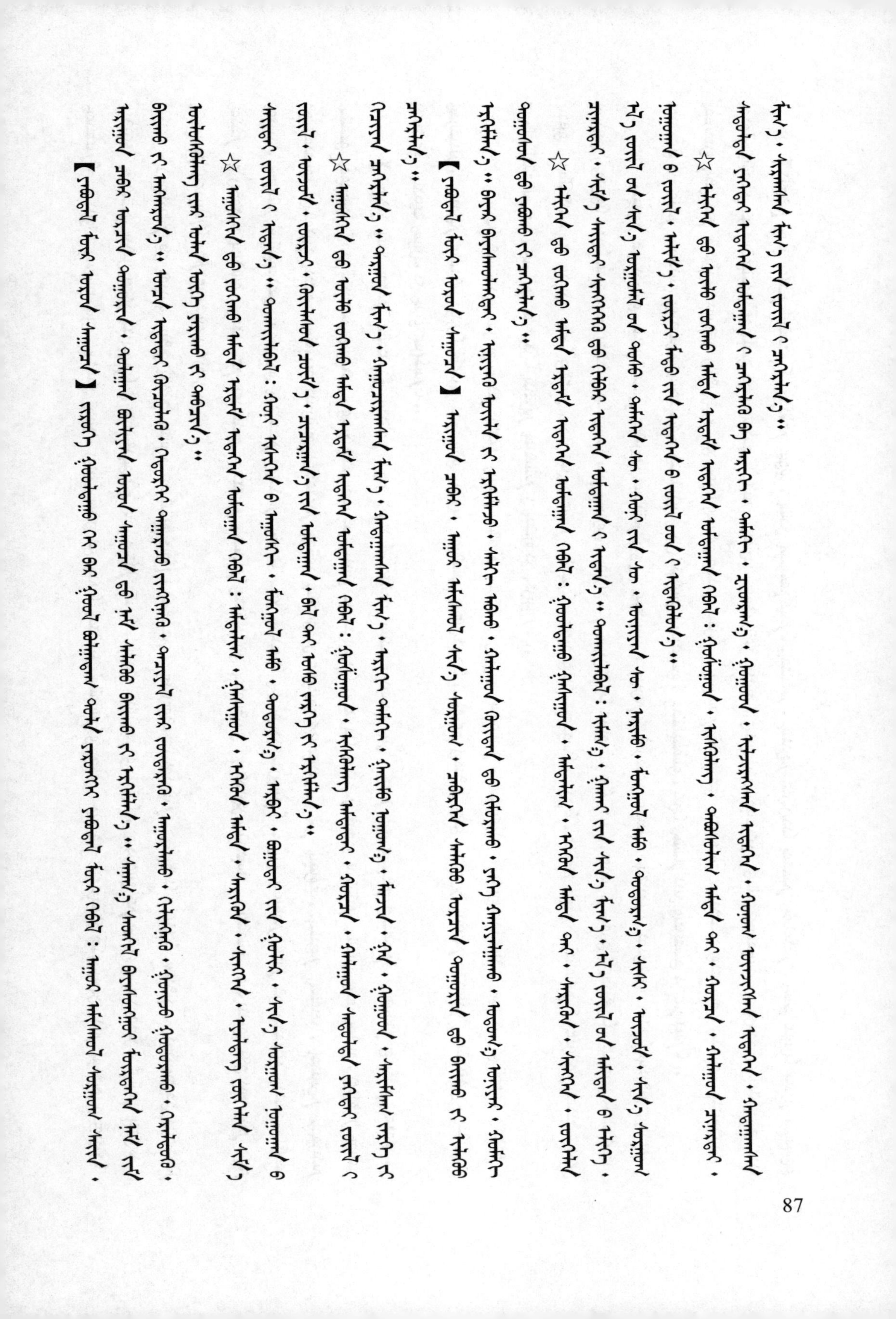

87

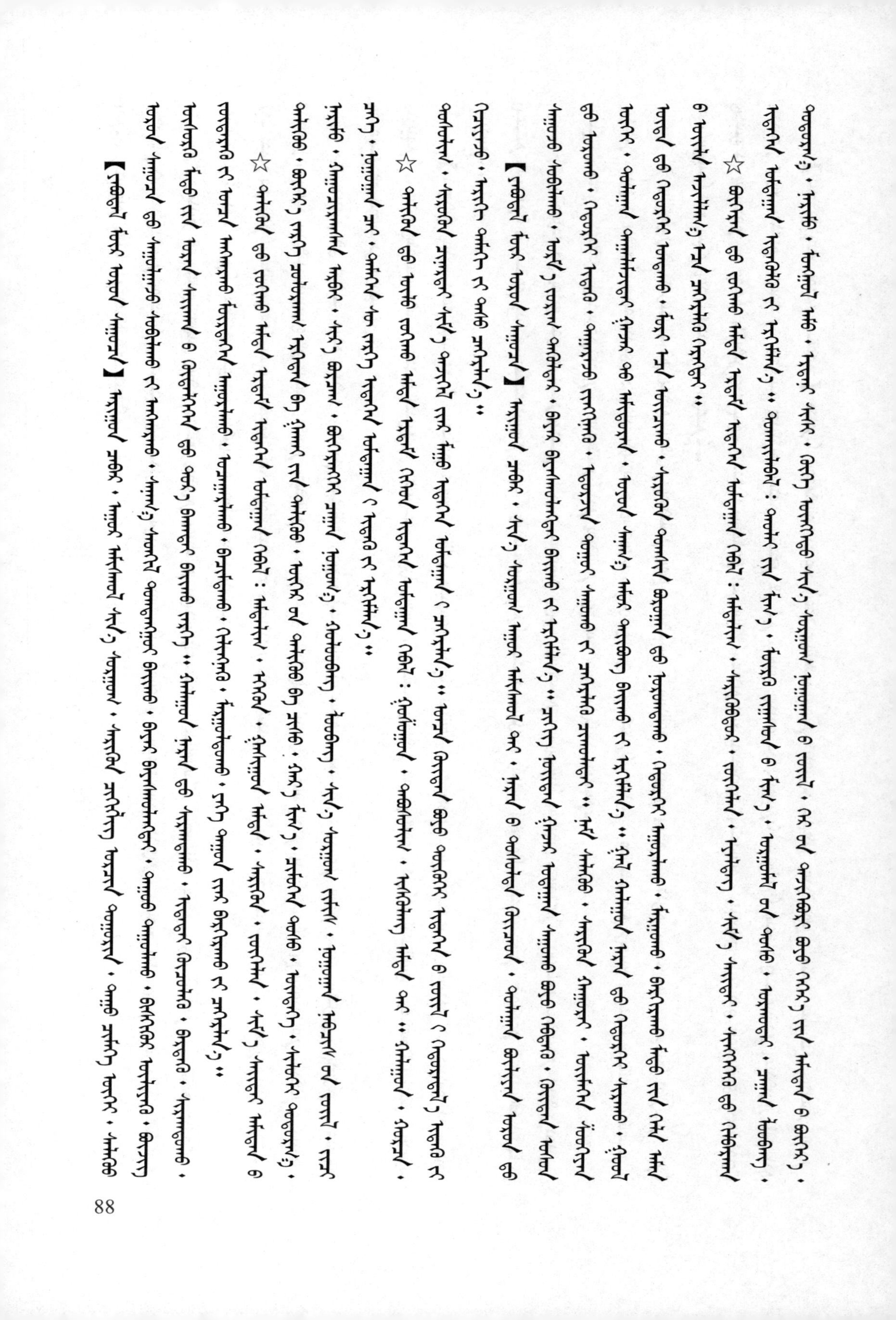

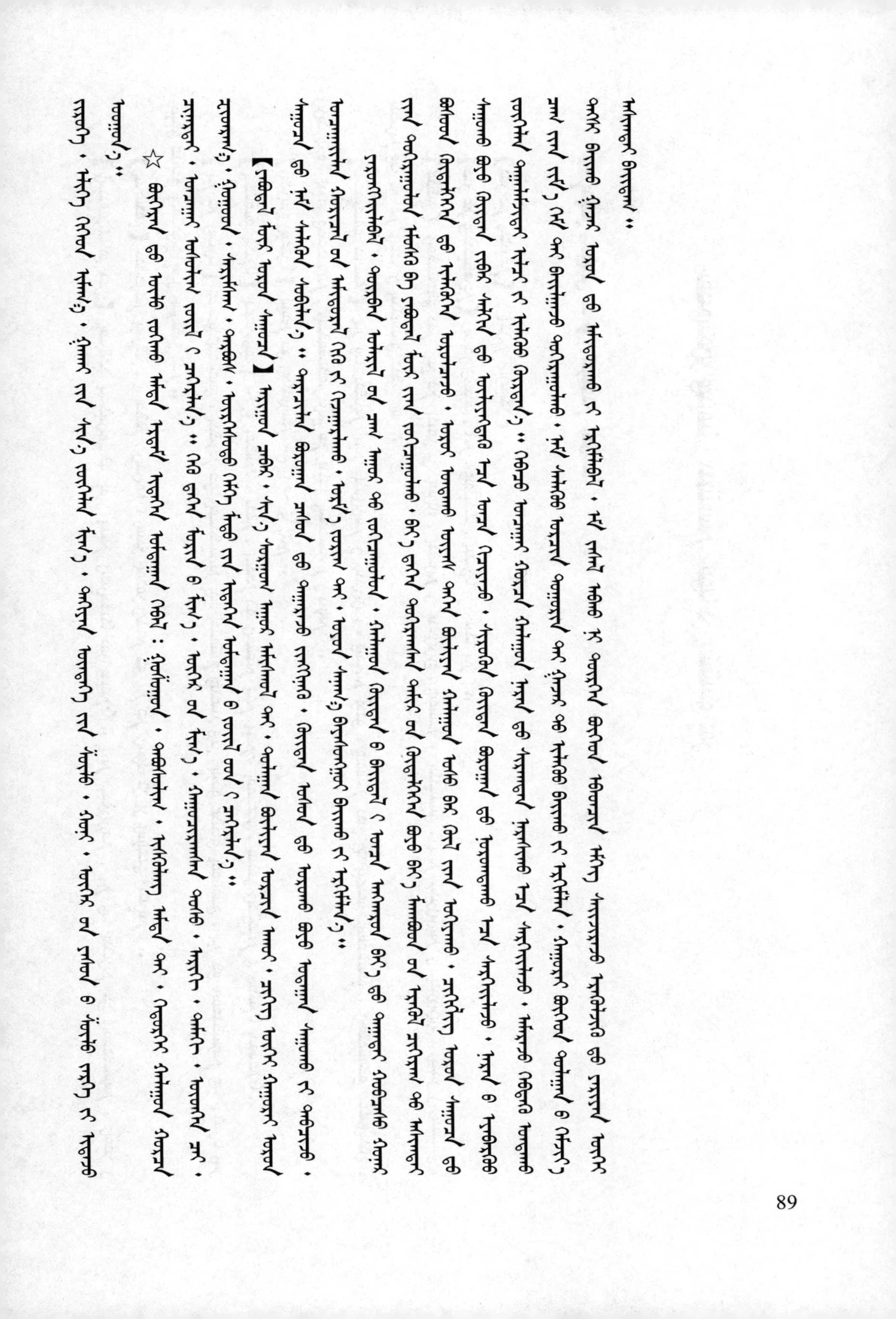

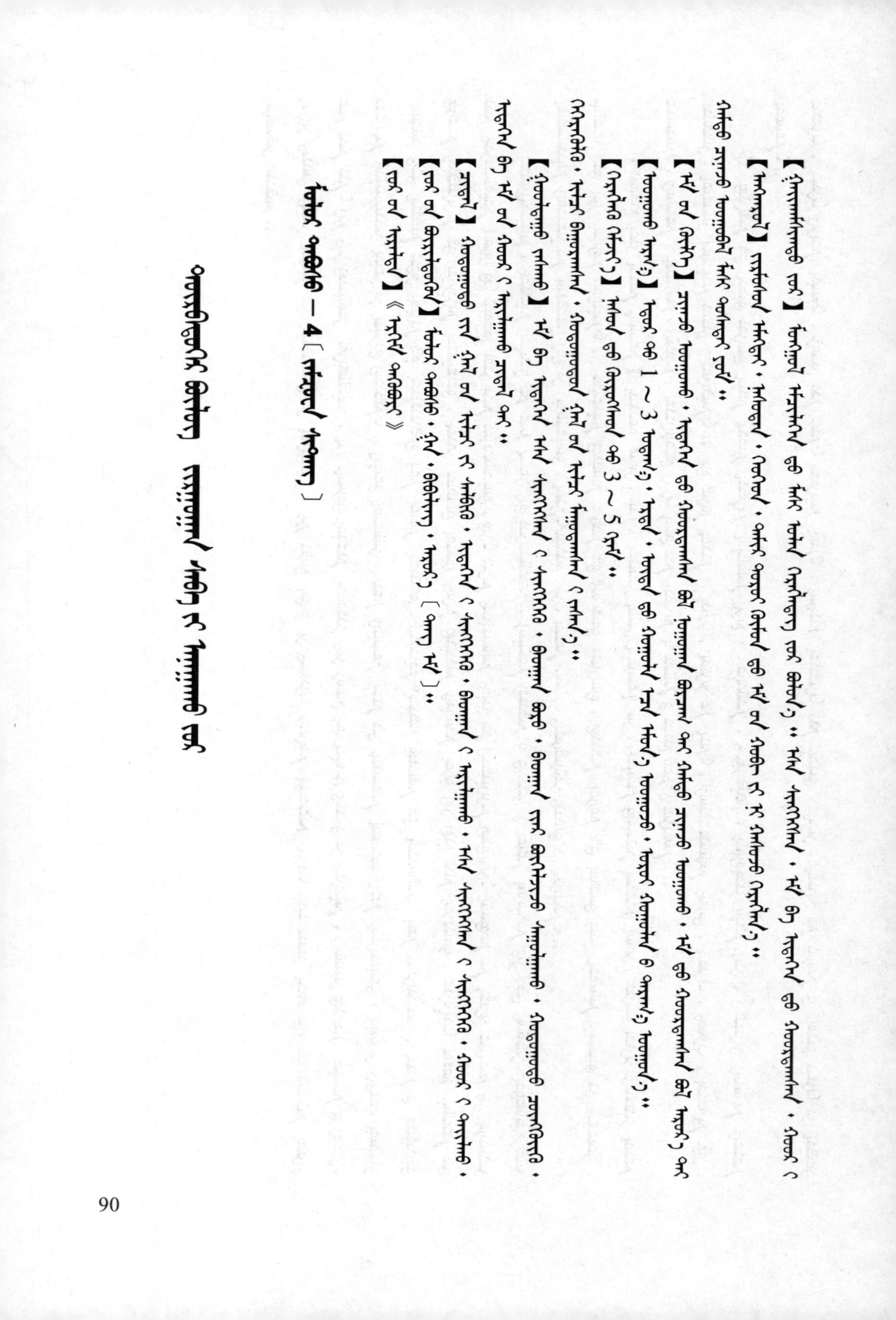

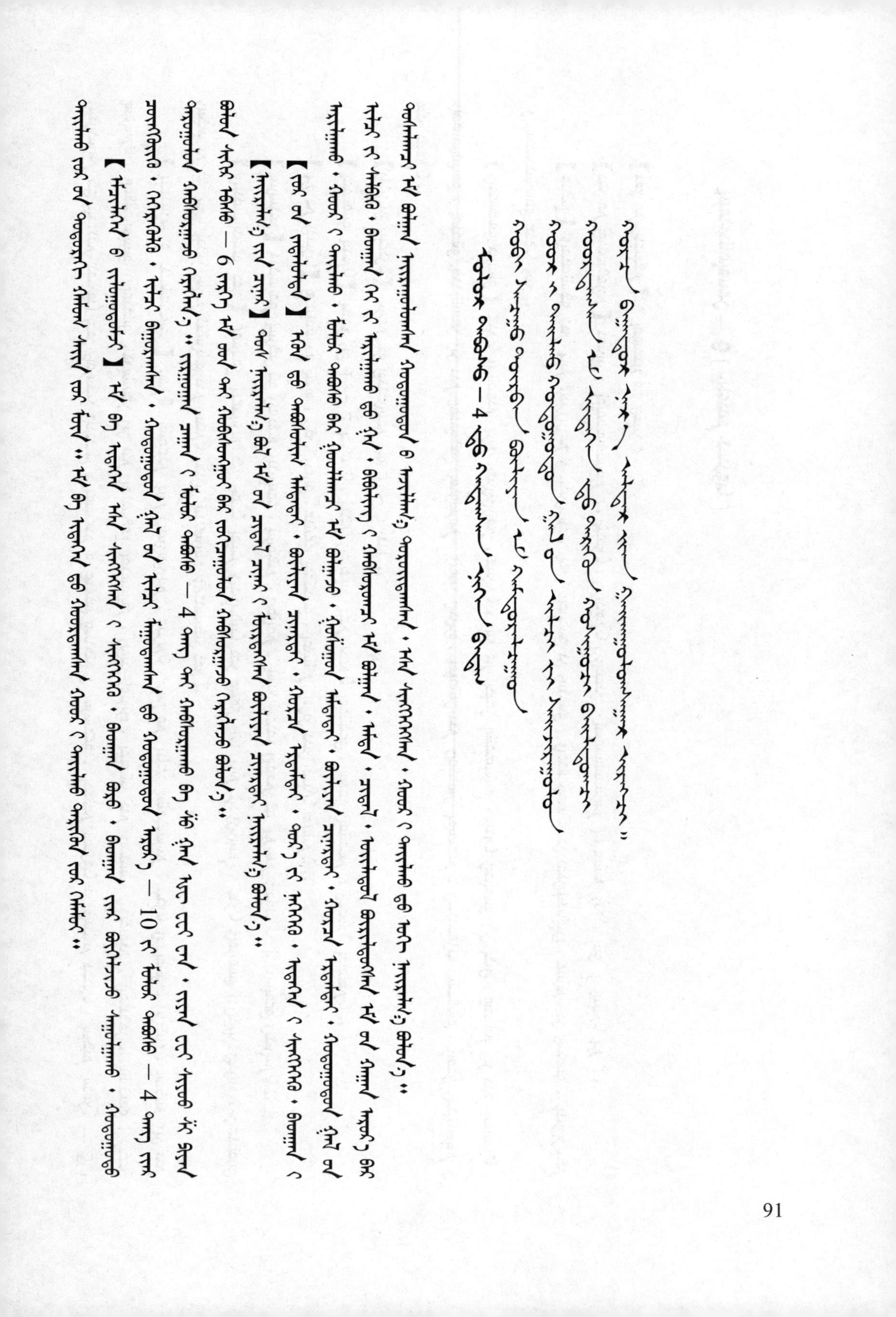

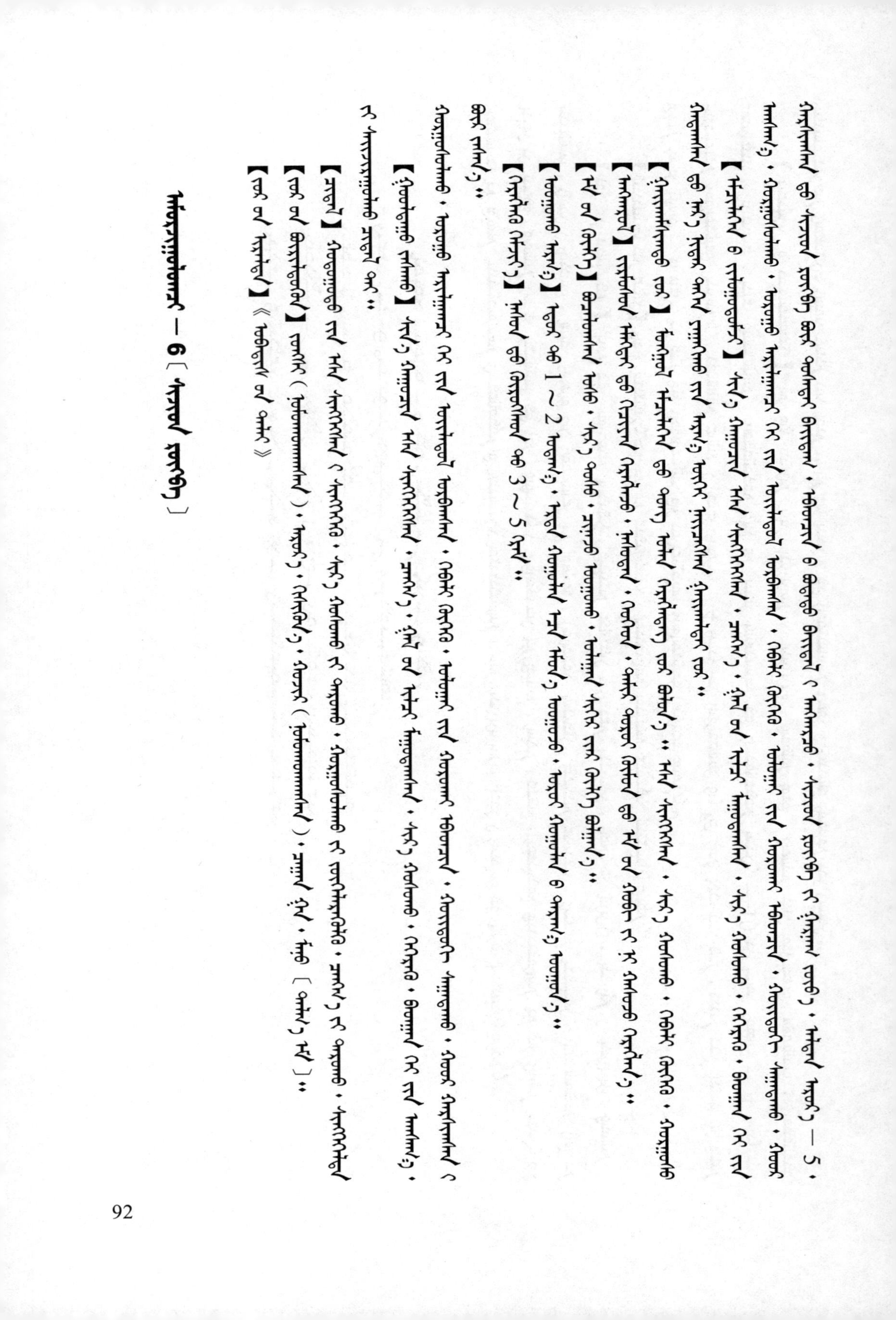

[illegible] — 5 ·

[illegible]

[illegible] 【[illegible]】

[illegible] ᠃

【[illegible]】 [illegible] ᠃ [illegible]

【[illegible]】 [illegible] ᠃

【[illegible]】 [illegible] ᠃

【[illegible]】 [illegible] 1 ~ 2 [illegible] ᠃

【[illegible]】 [illegible] 3 ~ 5 [illegible] ᠃

[illegible] ᠃

[illegible]

【[illegible]】 [illegible] ᠃

[illegible] ᠃

【[illegible]】 [illegible]

【[illegible]】 [illegible] ([illegible]) [illegible] ([illegible]) [illegible] 〔 [illegible] 〕 ᠃

【[illegible]】《 [illegible] 》

[illegible] — 6 〔 [illegible] 〕

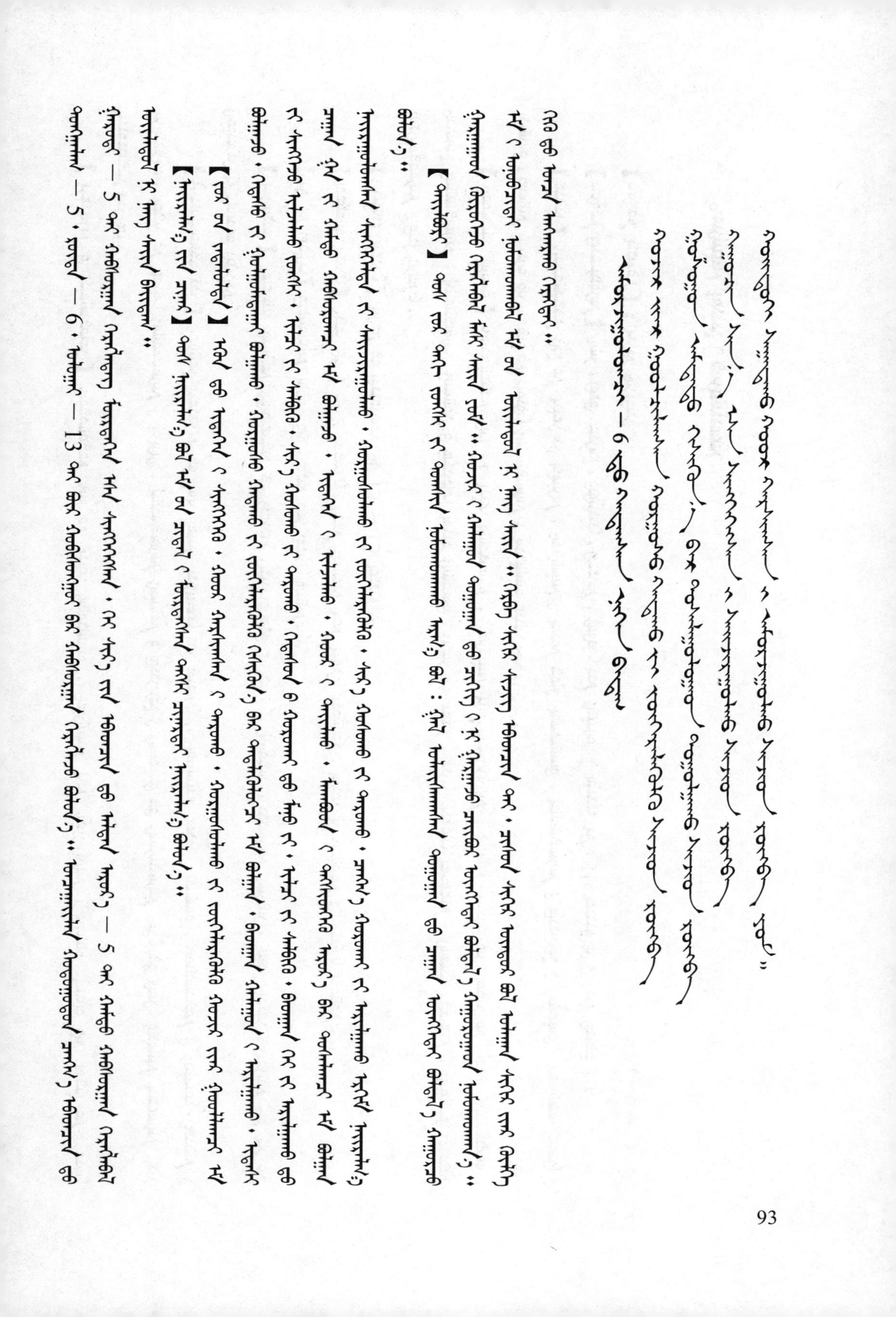

ᠡᠮ ᠦᠨ ᠨᠡᠷ᠎ᠡ ([illegible])

【ᠡᠮ ᠦᠨ ᠨᠡᠷ᠎ᠡ】《[illegible]》

【ᠡᠮ ᠦᠨ ᠪᠦᠷᠢᠯᠳᠦᠬᠦᠨ】 [illegible] ([illegible] 10 [illegible] 2 [illegible]) ᠃

【ᠲᠠᠢᠯᠪᠤᠷᠢ】 [illegible] ᠃

【[illegible]】 [illegible] ᠃

【[illegible]】 [illegible] 13 ~ 15 [illegible] ᠃

【[illegible]】 [illegible] 1 ~ 2 [illegible] ᠃

【[illegible]】 [illegible] ᠃

【[illegible]】 [illegible] ᠃

【[illegible]】 [illegible] ᠃

【[illegible]】 [illegible] ᠃

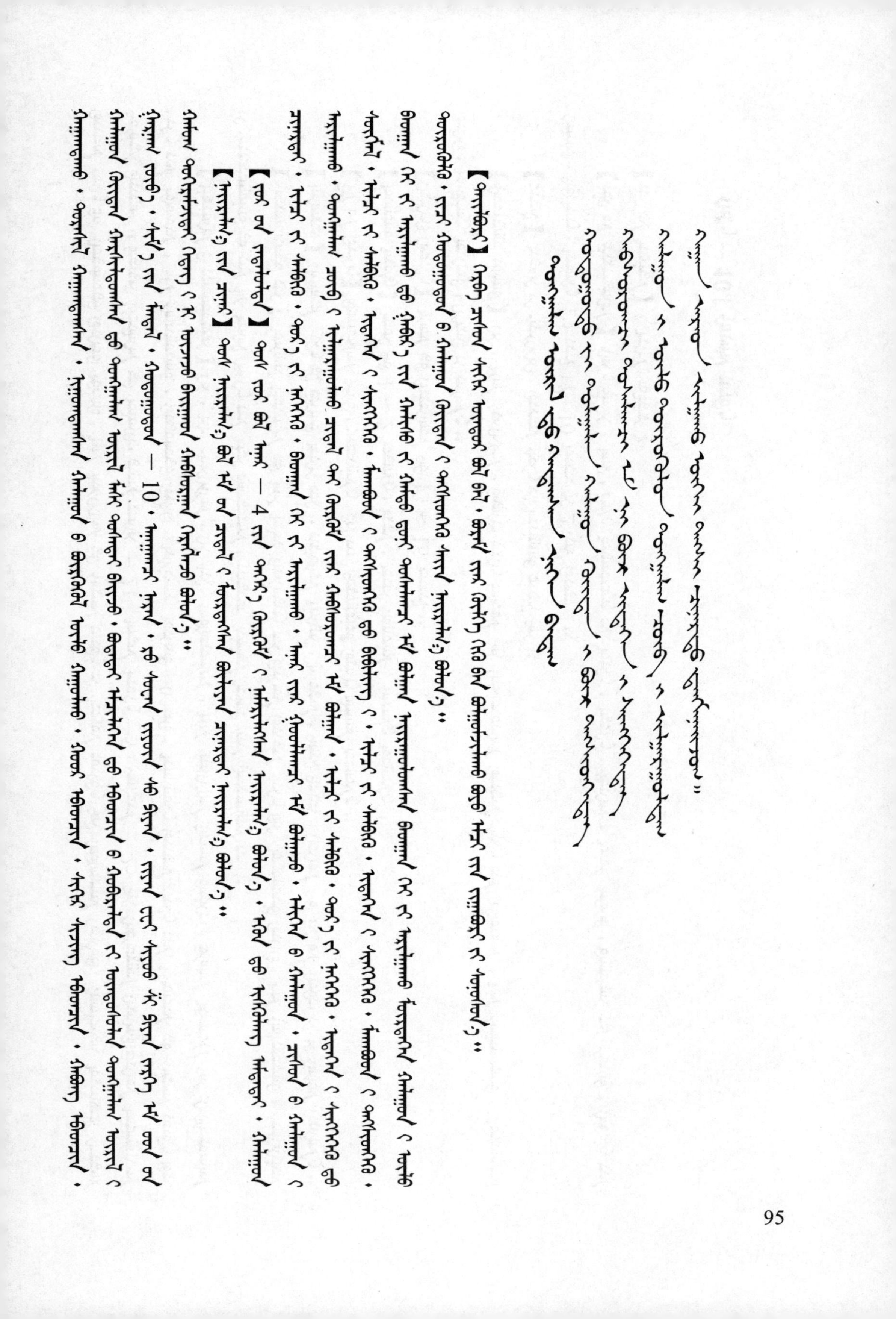

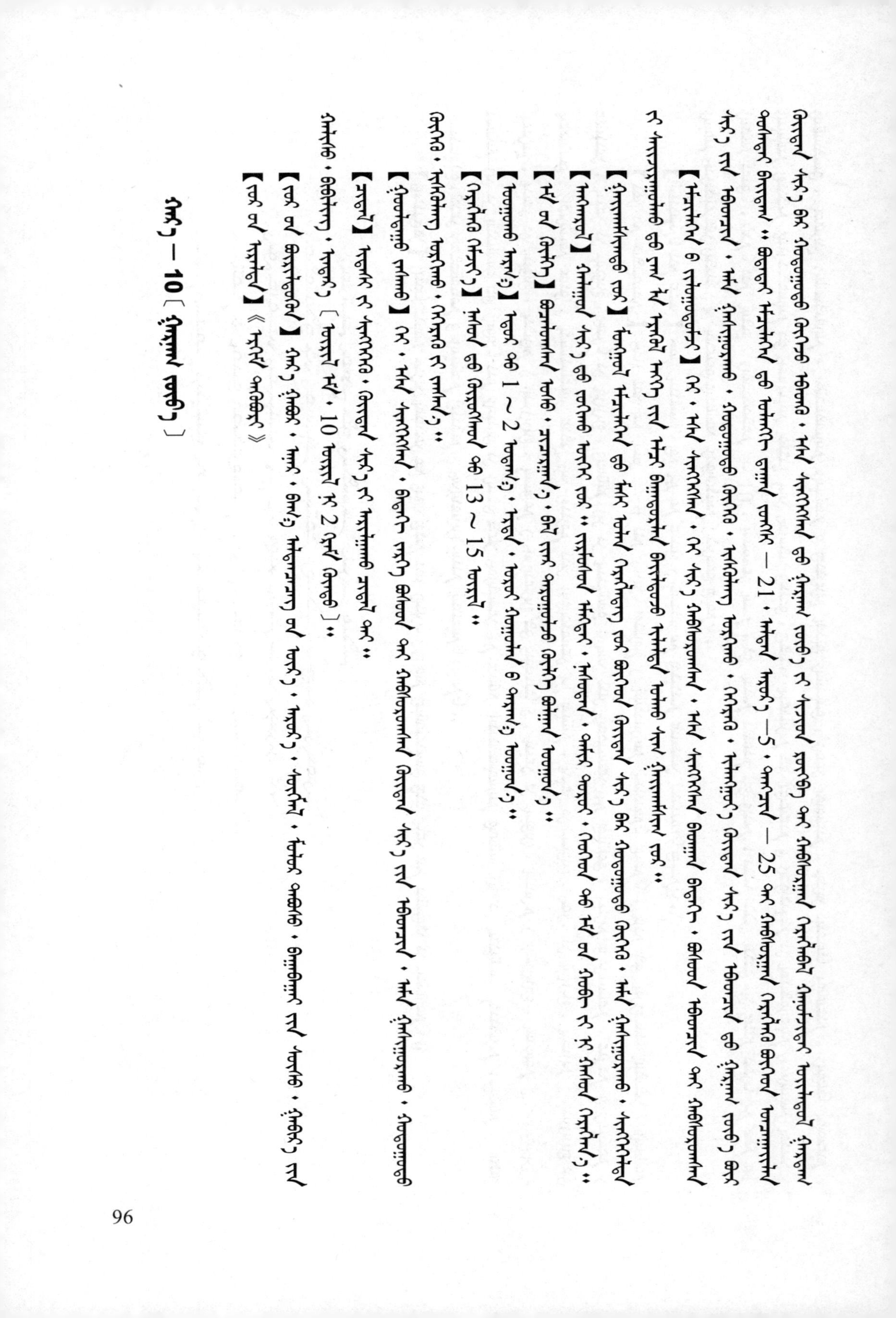

[illegible]

【ᠨᠡᠶᠢᠭᠡᠮ ᠦᠨ ᠬᠡᠯᠡ】 ᠪᠣᠯ ᠨᠡᠶᠢᠭᠡᠮ ᠦᠨ [illegible] ::

[illegible]

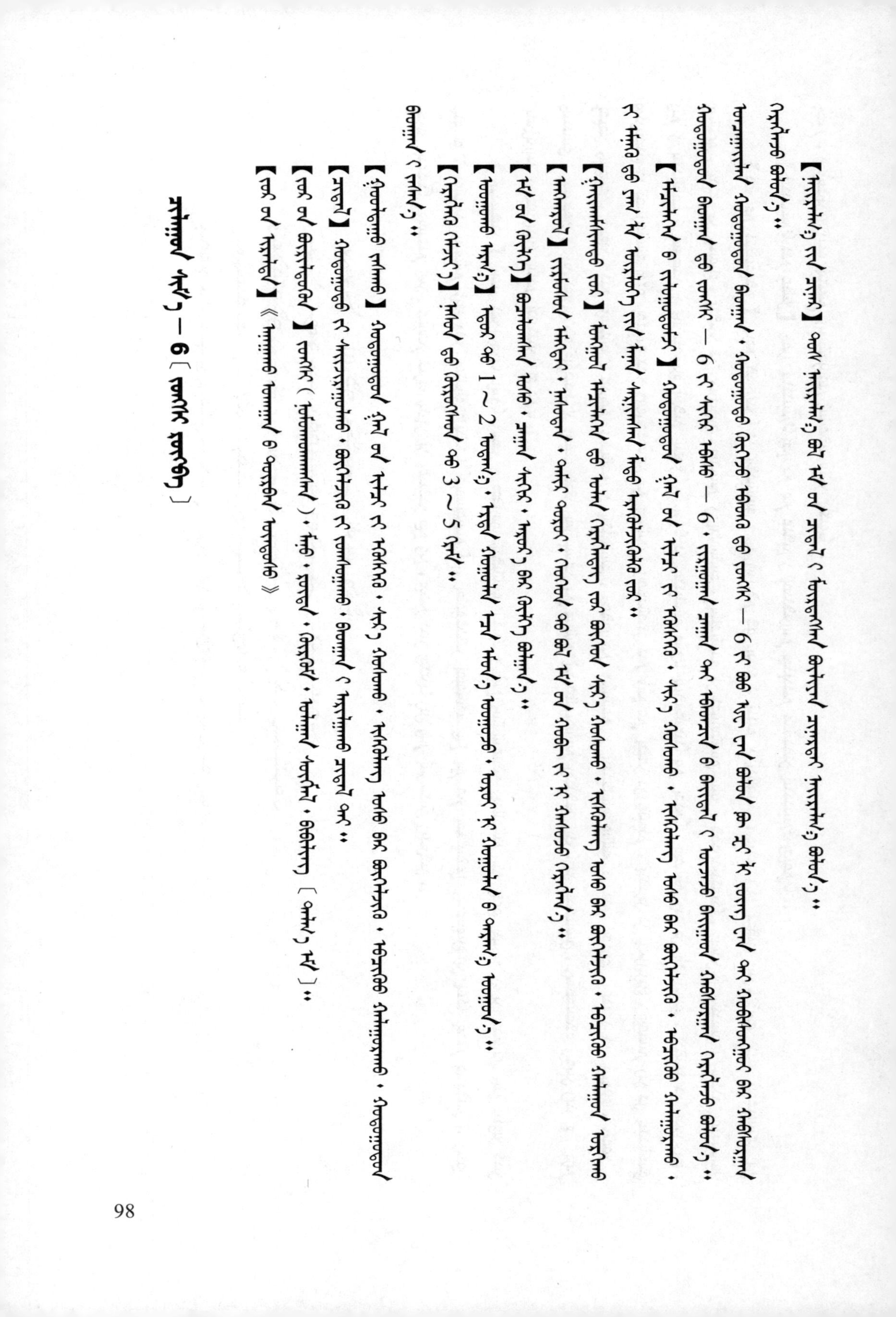

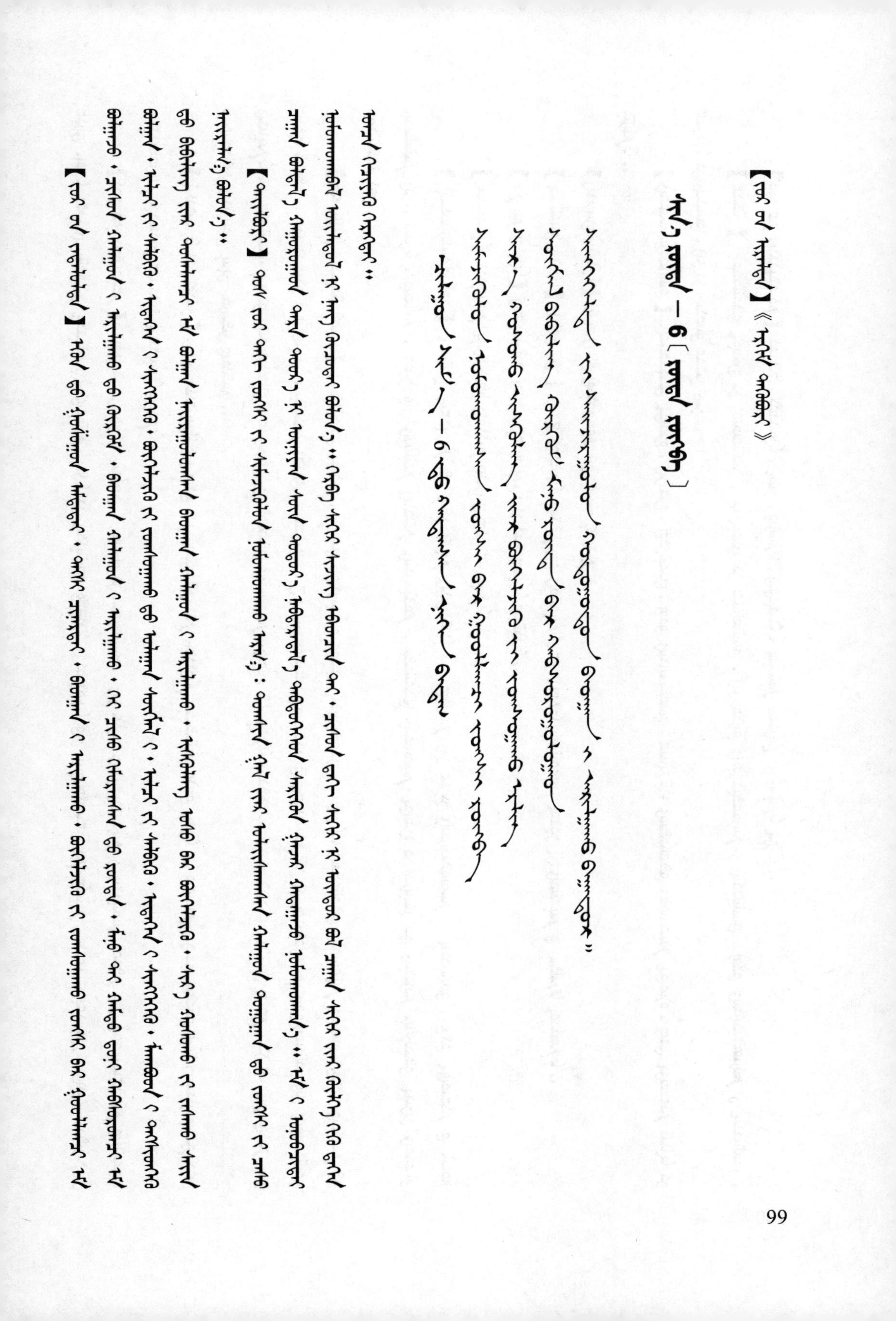

[illegible]

[illegible]

[illegible]

[illegible]

[illegible]

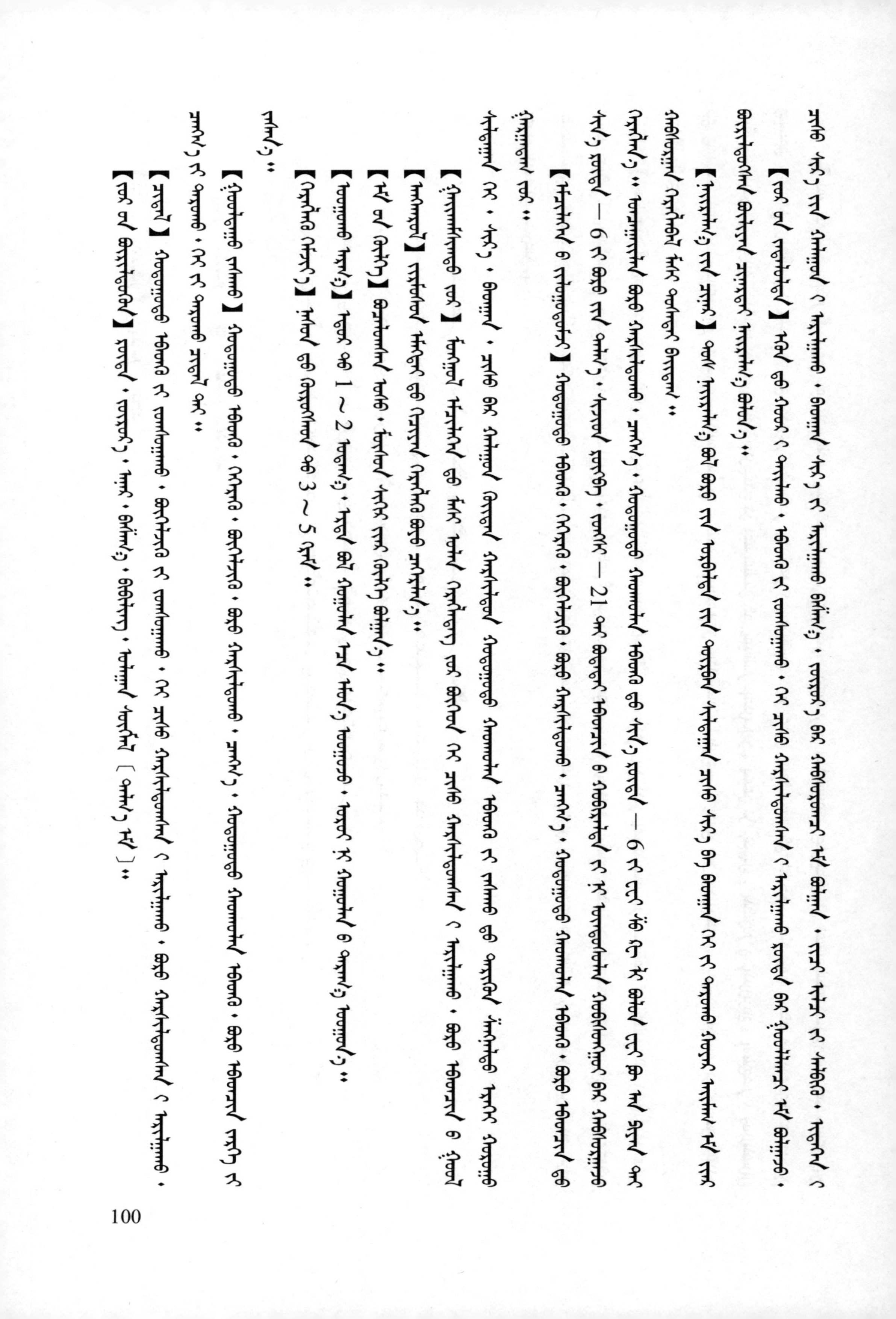

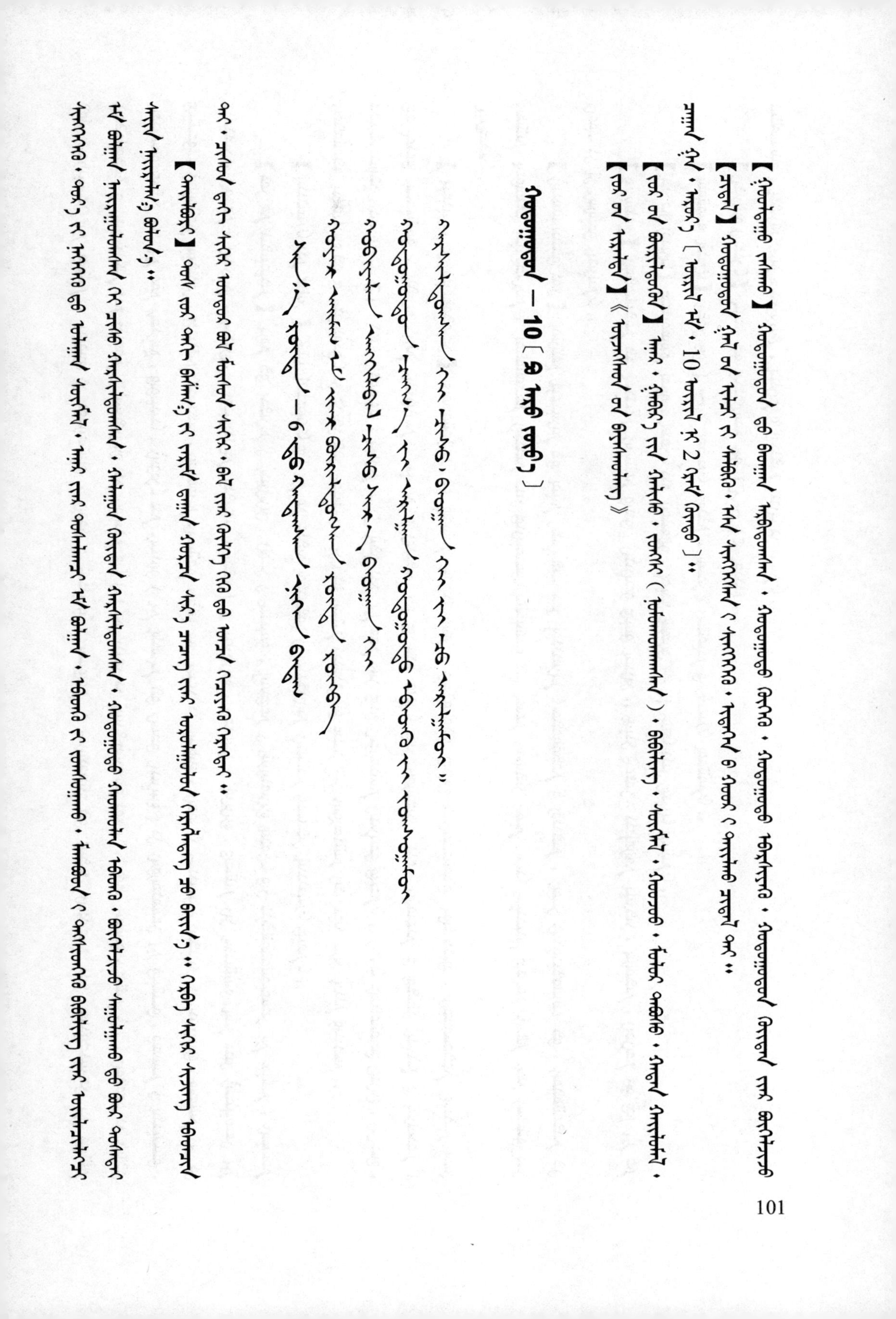

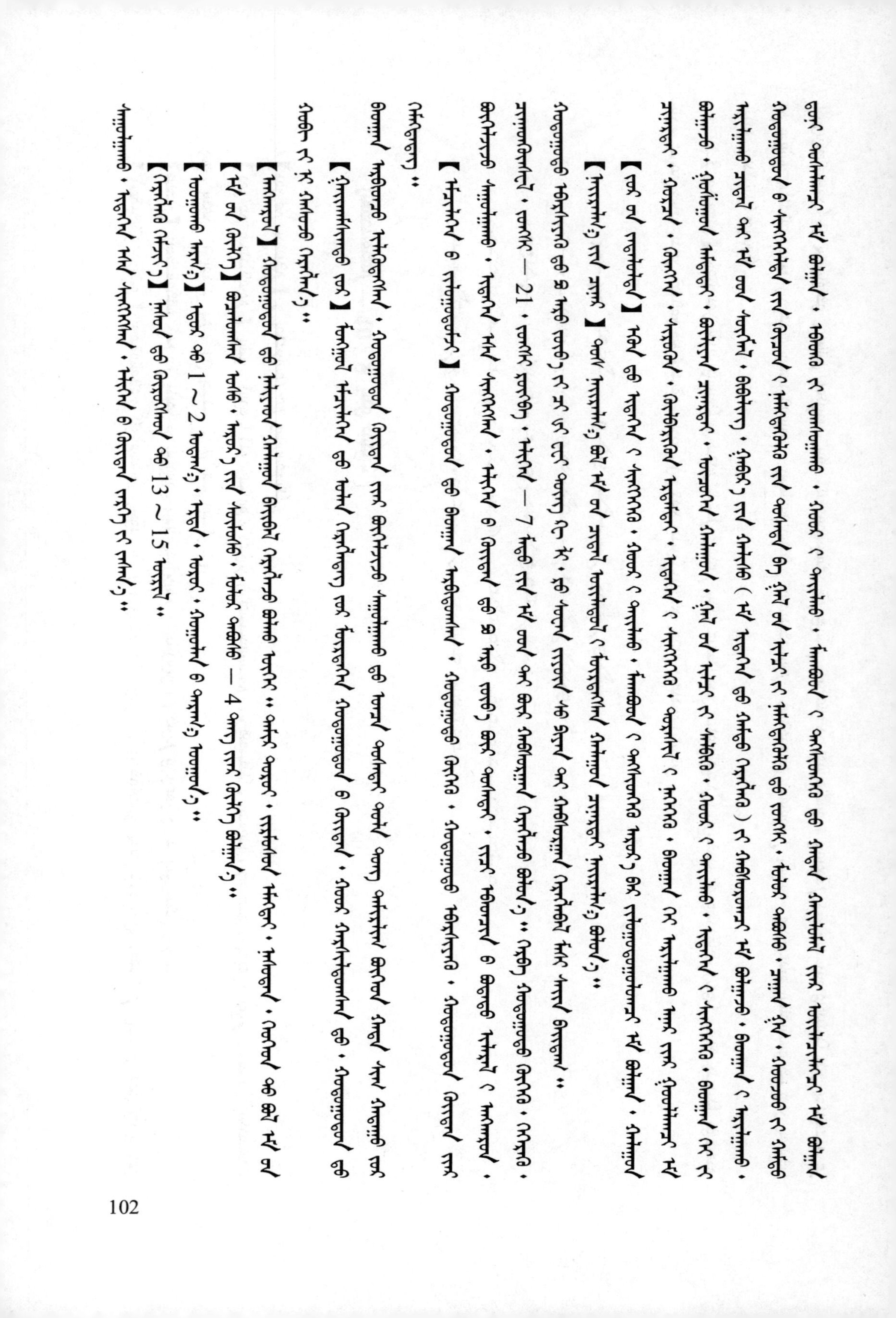

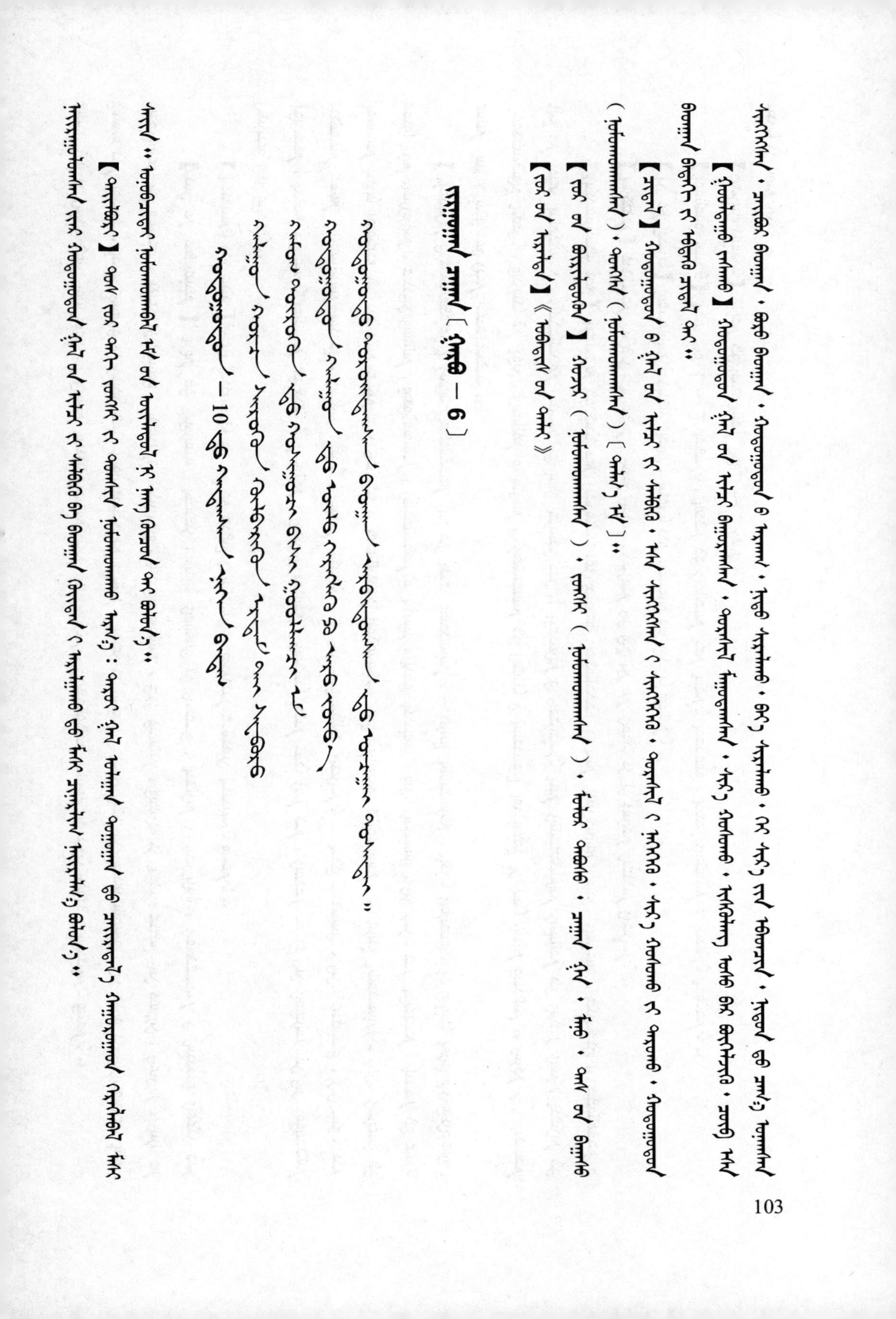

[illegible] ::

【[illegible]】 [illegible] : [illegible] ::

[illegible] — 10 [illegible]
[illegible]
[illegible]
[illegible]
[illegible] ::

[illegible] 〔 [illegible] — 6 〕

【[illegible]】《[illegible]》

【[illegible]】 [illegible] ([illegible]) , [illegible] ([illegible]) , [illegible] ([illegible]) , [illegible] ([illegible]) 〔[illegible]〕 ::

【[illegible]】 [illegible] ::

【[illegible]】 [illegible]

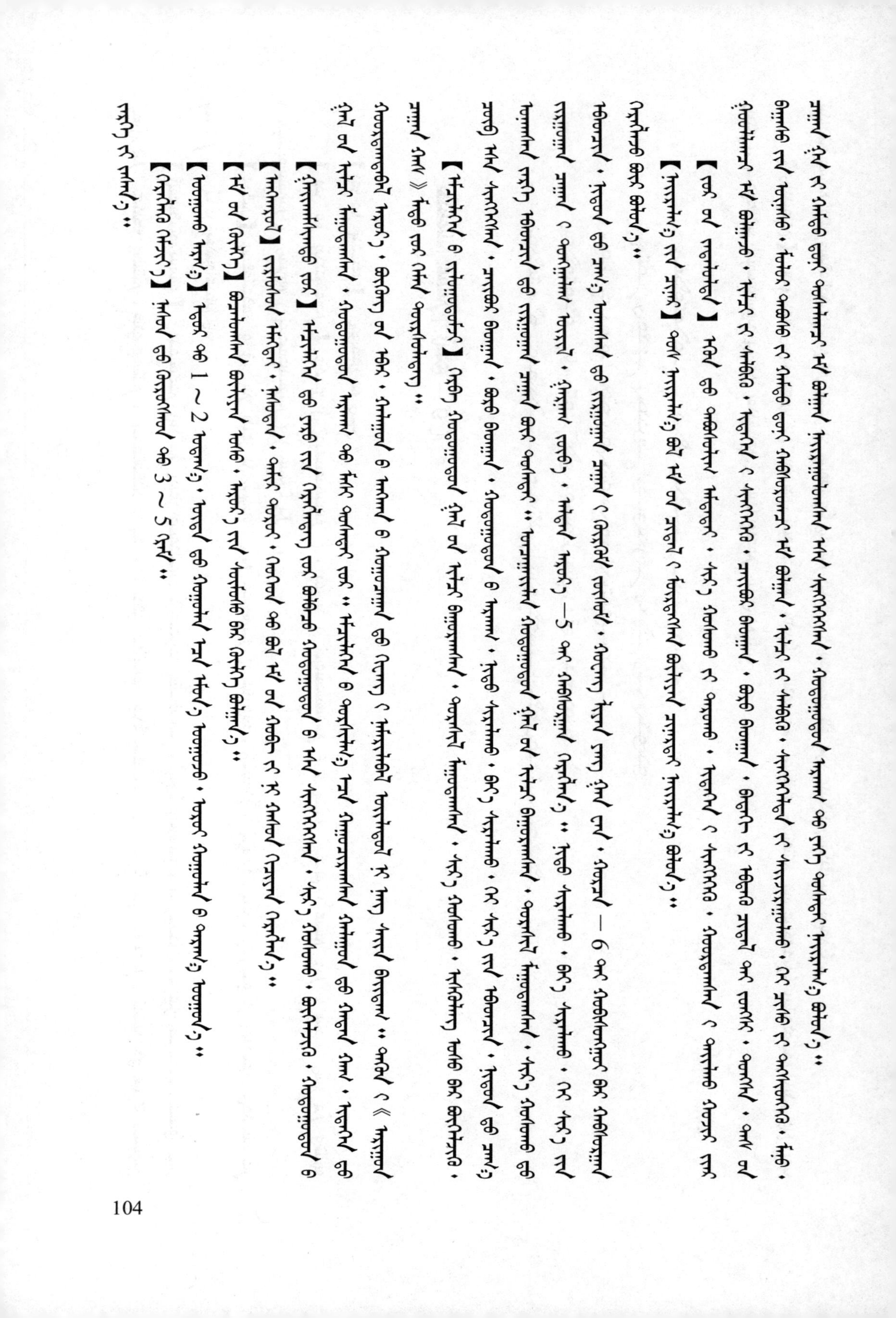

[illegible]

【[illegible]】 [illegible]

【[illegible]】 [illegible]

[illegible]

[illegible] — 6 [illegible] —5 [illegible]

【[illegible]】 [illegible]

[illegible] 《[illegible]》 [illegible]

【[illegible]】 [illegible]

【[illegible]】 [illegible]

【[illegible]】 [illegible]

【[illegible]】 [illegible] 1 ~ 2 [illegible]

【[illegible]】 [illegible] 3 ~ 5 [illegible]

[illegible]

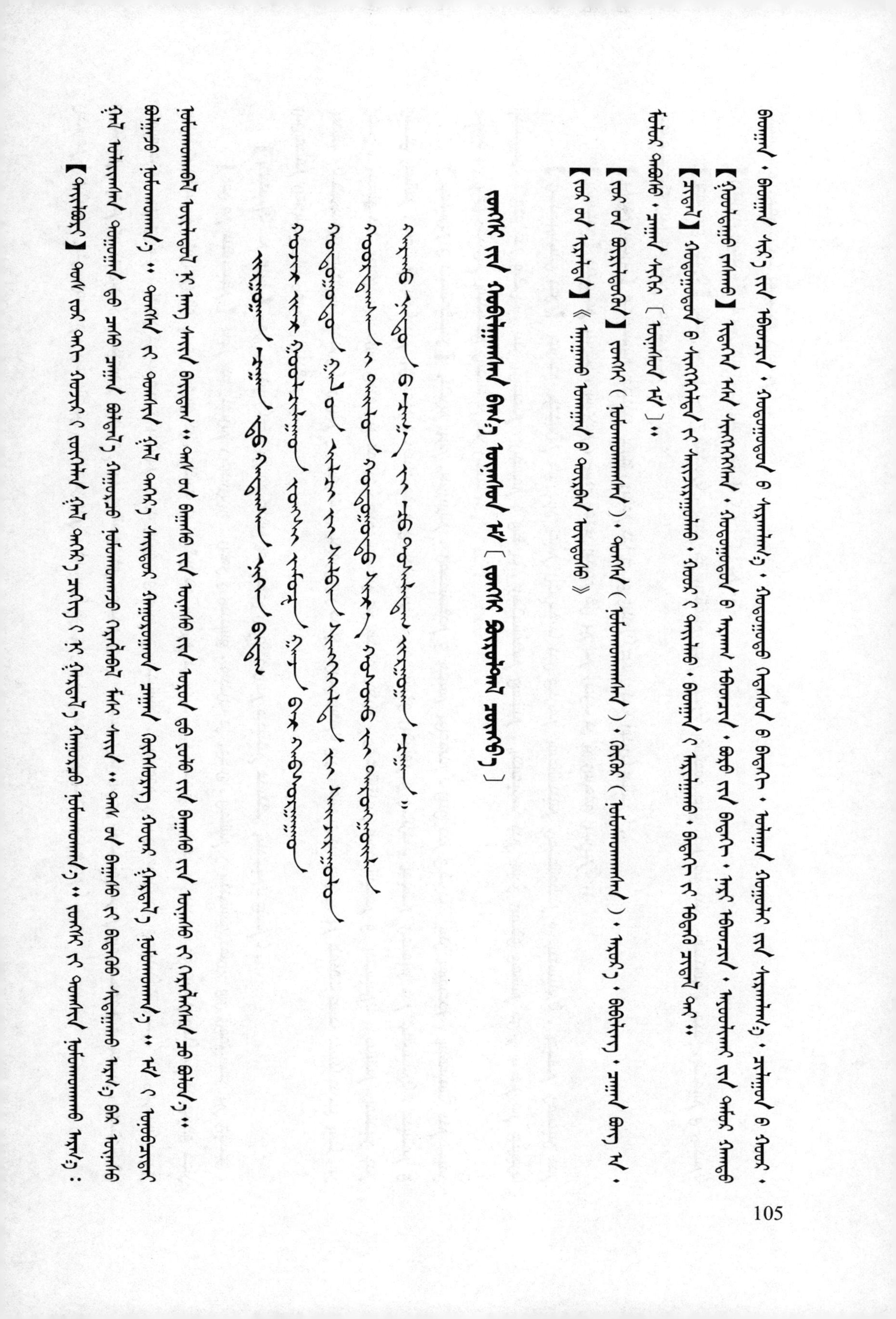

[illegible]

[illegible]

[illegible]

[illegible]

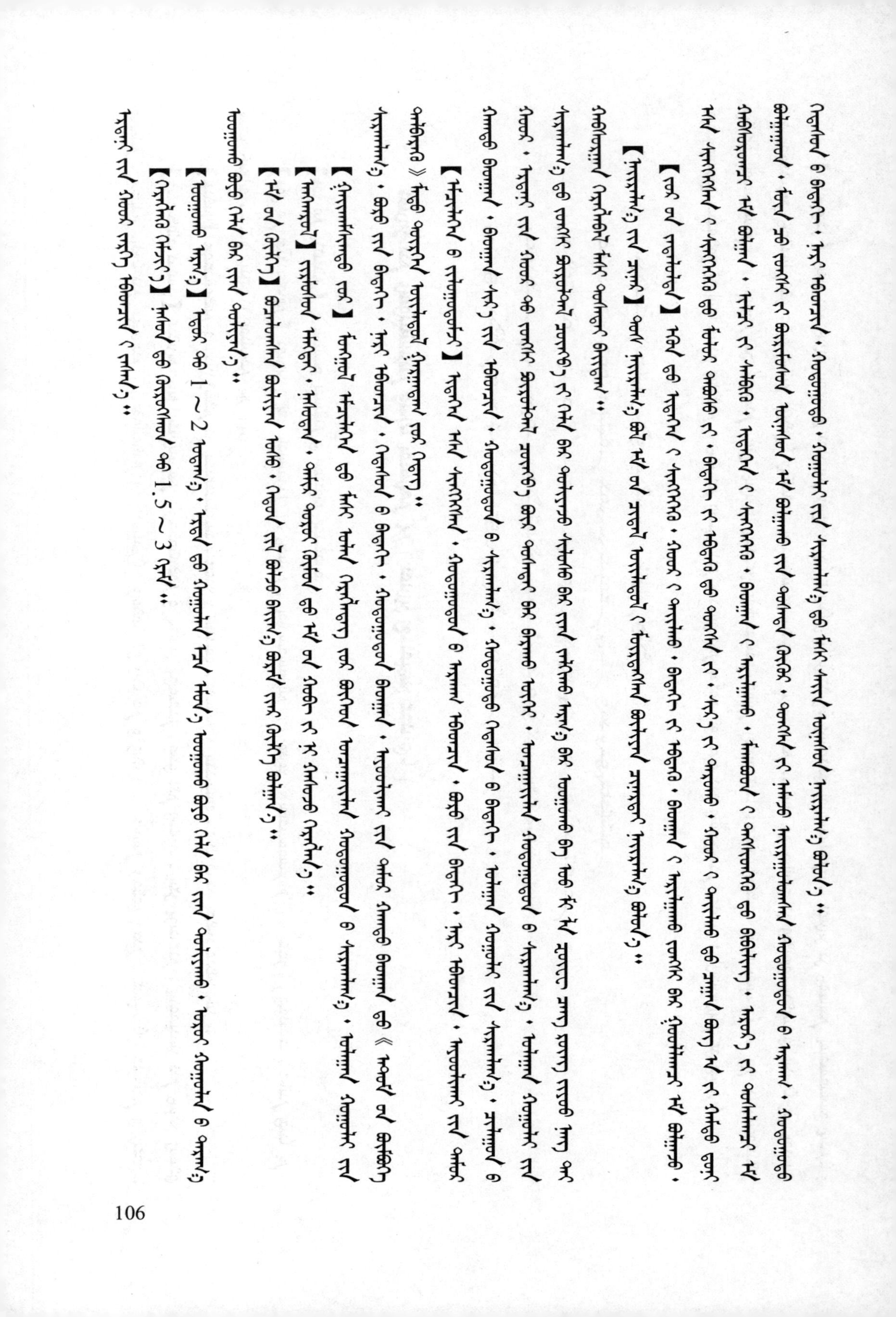

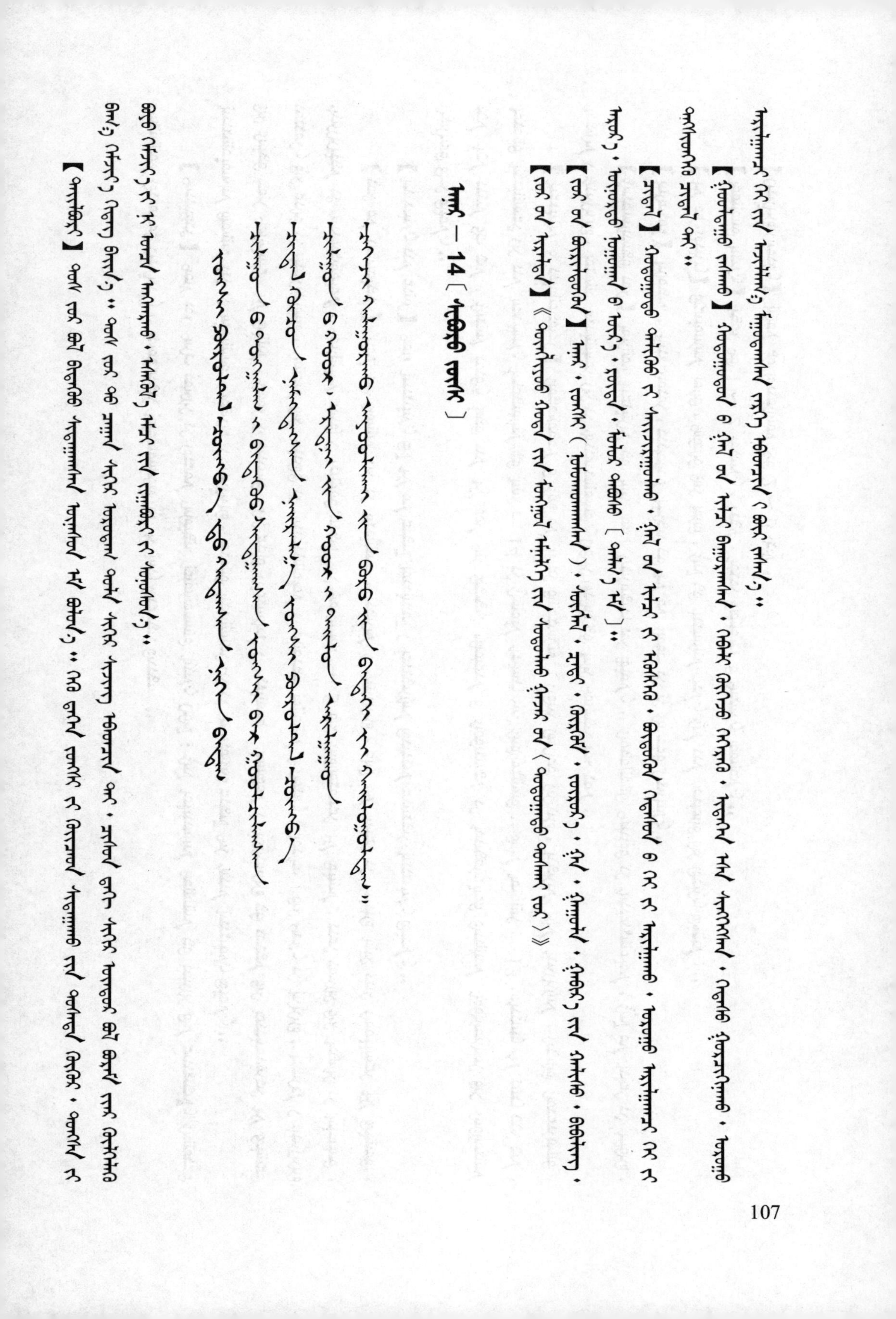

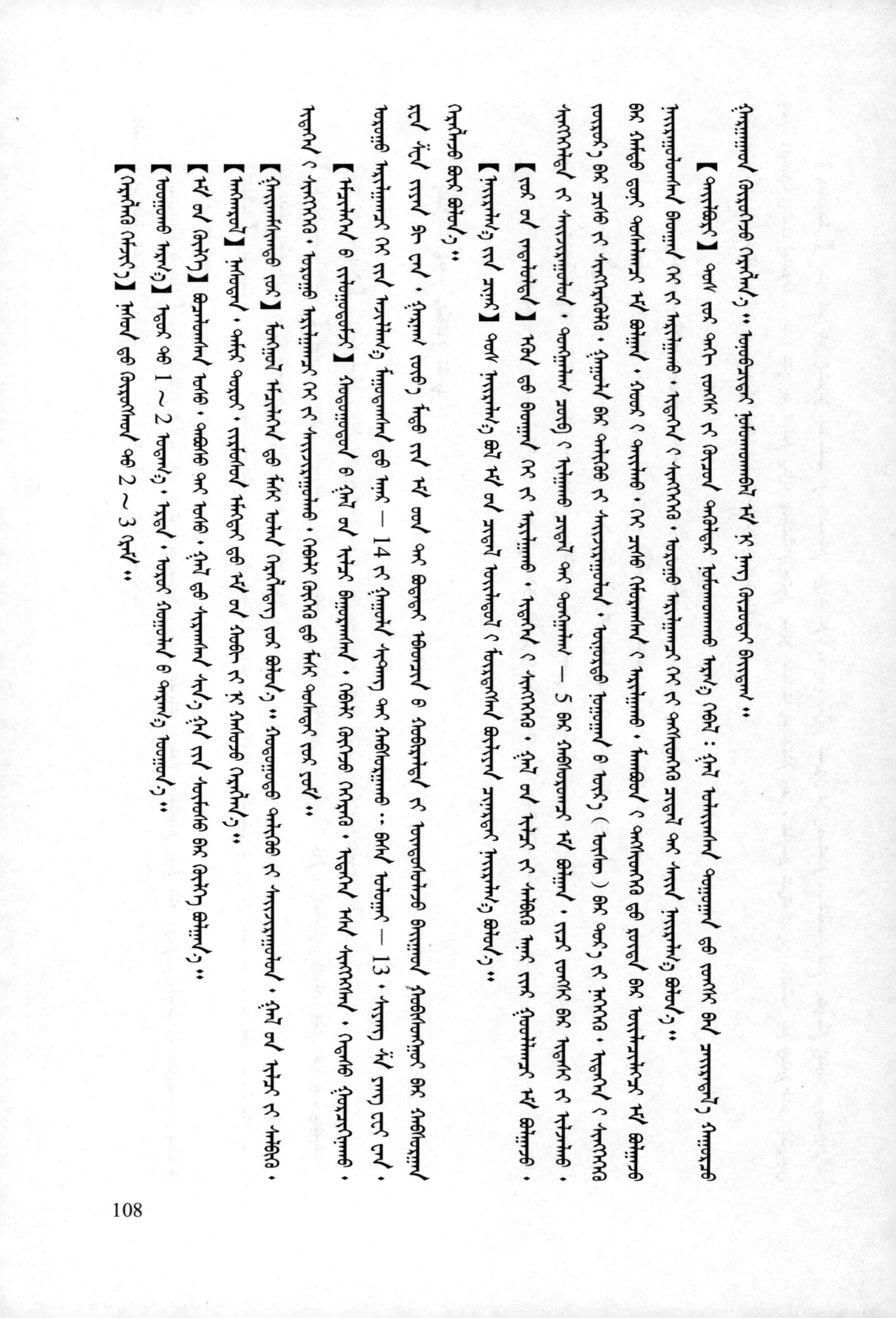

【[illegible]】 [illegible] ᠃
【[illegible]】 [illegible] — 4 [illegible] ᠃
【[illegible]】 [illegible] 1 ~ 2 [illegible] ᠃
【[illegible]】 [illegible] 13 ~ 15 [illegible] ᠃
[illegible] ᠃
【[illegible]】 [illegible]
【[illegible]】 [illegible] ᠃
〔[illegible] 10 [illegible] 2 [illegible]〕᠃
【[illegible]】 [illegible]
【[illegible]】《[illegible]》

[illegible] — 9〔[illegible]〕

[illegible] ᠃
[illegible]
[illegible]
[illegible]
[illegible] — 14 [illegible]

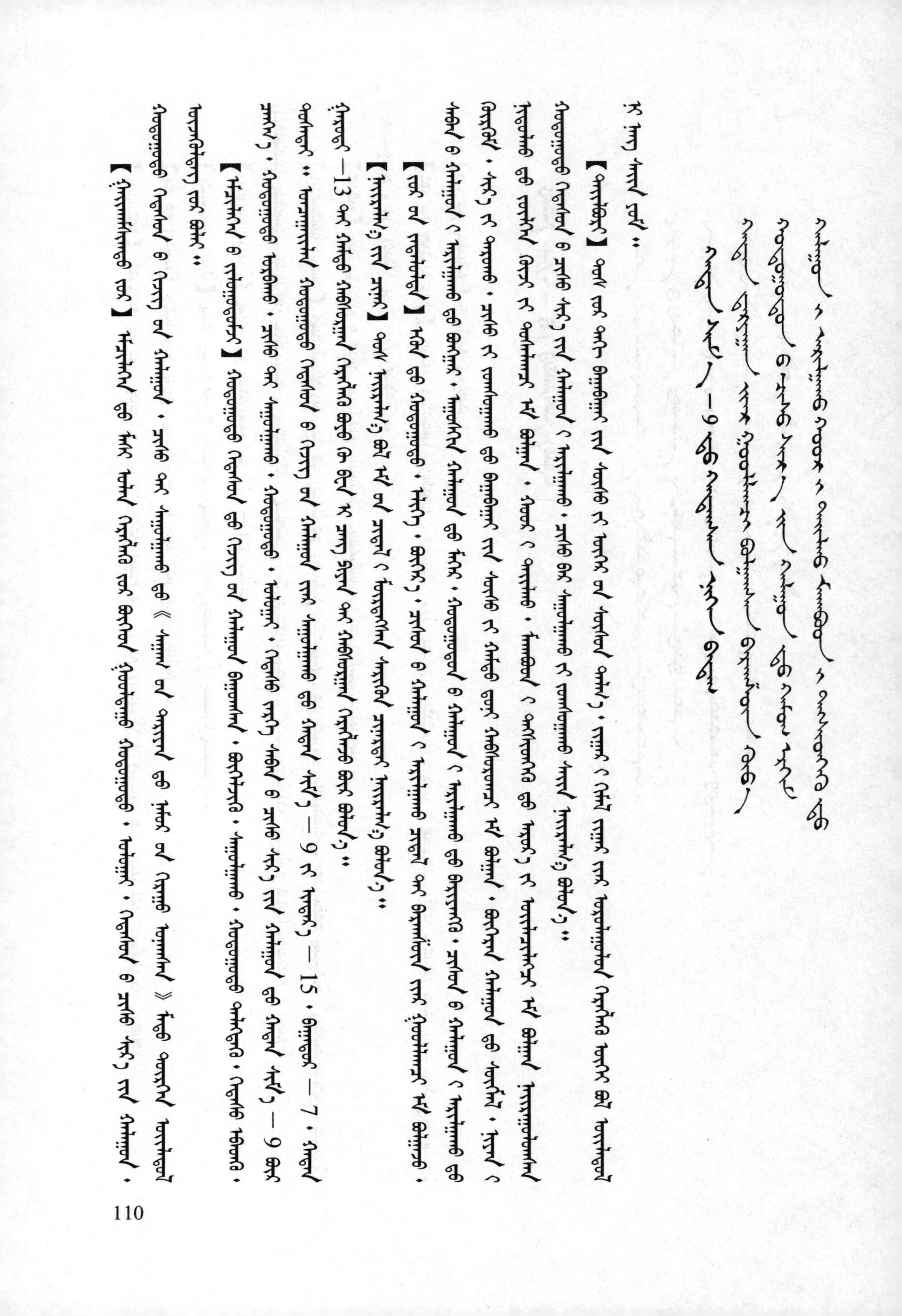

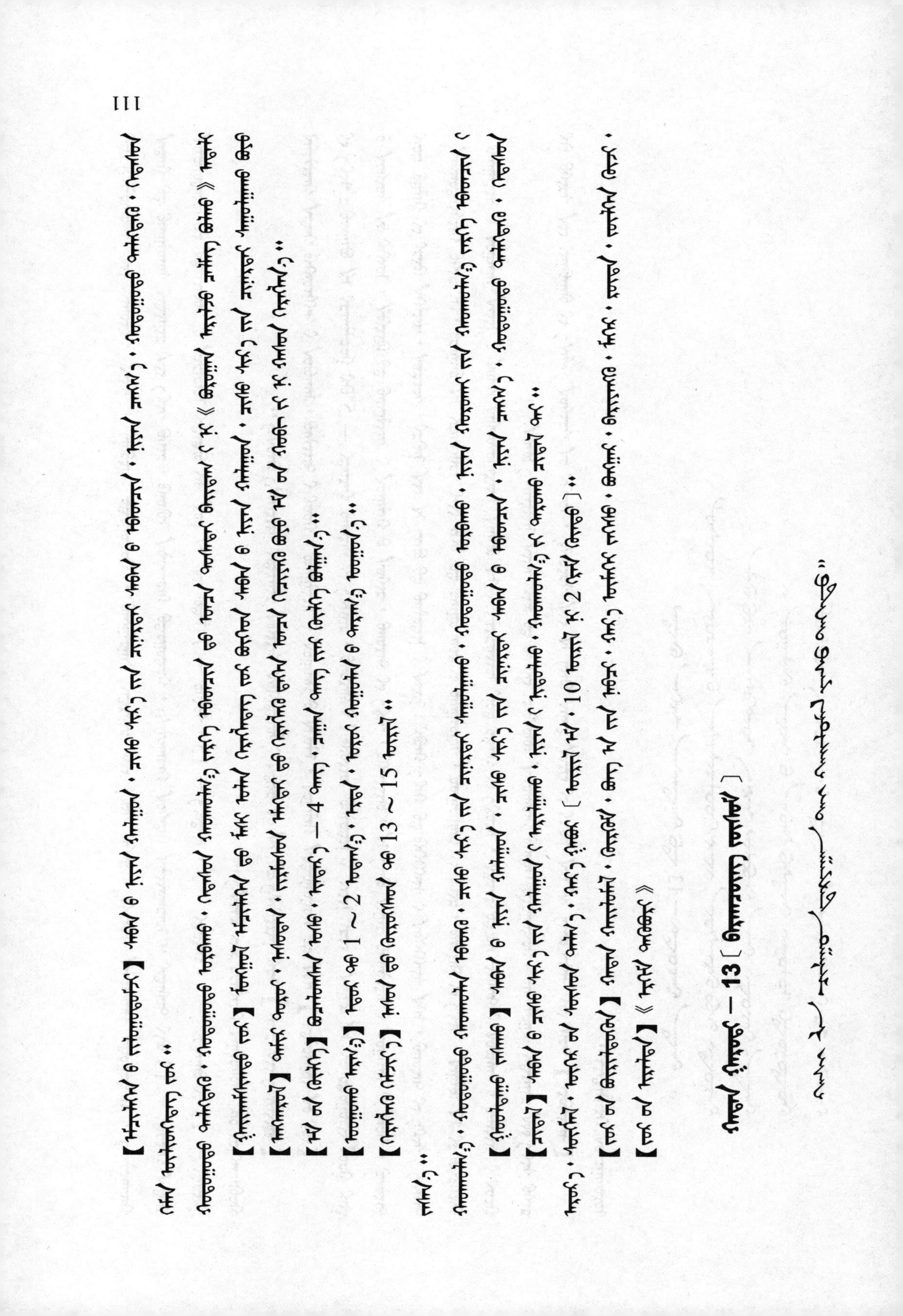

【[illegible]】 [illegible] ‥
[illegible] 《[illegible]》 [illegible]
【[illegible]】 [illegible] ‥
【[illegible]】 [illegible] ‥
【[illegible]】 [illegible] — 4 [illegible] ‥
【[illegible]】 [illegible] 1 ~ 2 [illegible] ‥
【[illegible]】 [illegible] 13 ~ 15 [illegible] ‥
[illegible] ‥
[illegible]
【[illegible]】 [illegible] ‥
【[illegible]】 [illegible] 〔[illegible] · 10 [illegible] 2 [illegible]〕‥
【[illegible]】 [illegible]
【[illegible]】 《[illegible]》

[illegible] — 13 〔[illegible]〕

[illegible] ‥

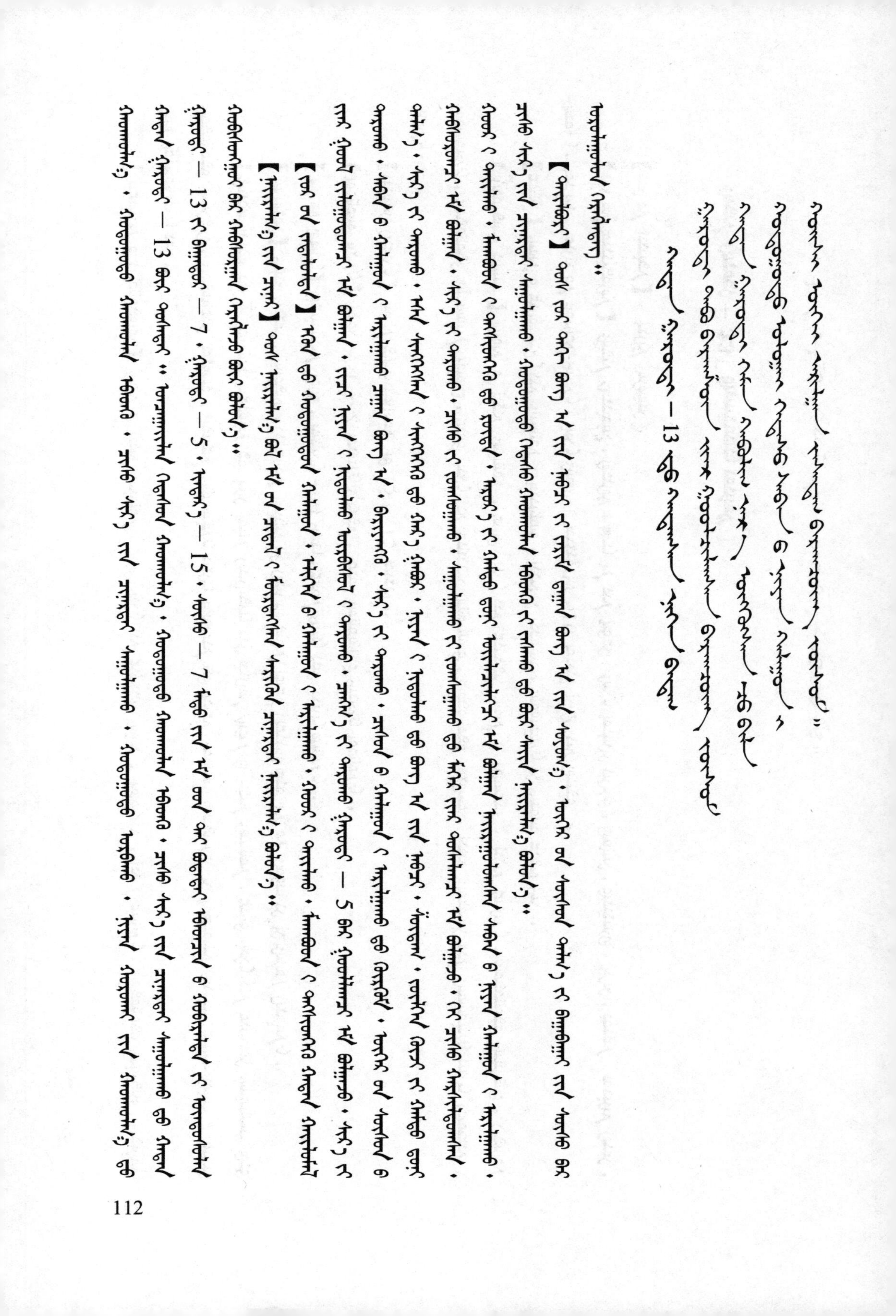

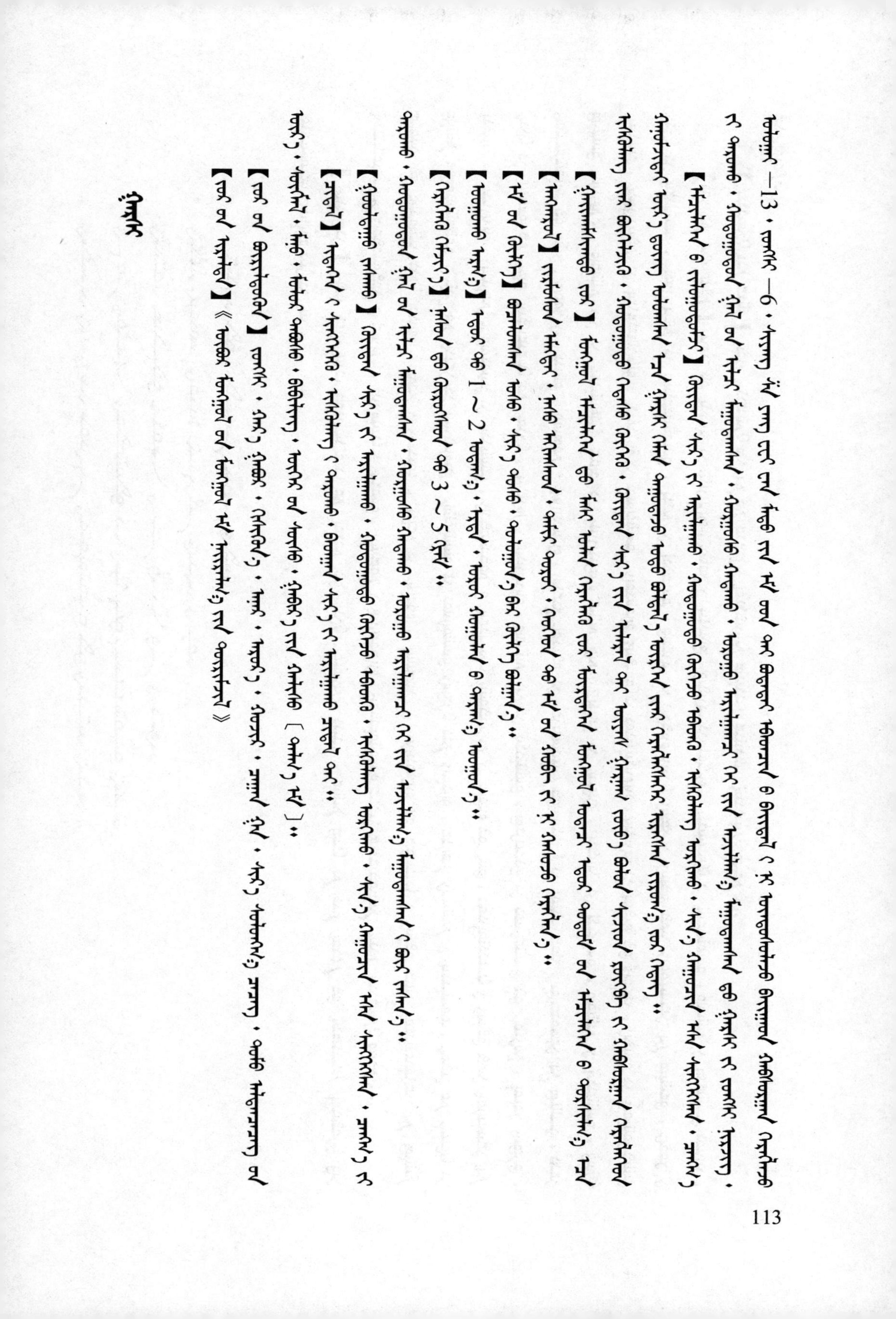

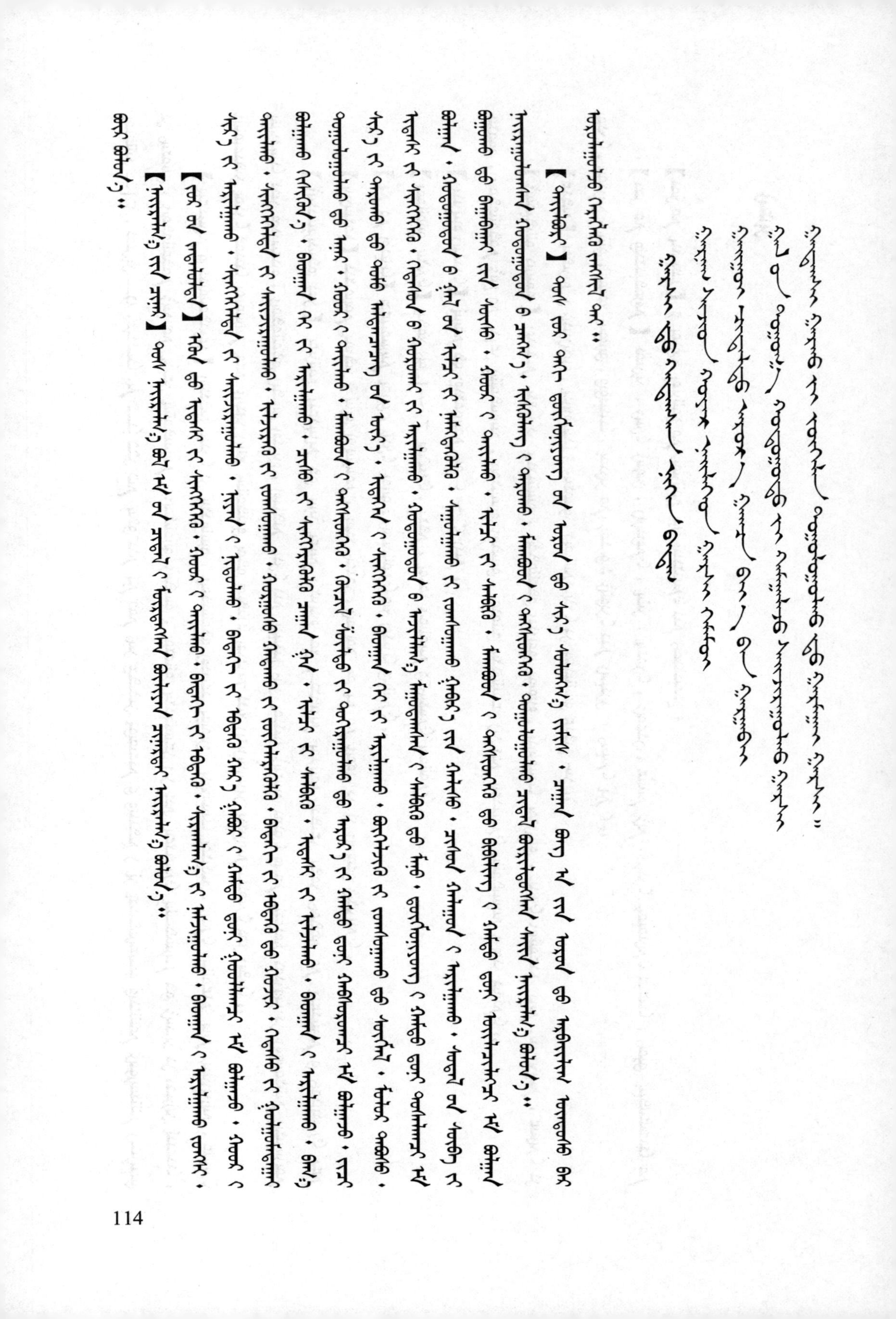

[illegible]

[illegible]

[illegible]

[illegible]

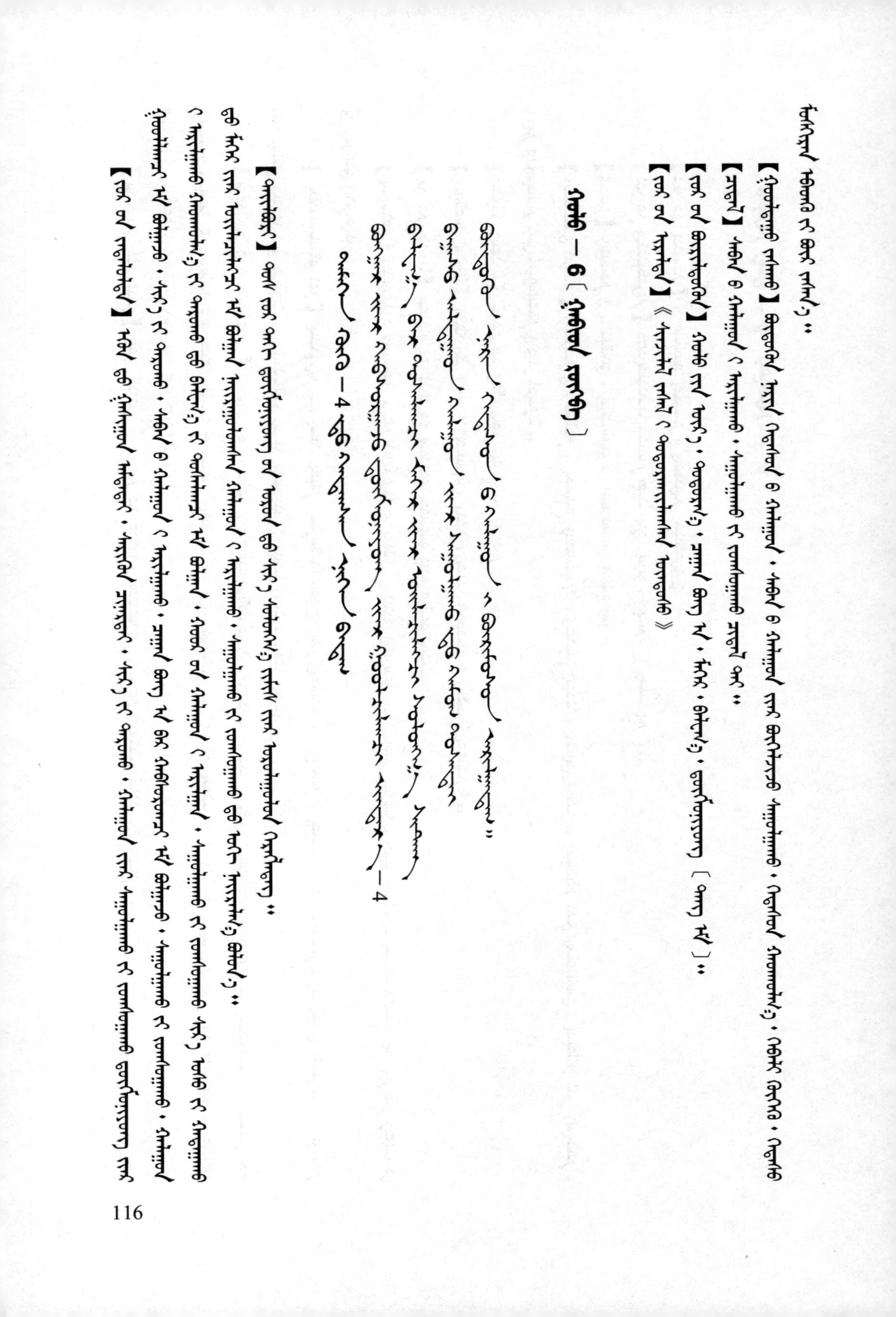

[illegible] ::

【[illegible]】 [illegible] ::

【[illegible]】 [illegible] ::

【[illegible]】 [illegible] 〔[illegible]〕 ::

【[illegible]】 《[illegible]》

[illegible] — 6 〔[illegible]〕

[illegible] ::

[illegible]

[illegible]

4 — [illegible]

[illegible] — 4 [illegible]

【[illegible]】 [illegible] ::

【[illegible]】 [illegible]

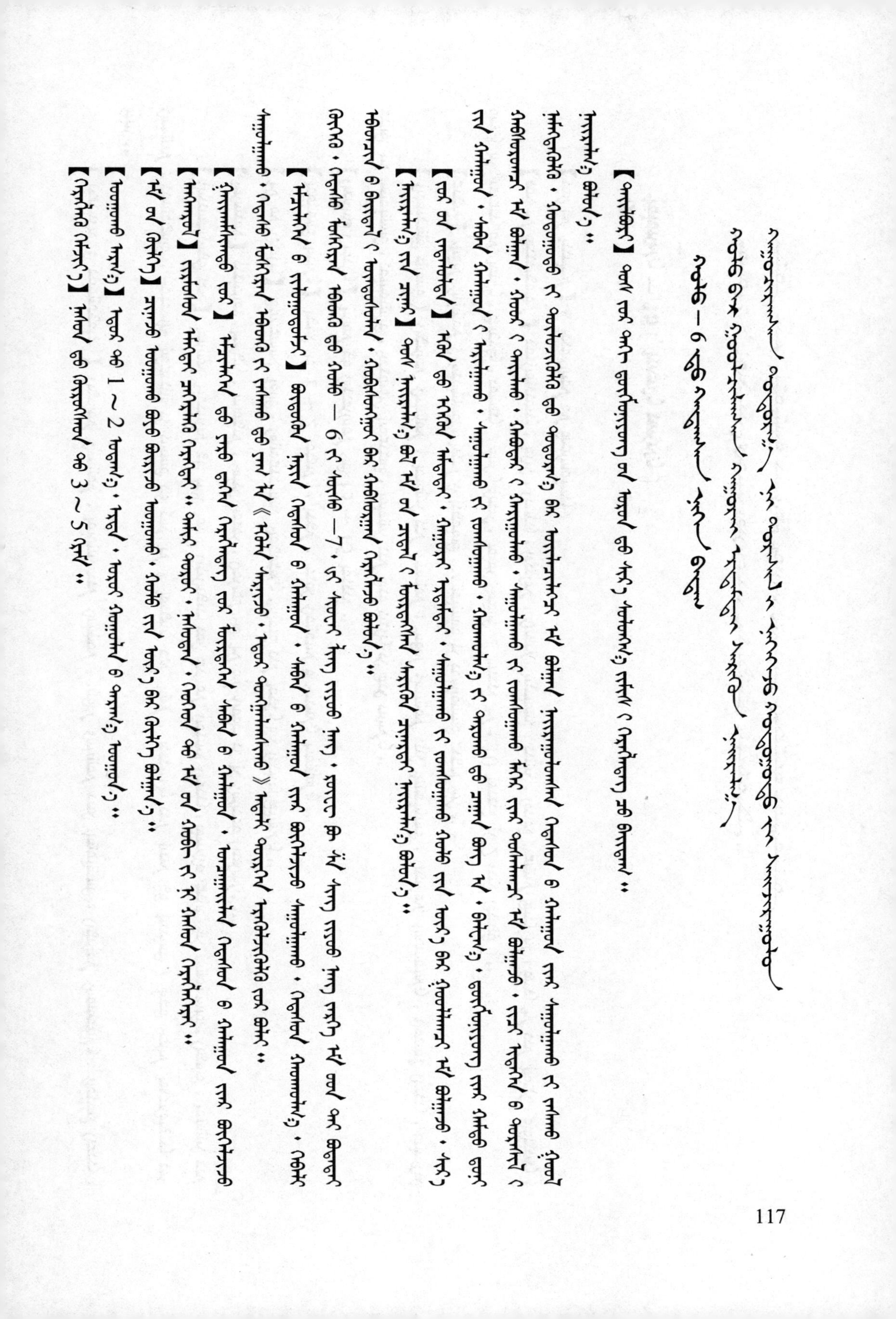

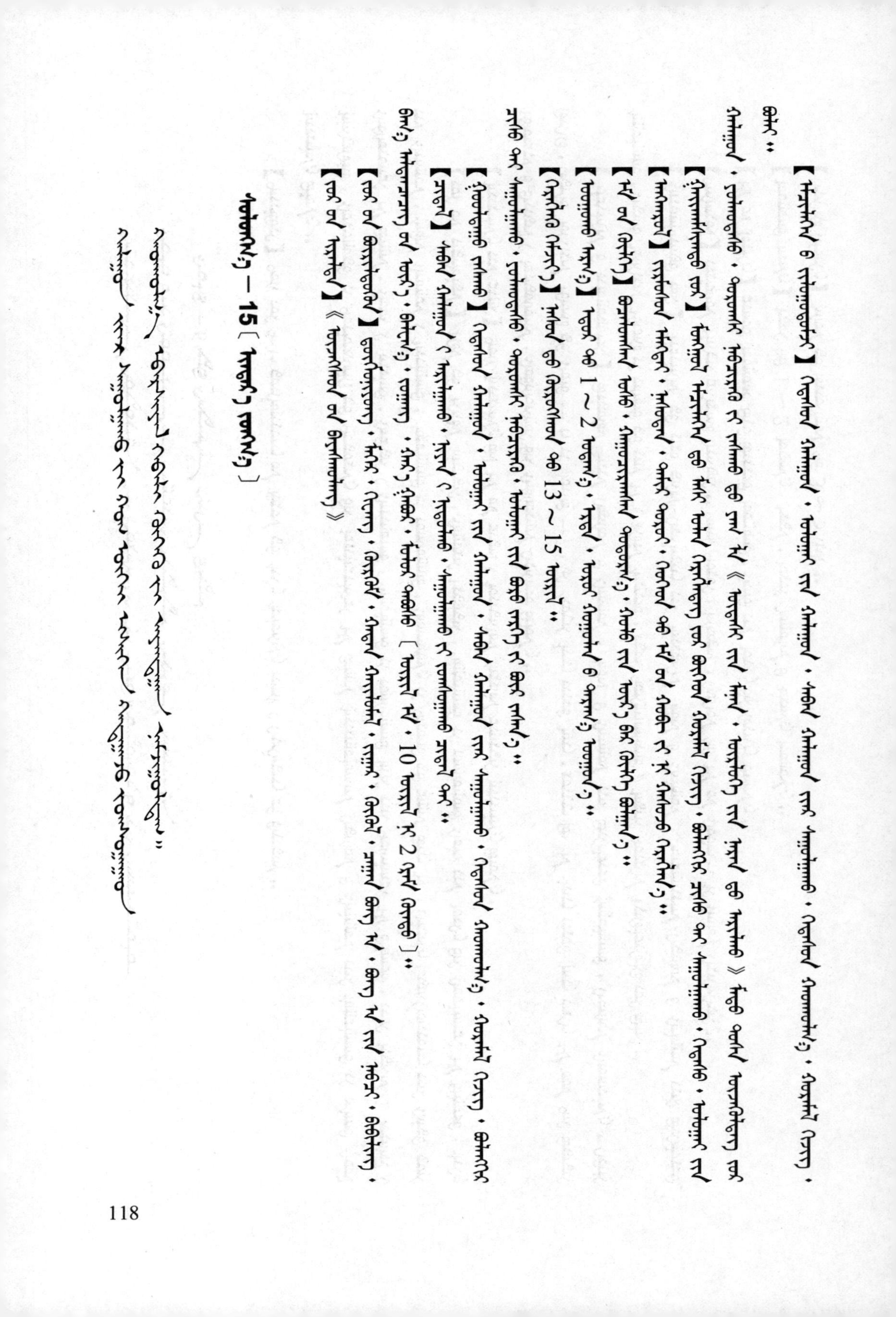

【[illegible]】[illegible] ::

【[illegible]】[illegible] ::

【[illegible]】[illegible] ::

【[illegible]】[illegible] ::

【[illegible]】[illegible] 1 ~ 2 [illegible] ::

【[illegible]】[illegible] 13 ~ 15 [illegible] ::

[illegible] ::

【[illegible]】[illegible] ::

【[illegible]】[illegible]〔[illegible] 10 [illegible] 2 [illegible]〕::

【[illegible]】[illegible]

【[illegible]】《[illegible]》

[illegible] — 15〔[illegible]〕

[illegible] ::

ᠬᠠᠭᠠᠨ ᠤ ᠪᠢᠴᠢᠭᠰᠡᠨ ᠮᠠᠨᠵᠤ ᠮᠣᠩᠭᠣᠯ ᠬᠢᠲᠠᠳ ᠦᠰᠦᠭ ᠭᠤᠷᠪᠠᠨ ᠵᠦᠢᠯ
ᠦᠨ ᠢᠬᠡᠯᠡᠯ ᠨᠡᠶᠢᠯᠡᠭᠦᠯᠦᠭᠰᠡᠨ ᠮᠠᠨᠵᠤ ᠦᠰᠦᠭ ᠤᠨ ᠲᠣᠯᠢ
ᠪᠢᠴᠢᠭ ᠦᠨ ᠲᠤᠬᠠᠢ
ᠪᠦᠯᠦᠭ — 15

ᠪᠣᠯᠤᠨ᠎ᠠ ::

【ᠲᠠᠶᠢᠯᠪᠤᠷᠢ】 [illegible] ᠪᠣᠯᠤᠨ᠎ᠠ ::

[illegible] — 3 ([illegible]) [illegible]

【[illegible]】 [illegible]

【[illegible]】 [illegible] ᠪᠣᠯᠤᠨ᠎ᠠ ::

[illegible] — 13 · [illegible] — 15 · [illegible] — 7 · [illegible] — 9 · [illegible]

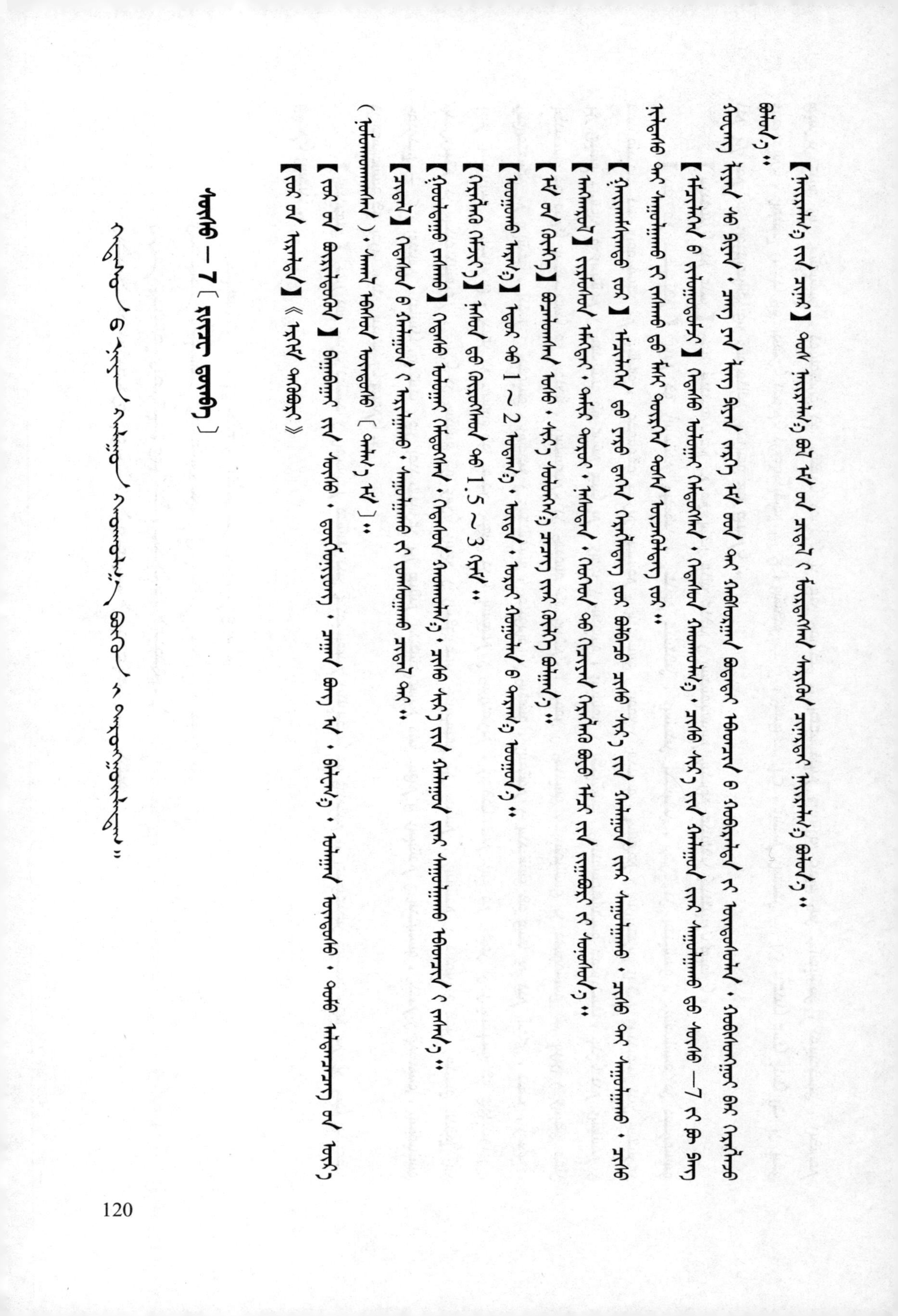

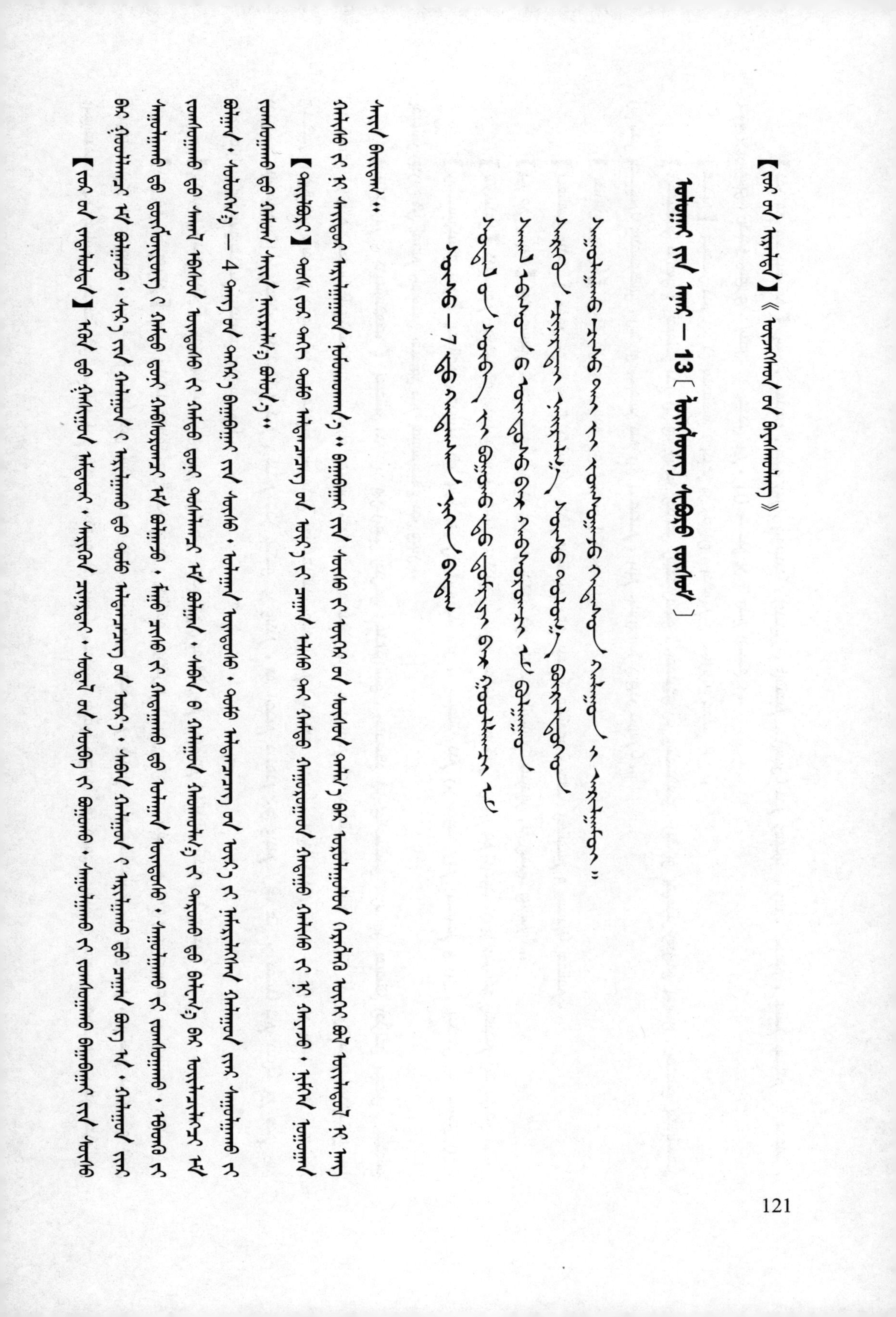

【[illegible]】《[illegible]》

[illegible] — 13〔[illegible]〕

[illegible] »
[illegible]
[illegible]
[illegible]
[illegible] — 7 [illegible]

[illegible] »

[illegible] » [illegible] 【[illegible]】 [illegible] » [illegible] — 4 [illegible] 【[illegible]】

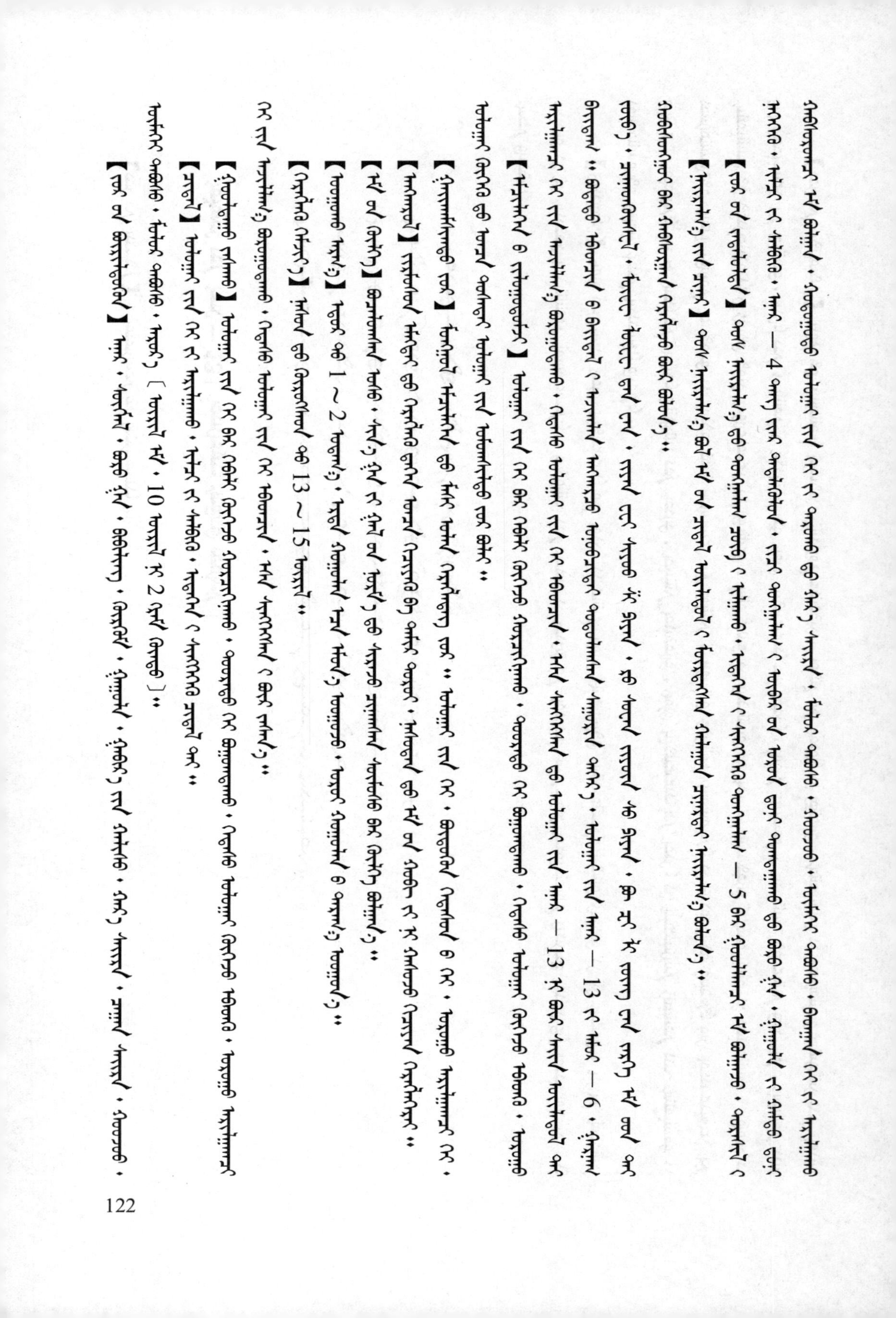

【ᠡᠮ ᠦᠨ ᠬᠡᠰᠡᠭ】 ᠦᠷ᠎ᠡ ᠮᠥᠬᠥᠯᠢᠭᠴᠢ ᠶᠢᠨ ᠪᠦᠬᠦ ᠨᠠᠮᠤᠷ ᠤᠨ ᠬᠣᠶᠠᠷ ᠰᠠᠷ᠎ᠠ ᠳᠤ ᠬᠤᠷᠢᠶᠠᠵᠤ · ᠬᠠᠬᠤᠯᠵᠤ ᠴᠡᠪᠡᠷᠯᠡᠭᠡᠳ ᠨᠠᠷᠠᠨ ᠳᠤ ᠬᠠᠢᠷᠠᠵᠤ ᠬᠠ�dᠠᠭᠠᠯᠠᠨ᠎ᠠ ::

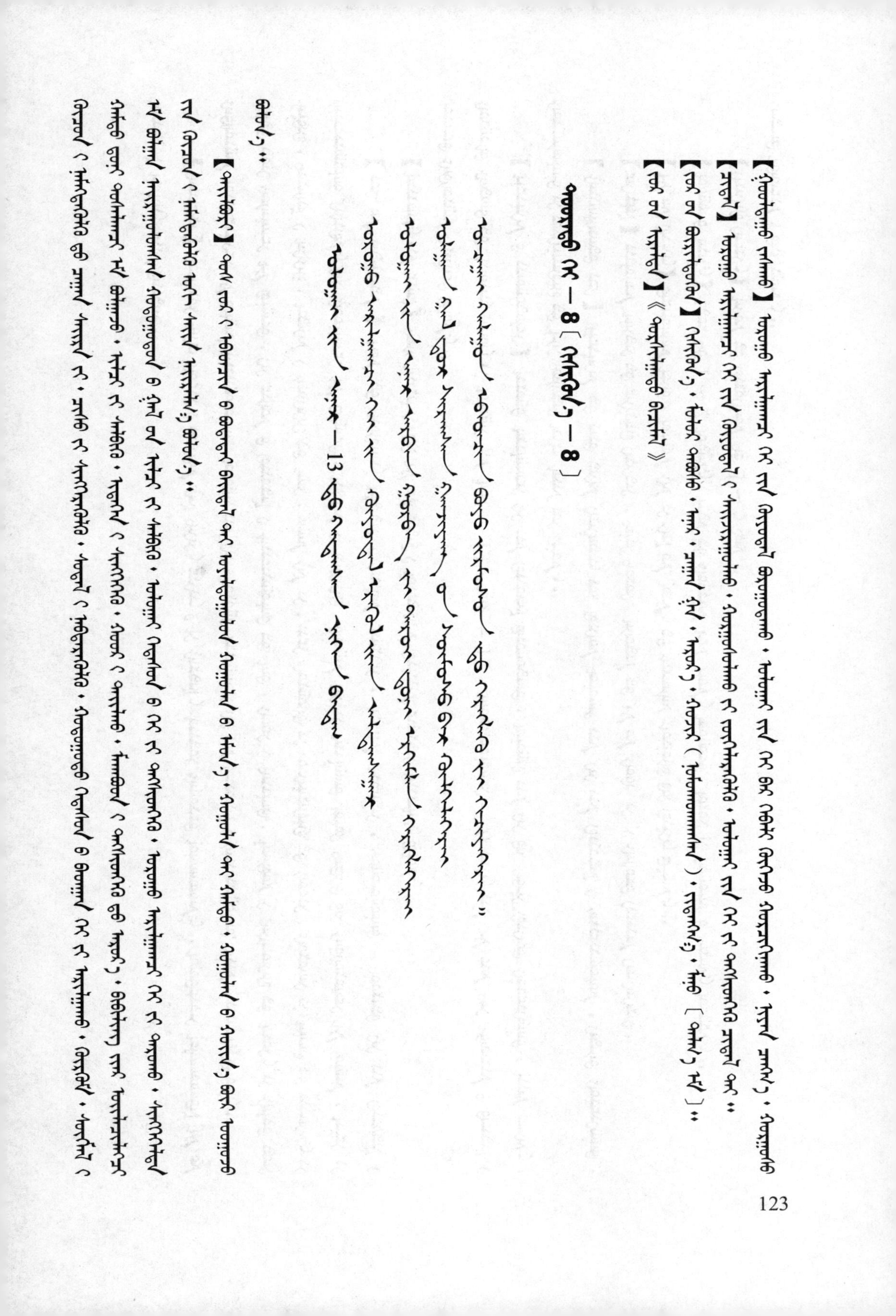

【[illegible]】 [illegible]

【[illegible]】 [illegible]

【[illegible]】 [illegible]

【[illegible]】 [illegible]

[illegible] 8 〔[illegible] 8 — 8〕

[illegible]

[illegible]

[illegible]

[illegible]

[illegible] — 13 [illegible]

[illegible]

【[illegible]】 [illegible]

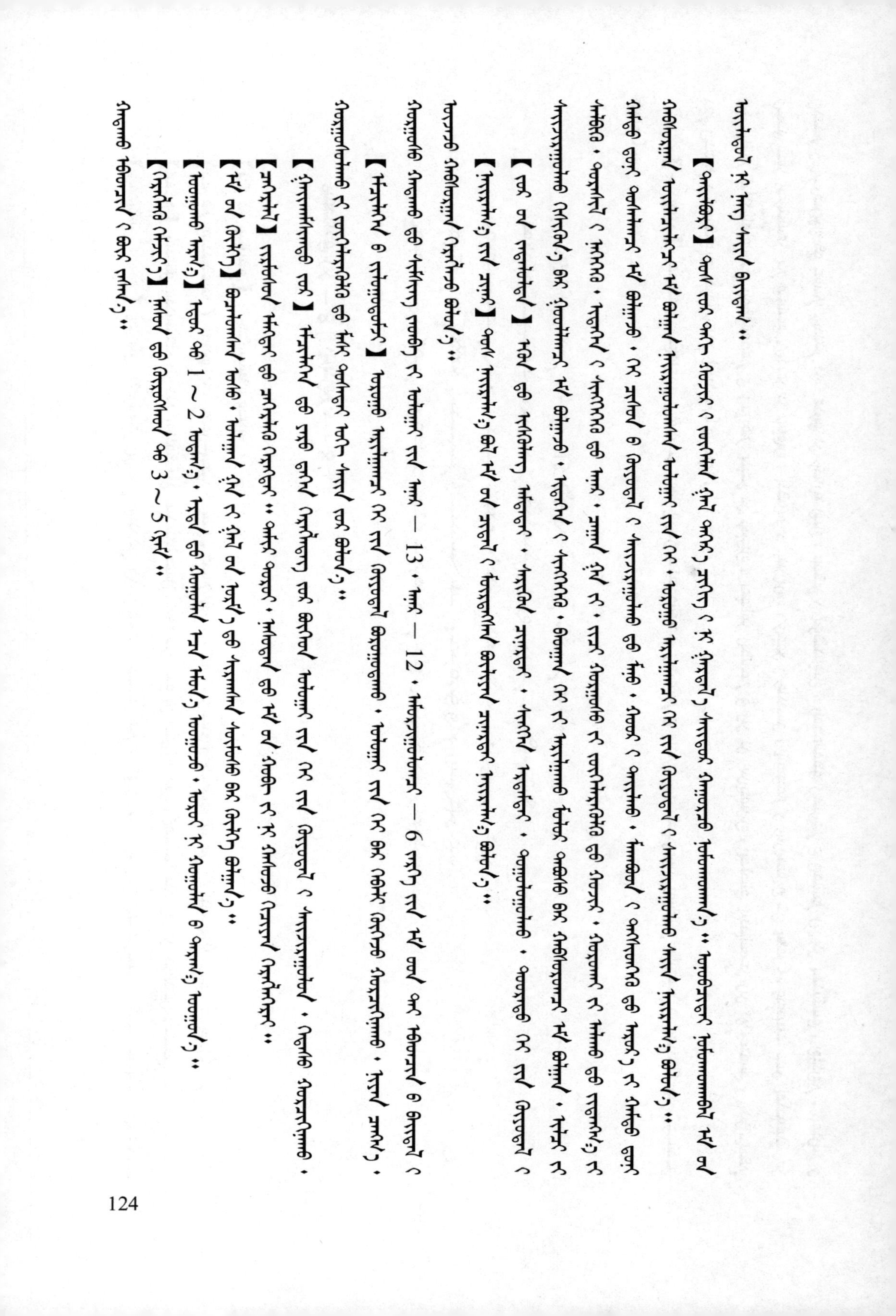

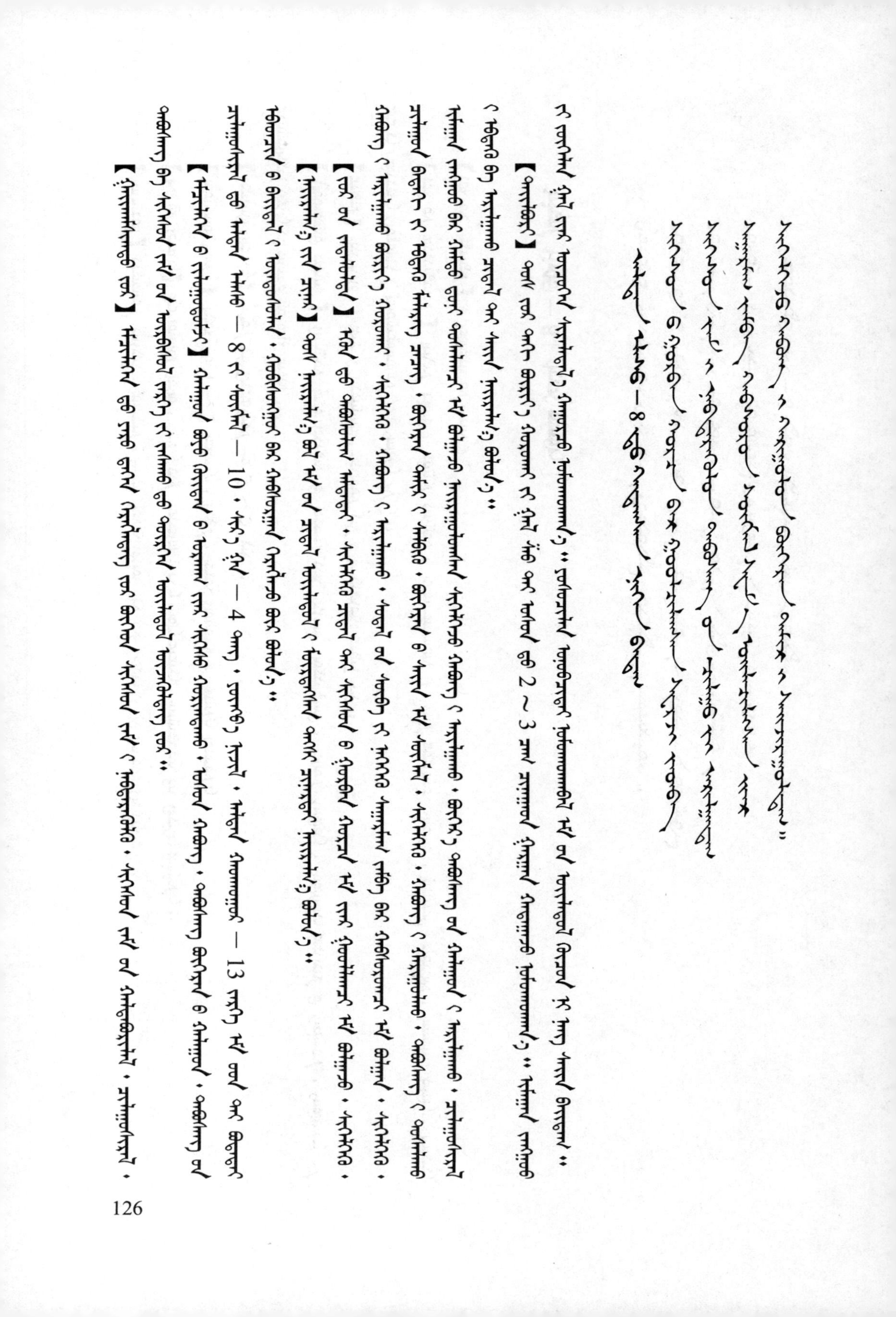

[illegible]

[illegible]

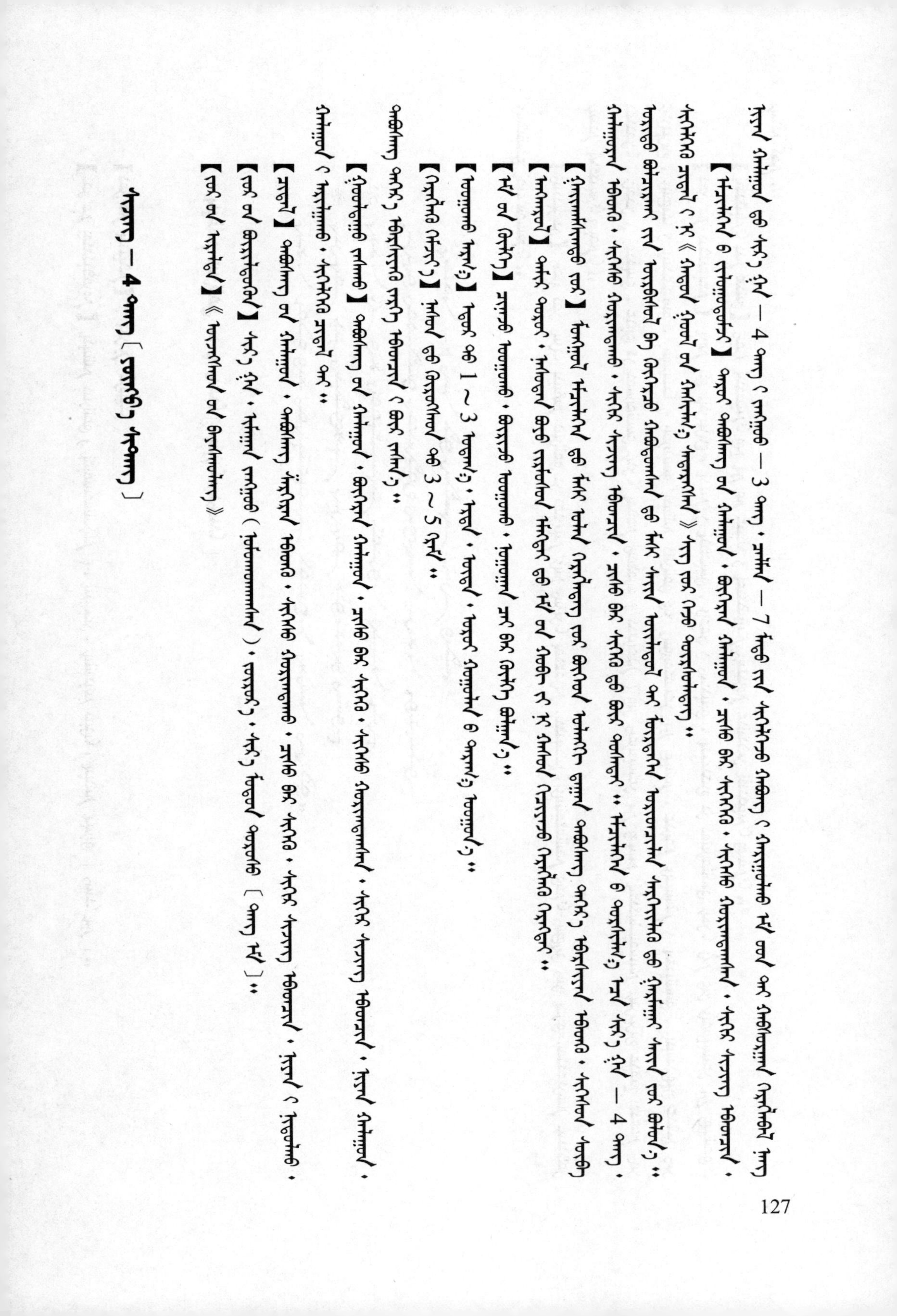

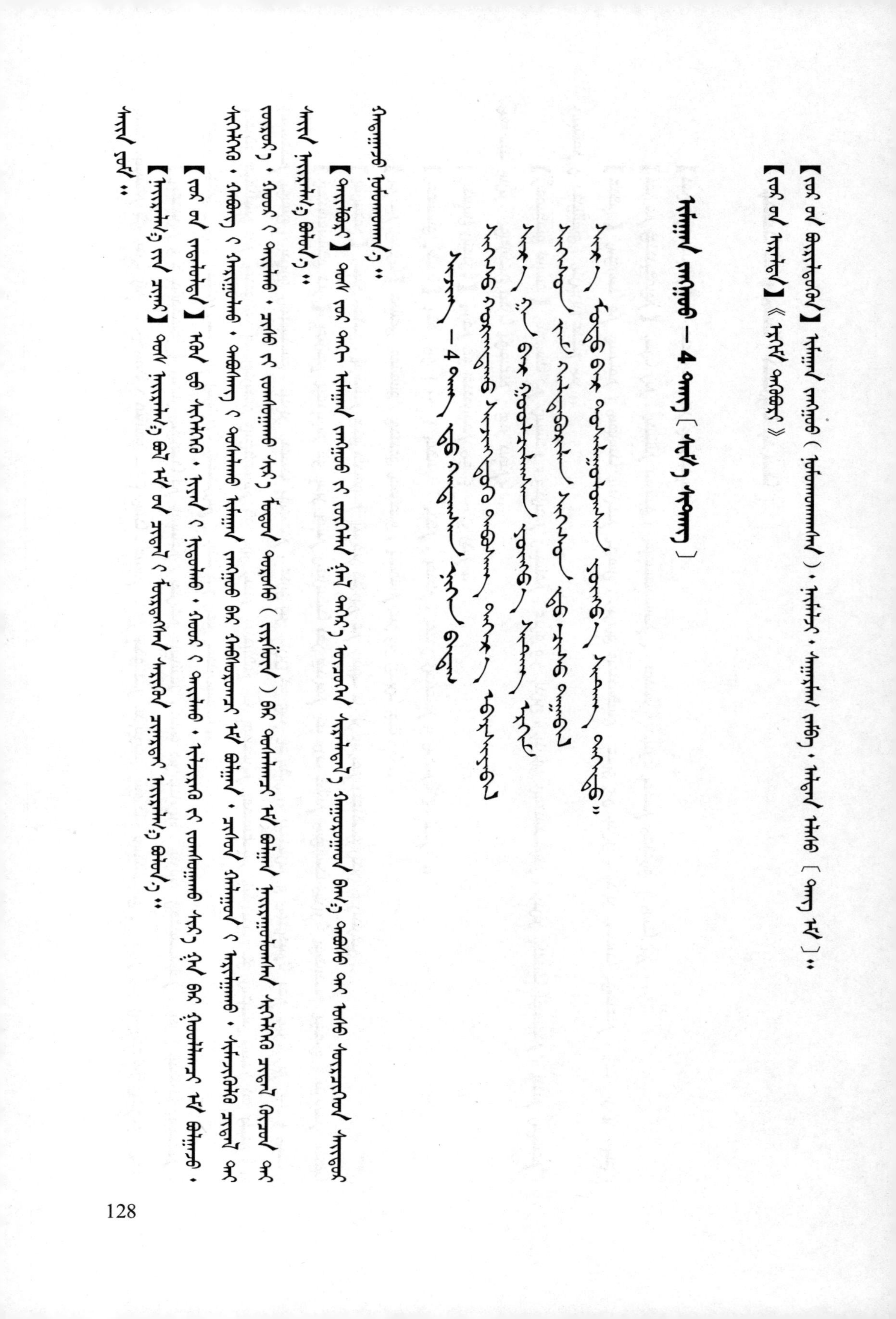

— 4

128

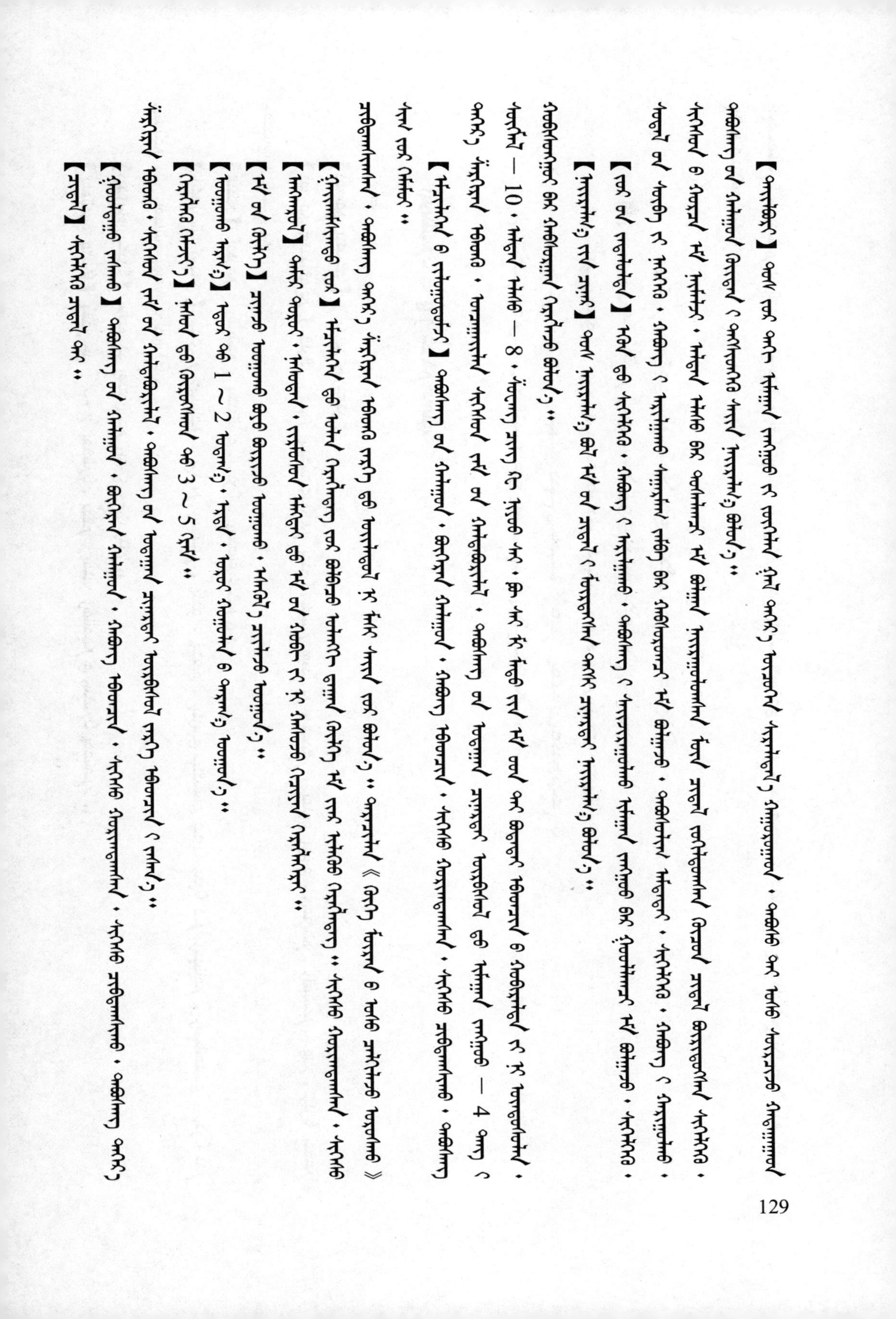

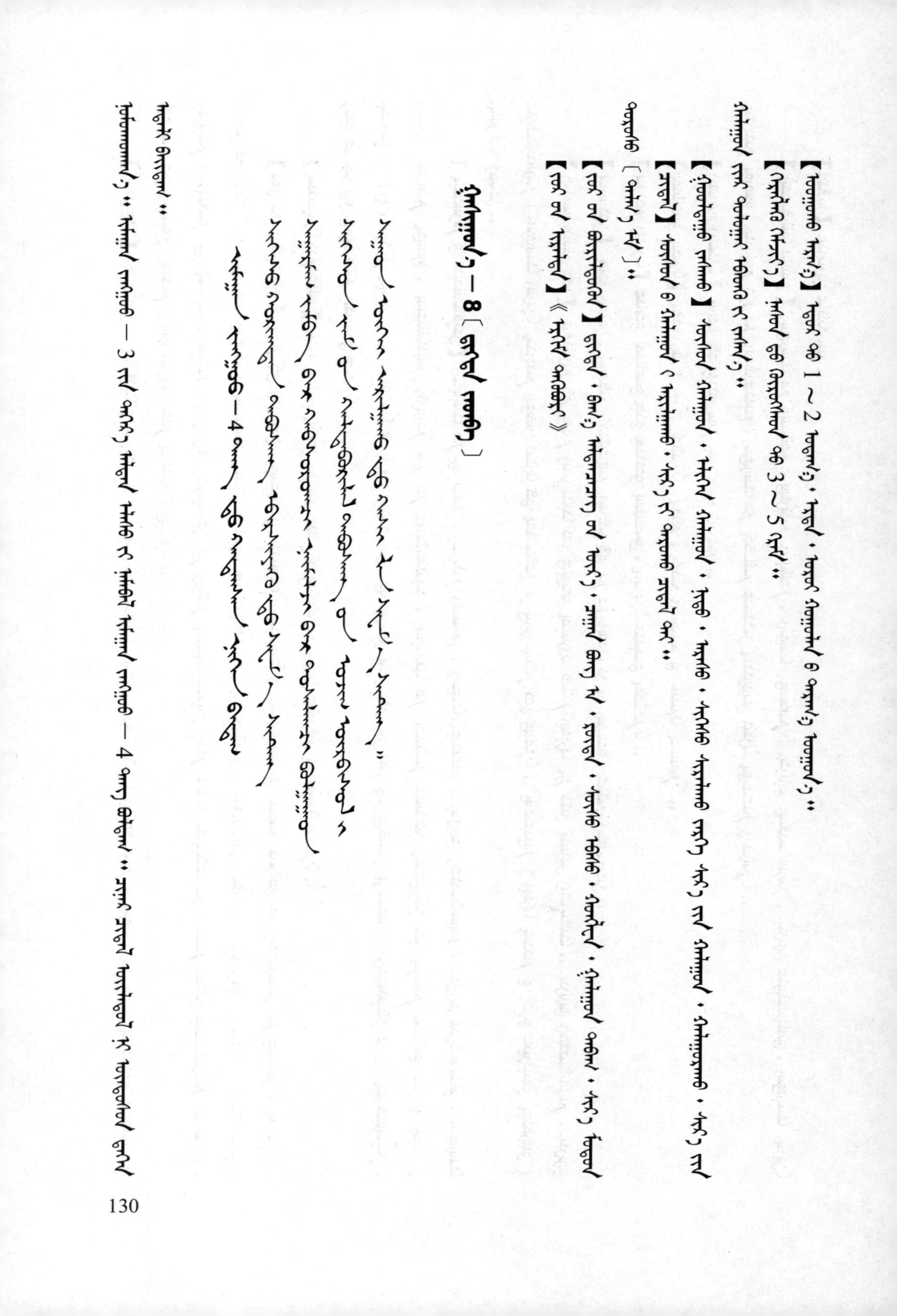

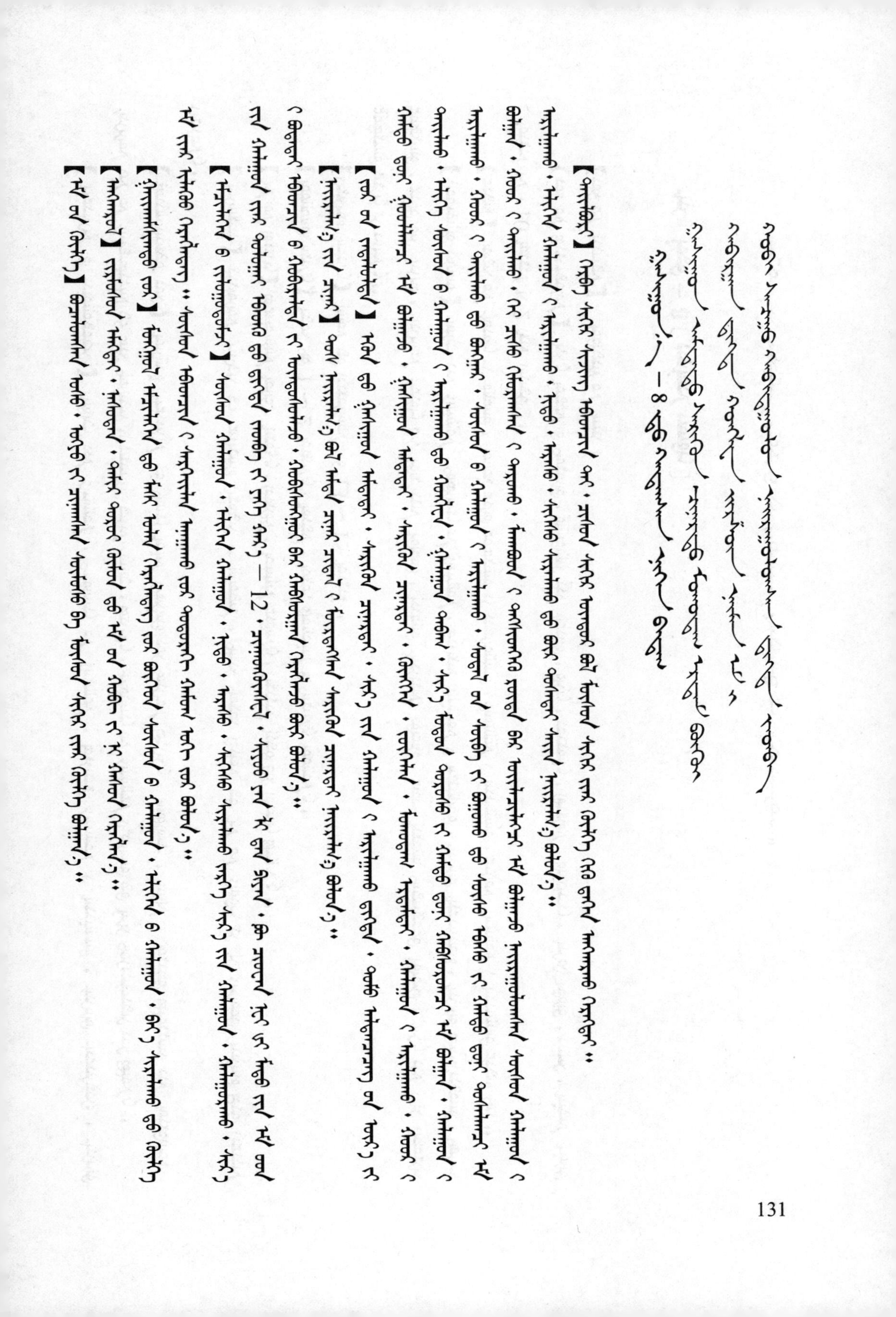

[illegible] 8 — [illegible]

[illegible]

[illegible] 12 [illegible]

[illegible]

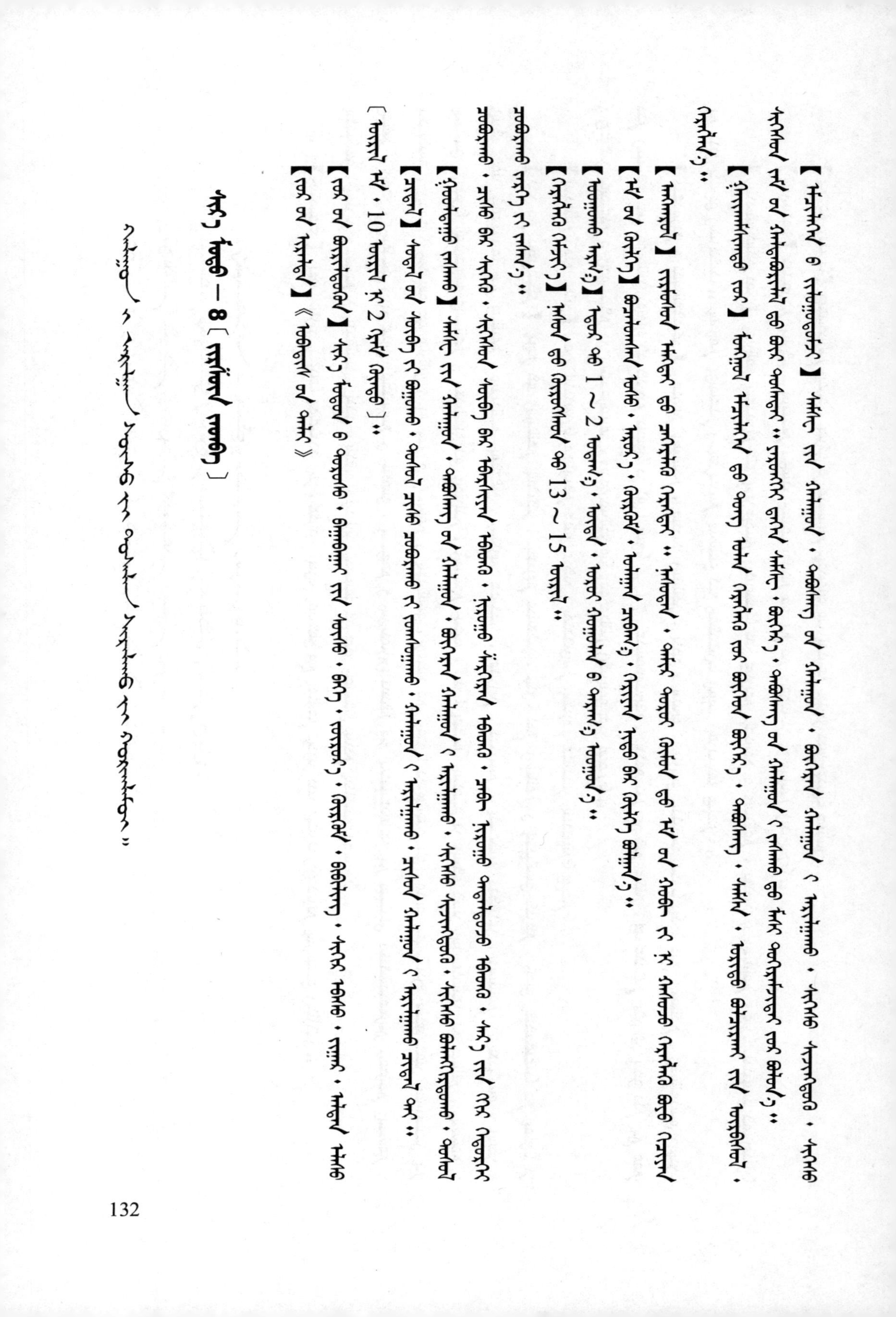

【[illegible]】 [illegible] ᠃

【[illegible]】 [illegible] ᠃

【[illegible]】 [illegible] ᠃

【[illegible]】 [illegible] ᠃

【[illegible]】 [illegible] 1 ~ 2 [illegible] ᠃

【[illegible]】 [illegible] 13 ~ 15 [illegible] ᠃

[illegible] ᠃

【[illegible]】 [illegible] ᠃

【[illegible]】 [illegible] ᠃

〔[illegible] 10 [illegible] 2 [illegible]〕 ᠃

【[illegible]】 [illegible] ᠃

【[illegible]】 《[illegible]》

[illegible] — 8〔[illegible]〕

[illegible] ᠃

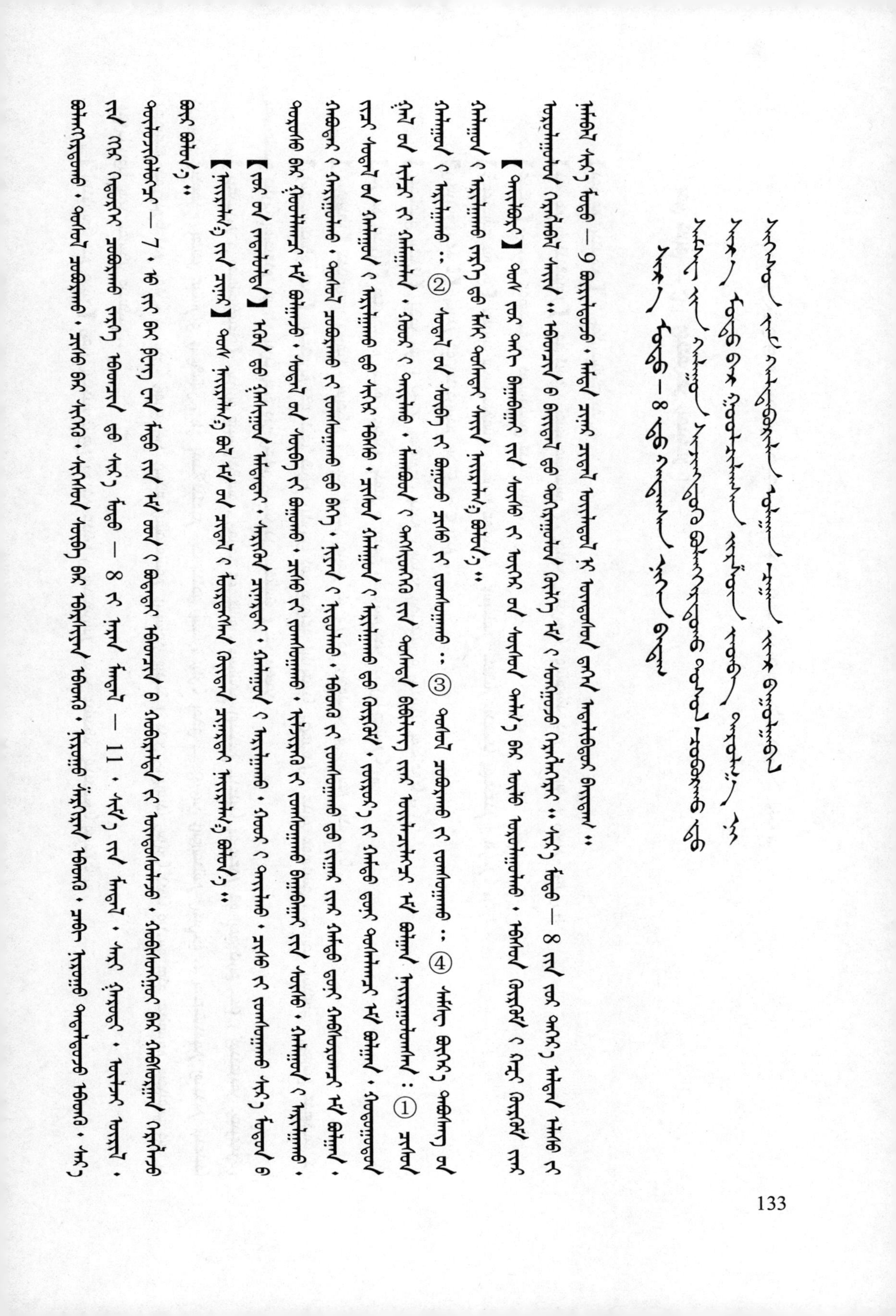

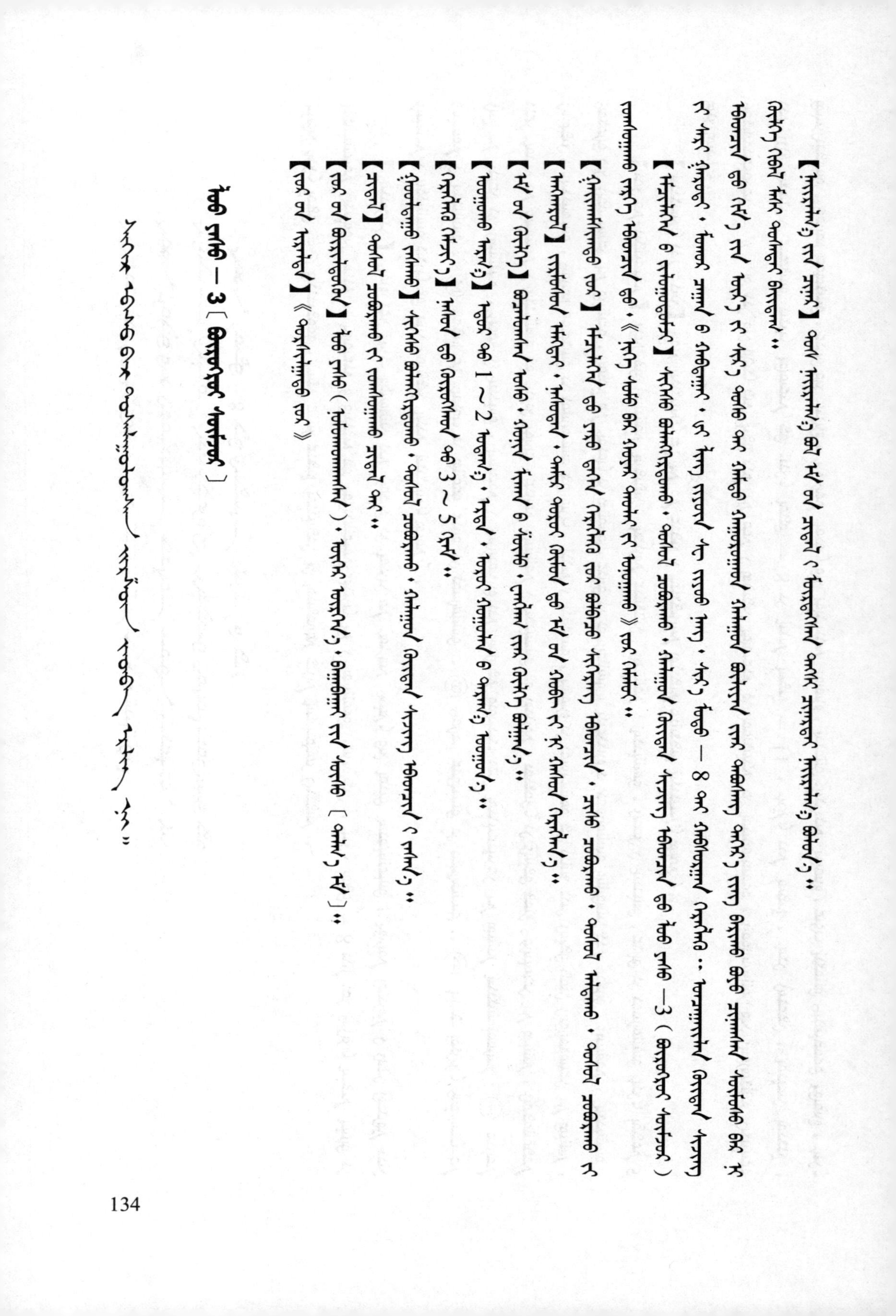

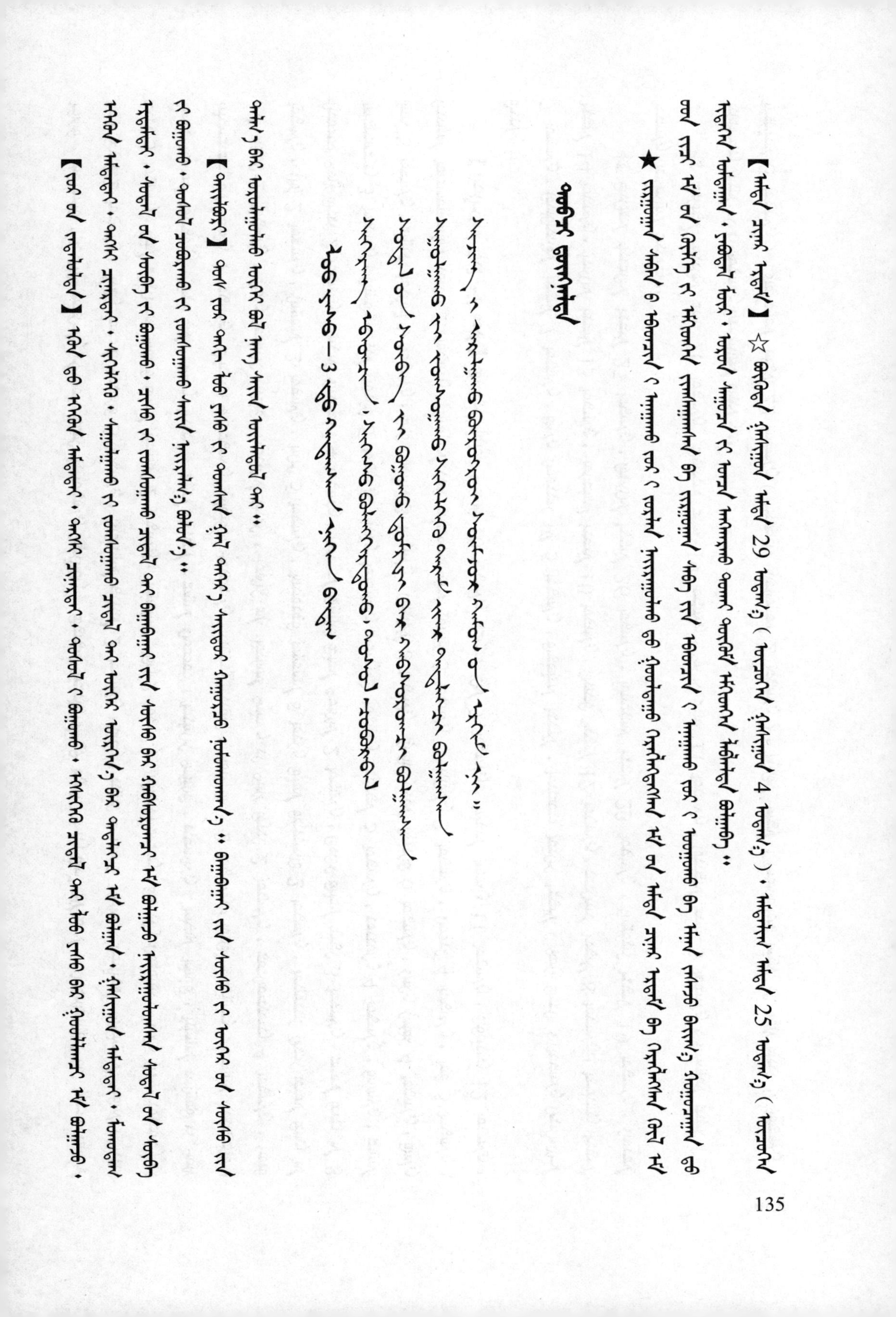

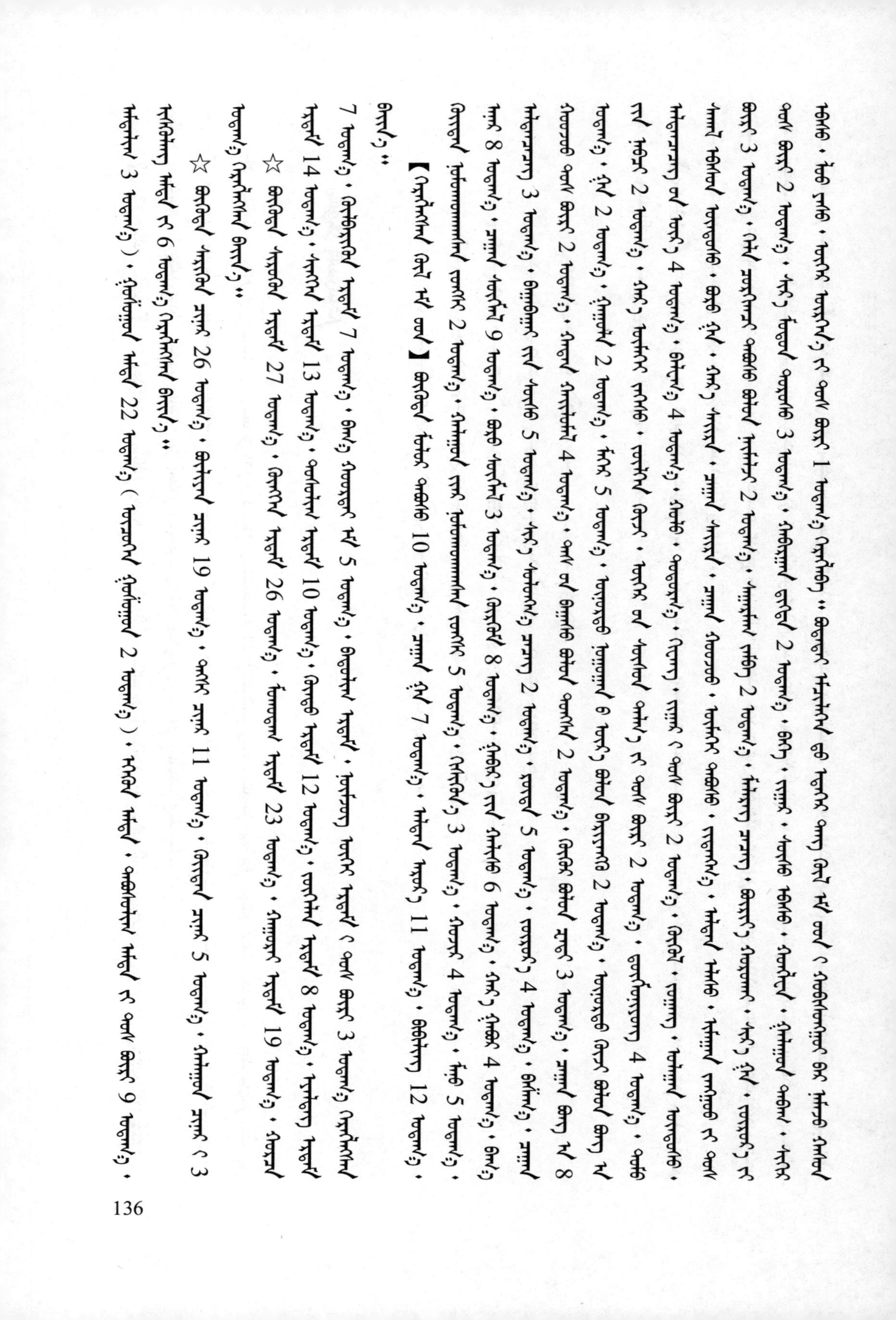

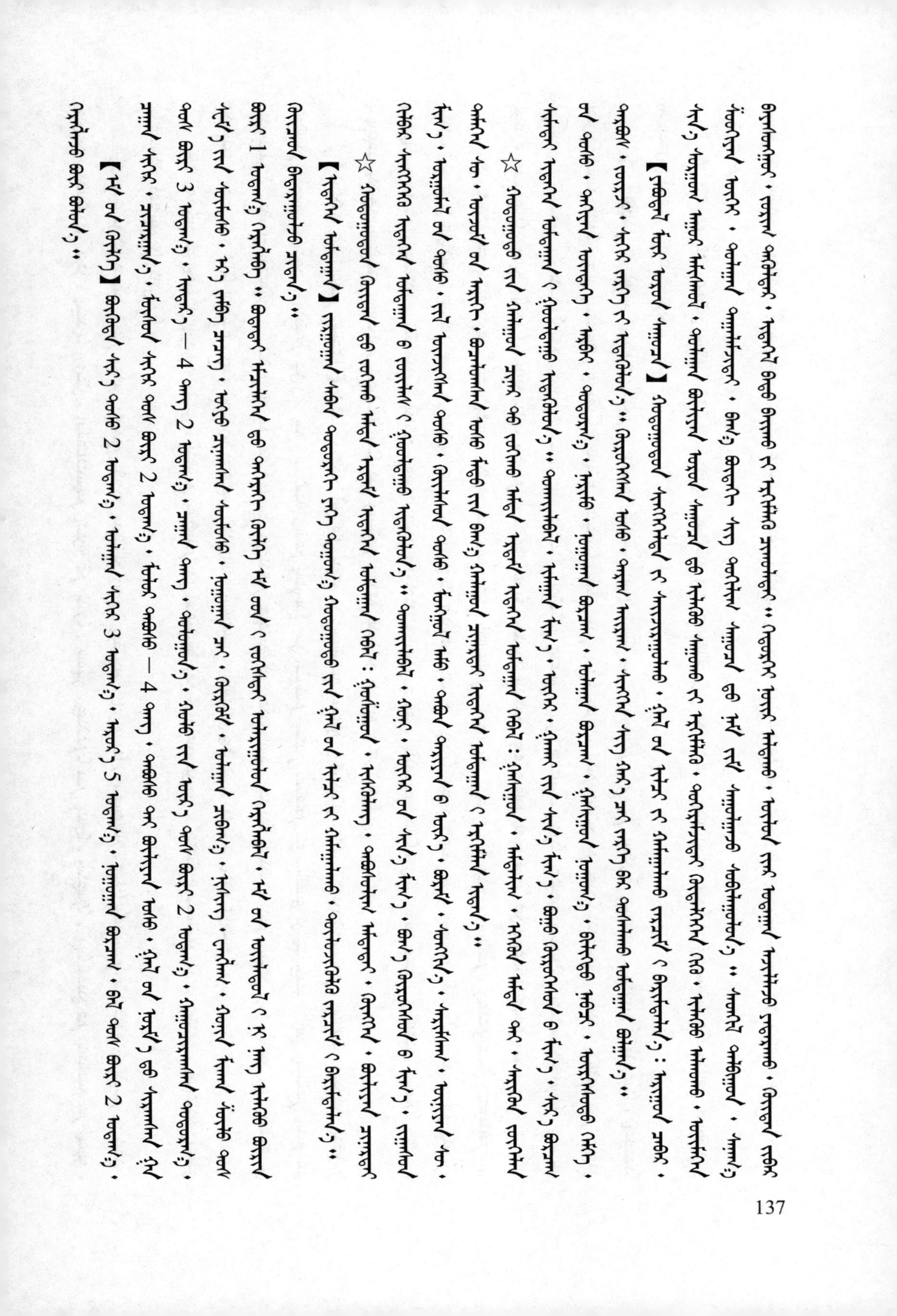

[illegible] ::

【[illegible]】 [illegible] ::

☆ [illegible] ::

☆ [illegible] ::

【[illegible]】 [illegible] ::

[illegible] 1 [illegible] :: [illegible] 3 [illegible] — 4 [illegible] 2 [illegible] 2 [illegible] — 4 [illegible] ::

【[illegible]】 [illegible] 2 [illegible] 3 [illegible] 5 [illegible] 2 [illegible] ::

137

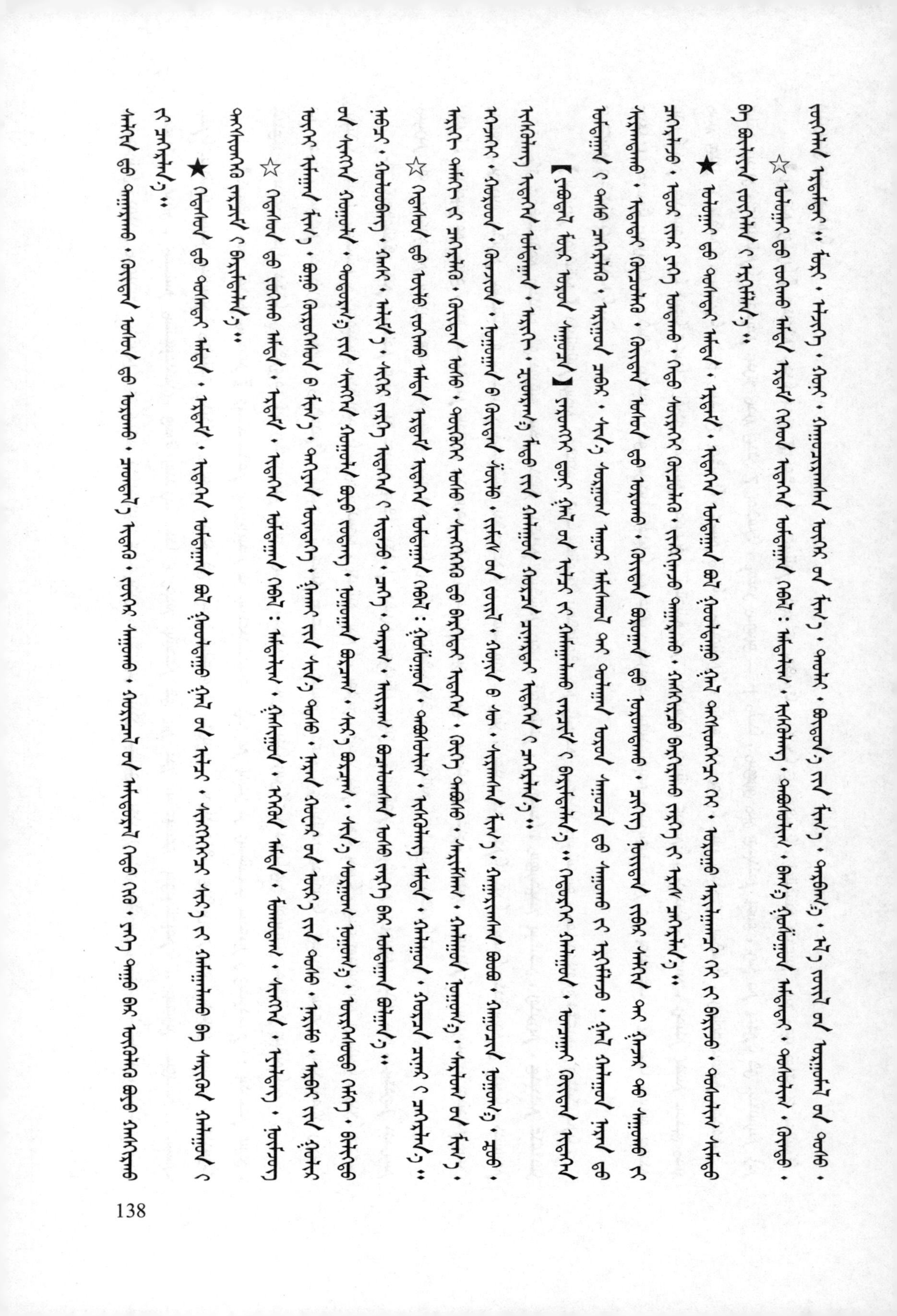

[illegible] : :

★ [illegible] : :

☆ [illegible] : :

☆ [illegible] : :

【[illegible]】 [illegible] : :

★ [illegible] : :

☆ [illegible] ·

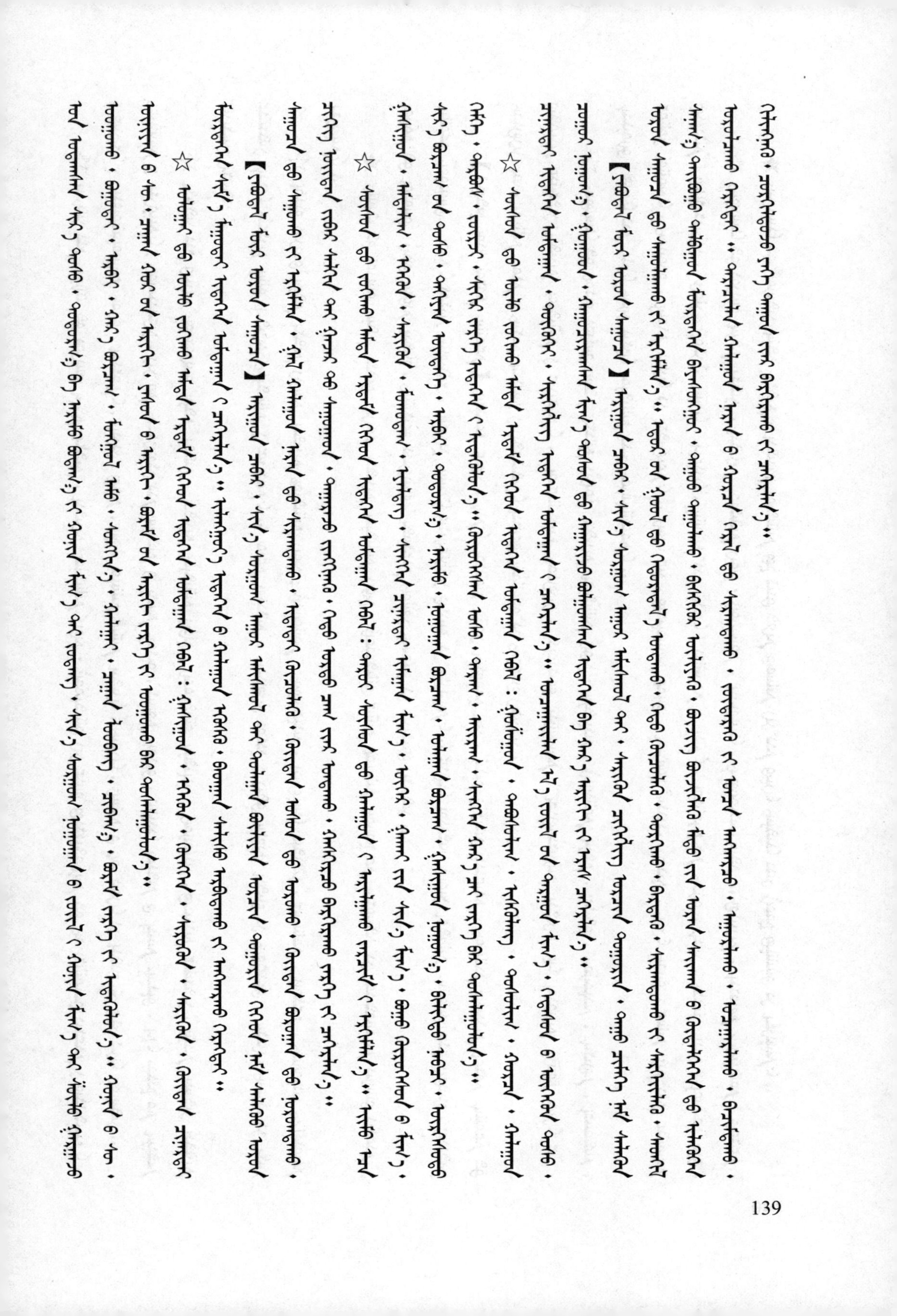

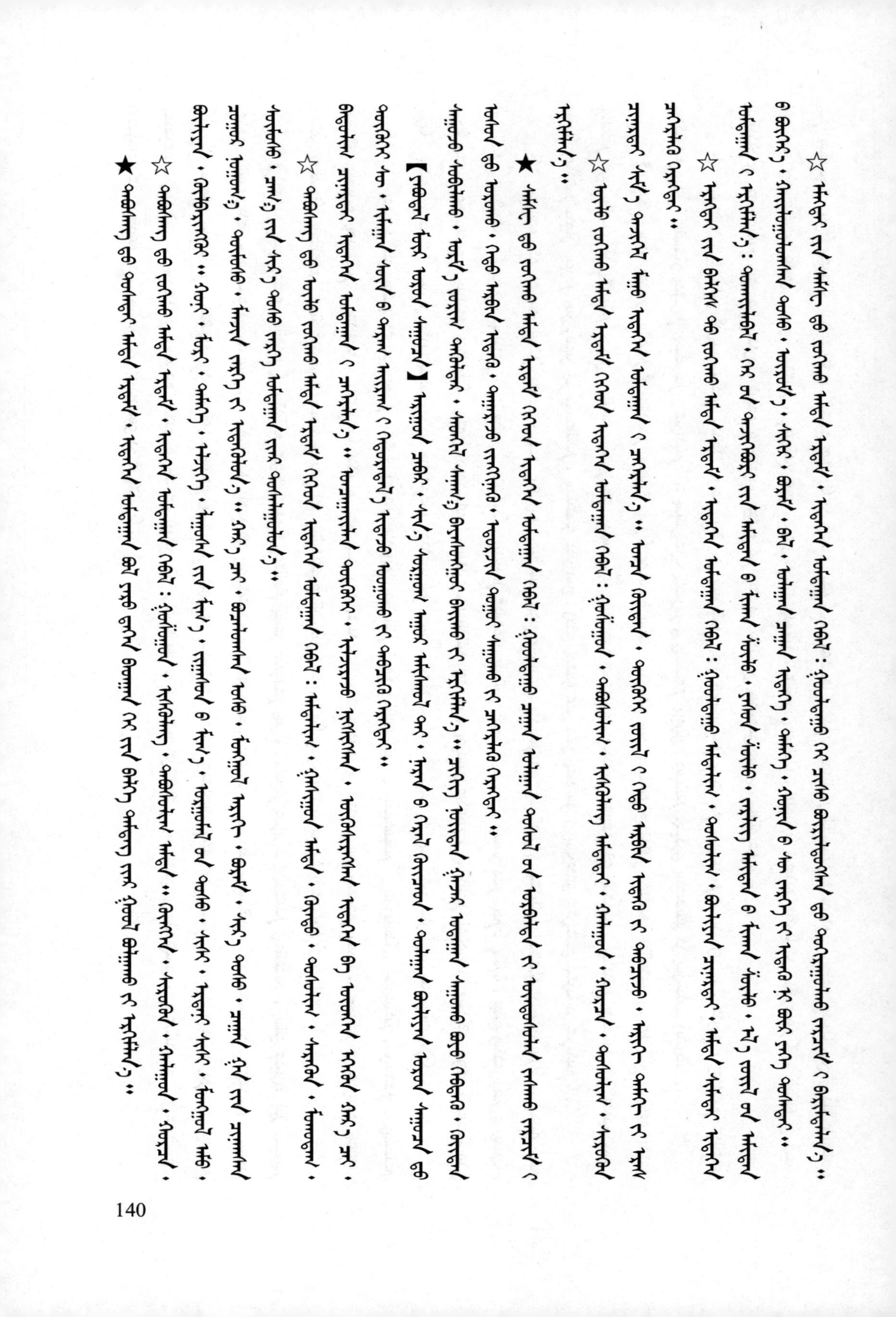

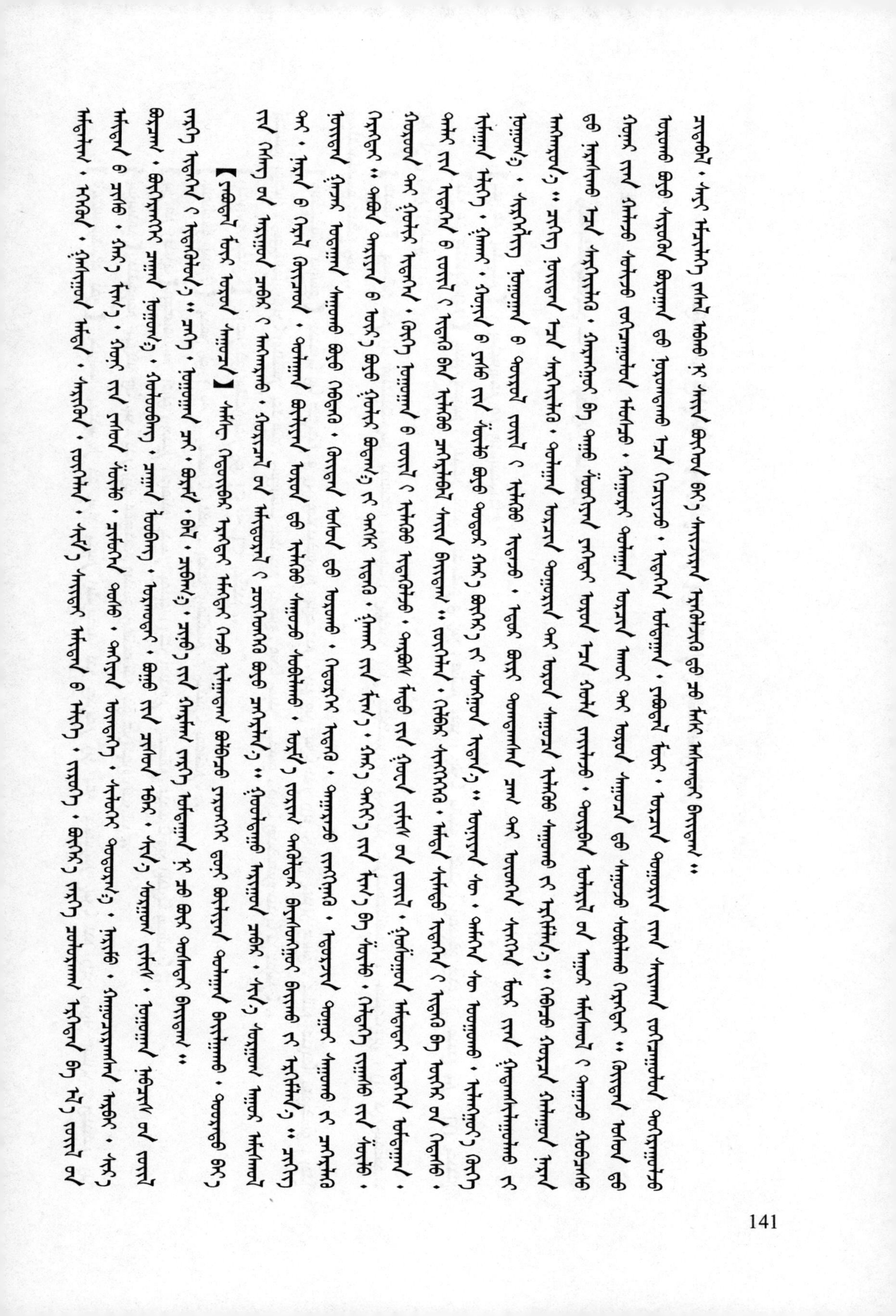

[illegible]

[illegible] — 7 〔[illegible]〕

【[illegible]】《[illegible]》

【[illegible]】 [illegible] 〔[illegible] ᠮᠢᠨᠦ᠋ᠲ [illegible] ᠂ 10 ᠮᠢᠨᠦ᠋ᠲ [illegible] 2 [illegible]〕᠄

【[illegible]】 [illegible] ([illegible]) [illegible] ᠄

【[illegible]】 [illegible] ᠄

【[illegible]】 [illegible] 13 ~ 15 ᠡᠳᠦᠷ ᠄

【[illegible]】 ᠡᠳᠦᠷ [illegible] 1 ~ 2 [illegible] ᠄

【[illegible]】 [illegible] ᠄

【[illegible]】 [illegible] ᠄

【[illegible]】 [illegible]

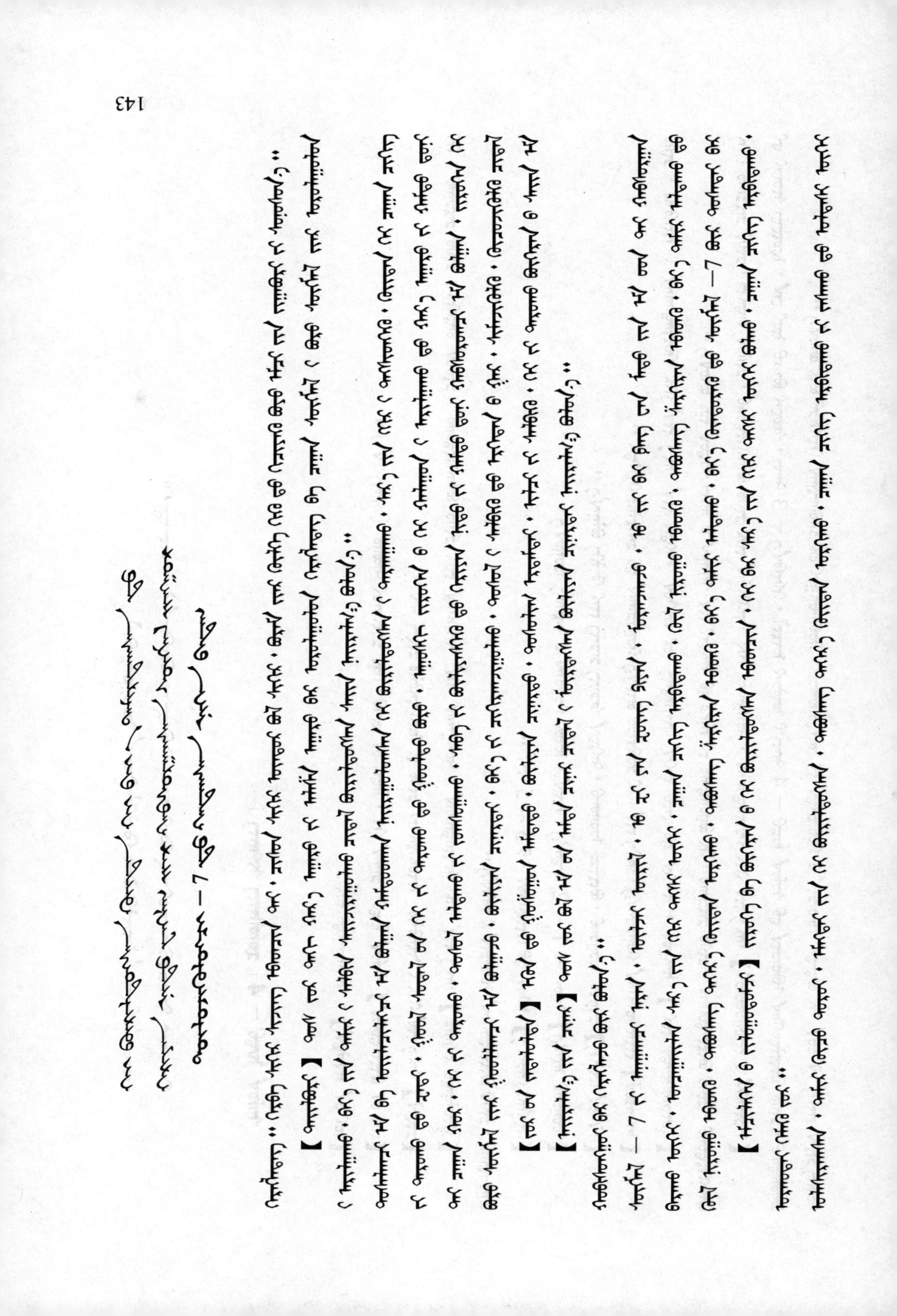

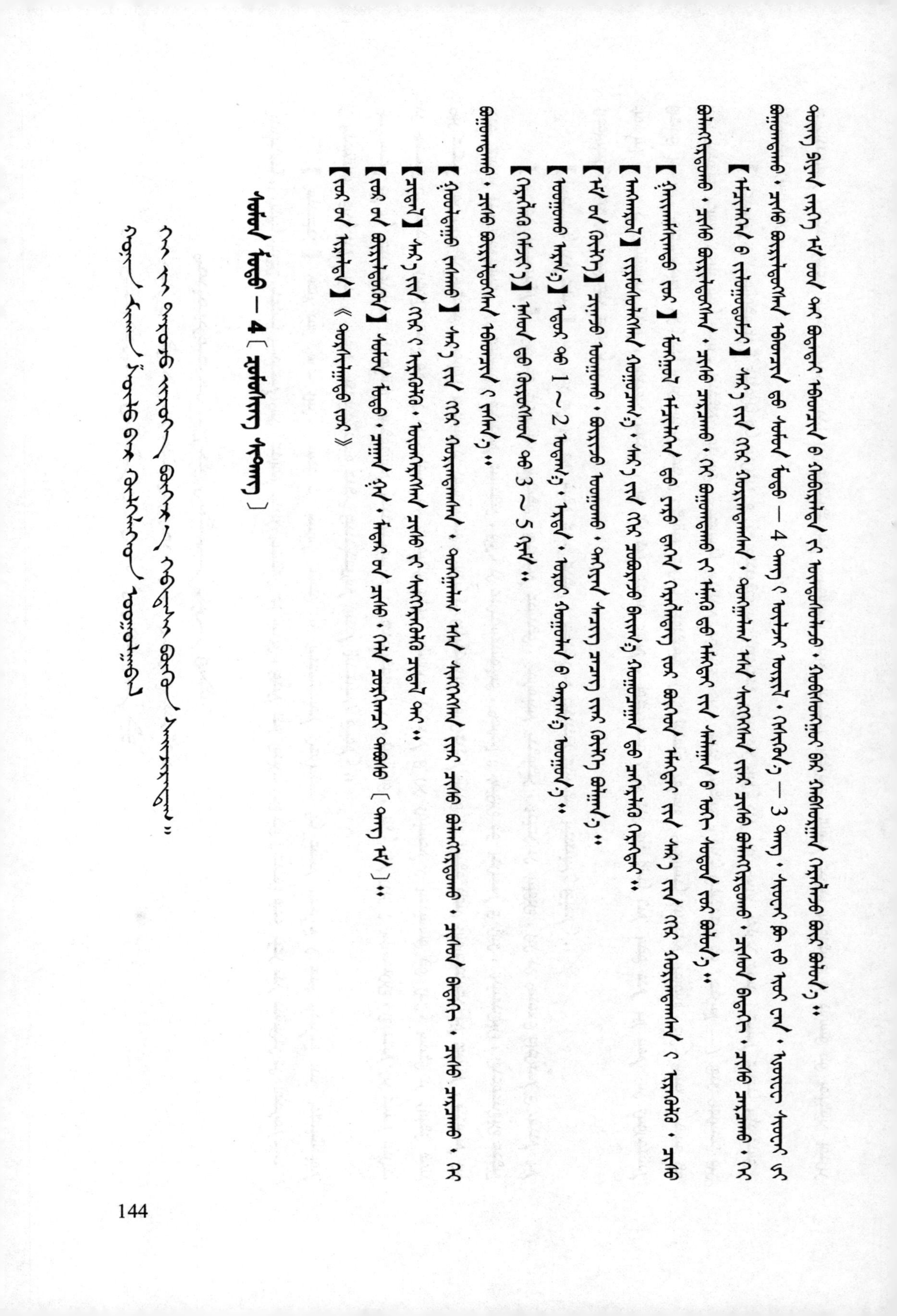

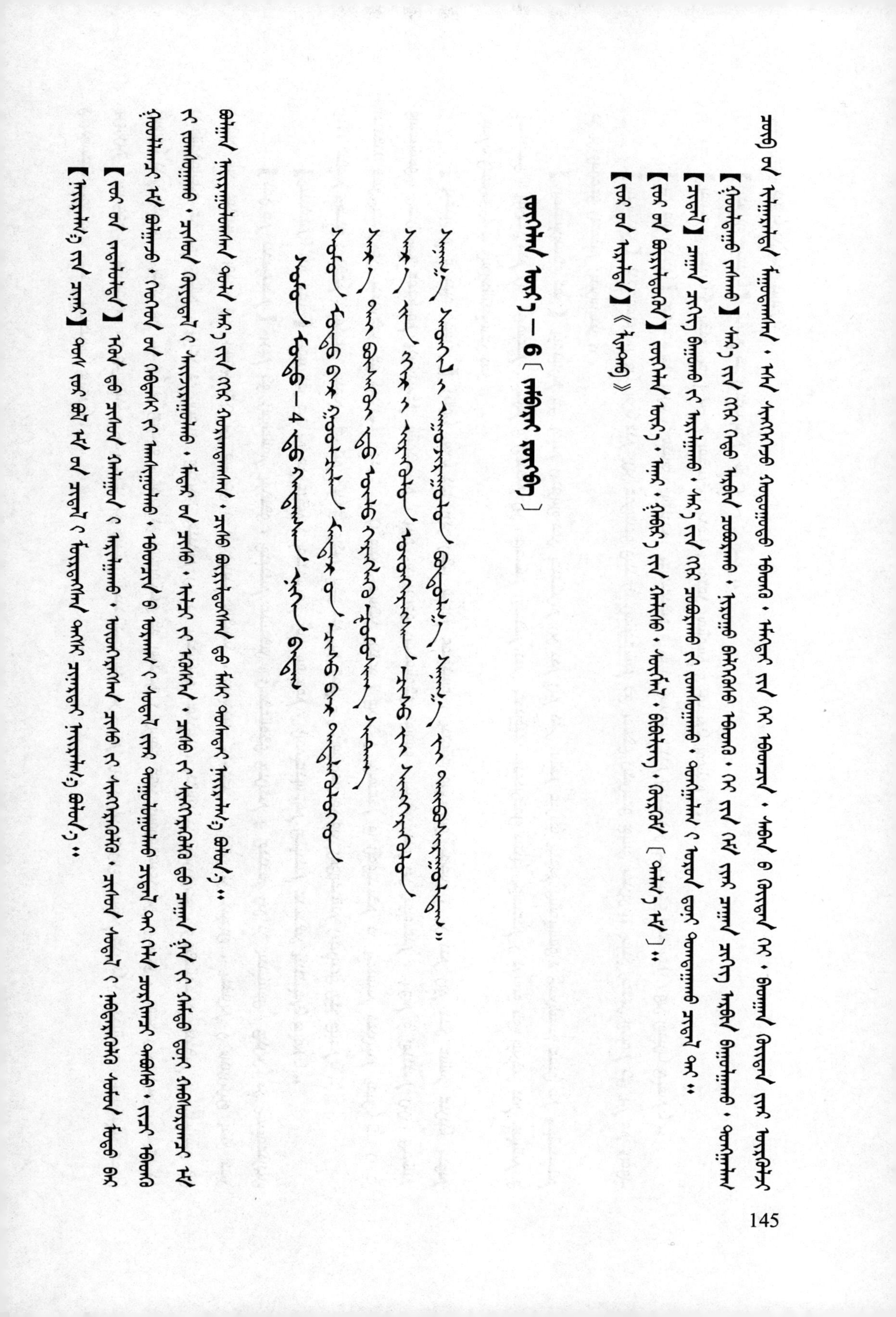

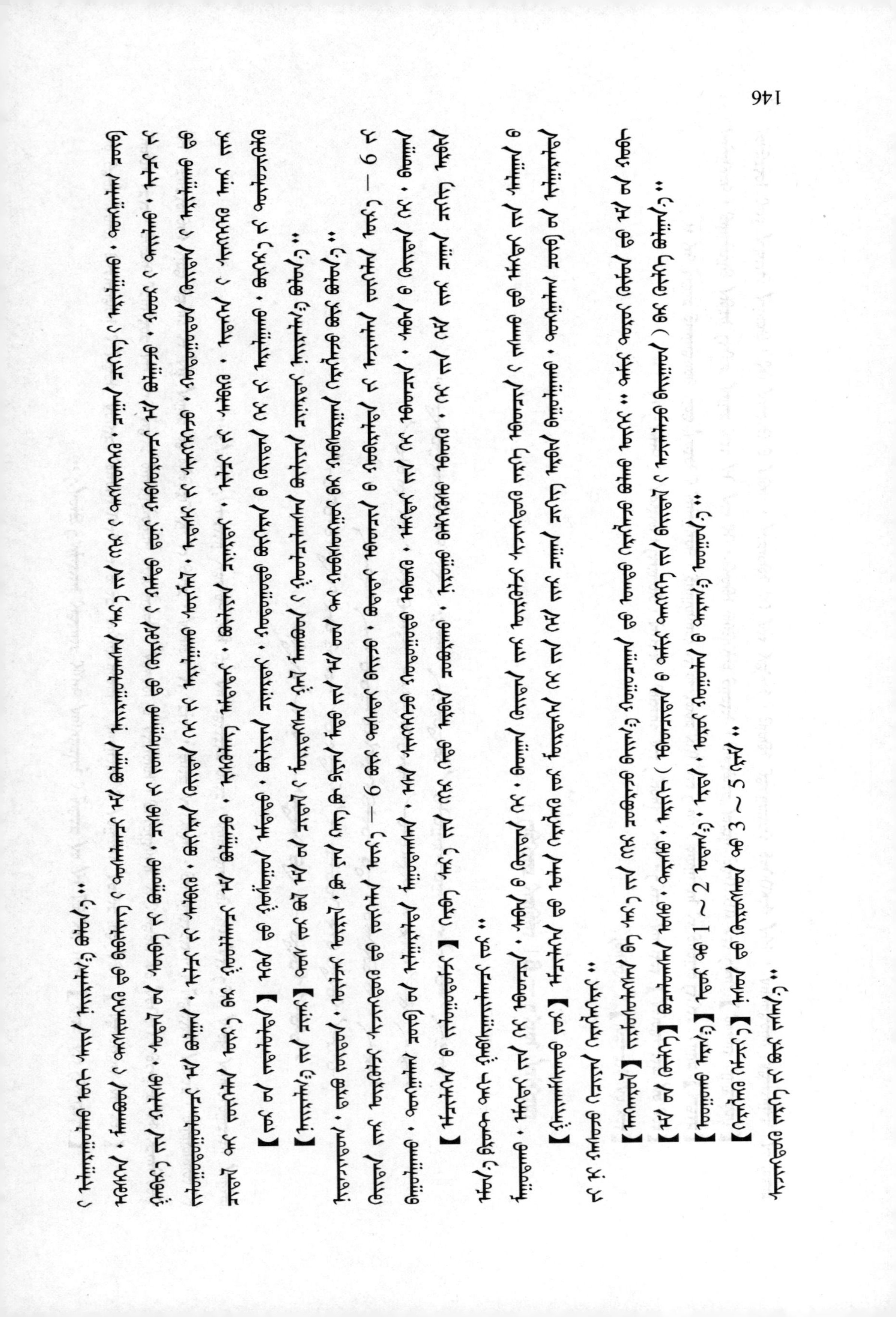

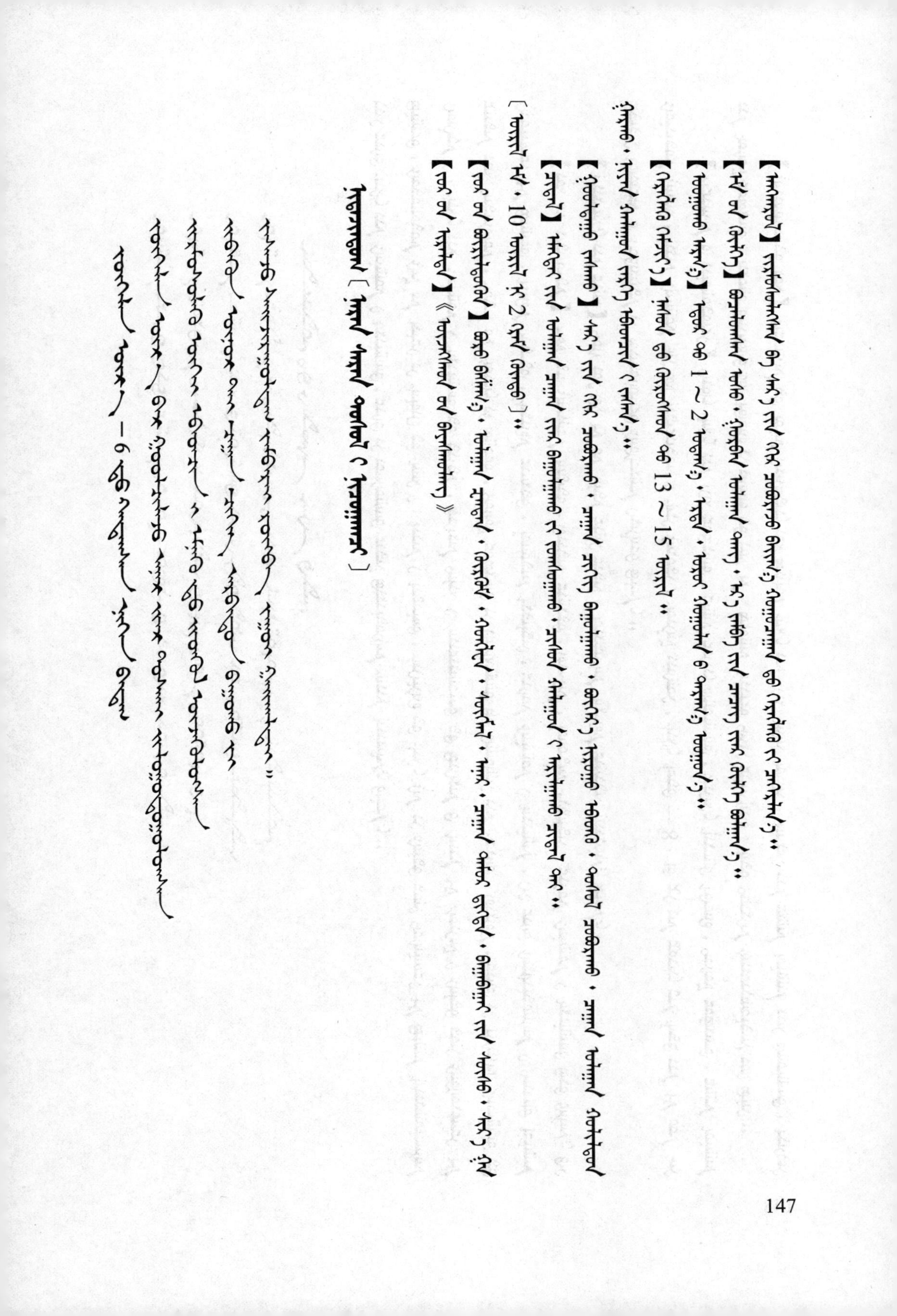

【ᠨᠢᠭᠤᠯᠠᠰᠬᠤᠢ ᠲᠠᠢ】 ᠬᠡᠷᠡᠭᠯᠡᠬᠦ ᠪᠡᠷ ᠬᠡᠮᠵᠢᠶ᠎ᠡ ᠲᠠᠢ ᠪᠠᠢᠳᠠᠯ ᠢᠶᠠᠷ ᠬᠢ ᠶᠢᠨ ᠮᠠᠰᠢ ᠶᠡᠬᠡ · ᠬᠣᠣᠯ ᠤᠨ ᠠᠮᠢᠨ ᠬᠦᠴᠦᠨ ᠲᠠᠢ ᠪᠣᠯᠭᠠᠭᠰᠠᠨ ᠤ ᠬᠠᠮᠲᠤ ·

ᠲᠠᠢ ᠬᠣᠷᠢᠶᠠᠬᠤ · ᠨᠢᠭᠤᠯᠠᠬᠤ ᠪᠣᠯᠭᠠᠬᠤ ᠶᠢᠨ ᠲᠤᠰᠠ ᠲᠠᠢ 《ᠪᠠᠢᠭᠠᠯ ᠤᠨ ᠡᠮ ᠦᠨ ᠨᠣᠮ》 ᠳᠤ ᠲᠡᠮᠳᠡᠭᠯᠡᠭᠰᠡᠨ ᠲᠠᠢ ᠪᠠᠢᠨ᠎ᠠ ::

【ᠬᠡᠷᠡᠭᠯᠡᠬᠦ ᠪᠠ ᠲᠤᠩᠬᠠᠭᠯᠠᠯᠲᠠ】 [illegible]

[illegible] — 8 · [illegible]

[illegible] ᠪᠠᠢᠨ᠎ᠠ ::

【ᠨᠠᠢᠷᠠᠭᠤᠯᠤᠭᠰᠠᠨ ᠲᠠᠢ ᠬᠠᠮᠲᠤ】 [illegible] ᠪᠠᠢᠨ᠎ᠠ ::

【ᠲᠠᠢ ᠪᠠ ᠠᠳᠠᠯᠢᠰᠬᠠᠯ】 [illegible]

[illegible]

[illegible]

[illegible]

[illegible] ᠪᠠᠢᠨ᠎ᠠ ::

[illegible]

ᠬᠦᠮᠦᠨ [illegible]

ᠬᠦᠮᠦᠨ [illegible]

ᠬᠦᠮᠦᠨ [illegible]

ᠬᠦᠮᠦᠨ [illegible] ::

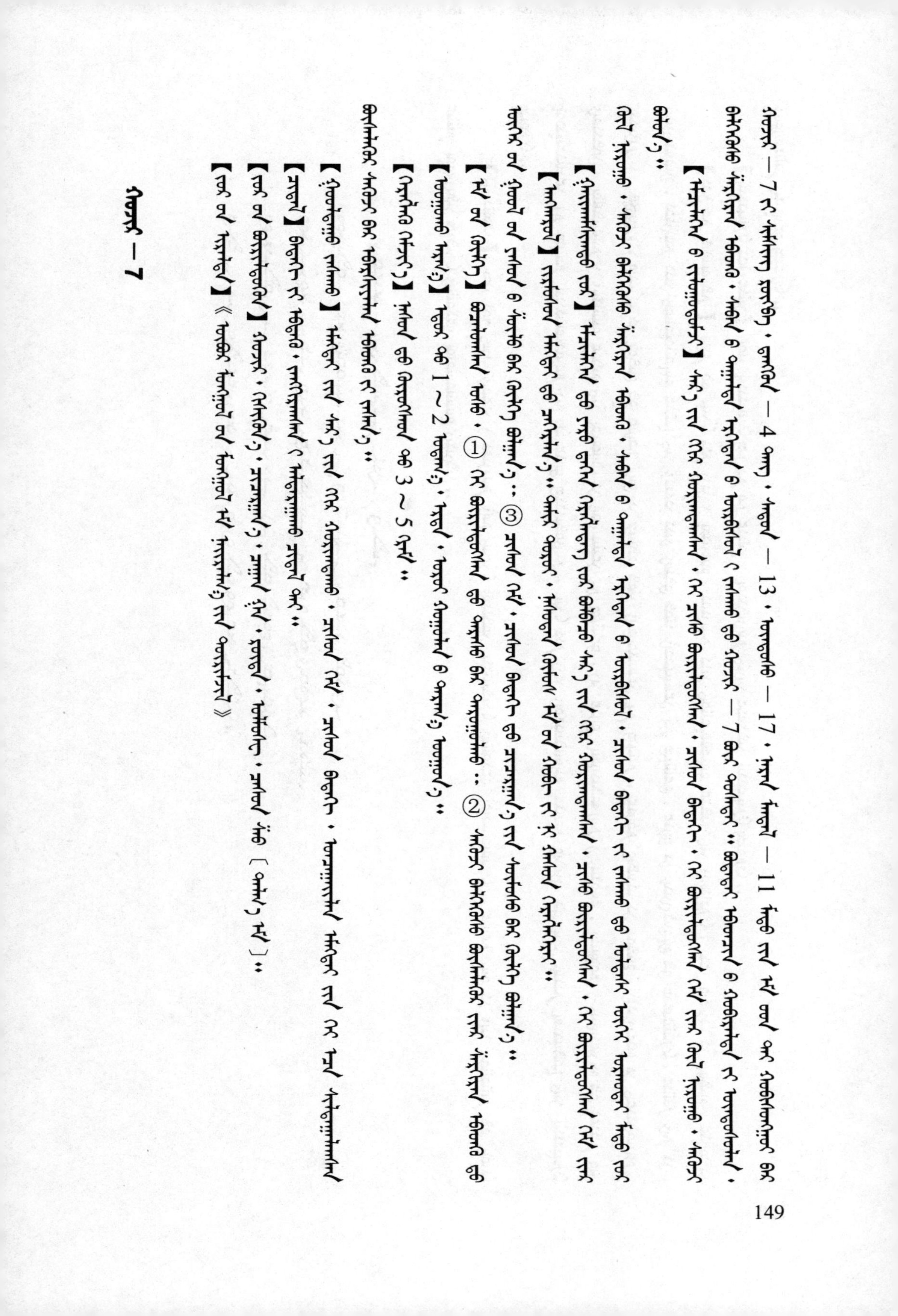

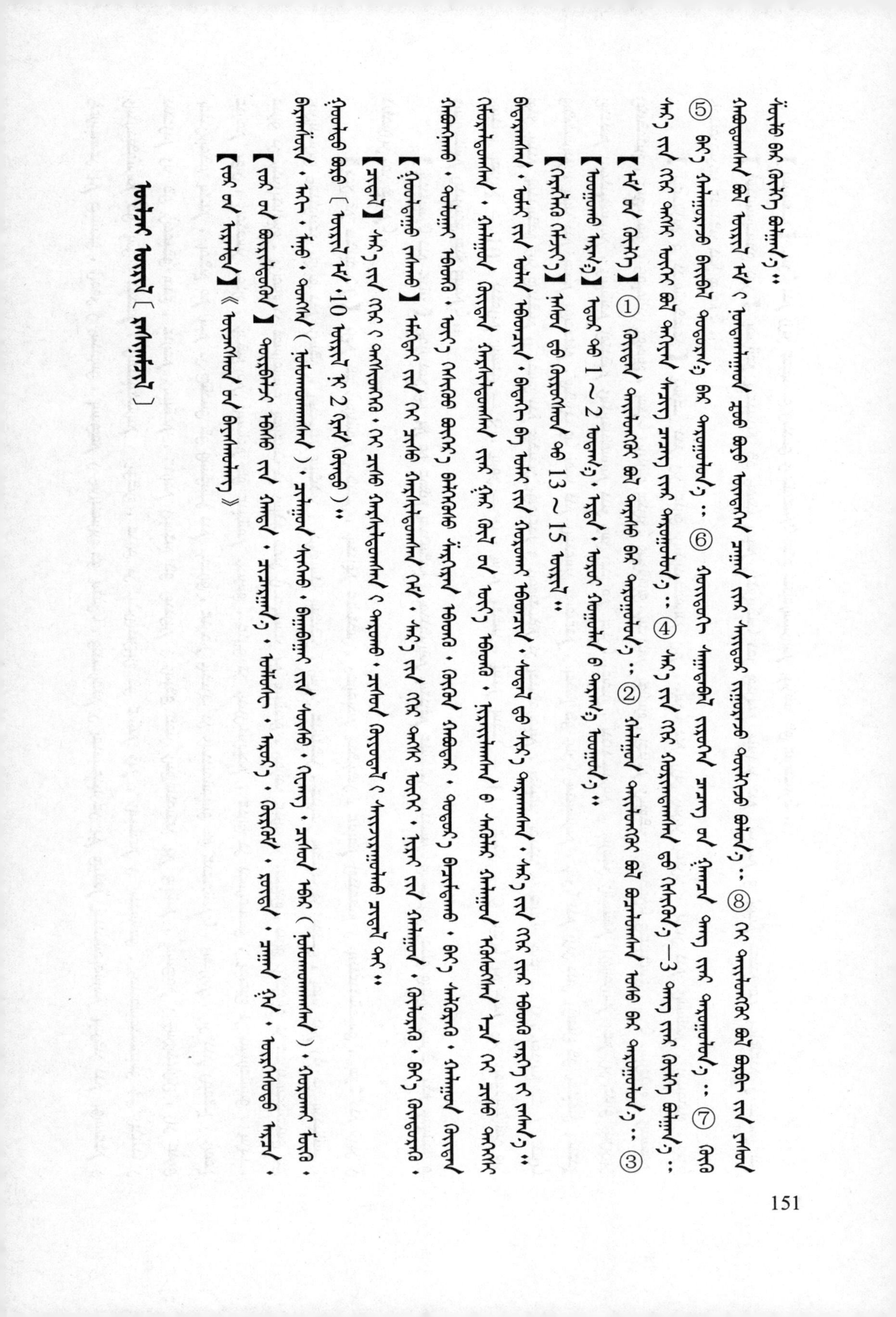

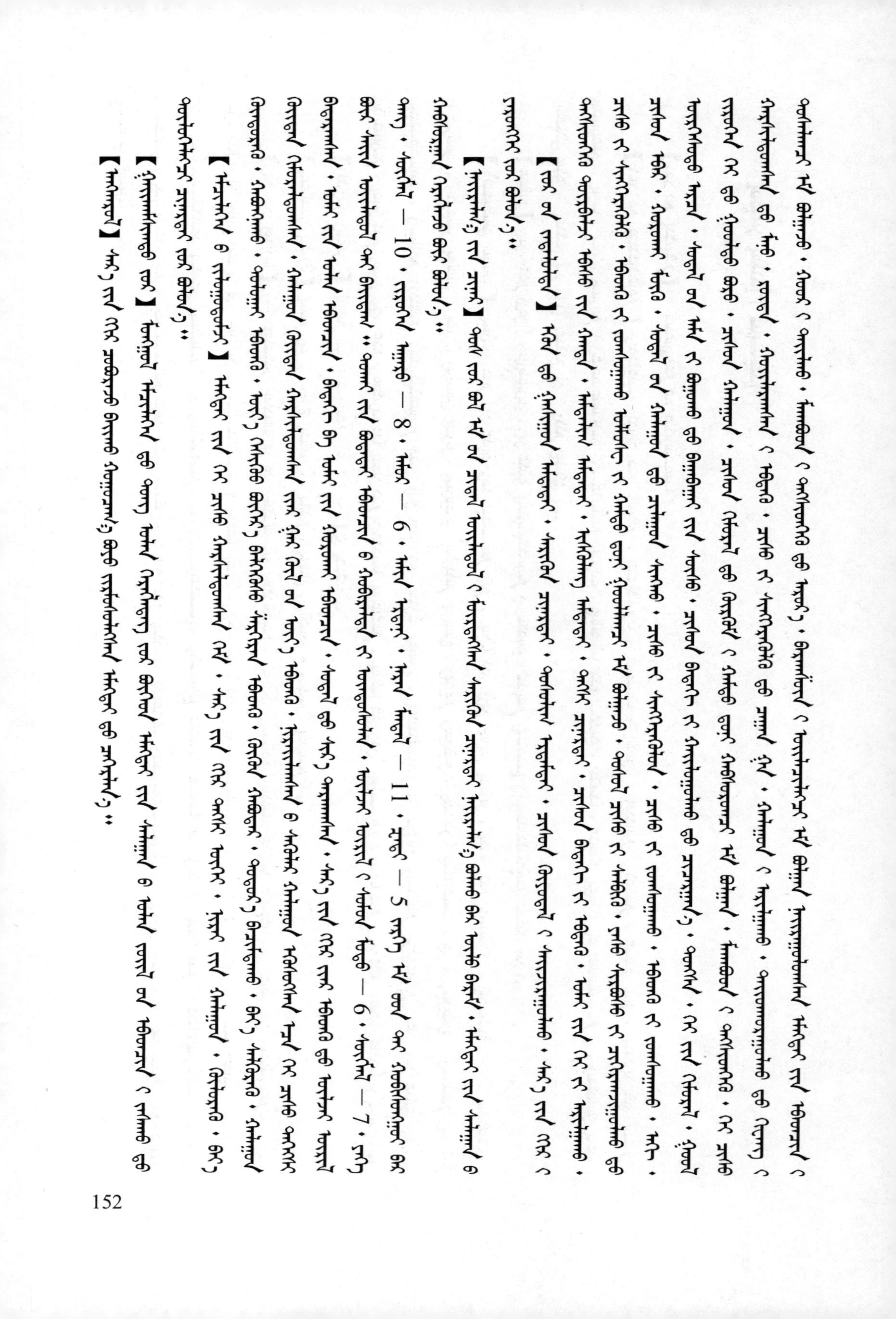

[illegible]

[illegible] — 5 [illegible] — 11 · [illegible] — 6 · [illegible] — 8 · [illegible] — 10 · [illegible]

[illegible] — 6 · [illegible] — 7 · [illegible]

[illegible]

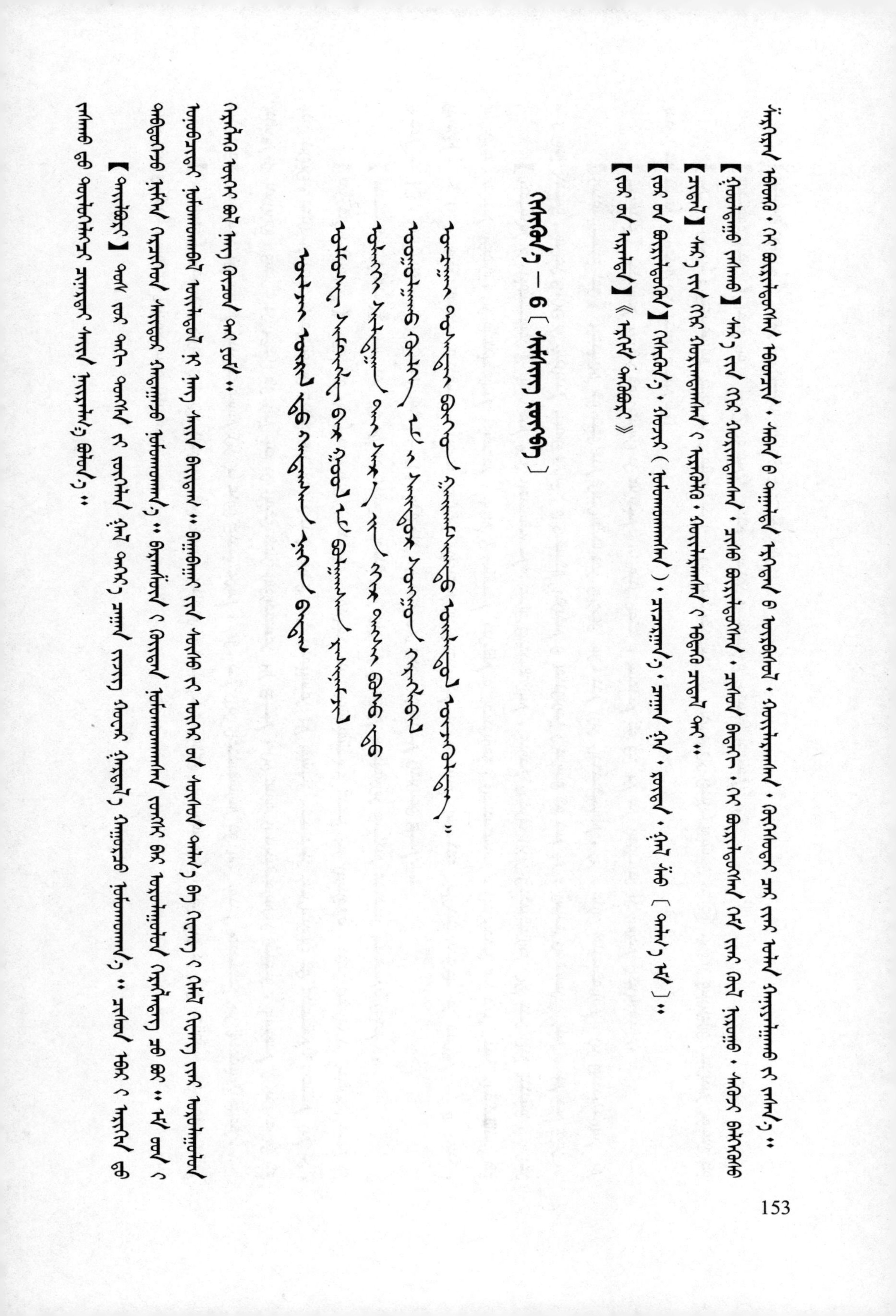

[illegible] ::

【[illegible]】 [illegible] 【[illegible]】 [illegible]

【[illegible]】 [illegible] ::

【[illegible]】 [illegible] ([illegible]) [illegible] 〔[illegible]〕::

【[illegible]】《[illegible]》

[illegible] — 6 〔[illegible]〕

„[illegible]
[illegible]
[illegible]
[illegible]
[illegible]

[illegible] ::

[illegible] :: [illegible] ::

【[illegible]】 [illegible] ::

153

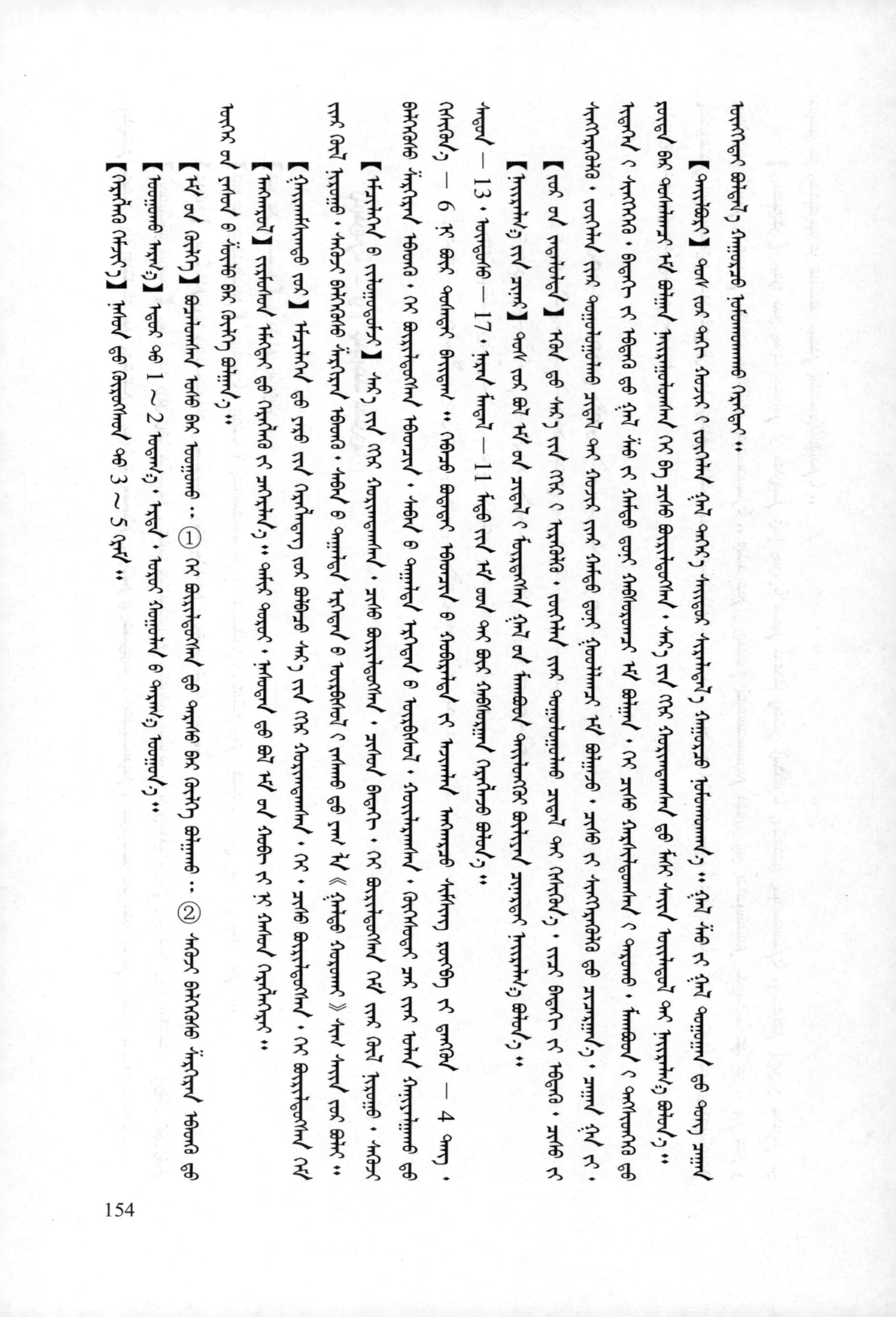

[illegible] ᠦᠰᠦᠭ · [illegible] ᠦᠰᠦᠭ [illegible] 9 ᠤᠳᠠᠭ᠎ᠠ · [illegible] ᠦᠰᠦᠭ 5 ᠤᠳᠠᠭ᠎ᠠ · [illegible] ᠦᠰᠦᠭ · [illegible] ᠦᠰᠦᠭ [illegible] 4 ᠤᠳᠠᠭ᠎ᠠ · [illegible]

☆ [illegible] ᠦᠰᠦᠭ · [illegible] ᠦᠰᠦᠭ · [illegible] ᠦᠰᠦᠭ [illegible] 14 ᠤᠳᠠᠭ᠎ᠠ · [illegible] ᠦᠰᠦᠭ · [illegible] ᠦᠰᠦᠭ [illegible] 11 ᠤᠳᠠᠭ᠎ᠠ · [illegible] ᠪᠠᠶᠢᠨ᠎ᠠ ::

☆ [illegible] 14 ᠤᠳᠠᠭ᠎ᠠ · [illegible] 5 ᠤᠳᠠᠭ᠎ᠠ · [illegible] 4 ᠤᠳᠠᠭ᠎ᠠ · [illegible] 3 ᠤᠳᠠᠭ᠎ᠠ · [illegible] 2 ᠤᠳᠠᠭ᠎ᠠ ᠪᠠᠶᠢᠨ᠎ᠠ ::

ᠦᠰᠦᠭ 12 ᠤᠳᠠᠭ᠎ᠠ ([illegible] 1 ᠤᠳᠠᠭ᠎ᠠ) · [illegible] ᠦᠰᠦᠭ 10 ᠤᠳᠠᠭ᠎ᠠ · [illegible] ᠦᠰᠦᠭ 9 ᠤᠳᠠᠭ᠎ᠠ · [illegible] ᠦᠰᠦᠭ 4 ᠤᠳᠠᠭ᠎ᠠ [illegible] 【ᠦᠰᠦᠭ [illegible] ᠦᠰᠦᠭ】 ☆ [illegible] ᠦᠰᠦᠭ 21 ᠤᠳᠠᠭ᠎ᠠ ([illegible] 4 ᠤᠳᠠᠭ᠎ᠠ) · [illegible] ᠦᠰᠦᠭ 16 ᠤᠳᠠᠭ᠎ᠠ · [illegible] · [illegible] ::

★ [illegible]

[illegible]

[illegible]

[illegible]

[illegible]

[illegible]

[illegible] 9 – 6 [illegible]

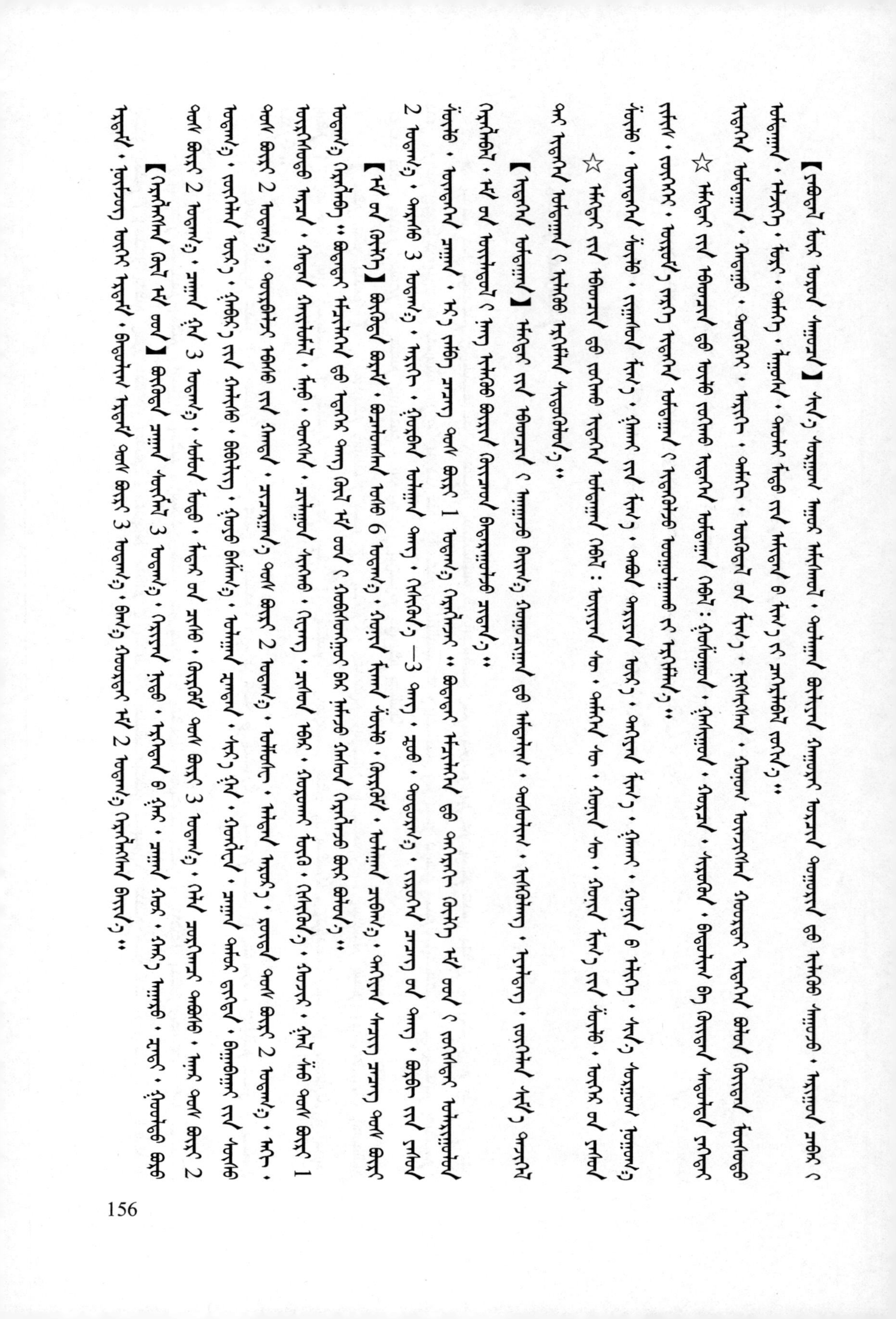

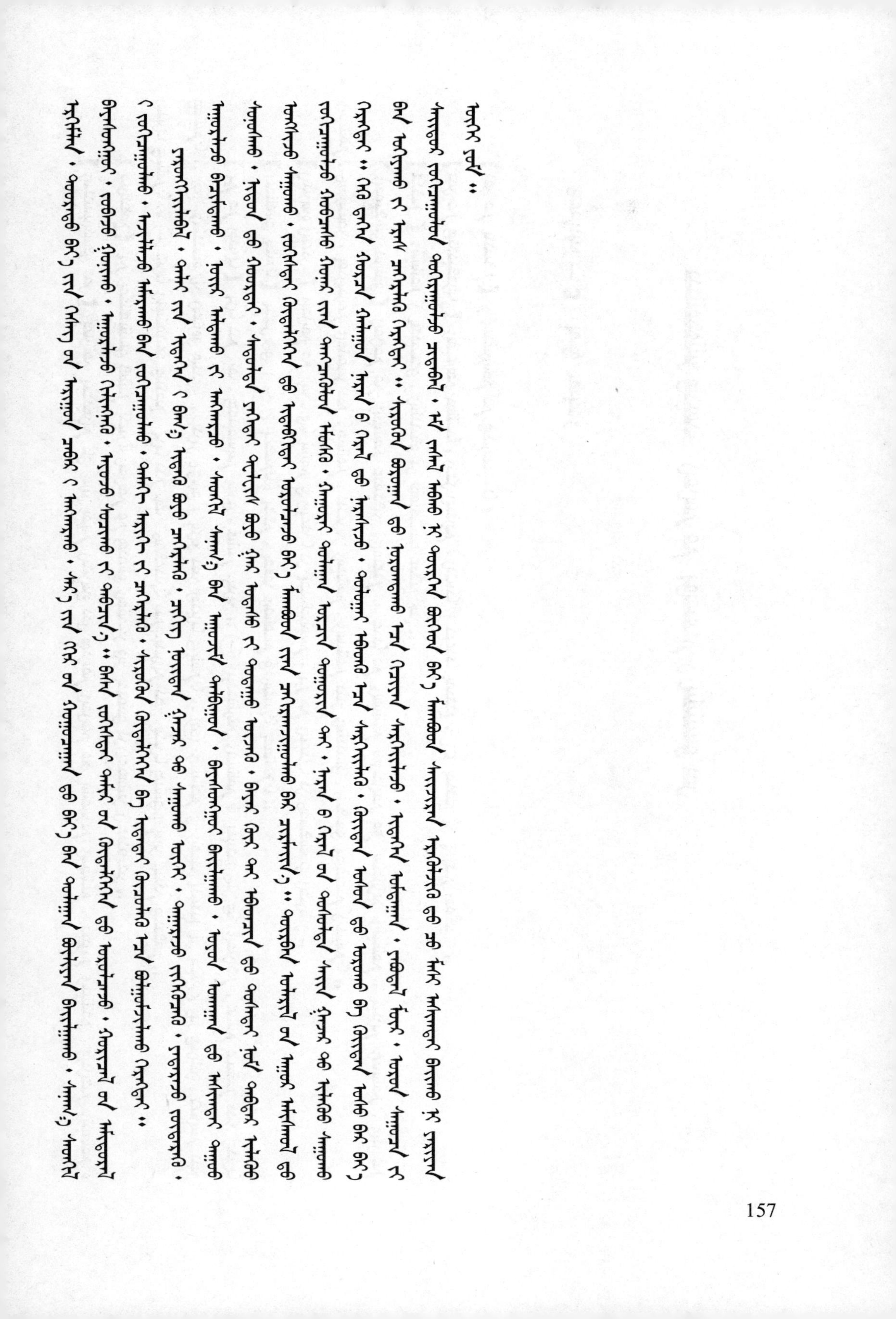

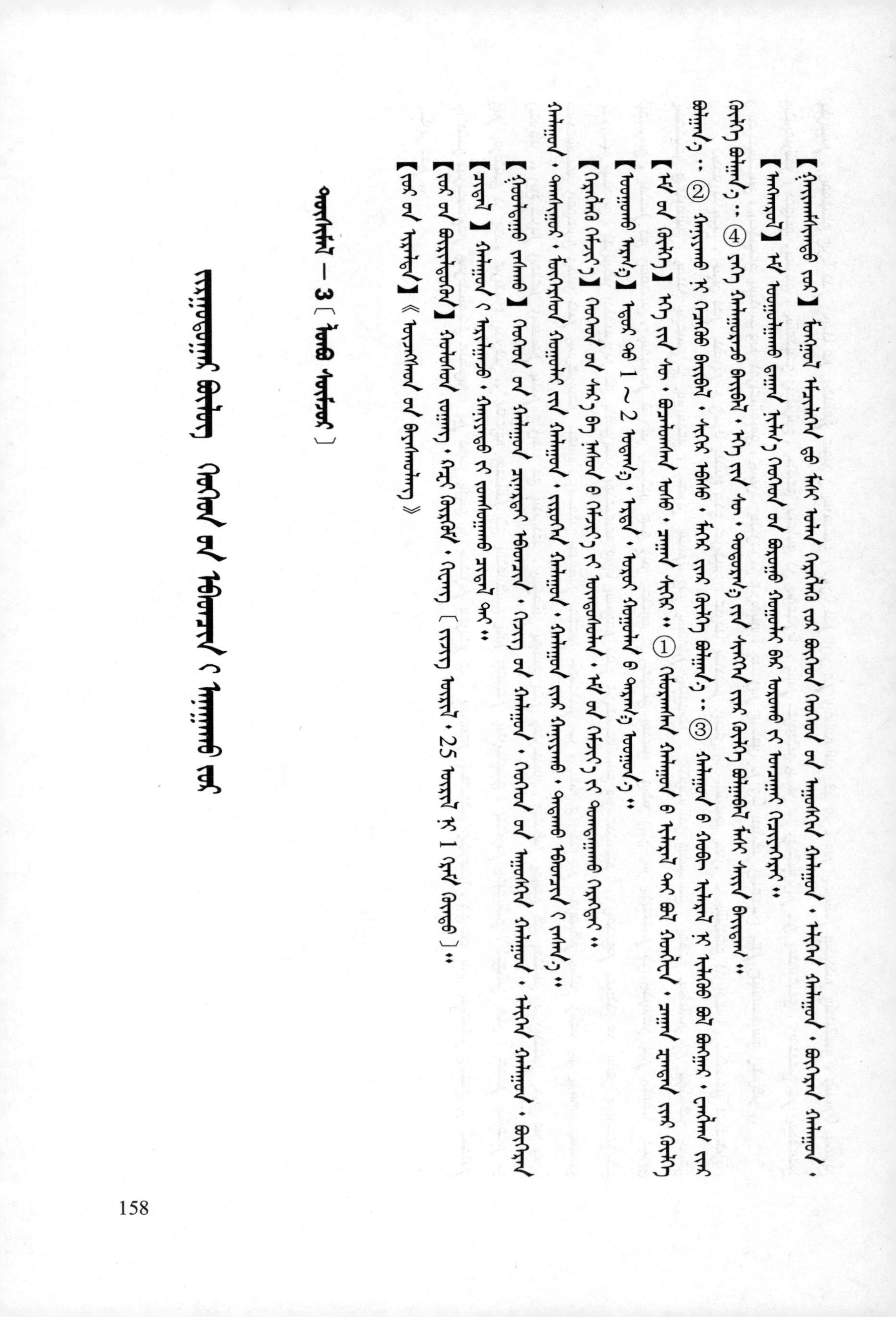

【[illegible]】 [illegible] 【[illegible]】 [illegible]

④ [illegible] ③ [illegible] ② [illegible]

【[illegible]】 [illegible] ① [illegible]

【[illegible]】 [illegible] 1 ~ 2 [illegible]

【[illegible]】 [illegible]

【[illegible]】 [illegible]

【[illegible]】 [illegible]

【[illegible]】 [illegible] 〔[illegible] 25 [illegible] 1 [illegible]〕

【[illegible]】 《[illegible]》

[illegible] — 3 〔[illegible]〕

[illegible]

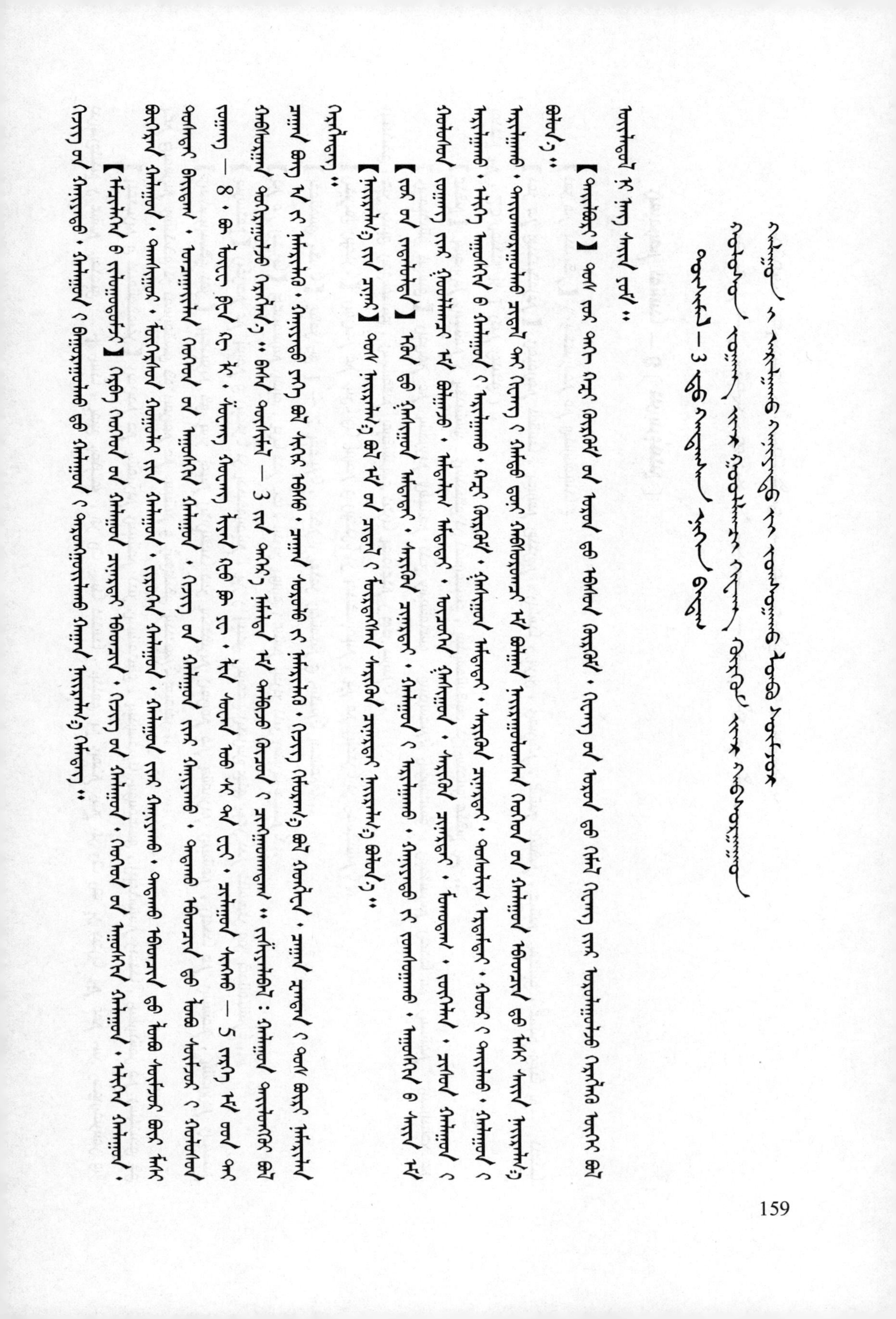

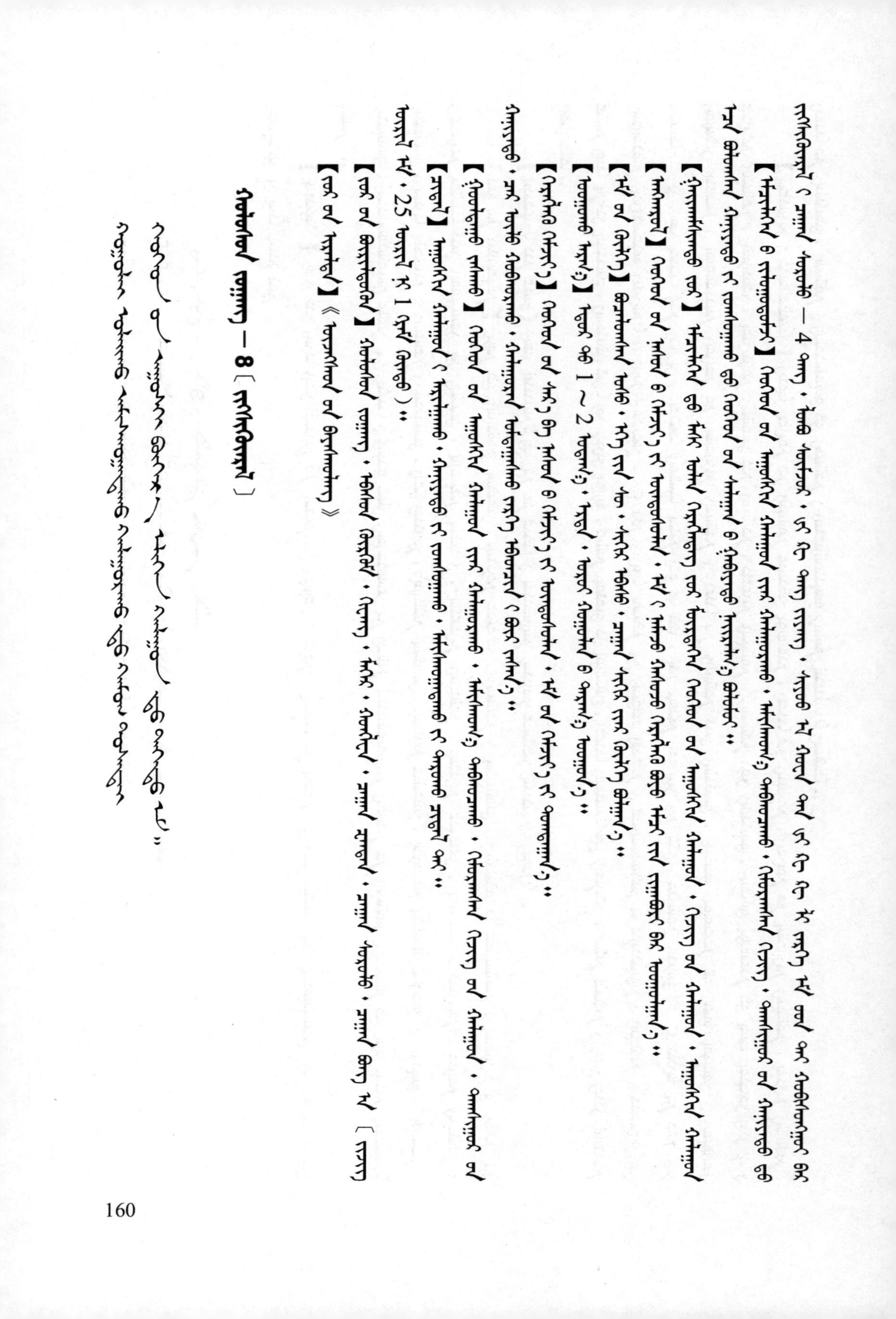

[illegible] — 4 [illegible]

【[illegible]】[illegible]

【[illegible]】[illegible]

【[illegible]】[illegible]

【[illegible]】[illegible]

【[illegible]】[illegible] 1 ~ 2 [illegible]

【[illegible]】[illegible]

[illegible]

【[illegible]】[illegible]

【[illegible]】[illegible]

[illegible] · 25 [illegible] 1 [illegible]) ::

【[illegible]】[illegible] 〔[illegible]

【[illegible]】《[illegible]》

[illegible] — 8 〔[illegible]〕

[illegible]

[illegible]

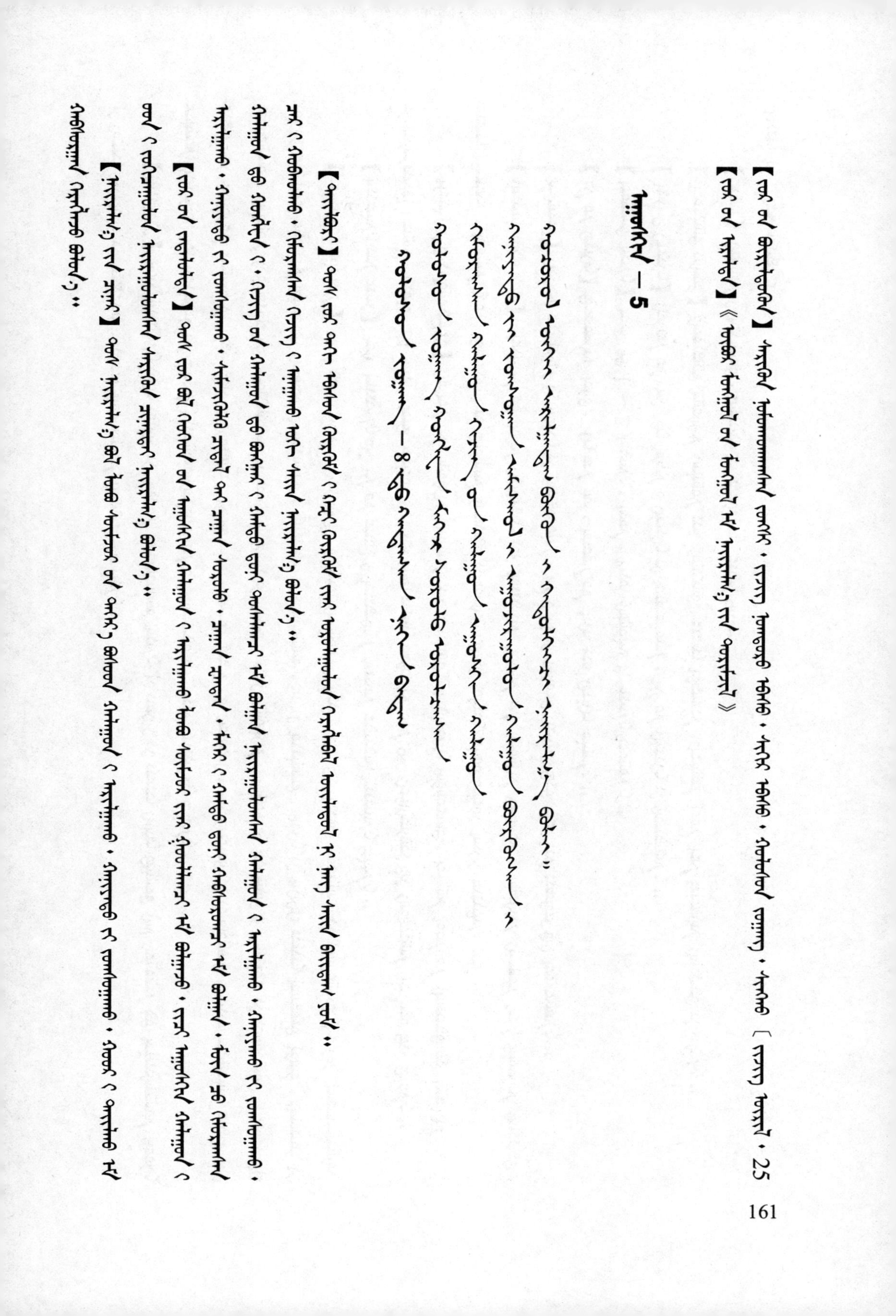

【[illegible]】 [illegible] · 25

【[illegible]】《[illegible]》

[illegible] — 5

[illegible]

[illegible]

[illegible]

[illegible]

[illegible] — 8 [illegible]

【[illegible]】 [illegible] ::

【[illegible]】 [illegible] ::

【[illegible]】 [illegible] ::

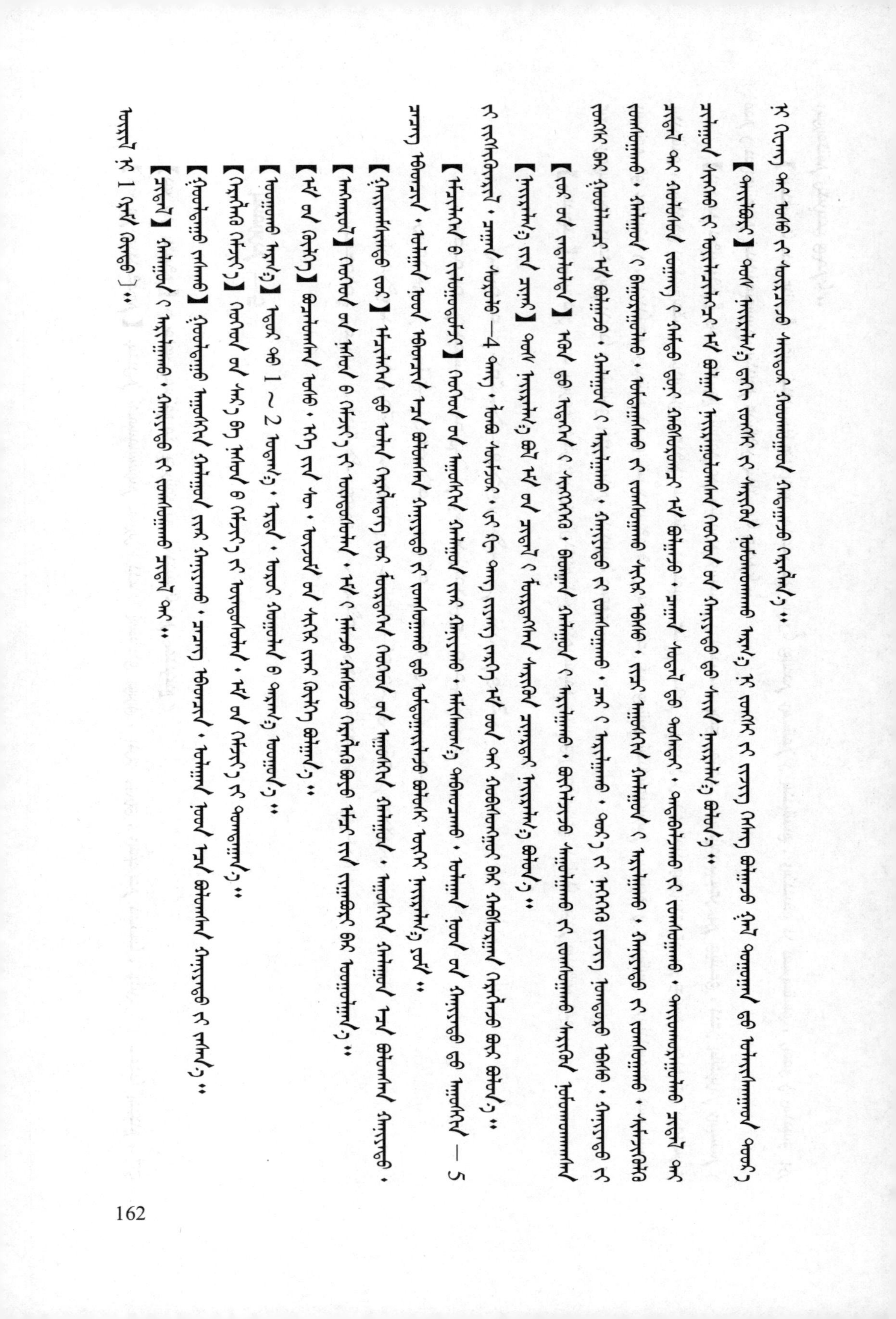

163

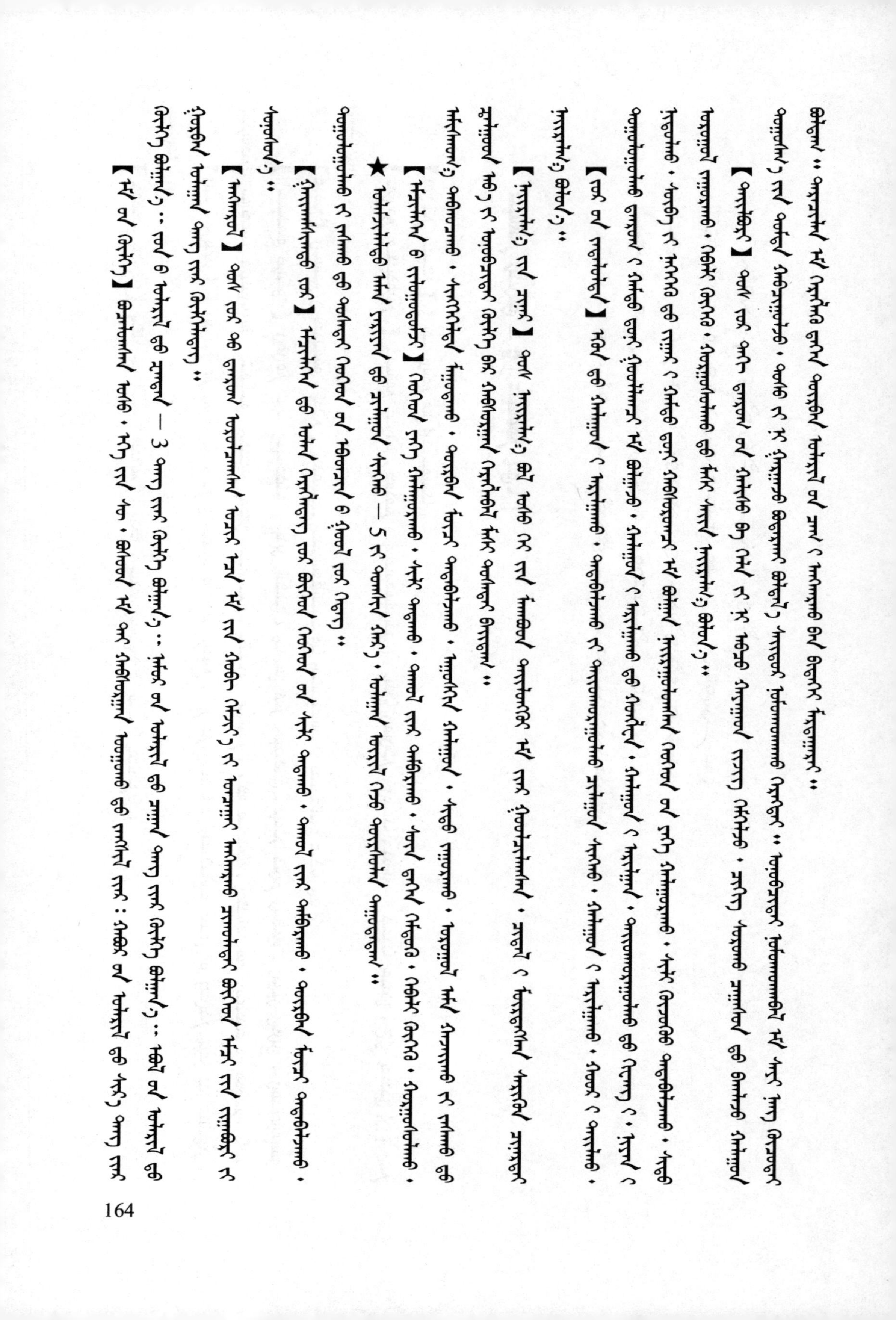

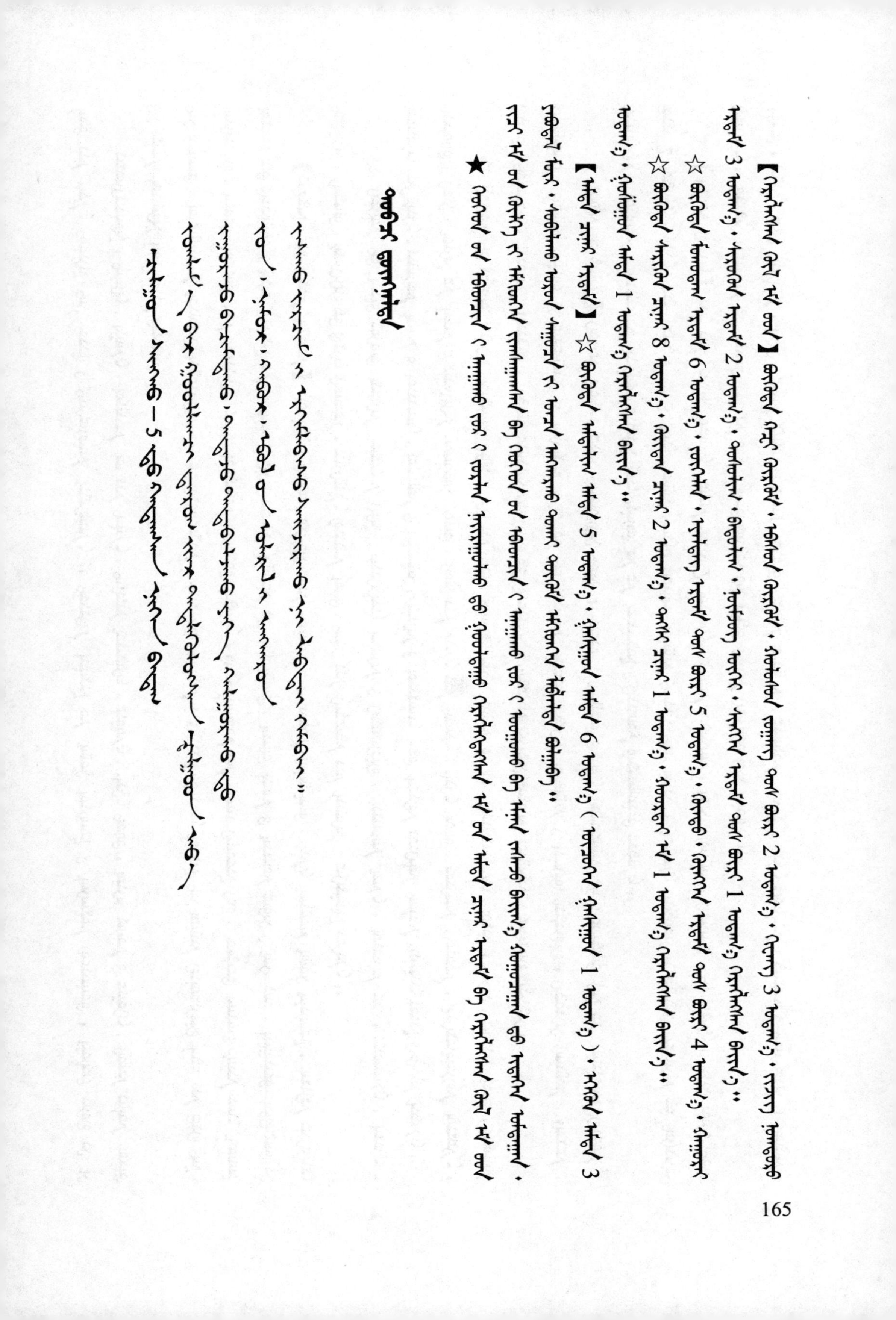

【[illegible]】 [illegible] 2 [illegible] 3 [illegible] 3 [illegible] 2 [illegible] 1 [illegible] ::

☆ [illegible] 6 [illegible] 5 [illegible] 4 [illegible] ::

☆ [illegible] 8 [illegible] 2 [illegible] 1 [illegible] 1 [illegible] 1 [illegible] ::

【[illegible]】 ☆ [illegible] 5 [illegible] 6 [illegible] ([illegible] 1 [illegible]) [illegible] 3 [illegible] ::

[illegible]

★ [illegible]

[illegible]

[illegible] – 5 [illegible]

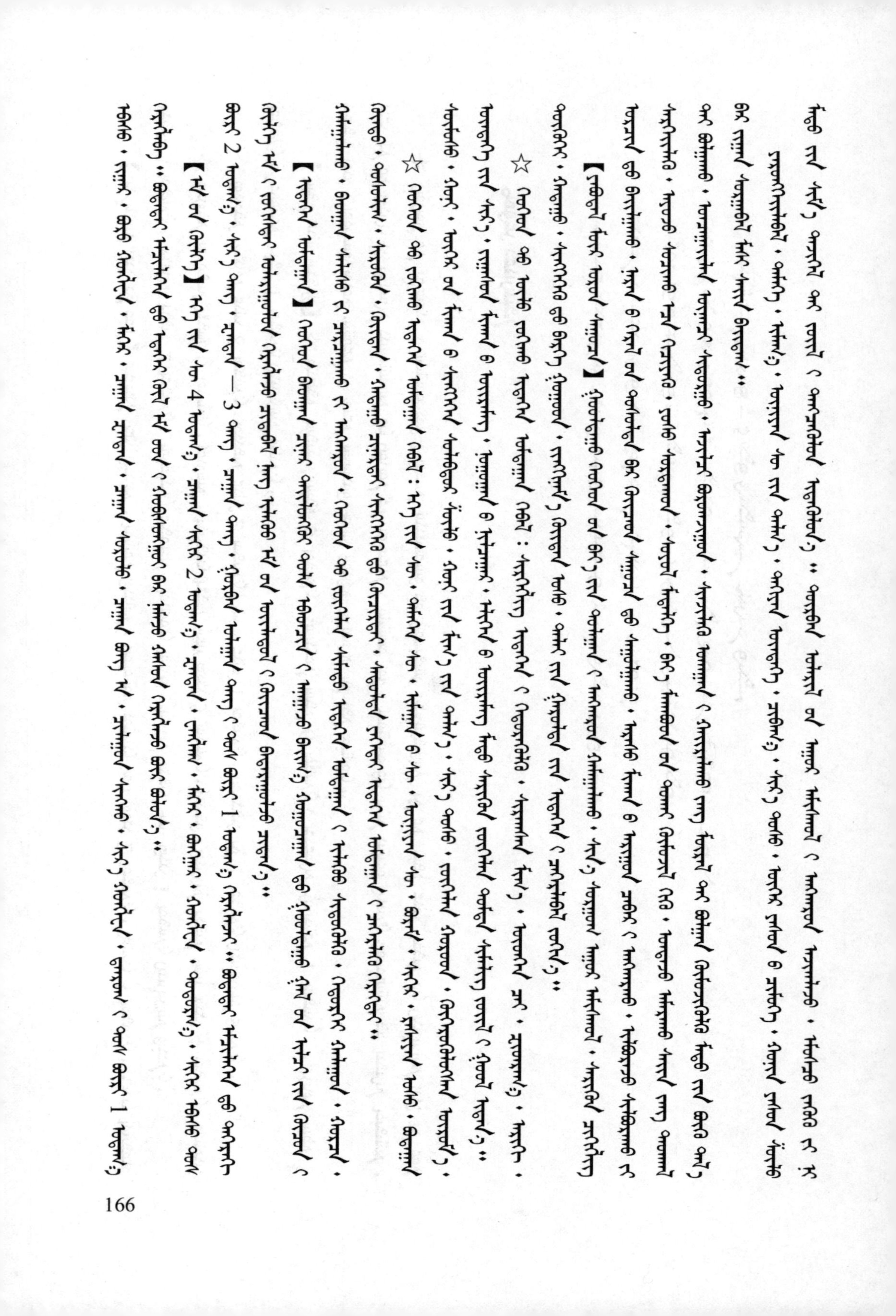

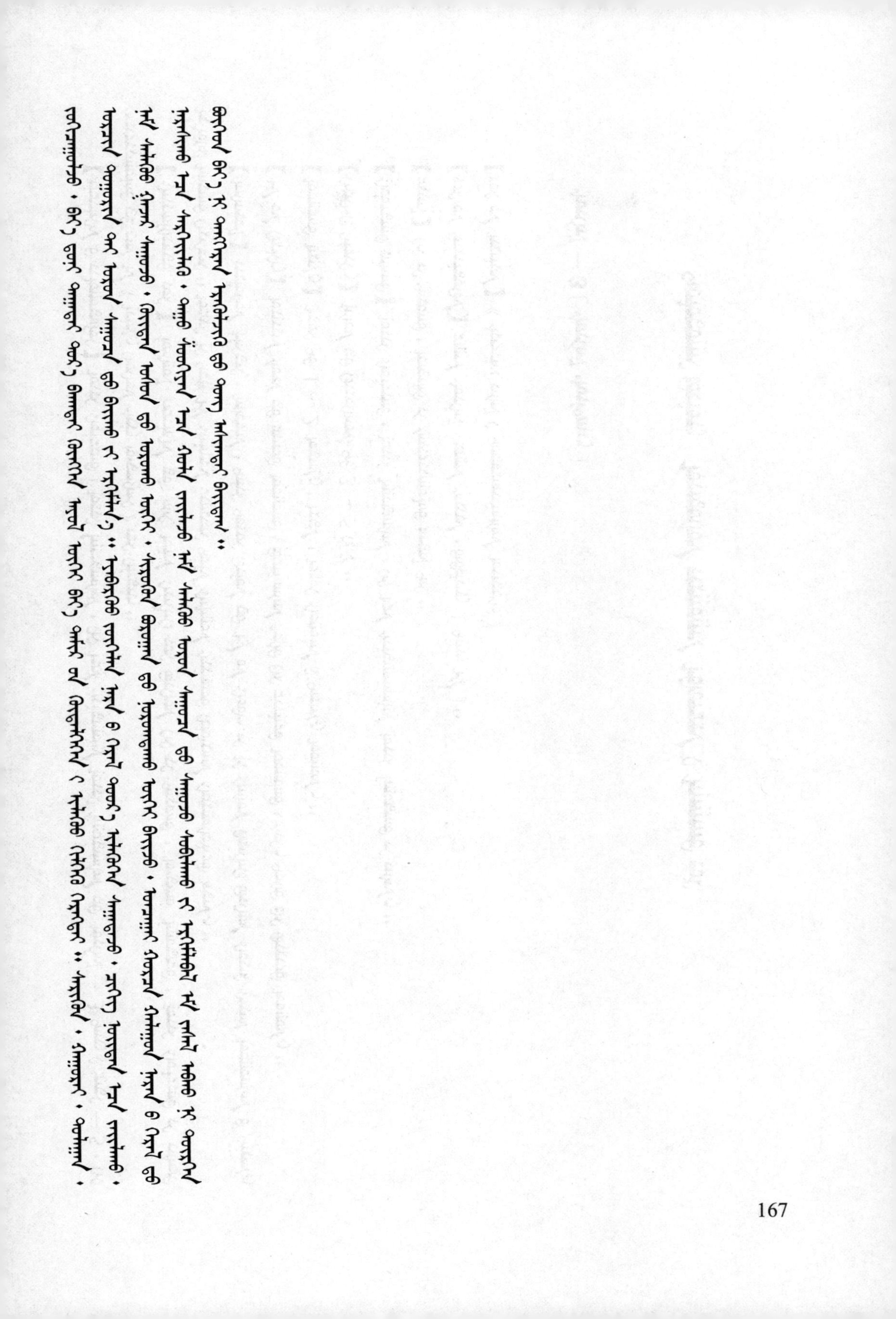

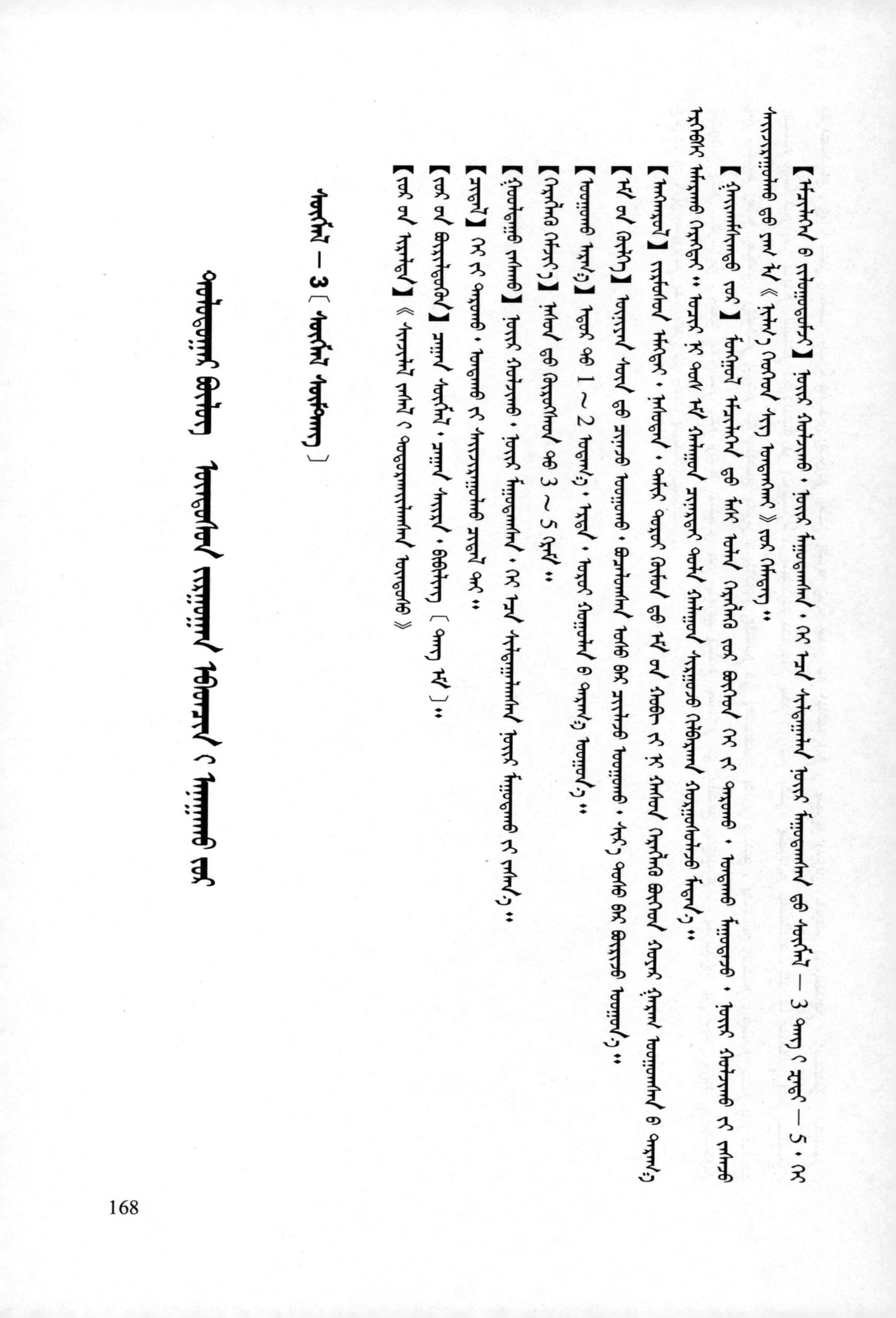

【[illegible] ᠤ [illegible]】 [illegible] · [illegible] · [illegible] [illegible] [illegible] — 3 [illegible] [illegible] — 5 · [illegible] 《[illegible]》 [illegible] ::

【[illegible]】 [illegible] · [illegible] · [illegible] :: [illegible] ::

【[illegible]】 [illegible] · [illegible] · [illegible] [illegible]

【[illegible]】 [illegible] · [illegible] · [illegible] ::

【[illegible]】 [illegible] 1 ~ 2 [illegible] · [illegible] · [illegible] ::

【[illegible]】 [illegible] 3 ~ 5 [illegible] ::

【[illegible]】 [illegible] · [illegible] · [illegible] ::

【[illegible]】 [illegible] · [illegible] ::

【[illegible]】 [illegible] · [illegible] · [illegible] 〔[illegible]〕 ::

【[illegible]】 《[illegible]》

[illegible] — 3 〔[illegible]〕

[illegible]

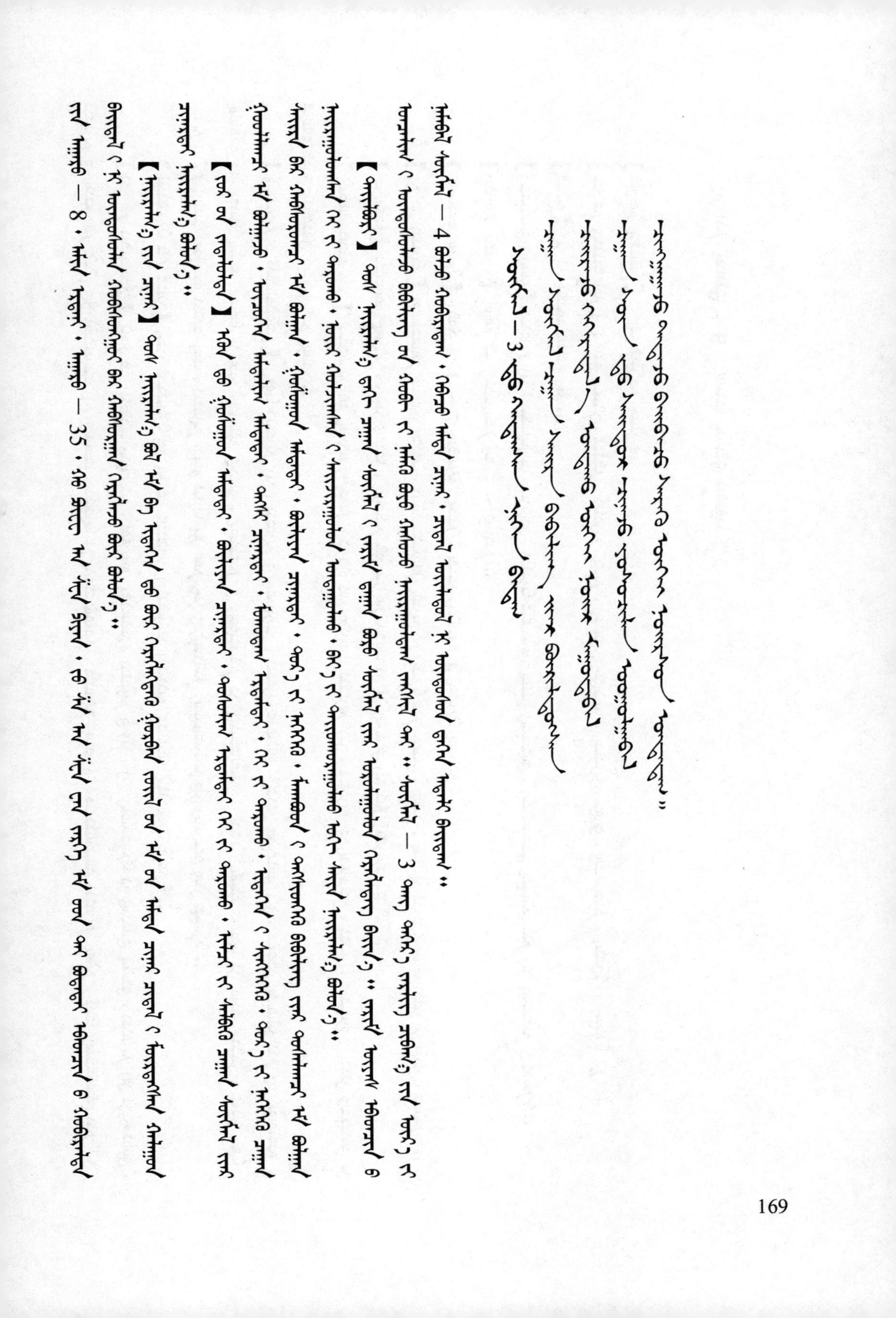

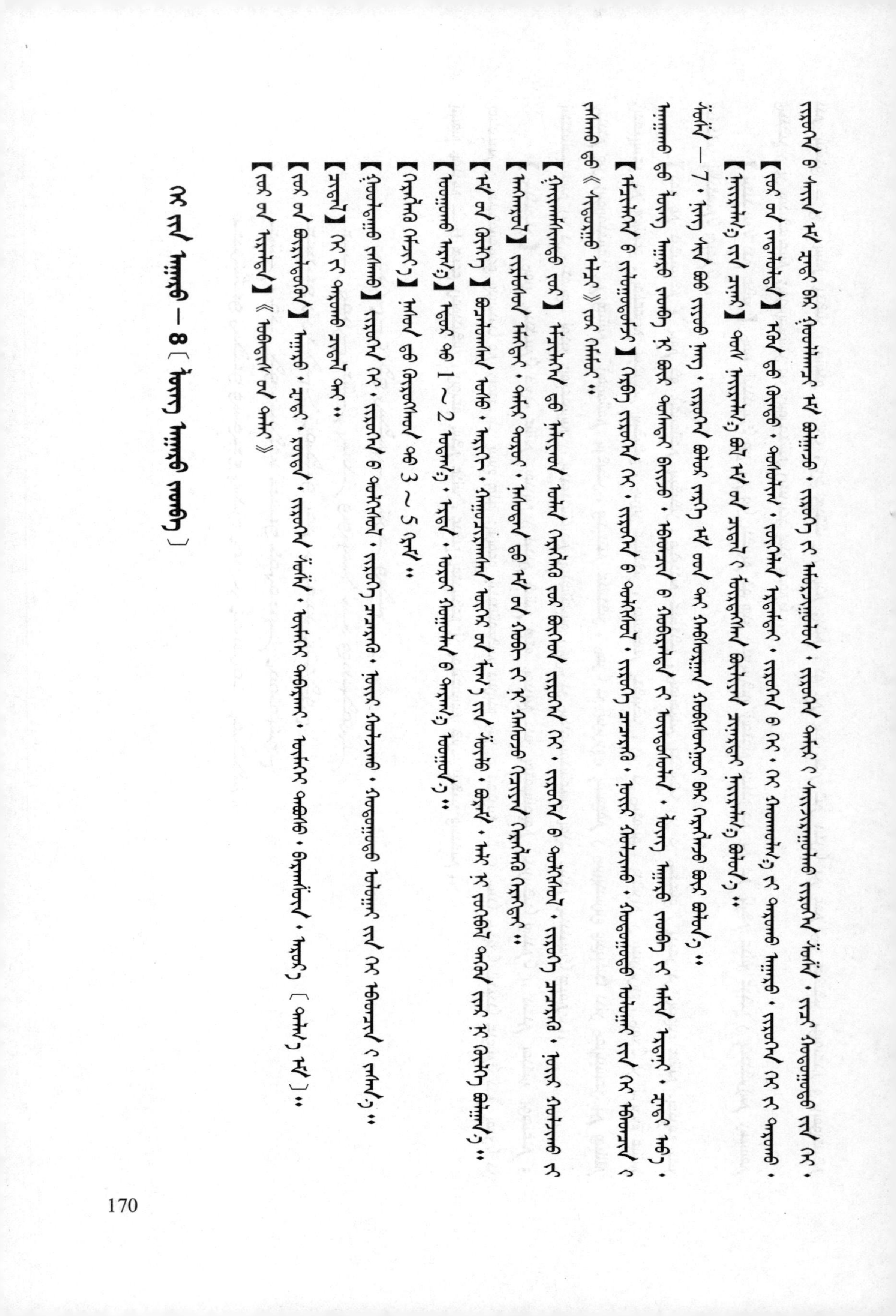

[illegible]

【[illegible]】[illegible]

【[illegible]】[illegible]

[illegible] — 7 [illegible] ::

[illegible]

【[illegible]】[illegible] 《[illegible]》[illegible] ::

【[illegible]】[illegible]

【[illegible]】[illegible] ::

【[illegible]】[illegible] ::

【[illegible]】[illegible] 1 ~ 2 [illegible] ::

【[illegible]】[illegible] 3 ~ 5 [illegible] ::

【[illegible]】[illegible] ::

【[illegible]】[illegible] ::

【[illegible]】[illegible] 〔[illegible]〕::

【[illegible]】《[illegible]》

[illegible] — 8 〔[illegible]〕

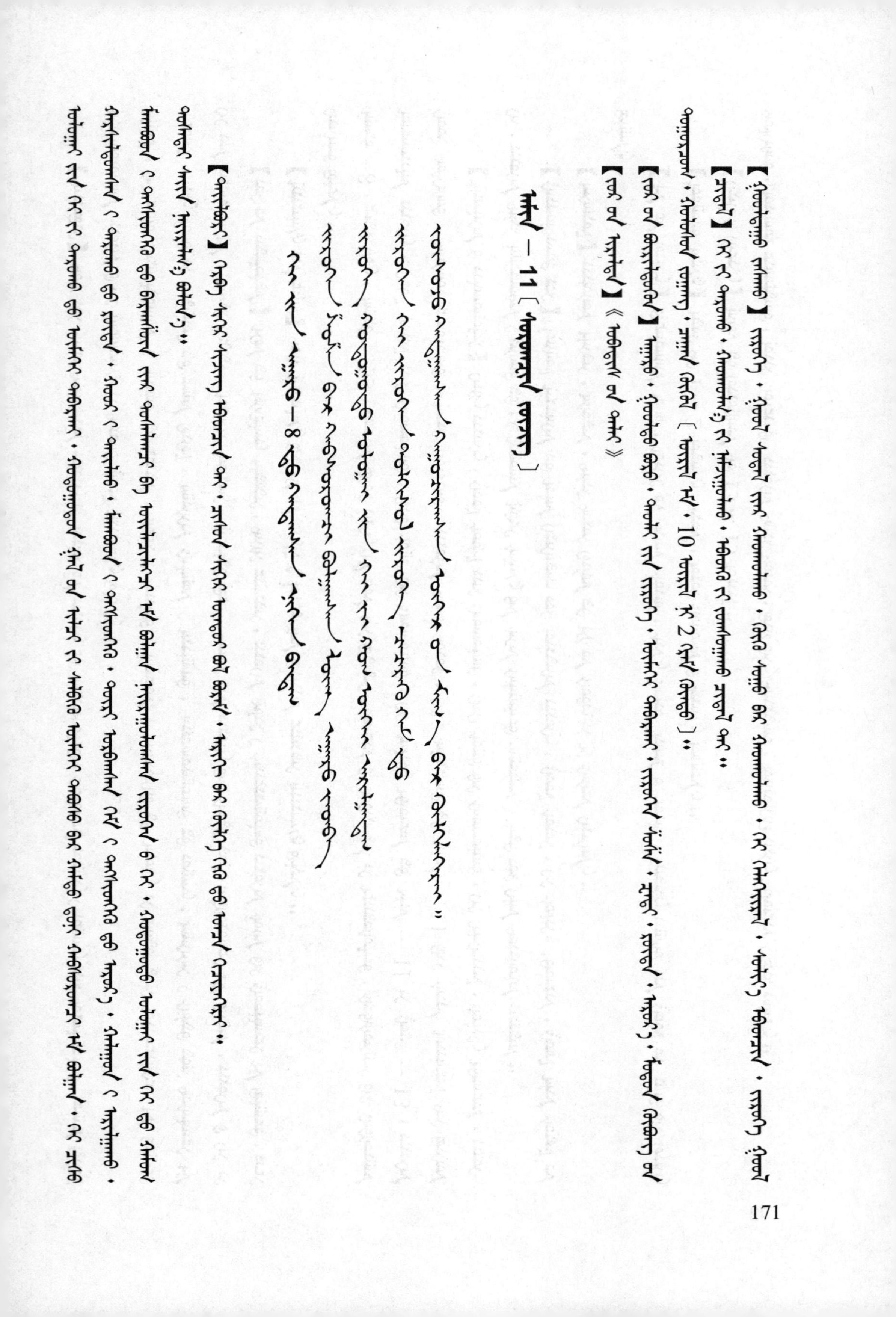

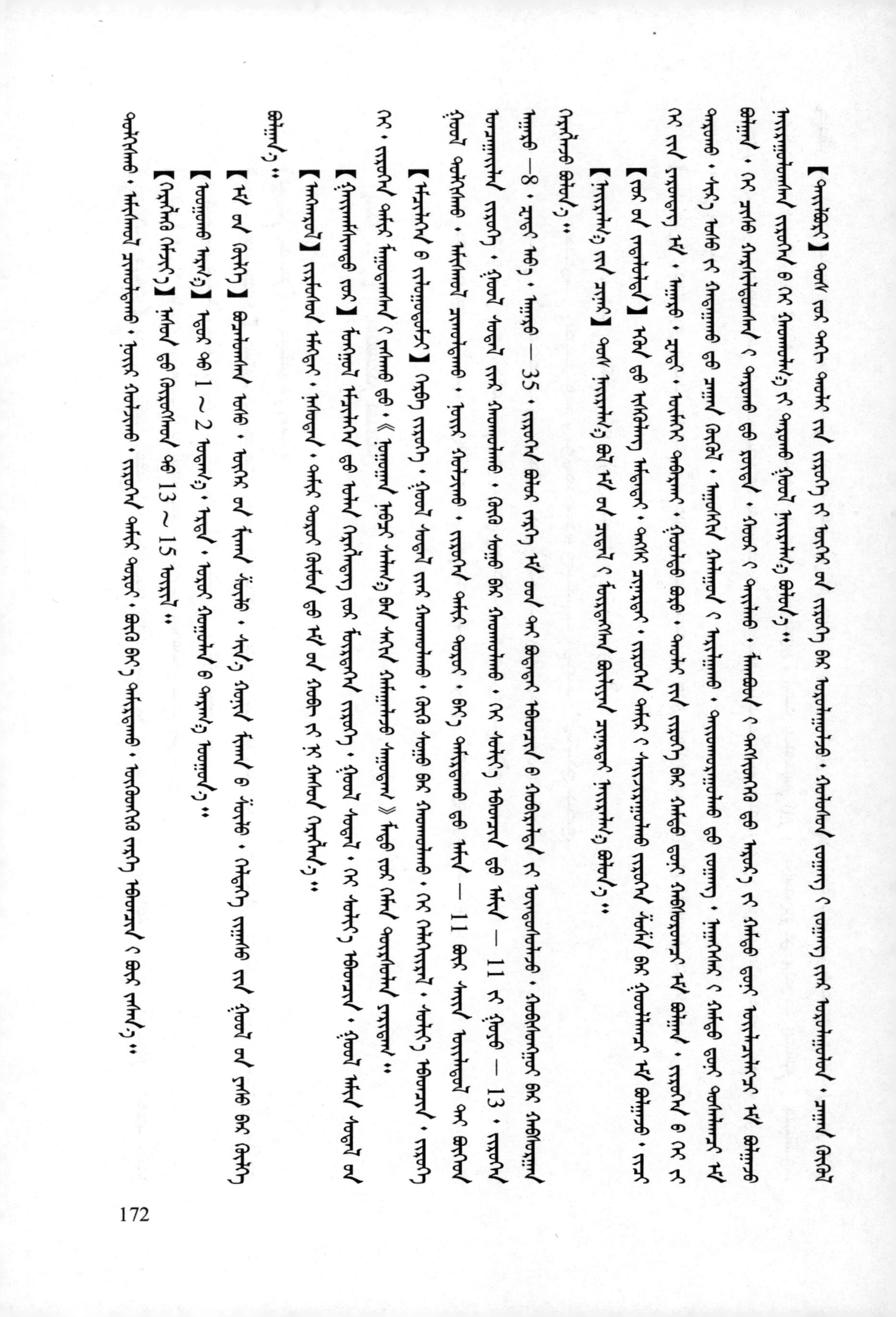

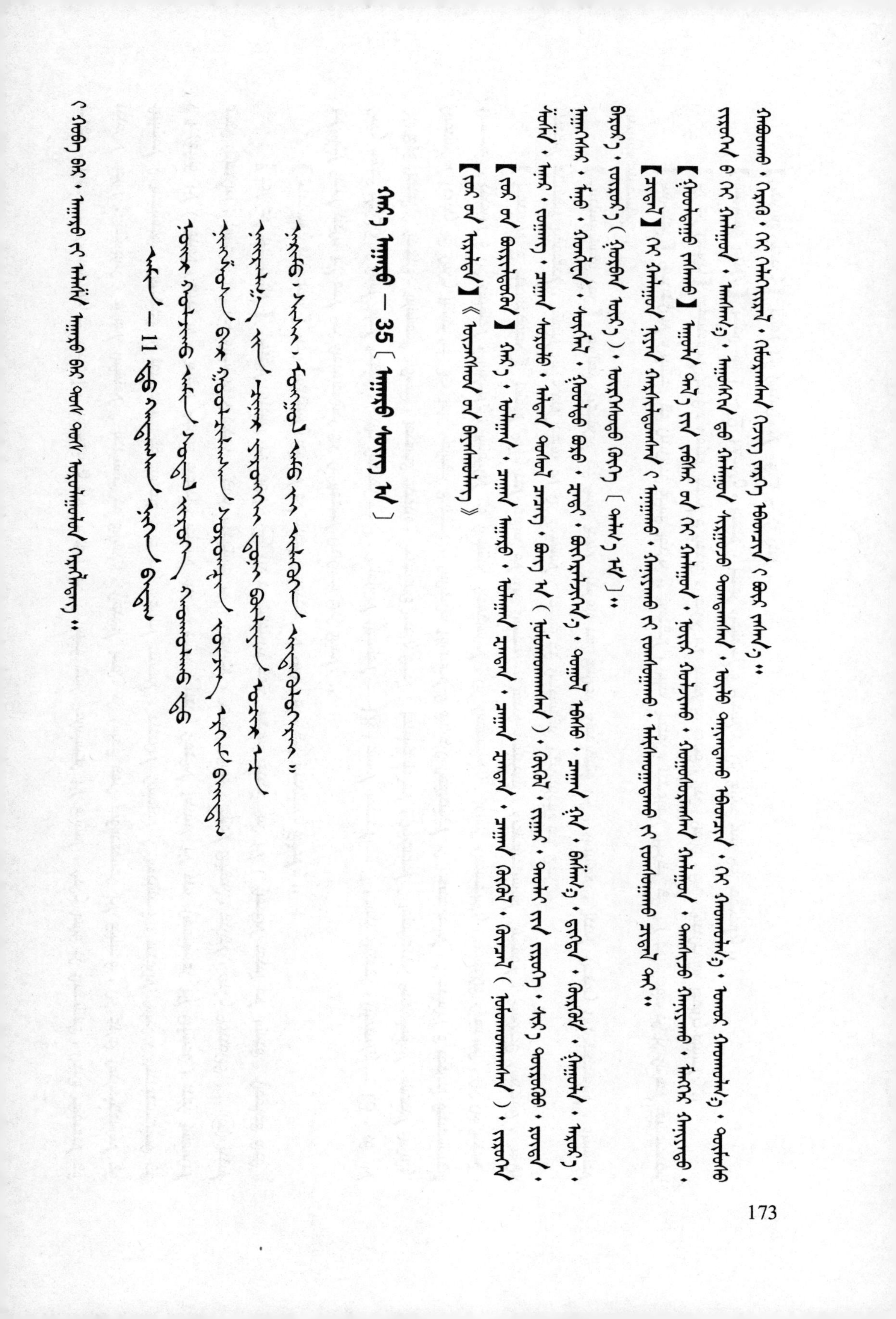

[illegible] ::

[illegible]
[illegible] — 11
[illegible]
[illegible]
[illegible]
[illegible] ::

[illegible] — 35 〔[illegible]〕

【[illegible]】 《[illegible]》
【[illegible]】 [illegible] ([illegible]) [illegible]
[illegible] ([illegible]) [illegible]
[illegible]
[illegible] 〔[illegible]〕 ::
【[illegible]】 [illegible] ::
【[illegible]】 [illegible] 【[illegible]】
[illegible]
[illegible] ::

[illegible] ② [illegible] ③ [illegible]

[illegible] ① [illegible]

[illegible]

[illegible] — 35 [illegible] — 9 [illegible] — 18 [illegible] — 7 [illegible] — 13 [illegible] — 35 [illegible] ::

【[illegible]】 [illegible] ::

【[illegible]】 [illegible] ::

【[illegible]】 [illegible] ::

【[illegible]】 [illegible] ::

【ᠬᠡᠷᠡᠭᠯᠡᠬᠦ ᠬᠡᠮᠵᠢᠶ᠎ᠡ】 [illegible] 1～2 ᠬᠡᠮᠵᠢᠶ᠎ᠡ [illegible] ::

【[illegible]】 [illegible] 3～5 ᠵᠢᠯ ::

174

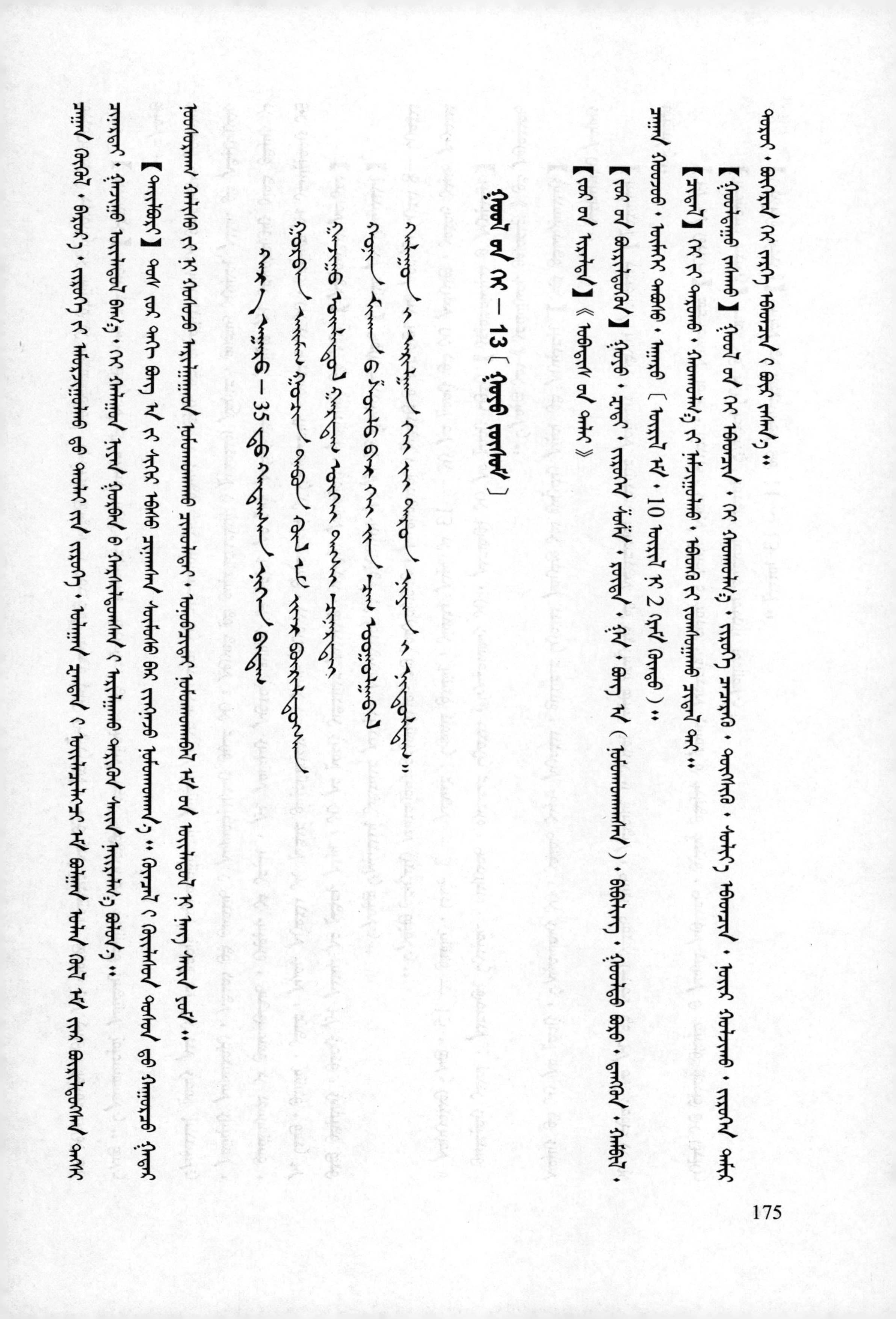

[illegible] ᠃

【[illegible]】 [illegible] 【[illegible]】 [illegible] ᠃

[illegible] 〔[illegible] · 10 [illegible] 2 [illegible]〕 ᠃

【[illegible]】 [illegible] ([illegible]) · [illegible]

【[illegible]】 《[illegible]》

[illegible] — 13 〔[illegible]〕

[illegible] ᠃
[illegible]
[illegible]
[illegible]
[illegible] — 35 [illegible]

[illegible] ᠃

【[illegible]】 [illegible] ᠃ [illegible] ᠃ [illegible]

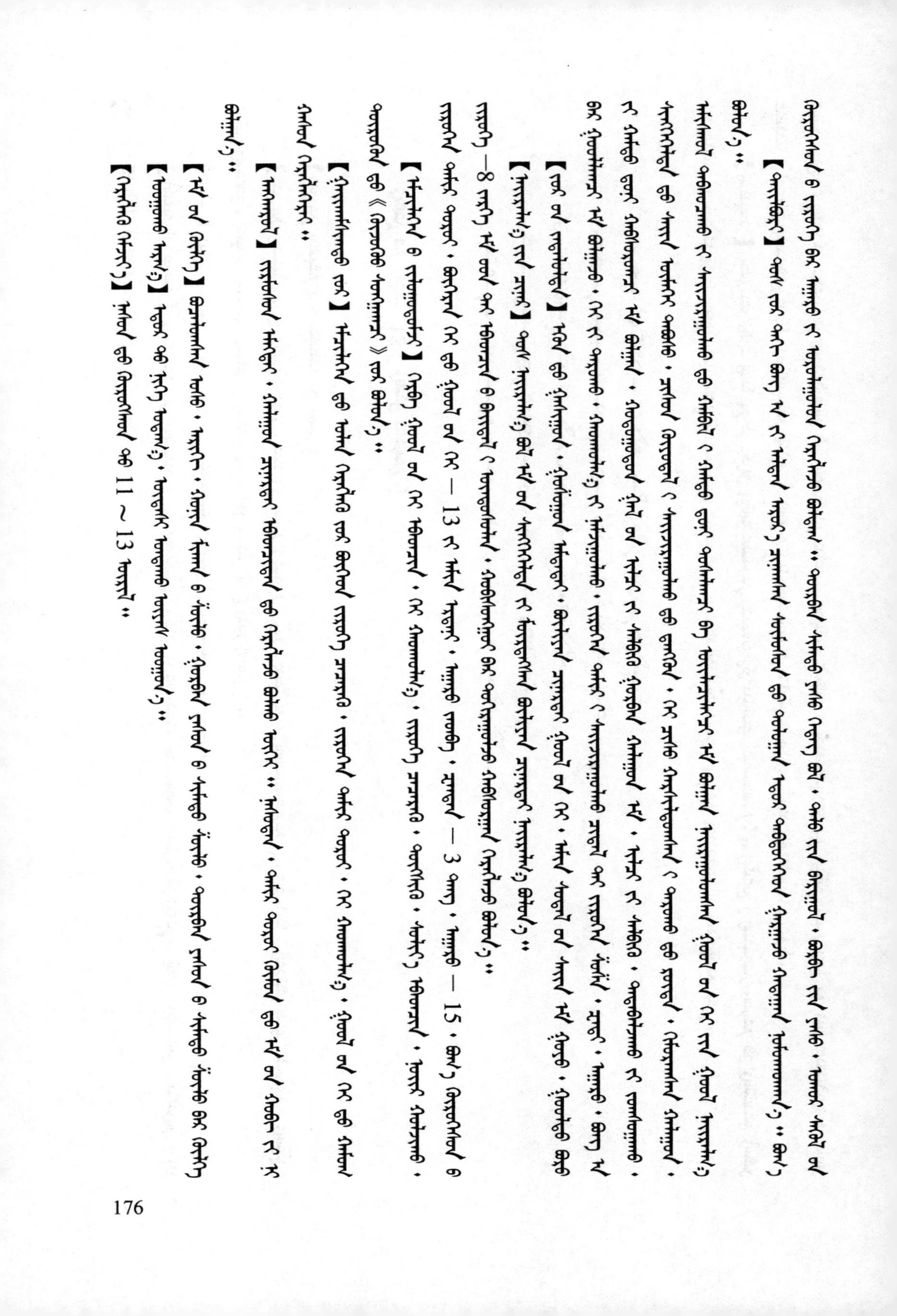

[illegible] :: [illegible]

【[illegible]】 [illegible] :: [illegible]
[illegible] ::

[illegible] ::

【[illegible]】 [illegible] 【[illegible]】

【[illegible]】 [illegible] ::

[illegible] —8 [illegible] ::

[illegible] — 13 [illegible] — 3 [illegible] — 15 [illegible]

【[illegible]】 [illegible] 《[illegible]》 [illegible] ::

【[illegible]】 [illegible] ::

【[illegible]】 [illegible] ::

【[illegible]】 [illegible]

【[illegible]】 [illegible] ::

【[illegible]】 [illegible] 11 ~ 13 [illegible] ::

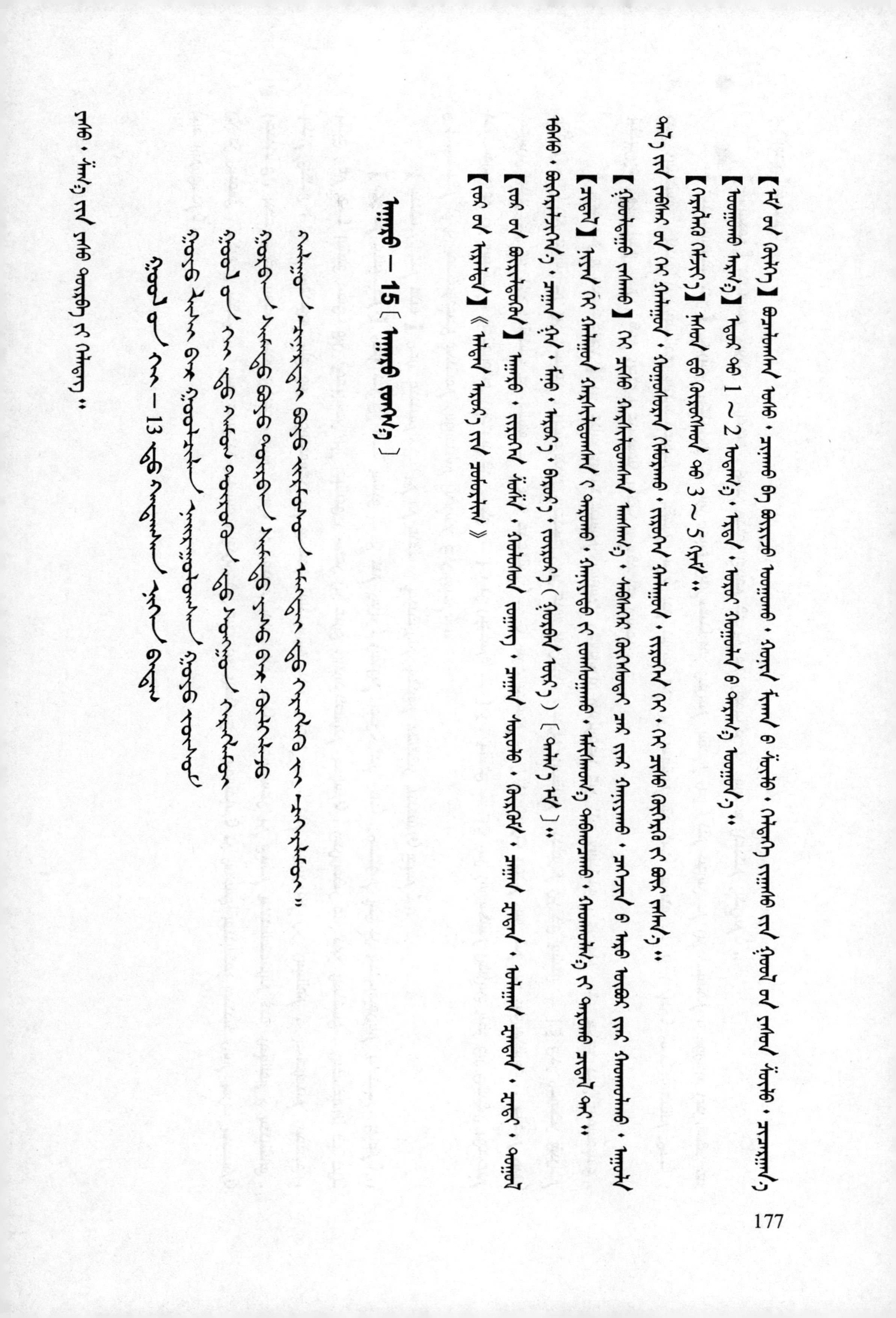

【ᠠᠶᠠᠨ ᠤ ᠪᠦᠲᠦᠴᠡ】 [illegible]

【[illegible]】 [illegible] 1 ~ 2 [illegible] ::

【[illegible]】 [illegible] 3 ~ 5 [illegible] ::

[illegible] ::

【[illegible]】 [illegible] ::

【[illegible]】 [illegible] 〔[illegible]〕 ::

【[illegible]】 [illegible]

【[illegible]】 《[illegible]》

ᠳᠠᠭᠤᠤ — 15〔[illegible]〕

[illegible] ::
[illegible]
[illegible]
[illegible]
[illegible] – 13 [illegible]

[illegible] ::

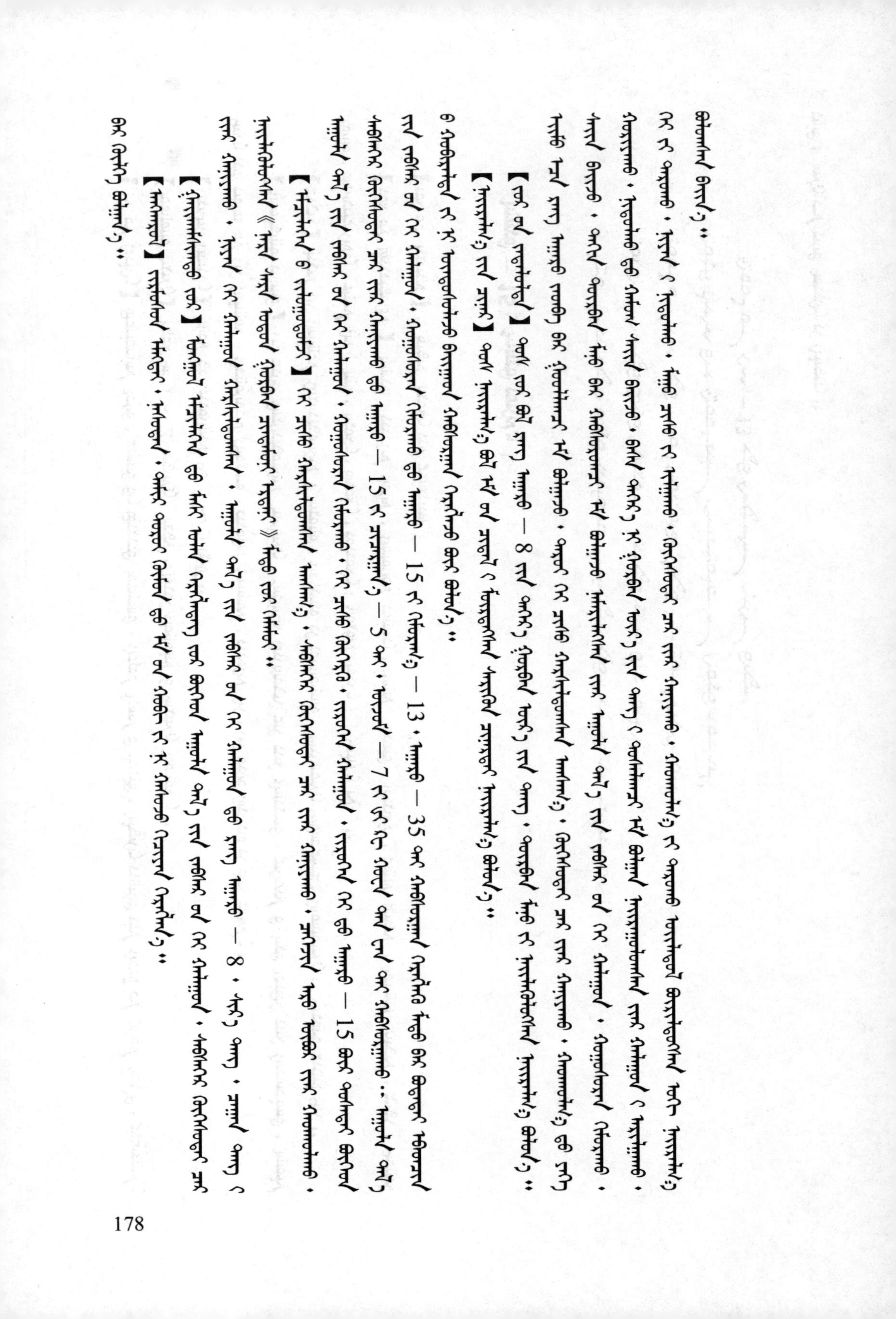

[illegible]

[illegible]

[illegible]

[illegible]

[illegible]

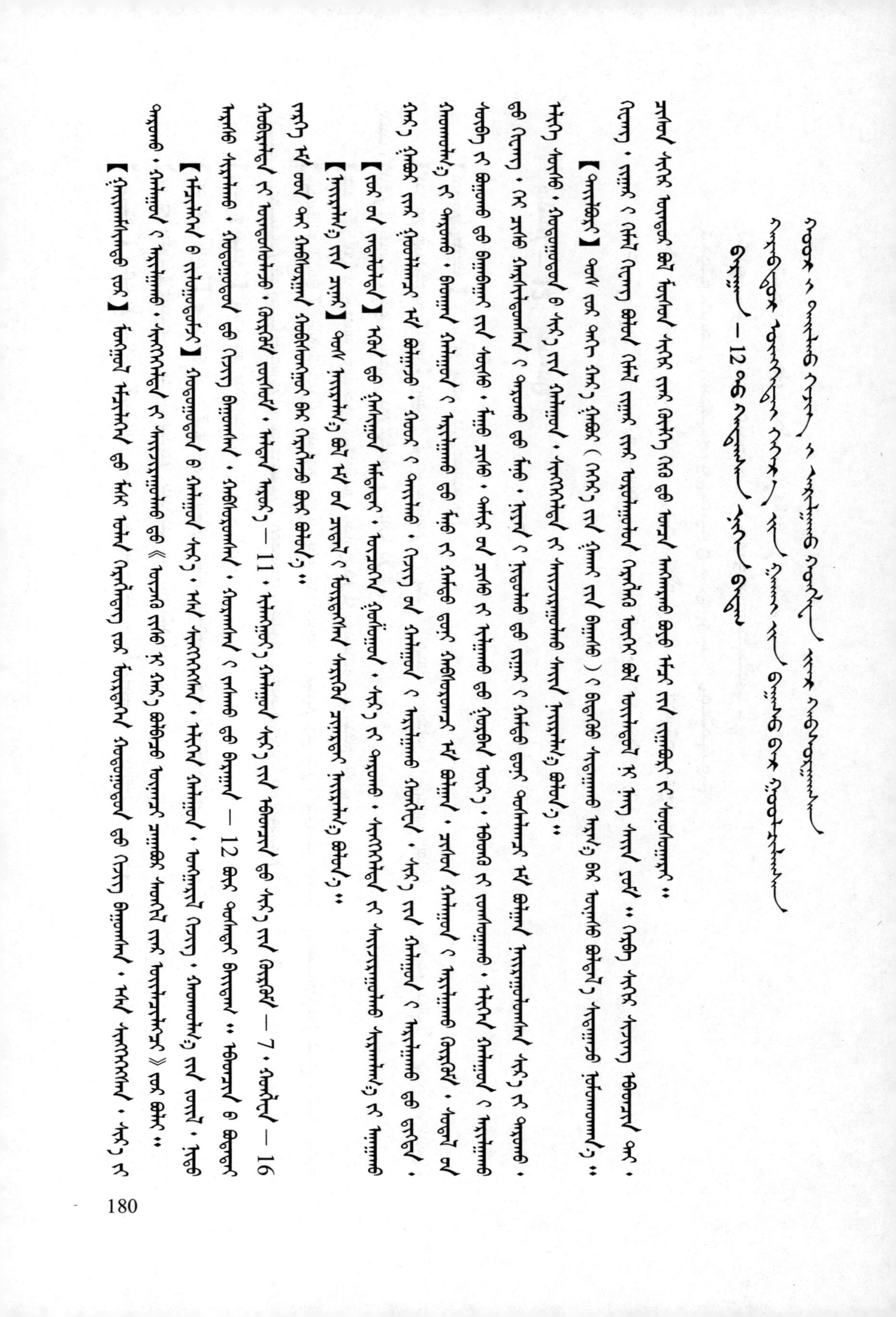

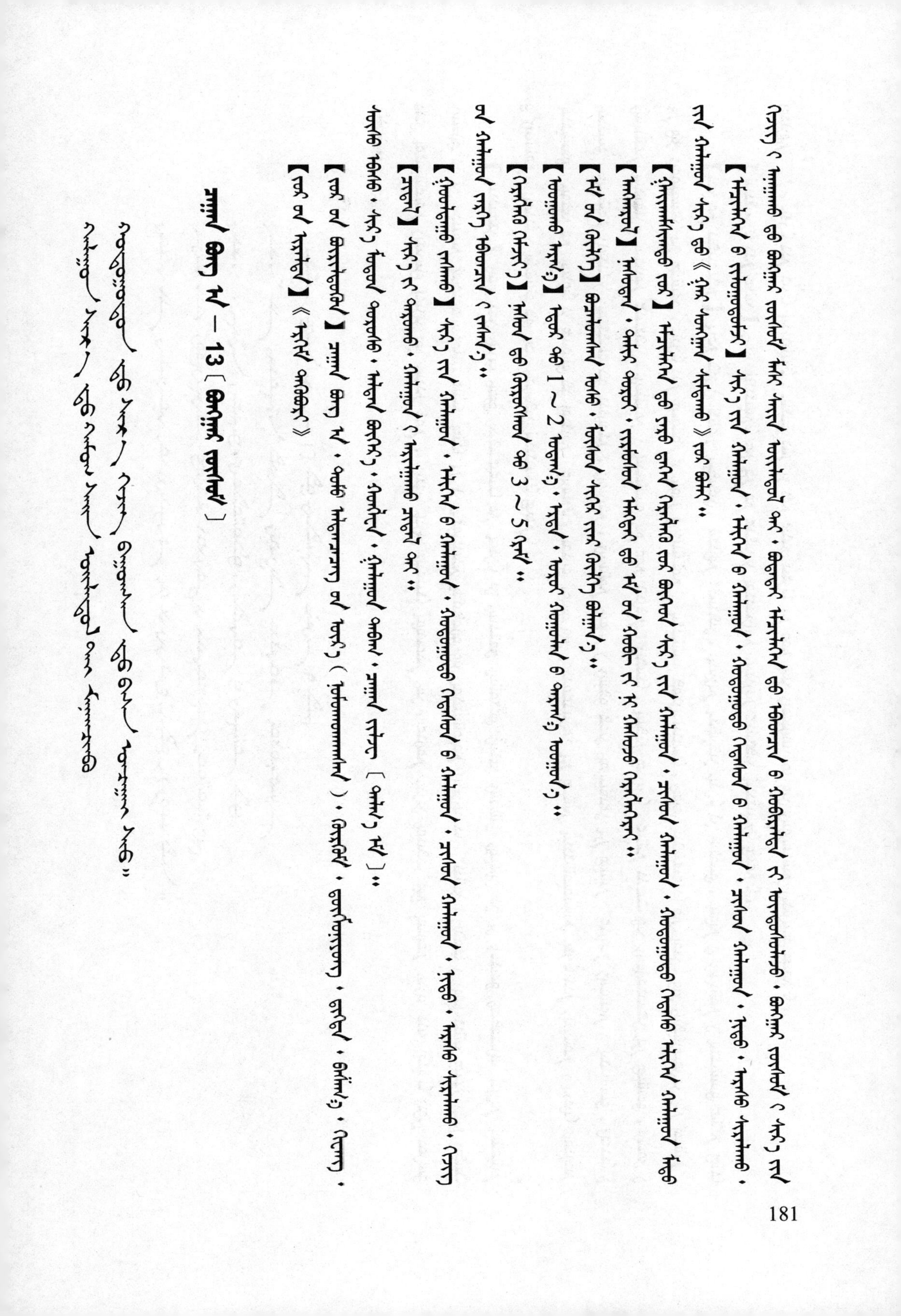

[illegible]

【[illegible]】[illegible]

[illegible]《[illegible]》[illegible]

【[illegible]】[illegible]

【[illegible]】[illegible]

【[illegible]】[illegible]

【[illegible]】[illegible] 1 ~ 2 [illegible]

【[illegible]】[illegible] 3 ~ 5 [illegible]

[illegible]

【[illegible]】[illegible]

【[illegible]】[illegible]

[illegible]〔[illegible]〕

【[illegible]】[illegible]（[illegible]）[illegible]

【[illegible]】《[illegible]》

[illegible] – 13〔[illegible]〕

[illegible]

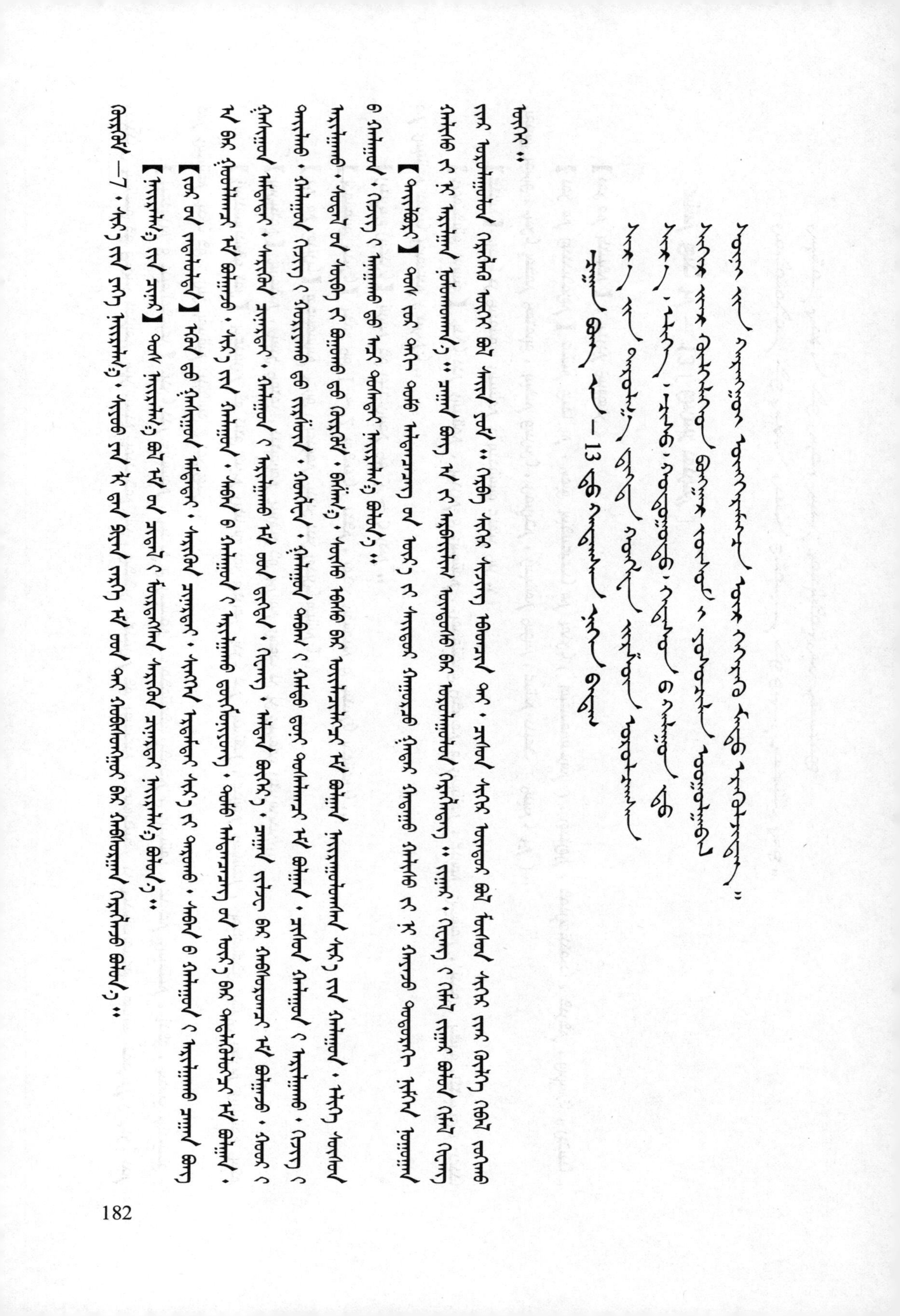

[illegible] —7 • [illegible] ::

【[illegible]】 [illegible] 【[illegible]】 [illegible] ::

[illegible] ::

[illegible] ::

【[illegible]】 [illegible] ::

[illegible] ::

[illegible] – 13 [illegible]

[illegible] ::

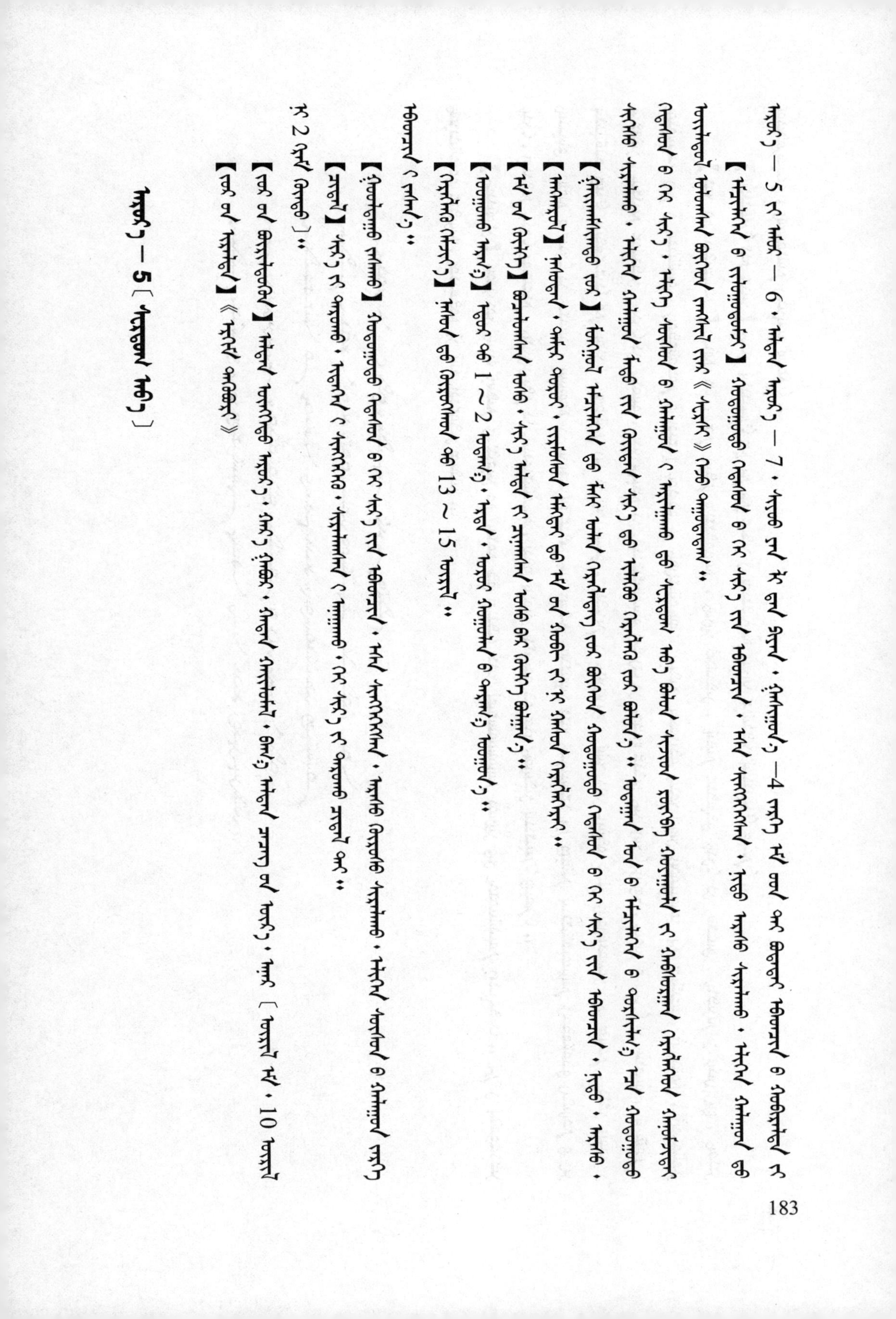

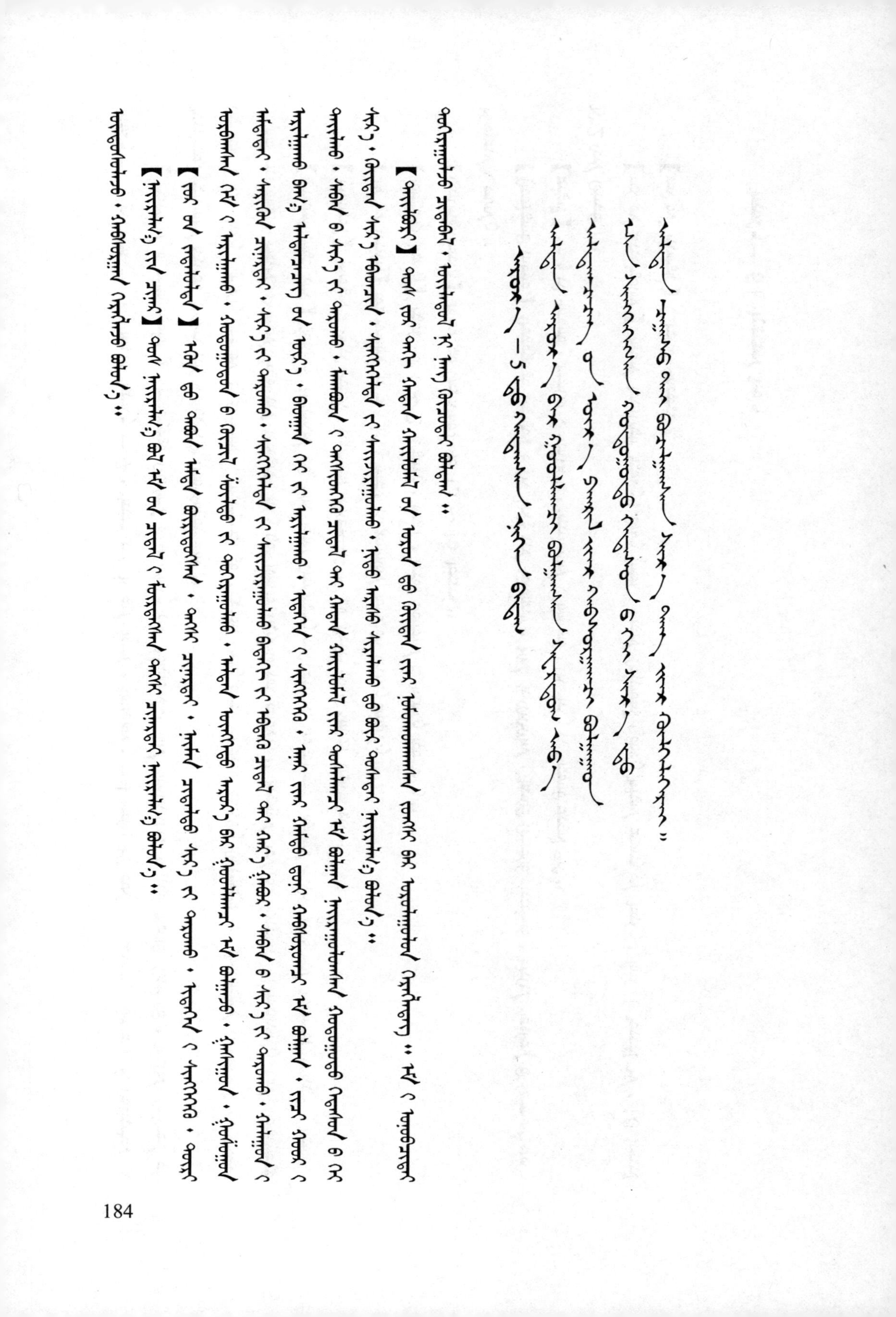

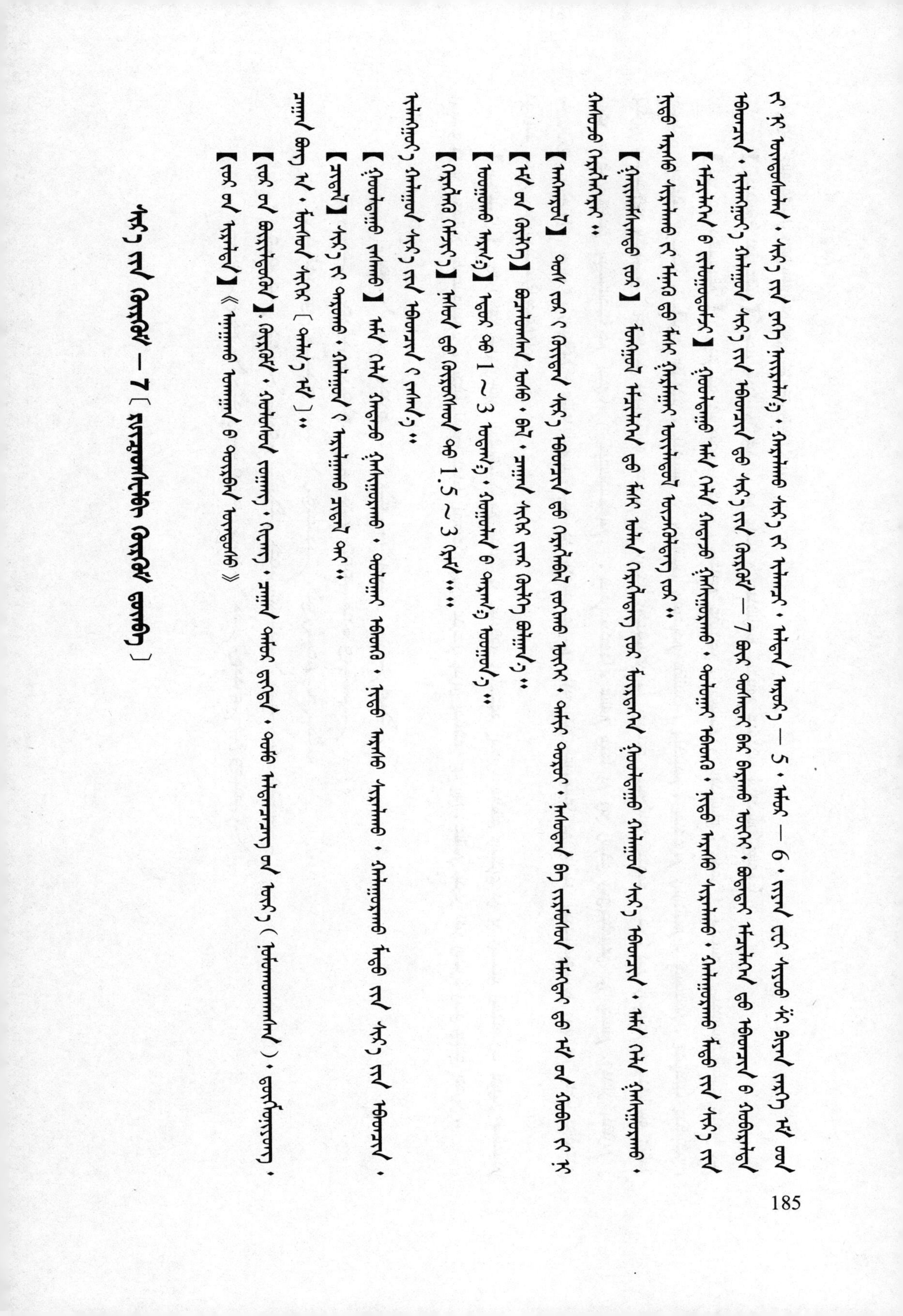

[illegible] — 7 〔[illegible]〕

【[illegible]】《[illegible]》

【[illegible]】 [illegible]

[illegible] 〔[illegible]〕::

【[illegible]】 [illegible] ::

【[illegible]】 [illegible] ::

【[illegible]】 [illegible] 1.5 ~ 3 [illegible] ::

【[illegible]】 [illegible] 1 ~ 3 [illegible] ::

【[illegible]】 [illegible] ::

【[illegible]】 [illegible] ::

【[illegible]】 [illegible] ::

【[illegible]】 [illegible] ::

[illegible] — 5 [illegible] — 6 [illegible] — 7 [illegible]

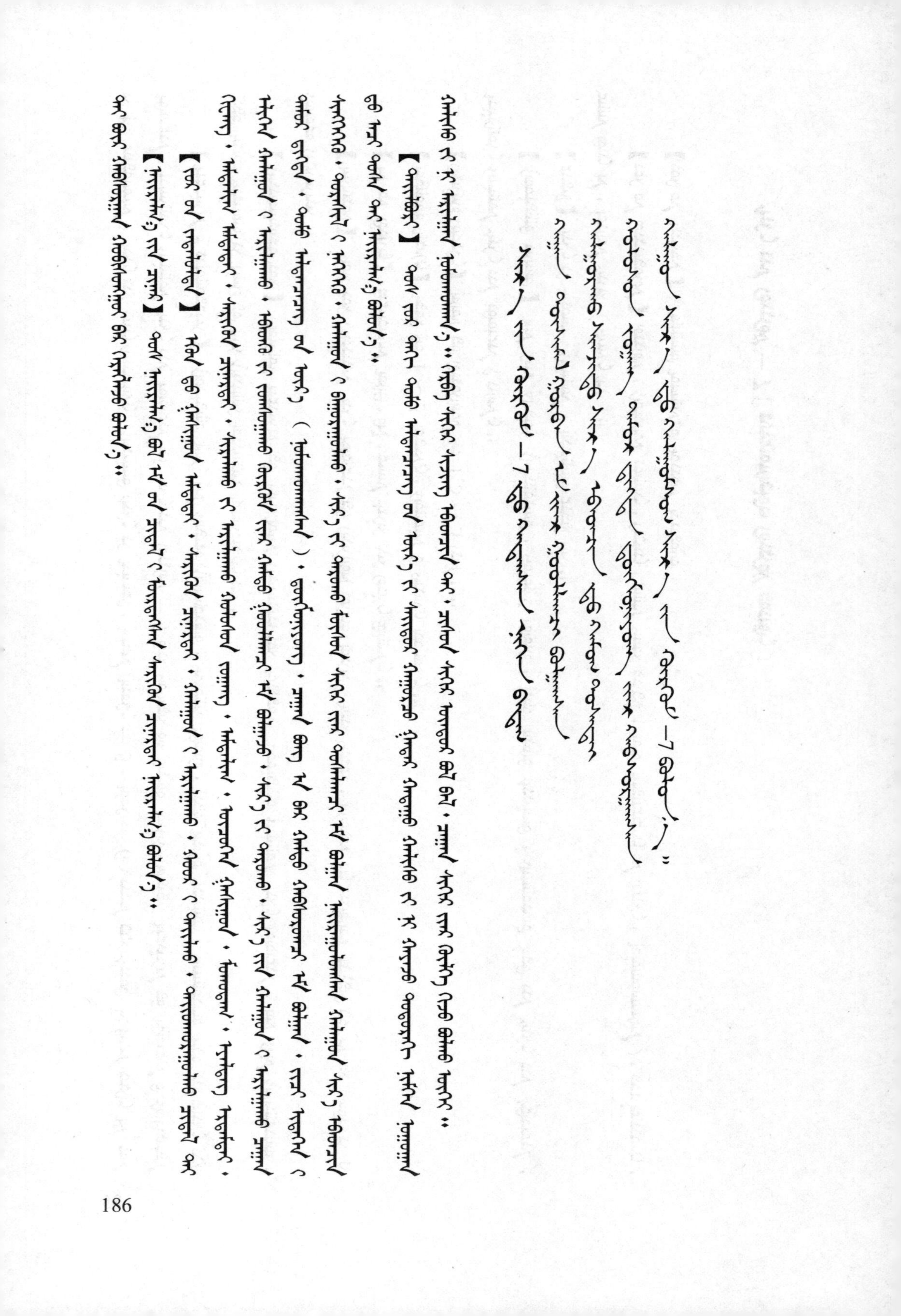

186

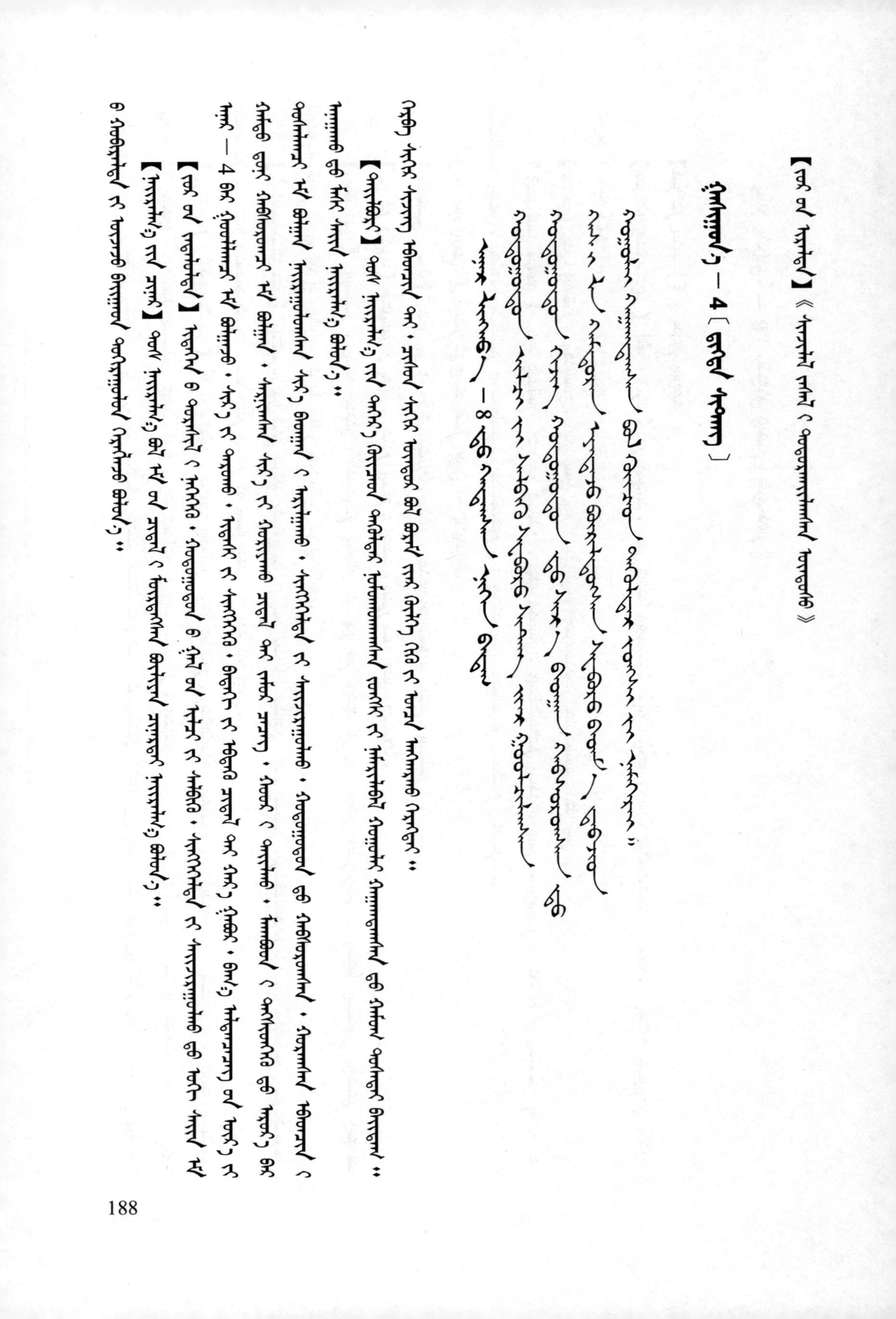

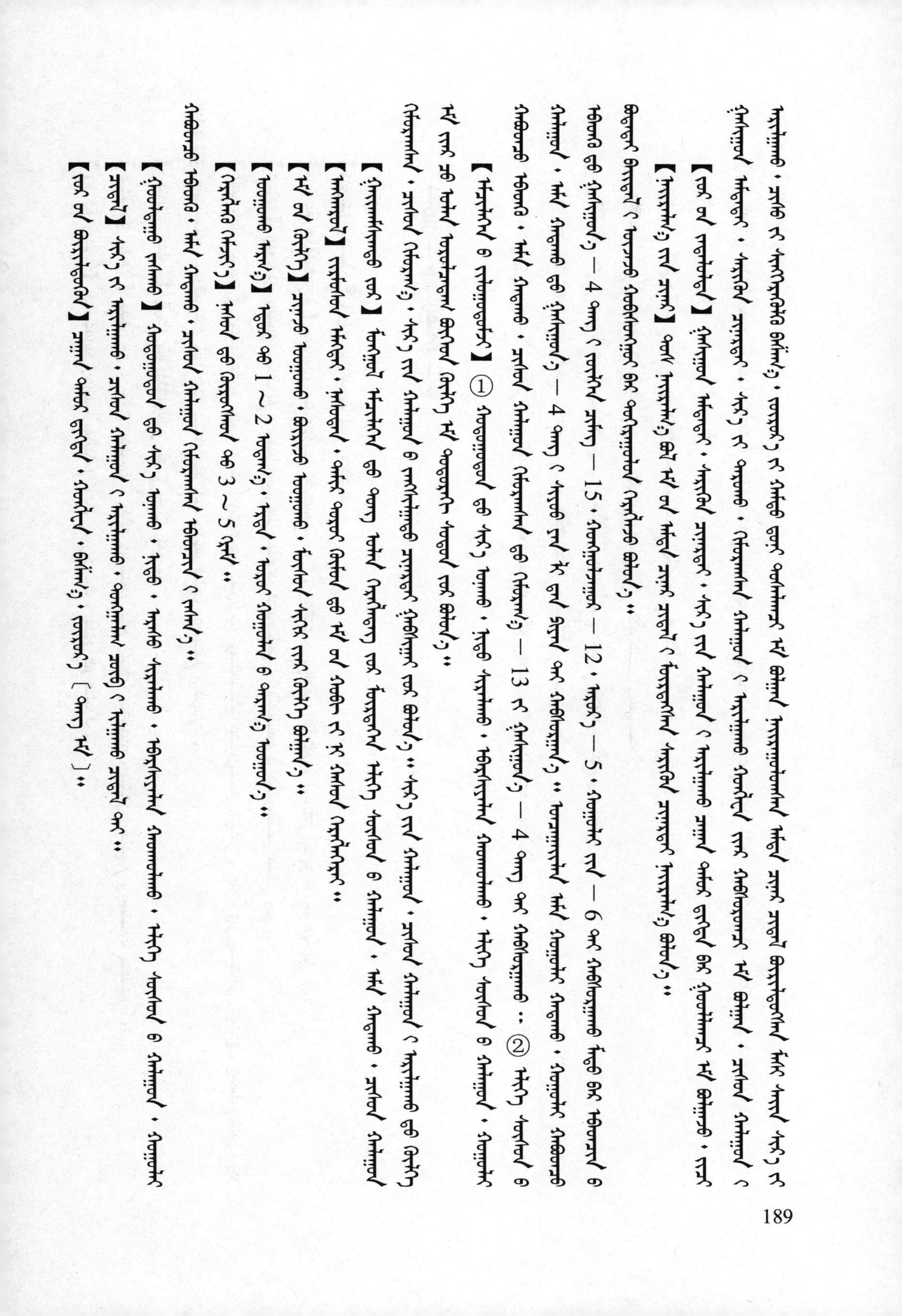

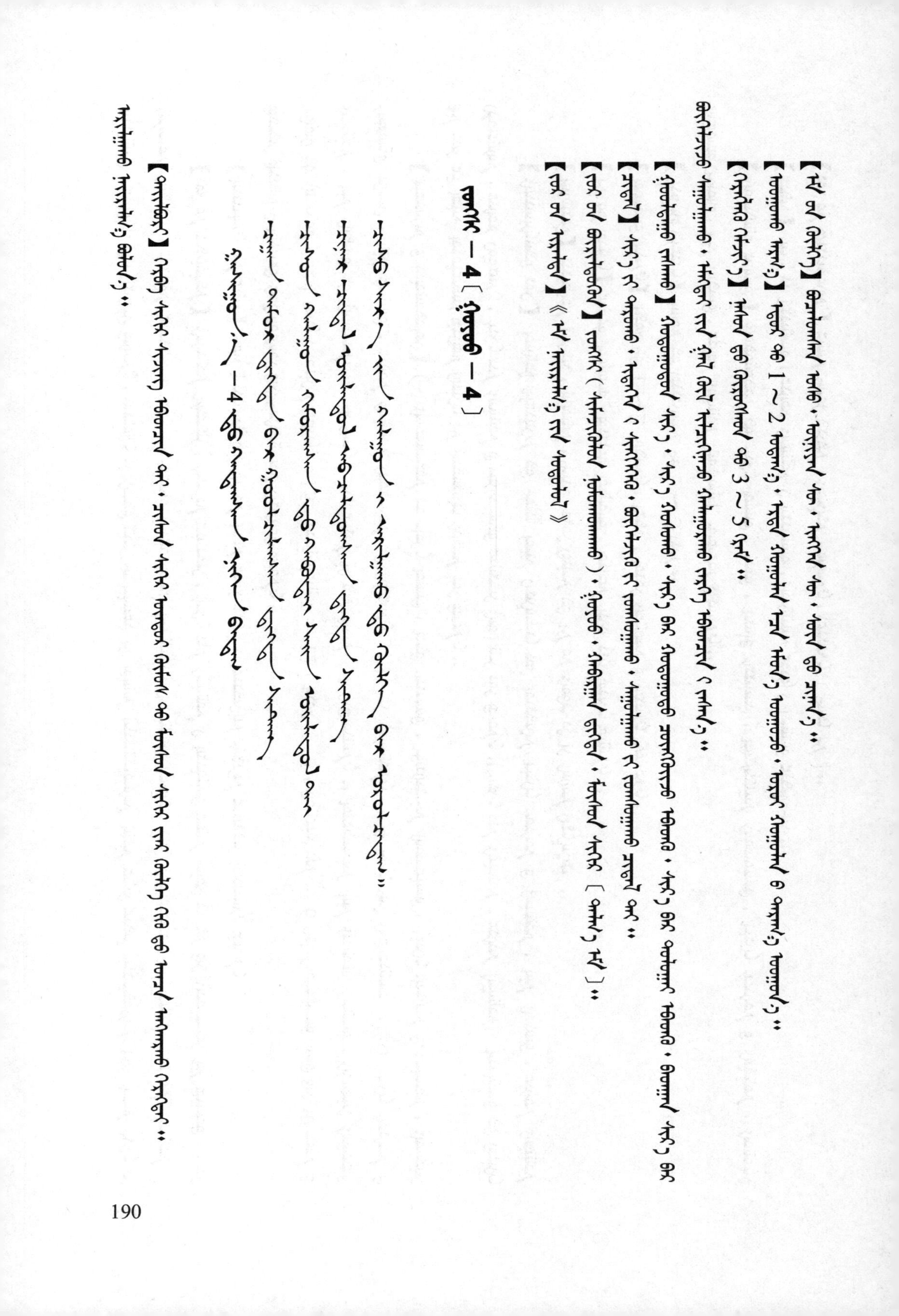

【[illegible]】 [illegible] ::
【[illegible]】 [illegible] 1 ~ 2 [illegible] ::
【[illegible]】 [illegible] 3 ~ 5 [illegible] ::
[illegible] ::
【[illegible]】 [illegible]
【[illegible]】 [illegible] ::
【[illegible]】 [illegible] ([illegible]) [illegible] 〔[illegible]〕::
【[illegible]】《[illegible]》

[illegible] — 4〔[illegible] — 4〕

[illegible]
[illegible]
[illegible]
[illegible]
[illegible] — 4 [illegible]

【[illegible]】 [illegible] ::

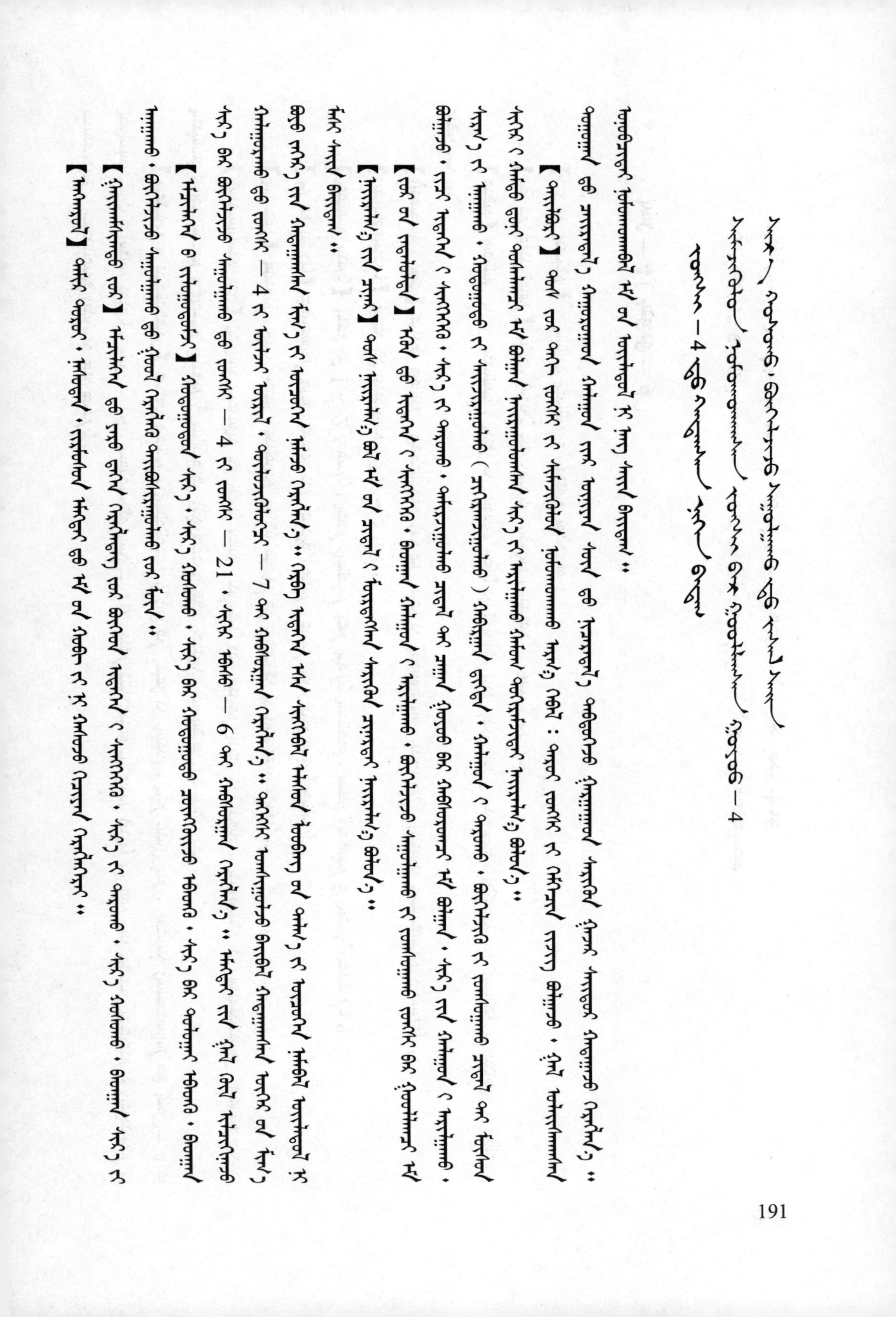

[illegible]
[illegible] – 4
[illegible] – 4 [illegible]

[illegible] ::

[illegible] ::

【[illegible]】 [illegible] 【[illegible]】 [illegible] ::

[illegible] 【[illegible]】 [illegible] 【[illegible]】

【[illegible]】 [illegible] 【[illegible]】 [illegible] ::

[illegible] ::

[illegible] :: [illegible] – 4 [illegible] – 7 [illegible] :: [illegible] – 4 [illegible] – 21 · [illegible] – 6 [illegible] :: [illegible]

【[illegible]】 [illegible] ::

【[illegible]】 [illegible] 【[illegible]】 [illegible]

【[illegible]】 [illegible] ::

[illegible] ᠃

[illegible] — 5 ᠂ [illegible] ᠂ [illegible] — 14 ᠂ [illegible] — 16 ᠂ [illegible] — 4 [illegible]

【[illegible]】[illegible] ᠂ [illegible] ᠂ [illegible] ᠂ [illegible] ᠃

【[illegible]】[illegible] ᠂ [illegible] ᠂ [illegible] ᠂ [illegible] ᠃

【[illegible]】[illegible] ᠂ [illegible] ᠂ [illegible] ᠃

【[illegible]】[illegible] ᠂ [illegible] ᠂ [illegible] ᠃

【[illegible]】[illegible] 1 ~ 2 [illegible] ᠂ [illegible] ᠂ [illegible] ᠃

【[illegible]】[illegible] 3 ~ 5 [illegible] ᠃

【[illegible]】[illegible] ᠂ [illegible] ᠂ [illegible] ᠂ [illegible] ᠂ [illegible] ᠃

【[illegible]】[illegible] ᠂ [illegible] ᠂ [illegible] ᠂ [illegible] ᠂ [illegible] ᠂ [illegible]

【[illegible]】[illegible] ᠂ [illegible] ᠂ [illegible] ᠂ [illegible] 〔[illegible]〕᠃

【[illegible]】《[illegible]》

[illegible] — 4〔[illegible] — 4〕

[illegible] ᠃

[illegible]

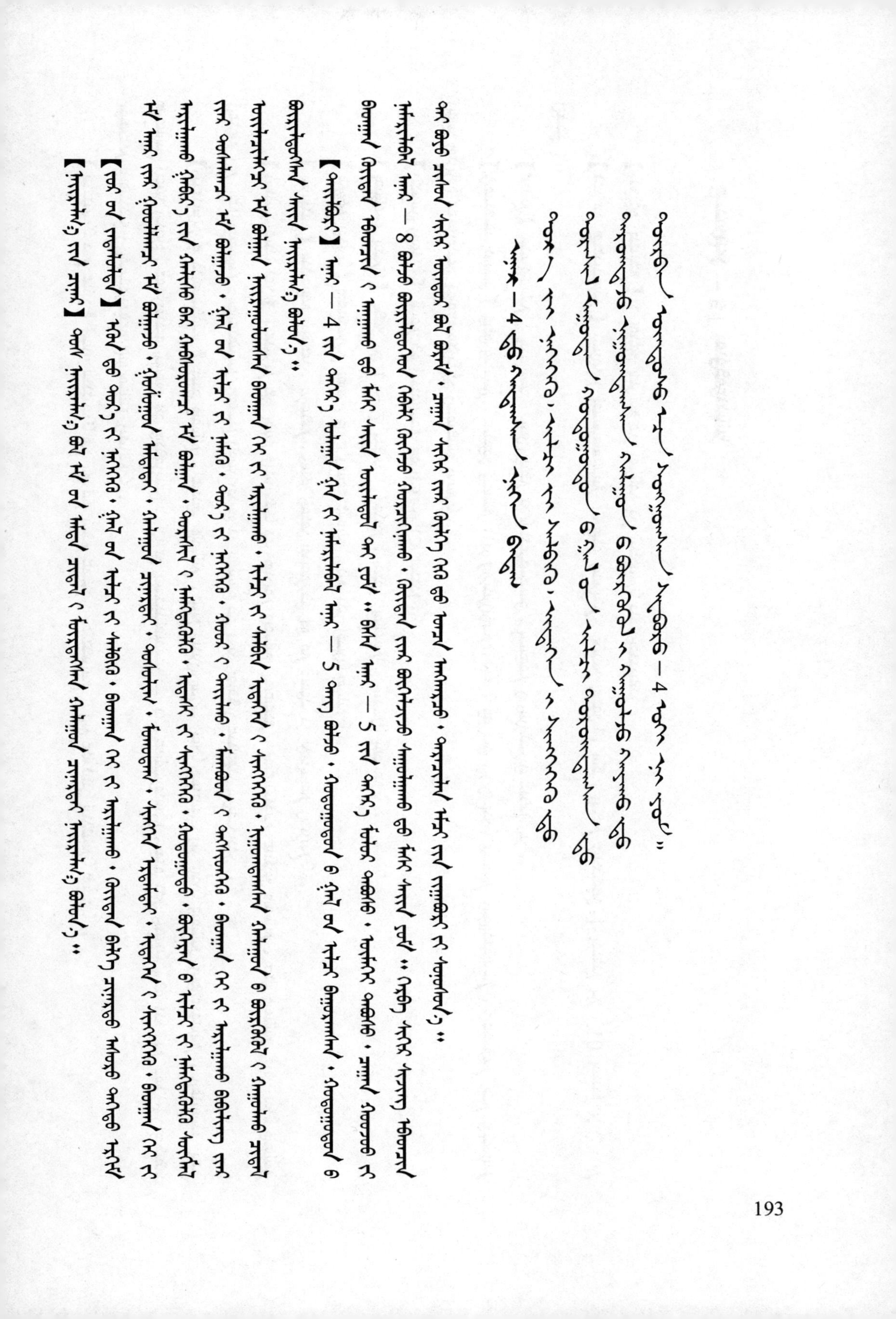

[illegible]

[illegible]

[illegible]

[illegible]

[illegible]

【[illegible]】 [illegible] ᠪᠣᠯᠤᠨ᠎ᠠ ᠉

[illegible] ᠉

[illegible] — 5 [illegible] — 6 ᠂ [illegible]

【[illegible]】 [illegible] ᠉

【[illegible]】 [illegible]

【[illegible]】 [illegible] ᠉

【[illegible]】 [illegible] ᠉

【[illegible]】 [illegible] 1～2 [illegible] ᠉

【[illegible]】 [illegible] 13～15 [illegible] ᠉

[illegible] ᠉

【[illegible]】 [illegible]

【[illegible]】 [illegible] ᠉

【[illegible]】 [illegible] ([illegible]) ᠂ [illegible] 〔 [illegible] ᠂ 10 [illegible] 2 [illegible] 〕 ᠉

【[illegible]】 《[illegible]》

ᠪᠤᠭᠤᠳᠠᠢ — 5 〔[illegible]〕

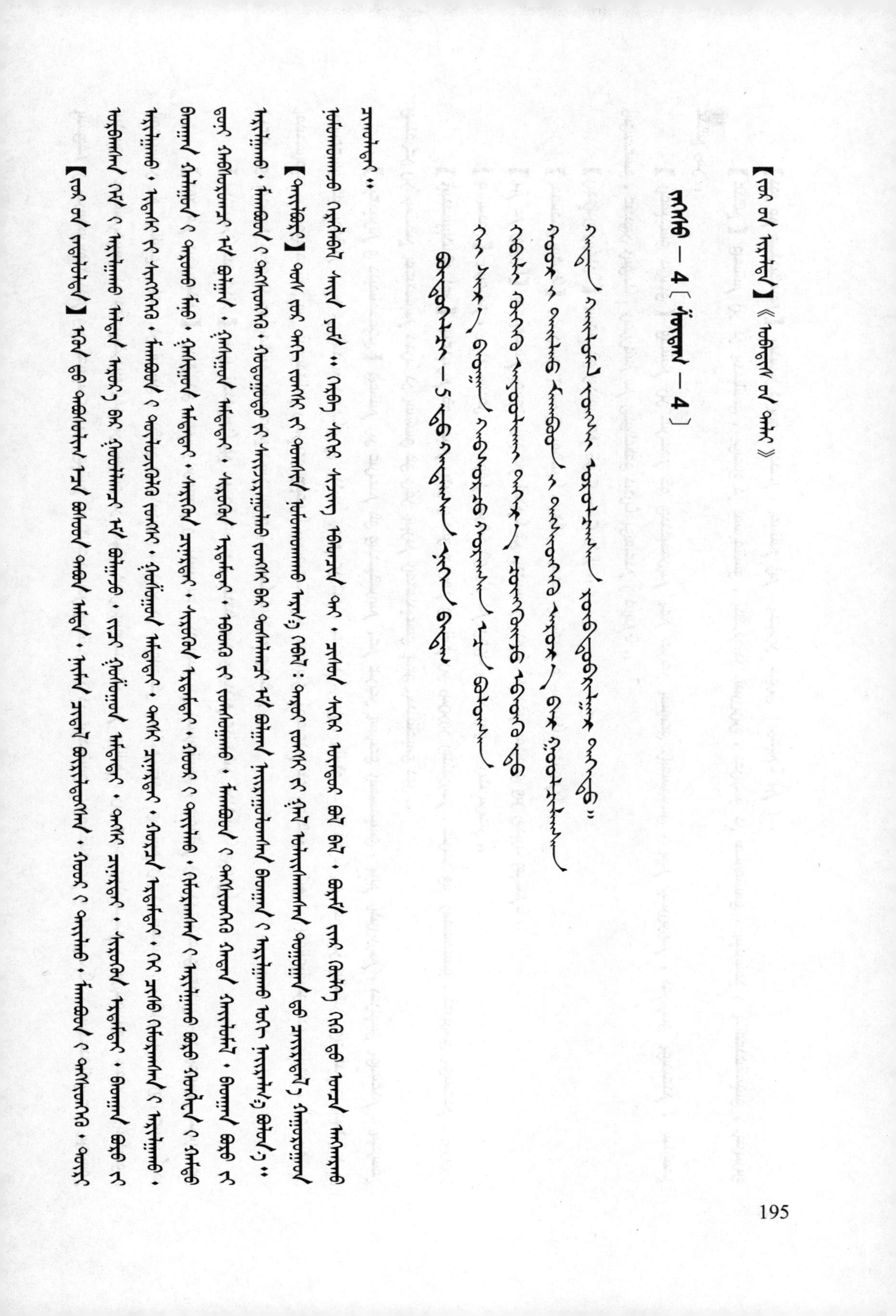

【[illegible]】《[illegible]》

[illegible] — 4〔[illegible] — 4〕

[illegible]
[illegible]
[illegible]
[illegible]
[illegible] — 5 [illegible]

[illegible] ::

[illegible]

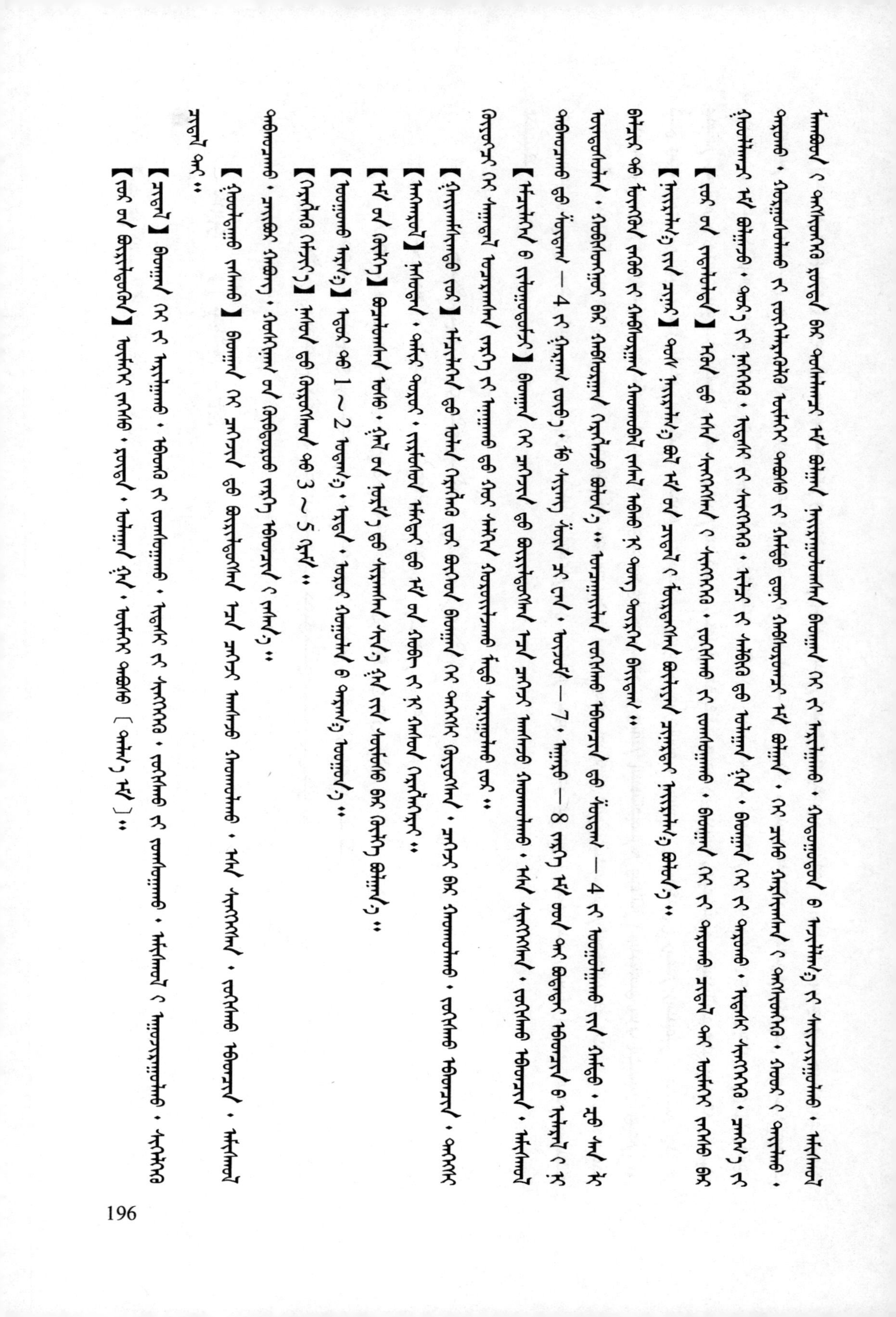

〔 〕 ::

1 ~ 2

3 ~ 5 ᠭᠷᠠᠮ ::

— 4

— 7 · — 8

— 4

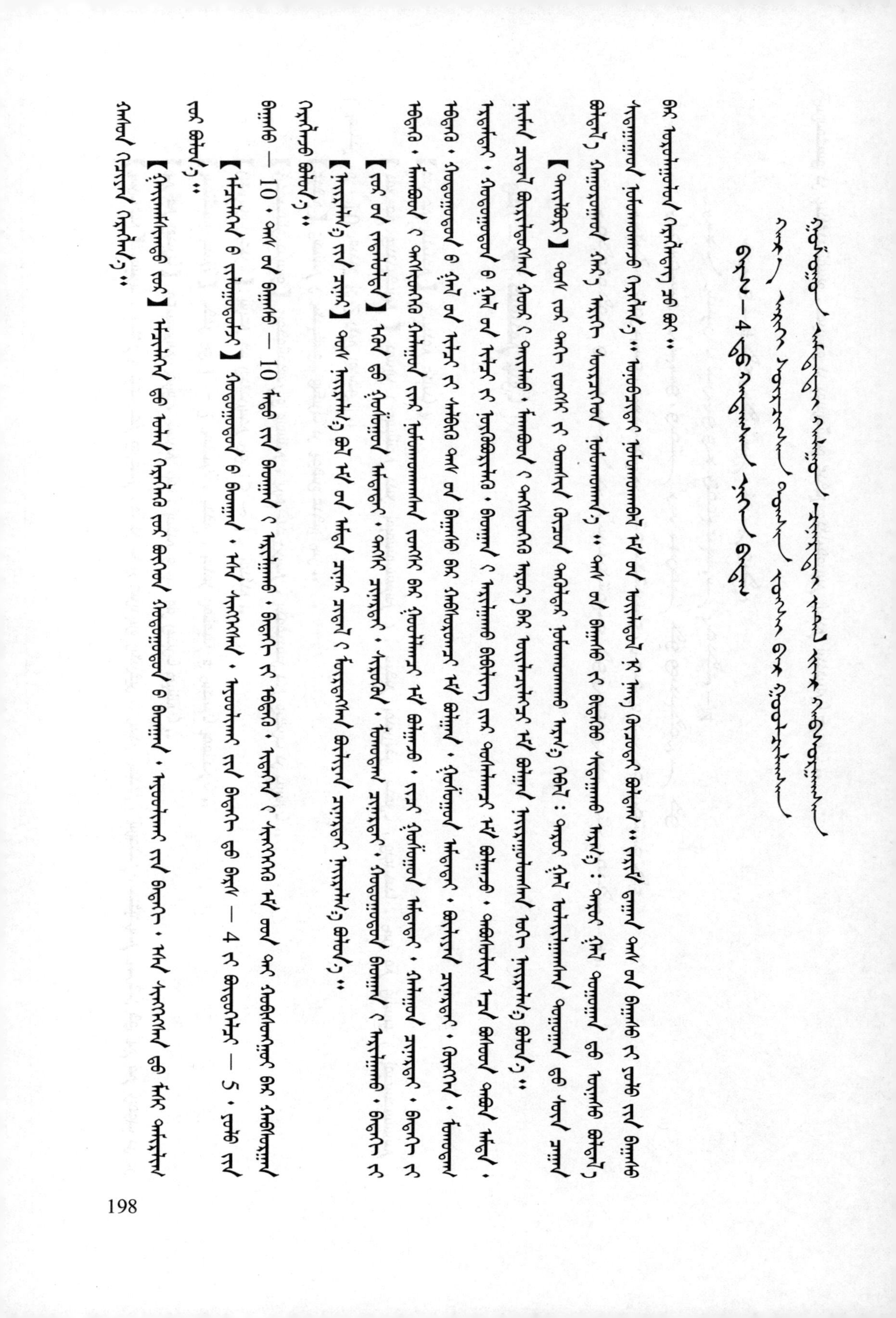

[illegible] — 4 [illegible]

[illegible]

【[illegible]】 [illegible]

【[illegible]】 [illegible]

【[illegible]】 [illegible]

[illegible] — 10 · [illegible] — 10 [illegible]

【[illegible]】 [illegible] — 4 [illegible] — 5 · [illegible]

【[illegible]】 [illegible]

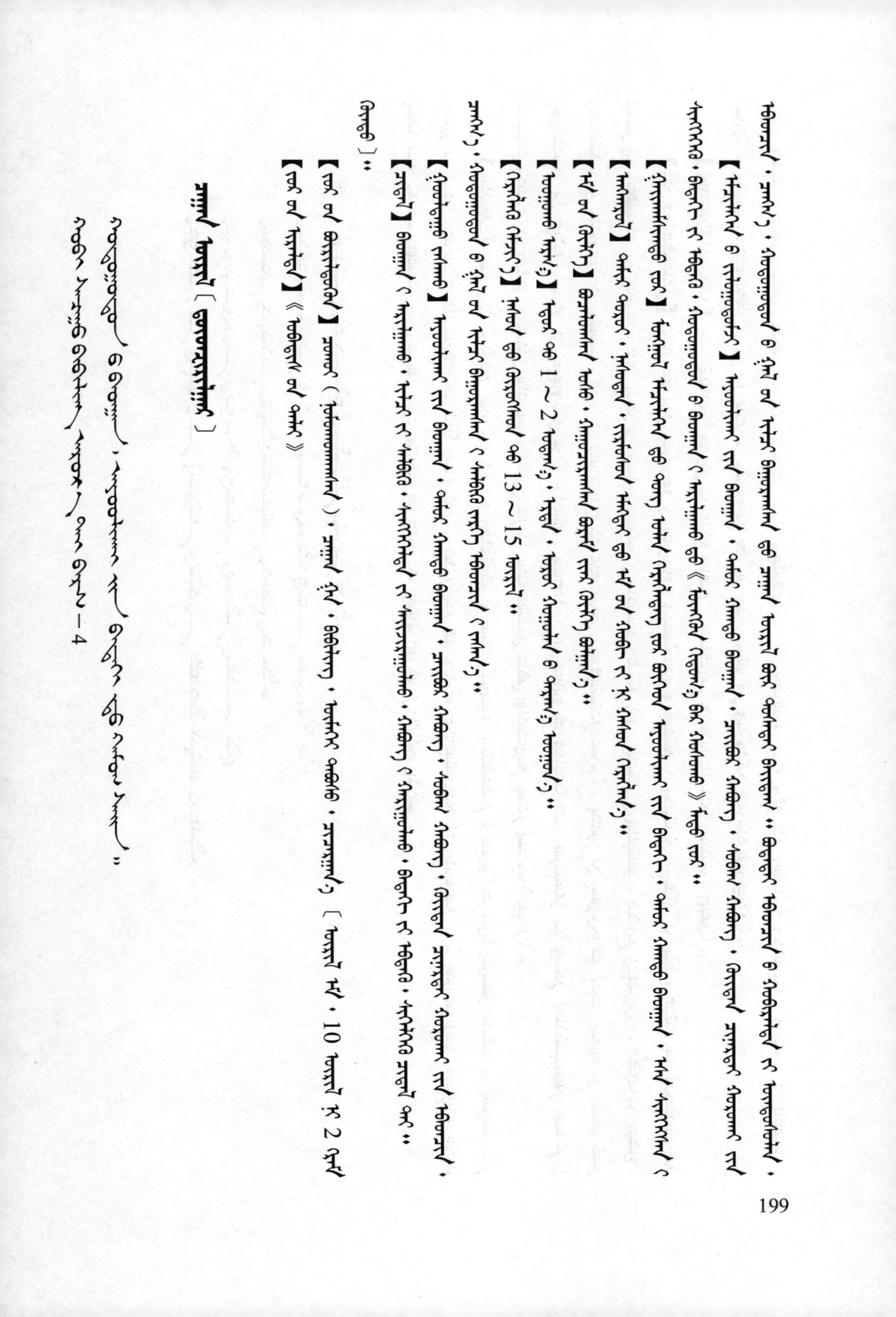

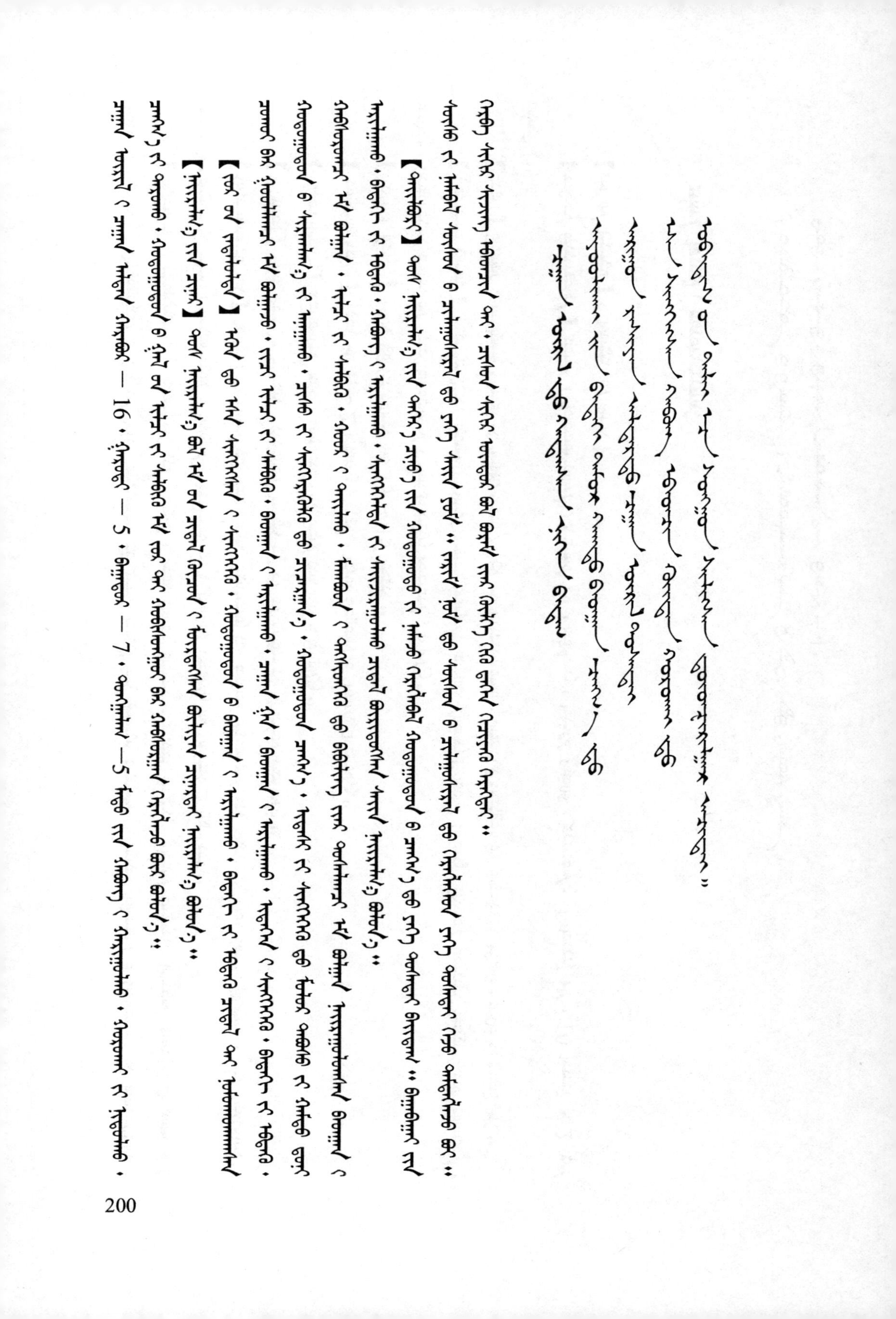

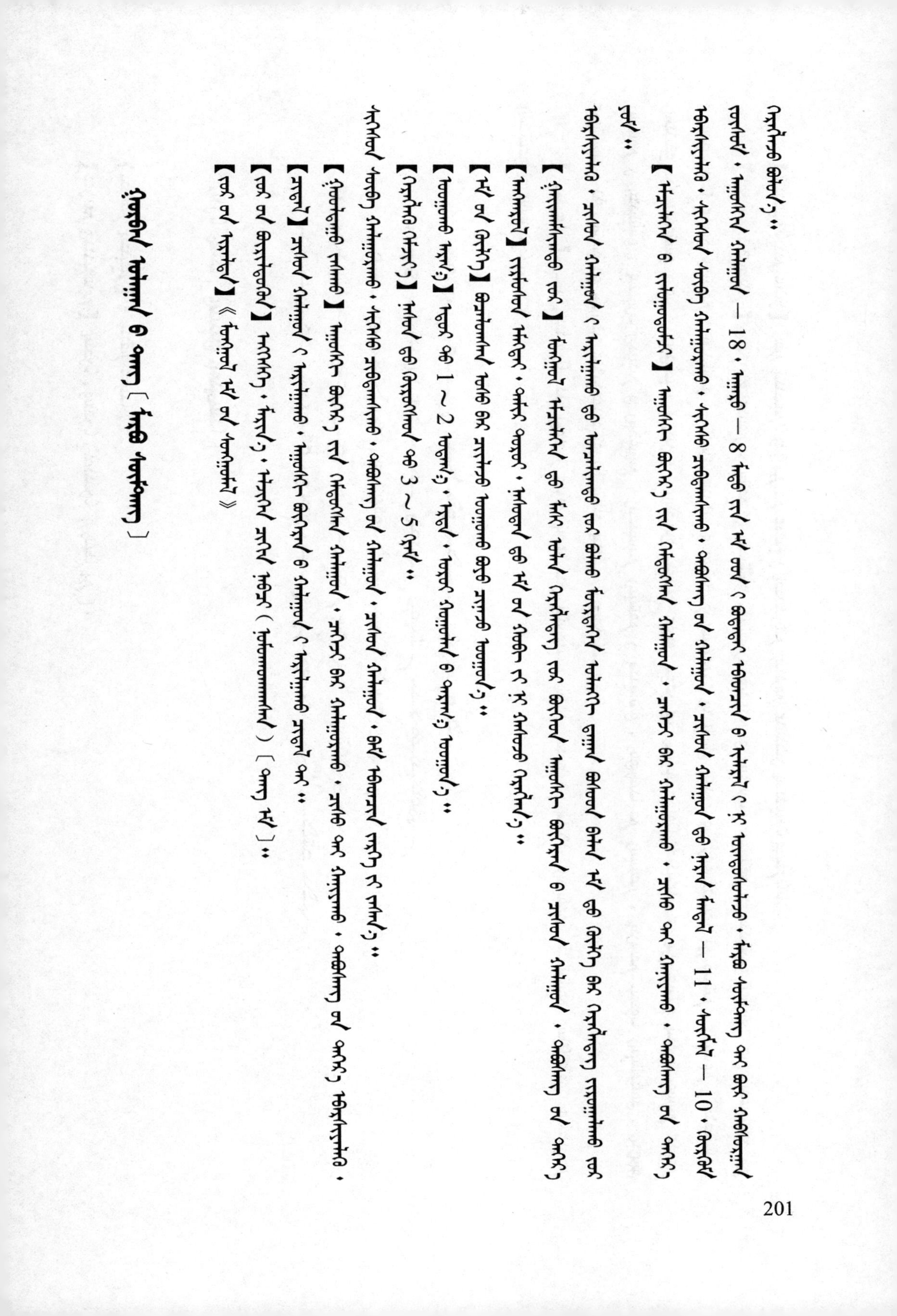

[illegible]

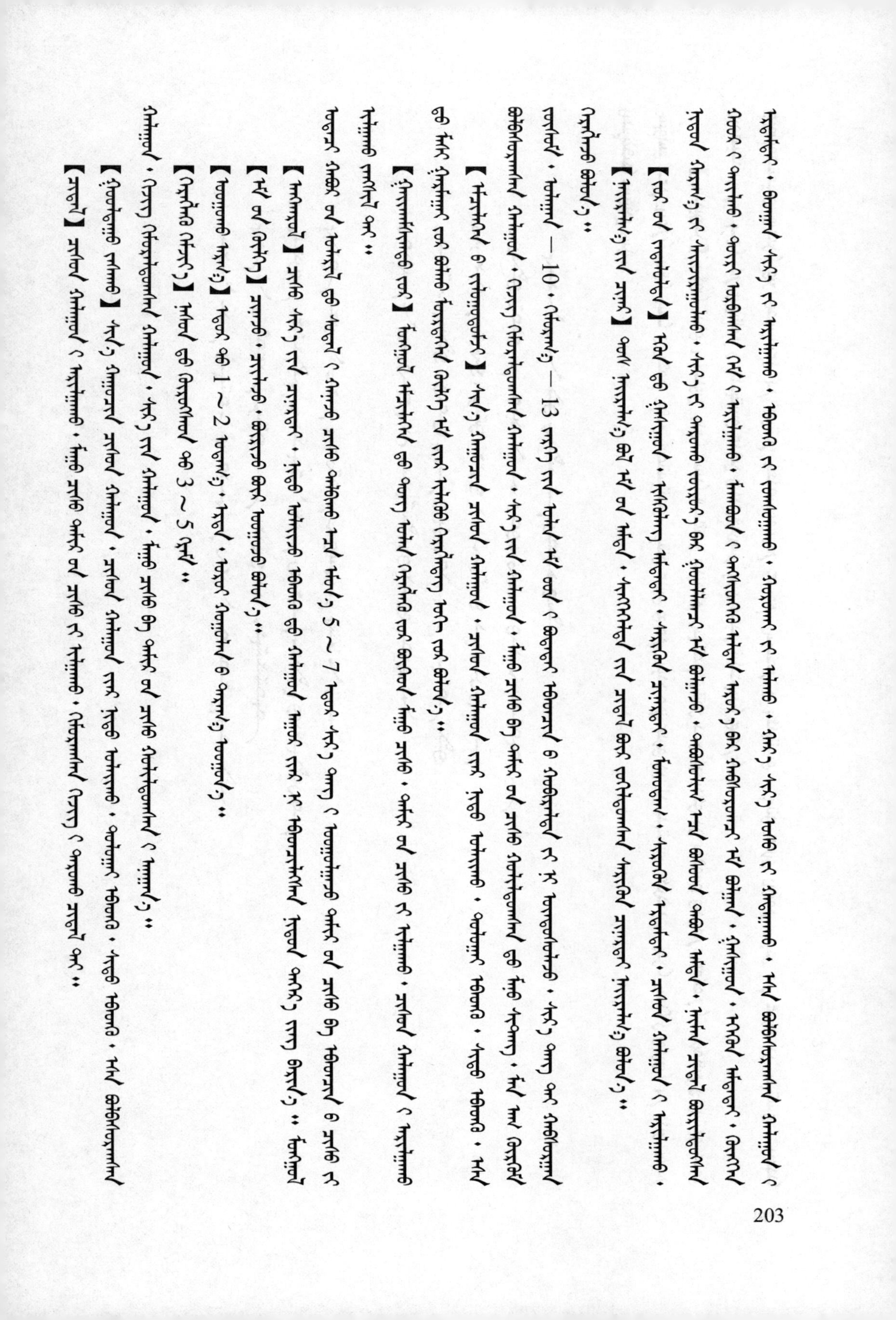

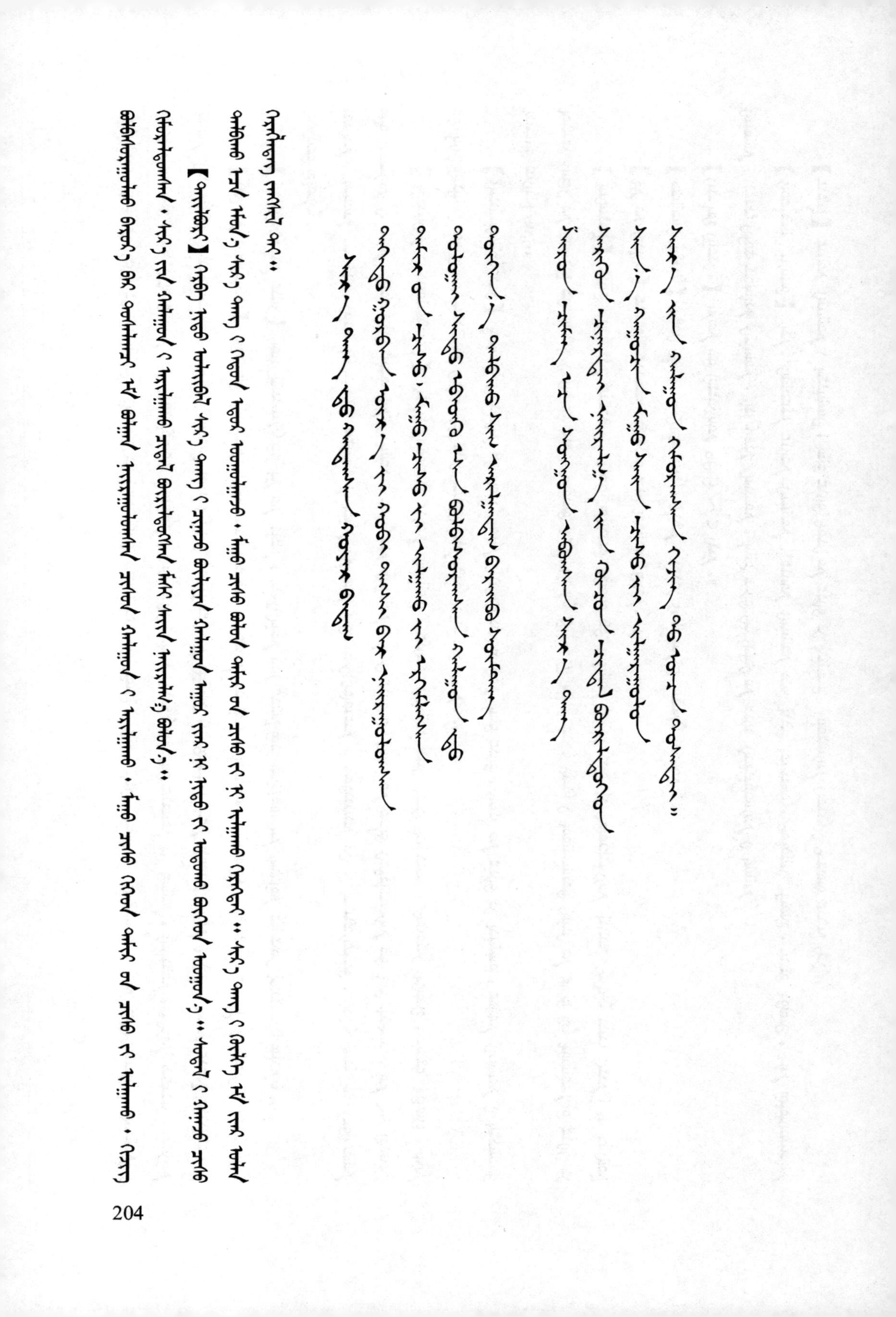

[illegible]

【ᠲᠠᠢᠯᠪᠤᠷᠢ】 [illegible] ᠪᠠᠢ ::

[illegible]

ᠡᠮᠡ ᠴᠢ [illegible] ::

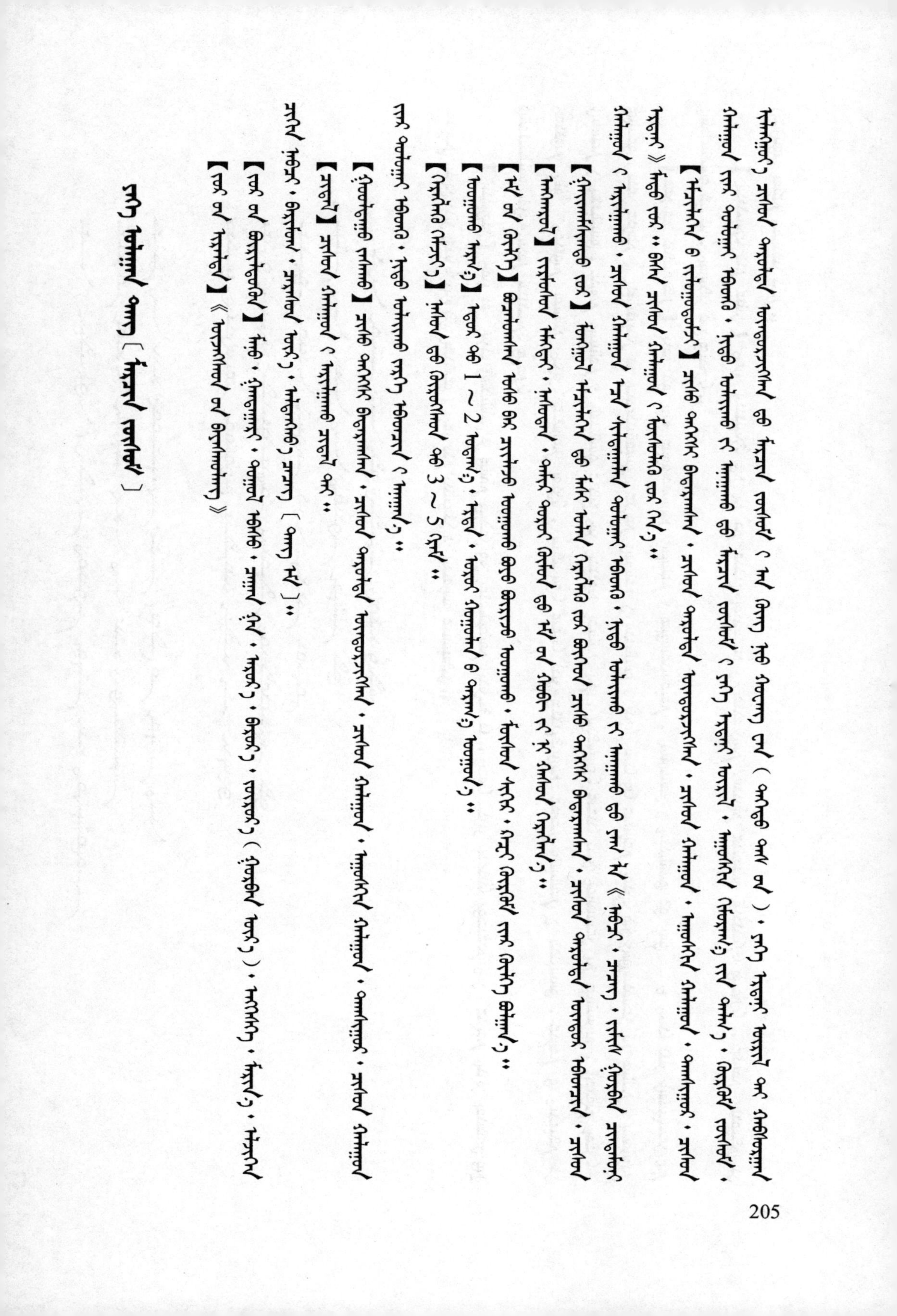

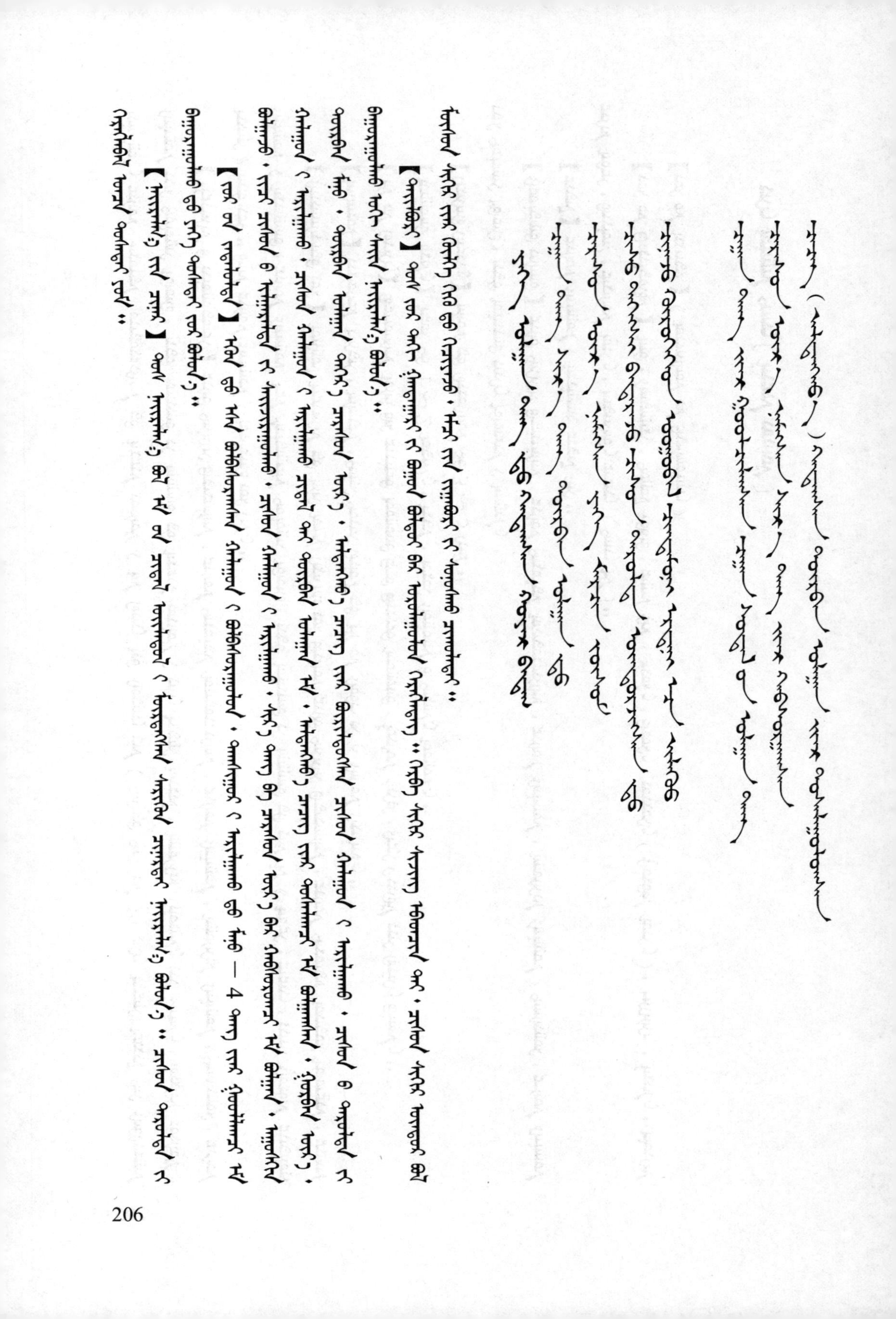

[illegible] ::

【[illegible]】 [illegible]
[illegible] ::

[illegible]

【[illegible]】 [illegible] — 4 [illegible]
[illegible] ::

【[illegible]】 [illegible] ::

[illegible]

[illegible]

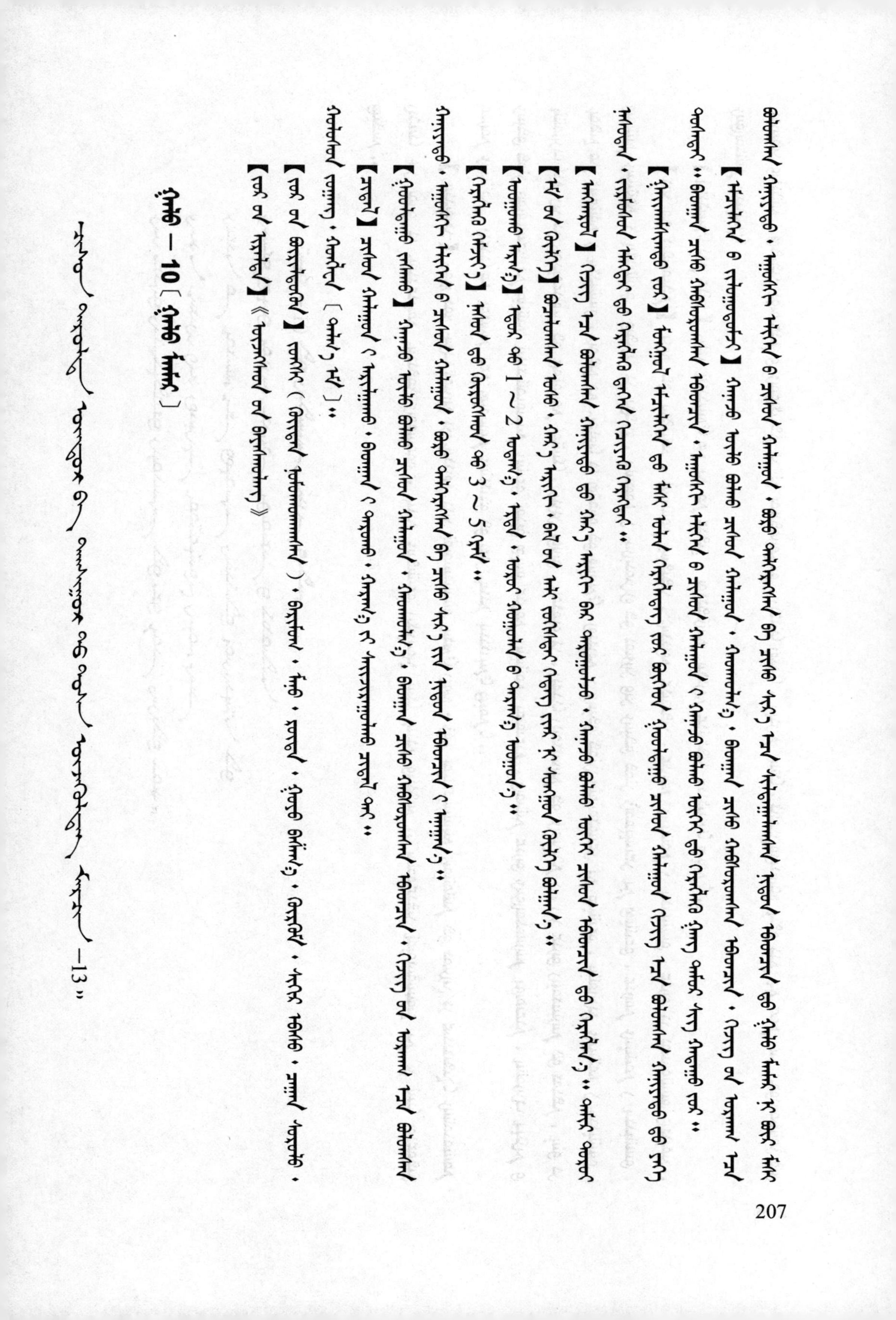

[illegible] —13

[illegible] — 10〔[illegible]〕

【[illegible]】《[illegible]》

【[illegible]】 [illegible] ([illegible]) · [illegible] · [illegible] · [illegible] · [illegible] · [illegible] · [illegible] · [illegible] · [illegible] ·

[illegible] 〔[illegible]〕::

【[illegible]】 [illegible] ::

【[illegible]】 [illegible]

[illegible] ::

【[illegible]】 [illegible] 3 ~ 5 [illegible] ::

【[illegible]】 [illegible] 1 ~ 2 [illegible] ::

【[illegible]】 [illegible] ::

【[illegible]】 [illegible] :: [illegible]

[illegible] ::

【[illegible]】 [illegible]

[illegible] :: [illegible] ::

【[illegible]】 [illegible]

[illegible]

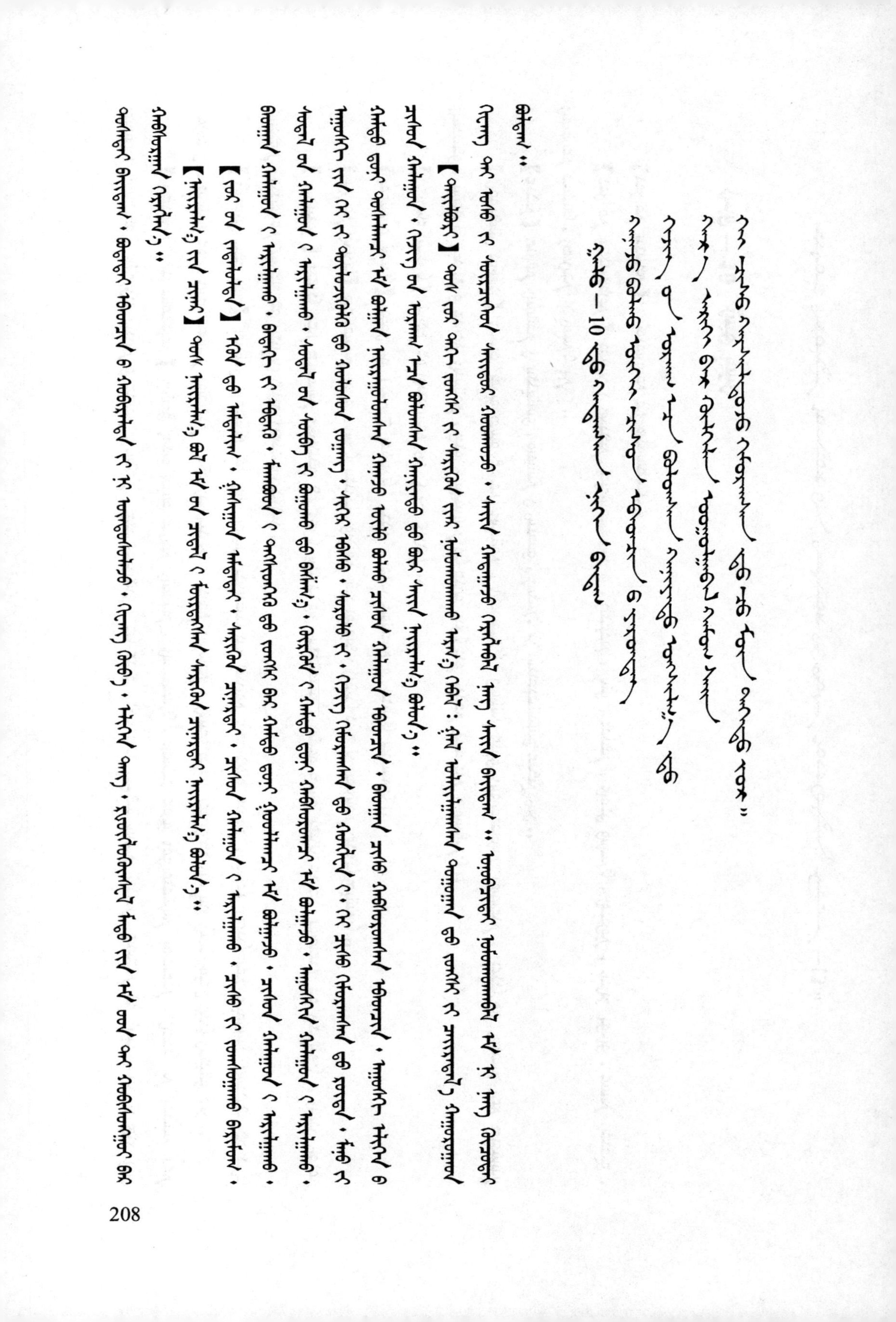

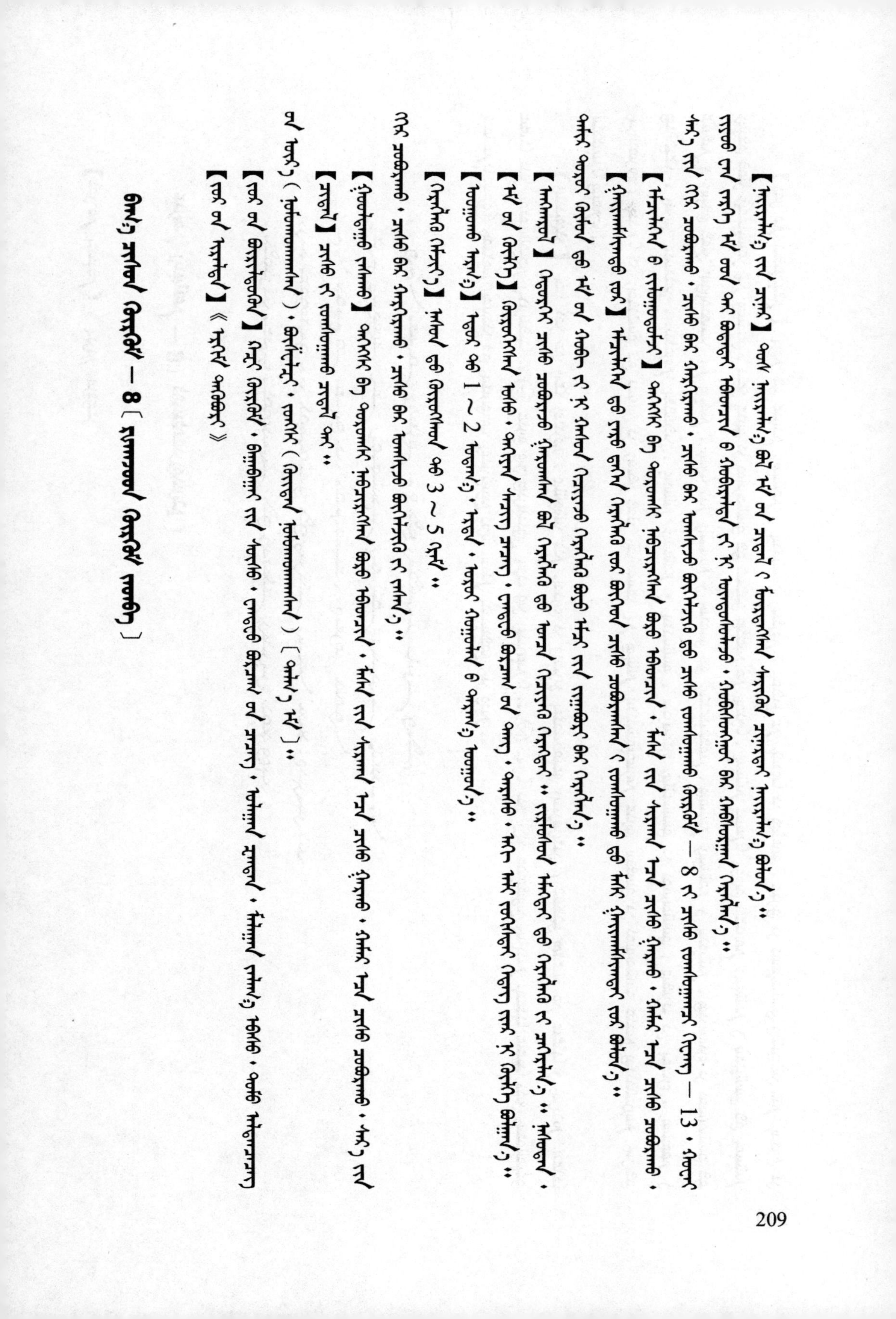

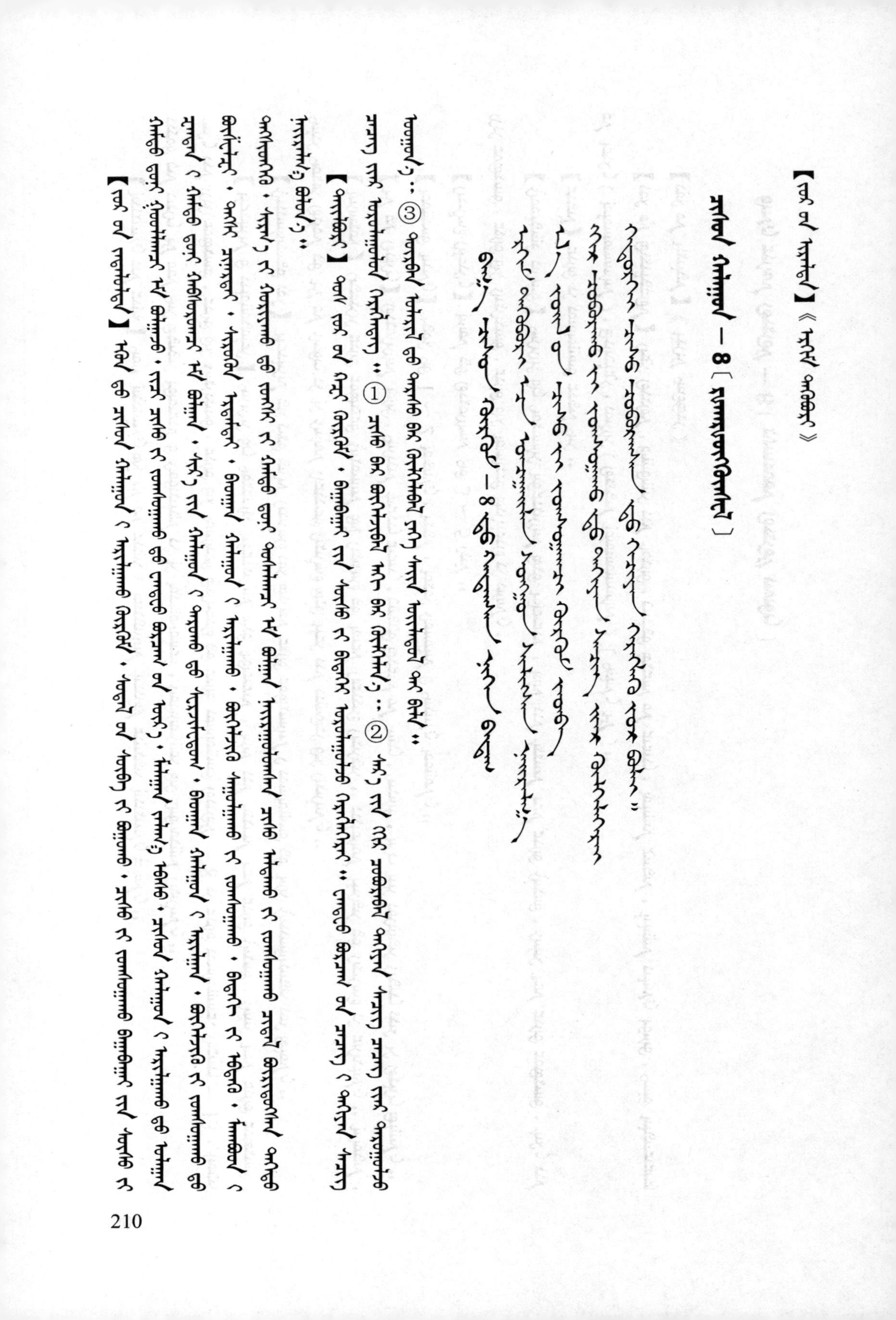

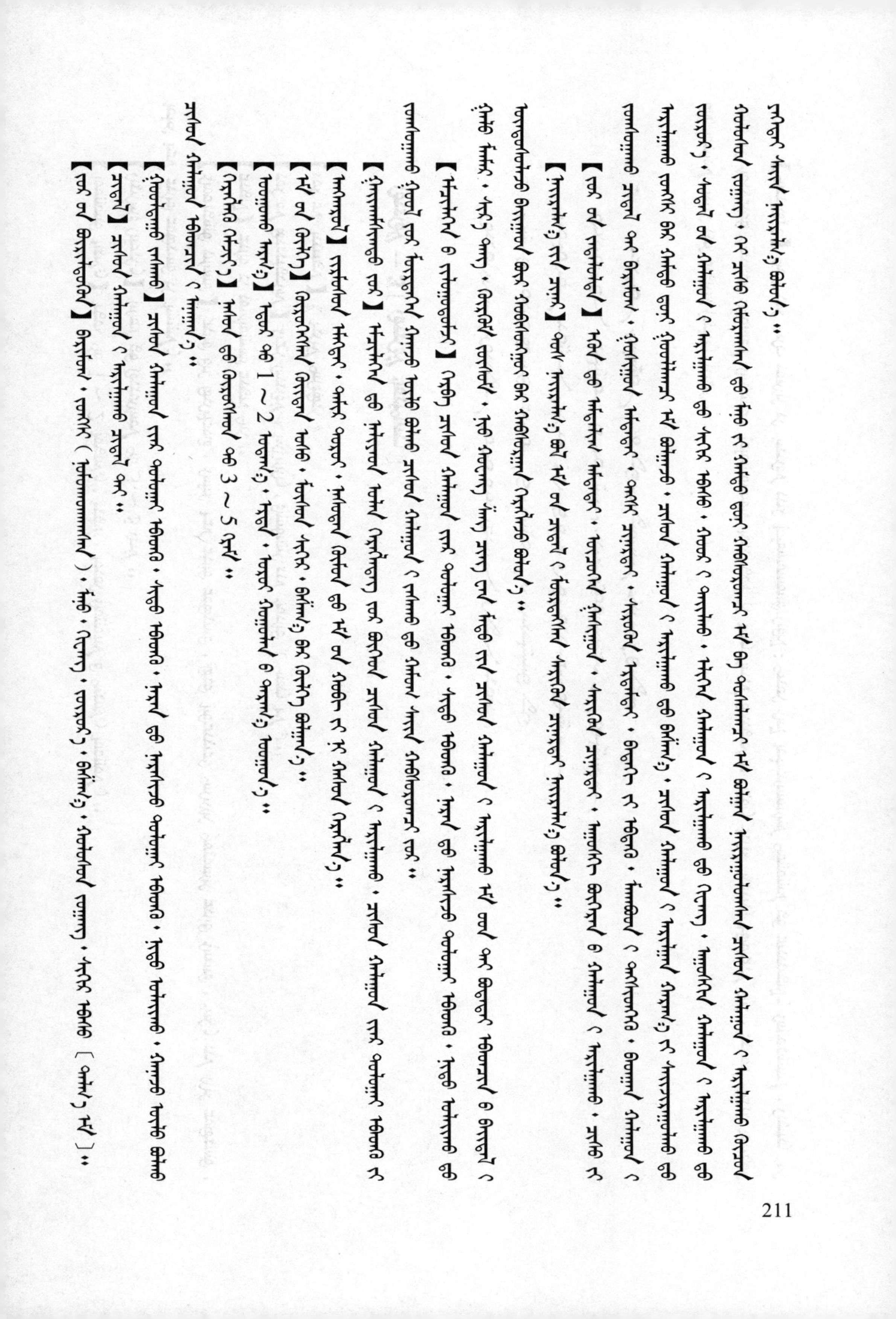

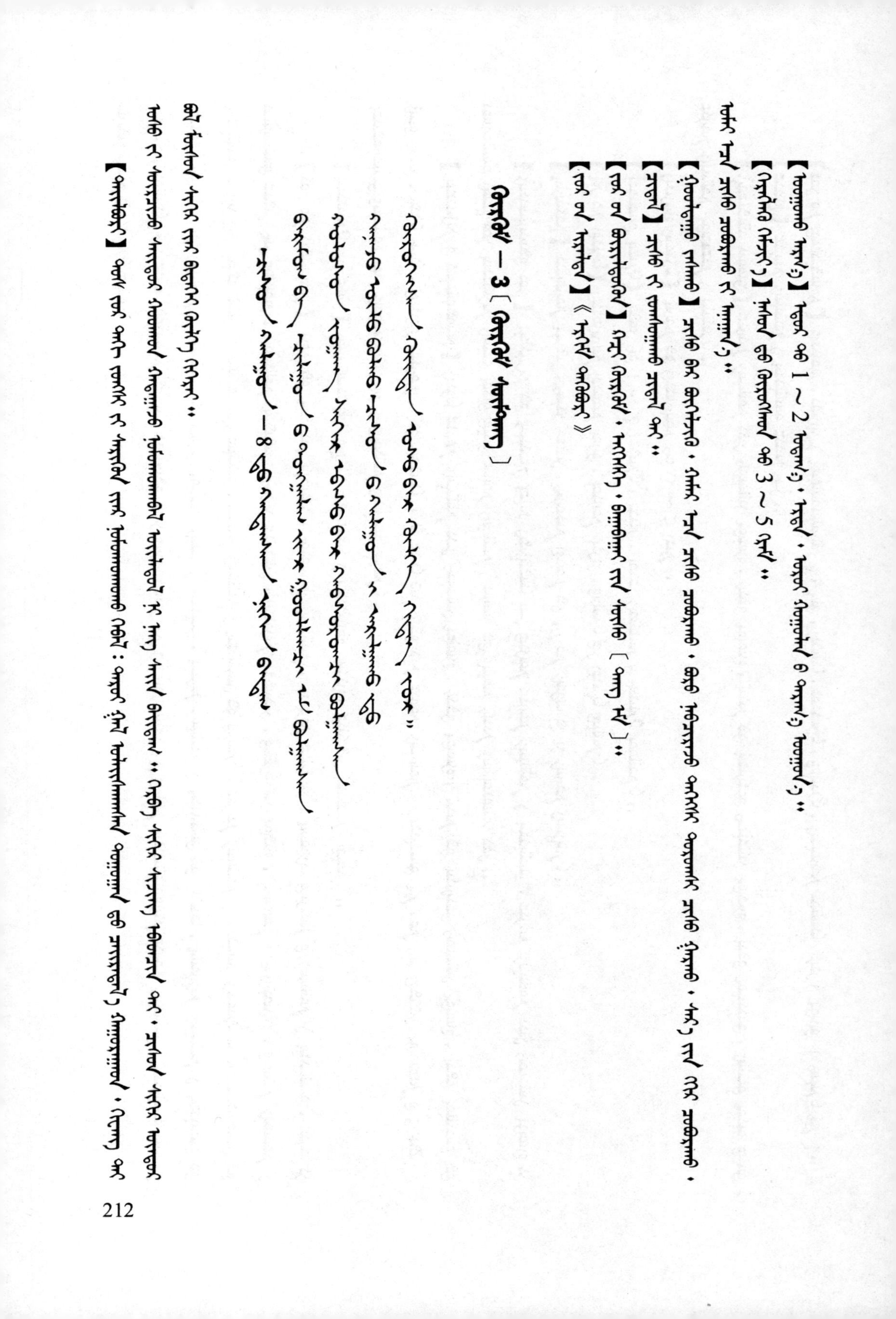

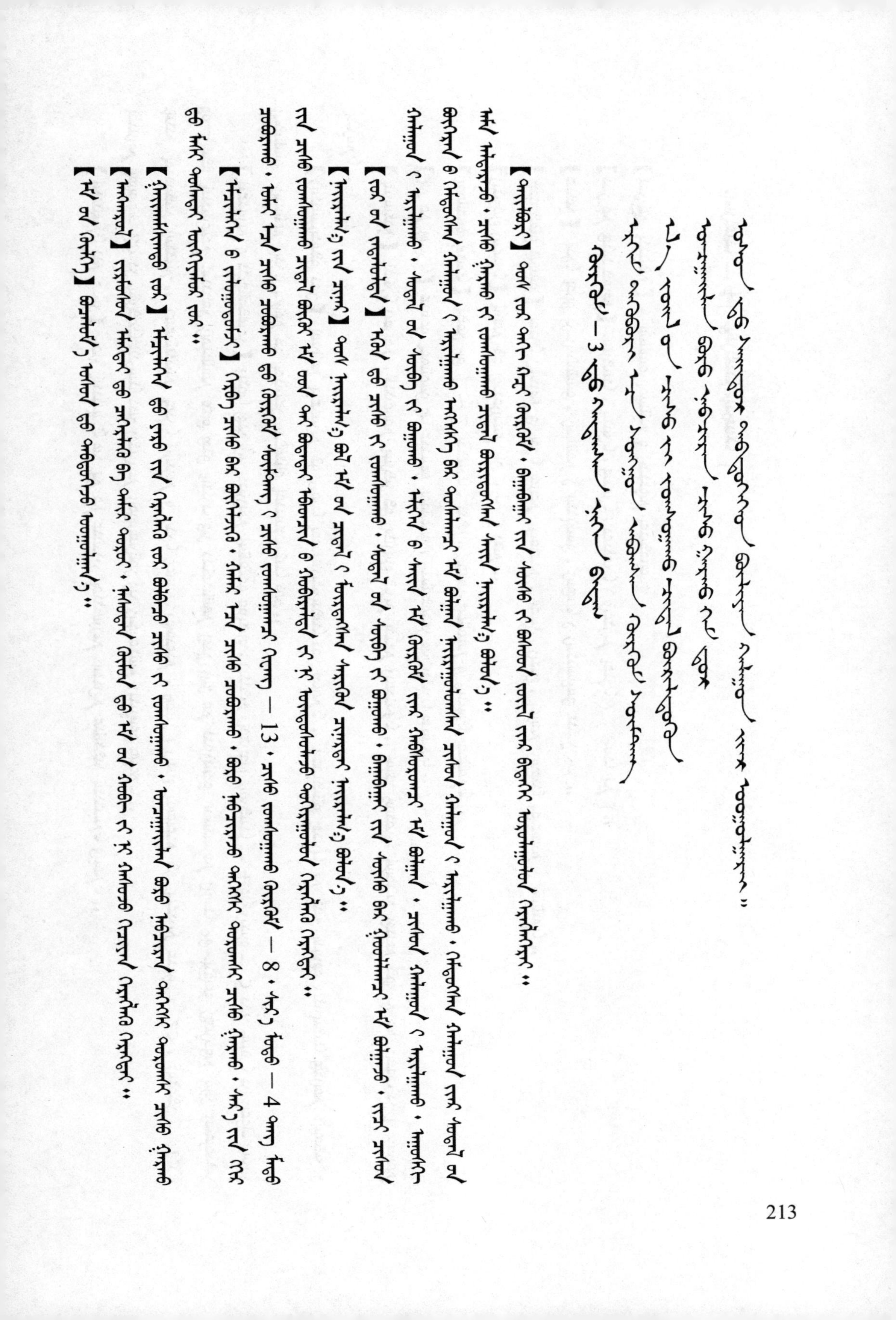

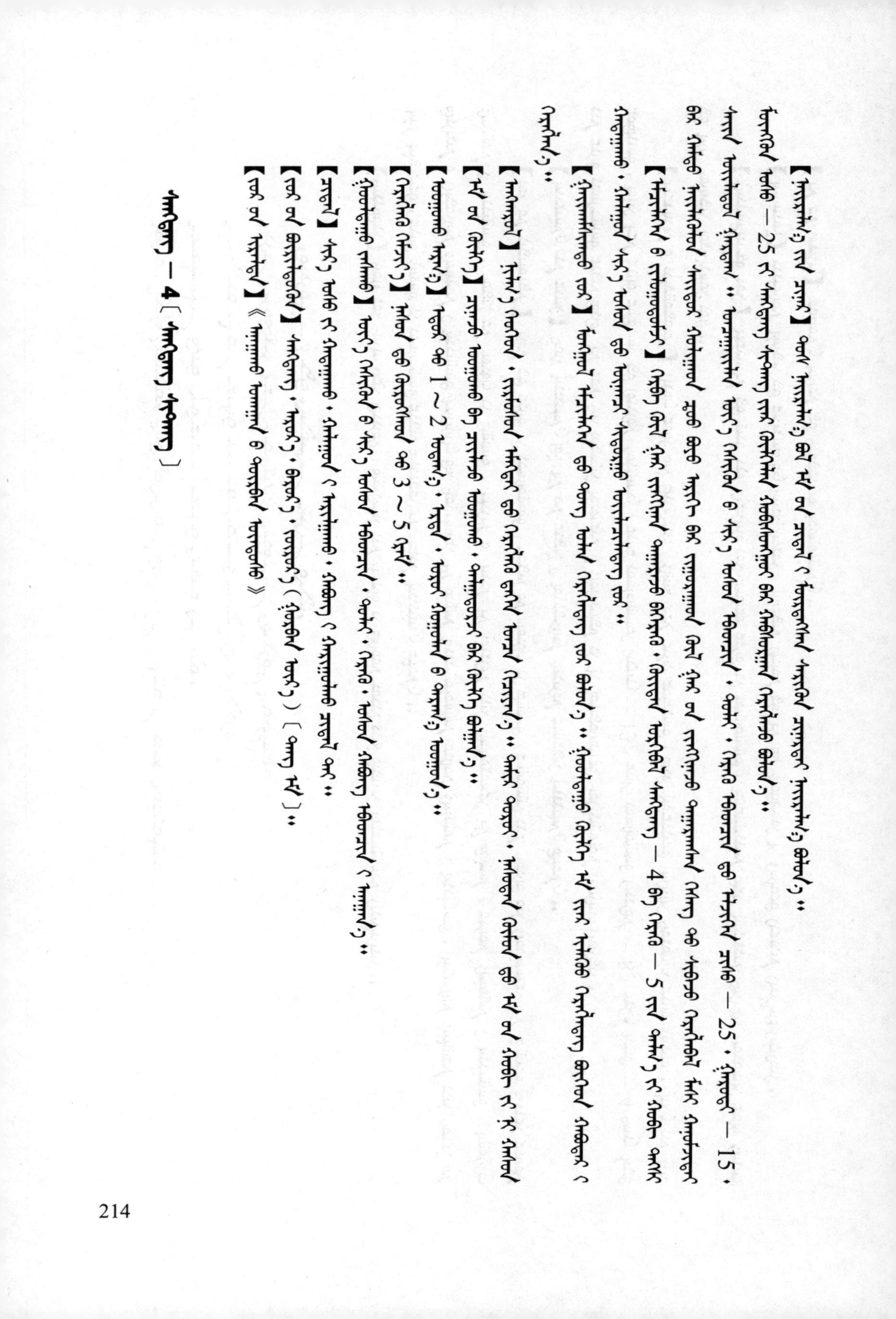

【[illegible]】 [illegible] ::

[illegible] — 25 [illegible] :: [illegible] :: [illegible] · [illegible] · [illegible] — 25 · [illegible] — 15 · [illegible]

【[illegible]】 [illegible] · [illegible] — 4 [illegible] — 5 [illegible] · [illegible] ::

【[illegible]】 [illegible] :: [illegible] ::

【[illegible]】 [illegible] · [illegible] :: [illegible] · [illegible]

【[illegible]】 [illegible] · [illegible] ::

【[illegible]】 [illegible] 1 ~ 2 [illegible] · [illegible] · [illegible] ::

【[illegible]】 [illegible] 3 ~ 5 [illegible] ::

【[illegible]】 [illegible] · [illegible] · [illegible] ::

【[illegible]】 [illegible] · [illegible] · [illegible] ::

【[illegible]】 [illegible] · [illegible] · [illegible] · [illegible] ([illegible]) 〔[illegible]〕 ::

【[illegible]】 《[illegible]》

[illegible] — 4 〔[illegible]〕

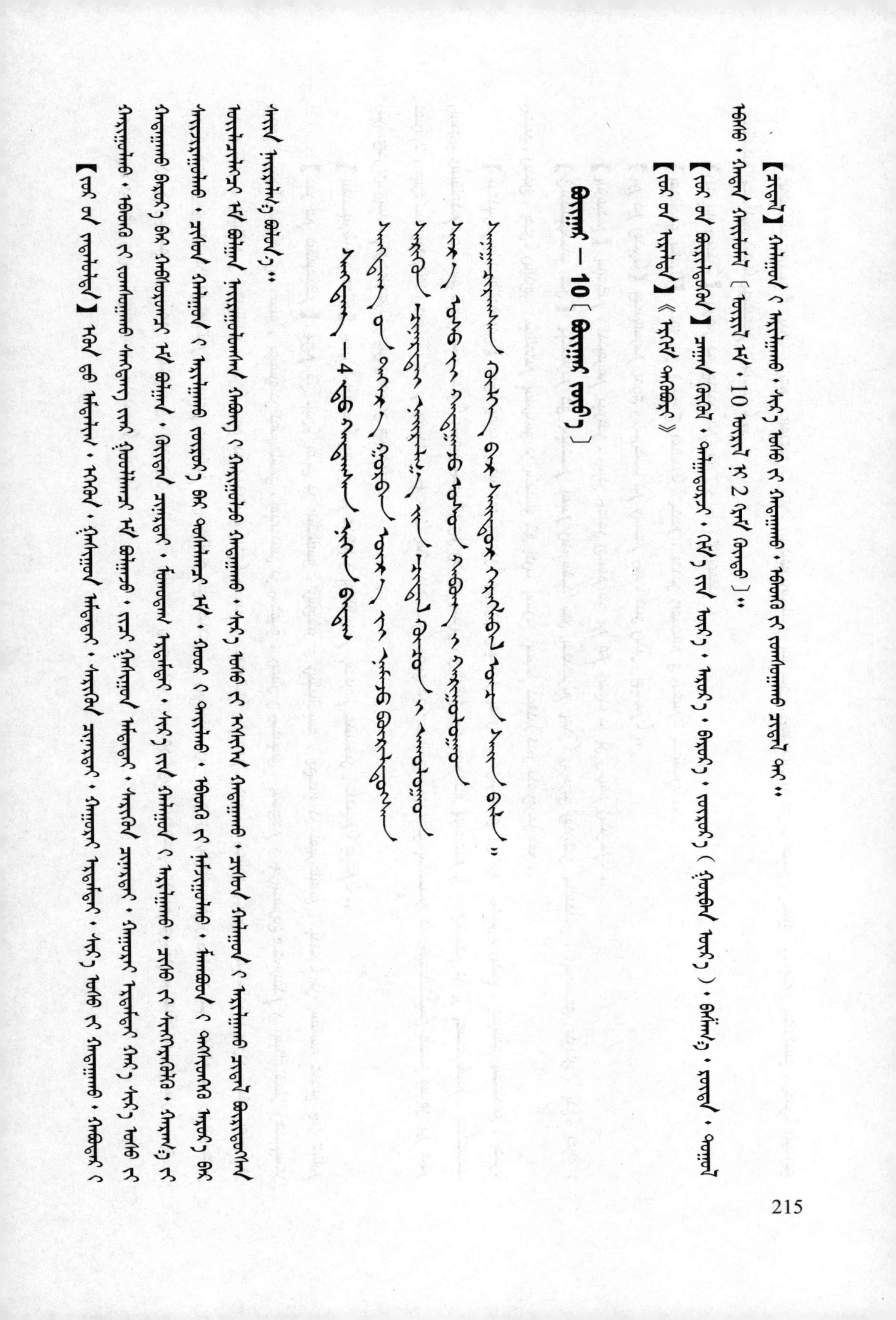

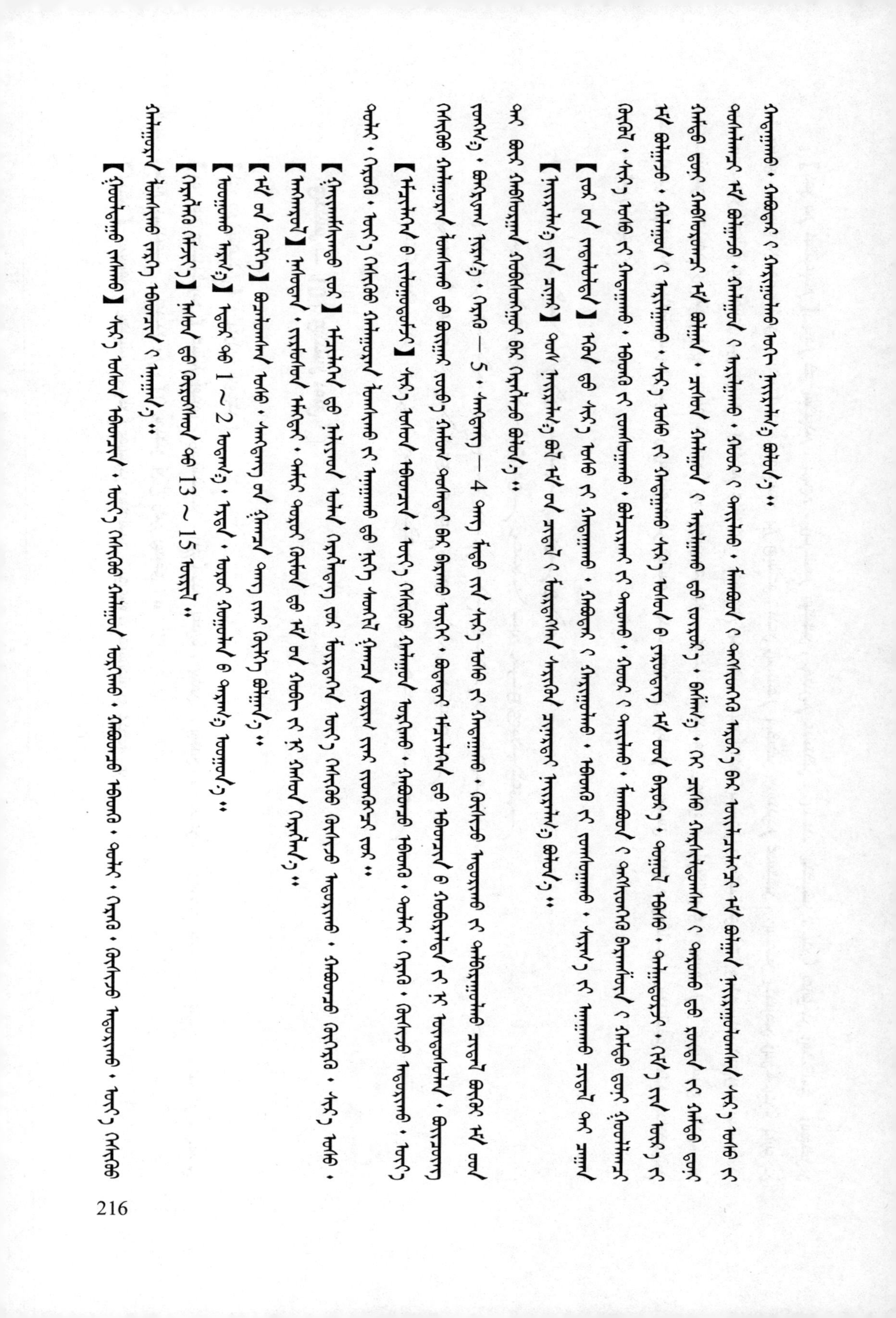

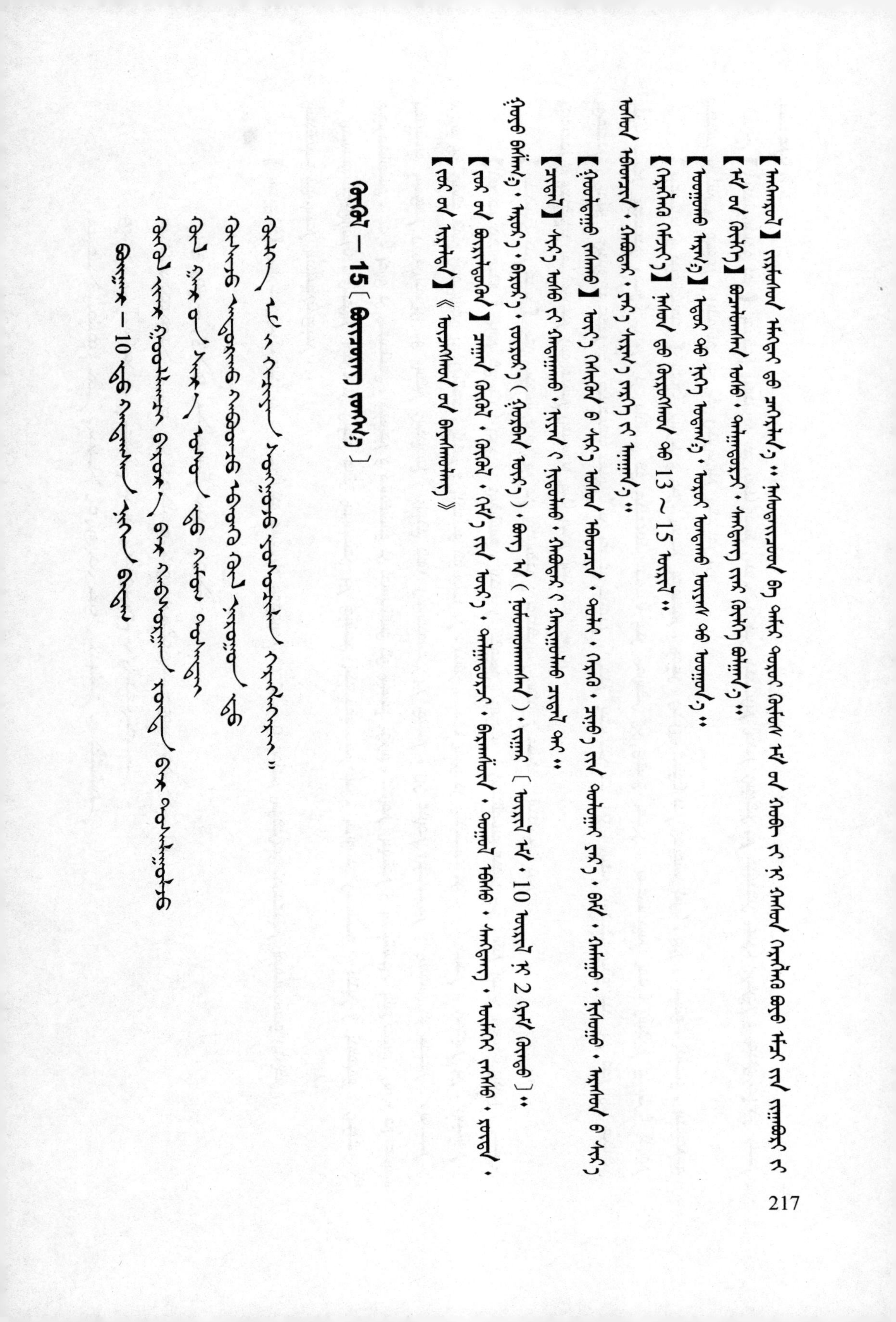

【[illegible]】 [illegible] ᠃

【[illegible]】 [illegible] ᠃

【[illegible]】 [illegible] ᠃

【[illegible]】 [illegible] 13 ~ 15 [illegible] ᠃

【[illegible]】 [illegible] ᠃

【[illegible]】 [illegible] ᠃

[illegible] 〔[illegible] 10 [illegible] 2 [illegible]〕᠃

【[illegible]】 [illegible]

【[illegible]】《[illegible]》

ᠵᠢᠱᠢᠶ᠎ᠡ — 15〔[illegible]〕

[illegible]

[illegible]

[illegible]

[illegible]

[illegible] — 10 [illegible]

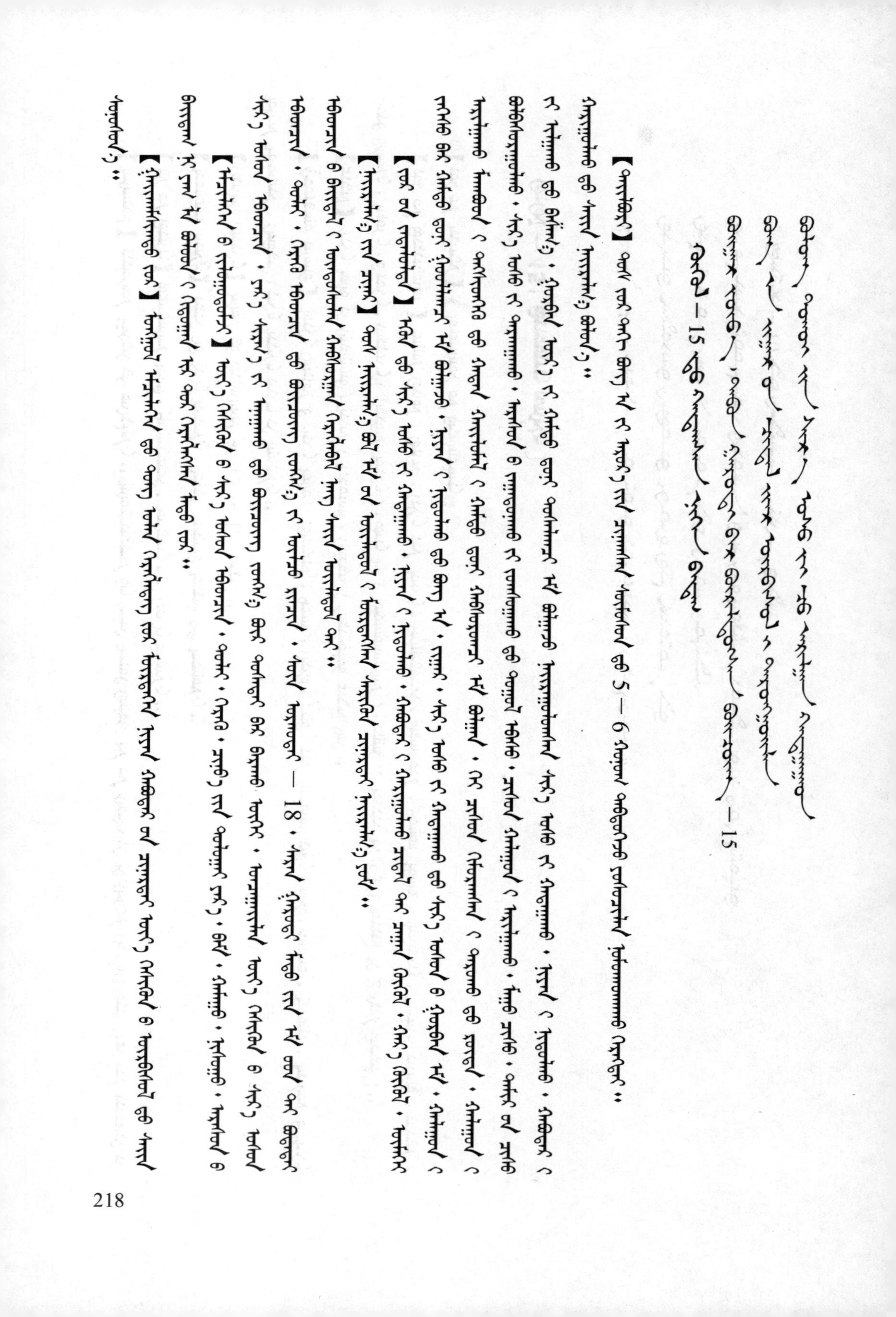

[illegible]

[illegible]

[illegible] — 15

[illegible] — 15 [illegible]

【[illegible]】 [illegible] 5 — 6 [illegible] ::

[illegible] ::

[illegible] 【[illegible]】 [illegible] ::

[illegible] — 18 [illegible] 【[illegible]】 [illegible] ::

【[illegible]】 [illegible] ::

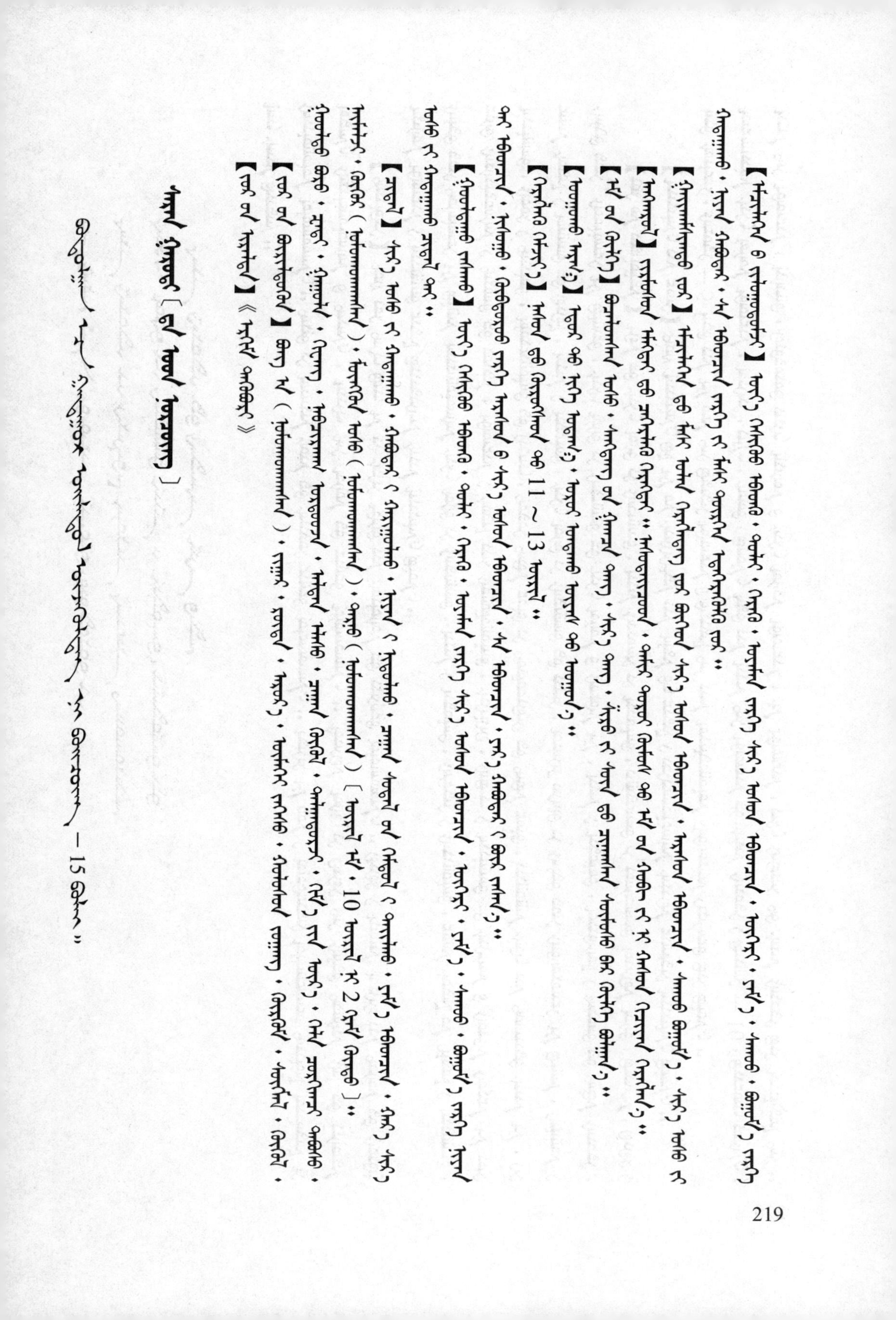

【[illegible]】 [illegible] ::

【[illegible]】 [illegible] ::

【[illegible]】 [illegible] ::

【[illegible]】 [illegible] ::

【[illegible]】 [illegible] 11 ~ 13 ᠬᠣᠨᠣᠭ ::

[illegible] ::

【[illegible]】 [illegible] ::

【[illegible]】 [illegible] 〔[illegible] 10 ᠬᠣᠨᠣᠭ [illegible] 2 [illegible]〕 ::

【[illegible]】 [illegible]

【[illegible]】 《[illegible]》

[illegible] 〔[illegible]〕

[illegible] — 15 [illegible] ::

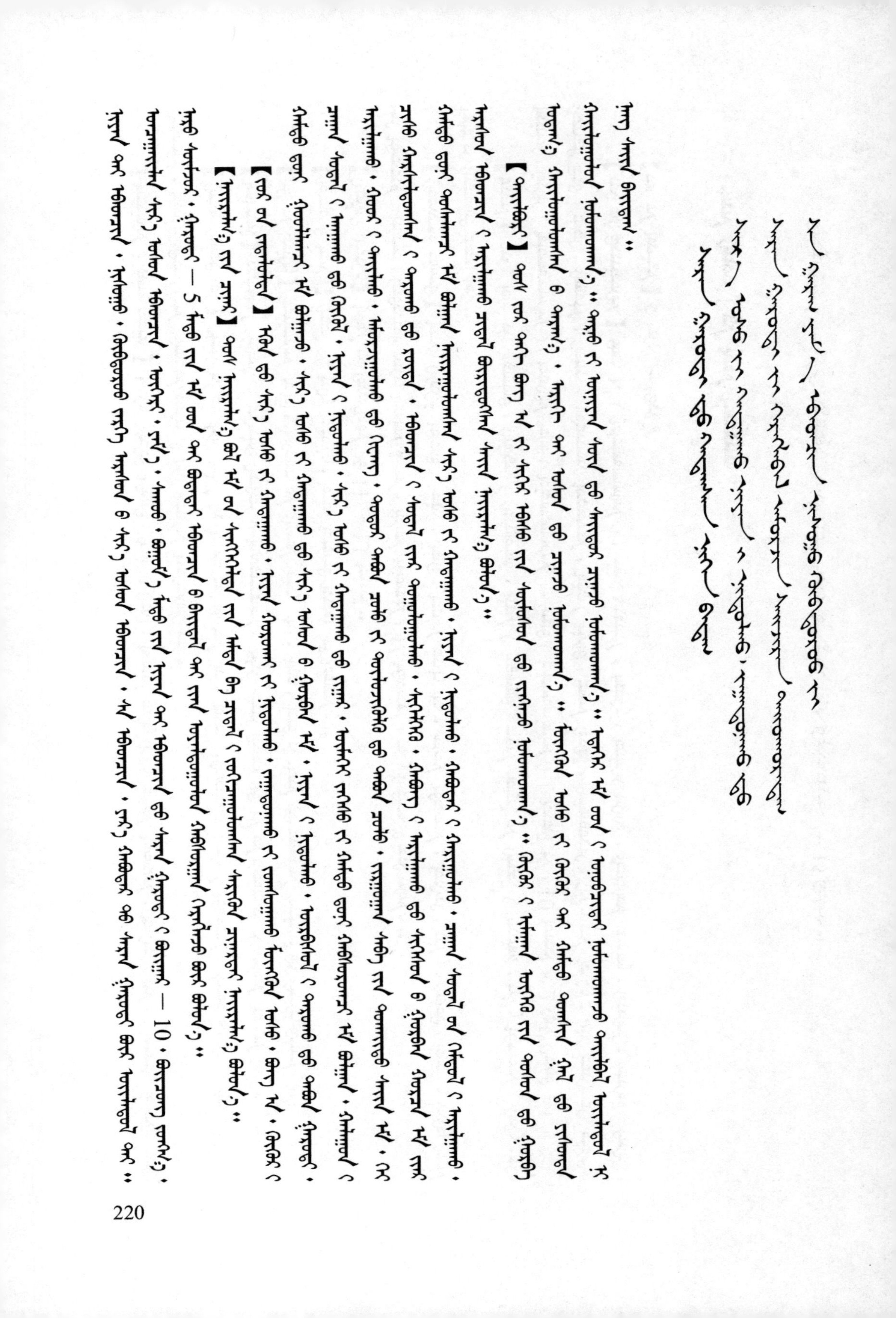

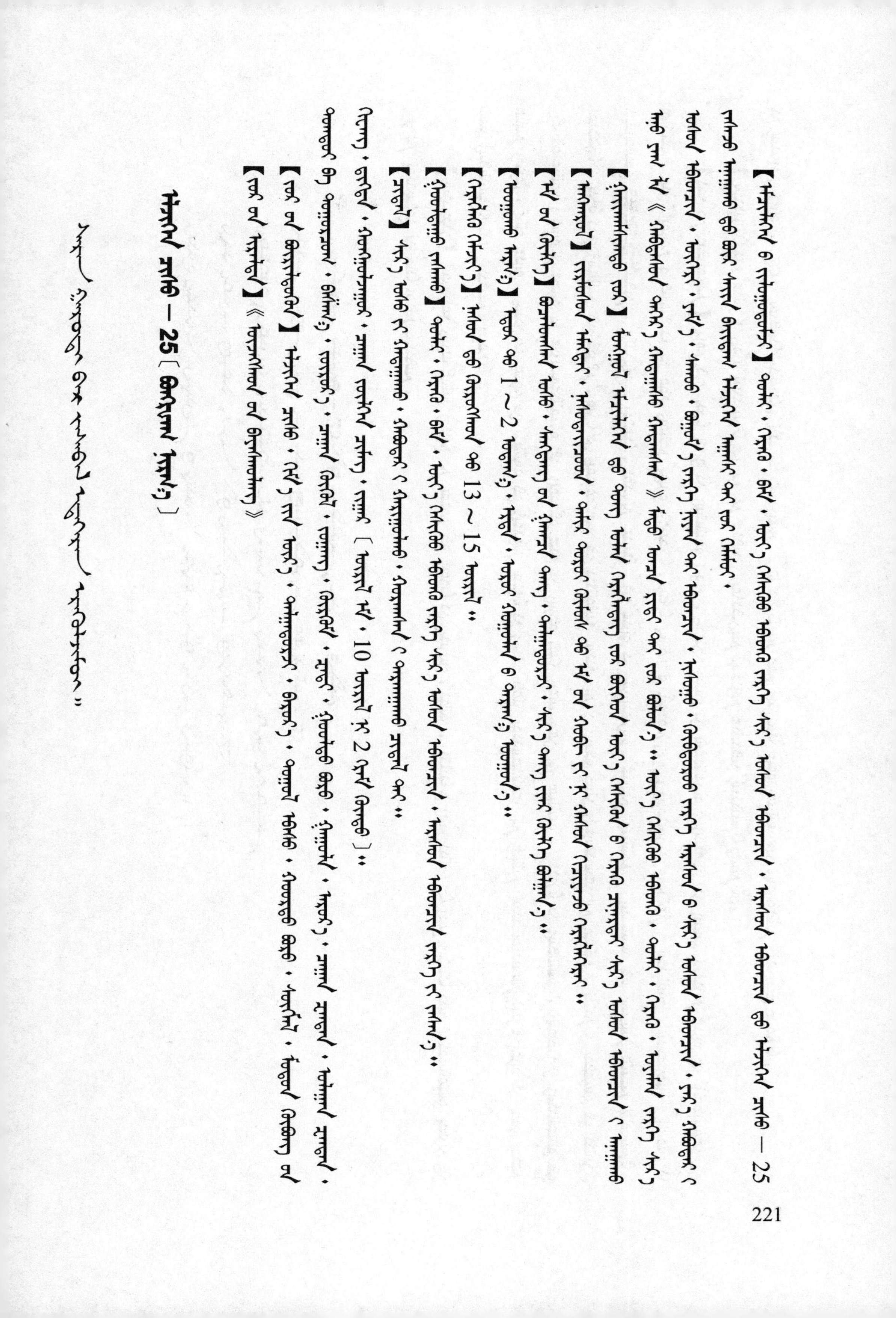

【[illegible]】 [illegible] — 25

[illegible]

【[illegible]】 [illegible]

【[illegible]】 [illegible]

【[illegible]】 [illegible]

【[illegible]】 [illegible] 1 ~ 2 [illegible]

【[illegible]】 [illegible] 13 ~ 15 [illegible]

【[illegible]】 [illegible]

【[illegible]】 [illegible]

[illegible] 〔[illegible] 10 [illegible] 2 [illegible]〕

[illegible]

【[illegible]】 [illegible]

【[illegible]】《[illegible]》

[illegible] — 25〔[illegible]〕

[illegible]

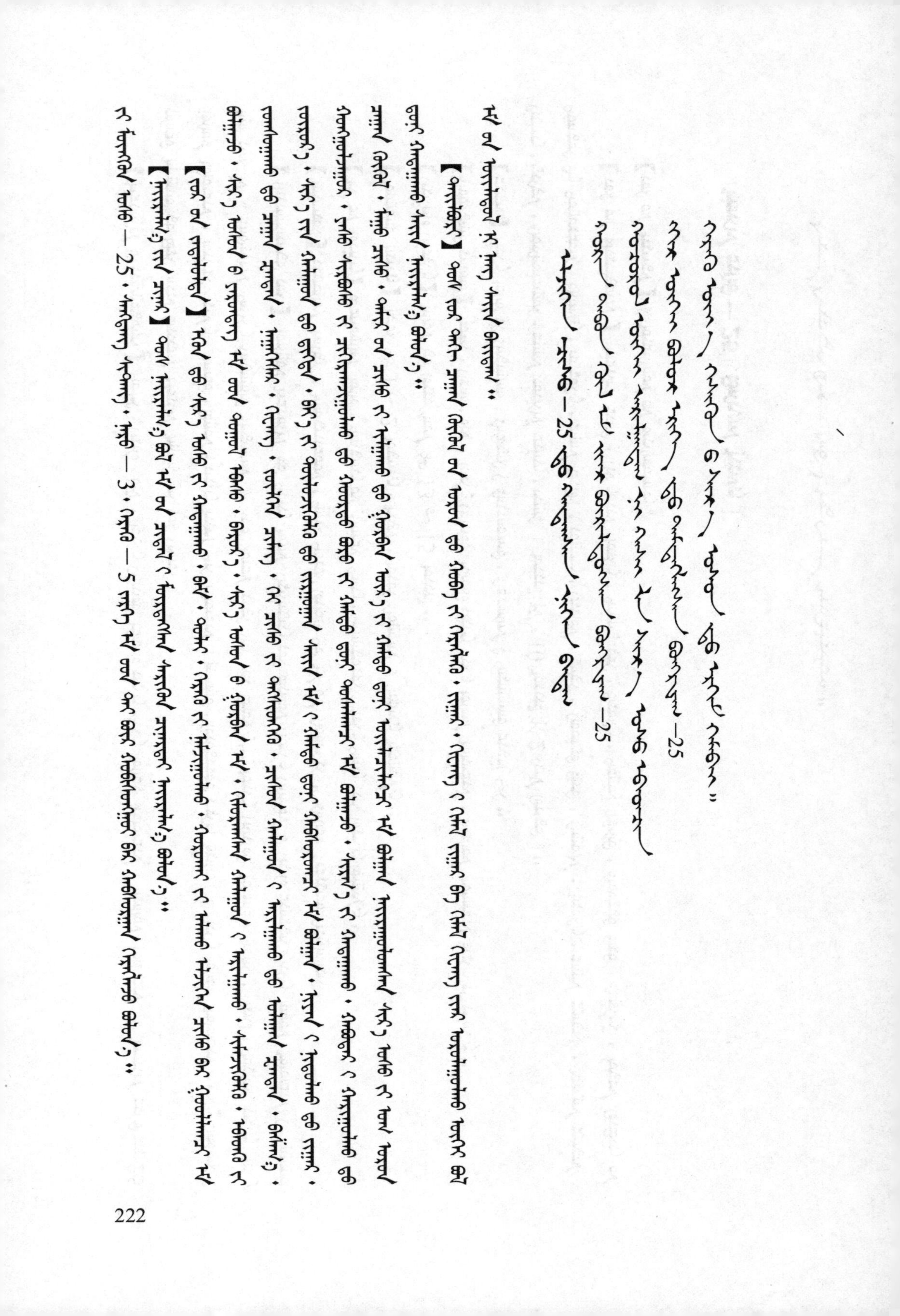

[illegible] ::

[illegible] –25

[illegible]

[illegible] –25

[illegible] –25 [illegible]

[illegible] ::

【[illegible]】 [illegible] ::

[illegible]

【[illegible]】 [illegible]

【[illegible]】 [illegible] ::

[illegible] — 25 · [illegible] — 3 · [illegible] — 5 [illegible] ::

ᠬᠠᠯᠠᠭᠤᠨ ᠨᠢᠭᠤᠷ — 18 〔ᠬᠠᠯᠠᠭᠤᠨ ᠨᠢᠭᠤᠷ〕

【ᠡᠮ ᠦᠨ ᠲᠦᠷᠦᠯ】《ᠮᠣᠩᠭᠣᠯ ᠡᠮ ᠦᠨ ᠡᠮᠨᠡᠯᠭᠡ》

【ᠡᠮ ᠦᠨ ᠪᠦᠷᠢᠯᠳᠦᠬᠦᠨ】 [illegible]

[illegible] 〔[illegible] 10 [illegible] 2 [illegible]〕᠃

【[illegible]】 [illegible]

【[illegible]】 [illegible]

[illegible]

【ᠬᠡᠷᠡᠭᠯᠡᠬᠦ ᠬᠡᠮᠵᠢᠶ᠎ᠡ】 [illegible] 9 ~ 11 [illegible] ᠃

【ᠬᠡᠷᠡᠭᠯᠡᠬᠦ ᠠᠷᠭ᠎ᠠ】 [illegible]

【[illegible]】 [illegible]

【[illegible]】 [illegible]

[illegible]

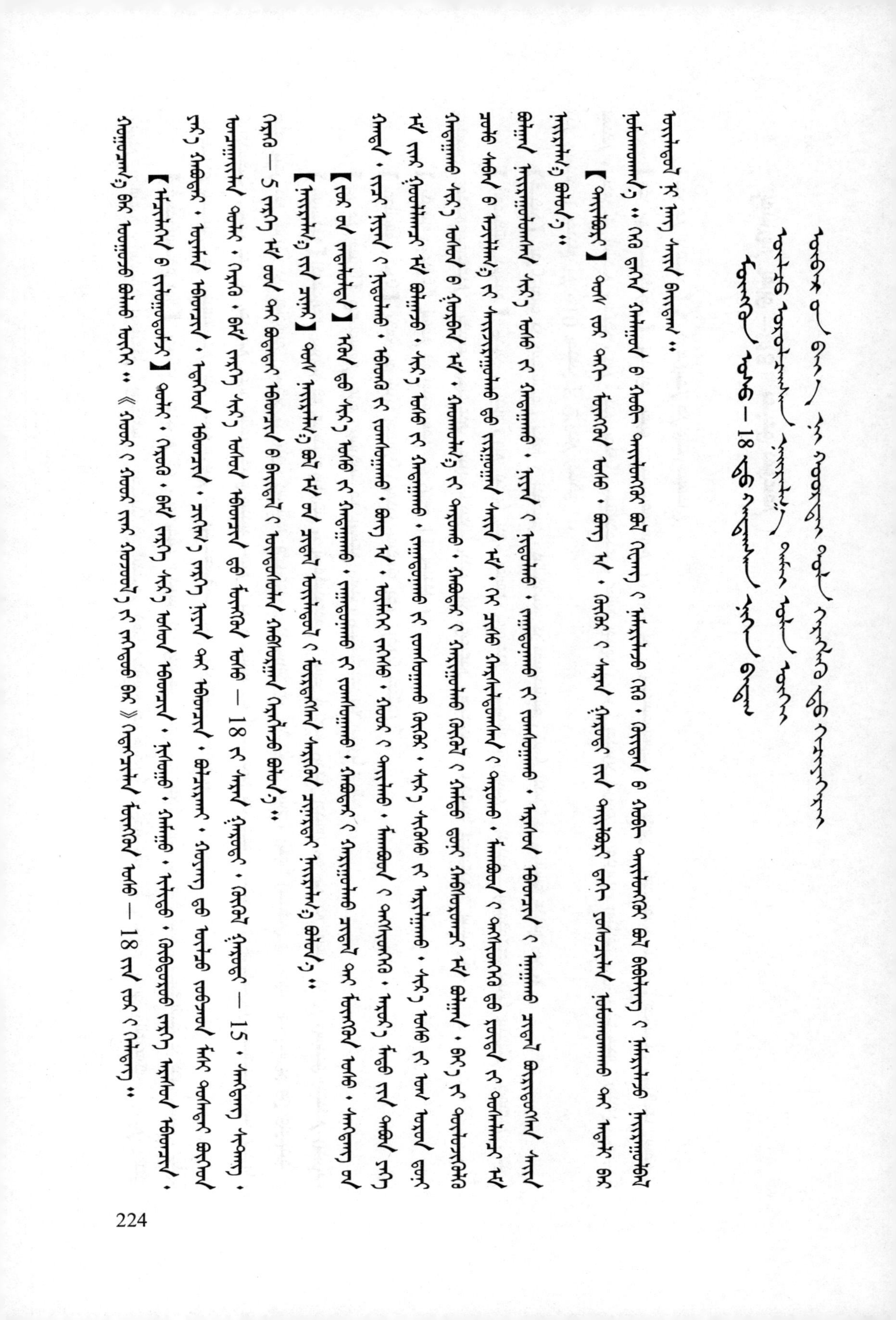

[illegible] 18 [illegible]

[illegible] ᠃

[illegible] ᠃ [illegible] 【[illegible]】 [illegible] ᠃

[illegible] 【[illegible]】 [illegible] 【[illegible]】 [illegible] ᠃

[illegible] — 5 [illegible] — 18 [illegible] — 15 [illegible] 【[illegible]】 [illegible] 《[illegible]》 [illegible] — 18 [illegible] ᠃

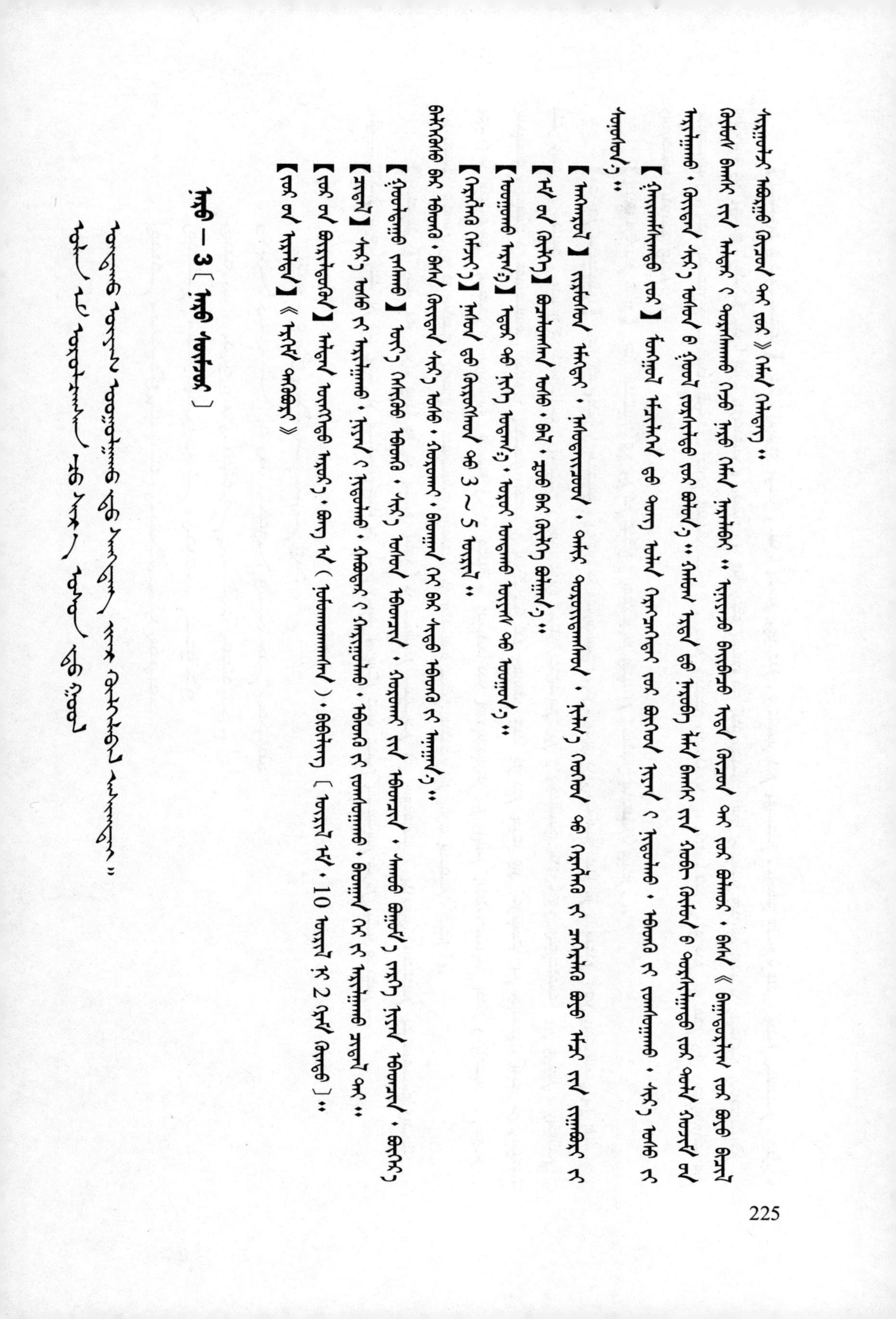

[illegible] ::
[illegible]

[illegible] — 3 〔[illegible]〕

【[illegible]】《[illegible]》

【[illegible]】 [illegible] ([illegible]) [illegible] 〔[illegible] 10 [illegible] 2 [illegible]〕 ::

【[illegible]】 [illegible] ::

【[illegible]】 [illegible] [illegible] ::

【[illegible]】 [illegible] 3 ~ 5 [illegible] ::

【[illegible]】 [illegible] ::

【[illegible]】 [illegible] ::

【[illegible]】 [illegible] [illegible] ::

【[illegible]】 [illegible] [illegible] [illegible] ::

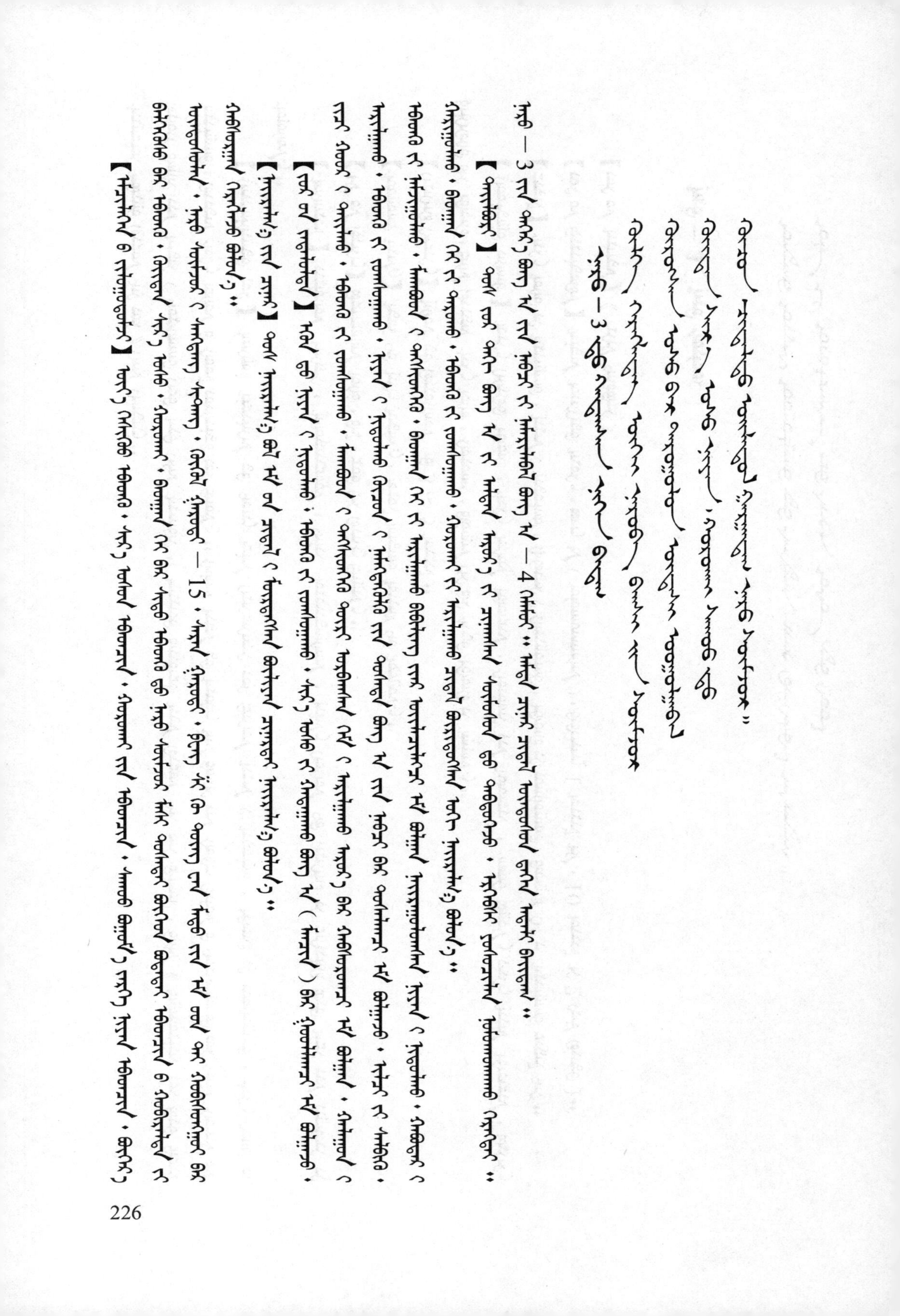

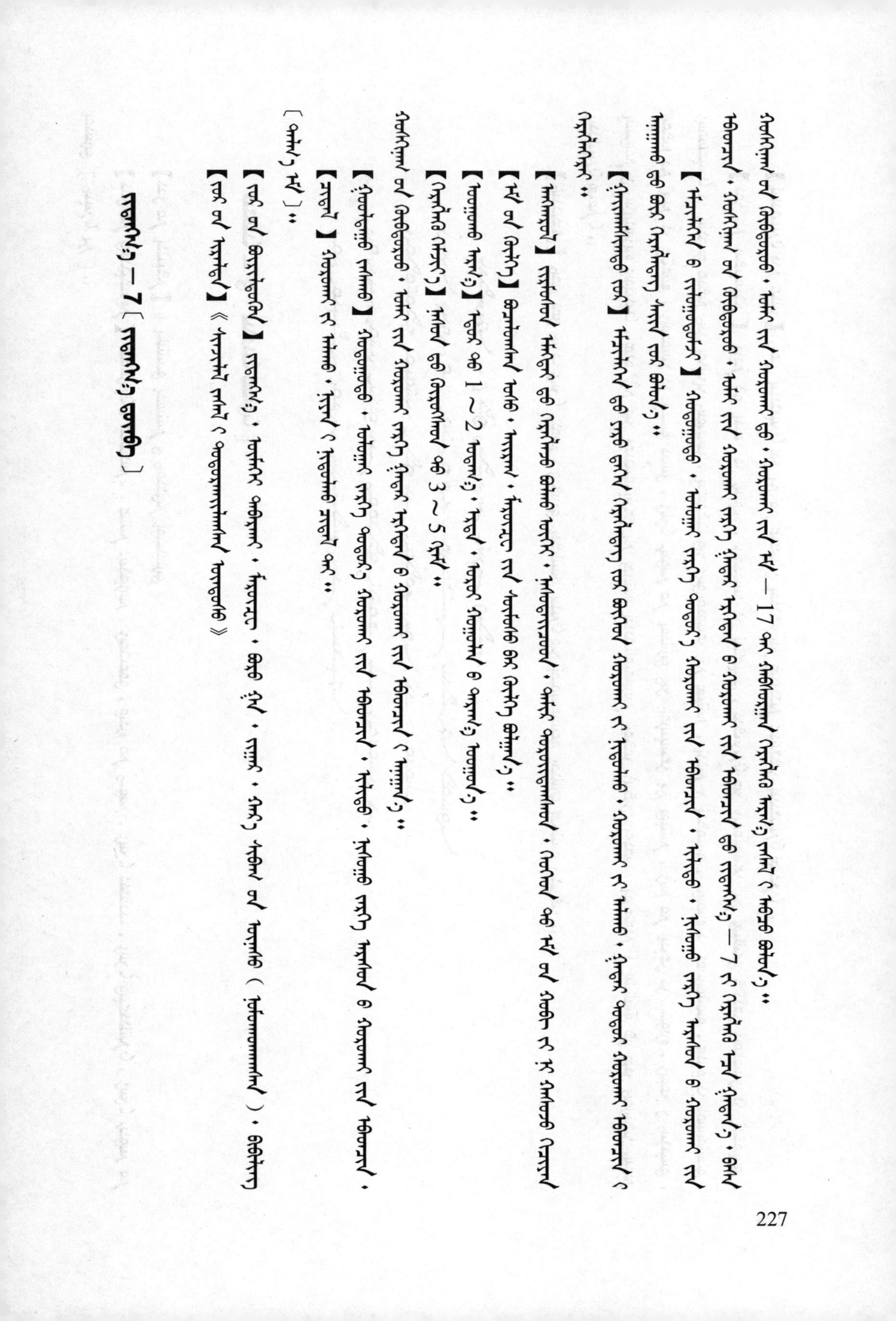

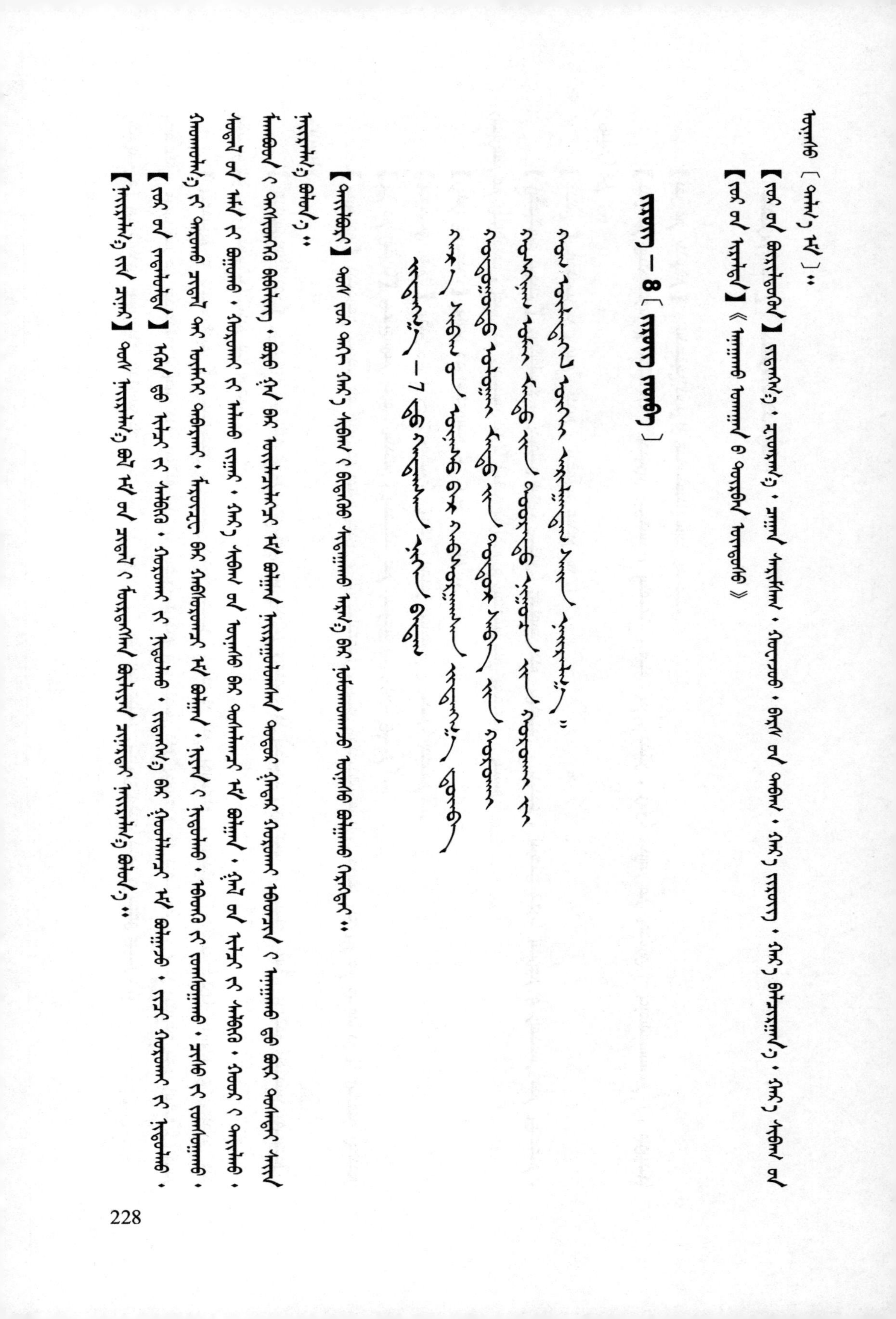

[illegible]

【[illegible]】 [illegible]

【[illegible]】《[illegible]》

[illegible] — 8〔[illegible]〕

[illegible]
[illegible]
[illegible]
[illegible]
[illegible] — 7 [illegible]

【[illegible]】 [illegible]

【[illegible]】 [illegible]

【[illegible]】 [illegible]

[illegible] ᠪᠣᠯᠤᠨ᠎ᠠ᠃

[illegible]

[illegible]

[illegible]

【[illegible]】 [illegible]

【[illegible]】 [illegible] ᠪᠣᠯᠤᠨ᠎ᠠ᠃

[illegible] ᠪᠣᠯᠤᠨ᠎ᠠ᠃

[illegible]

【[illegible]】 [illegible]

[illegible]᠃

【[illegible]】 [illegible]

【[illegible]】 [illegible]᠃

【[illegible]】 [illegible]᠃

【ᠬᠡᠷᠡᠭᠯᠡᠬᠦ ᠠᠷᠭ᠎ᠠ】 [illegible] 1 ~ 2 [illegible] ᠬᠡᠷᠡᠭᠯᠡᠨ᠎ᠡ᠃

【ᠬᠡᠷᠡᠭᠯᠡᠬᠦ ᠬᠡᠮᠵᠢᠶ᠎ᠡ】 [illegible] 3 ~ 5 ᠭᠷᠡᠮ᠂ [illegible] ᠬᠡᠷᠡᠭᠯᠡᠨ᠎ᠡ᠃

[illegible]᠃

【[illegible]】 [illegible]

【[illegible]】 [illegible]᠃

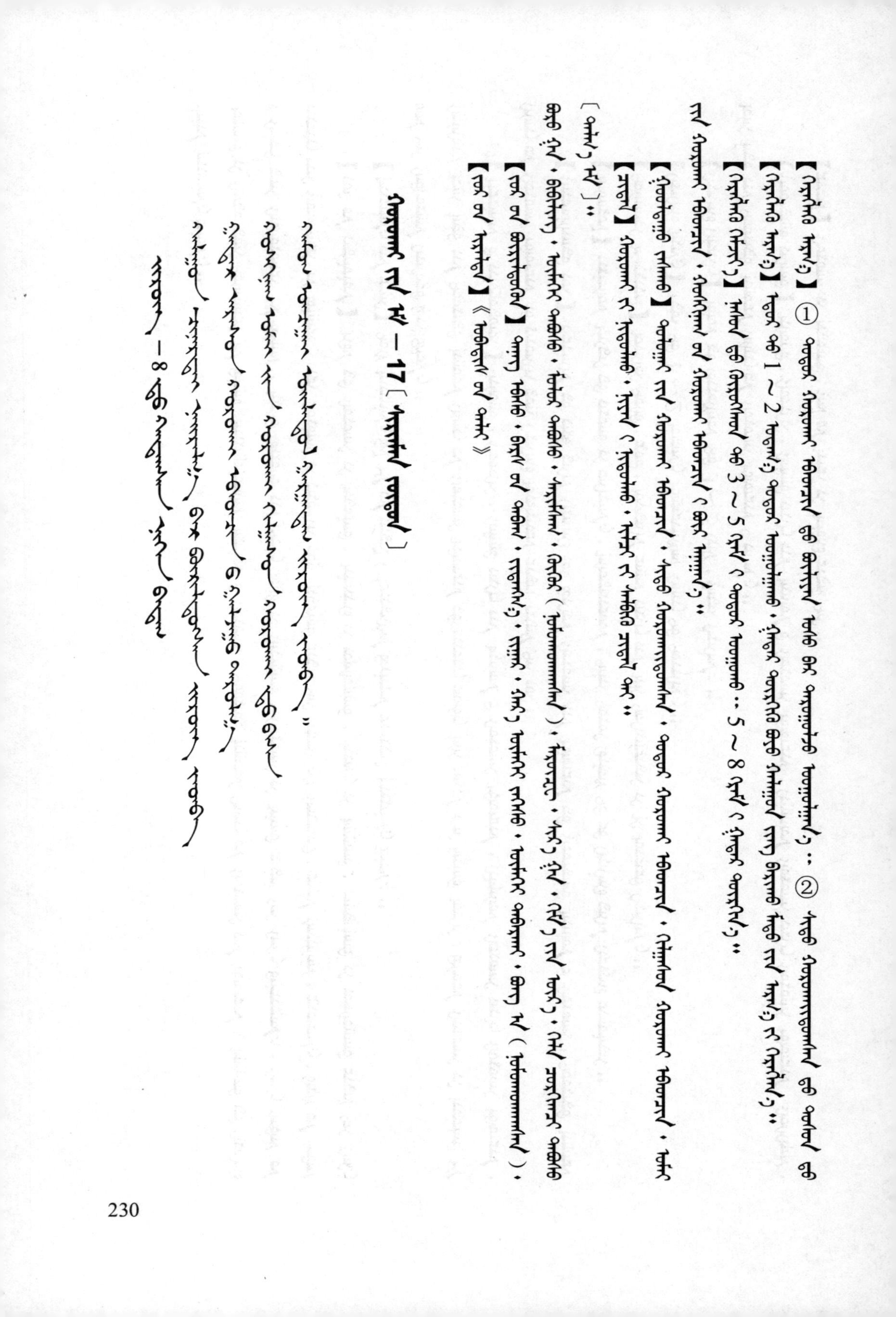

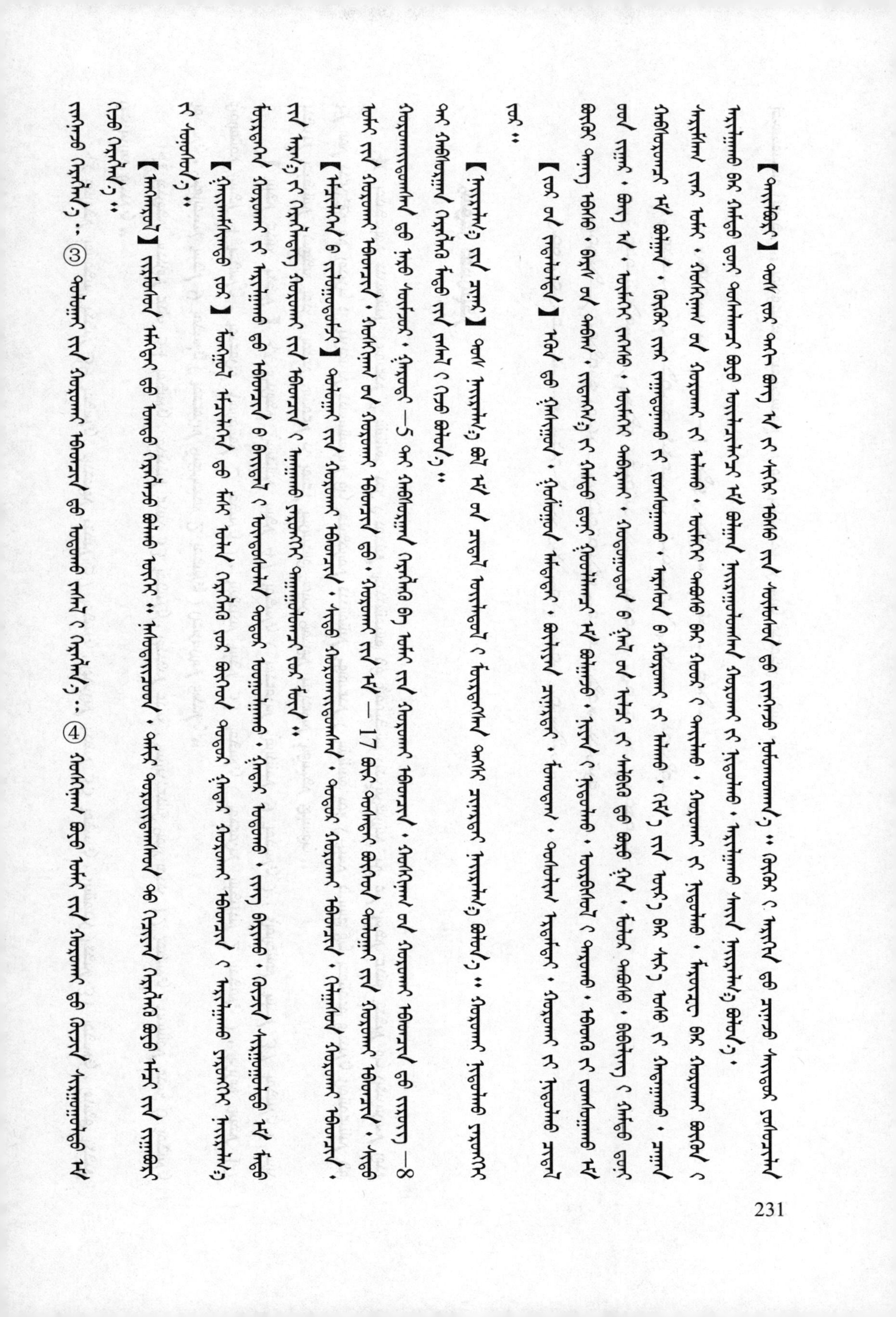

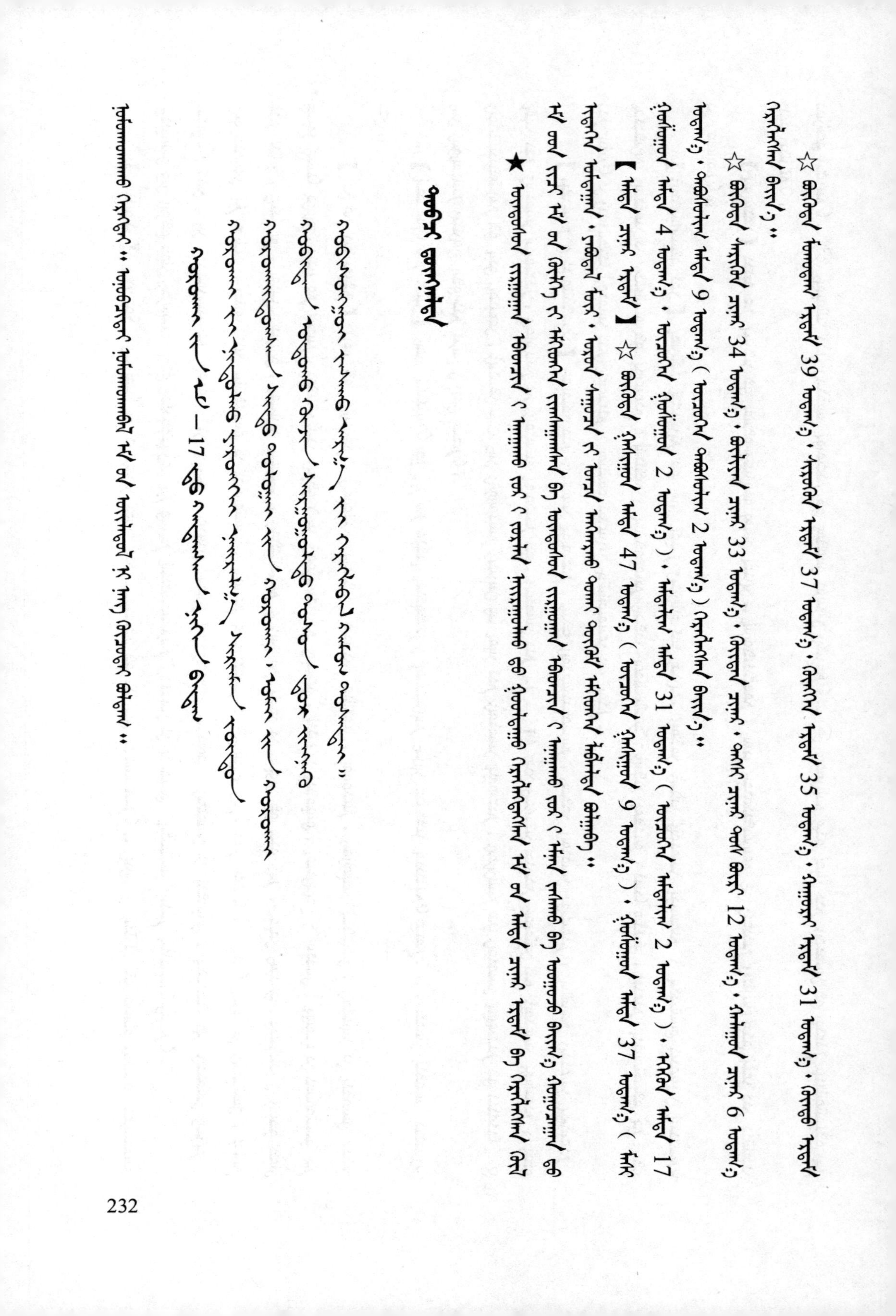

☆ [illegible] 39 [illegible] 37 [illegible] 35 [illegible] 31 [illegible] ::

☆ [illegible] 34 [illegible] 33 [illegible] 12 [illegible] 6 [illegible] 9 [illegible] ([illegible] 2 [illegible]) [illegible] ::

[illegible] 17 [illegible] 4 [illegible] ([illegible] 2 [illegible]) [illegible] 31 [illegible] ([illegible] 2 [illegible]) [illegible] 37 [illegible] ([illegible] 47 [illegible] ([illegible] 9 [illegible]) [illegible] 【 [illegible] 】 ☆ [illegible] ::

★ [illegible]

[illegible]

[illegible] ::

[illegible]

[illegible]

[illegible]

[illegible] — 17 [illegible]

[illegible] :: [illegible] ::

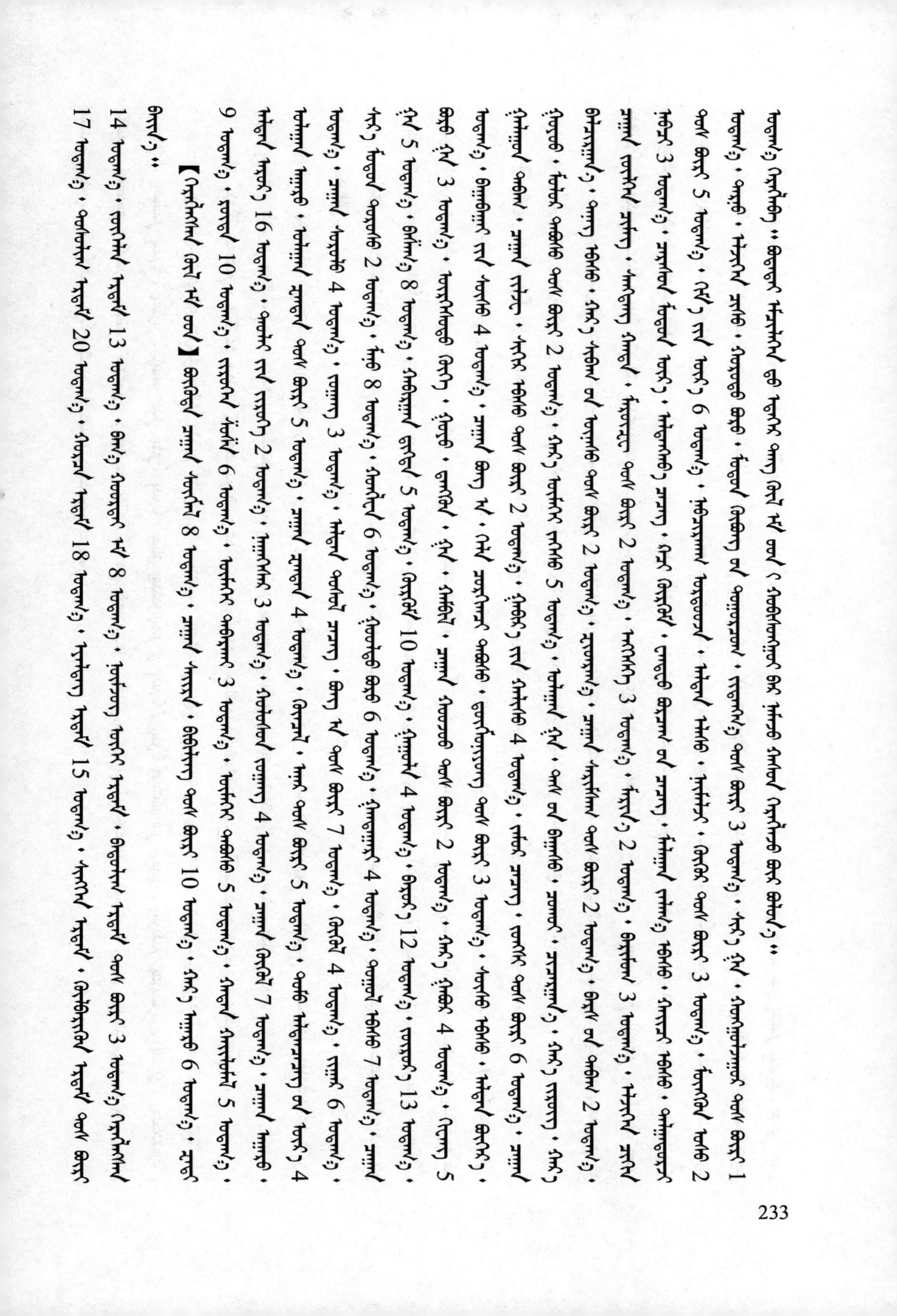

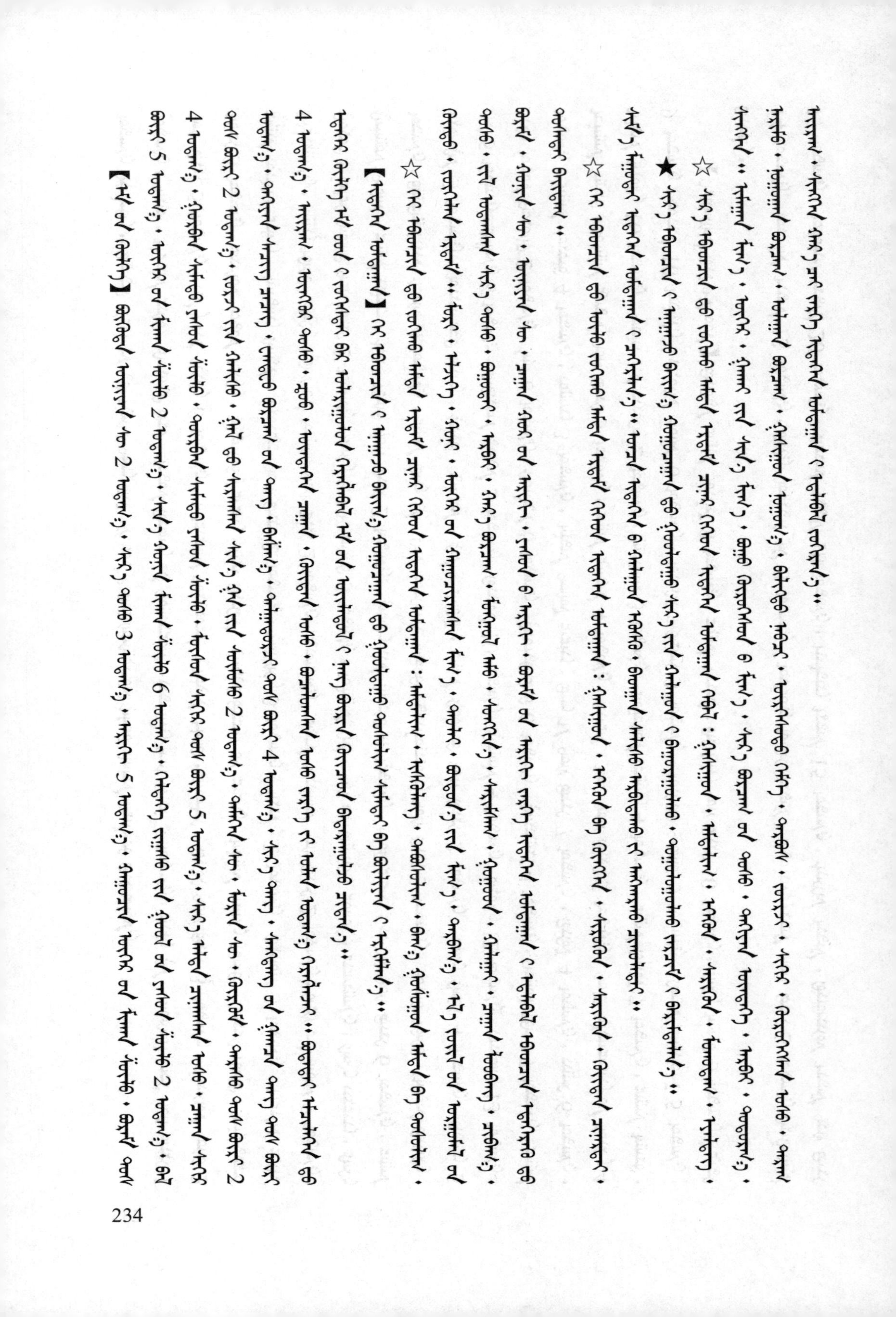

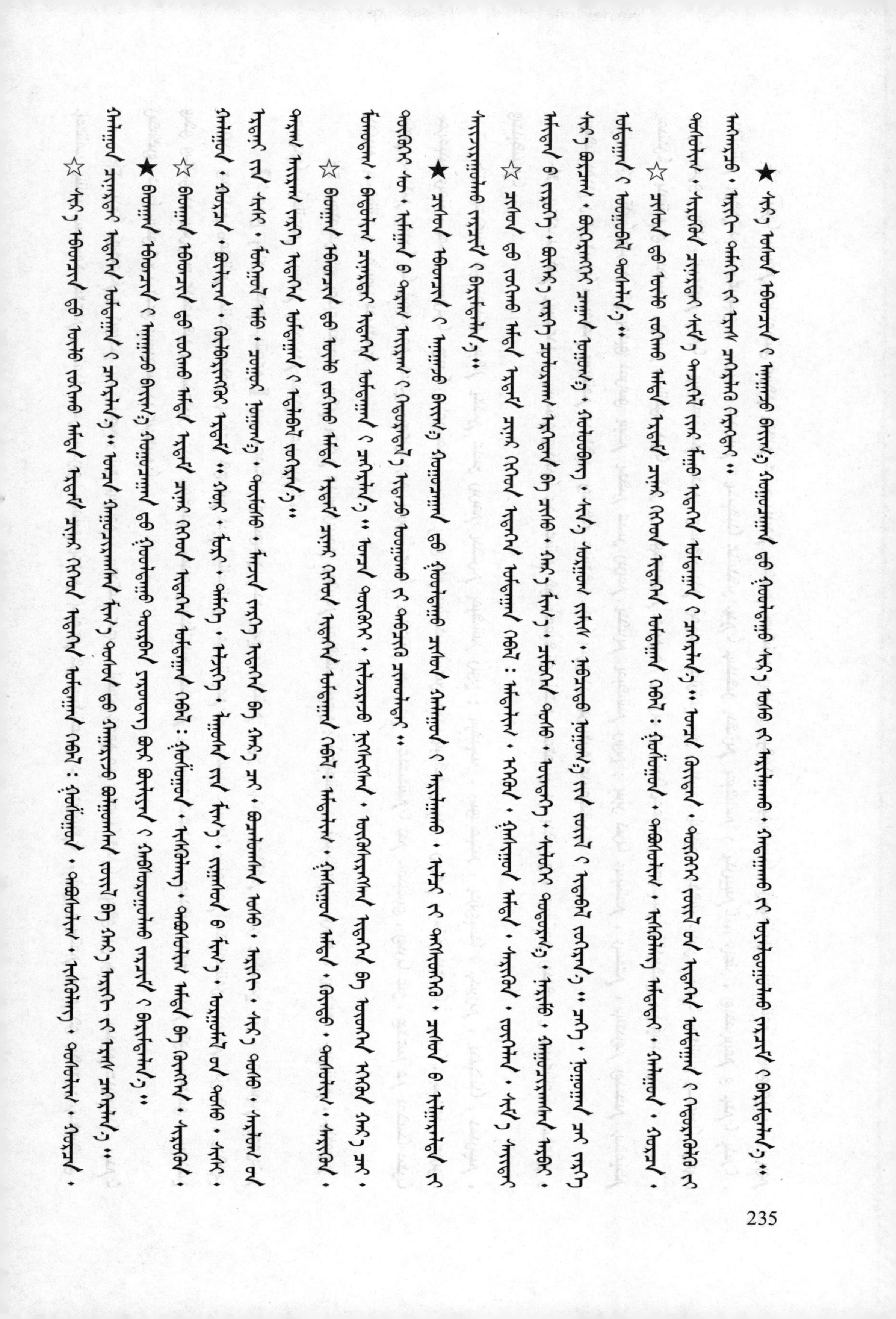

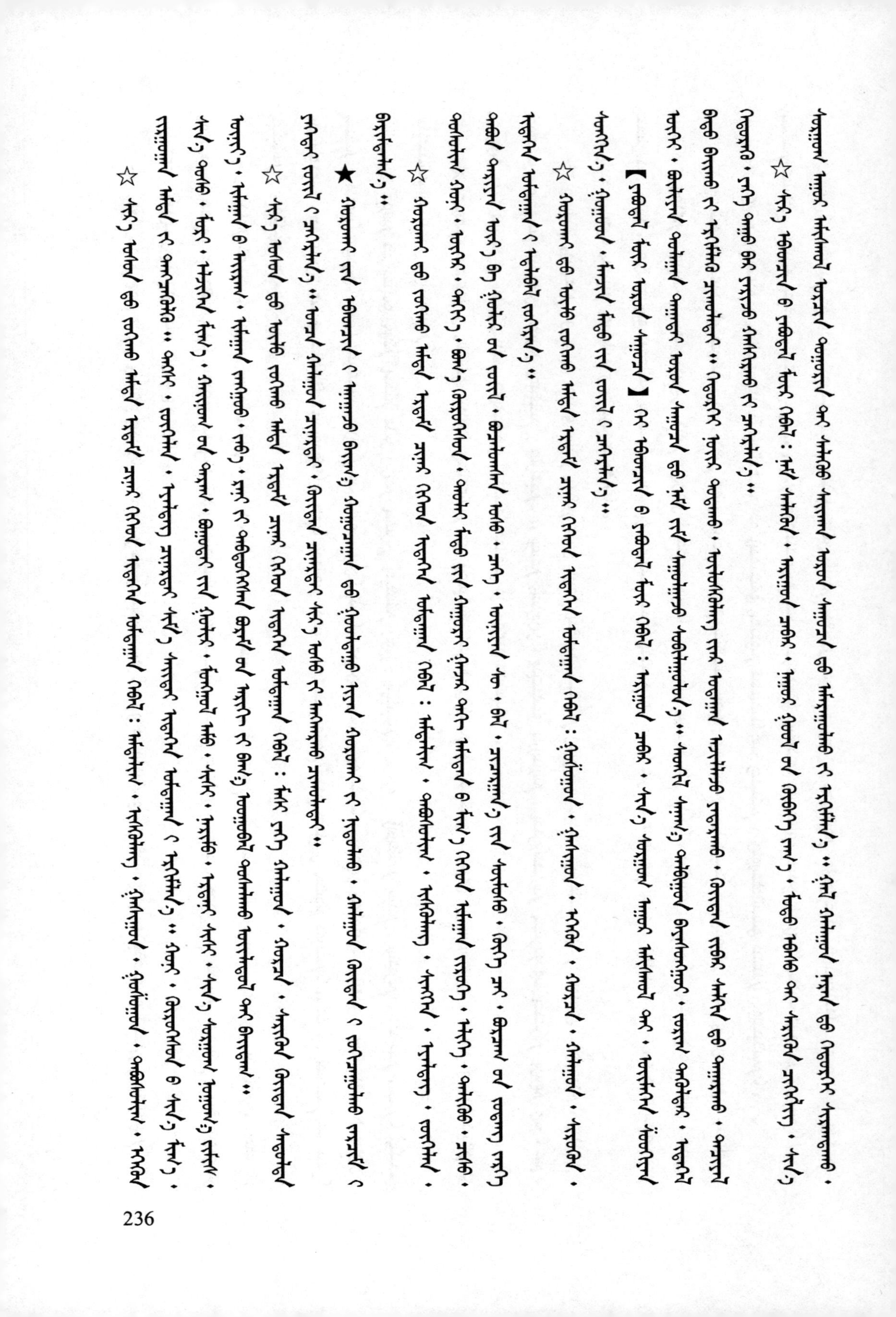

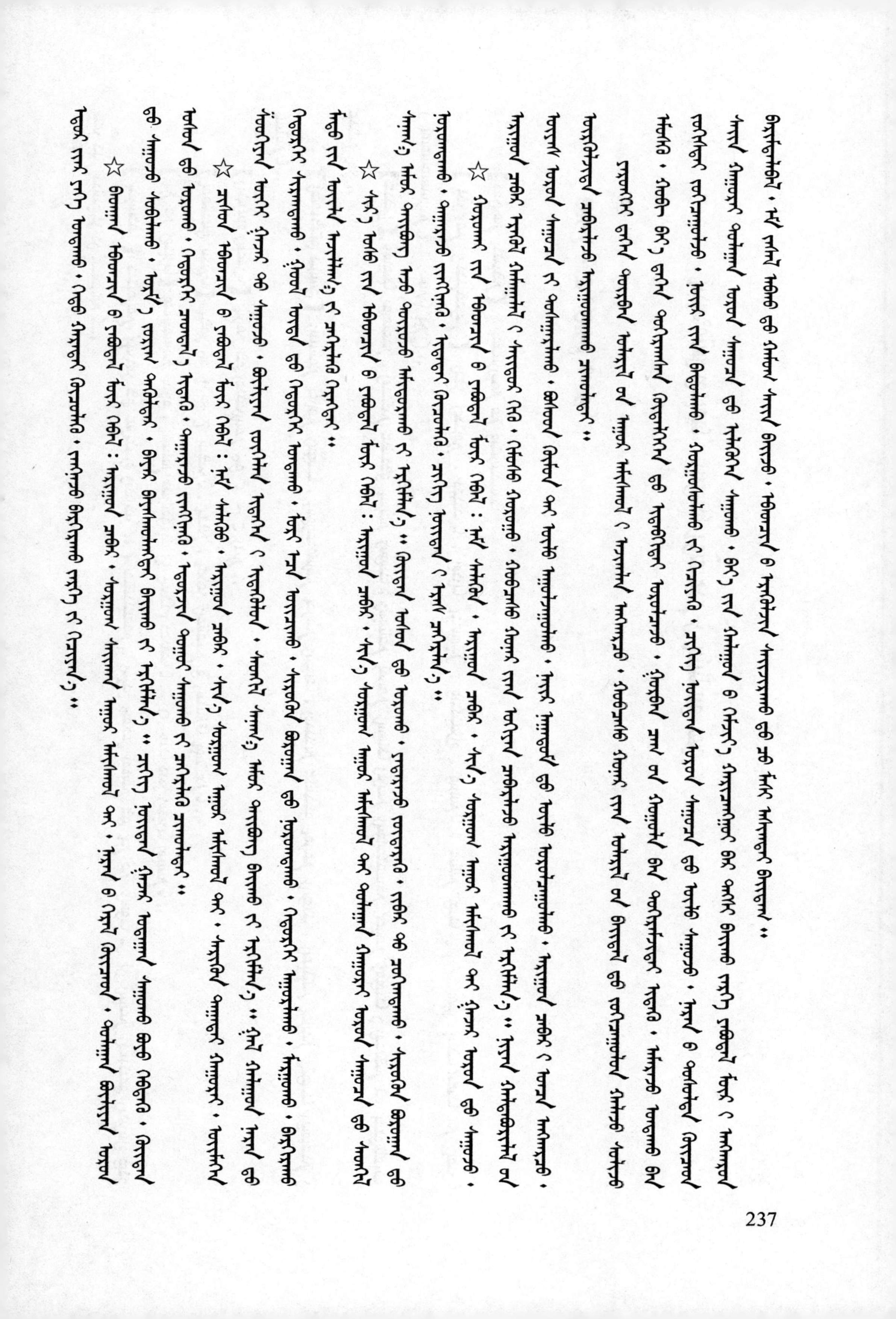

[illegible] [illegible] [illegible] [illegible] ᠤ [illegible] ᠡᠮ

ᠪᠦᠯᠦᠭ — 7 〔ᠪᠦᠯᠦᠭ [illegible]〕

【ᠡᠮ ᠦᠨ [illegible]】《[illegible] ᠤᠨ [illegible]》

【ᠡᠮ ᠦᠨ ᠪᠦᠷᠢᠯᠳᠦᠬᠦᠨ】 [illegible] [illegible] ، [illegible] ، [illegible] [illegible] ، [illegible] ، [illegible] ، [illegible] [illegible] [illegible] ، [illegible] [illegible] ᠤᠨ [illegible] ([illegible]) 〔[illegible] [illegible]〕::

【ᠴᠢᠳᠠᠯ】 [illegible] [illegible] ، [illegible] [illegible] [illegible] [illegible] ، [illegible] [illegible] [illegible] [illegible] [illegible] [illegible] [illegible] ᠤ [illegible] [illegible] [illegible] ᠴᠢᠳᠠᠯ ᠲᠠᠢ::

【[illegible] [illegible]】 [illegible] [illegible] [illegible] ، [illegible] [illegible] [illegible] [illegible] ، [illegible] [illegible] [illegible] ، [illegible] [illegible] [illegible] [illegible] ᠤ [illegible] [illegible]::

【[illegible] [illegible]】 [illegible] [illegible] [illegible] 3 ~ 5 [illegible]::

【[illegible] [illegible]】 [illegible] [illegible] 1 ~ 2 [illegible] ، [illegible] ، [illegible] [illegible] [illegible] [illegible]::

【[illegible] ᠤᠨ [illegible]】 [illegible] [illegible] ، [illegible] [illegible] — 3 [illegible] ، [illegible] — 6 [illegible] [illegible] [illegible] [illegible]::

【[illegible]】 [illegible] [illegible] [illegible] [illegible] [illegible]:: [illegible] ، [illegible] [illegible] [illegible] [illegible] [illegible] ᠤᠨ [illegible] [illegible] [illegible] [illegible] [illegible] [illegible] [illegible] [illegible] [illegible] [illegible] [illegible]::

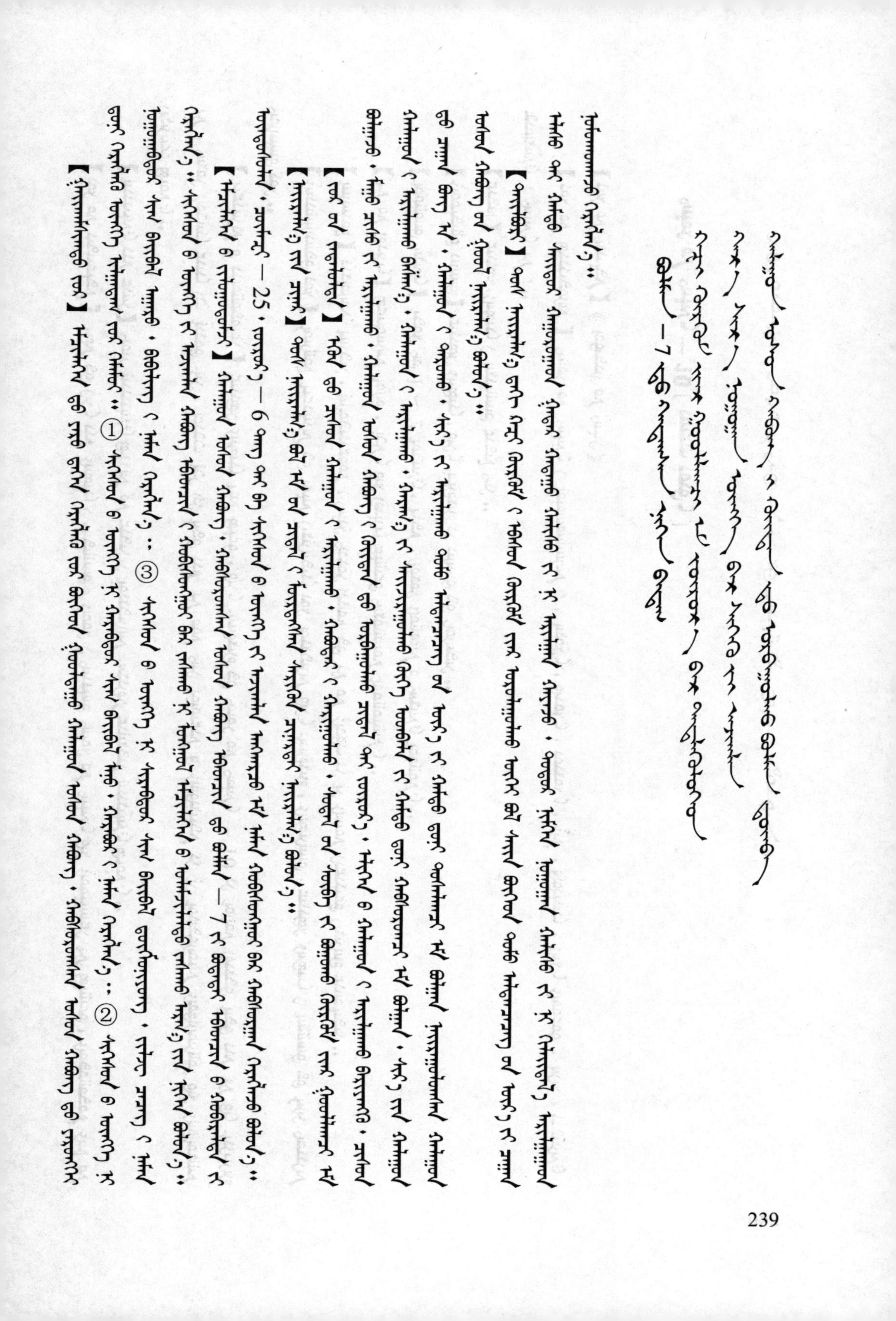

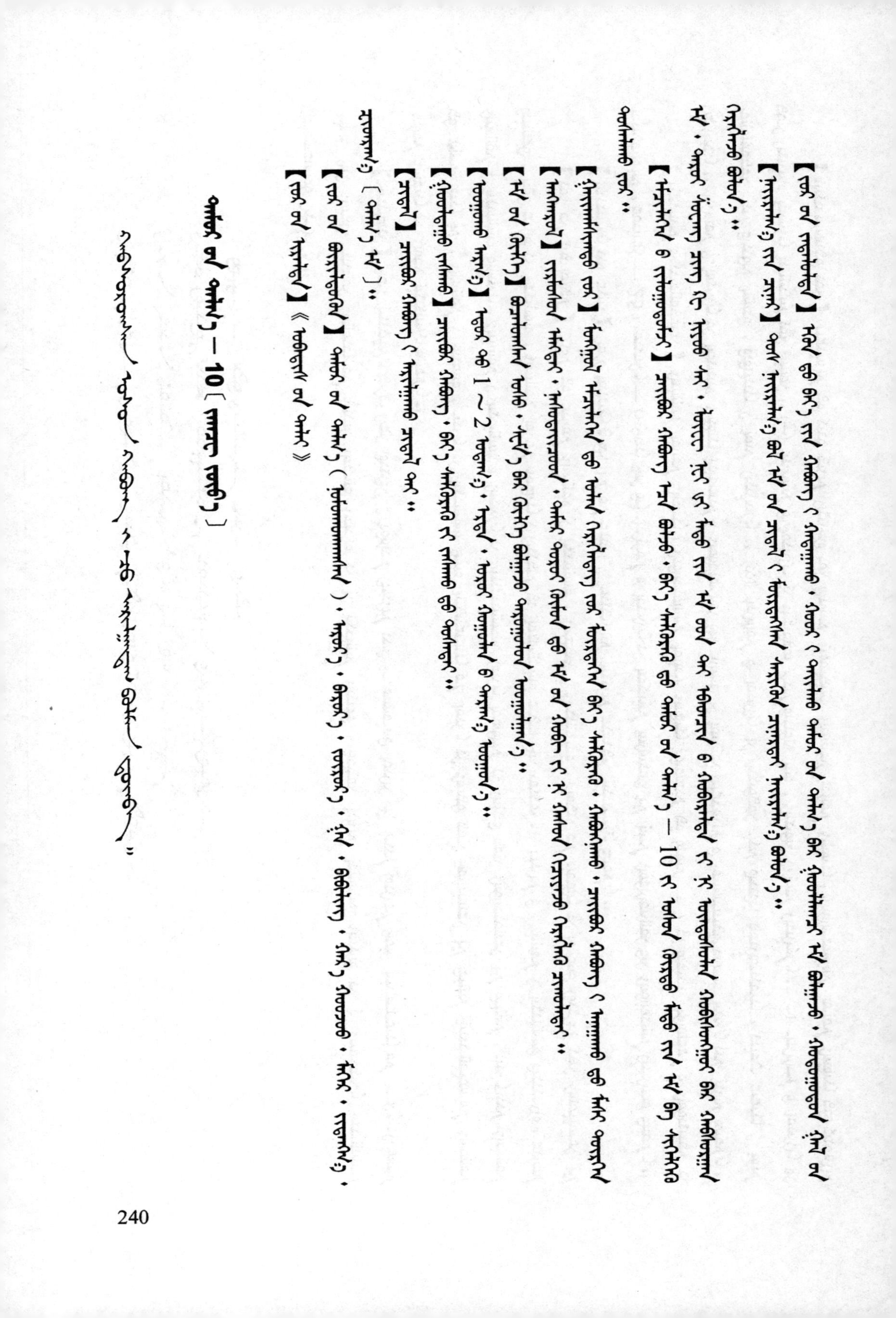

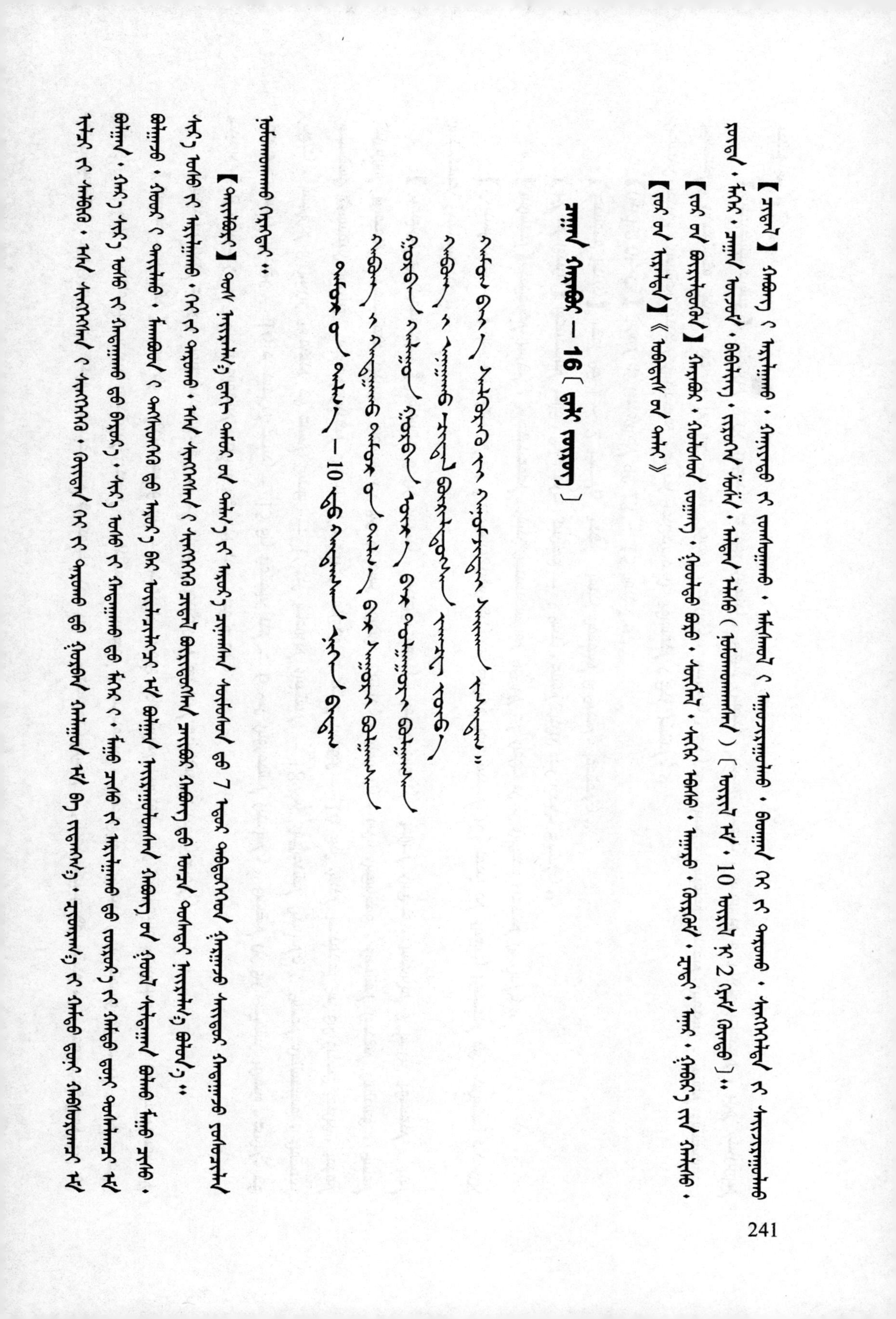

ᠬᠡᠷᠡᠭᠯᠡᠳᠡᠭ ᠦᠭᠡ ::

【ᠡᠮᠨᠡᠯᠭᠡ ᠶᠢᠨ ᠴᠢᠳᠠᠮᠵᠢ】 [illegible] ᠂ [illegible] ᠂ [illegible] ᠂ [illegible] ᠂ [illegible] ::

【ᠬᠡᠷᠡᠭᠯᠡᠬᠦ ᠠᠷᠭ᠎ᠠ】 [illegible] 13 ~ 15 [illegible] ::

【ᠬᠡᠷᠡᠭᠯᠡᠬᠦ ᠬᠡᠮᠵᠢᠶ᠎ᠡ】 [illegible] 1 ~ 2 [illegible] ᠂ [illegible] ᠂ [illegible] ::

【ᠡᠮ ᠦᠨ ᠪᠡᠯᠳᠡᠮᠡᠯ】 [illegible] ᠂ [illegible] ᠂ [illegible] — 3 [illegible] ᠂ [illegible] ::

【ᠬᠠᠳᠠᠭᠠᠯᠠᠬᠤ】 [illegible] ᠂ [illegible] ᠂ [illegible] ::

【[illegible]】 [illegible] ::

【[illegible]】 [illegible] ᠂ [illegible] — 16 [illegible] — 18 [illegible] :: [illegible] — 16 [illegible] — 15 [illegible] — 6 [illegible] :: [illegible] — 8 ᠂ [illegible] — 7 [illegible] ::

【[illegible]】 [illegible] ::

【ᠠᠮᠳᠠ ᠴᠢᠨᠠᠷ】 [illegible] — 5 [illegible]

242

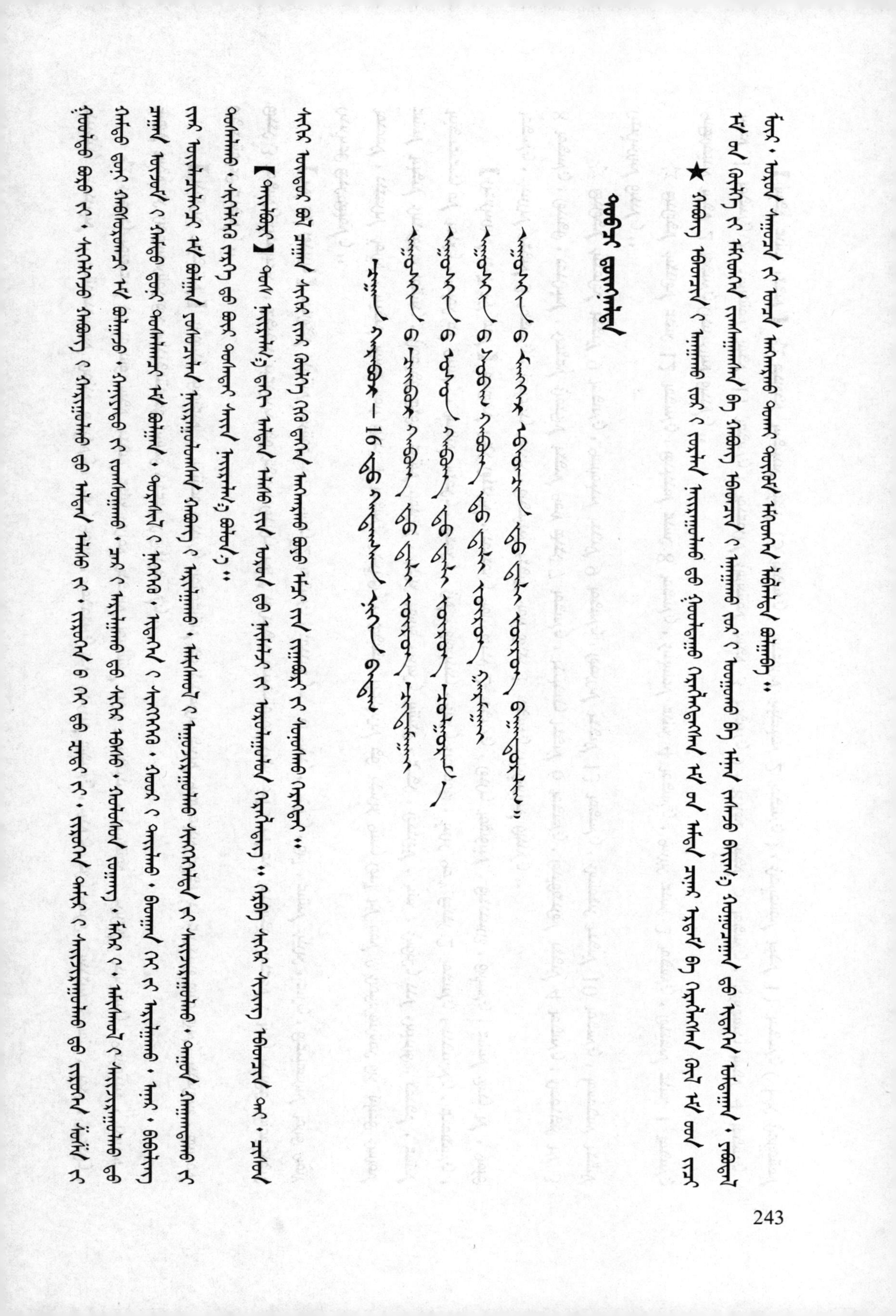

– 16

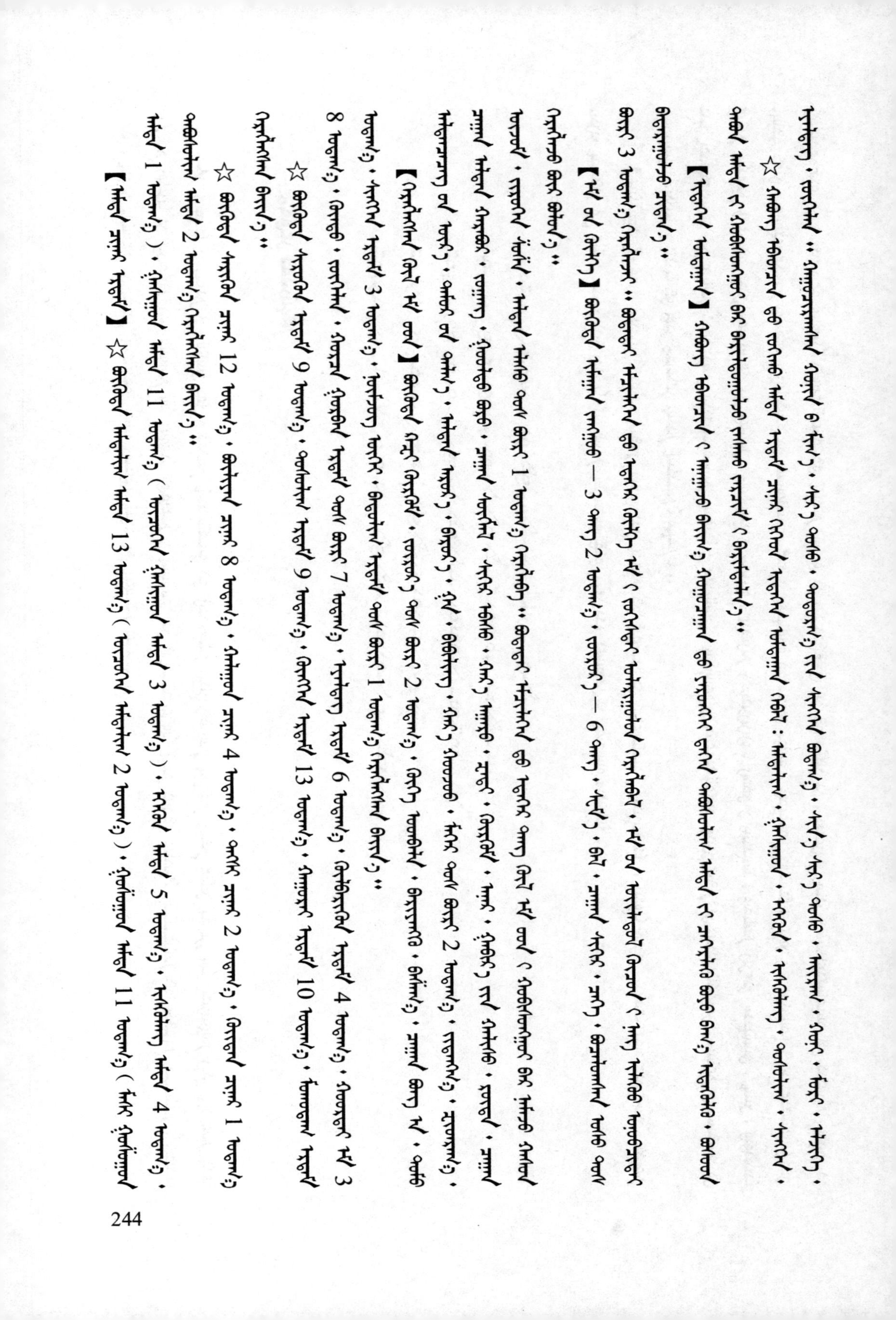

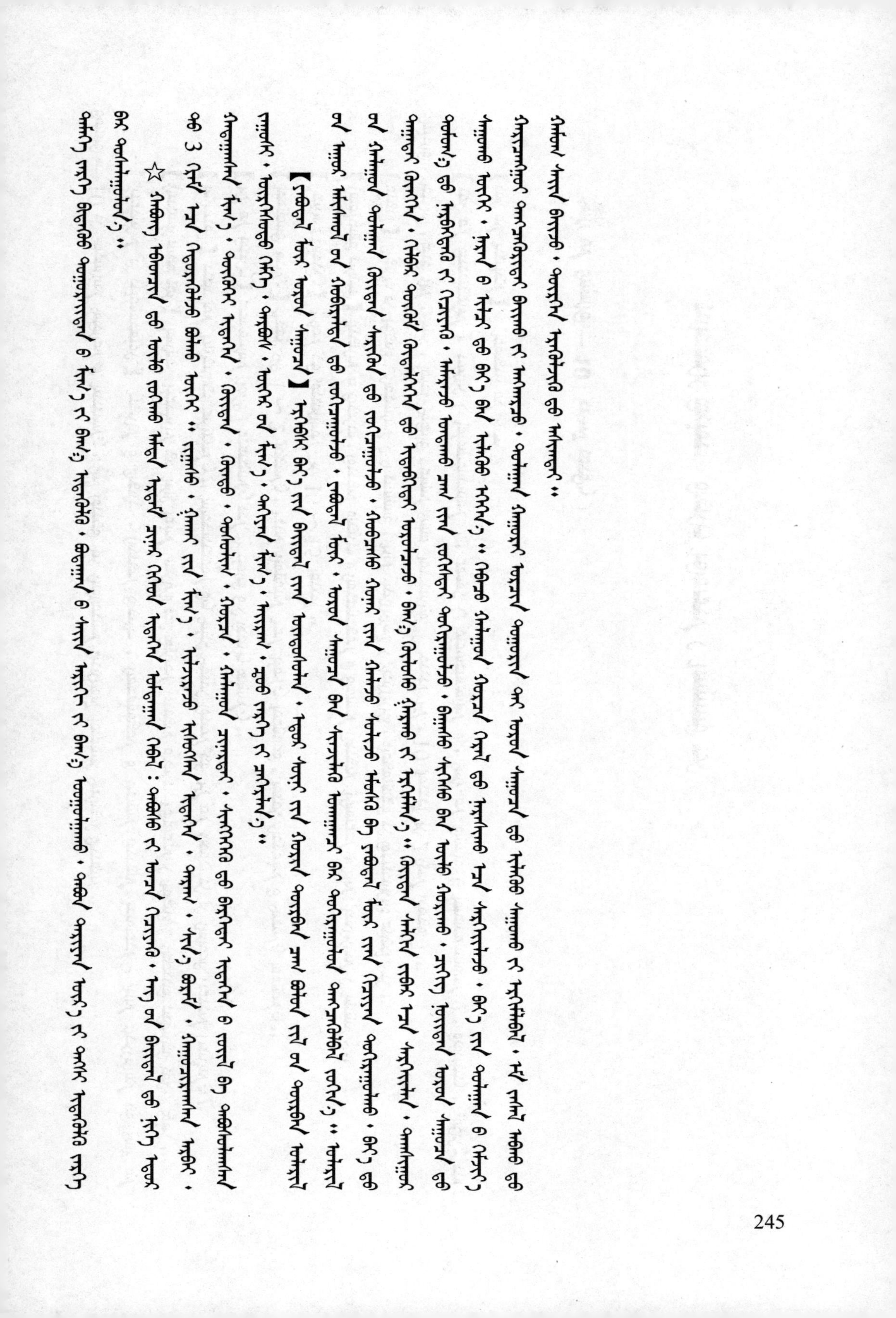

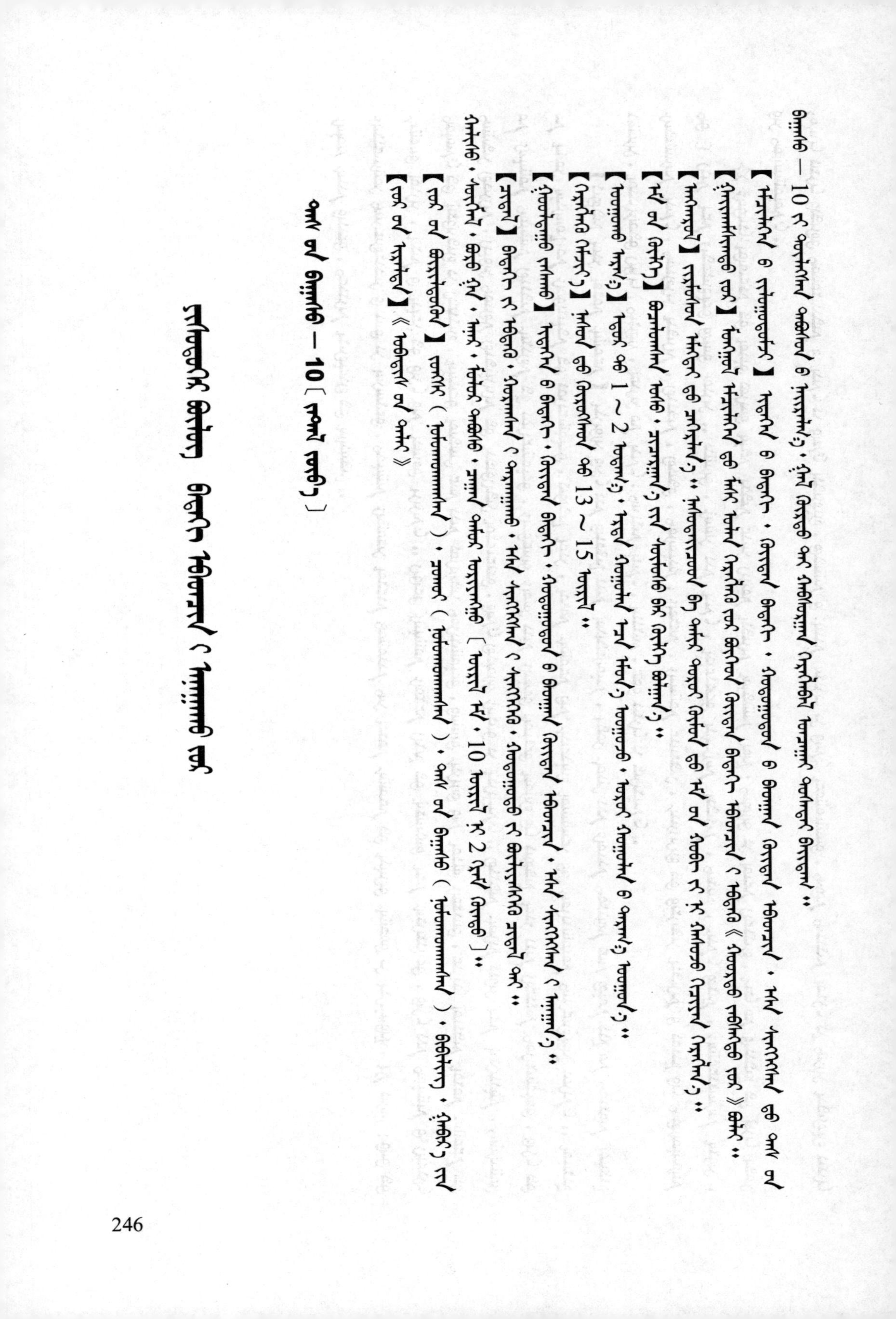

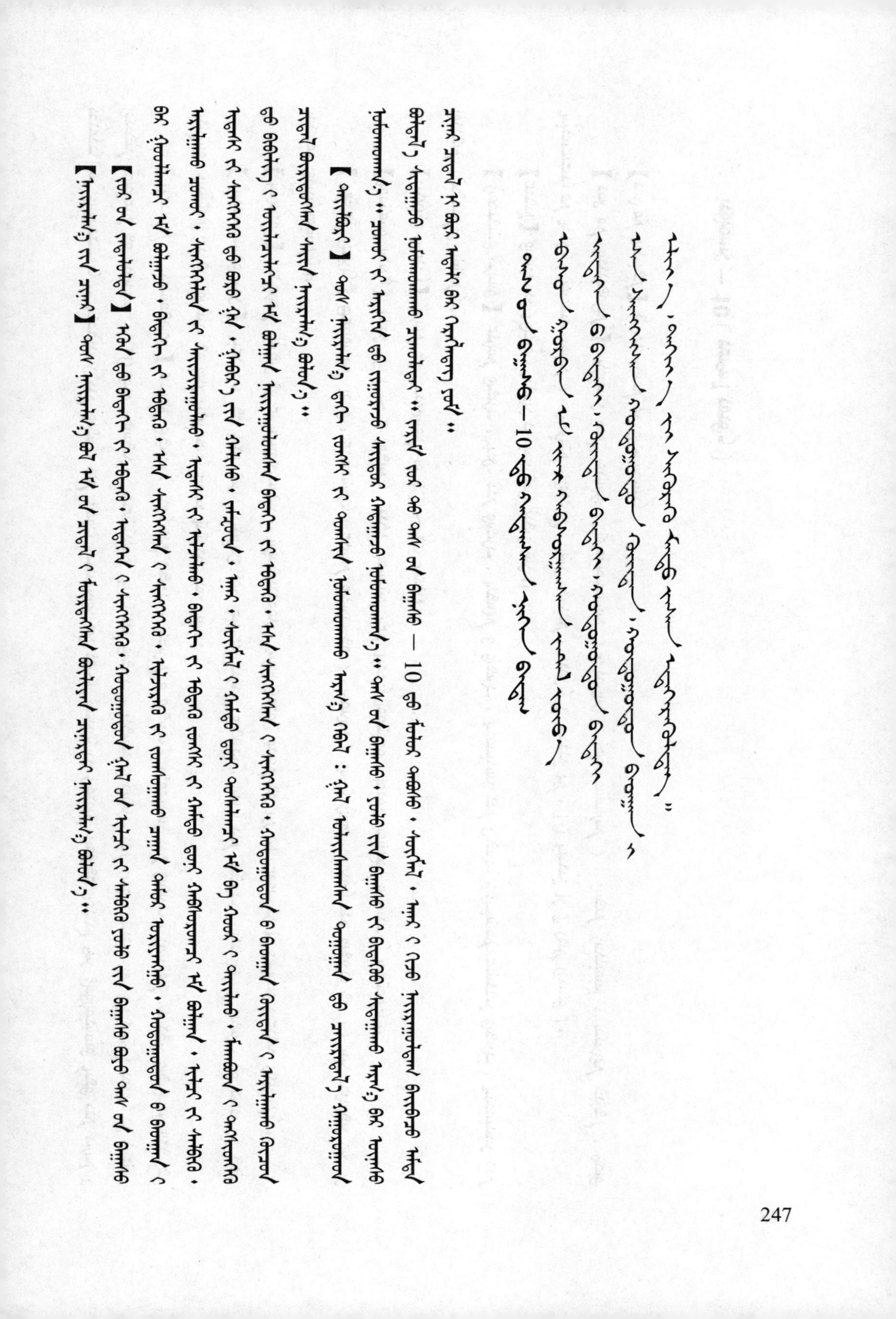

[illegible] 【[illegible]】 [illegible] ::

[illegible] 【[illegible]】 [illegible]

[illegible] — 10 [illegible] ::

[illegible] ::

[illegible] — 10 [illegible]

[illegible]

ᠠᠷᠤᠷᠠ — 10 〔[illegible]〕

【ᠡᠮ ᠦᠨ [illegible]】《[illegible] ᠤᠨ [illegible]》

【ᠡᠮ ᠦᠨ ᠪᠦᠷᠢᠯᠳᠦᠬᠦᠨ】 ᠠᠷᠤᠷᠠ [illegible] ([illegible]) ᠂ [illegible] ([illegible]) ᠂ [illegible] ᠂ [illegible] ᠂ [illegible] ᠂ [illegible] ᠂ [illegible] ([illegible]) ᠂ [illegible] ᠂ [illegible] ᠂ [illegible] ᠂ [illegible] ᠂ [illegible] 〔[illegible] ᠂ 10 [illegible] 2 [illegible]〕᠉

【[illegible]】 [illegible] ᠂ [illegible] ᠉

【[illegible]】 [illegible] ᠂ [illegible] ᠂ [illegible] ᠂ [illegible] ᠂ [illegible] ᠂ [illegible] ᠂ [illegible] [illegible] ᠉

【[illegible]】 [illegible] 13 ~ 15 [illegible] ᠉

【[illegible]】 [illegible] 1 ~ 2 [illegible] ᠂ [illegible] ᠂ [illegible] ᠉

【[illegible]】 [illegible] ᠂ [illegible] ([illegible]) ᠂ [illegible] ᠂ [illegible] ([illegible]) ᠂ [illegible] ᠉

【[illegible]】 [illegible] ᠉ [illegible] ᠂ [illegible] ᠉

【[illegible]】 [illegible] ᠂ [illegible] ᠂ [illegible] ᠂ [illegible] ᠂ [illegible] ᠂ [illegible] ᠉

【[illegible]】 [illegible] ᠂ [illegible] ᠂ [illegible] ᠂ [illegible] ᠂ [illegible] ᠂ [illegible] ᠉

[illegible] ᠬᠡᠮᠵᠢᠶ᠎ᠡ — 10 [illegible] ᠉ [illegible] ᠂ [illegible] ᠉ [illegible]

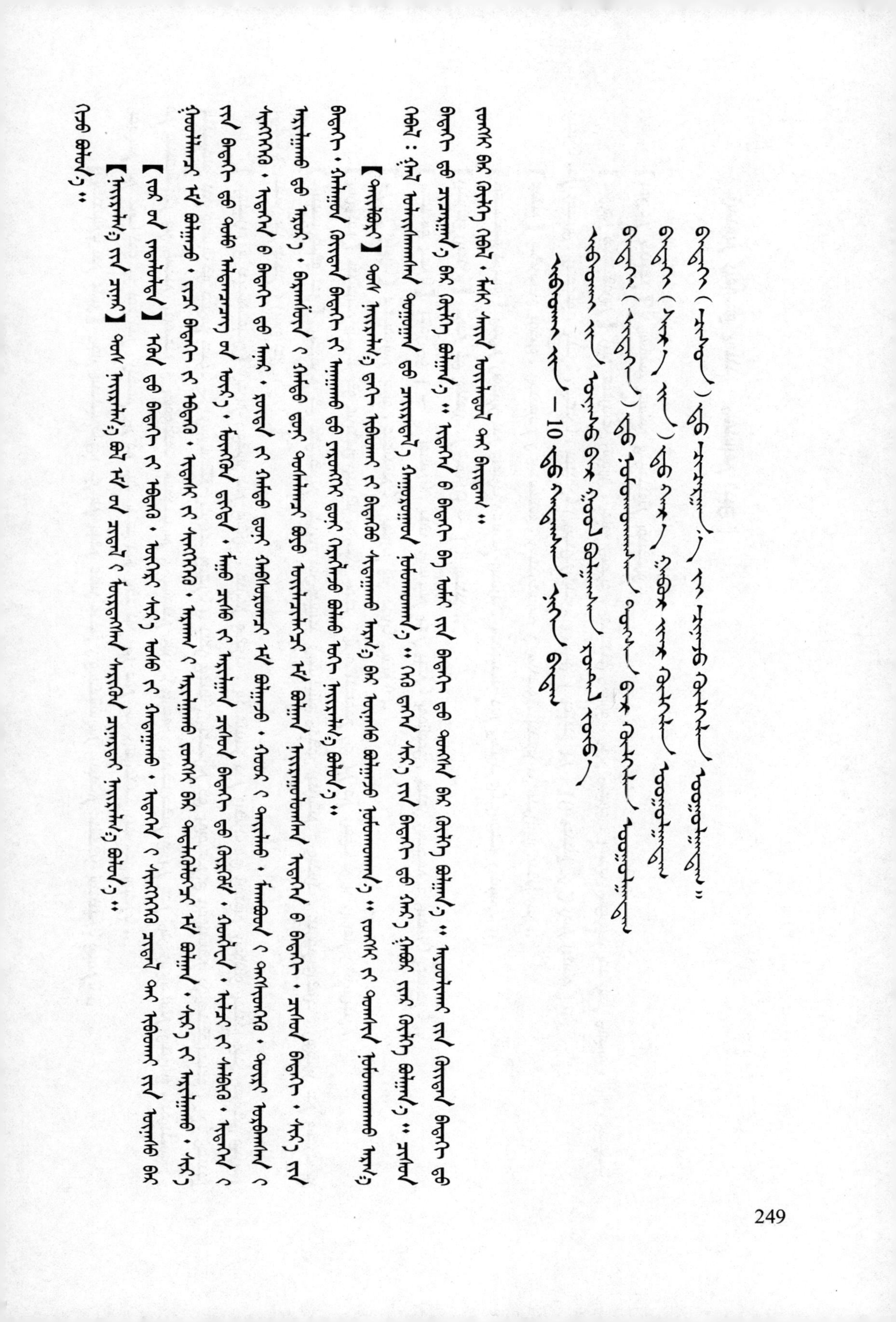

[illegible]

[illegible]

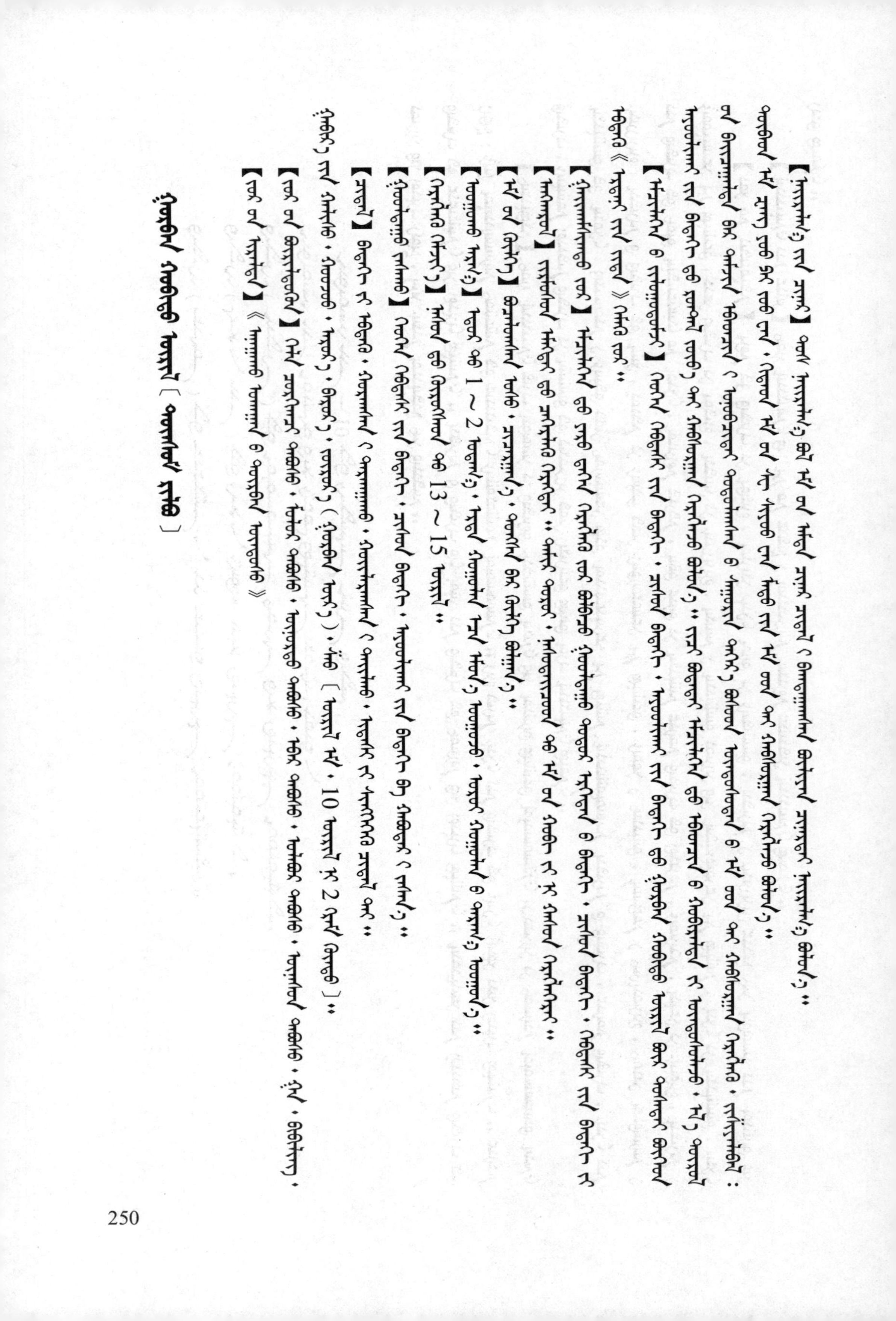

[illegible] 〔[illegible]〕

【[illegible]】《[illegible]》

【[illegible]】[illegible] · [illegible] · [illegible] · [illegible] · [illegible] · [illegible] · [illegible] · [illegible] ·
[illegible] · [illegible] · [illegible] · [illegible] ([illegible]) · [illegible] 〔[illegible] · 10 [illegible] 2 [illegible]〕::

【[illegible]】[illegible] · [illegible] · [illegible] · [illegible] ::

【[illegible]】[illegible] · [illegible] · [illegible] ::

【[illegible]】[illegible] 13 ~ 15 [illegible] ::

【[illegible]】[illegible] 1 ~ 2 [illegible] · [illegible] · [illegible] ::

【[illegible]】[illegible] · [illegible] ::

【[illegible]】[illegible] :: [illegible] · [illegible] ::

【[illegible]】[illegible] · [illegible] · [illegible]
[illegible]《[illegible]》[illegible] ::

【[illegible]】[illegible] · [illegible] · [illegible] · [illegible]
[illegible] · [illegible] ::
: [illegible]
[illegible] ::

【[illegible]】[illegible] ::

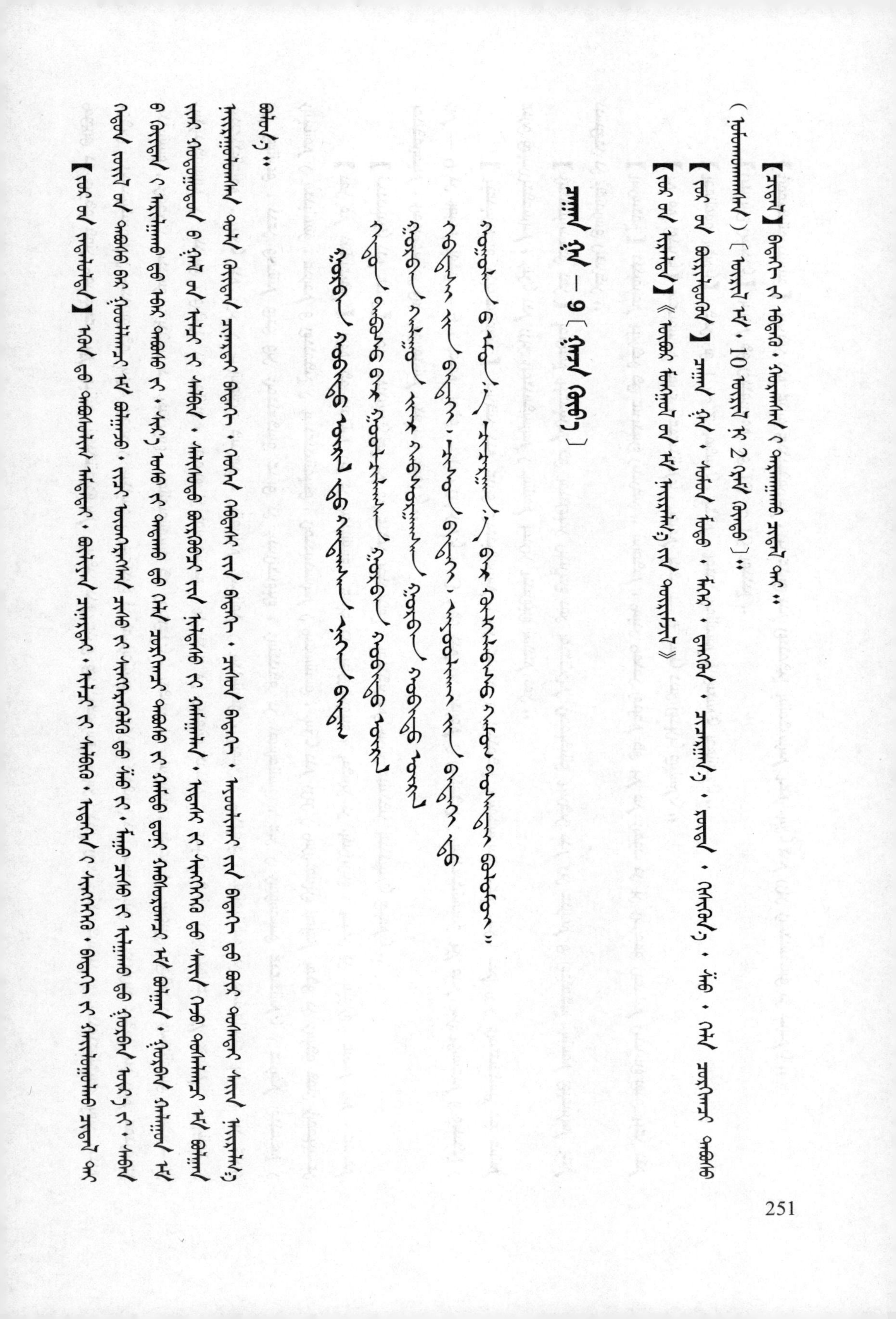

【ᠬᠠᠷᠢᠭᠤ】 [illegible] ᠃

（[illegible]）〔[illegible] ᠬᠡᠯ᠂ 10 [illegible] ᠶᠢᠨ 2 [illegible]〕᠃

【[illegible]】 [illegible]

【[illegible]】《[illegible]》

[illegible] — 9 〔[illegible]〕

[illegible]

[illegible] ᠃

【[illegible]】 [illegible]

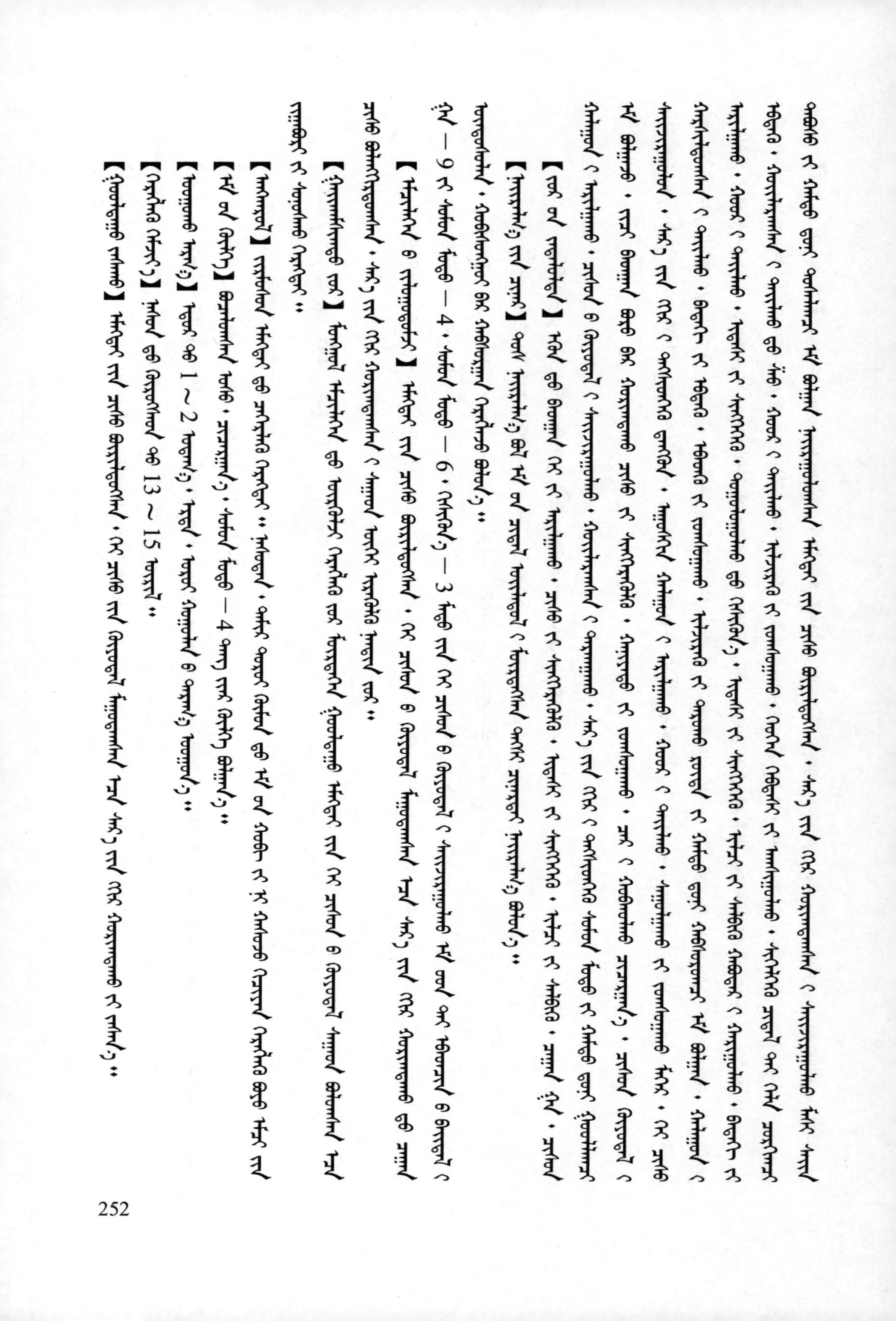

[illegible]

【[illegible]】 [illegible]

【[illegible]】 [illegible]

[illegible] — 9 [illegible] — 4 · [illegible] — 6 · [illegible] — 3 [illegible]

【[illegible]】 [illegible]

【[illegible]】 [illegible]

【[illegible]】 [illegible] — 4 [illegible]

【[illegible]】 [illegible] 1 ~ 2 [illegible]

【[illegible]】 [illegible] 13 ~ 15 [illegible]

【[illegible]】 [illegible]

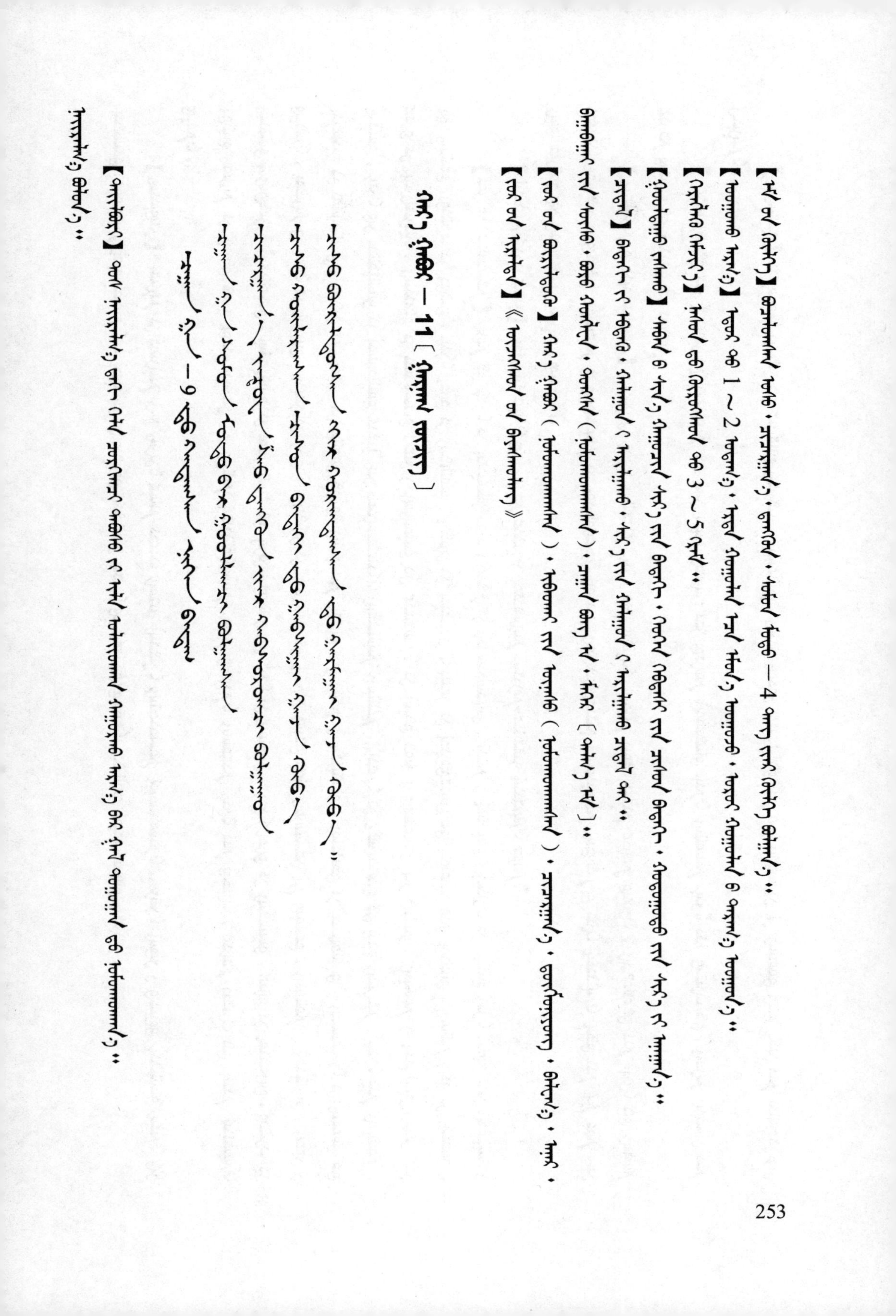

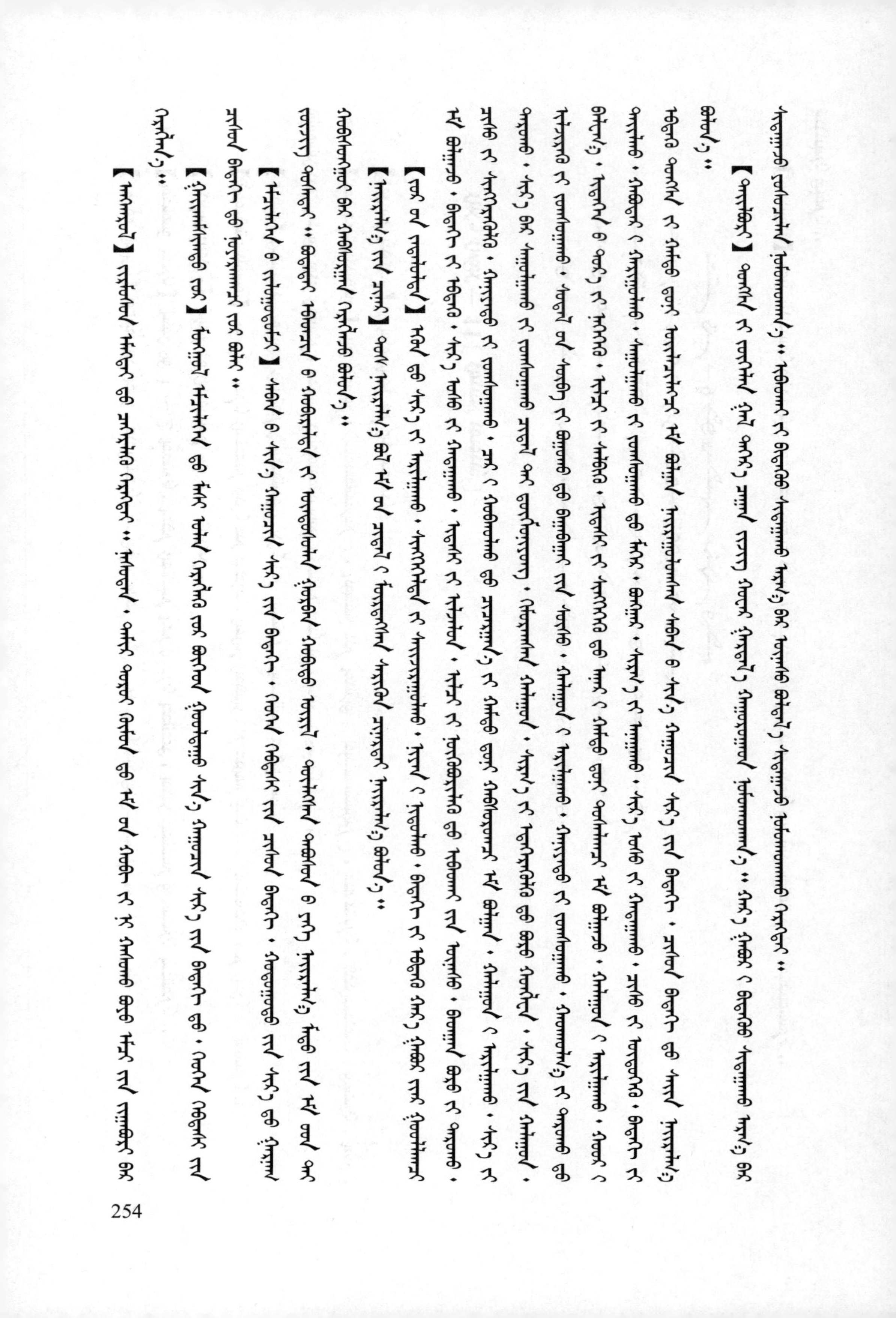

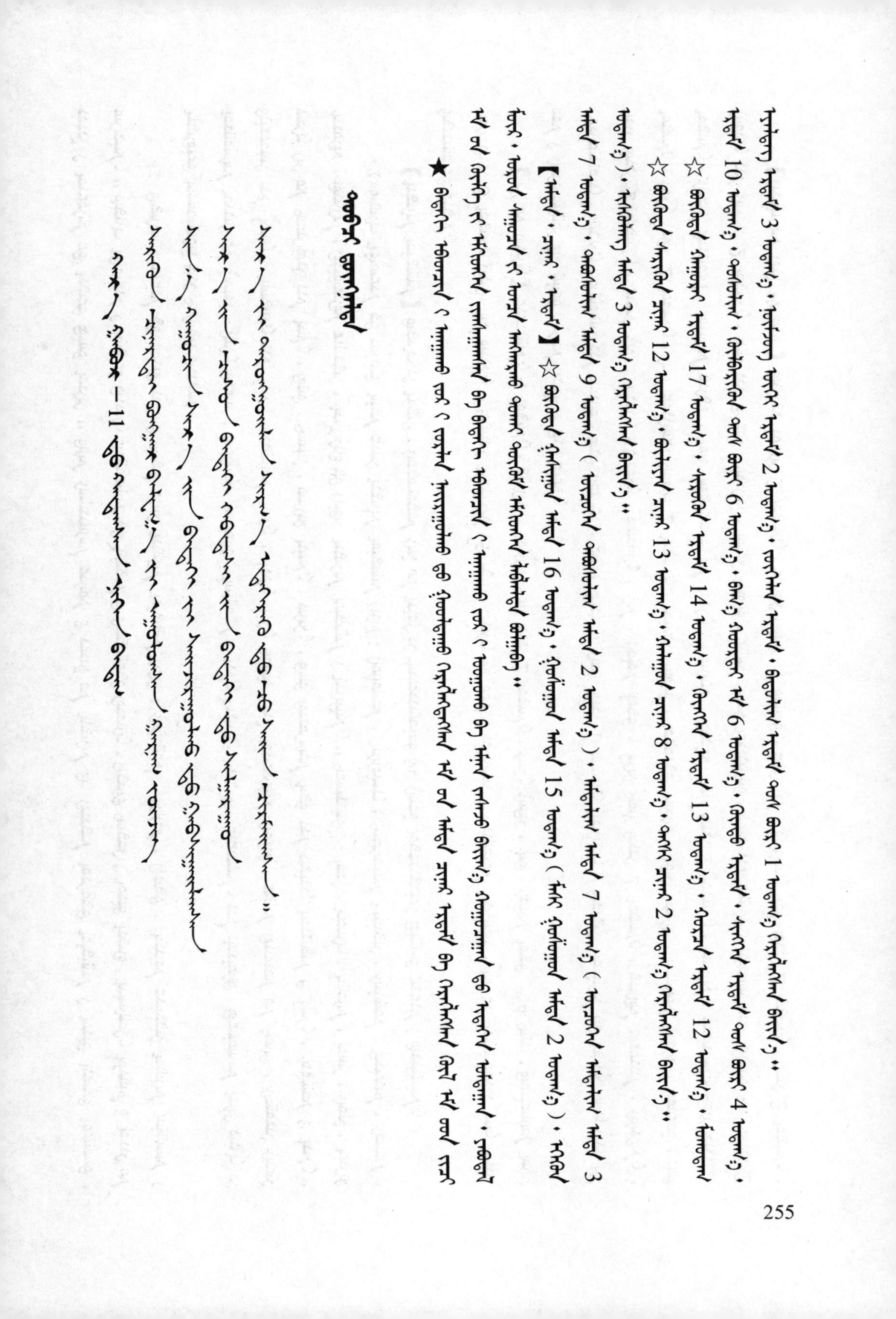

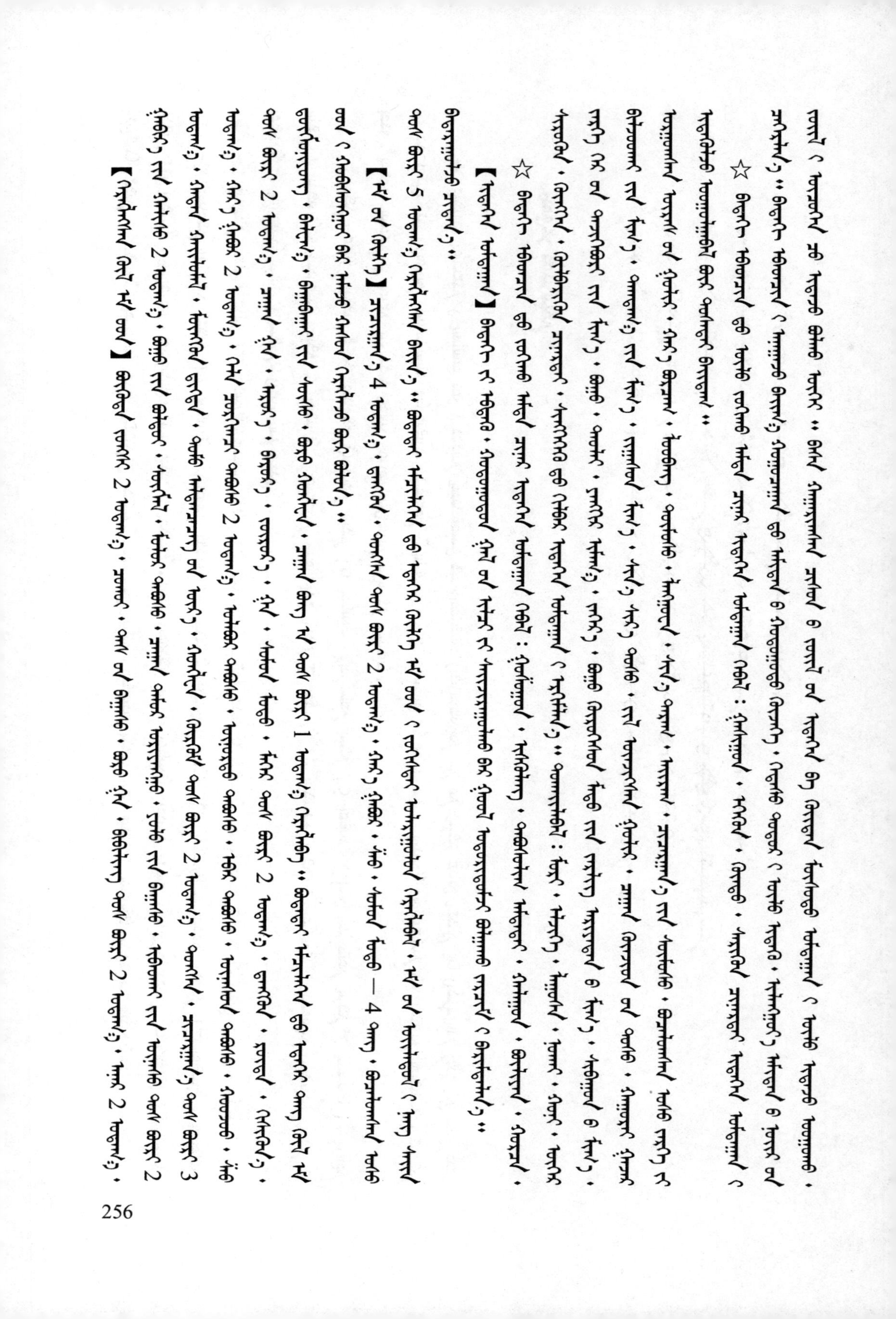

[illegible]

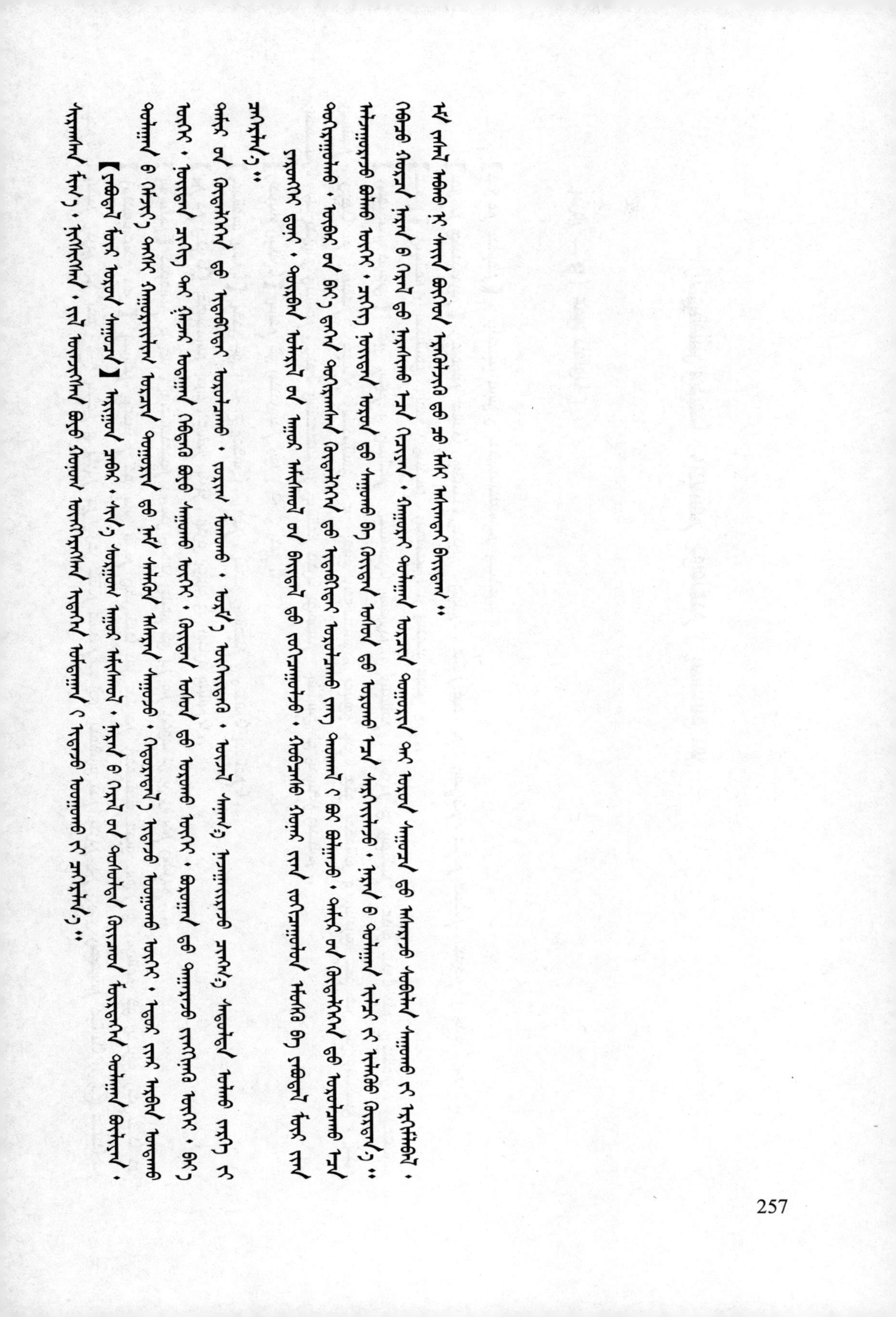

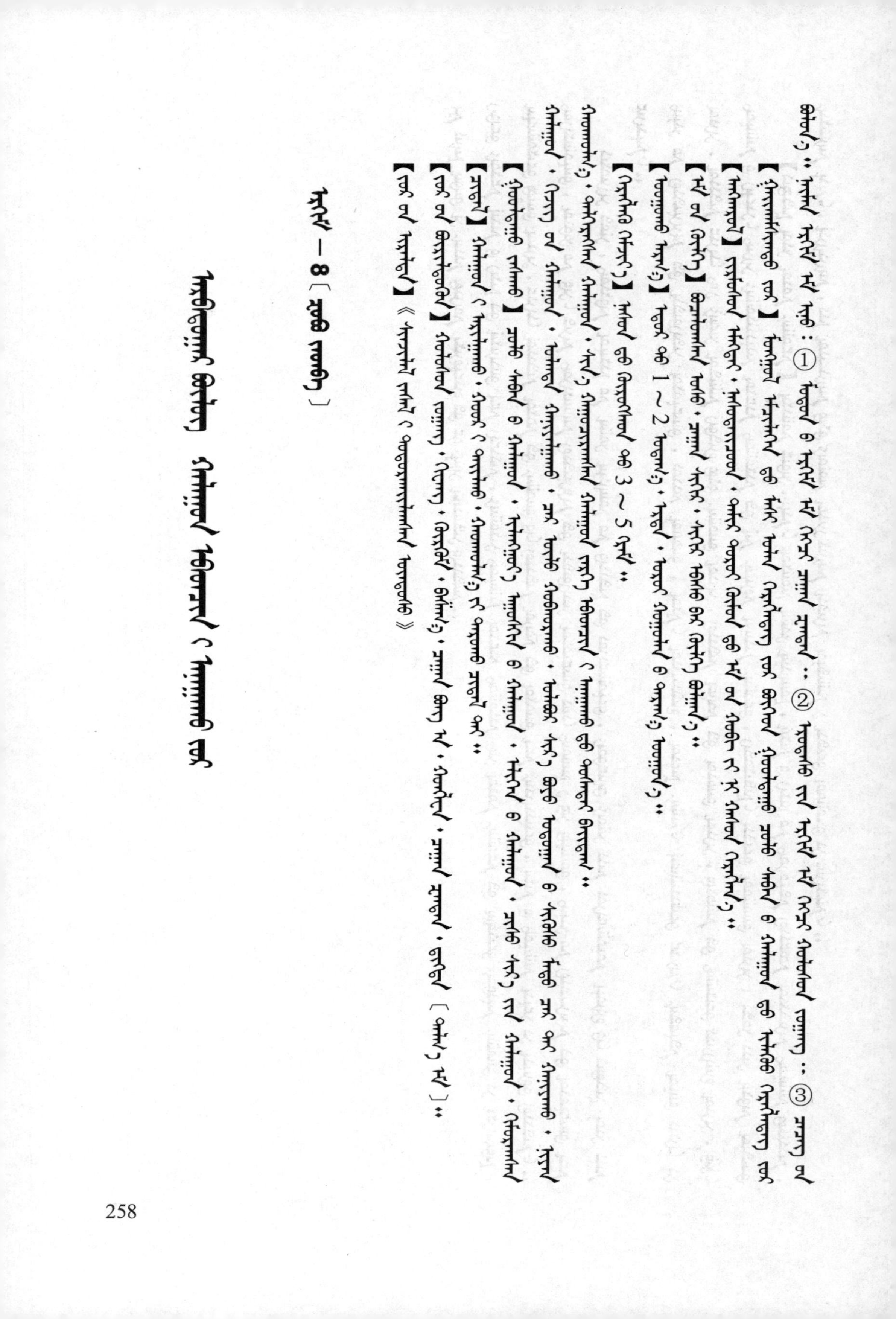

[illegible]

ᠵᠢᠷᠤᠭ — 8〔[illegible]〕

【[illegible]】《[illegible]》

【[illegible]】 [illegible] 〔[illegible]〕::

【[illegible]】 [illegible] ::

【[illegible]】 [illegible] ::

【[illegible]】 [illegible] 3 ~ 5 [illegible] ::

【[illegible]】 [illegible] 1 ~ 2 [illegible] ::

【[illegible]】 [illegible] ::

【[illegible]】 [illegible] ::

【[illegible]】 [illegible] ::

【[illegible]】 [illegible]

ᠪᠣᠯᠤᠨ᠎ᠠ :: [illegible] : ① [illegible] :: ② [illegible] :: ③ [illegible]

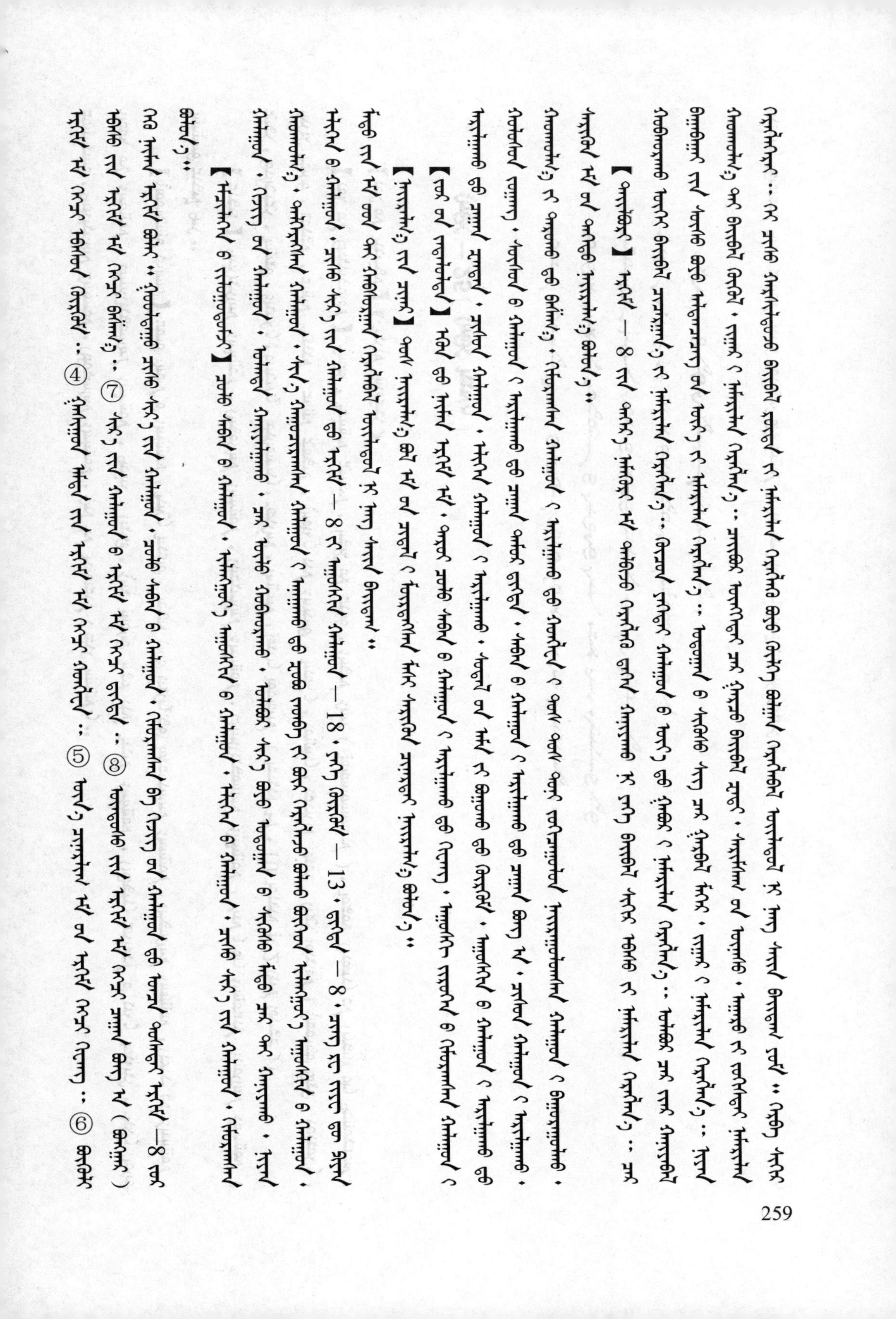

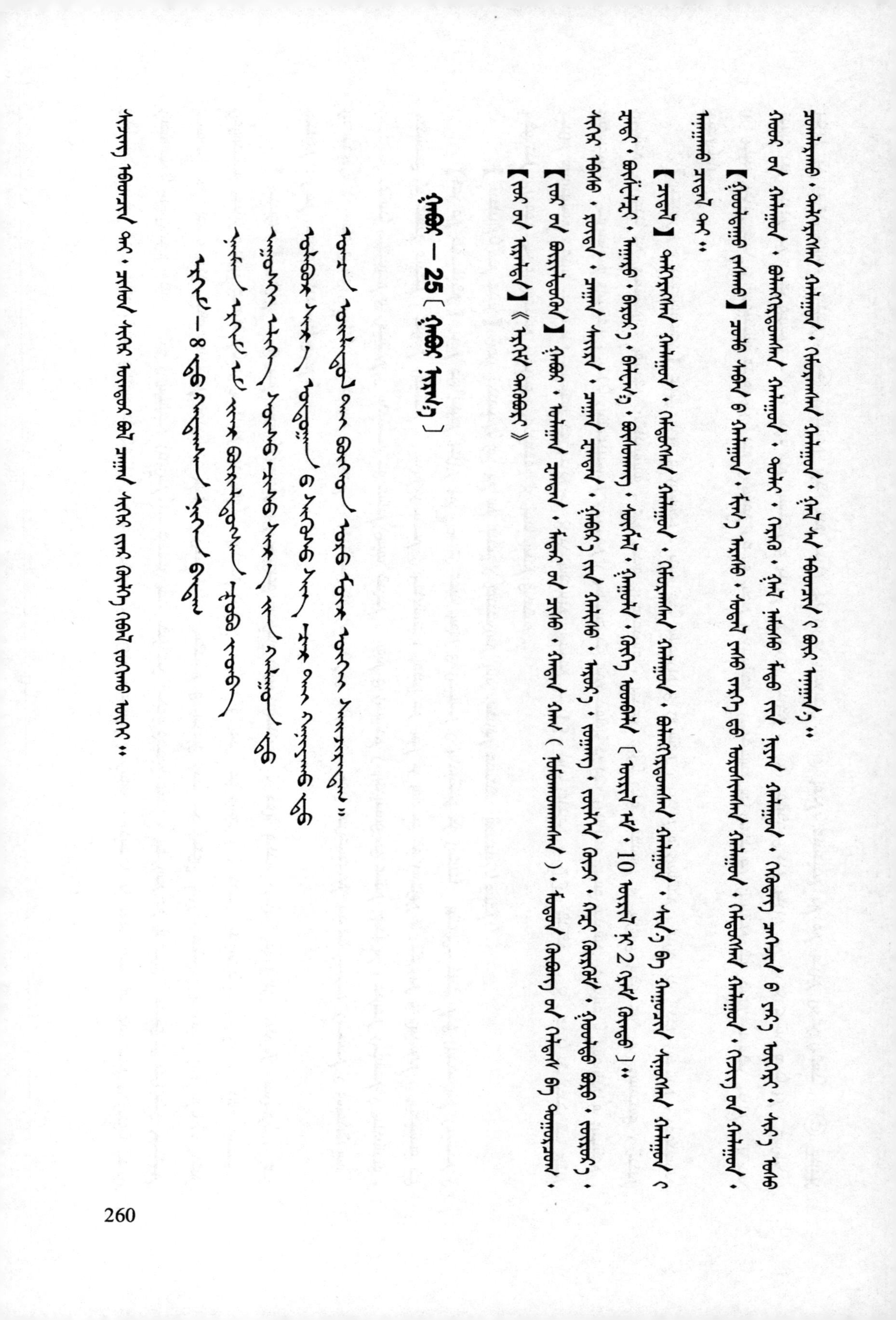

[illegible] ::

【[illegible]】 [illegible] ::

【[illegible]】 [illegible] 〔[illegible] 10 [illegible] 2 [illegible]〕::
[illegible]

【[illegible]】 [illegible]

【[illegible]】《[illegible]》

[illegible] – 25〔[illegible]〕

[illegible] ::
[illegible]
[illegible]
[illegible]
[illegible] – 8 [illegible]

[illegible] ::

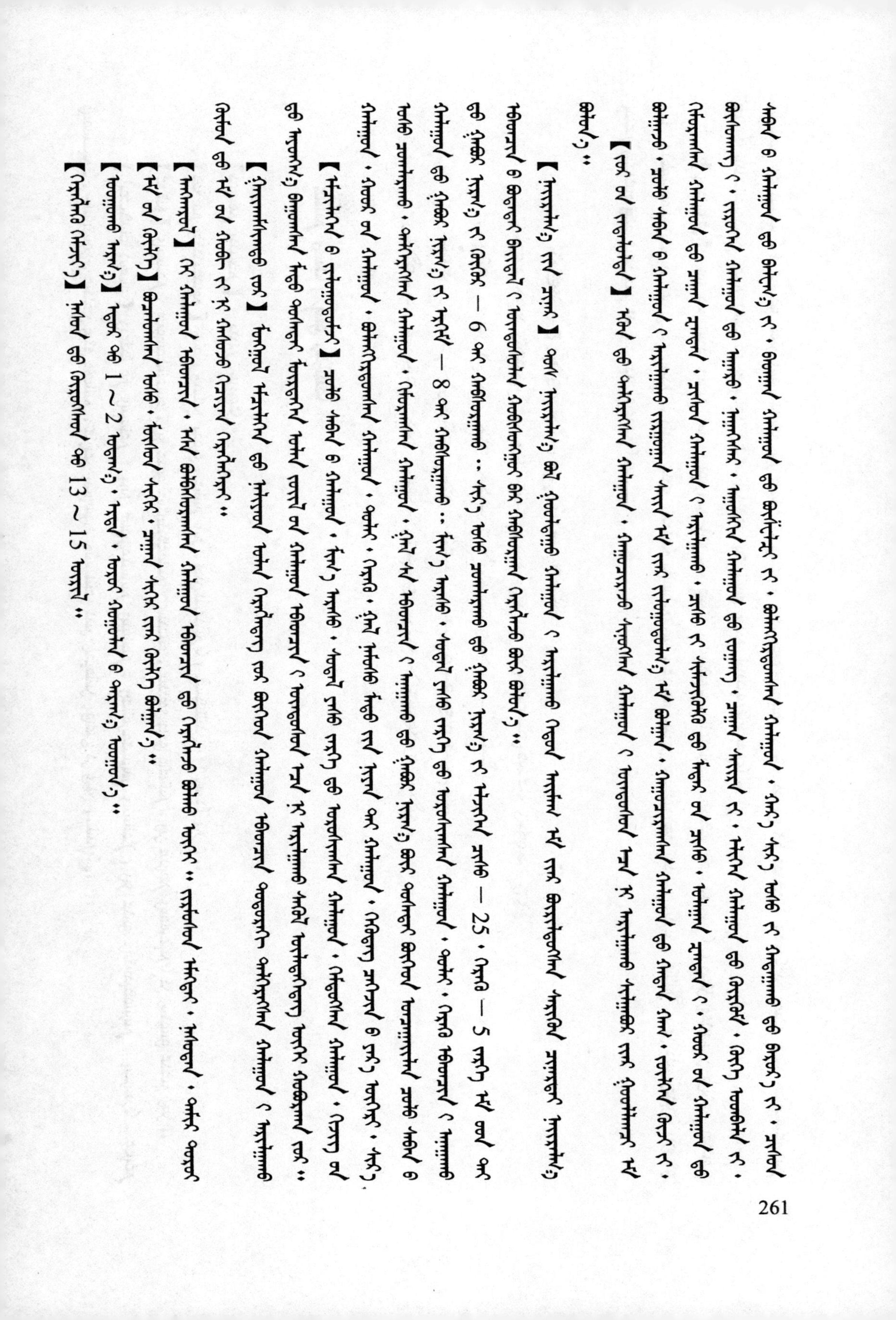

[illegible] ᠃

【[illegible]】 [illegible] ᠃

[illegible] — 25 ᠂ [illegible] — 5 [illegible] — 6 [illegible] — 8 [illegible] ᠃

【[illegible]】 [illegible] ᠃

【[illegible]】 [illegible] ᠃

【[illegible]】 [illegible] ᠃

【[illegible]】 [illegible] ᠃

【[illegible]】 [illegible] 1 ~ 2 [illegible] ᠃

【[illegible]】 [illegible] 13 ~ 15 [illegible] ᠃

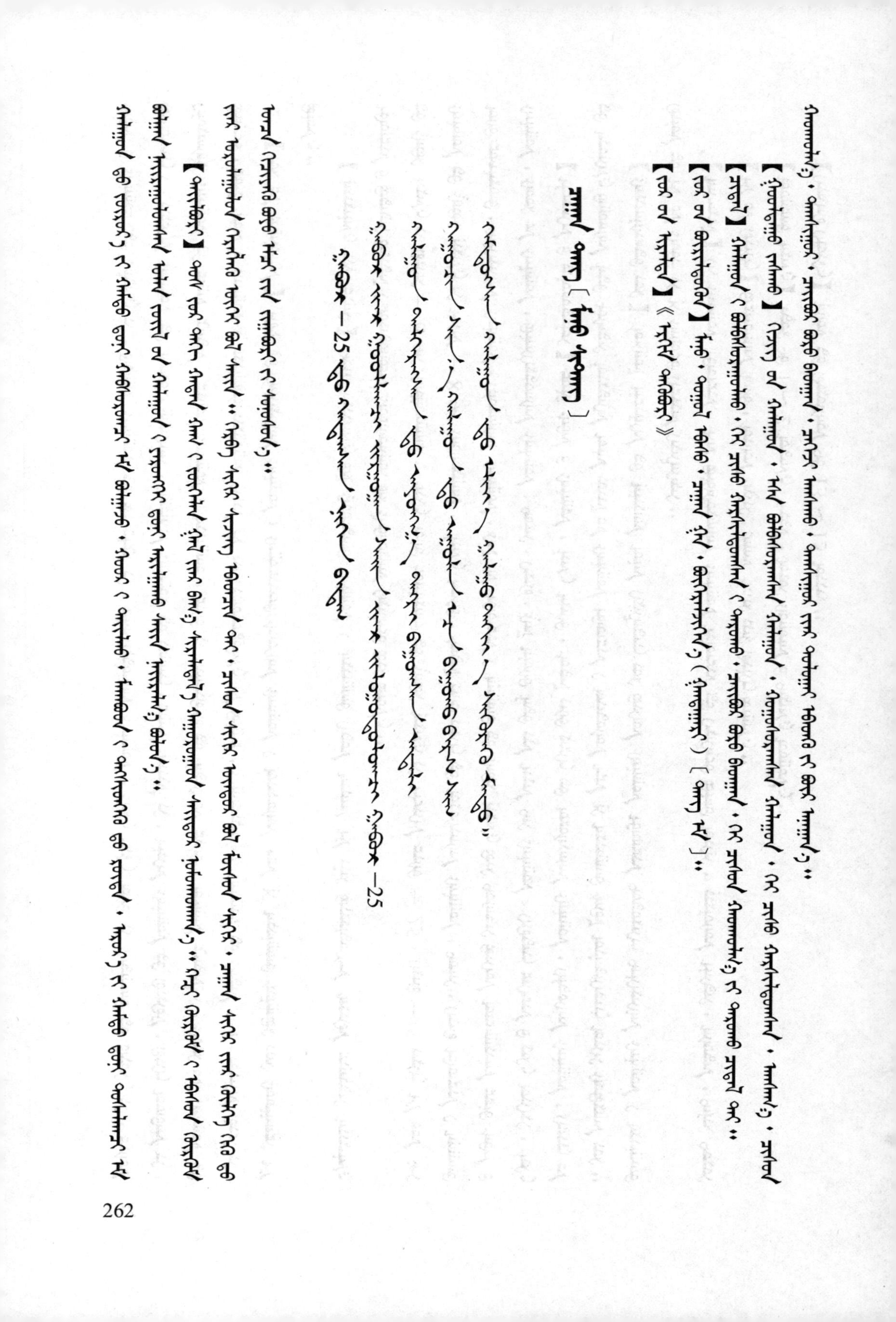

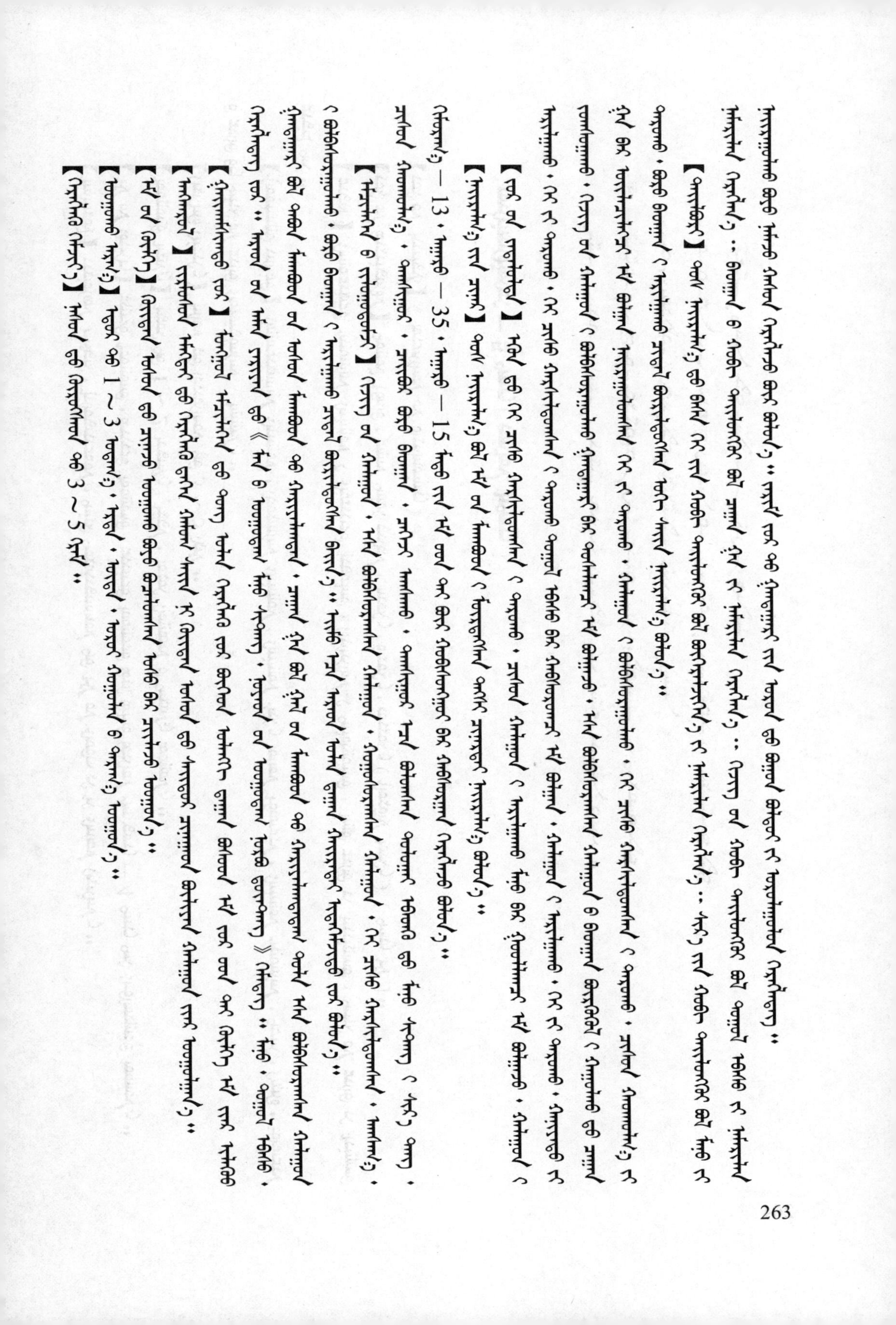

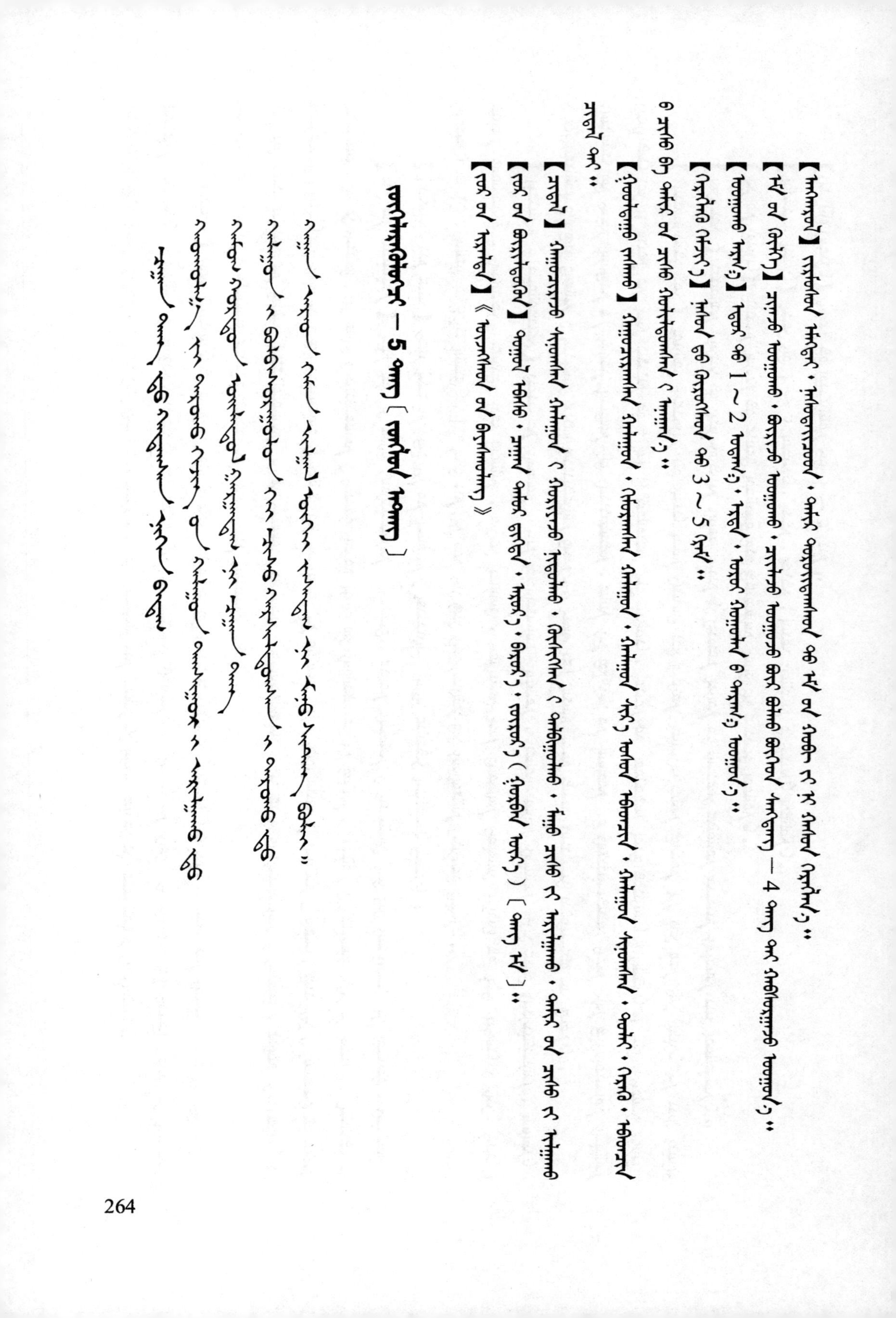

【[illegible]】 [illegible] · [illegible] · [illegible] ::
【[illegible]】 [illegible] · [illegible] · [illegible] — 4 ᠲᠠᠩ [illegible] ::
【[illegible]】 [illegible] 1 ~ 2 [illegible] · [illegible] · [illegible] ::
【[illegible]】 [illegible] 3 ~ 5 [illegible] ::
[illegible] ::
【[illegible]】 [illegible] · [illegible] · [illegible] · [illegible] · [illegible] · [illegible] ::
【[illegible]】 [illegible] · [illegible] · [illegible] · [illegible] · [illegible]
【[illegible]】 [illegible] · [illegible] · [illegible] · [illegible] · [illegible] ([illegible]) 〔[illegible]〕 ::
【[illegible]】 《[illegible]》

[illegible] — 5 ᠲᠠᠩ 〔[illegible]〕

[illegible] ::
[illegible]

ᠪᠠᠶᠢᠭᠤᠯᠤᠭᠰᠠᠨ ᠠᠷᠭ᠎ᠠ ᠬᠡᠮᠵᠢᠶ᠎ᠡ ᠪᠣᠯᠤᠨ᠎ᠠ ::

[illegible] — 5 [illegible] — 25 [illegible] — 25 [illegible] — 13 [illegible]

[illegible]

[illegible] — 5 [illegible]

[illegible] [illegible] — 7 〔[illegible]〕

【[illegible]】《[illegible]》

【[illegible]】 [illegible] 〔[illegible]〕 ::

【[illegible]】 [illegible] ::

【[illegible]】 [illegible], [illegible] ::

【[illegible]】 [illegible] 3 ~ 5 [illegible] ::

【[illegible]】 [illegible] 1 ~ 2 [illegible] ::

【[illegible]】 [illegible] :: [illegible], [illegible] ::

【[illegible]】 [illegible] ::

【[illegible]】 [illegible] [illegible] ::

【[illegible]】 [illegible], [illegible] — 18, [illegible] — 7 [illegible] —5 [illegible] ::

【[illegible]】 [illegible] ::

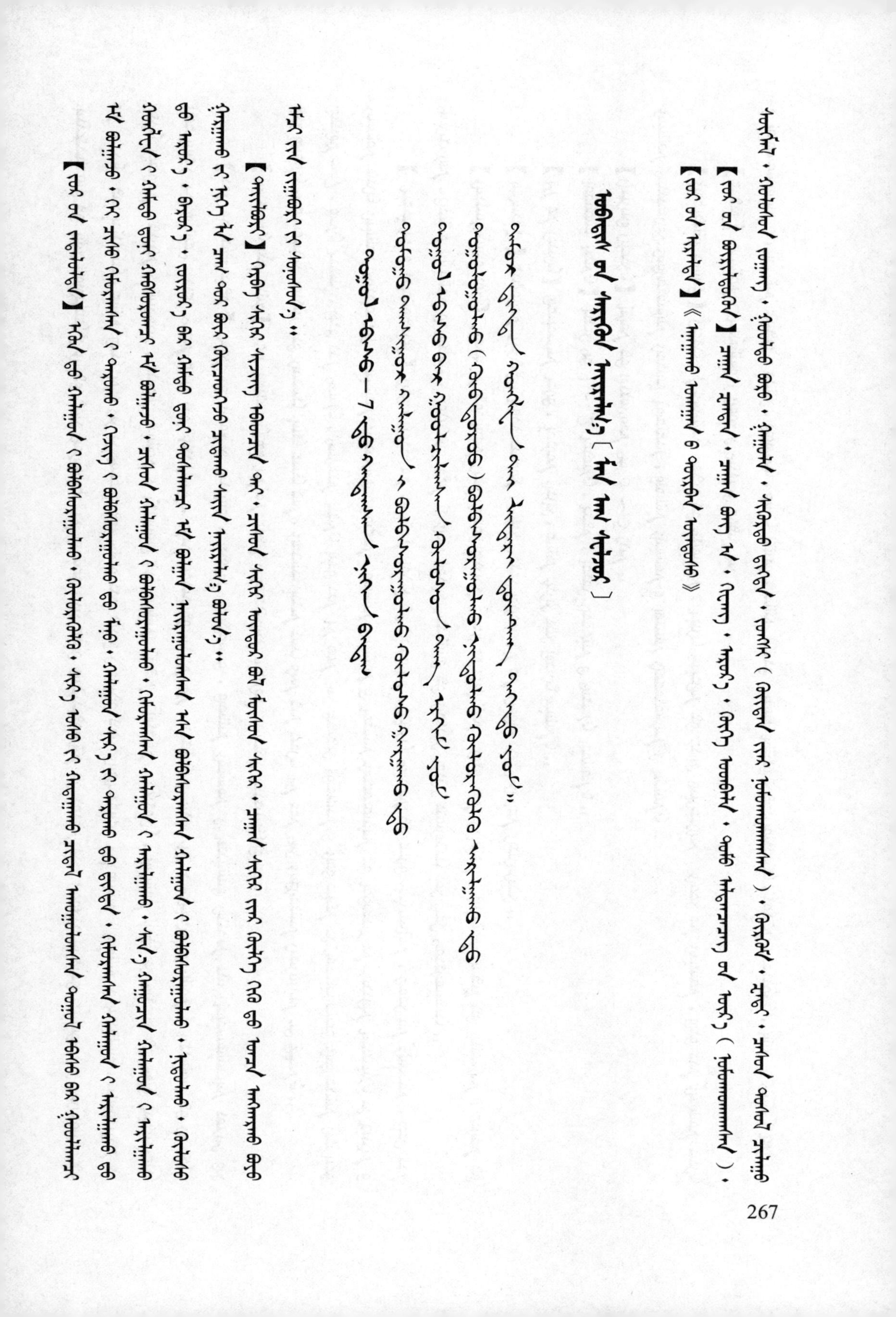

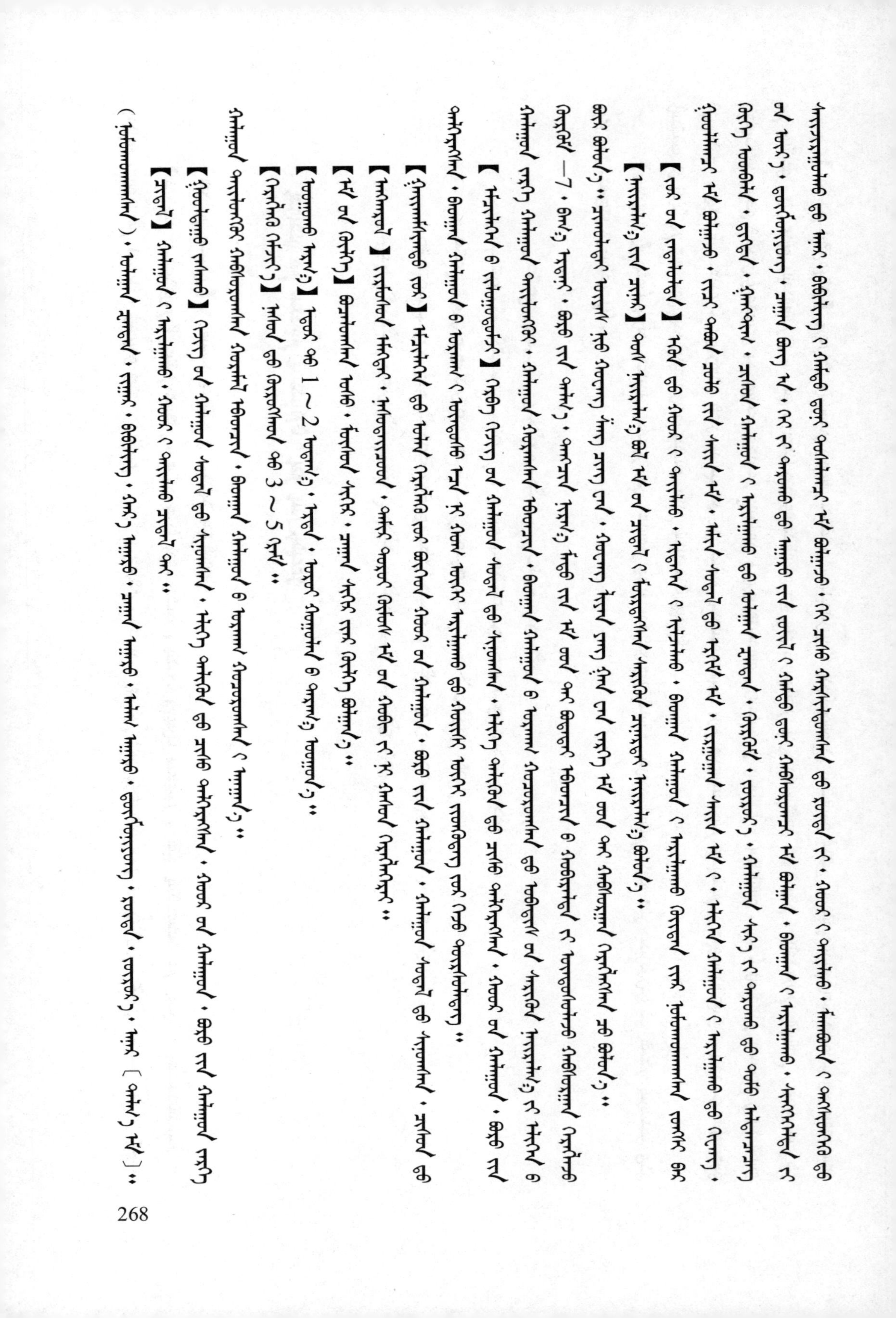

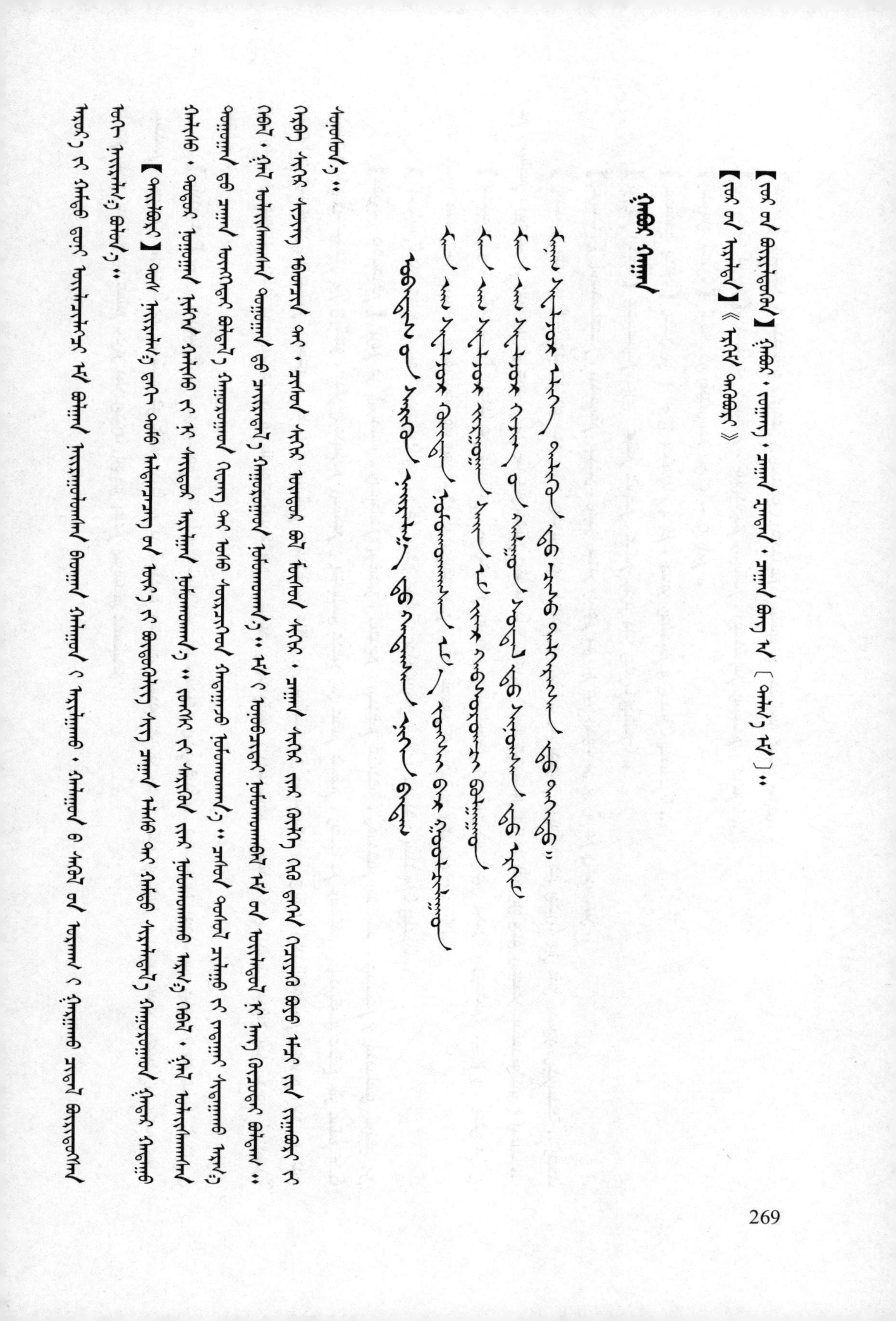

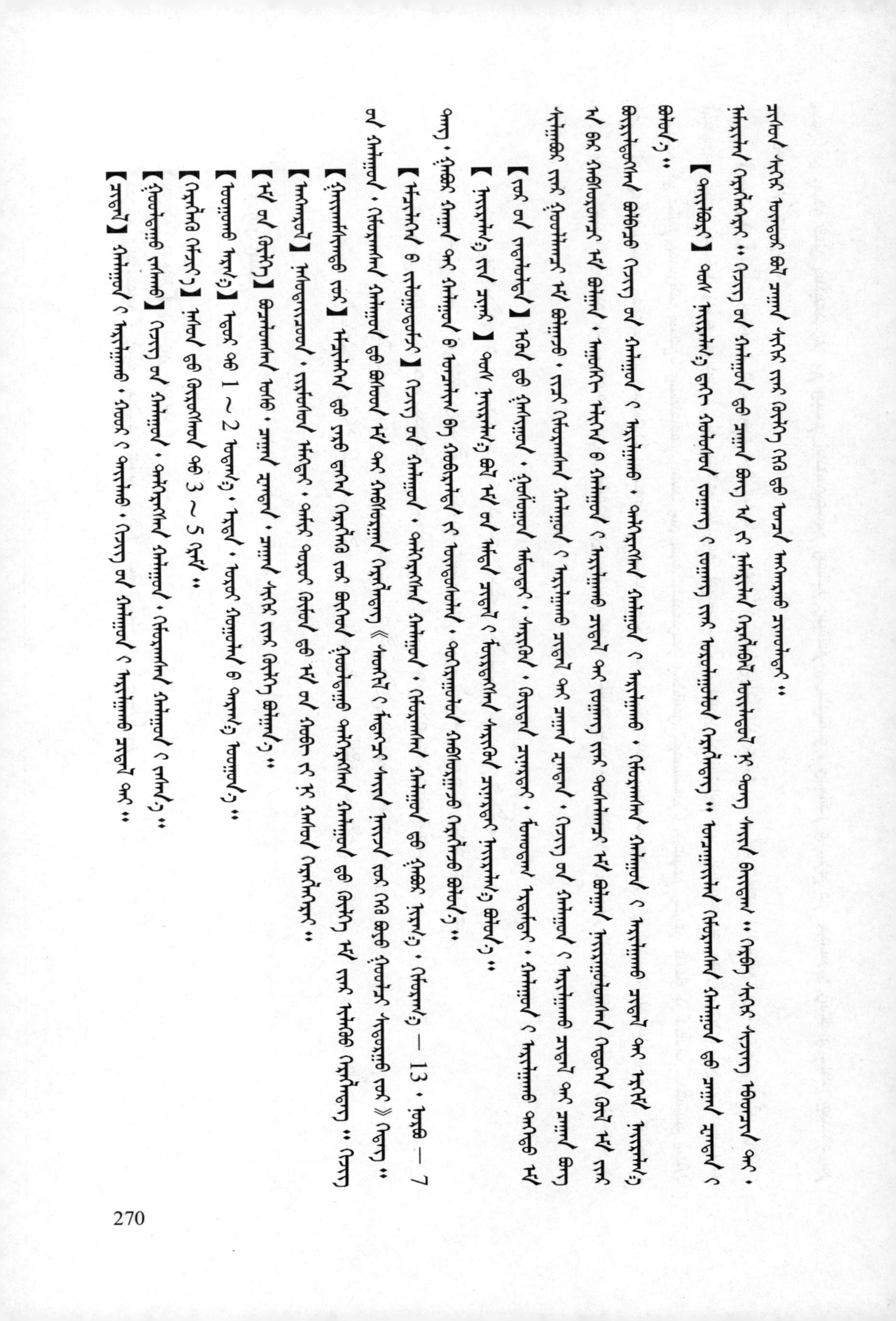

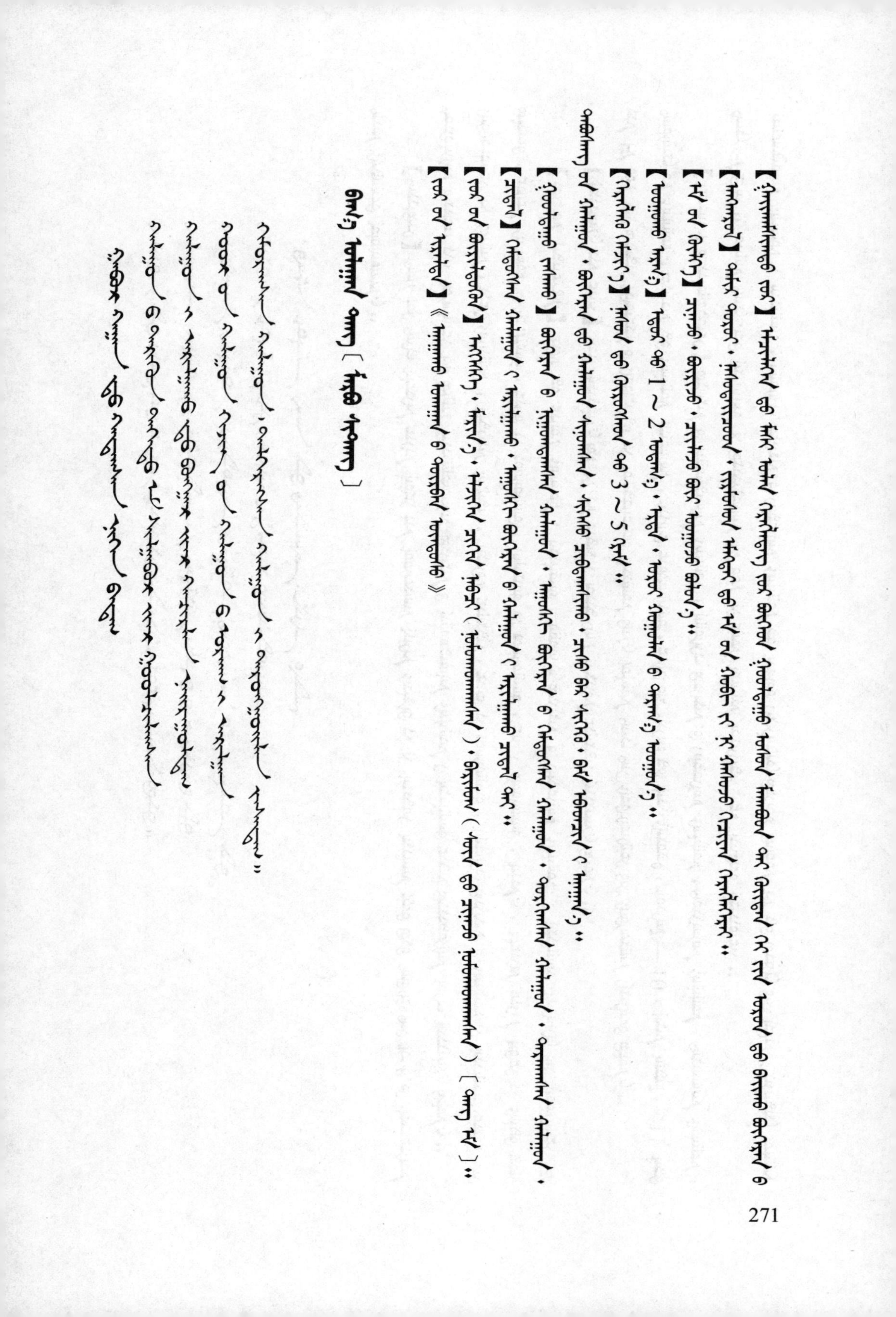

271

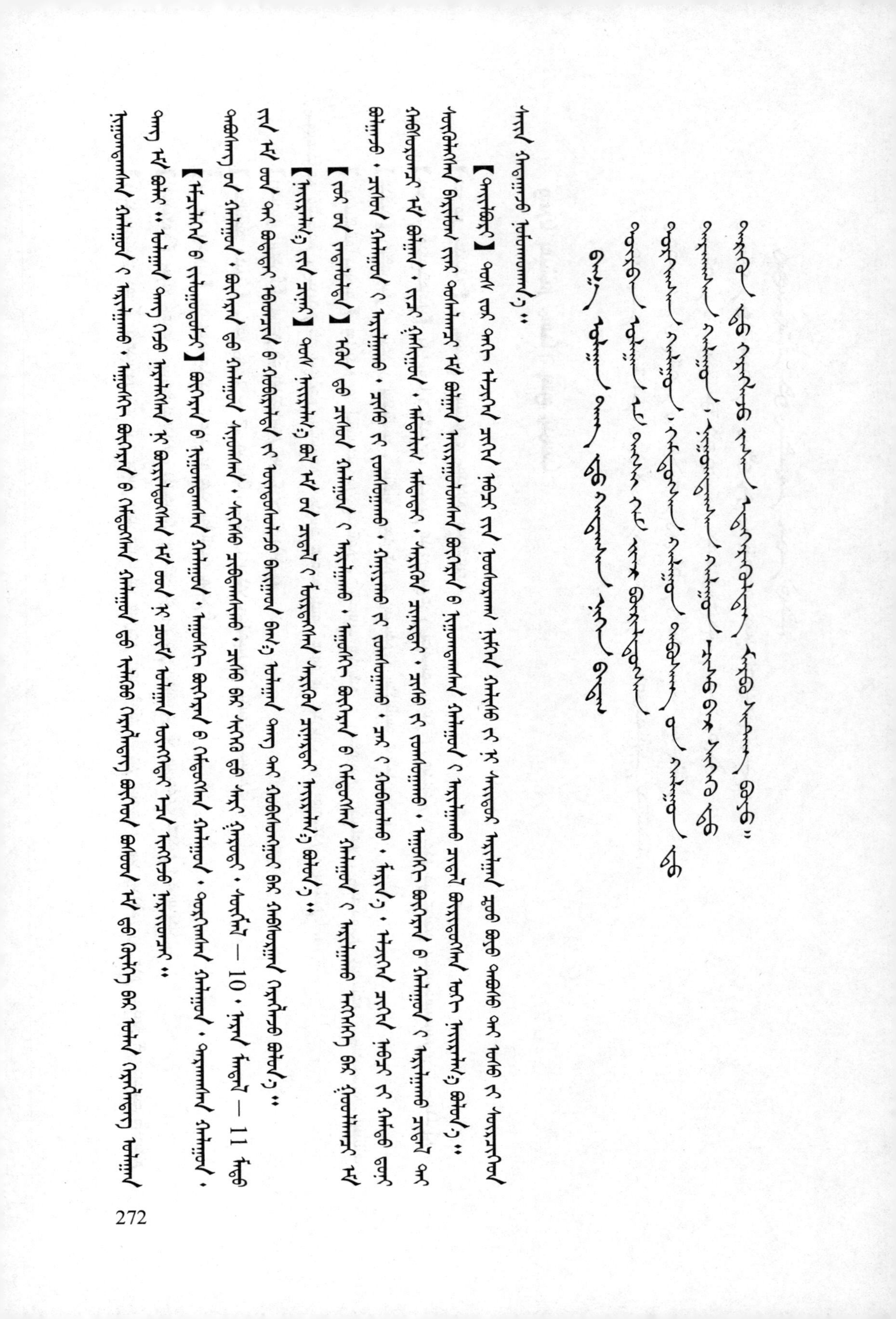

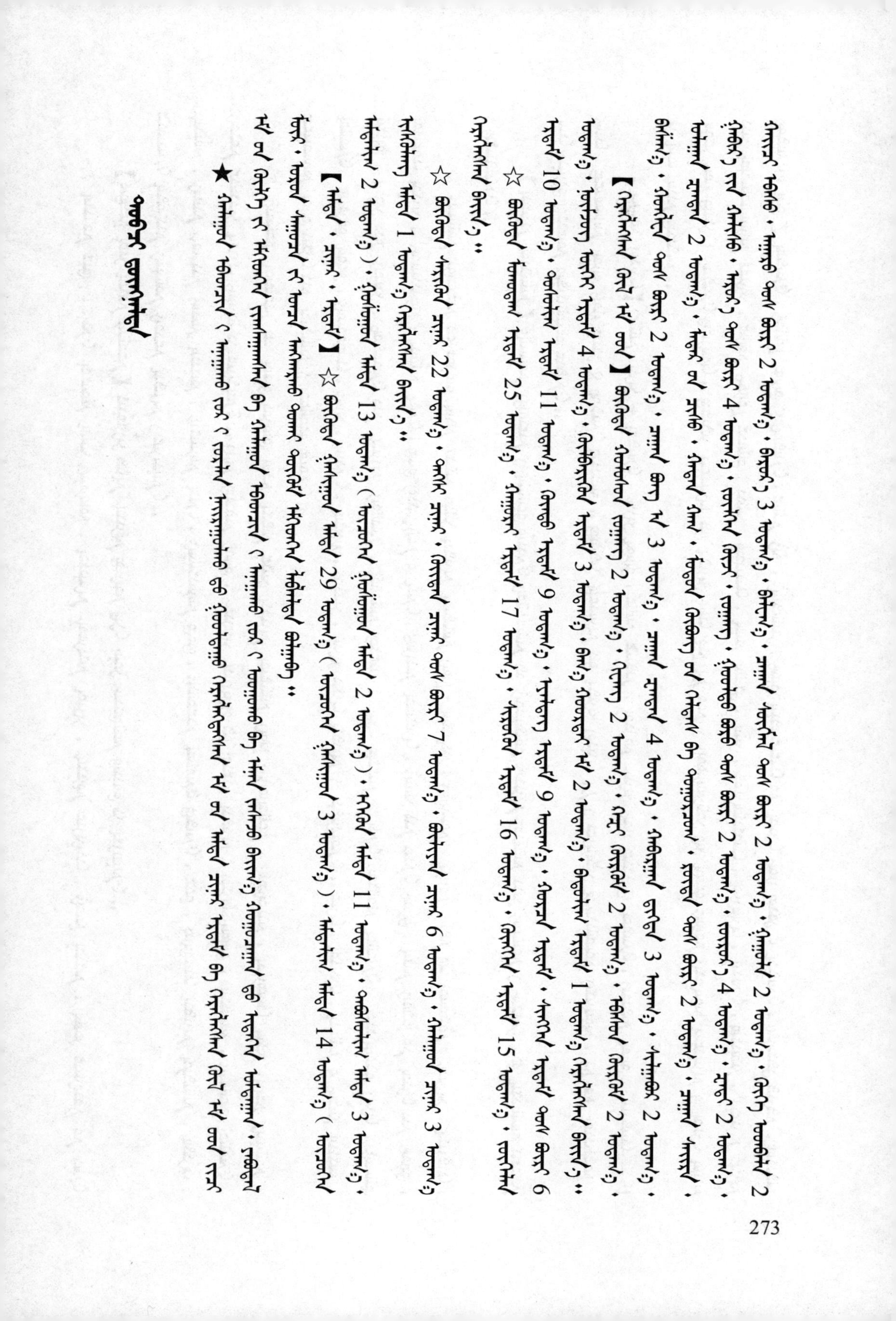

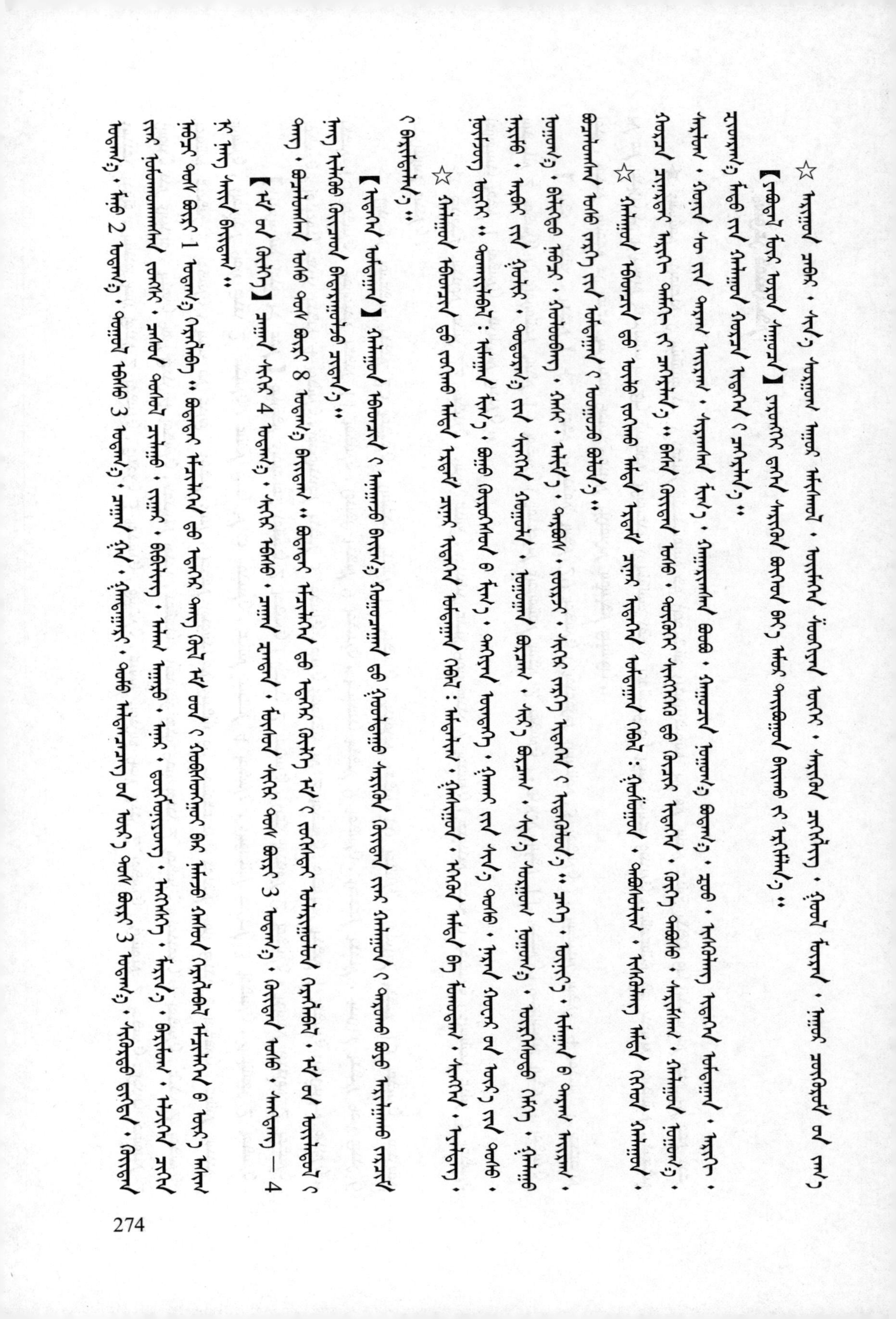

☆ ᠬᠡᠷᠡᠭᠯᠡᠬᠦ ᠠᠷᠭ᠎ᠠ ᠬᠡᠮᠵᠢᠶ᠎ᠡ ᠄

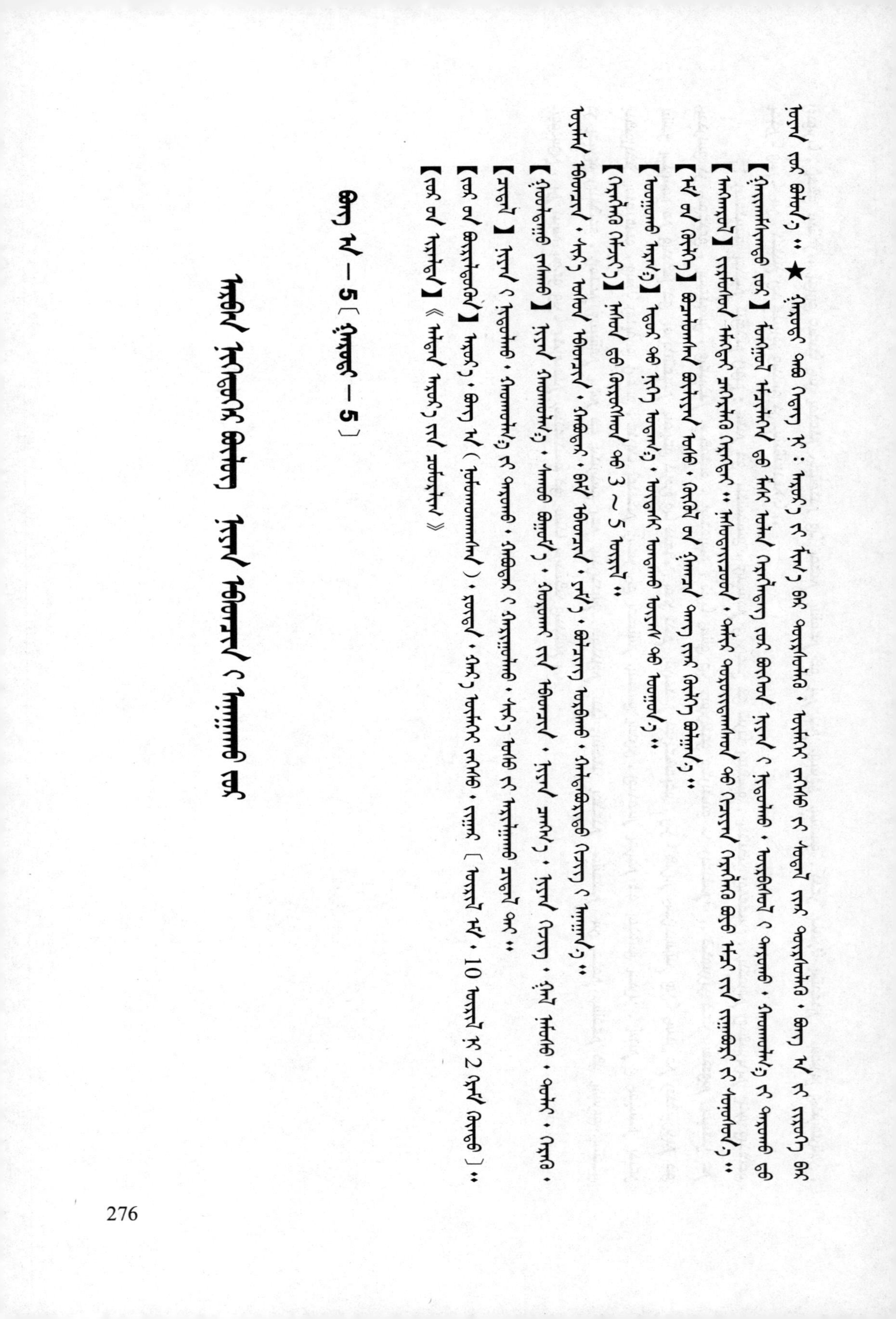

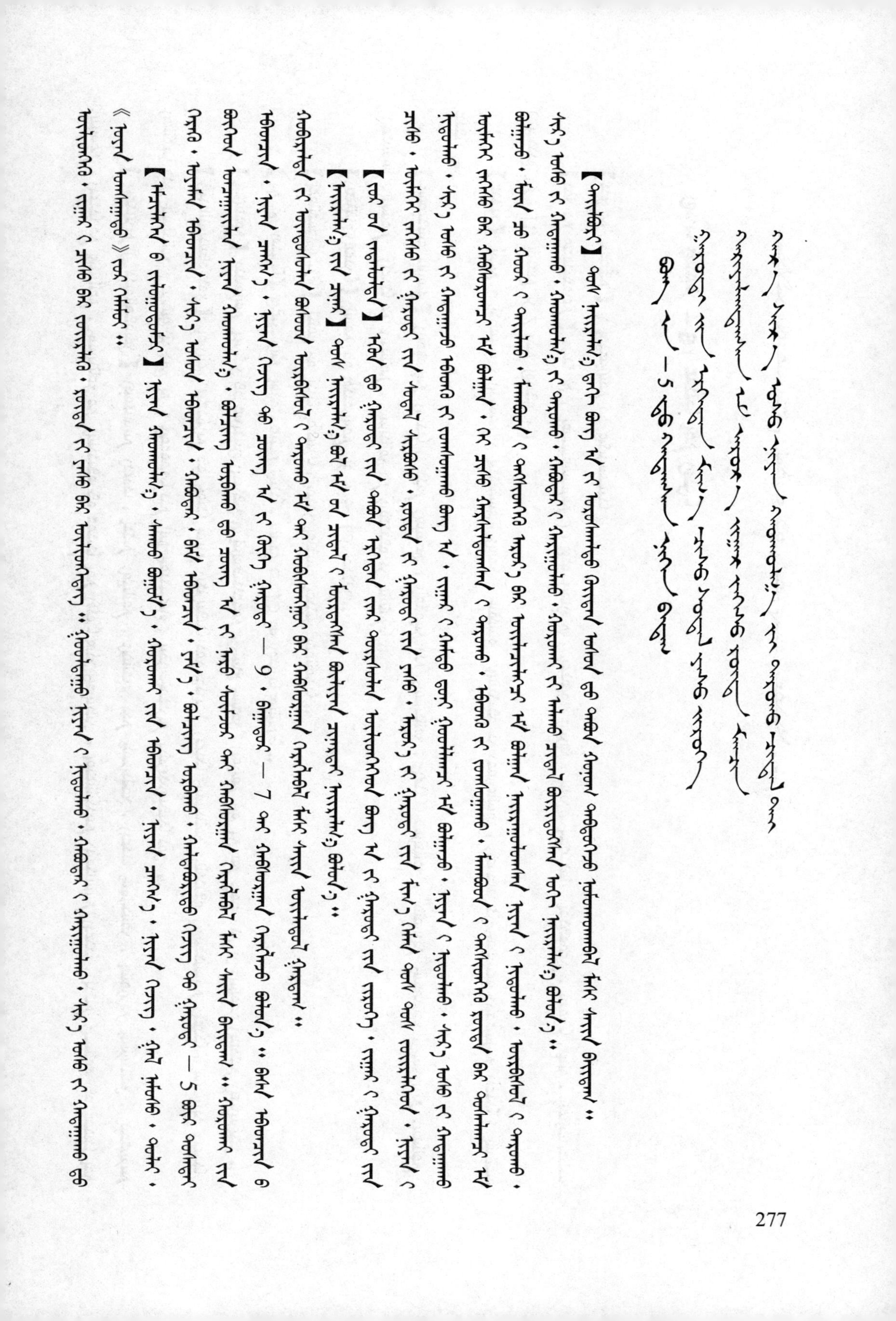

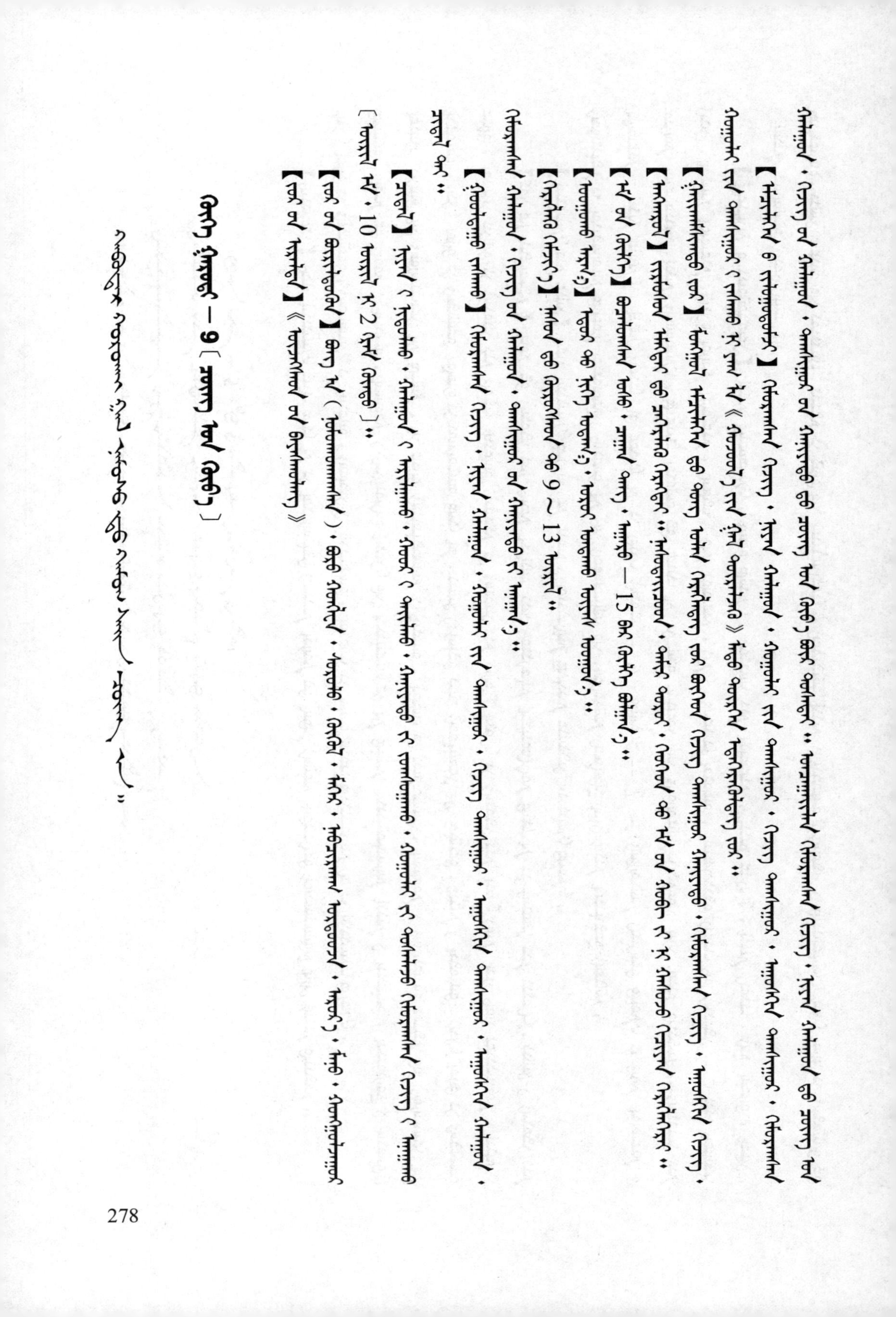

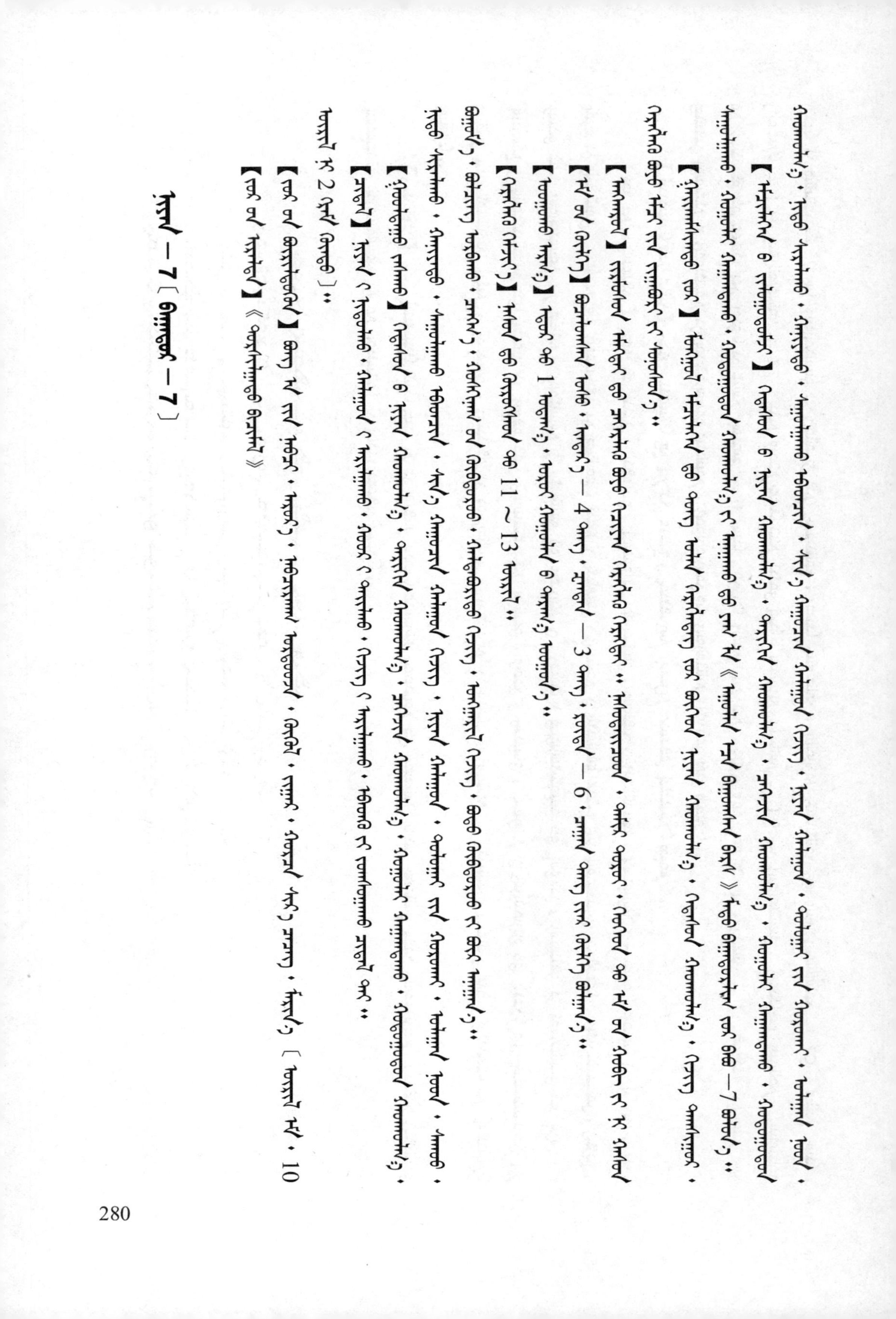

【...】 ...

【...】 ... 1 ... ᠃

【...】 ... — 4 ... — 3 ... — 6 ... ᠃

【...】 ...

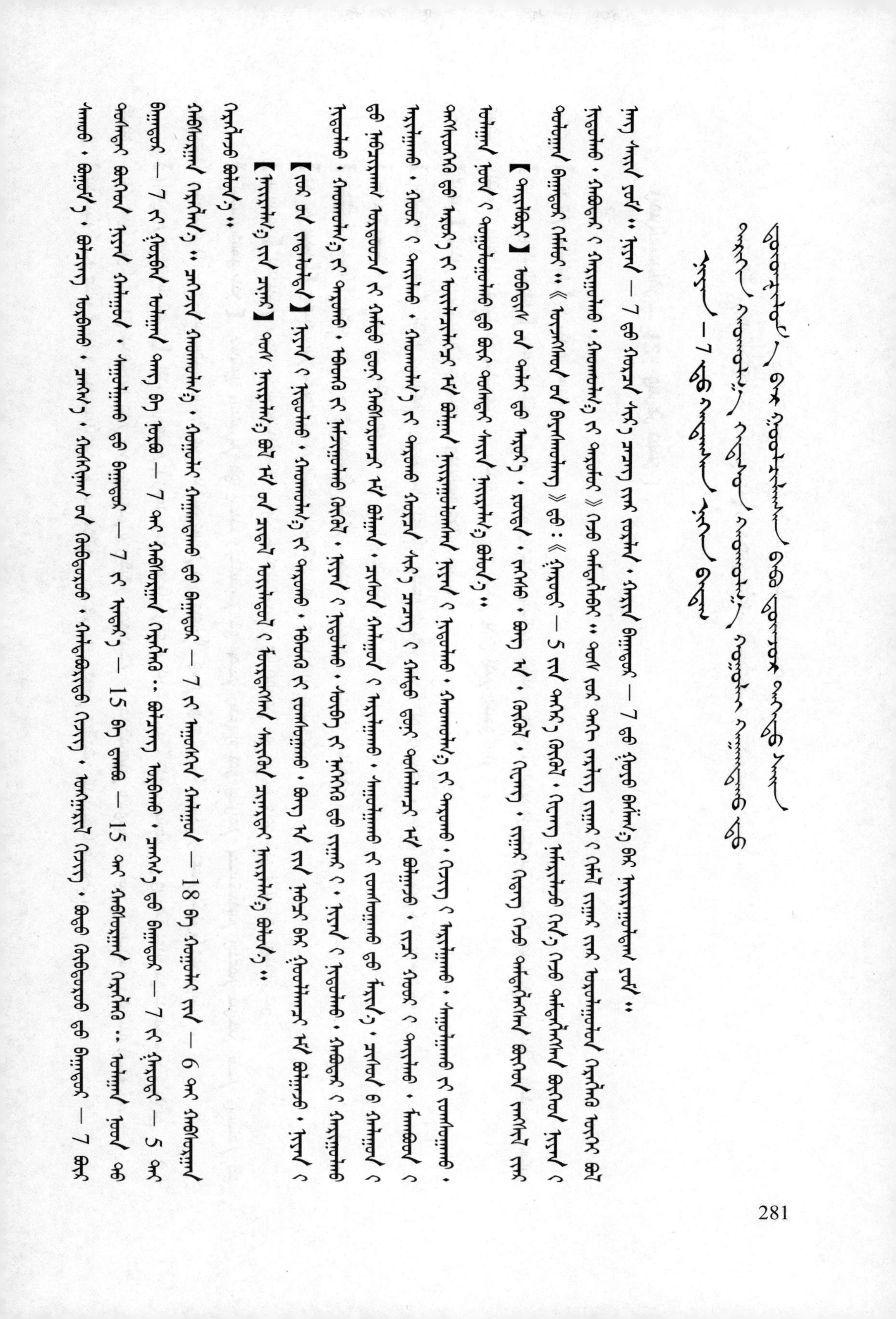

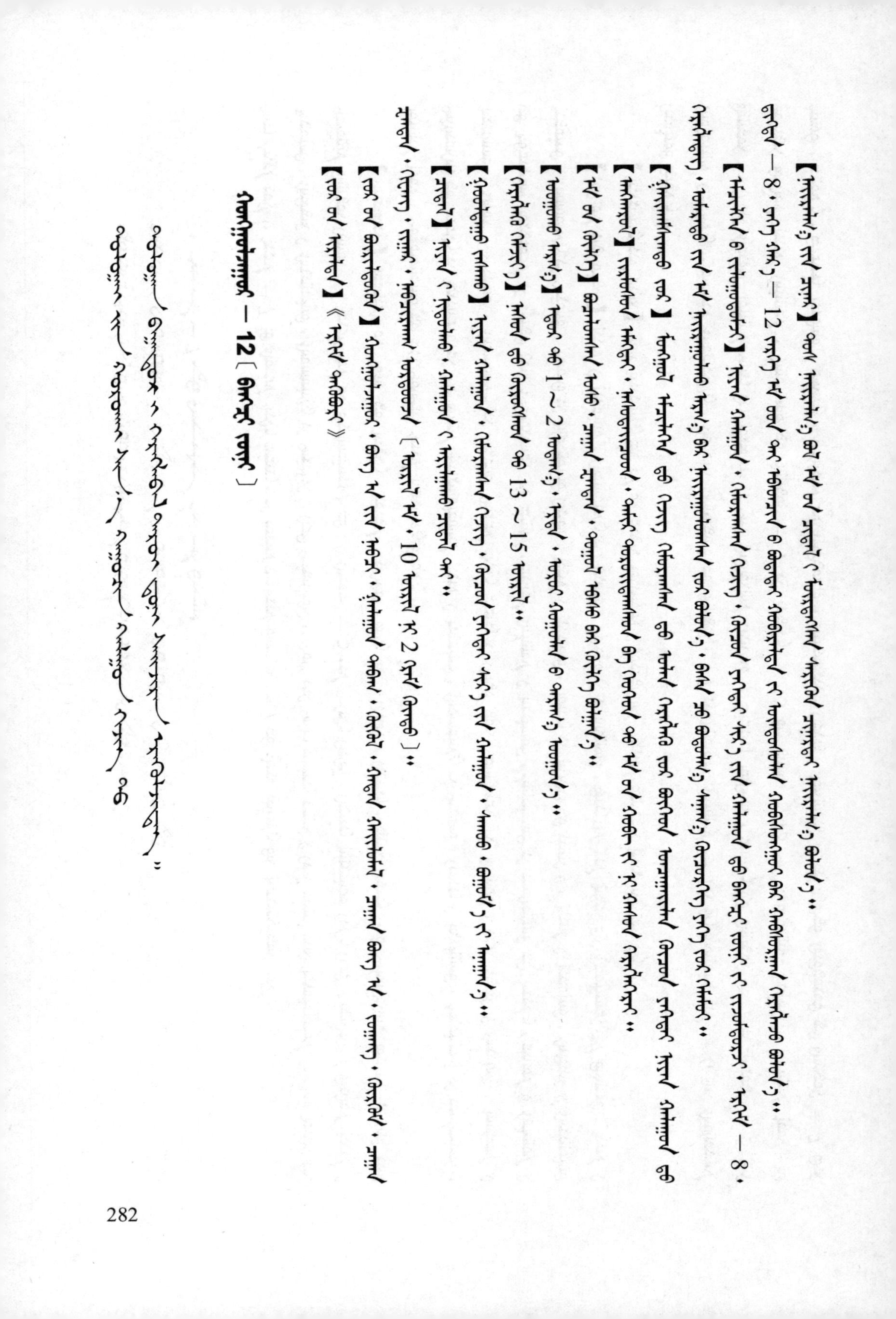

【ᠴᠢᠭ ᠤᠨ ᠪᠦᠷᠢᠯᠳᠦᠭᠦᠨ】

【ᠴᠢᠭ ᠤᠨ ᠬᠡᠷᠡᠭᠯᠡᠭᠡ】

〔ᠵᠢᠱᠢᠶ᠎ᠡ〕

【ᠴᠢᠭ ᠤᠨ ᠲᠠᠶᠢᠯᠪᠤᠷᠢ】

[illegible]

【[illegible]】 [illegible]

【[illegible]】 [illegible]

[illegible] 7 — 8 [illegible]

[illegible]

【[illegible]】 [illegible]

[illegible]

【[illegible]】 [illegible]

【[illegible]】 [illegible]

【[illegible]】 [illegible]

[illegible]

【ᠬᠡᠷᠡᠭᠯᠡᠬᠦ ᠠᠷᠭ᠎ᠠ】 [illegible]

【[illegible]】 [illegible] 1 [illegible]

【ᠬᠡᠷᠡᠭᠯᠡᠬᠦ ᠬᠡᠮᠵᠢᠶ᠎ᠡ】 [illegible] 7 ~ 9 [illegible]

[illegible]

[illegible]

【[illegible]】 [illegible]

【[illegible]】 [illegible]

[illegible] 〔 [illegible] 10 [illegible] 2 [illegible] 〕

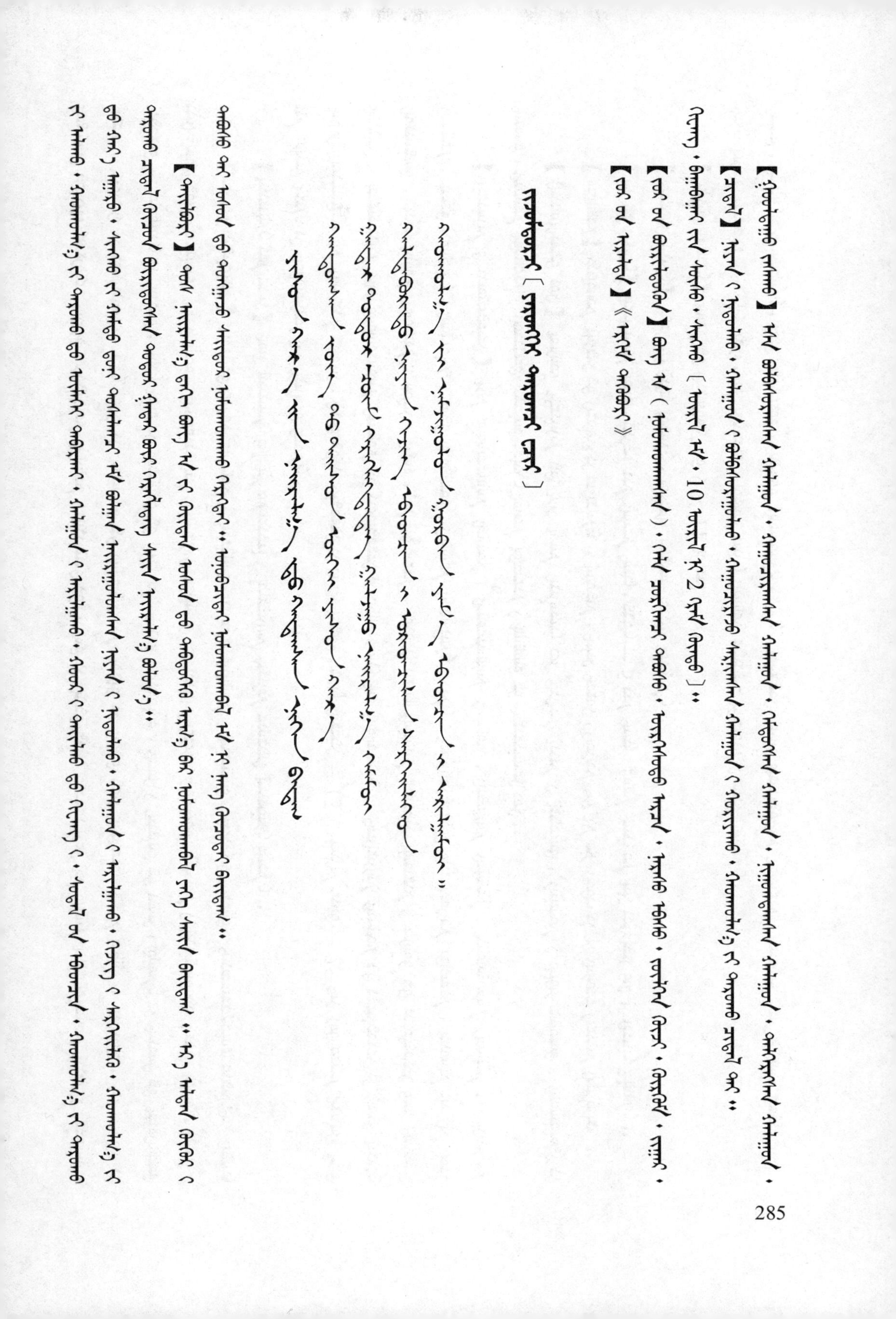

【[illegible]】 [illegible]

【[illegible]】 [illegible]

[illegible] 〔[illegible] 10 [illegible] 2 [illegible]〕᠃

【[illegible]】 [illegible] ([illegible]) [illegible]

【[illegible]】《[illegible]》

[illegible]〔[illegible]〕

[illegible]
[illegible]
[illegible]
[illegible]
[illegible]

[illegible] ᠃ 【[illegible]】 [illegible] ᠃

[illegible]

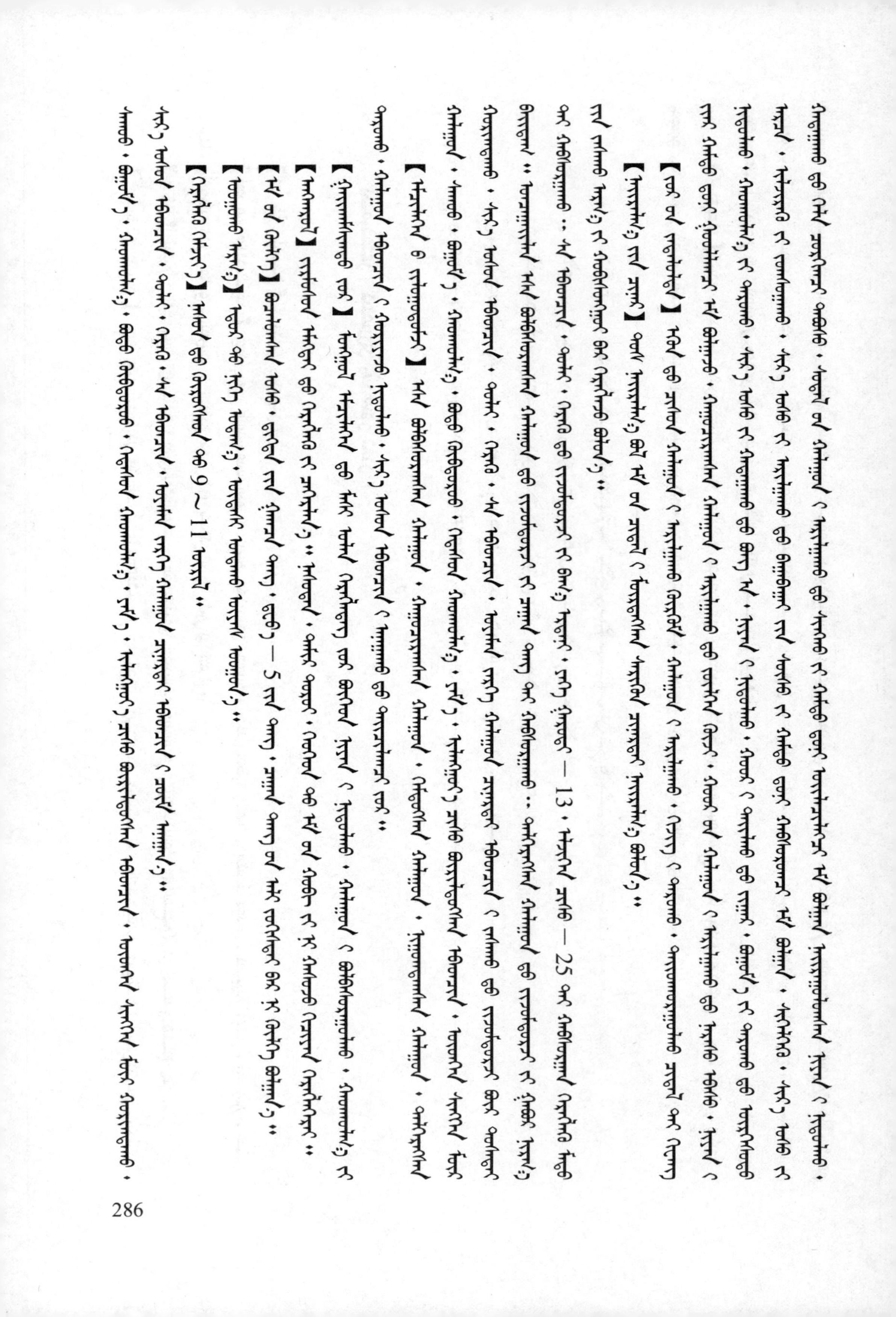

[illegible]

【[illegible]】 [illegible]

【[illegible]】 [illegible]

[illegible] — 13 · [illegible] — 25 [illegible]

【[illegible]】 [illegible]

【[illegible]】 [illegible]

【[illegible]】 [illegible]

【[illegible]】 [illegible] — 5 [illegible]

【[illegible]】 [illegible]

【[illegible]】 [illegible] 9 ~ 11 [illegible] ::

[illegible]

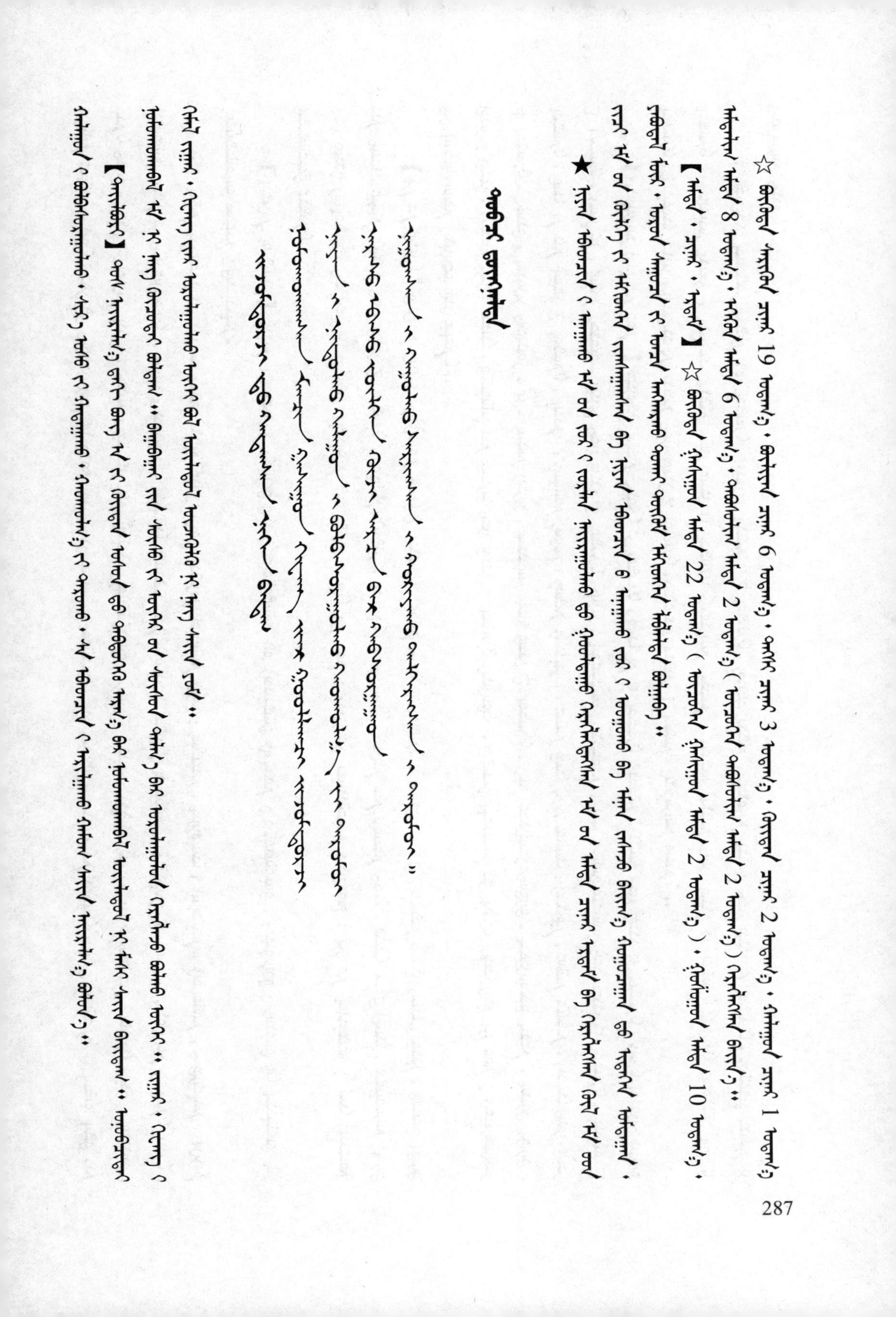

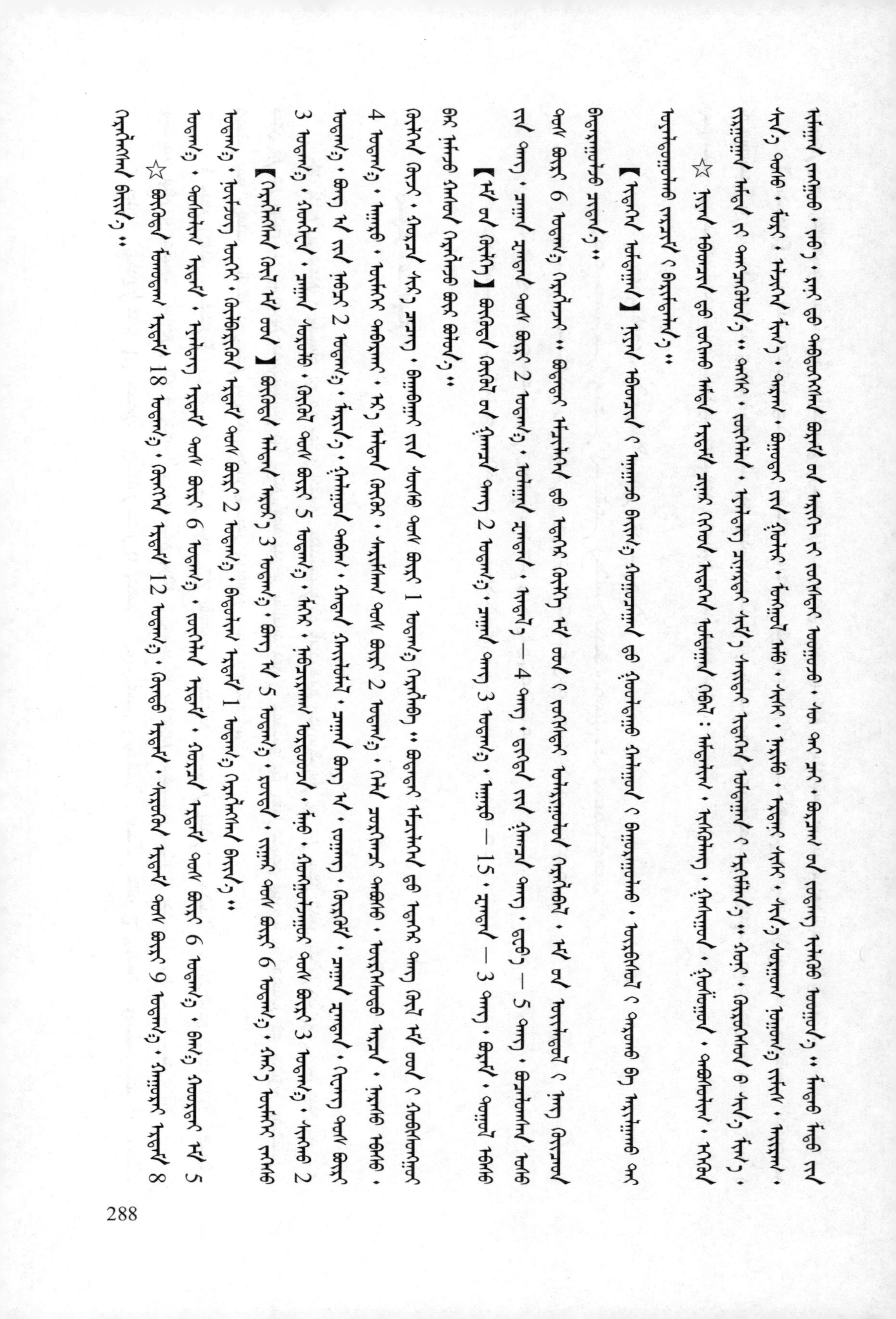

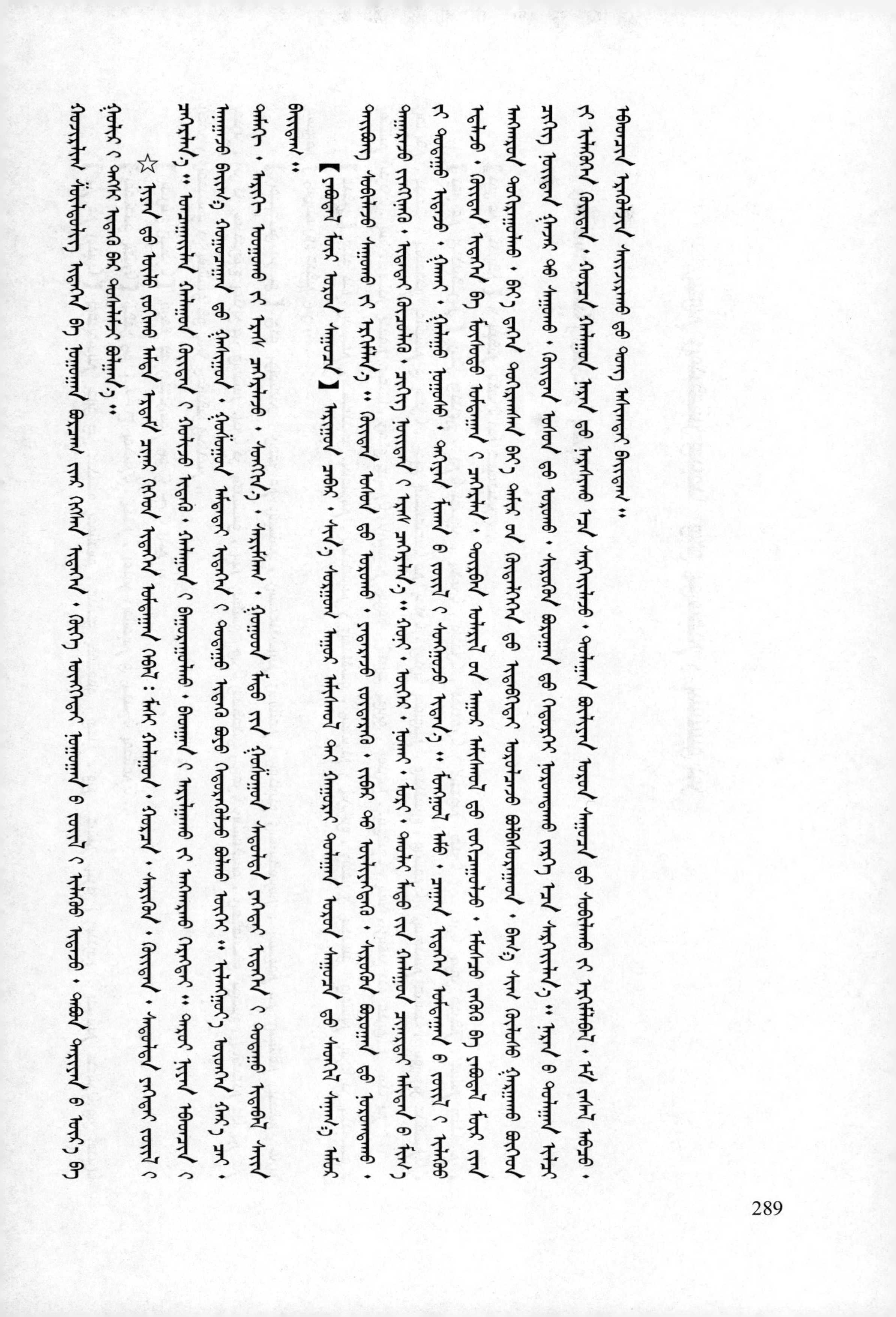

[illegible] ::

☆ [illegible] ::

【[illegible]】 [illegible] ::

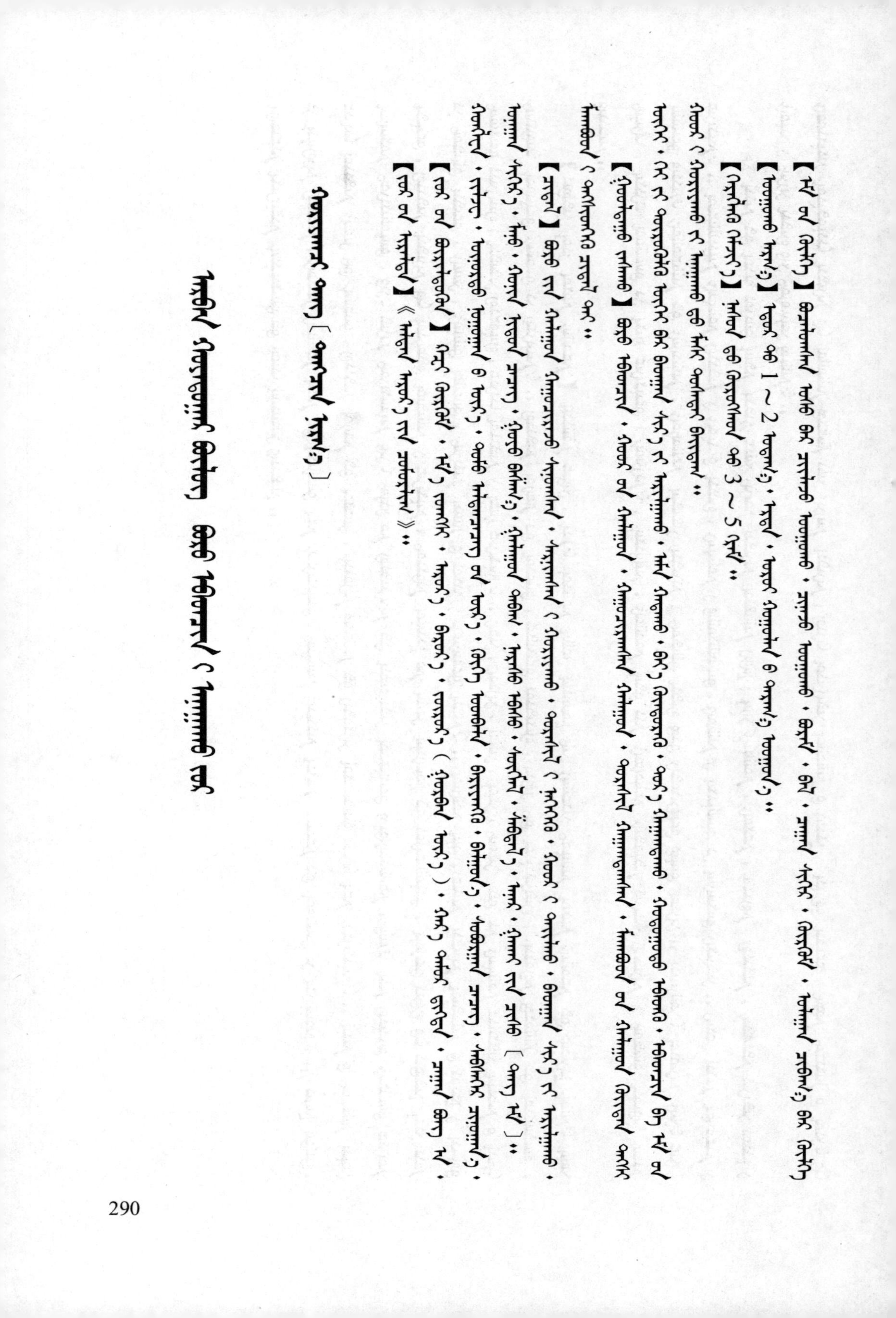

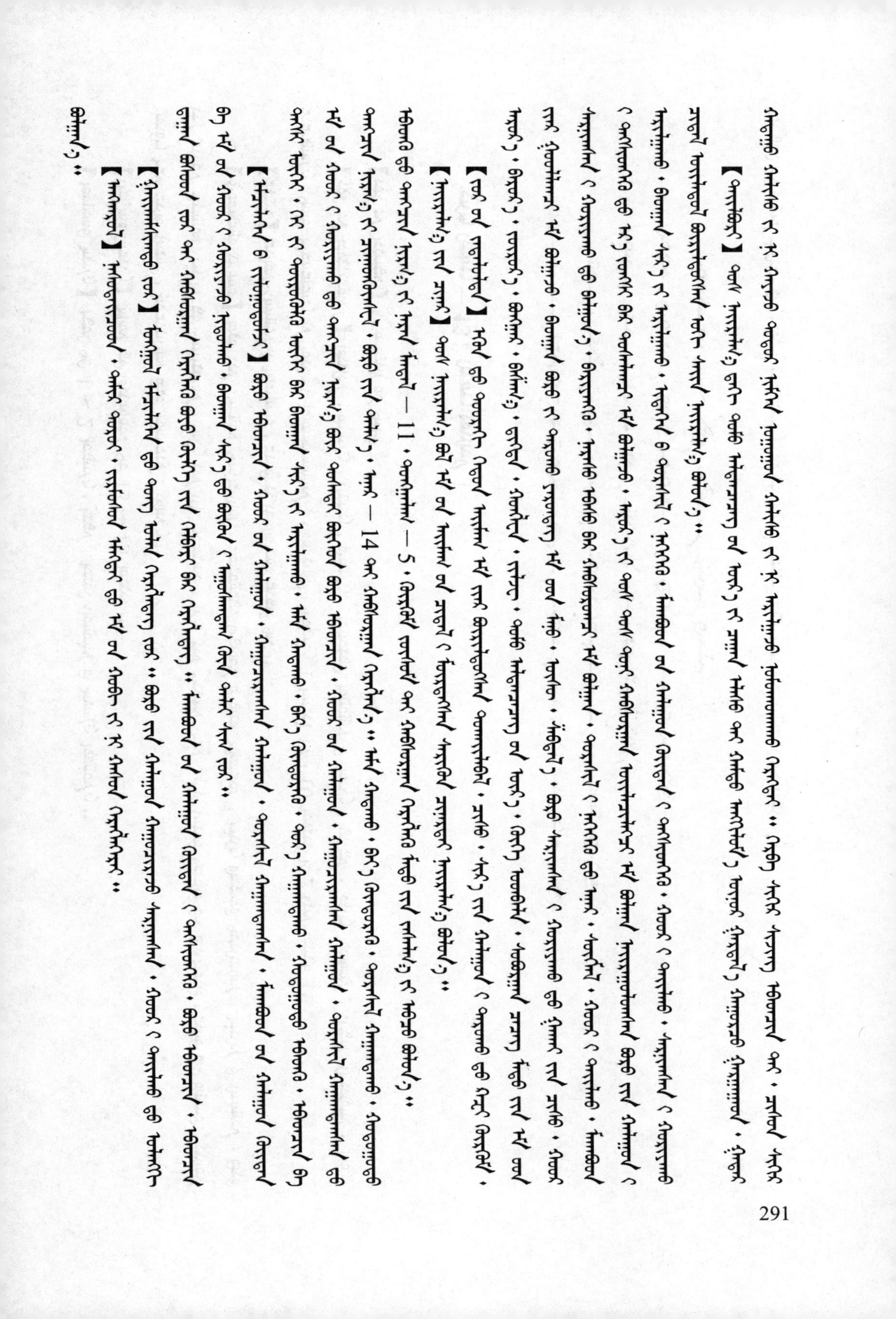

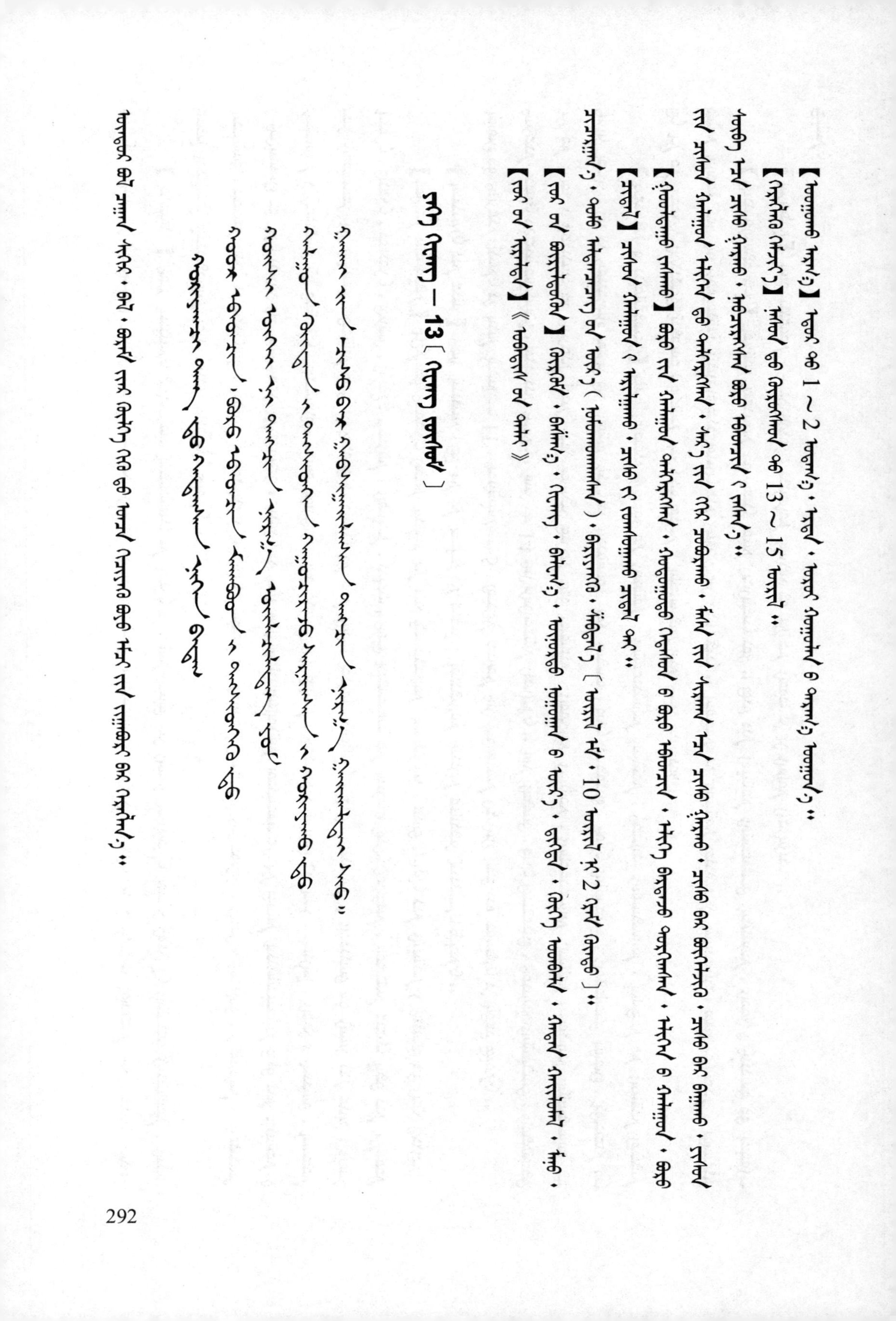

【[illegible]】 [illegible] 1 ~ 2 [illegible]᠃

【[illegible]】 [illegible] 13 ~ 15 [illegible]᠃

[illegible]᠃

【[illegible]】 [illegible]᠃

【[illegible]】 [illegible]᠃

[illegible] ([illegible]) [illegible] 〔[illegible] 10 [illegible] 2 [illegible]〕᠃

【[illegible]】 [illegible]᠃

【[illegible]】《[illegible]》

[illegible] — 13〔[illegible]〕

[illegible]᠃

[illegible]

[illegible]

[illegible]

[illegible]

[illegible]᠃

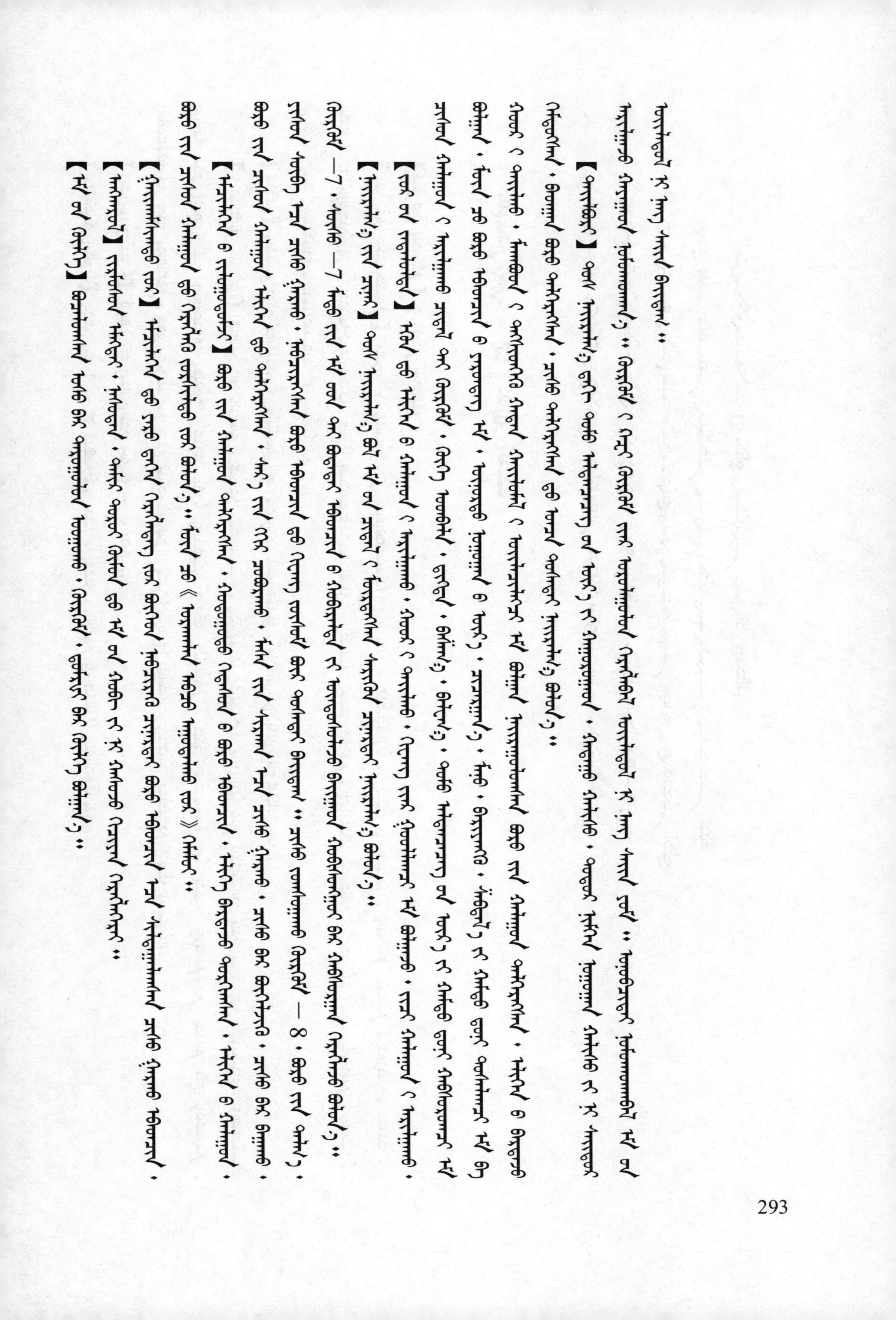

【ᠬᠡᠷᠡᠭᠯᠡᠬᠦ ᠬᠡᠮᠵᠢᠶ᠎ᠡ】 ᠨᠢᠭᠡ ᠤᠳᠠᠭ᠎ᠠ 1 ~ 2 ᠭᠷᠠᠮ᠂ ᠨᠡᠶᠢᠯᠡᠭᠦᠯᠦᠨ ᠡᠮ ᠤᠨ ᠨᠠᠶᠢᠷᠠᠭ ᠲᠤ ᠬᠡᠷᠡᠭᠯᠡᠨ᠎ᠡ᠃

【ᠬᠠᠳᠠᠭᠠᠯᠠᠬᠤ ᠠᠷᠭ᠎ᠠ】 ᠰᠡᠭᠦᠦᠳᠡᠷ ᠲᠦ ᠬᠠᠳᠠᠭᠠᠯᠠᠨ᠎ᠠ᠃ 3 ~ 5 ᠵᠢᠯ᠃

[illegible]

【ᠬᠠᠷᠢᠴᠠᠭᠤᠯᠤᠯ】 [illegible]

【ᠰᠡᠷᠡᠮᠵᠢ】 [illegible]

【ᠲᠡᠮᠳᠡᠭᠯᠡᠯ】 《ᠮᠣᠩᠭᠣᠯ ᠡᠮ ᠤᠨ ᠰᠤᠳᠤᠷ》

[illegible] — 21 〔[illegible]〕

[illegible] — 13 [illegible]

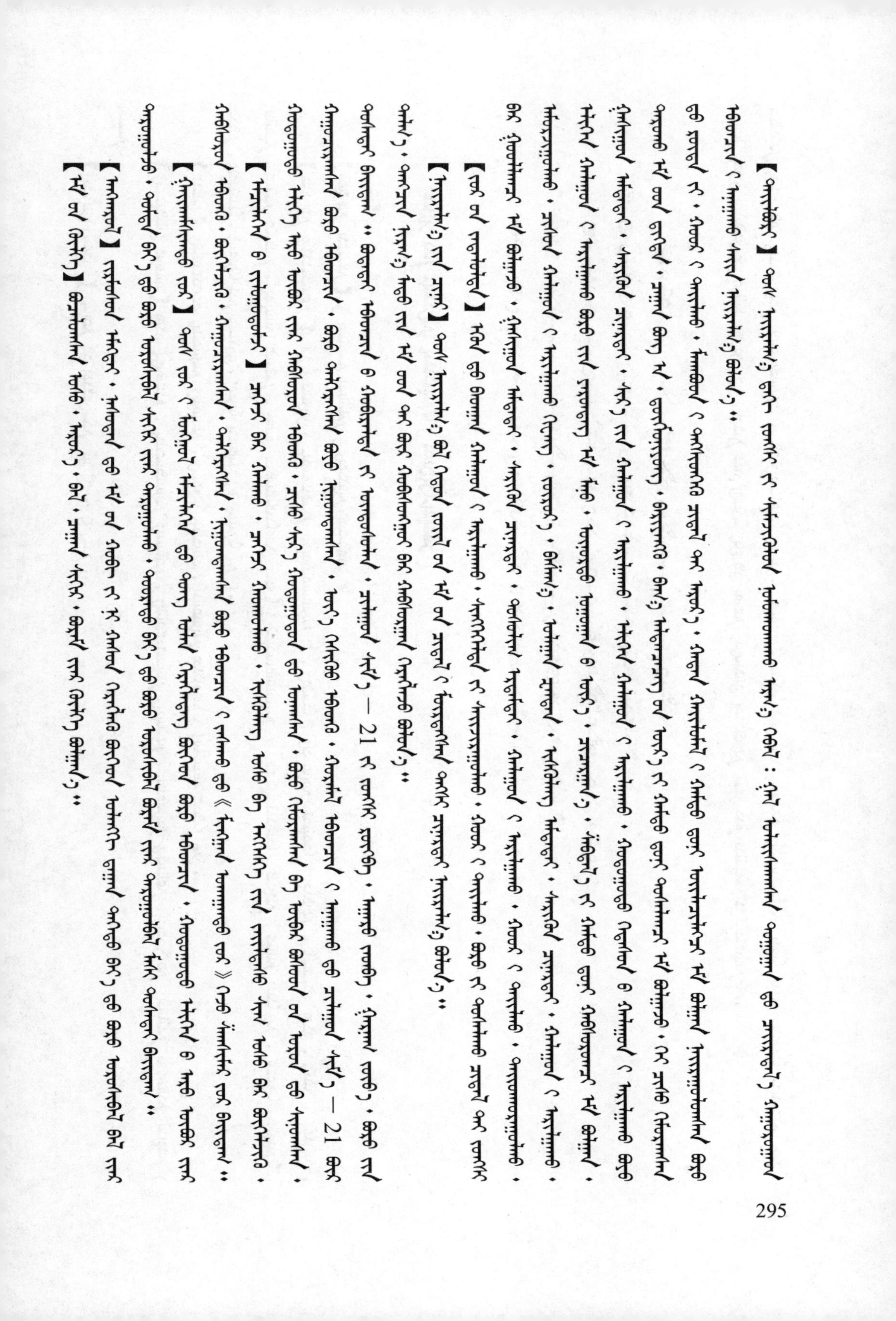

— 21 — 21

【ᠬᠡᠷᠡᠭᠯᠡᠬᠦ ᠬᠡᠮᠵᠢᠶ᠎ᠡ】 ᠬᠠᠯᠠᠭᠤᠨ ᠤᠰᠤ ᠪᠠᠷ ᠪᠤᠴᠠᠯᠭᠠᠨ ᠤᠤᠭᠤᠬᠤ ᠳᠤ 3 ~ 5 ᠭᠷᠠᠮ ::
ᠪᠣᠯᠤᠨ᠎ᠠ ::

【ᠵᠢᠷᠤᠮᠯᠠᠯ】 …

〔ᠮᠣᠩᠭᠣᠯ ᠨᠡᠷ᠎ᠡ〕

— 21 —

296

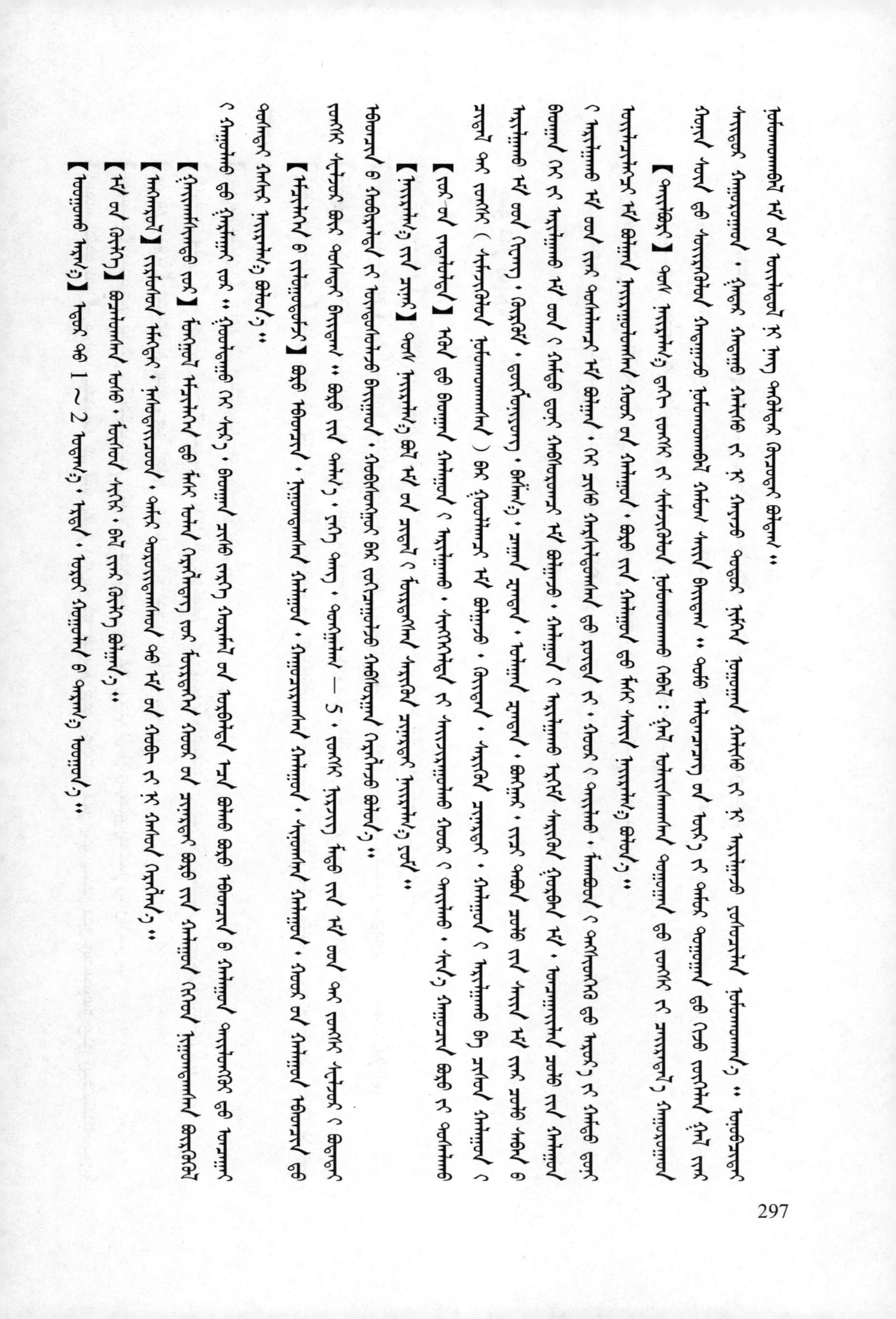

【[illegible]】 [illegible] ᠪᠣᠯᠤᠨ᠎ᠠ᠃

【[illegible]】 [illegible]᠃

【[illegible]】 [illegible]᠃

【[illegible]】 [illegible] 1 ~ 2 [illegible]᠃

【[illegible]】 [illegible] 3 ~ 5 [illegible]᠃

【[illegible]】 [illegible]᠃

【[illegible]】 [illegible]᠃

【[illegible]】 [illegible] ([illegible]) [illegible] 〔[illegible]〕᠃

【[illegible]】 《[illegible] 〈[illegible]〉》

ᠪᠤᠭᠤ ᠶᠢᠨ [illegible]

[illegible]

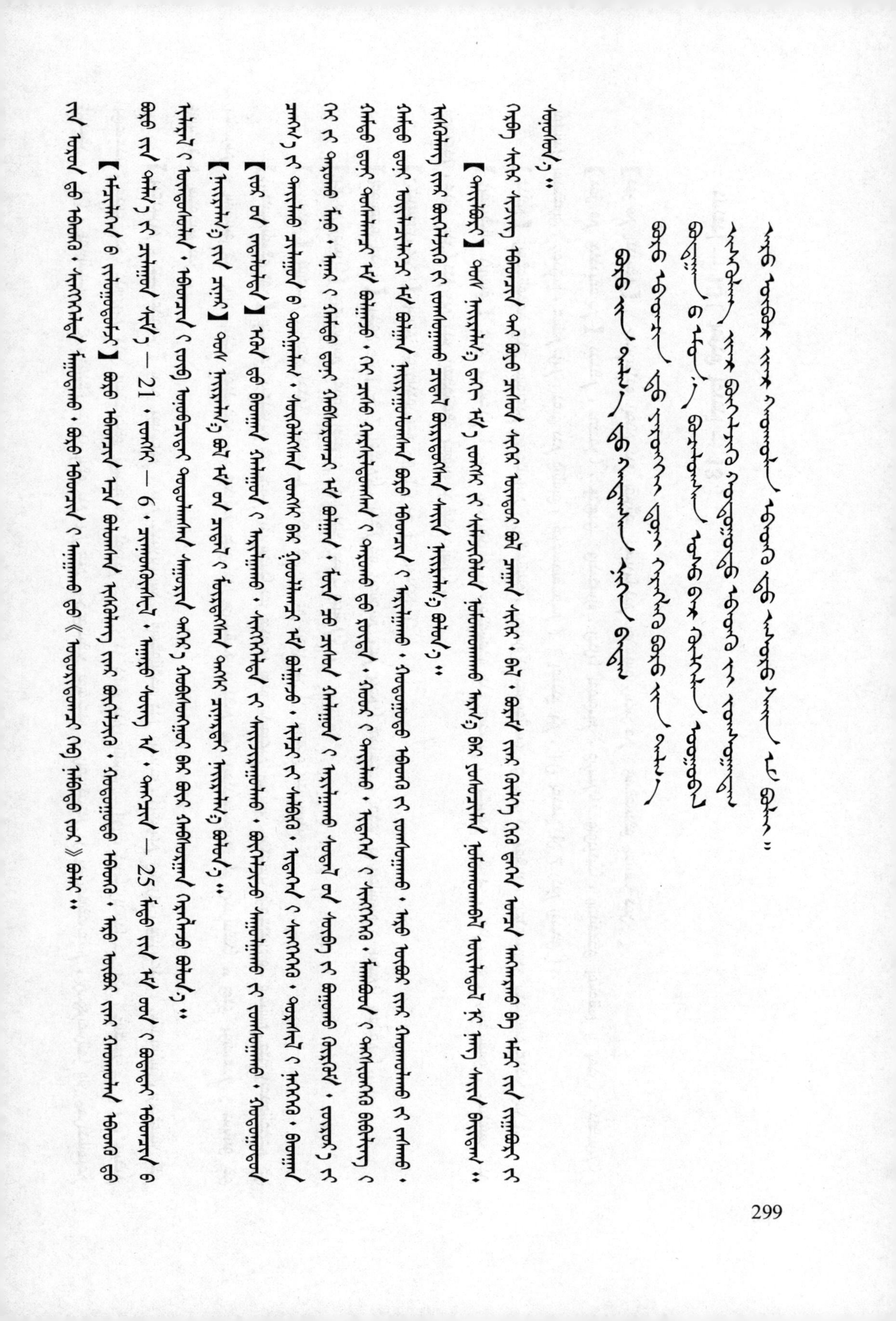

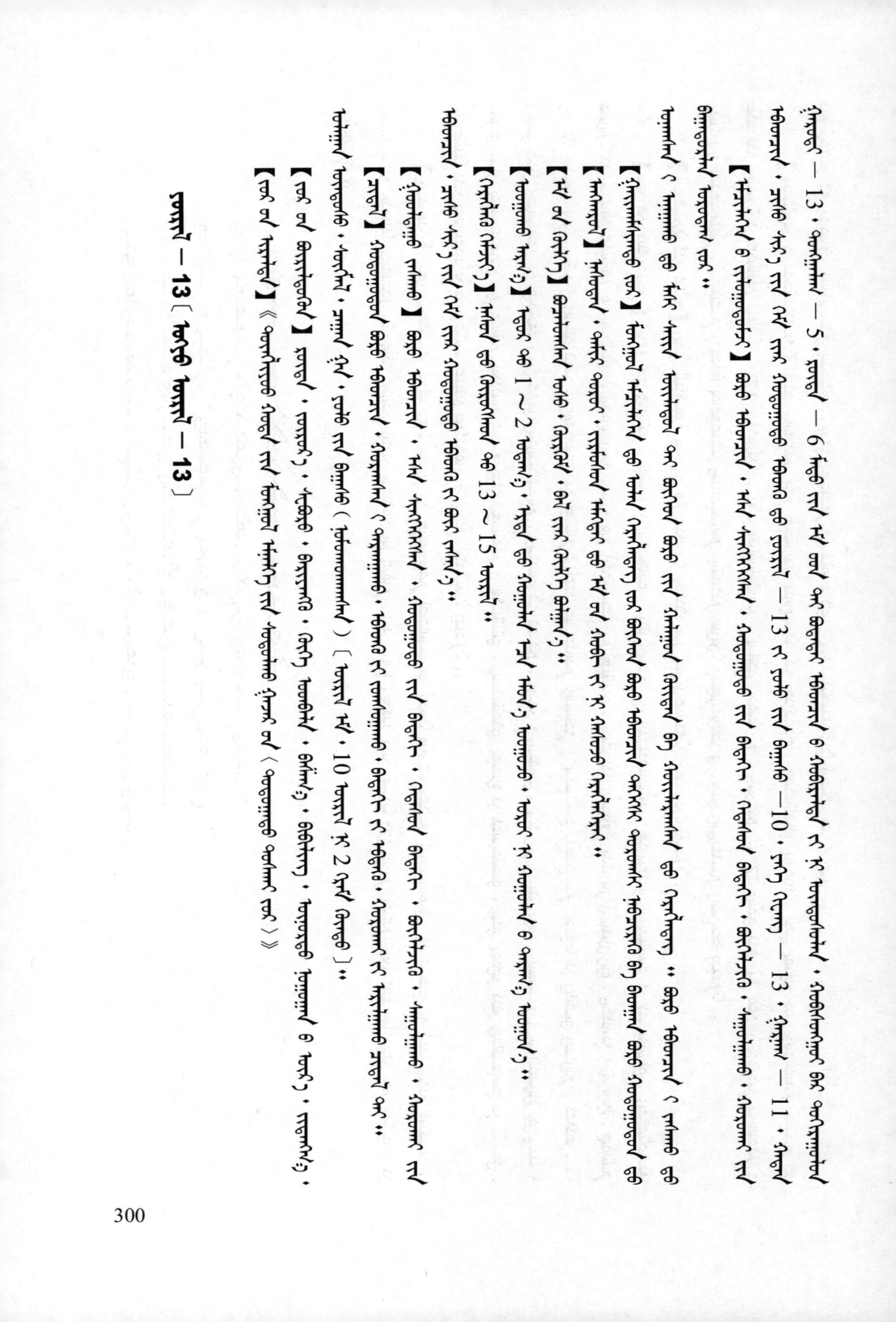

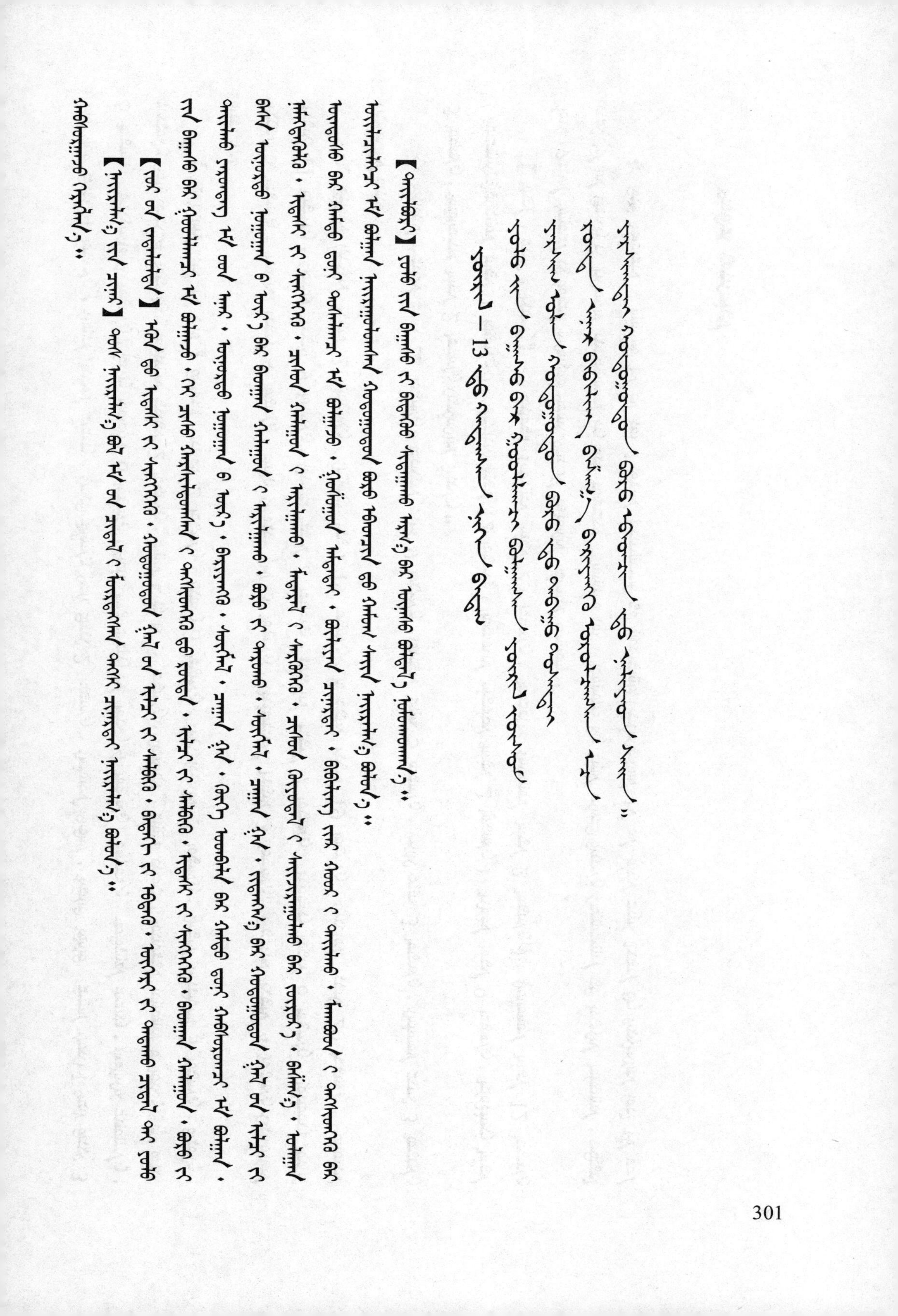

[illegible]

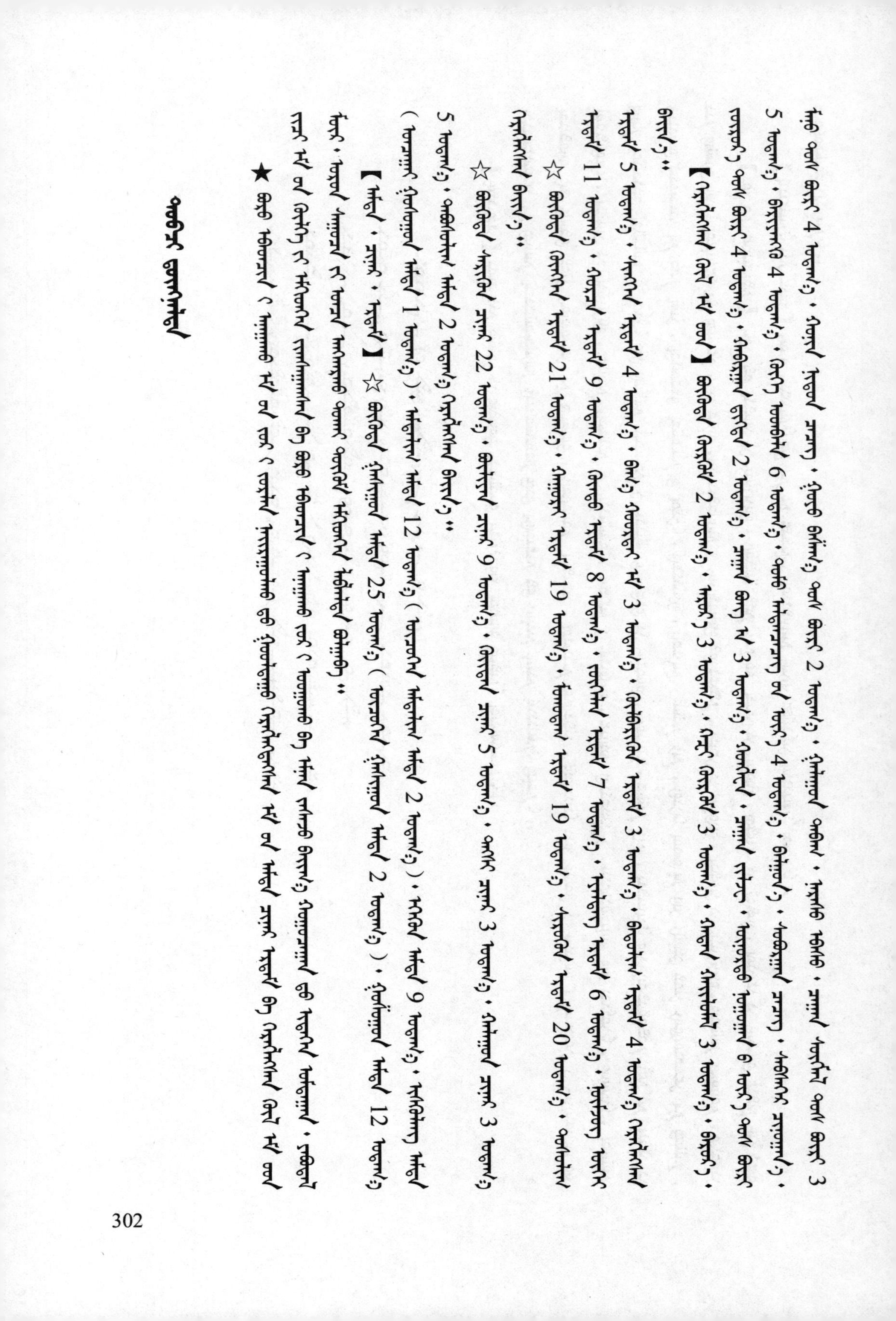

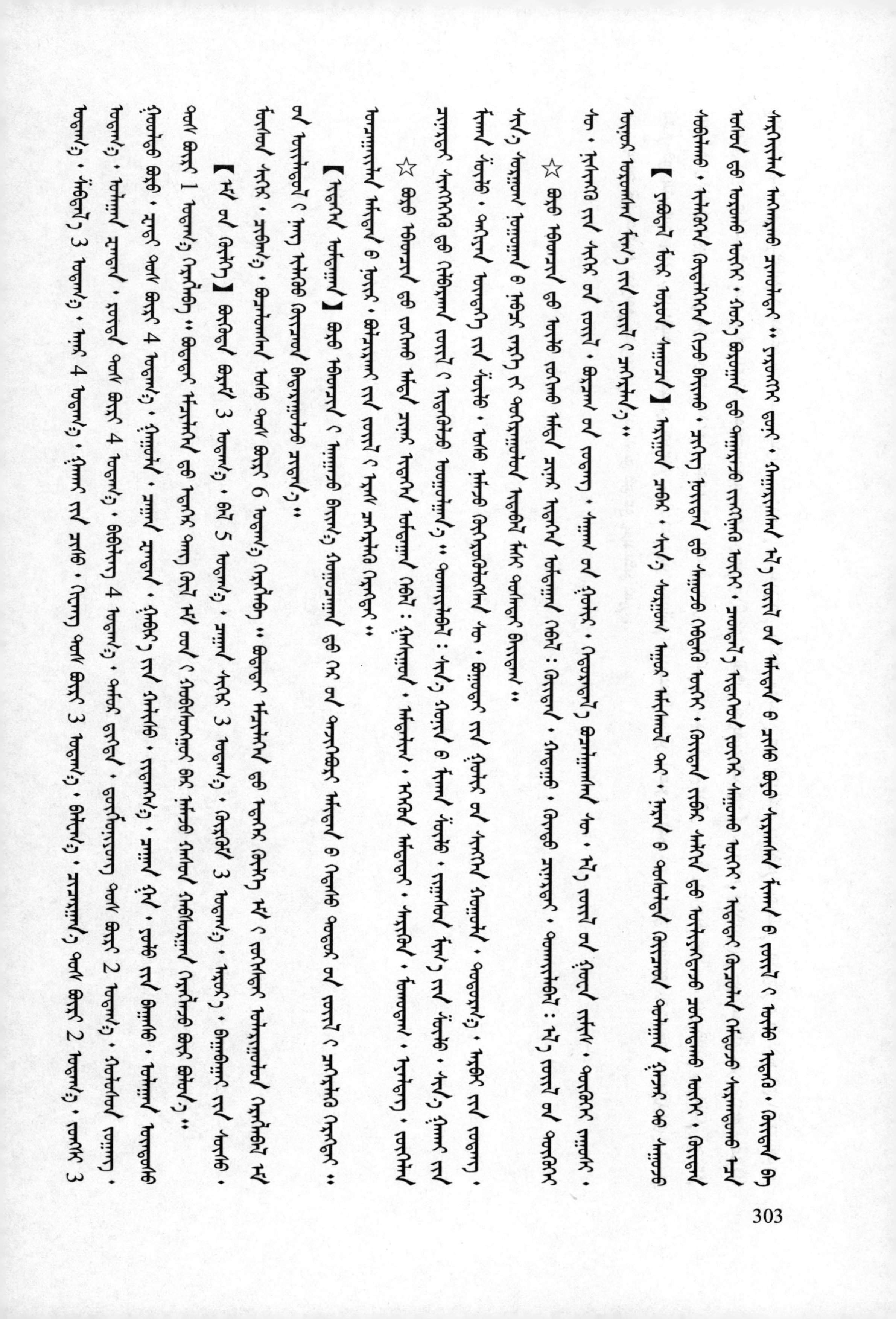

[illegible] •• [illegible]

[illegible] 【[illegible]】 [illegible] ••

[illegible]

☆ [illegible] ••

[illegible]

☆ [illegible] ••

【[illegible]】 [illegible] ••

[illegible] 6 [illegible] ••

【[illegible]】 [illegible] 3 [illegible] 5 [illegible] 3 [illegible] 3 [illegible] 1 [illegible] ••

[illegible] 4 [illegible] 4 [illegible] 4 [illegible] 2 [illegible] 3 [illegible] 4 [illegible] 3 [illegible] 2 [illegible] 3

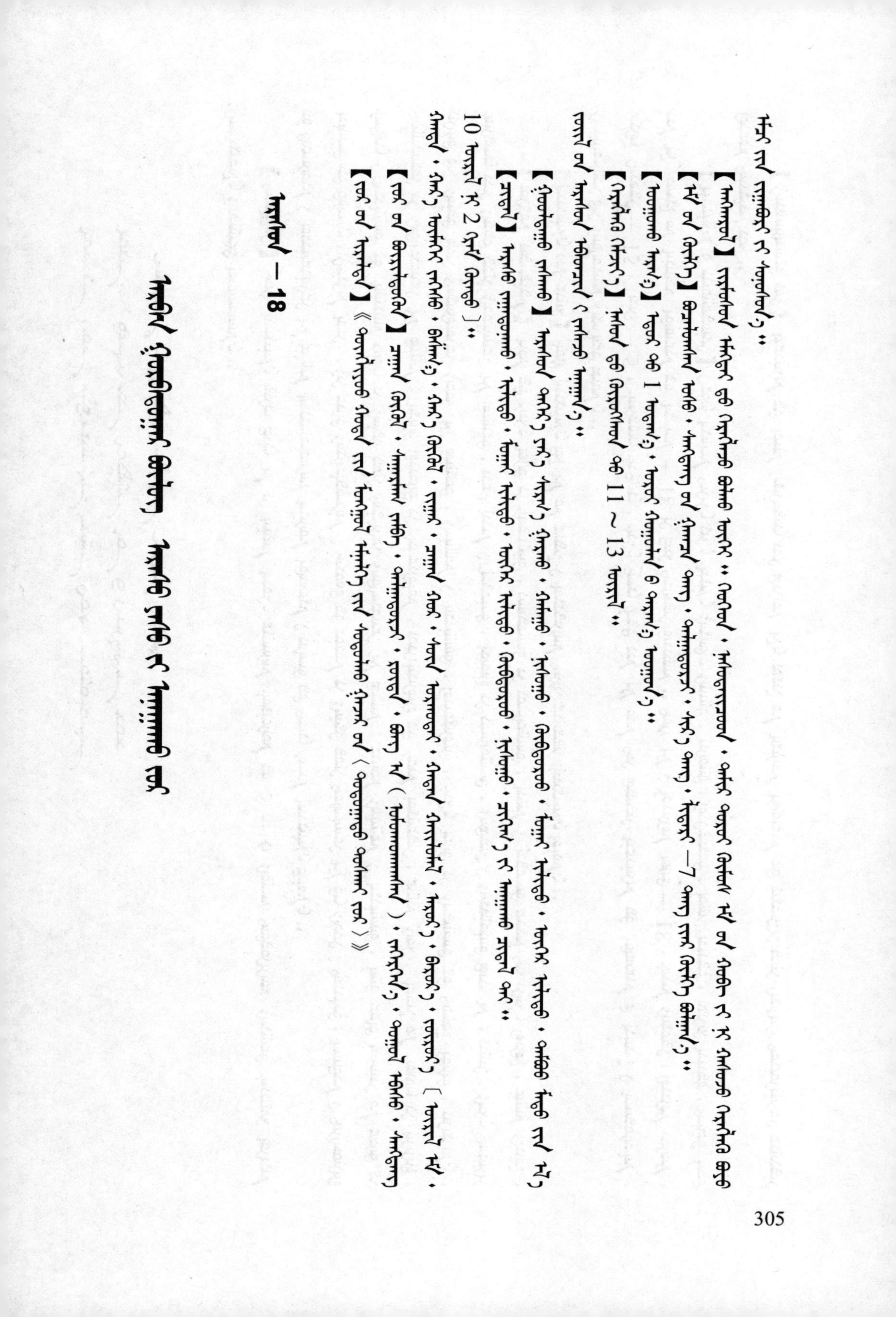

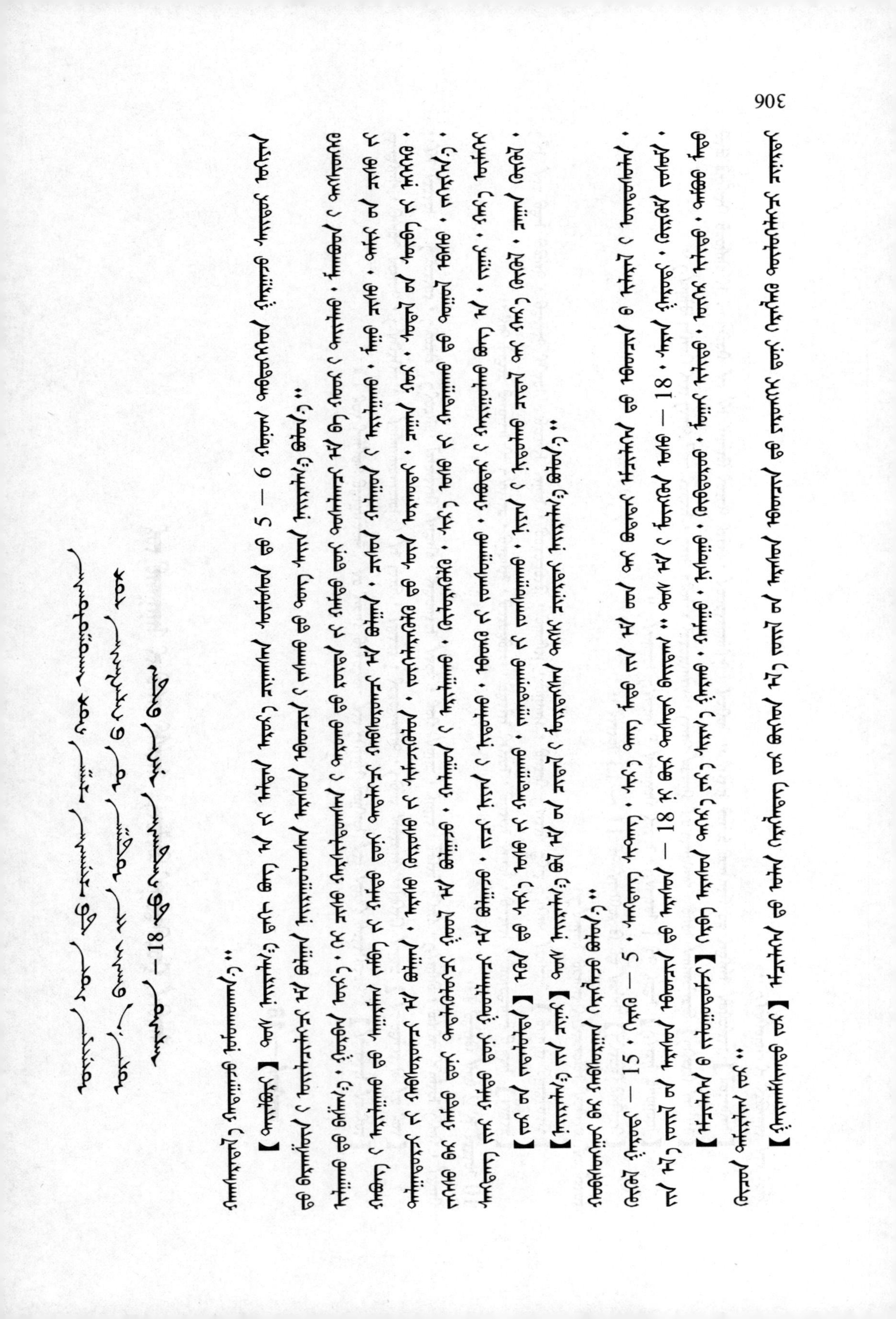

[illegible] — 18 [illegible]

[illegible] 5 — 6 [illegible]

[illegible] 15 — 5 [illegible] 18 [illegible] — 18 [illegible]

[illegible] ::

[illegible] — 6 [illegible] — 25 · [illegible] — 9 · [illegible]

【[illegible]】 [illegible] · [illegible] · [illegible] · [illegible] ::

【[illegible]】 [illegible] :: [illegible] · [illegible] · [illegible] ::

【[illegible]】 [illegible] :: [illegible] · [illegible] · [illegible] ::

【[illegible]】 [illegible] · [illegible] · [illegible] · [illegible] ::

【[illegible]】 [illegible] 1 ~ 2 [illegible] · [illegible] · [illegible] ::

【[illegible]】 [illegible] 3 ~ 5 [illegible] ::

【[illegible]】 [illegible] · [illegible] · [illegible] · [illegible] ::

【[illegible]】 [illegible] · [illegible] ::

([illegible]) · [illegible] ([illegible]) · [illegible] 〔 [illegible] 〕 ::

【[illegible]】 [illegible] ([illegible]) · [illegible] ([illegible]) · [illegible] ([illegible]) · [illegible]

【[illegible]】 《 [illegible] 》

[illegible] — 6 〔 [illegible] 〕

[illegible] "

[illegible] — 18

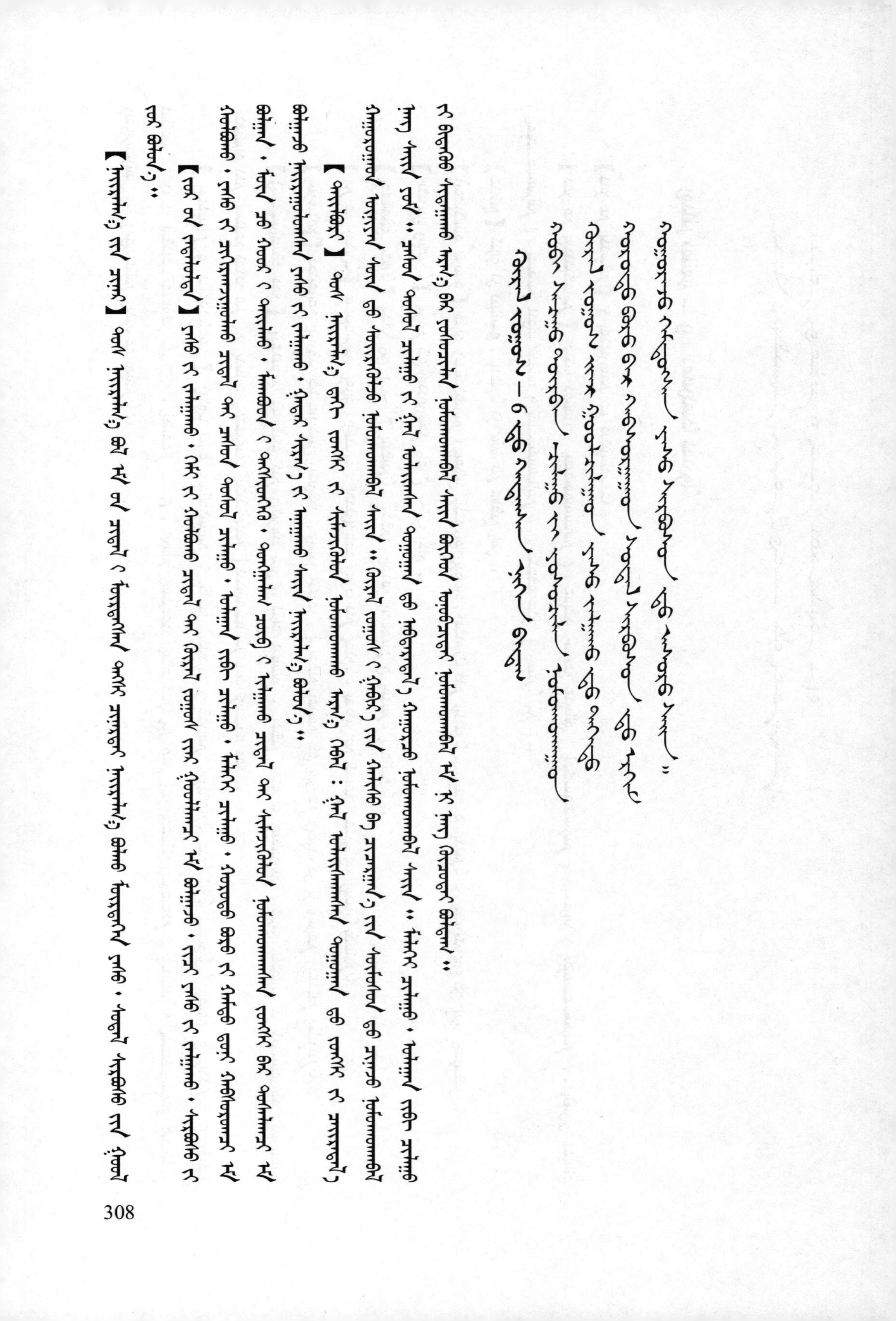

【ᠡᠮ ᠦᠨ ᠪᠦᠷᠢᠯᠳᠦᠬᠦᠨ】 ᠰᠠᠷᠮᠠᠰᠤᠨ ᠪᠢᠴᠢᠭ ᠪᠤᠯᠤᠭᠰᠠᠨ ᠬᠡᠮ ᠪᠡᠷ ᠰᠠᠭᠤᠷᠢᠯᠠᠭᠰᠠᠨ ᠬᠡᠮᠵᠢᠶ᠎ᠡ ᠃ ᠬᠡᠮ ᠨᠢ ᠬᠤᠪᠢ ᠂ ᠬᠡᠷᠡᠭᠯᠡᠭᠰᠡᠨ ᠬᠡᠷᠡᠭ ᠲᠠᠢ ᠲᠡᠭᠡᠨ ᠂ ᠰᠢᠷ᠎ᠠ ᠠᠷᠢᠬᠢ（黄酒）ᠪᠠᠷ ᠪᠡᠯᠡᠳᠬᠡᠨ

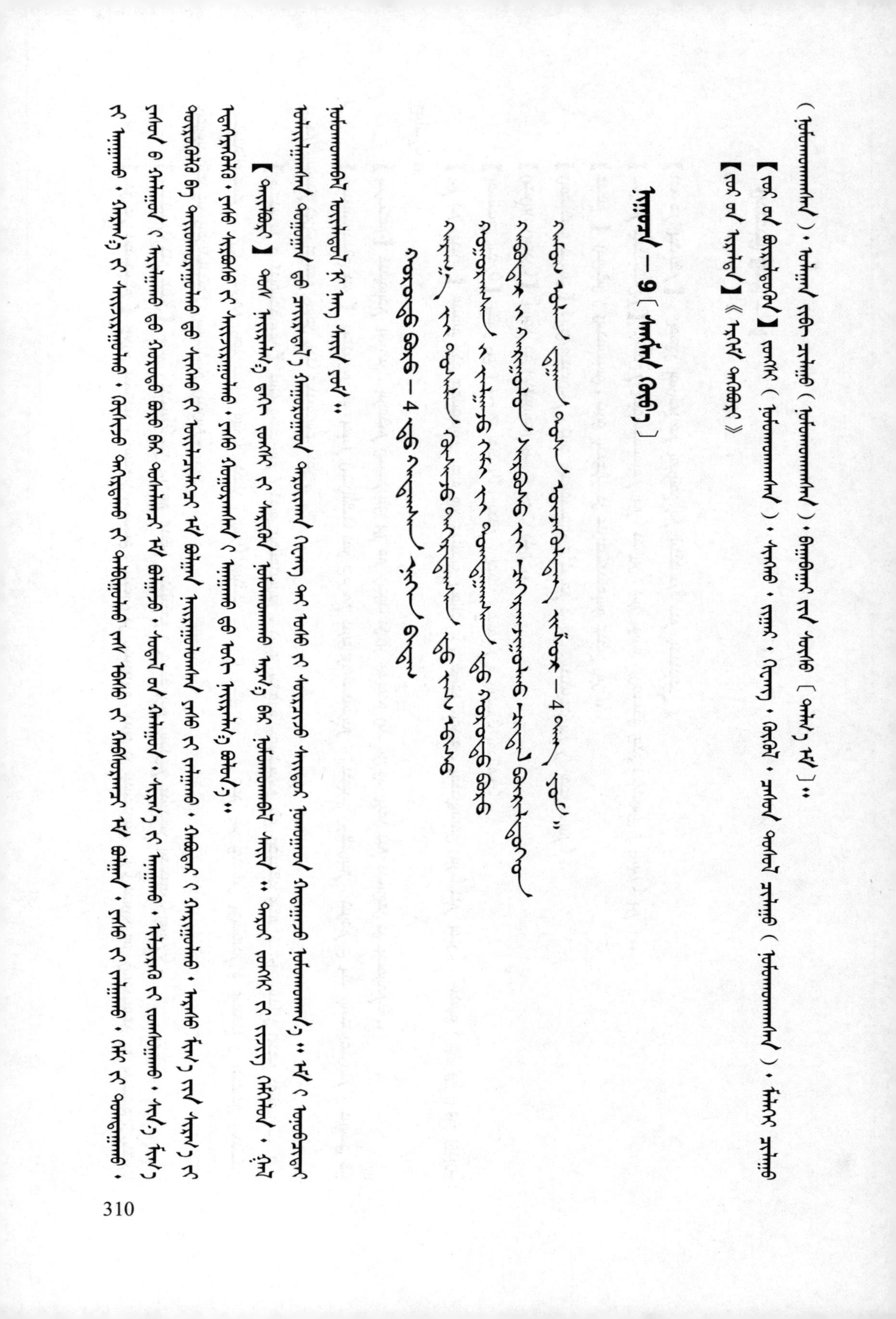

ᠪᠠᠢᠨ᠎ᠠ᠃

[illegible]

【ᠠᠮᠲᠠ ᠴᠢᠨᠠᠷ】 [illegible]

【ᠴᠢᠳᠠᠯ】 [illegible]

[illegible] — 25 [illegible] — 13 [illegible]

【[illegible]】 [illegible] 6 — [illegible] — 9 [illegible]

[illegible]

【[illegible]】 [illegible]

【[illegible]】 [illegible]

【ᠡᠮ ᠦᠨ ᠬᠡᠯᠪᠡᠷᠢ】 [illegible]

【ᠬᠡᠷᠡᠭᠯᠡᠬᠦ ᠠᠷᠭ᠎ᠠ】 ᠡᠳᠦᠷ ᠲᠦ 1 ~ 2 ᠤᠳᠠᠭ᠎ᠠ [illegible]

【ᠬᠡᠷᠡᠭᠯᠡᠬᠦ ᠬᠡᠮᠵᠢᠶ᠎ᠡ】 ᠨᠢᠭᠡ ᠤᠳᠠᠭ᠎ᠠ ᠳᠤ 3 ~ 5 ᠭᠷᠠᠮ᠃

【ᠬᠠᠳᠠᠭᠠᠯᠠᠬᠤ ᠠᠷᠭ᠎ᠠ】 [illegible]

【ᠰᠡᠷᠡᠮᠵᠢᠯᠡᠯ】 [illegible]

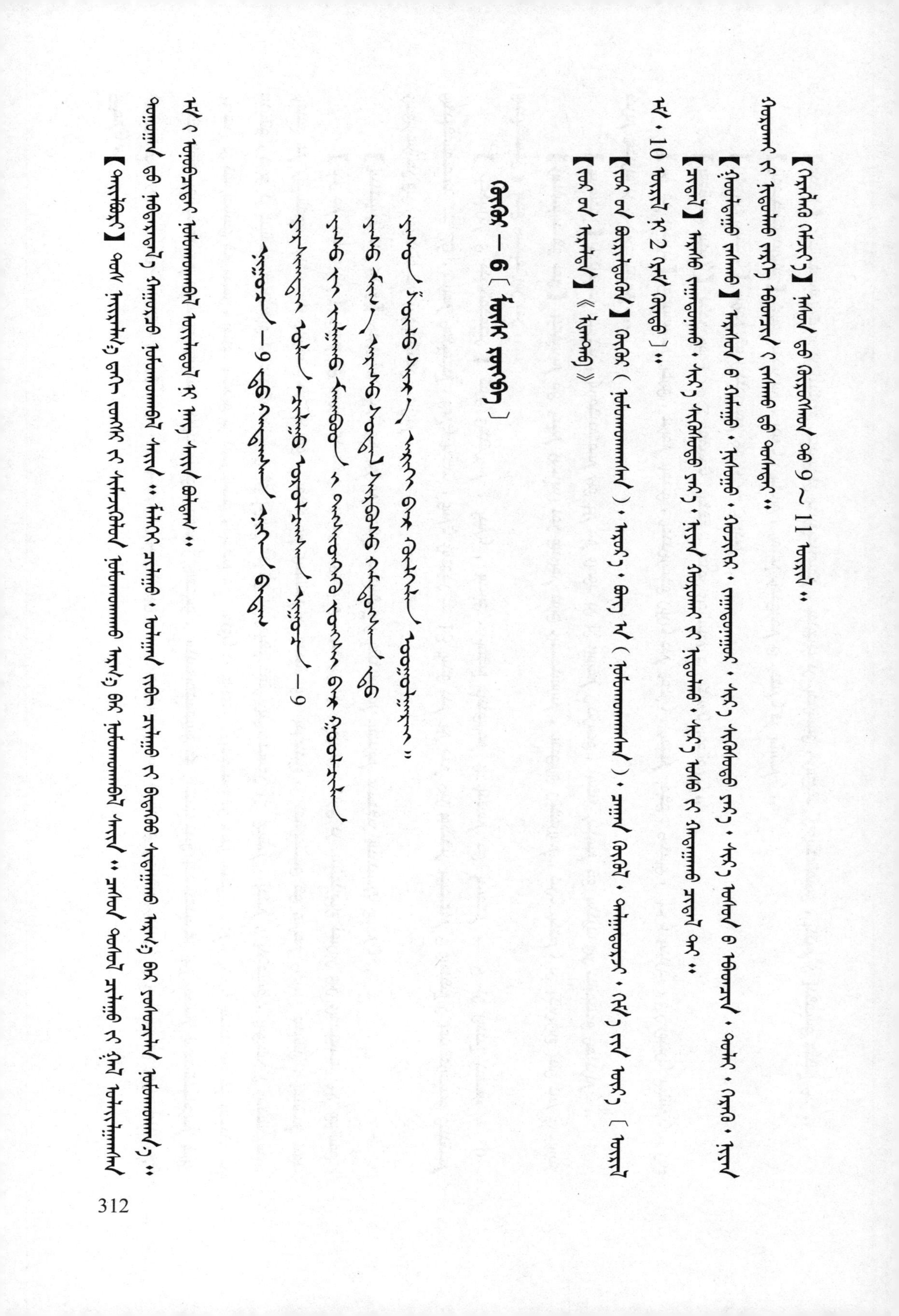

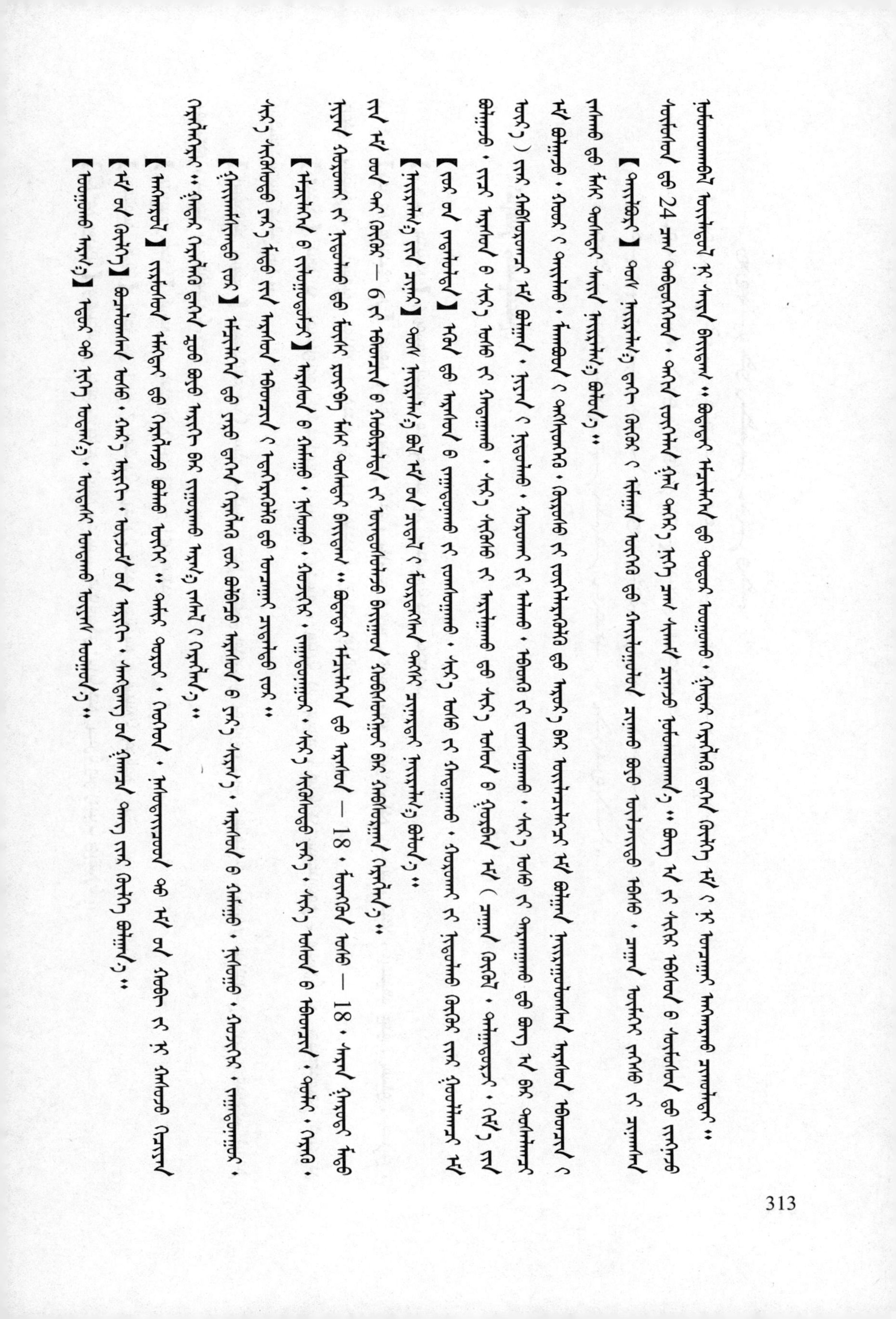

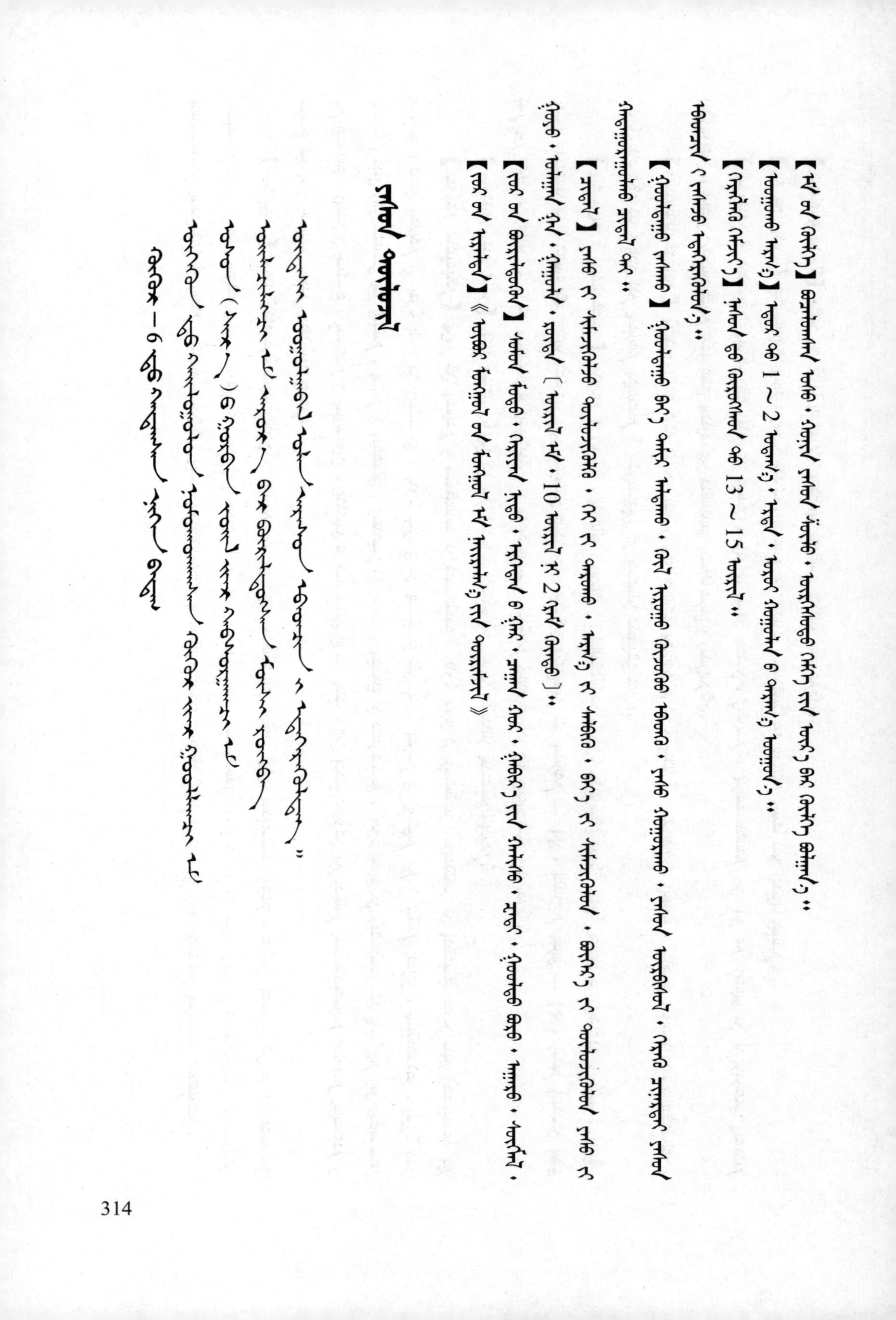

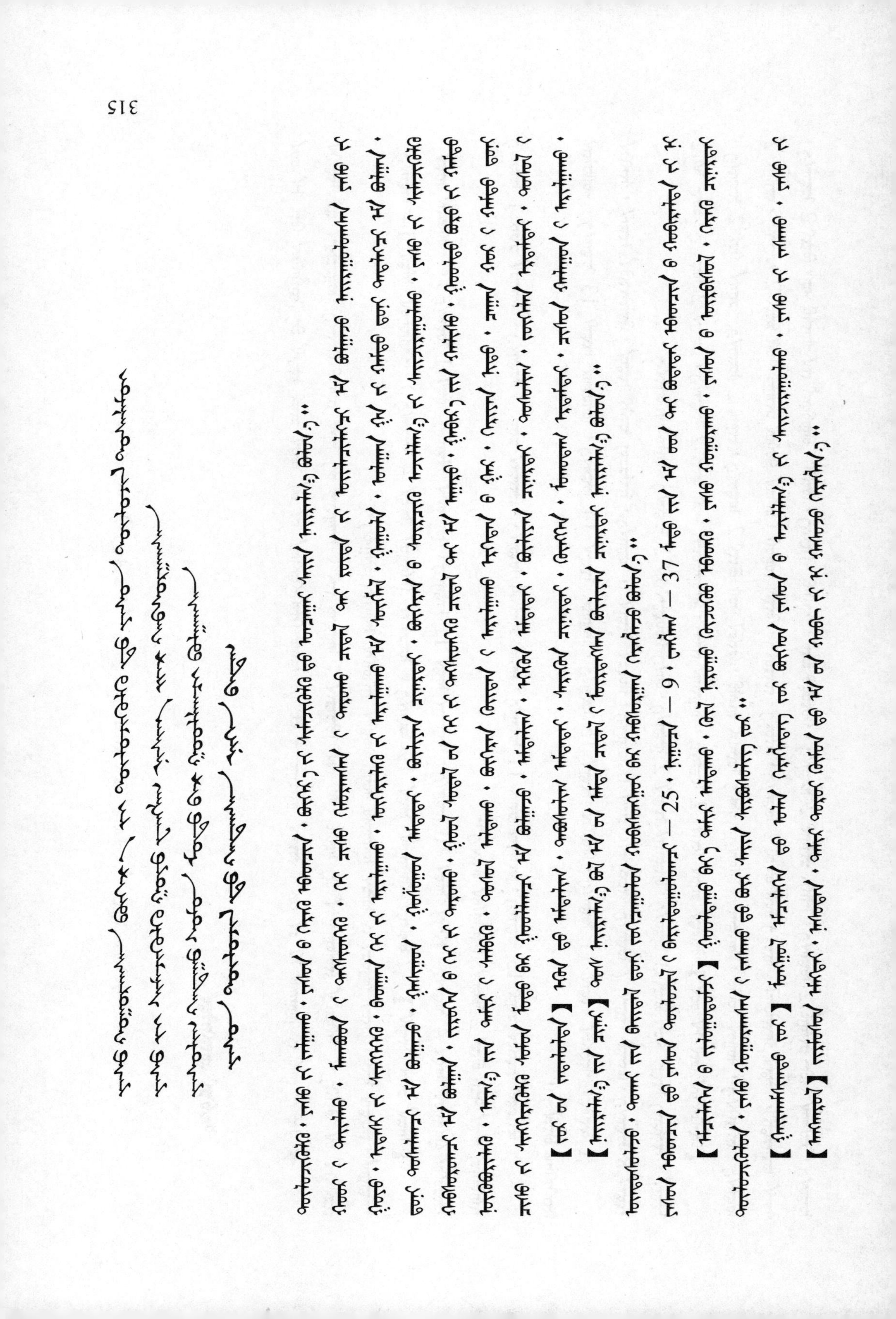

[illegible]

[illegible]

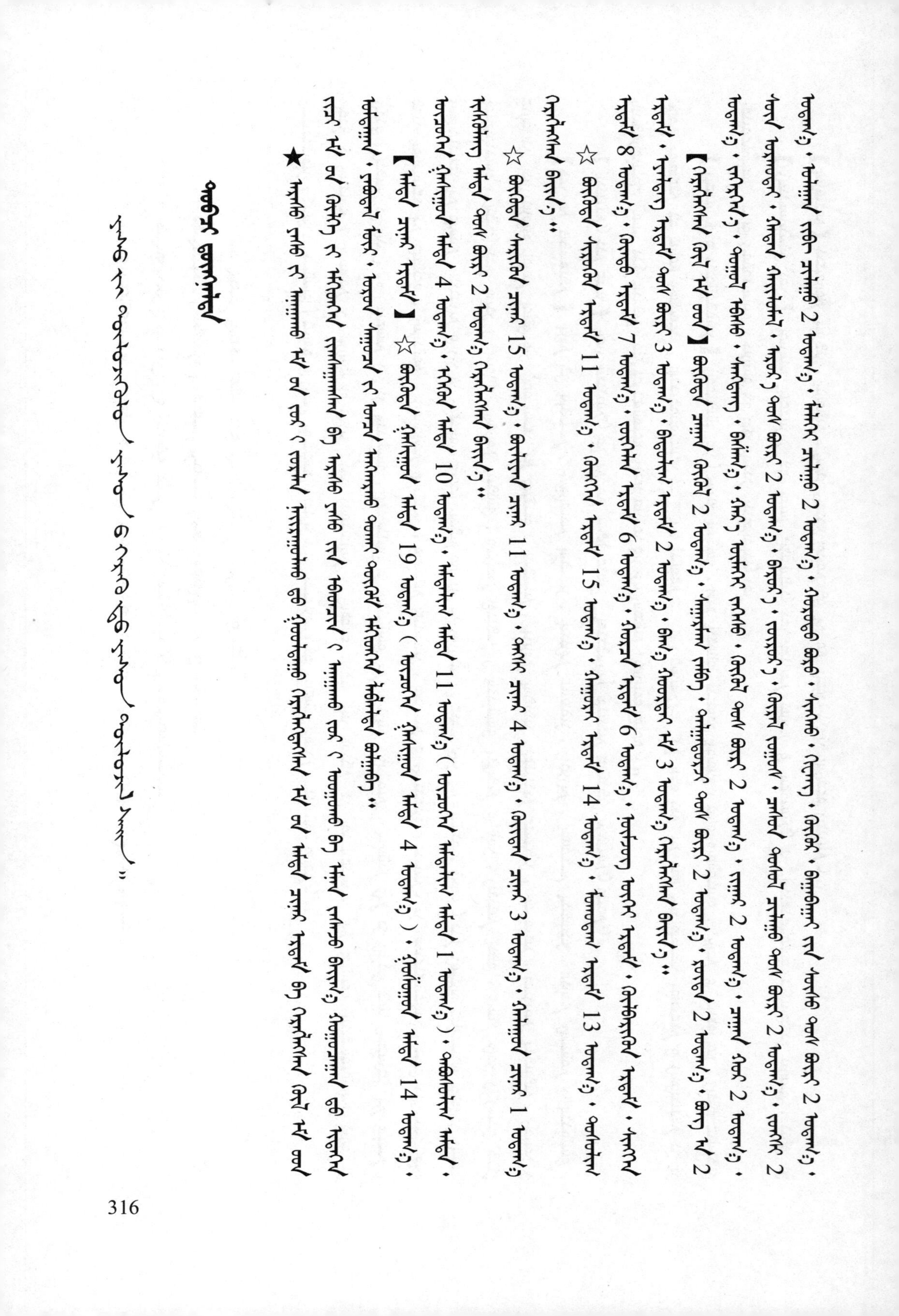

[illegible] 2 [illegible] · [illegible] 2 [illegible] · [illegible] · [illegible] 2 [illegible] ·

[illegible] · [illegible] · [illegible] 2 [illegible] · [illegible] · [illegible] · [illegible] 2 [illegible] · [illegible] 2

[illegible] · [illegible] 2 [illegible] · [illegible] 2 [illegible] · [illegible] 2 [illegible] · [illegible] · [illegible] ·

2 [illegible] · [illegible] 2 [illegible] · [illegible] 2 [illegible] · [illegible] 2 [illegible] 【[illegible]】 [illegible] 3 [illegible] · [illegible] 2 [illegible] · [illegible] 3 [illegible] ::

[illegible] · [illegible] · [illegible] 6 [illegible] · [illegible] 6 [illegible] · [illegible] 7 [illegible] · [illegible] 8 [illegible] · [illegible] 13 [illegible] · [illegible] 14 [illegible] · [illegible] 15 [illegible] · [illegible] 11 [illegible] ☆ [illegible] ::

☆ [illegible] 15 [illegible] · [illegible] 11 [illegible] · [illegible] 4 [illegible] · [illegible] 3 [illegible] · [illegible] 1 [illegible] · [illegible] 2 [illegible] ::

[illegible] 4 [illegible] · [illegible] 10 [illegible] · [illegible] 11 [illegible] ([illegible] 1 [illegible]) · [illegible] 14 [illegible] · [illegible] ([illegible] 4 [illegible]) · [illegible] 19 [illegible] ☆ 【[illegible]】 [illegible] ::

★ [illegible]

[illegible]

[illegible] ::

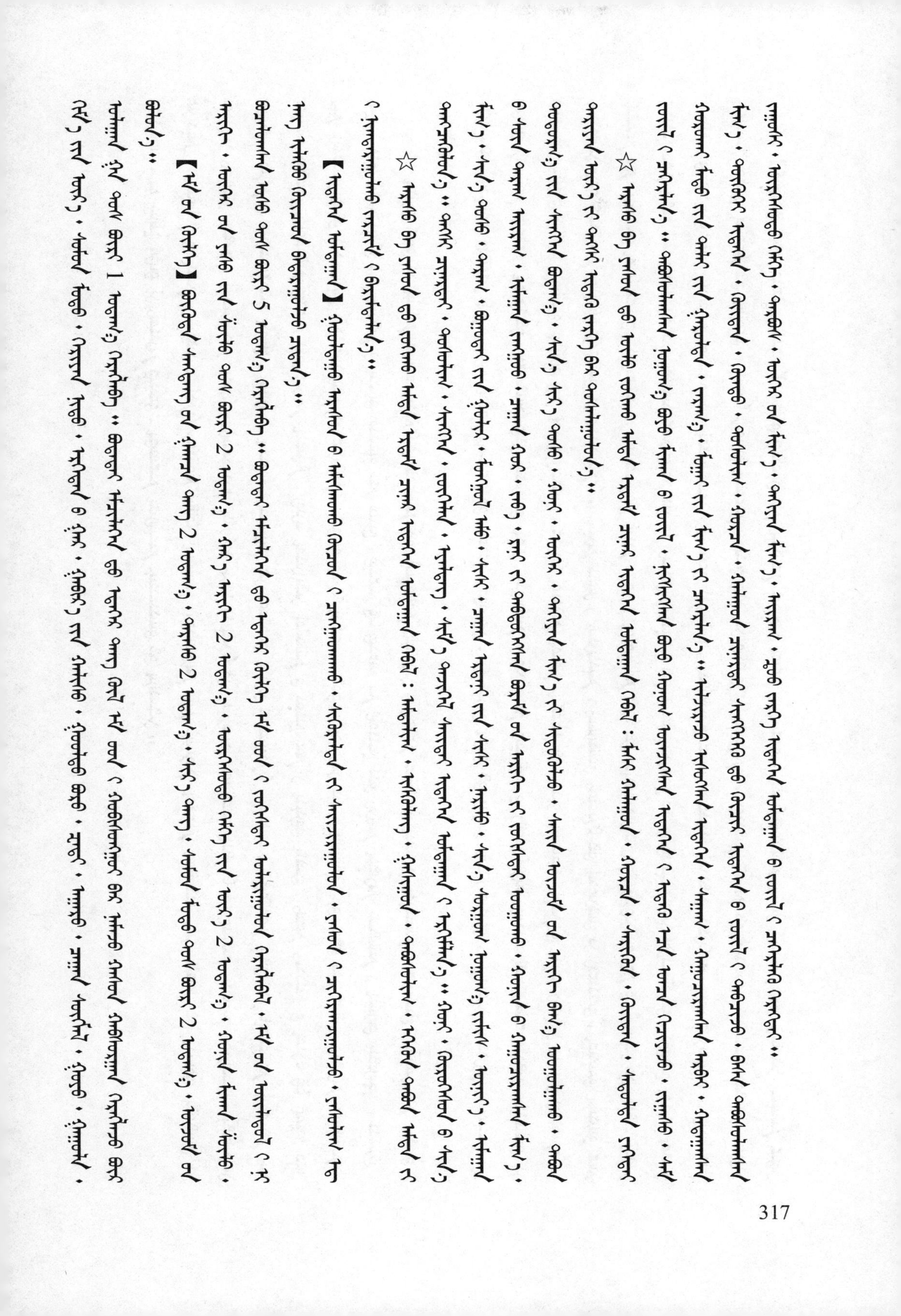

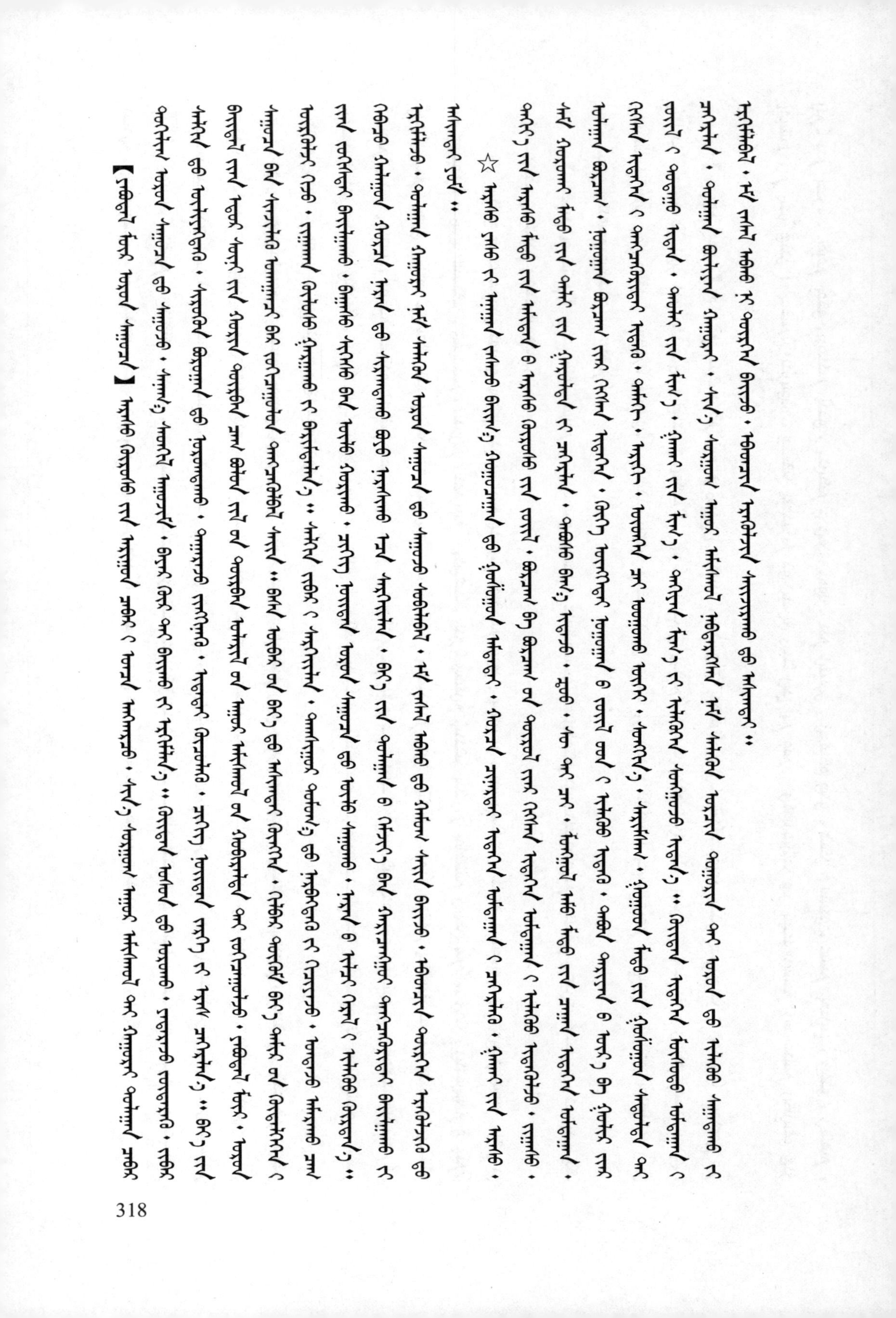

【[illegible]】 [illegible] ::

☆ [illegible] ::

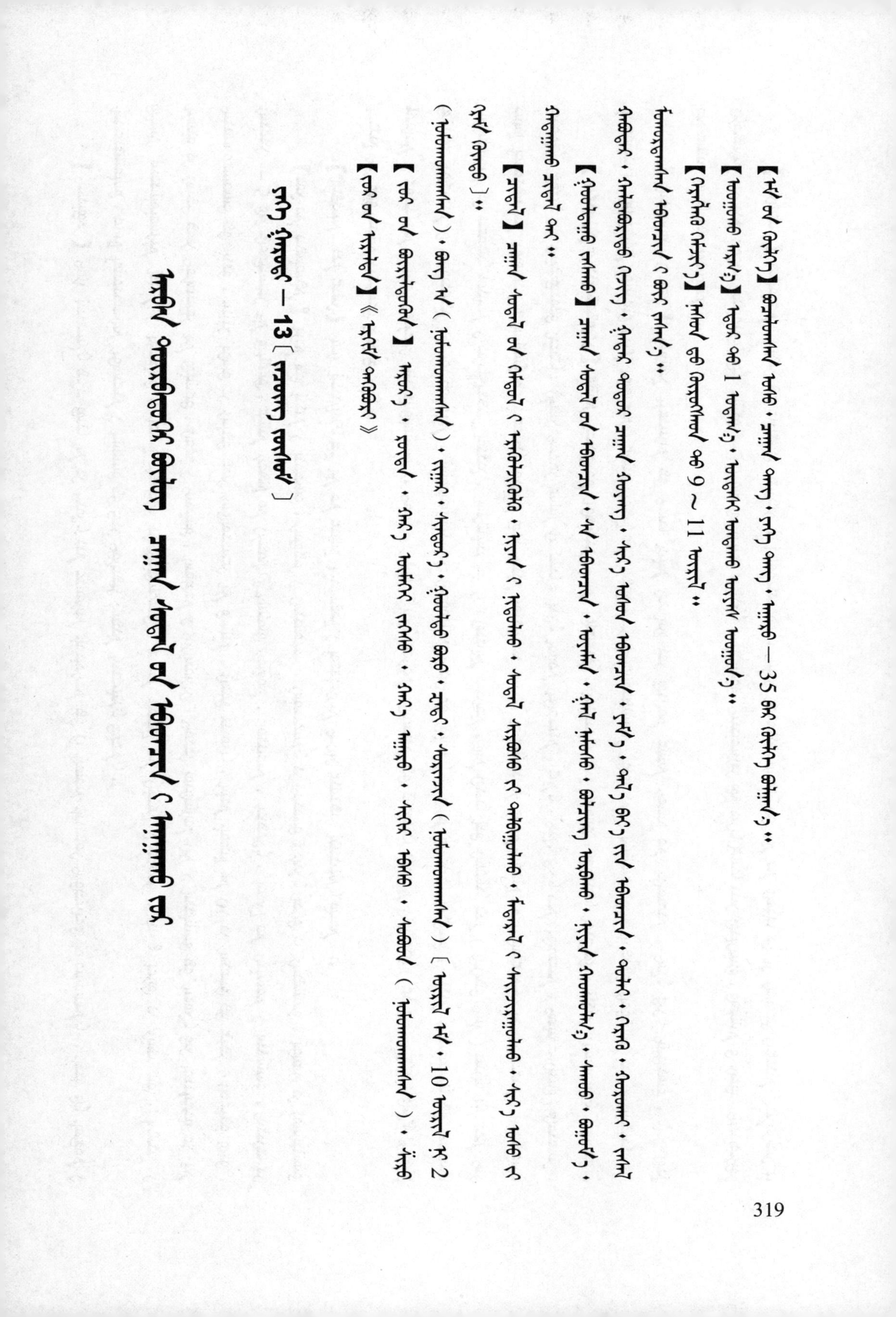

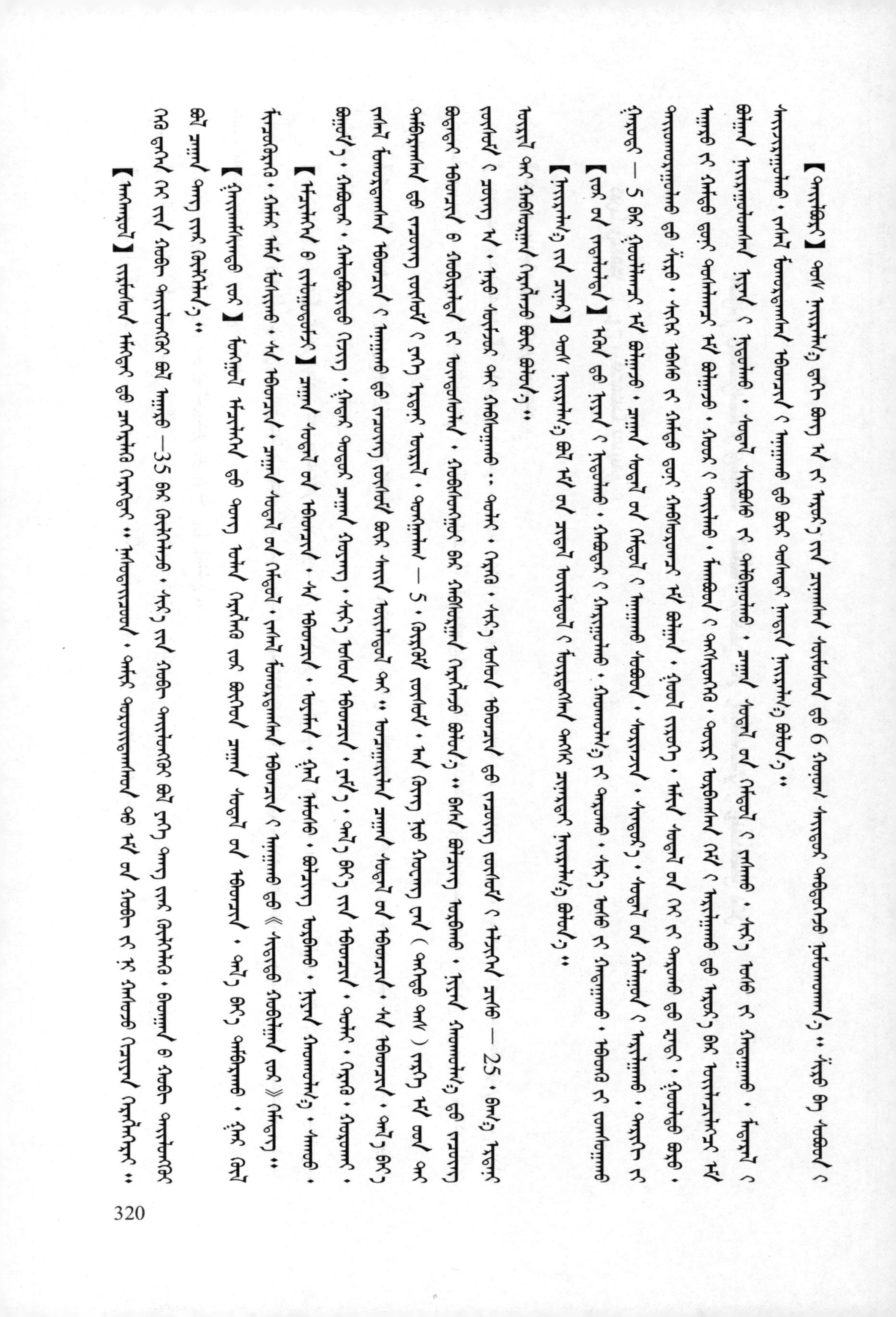

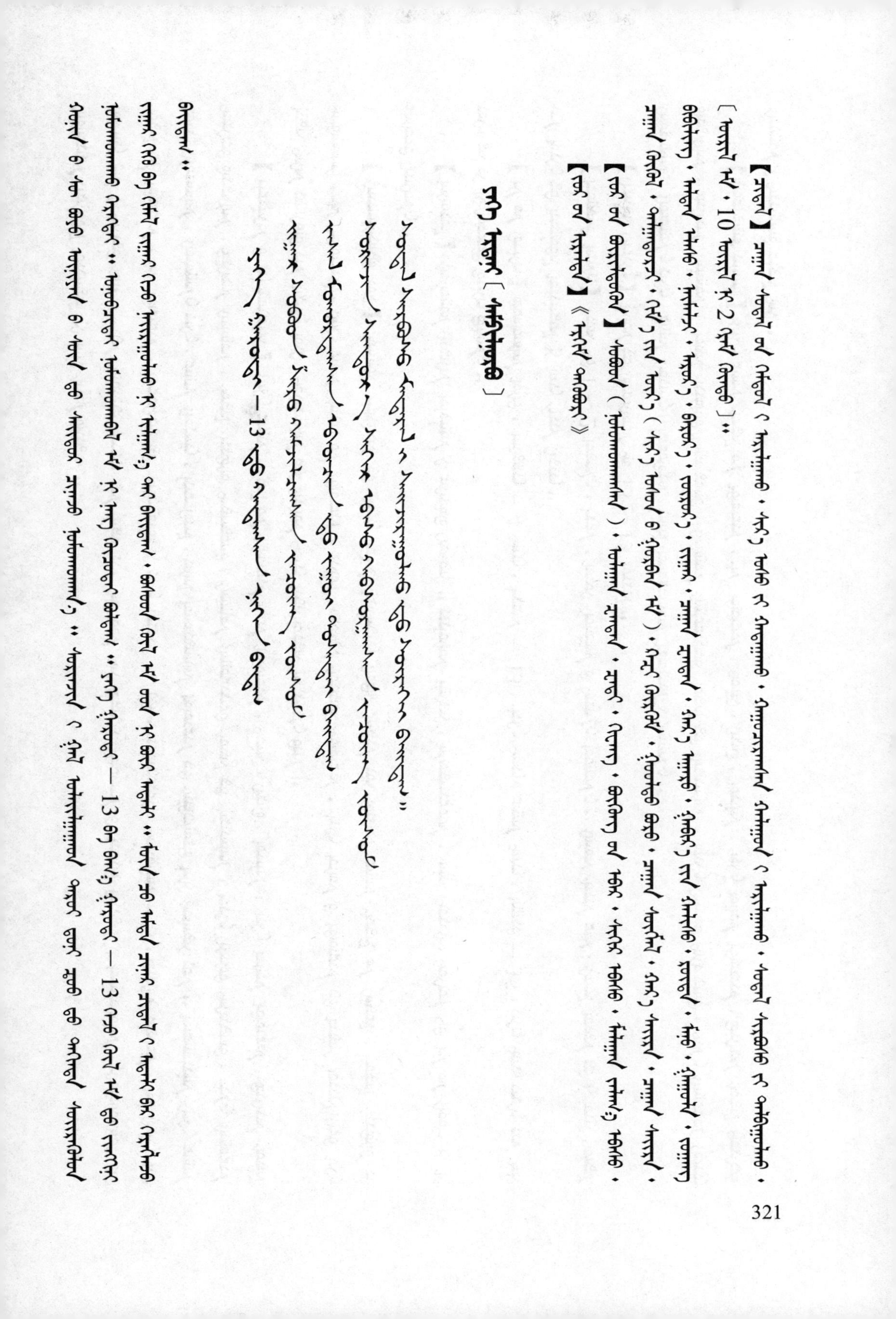

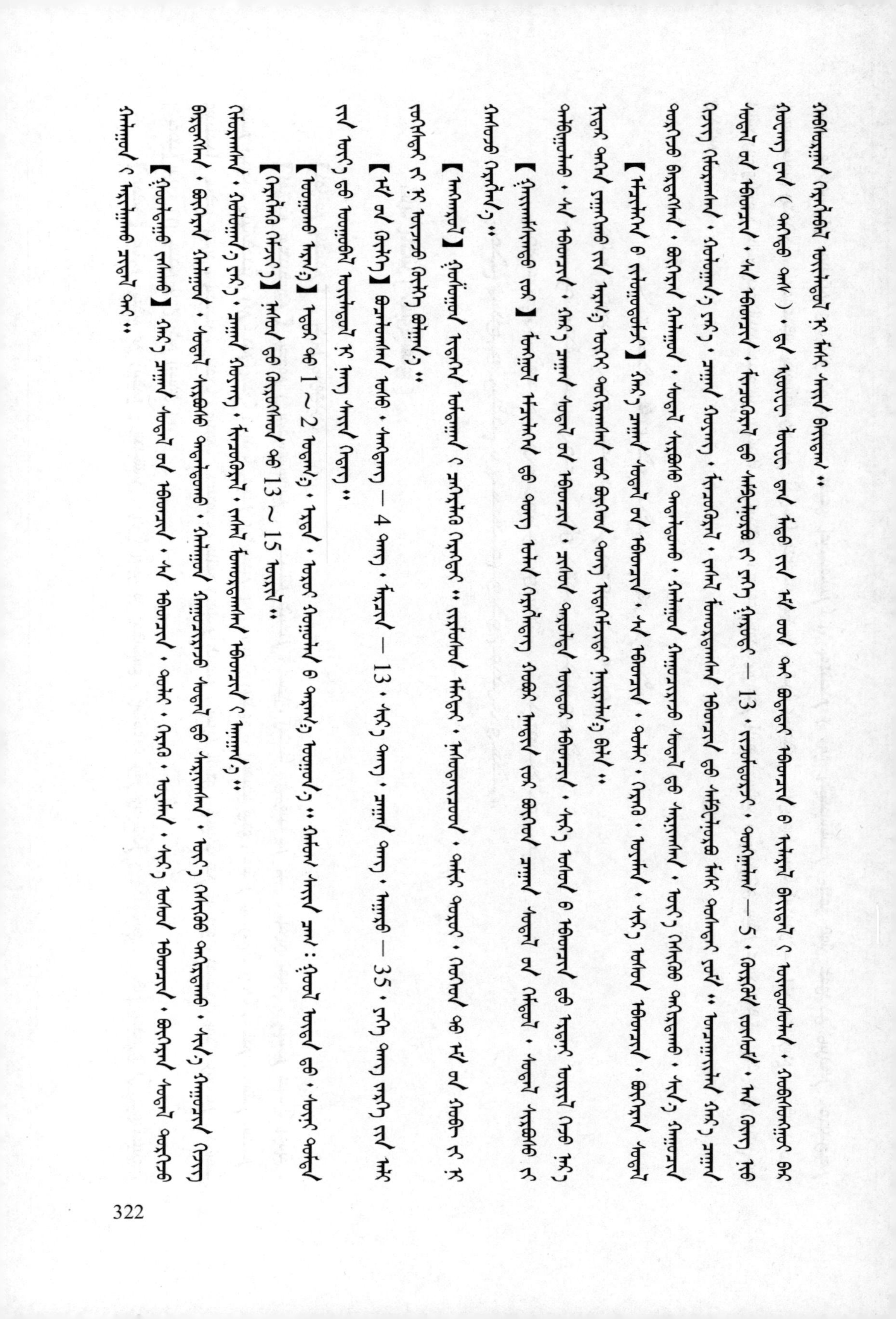

[illegible] ᠃

[illegible] ([illegible]) [illegible] 13 [illegible] 5 [illegible] ᠃

【[illegible]】 [illegible] ᠃

【[illegible]】 [illegible] ᠃

【[illegible]】 [illegible] ᠃

【[illegible]】 [illegible] 4 [illegible] 13 [illegible] 35 [illegible] ᠃

【[illegible]】 [illegible] 1～2 [illegible] ᠃

【[illegible]】 [illegible] 13～15 [illegible] ᠃

[illegible] ᠃

【[illegible]】 [illegible] ᠃

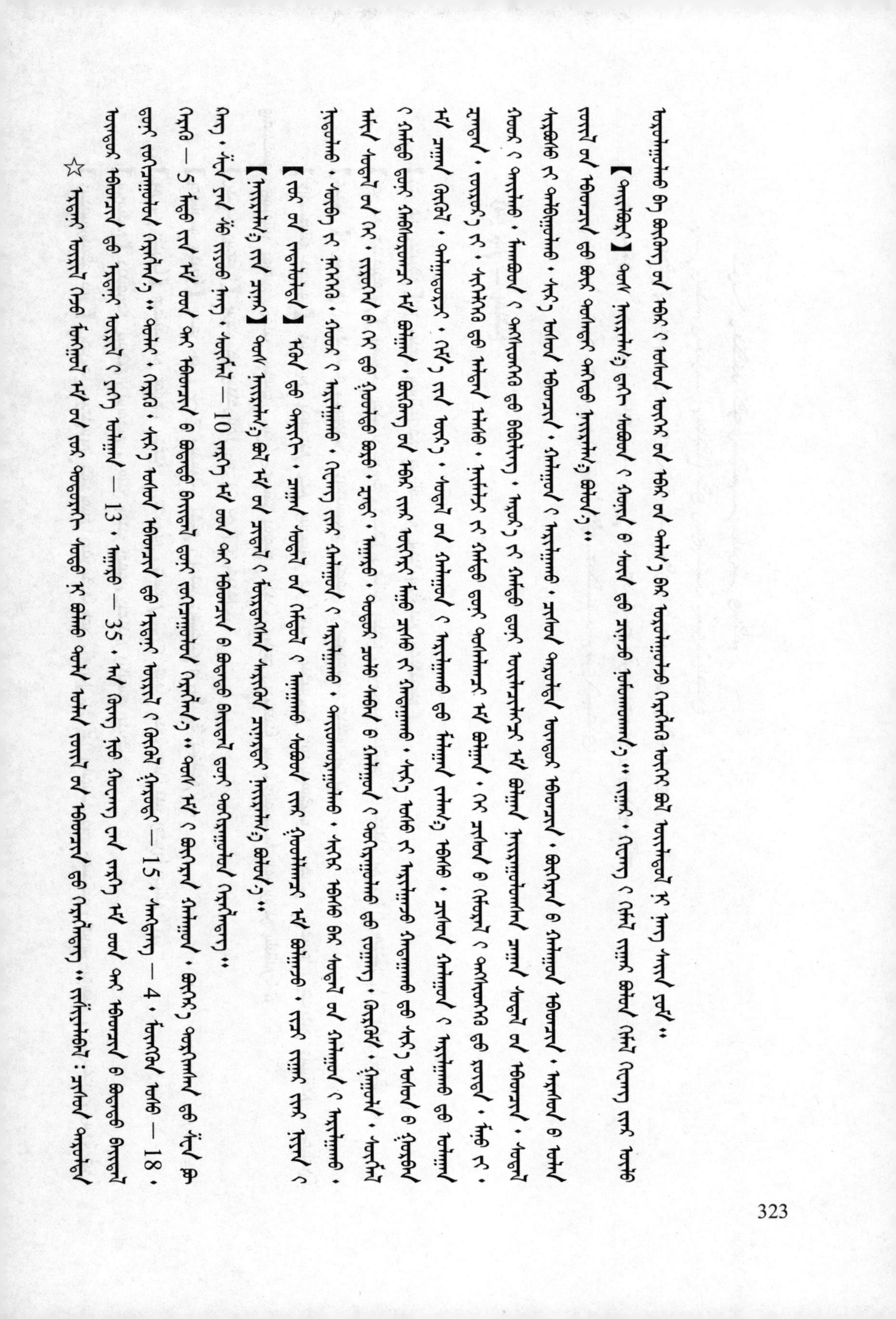

[illegible]

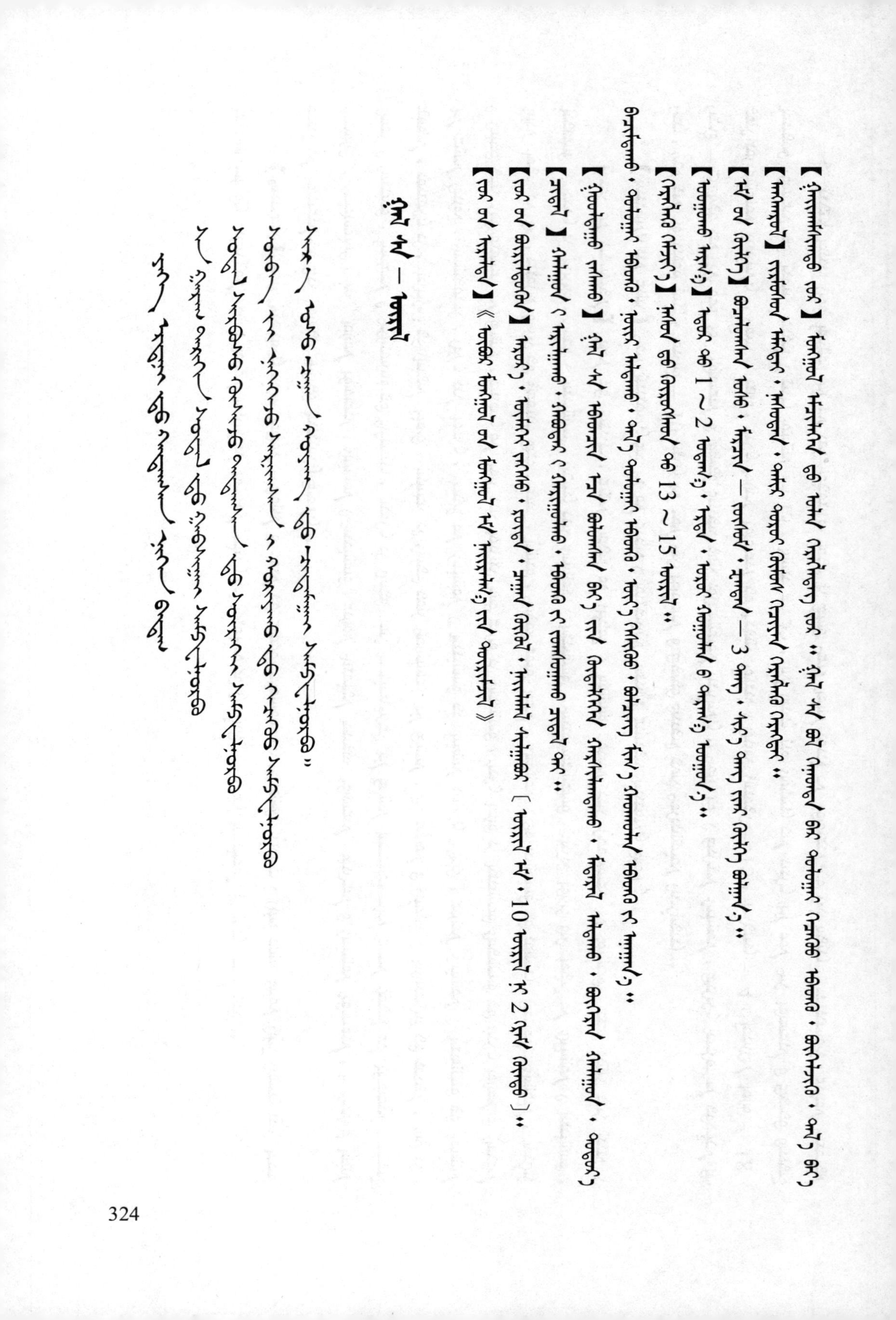

[illegible] ᠃

[illegible]

[illegible]

[illegible]

[illegible]

[illegible] — [illegible]

【[illegible]】《[illegible]》

【[illegible]】 [illegible] 〔[illegible] 10 [illegible] 2 [illegible]〕᠃

【[illegible]】 [illegible] ᠃

【[illegible]】 [illegible] ᠃

【[illegible]】 [illegible] 13 ~ 15 [illegible] ᠃

【[illegible]】 [illegible] 1 ~ 2 [illegible] ᠃

【[illegible]】 [illegible] — [illegible] — 3 [illegible] ᠃

【[illegible]】 [illegible] ᠃

【[illegible]】 [illegible] ᠃ [illegible]

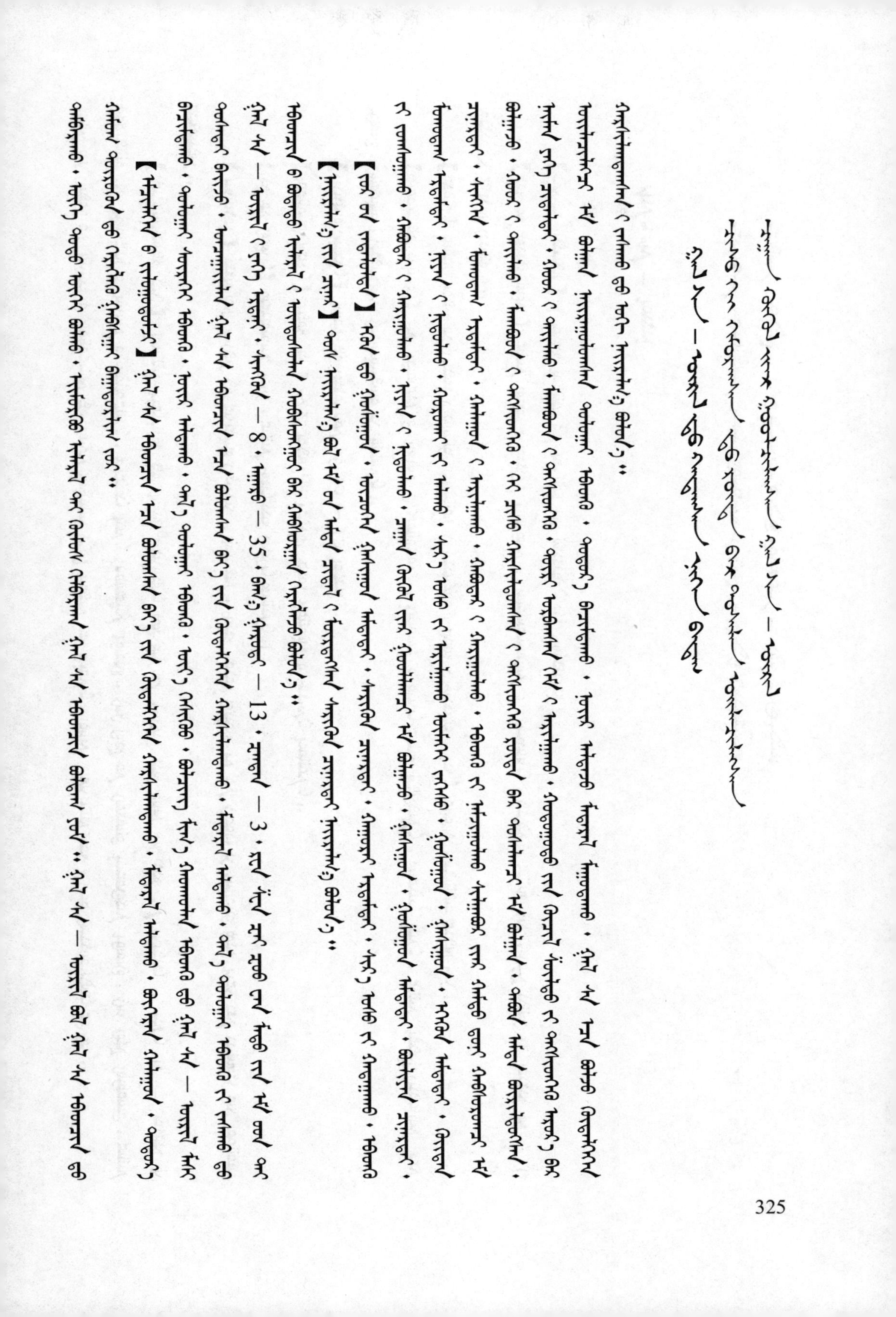

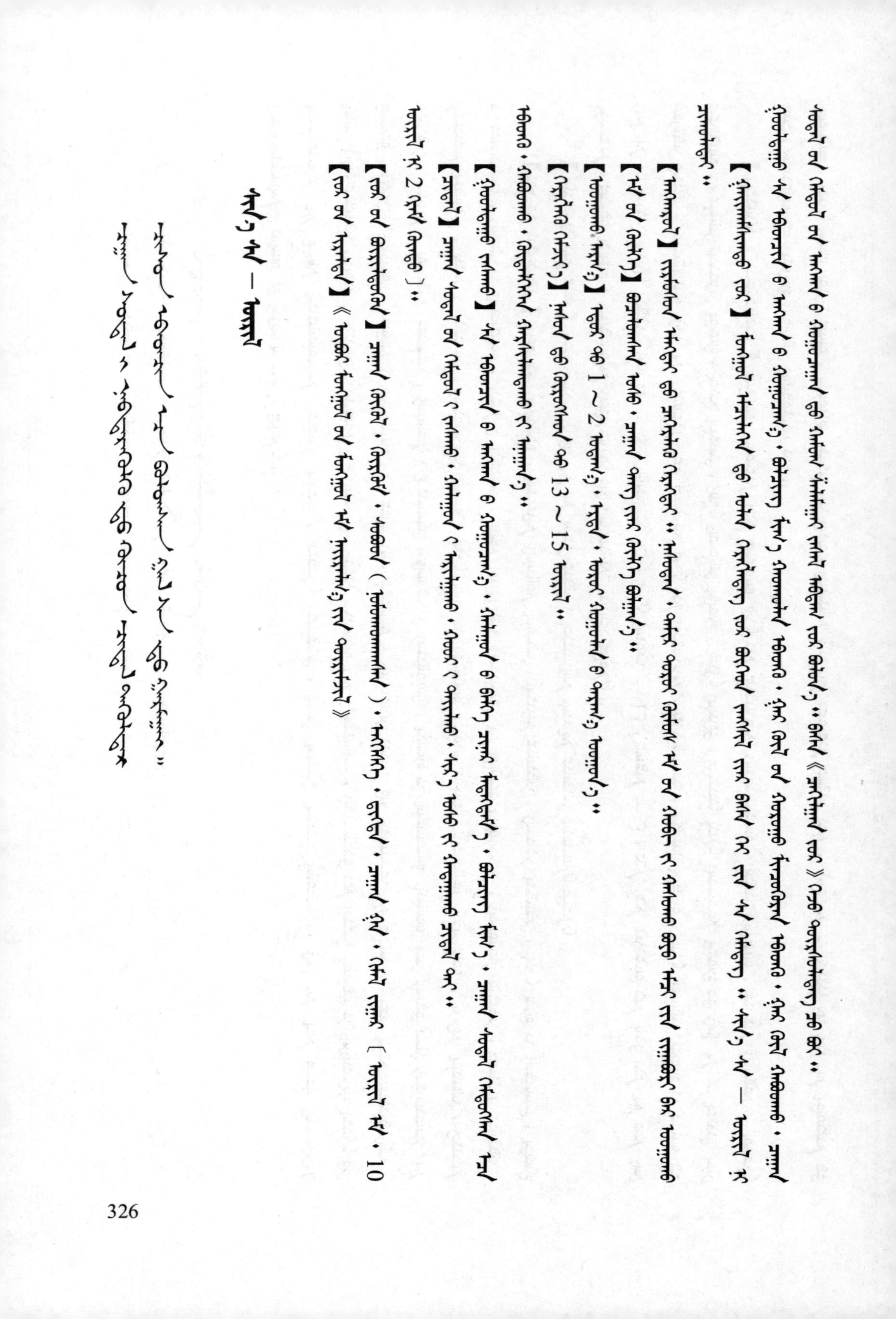

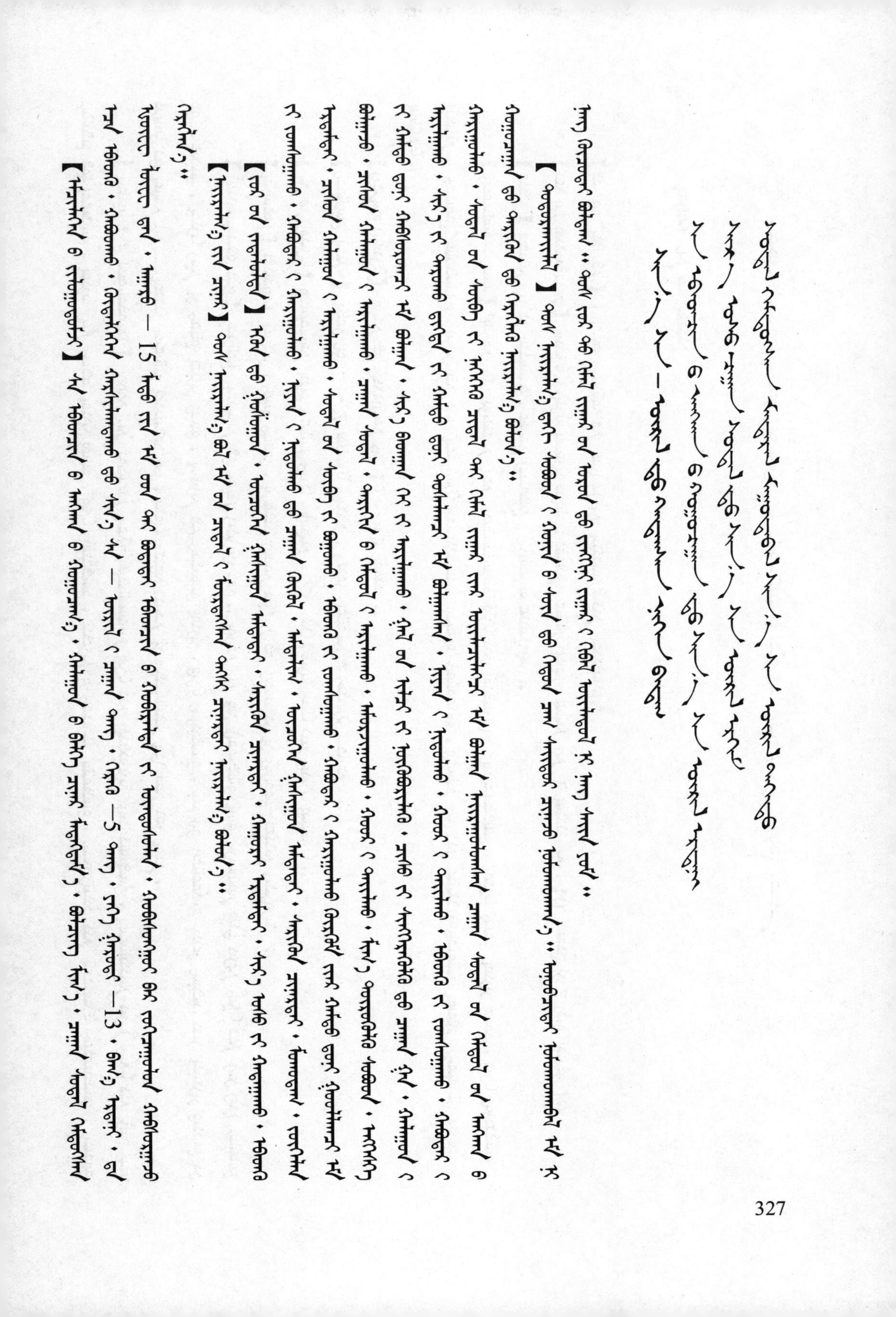

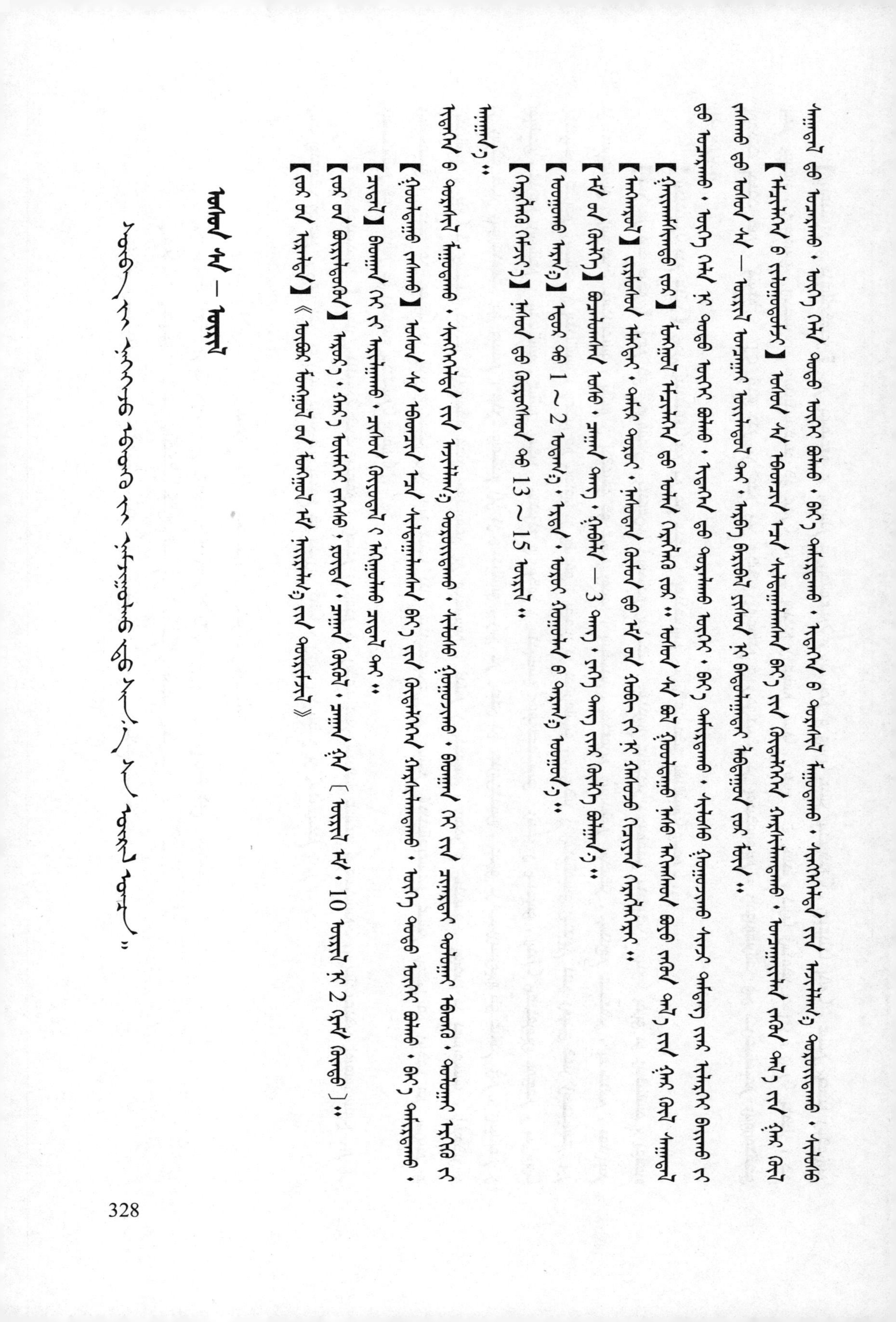

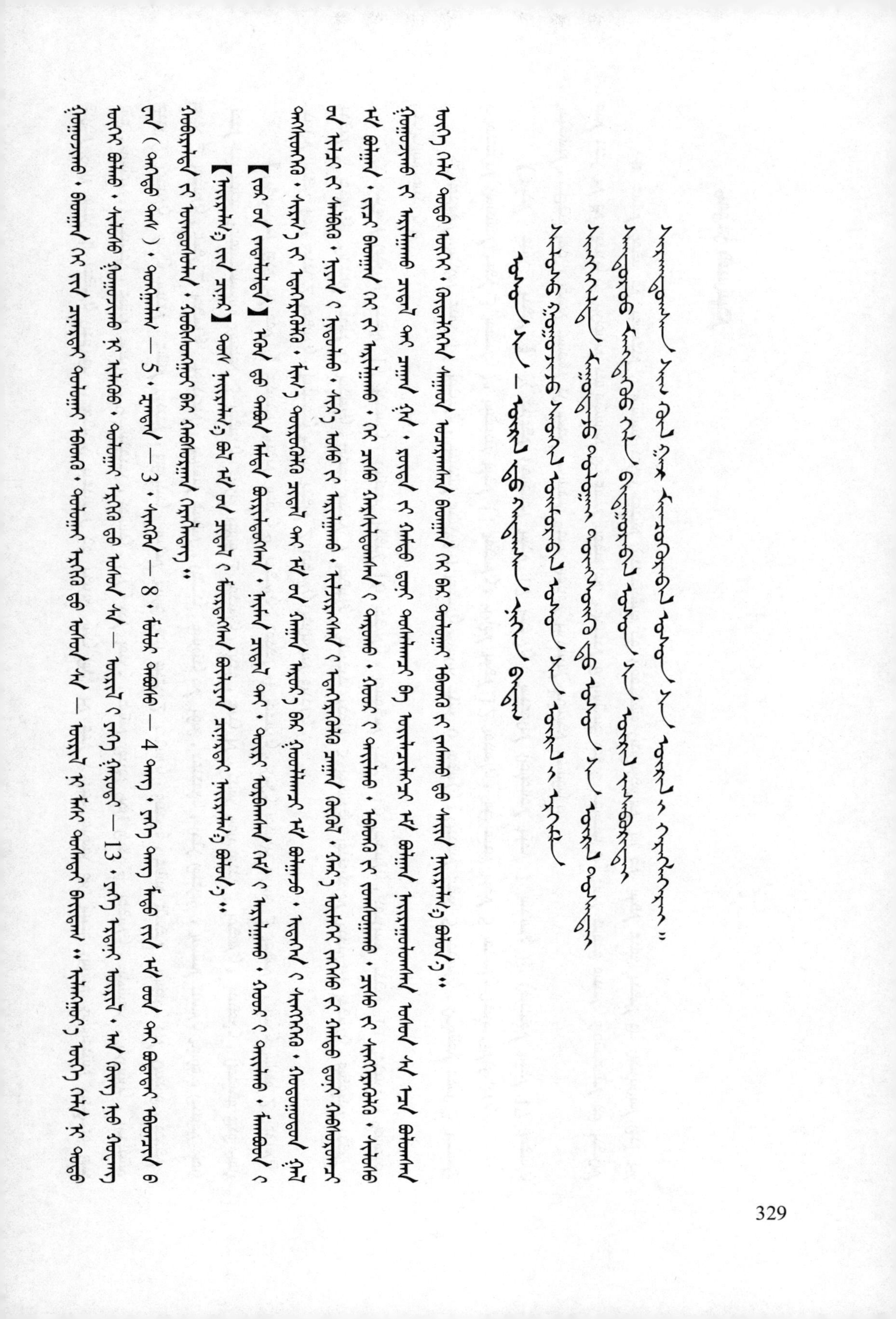

[illegible]

[illegible]

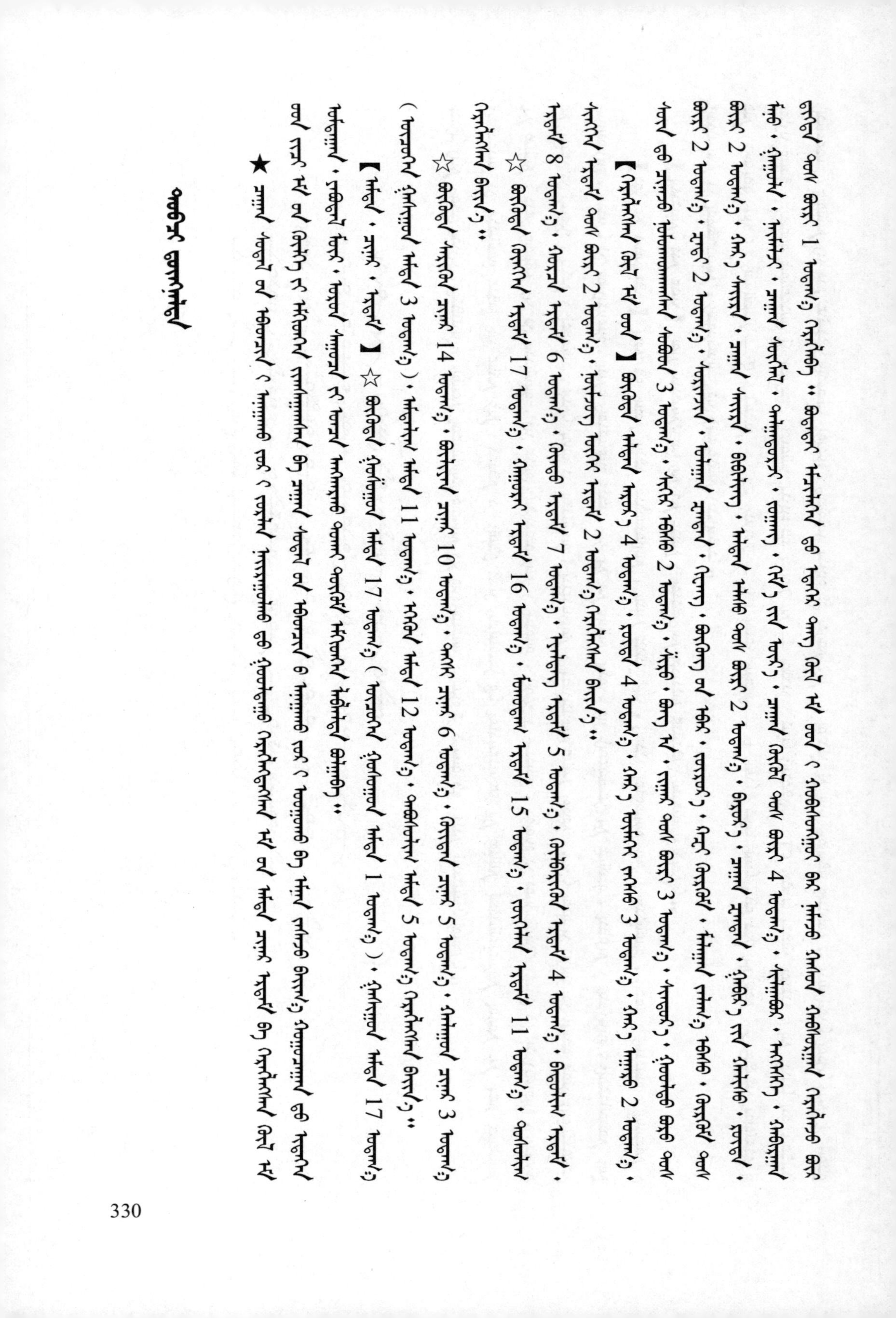

[illegible]

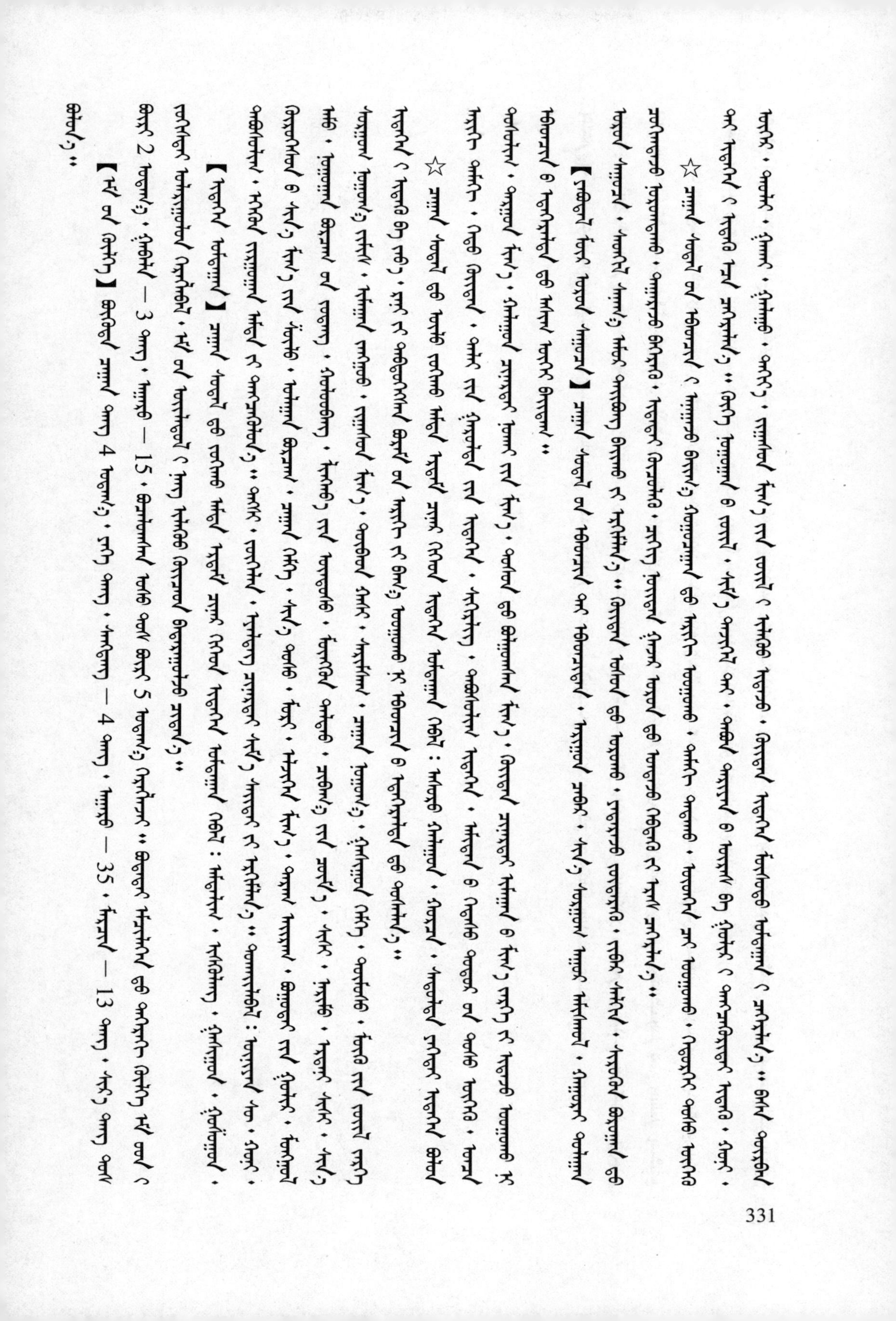

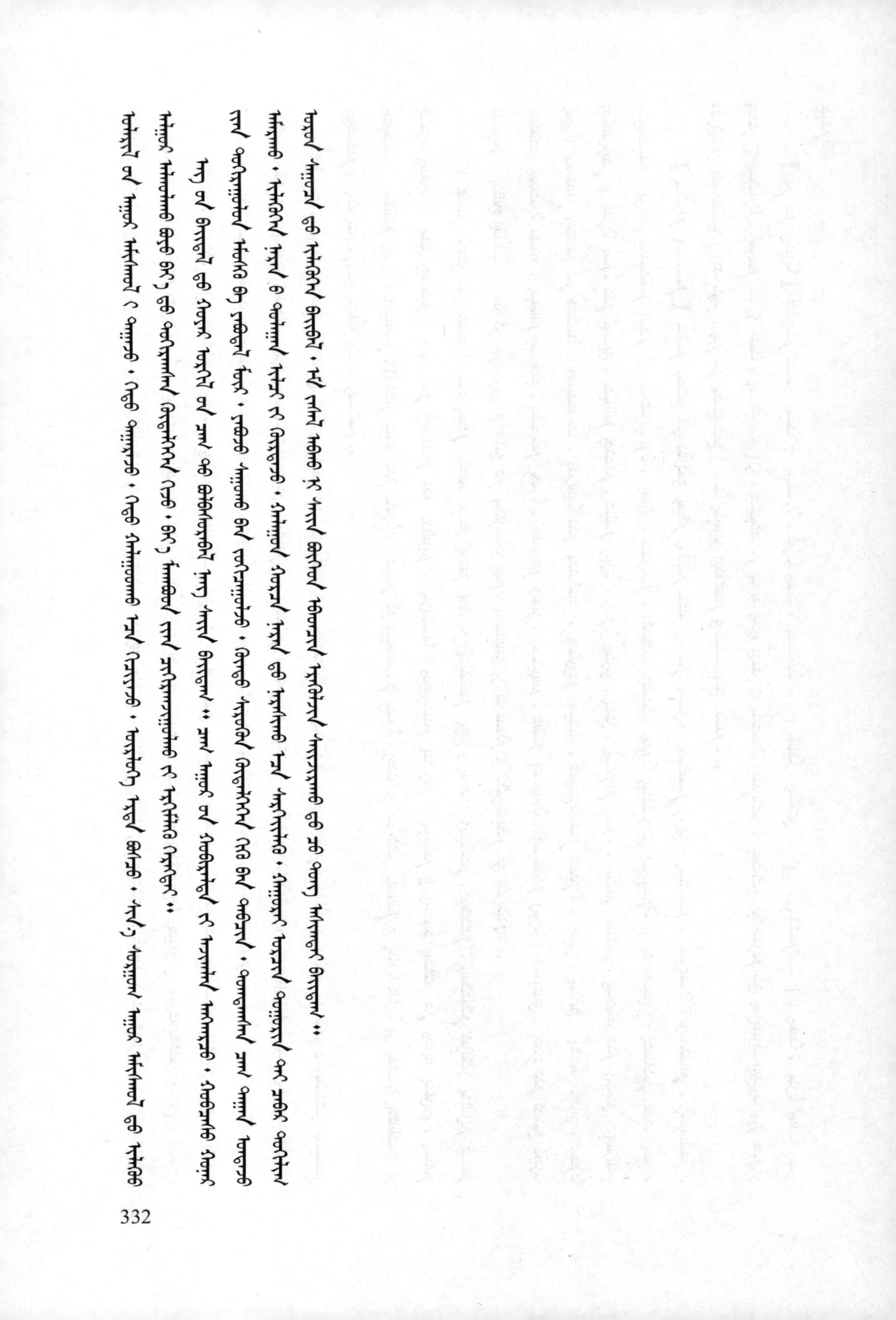

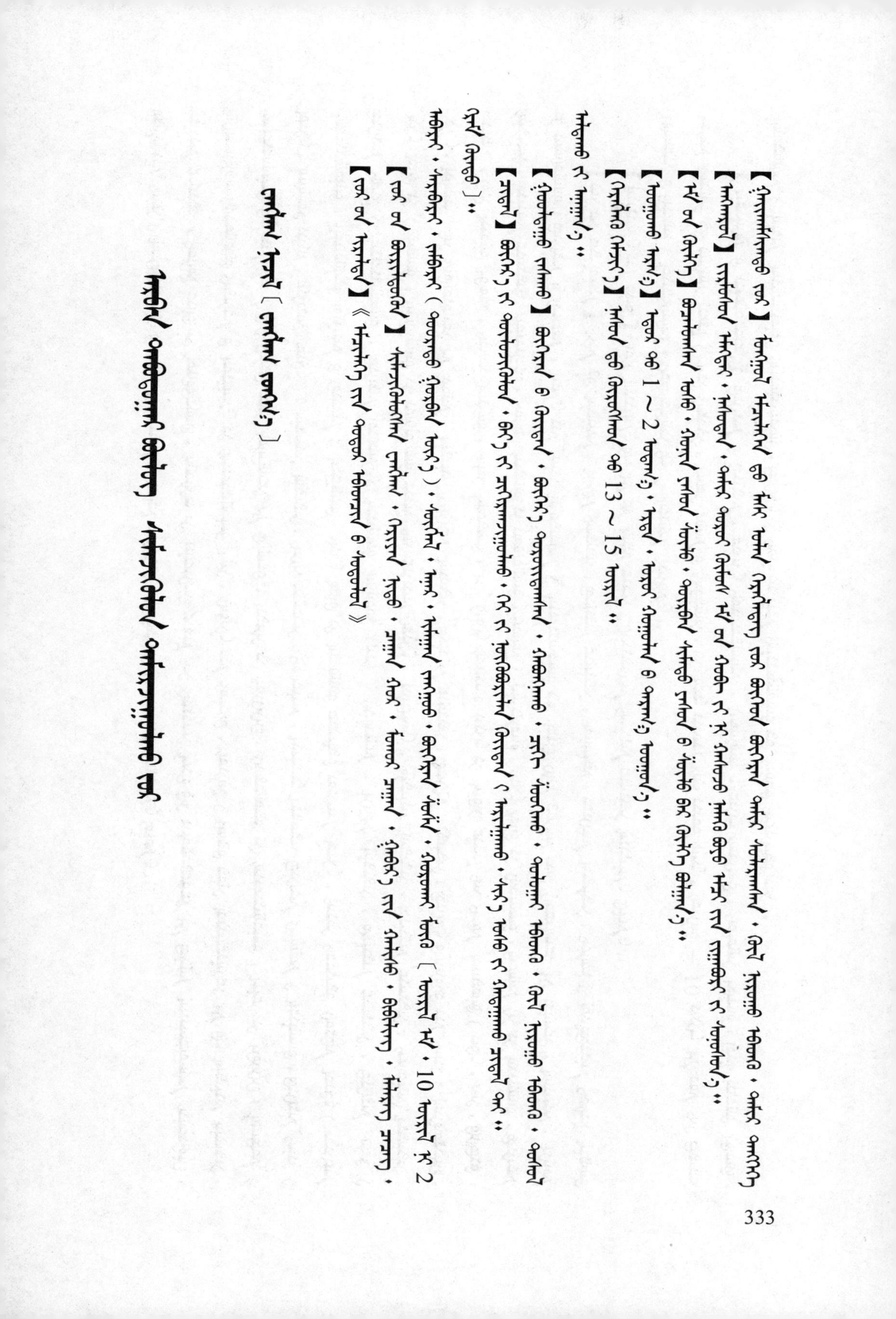

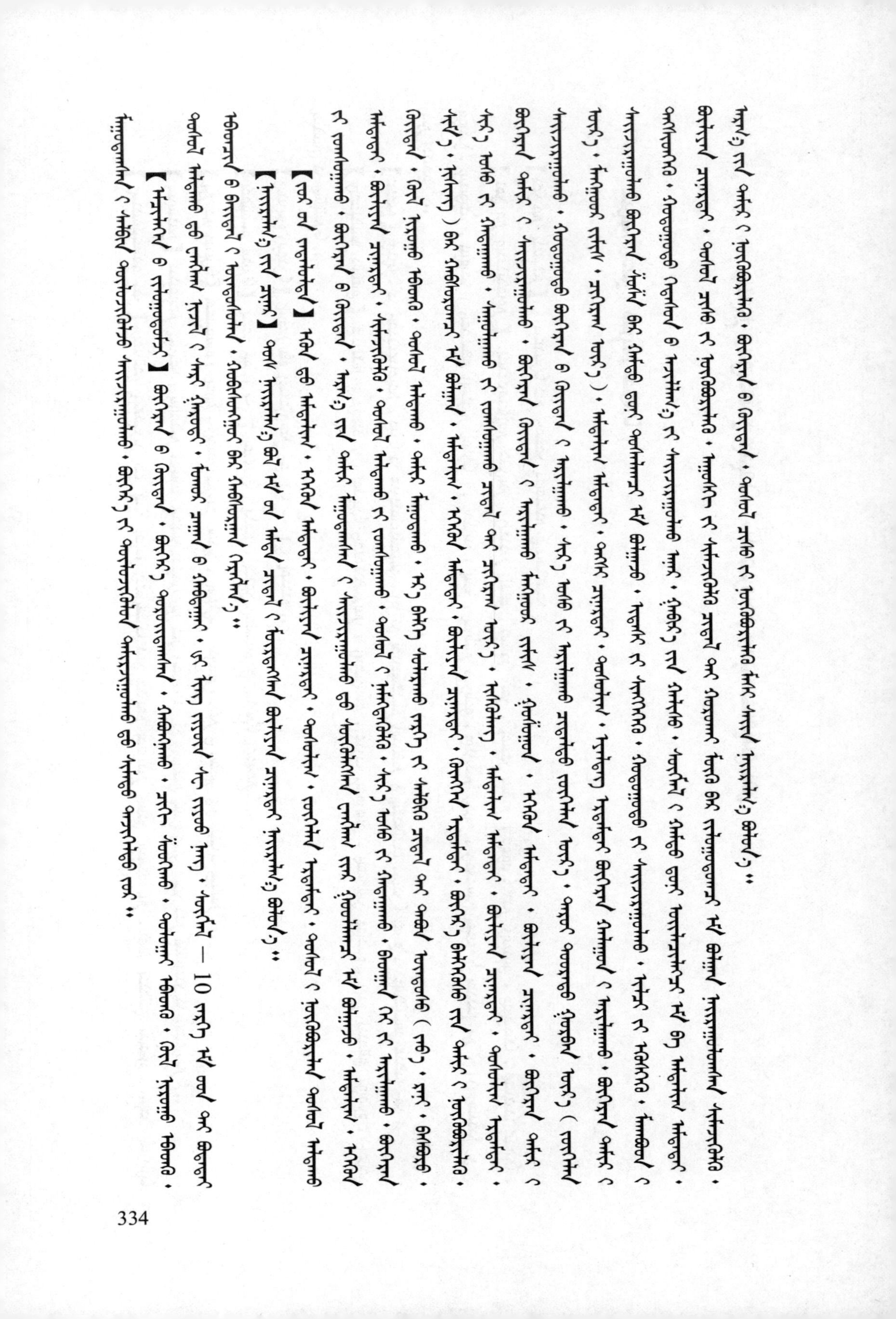

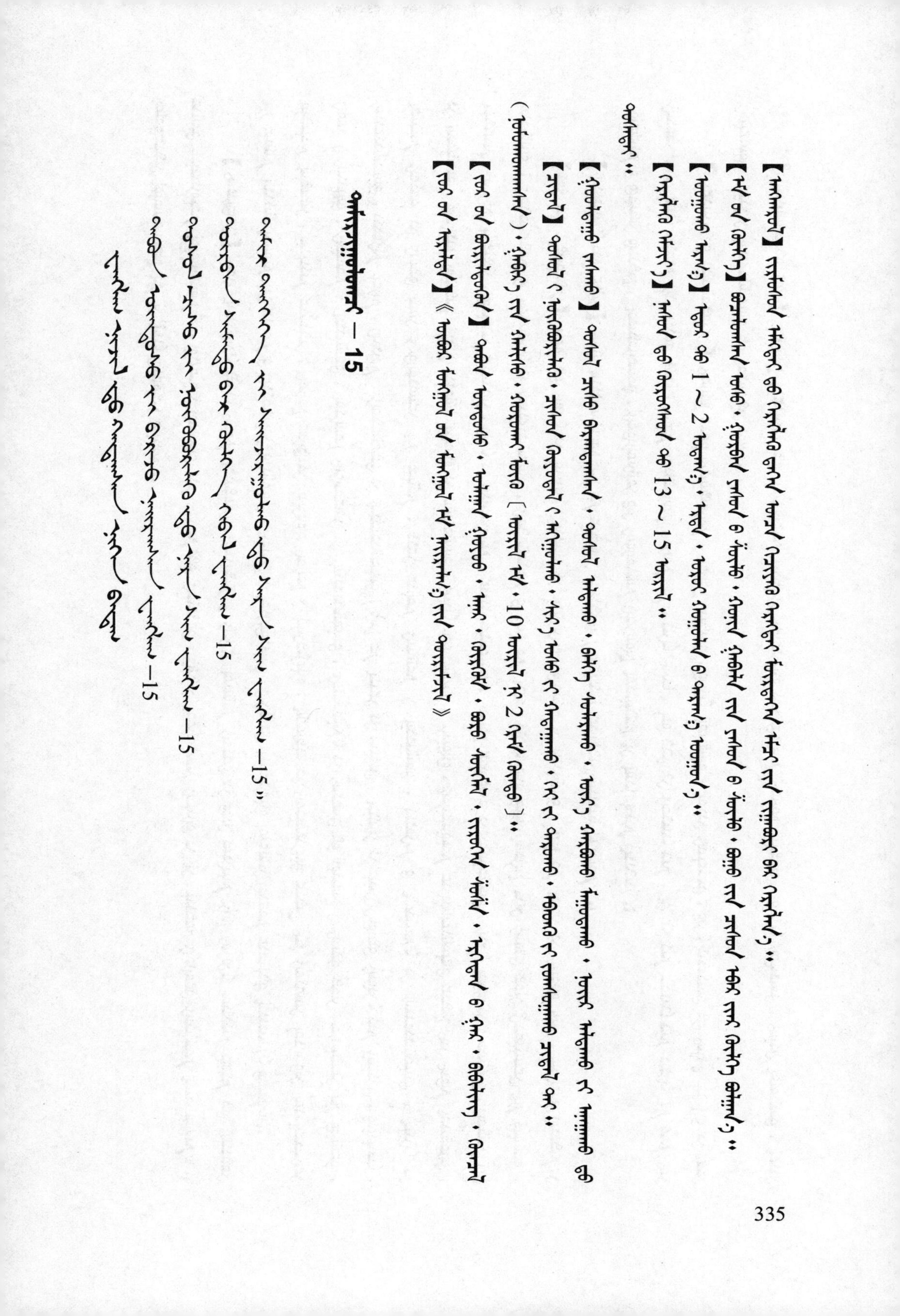

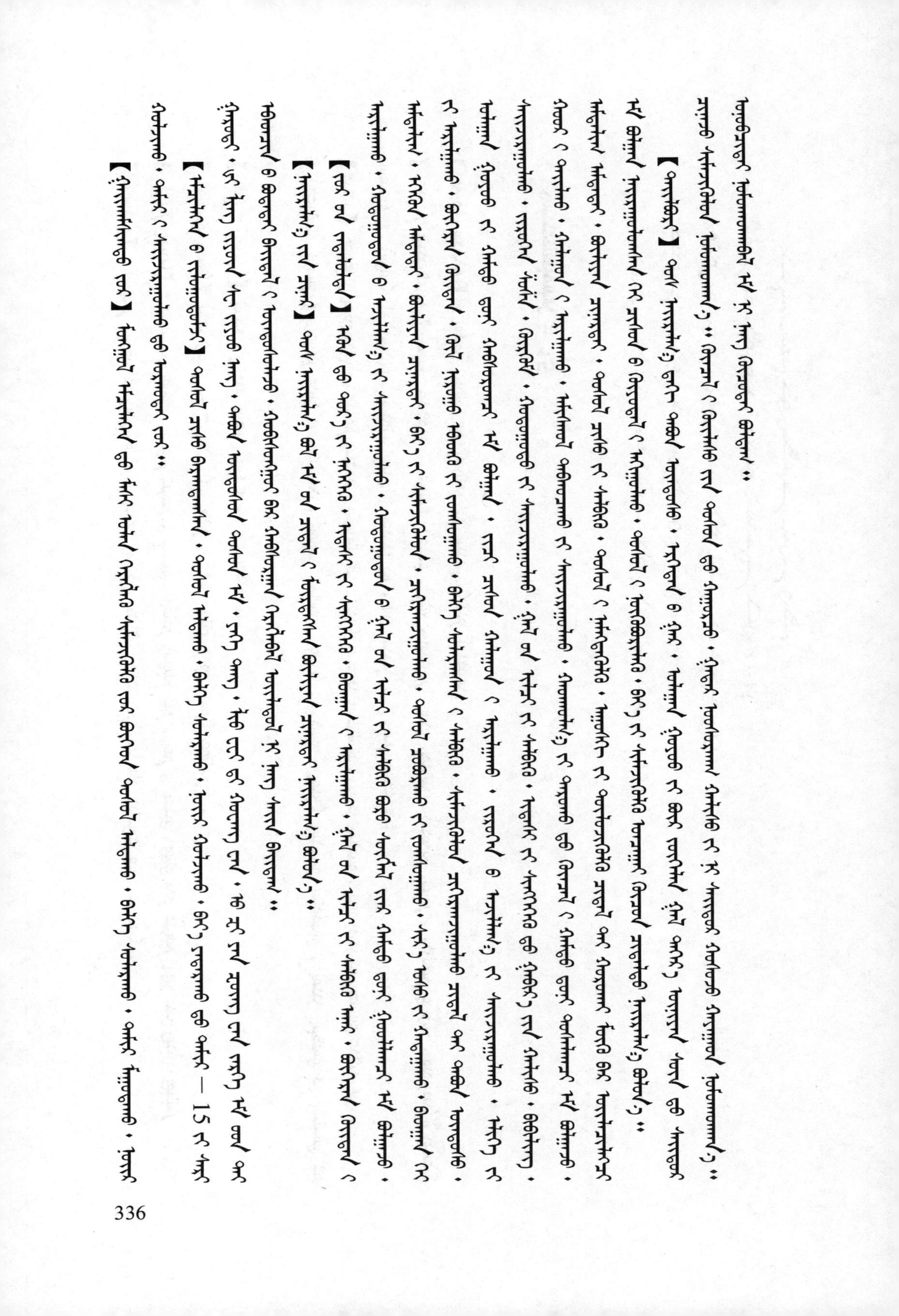

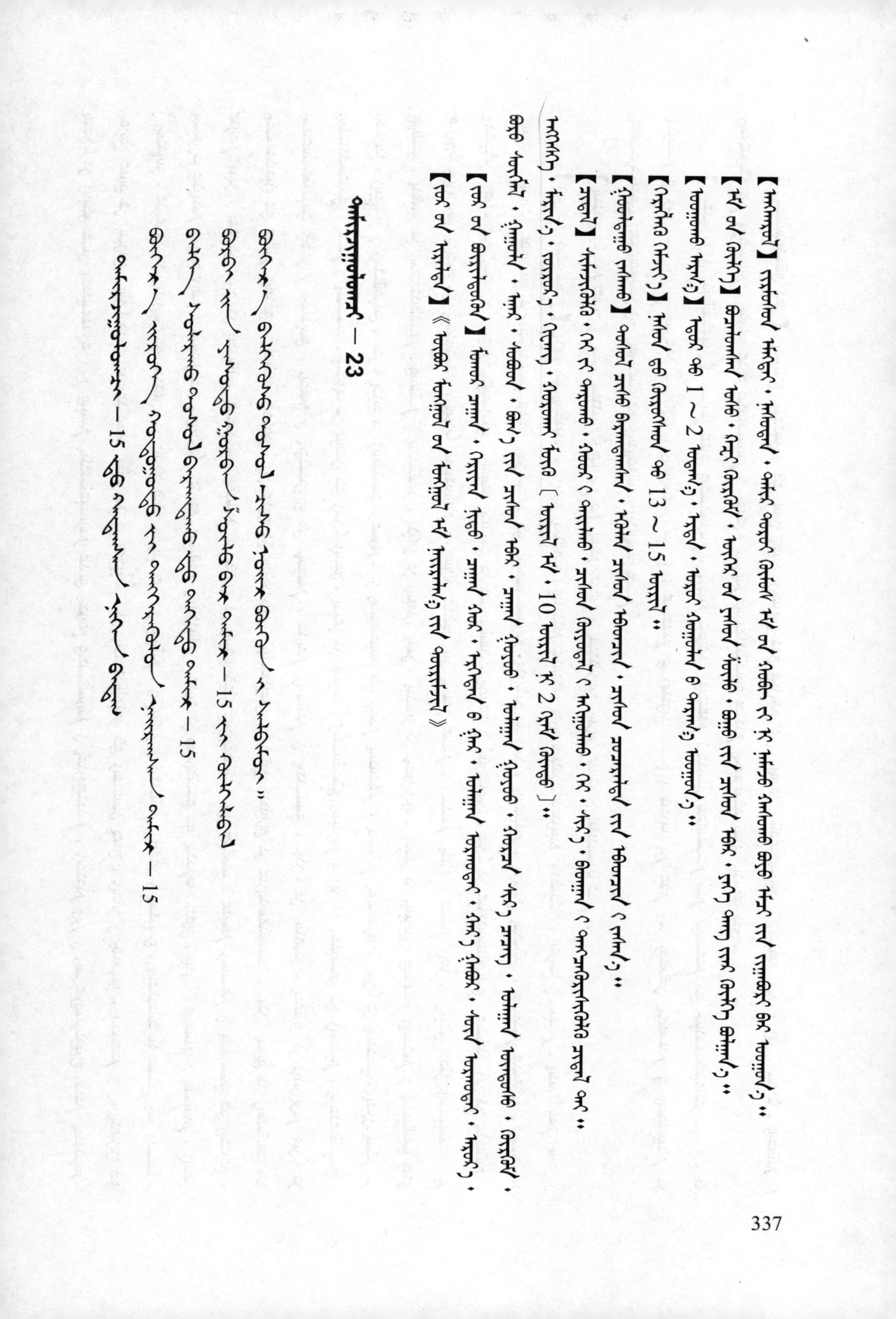

【[illegible]】 [illegible] ::
【[illegible]】 [illegible] ::
【[illegible]】 [illegible] 1 ～ 2 [illegible] ::
【[illegible]】 [illegible] 13 ～ 15 [illegible] ::
【[illegible]】 [illegible] ::
【[illegible]】 [illegible] 〔[illegible] 10 [illegible] 2 [illegible]〕::
【[illegible]】 [illegible]
【[illegible]】 《[illegible]》

[illegible] — 23

[illegible] ::
[illegible] — 15 [illegible]
[illegible] — 15
[illegible] — 15
[illegible] — 15 [illegible]

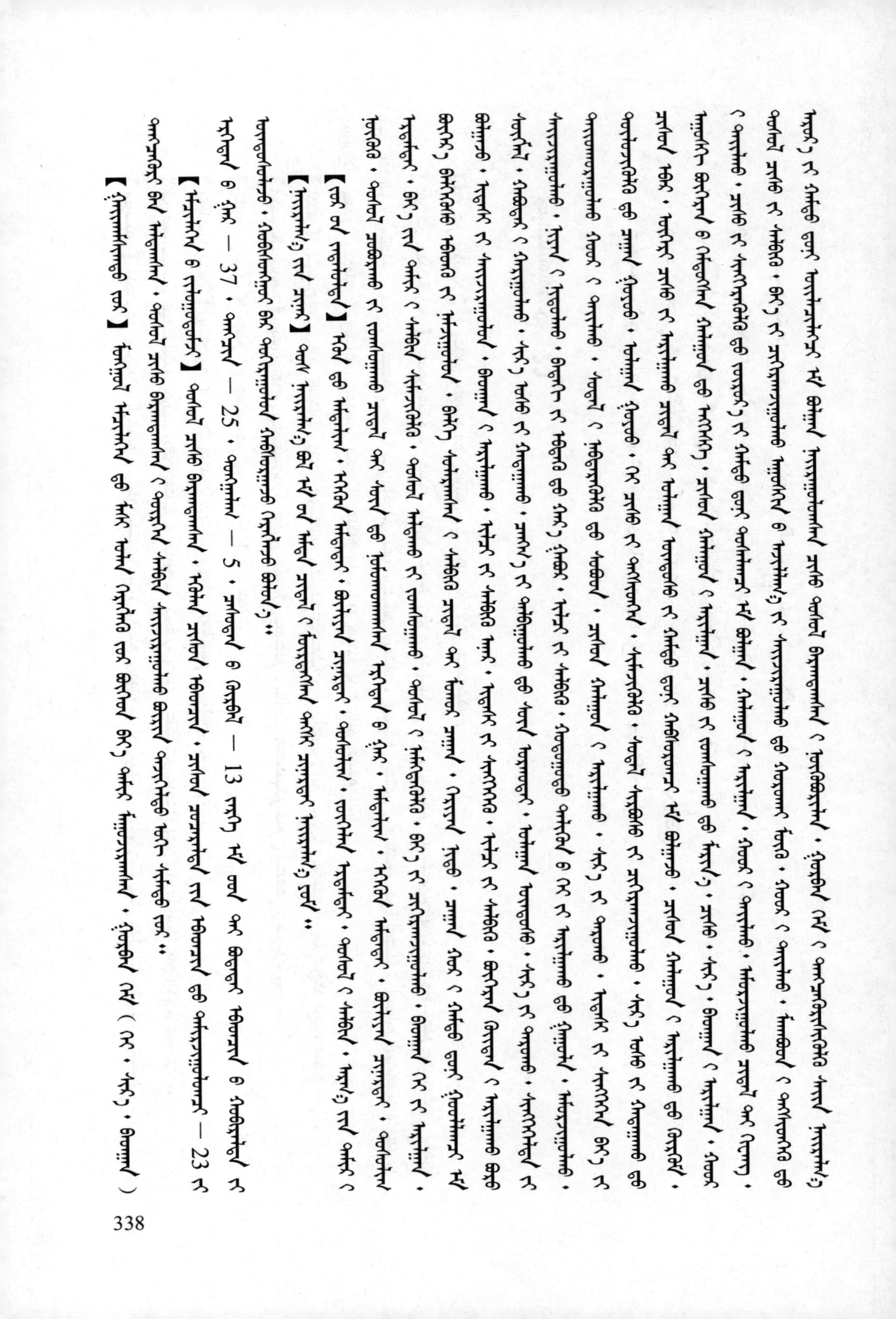

[illegible]

【[illegible]】 [illegible]

【[illegible]】 [illegible]

[illegible] — 13 [illegible] — 5 [illegible] — 25 [illegible] — 37 [illegible]

【[illegible]】 [illegible] — 23 [illegible]

【[illegible]】 [illegible] ([illegible])

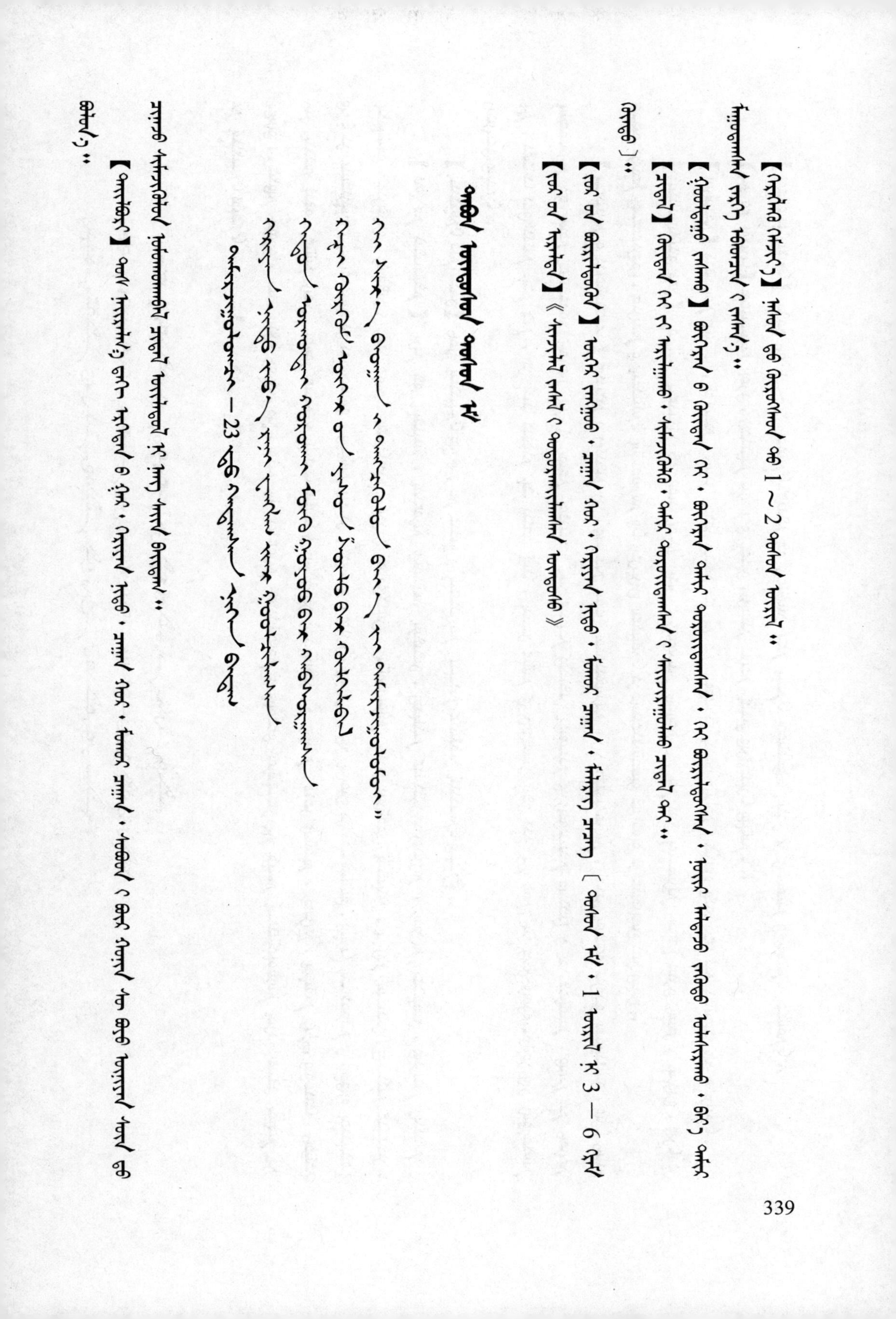

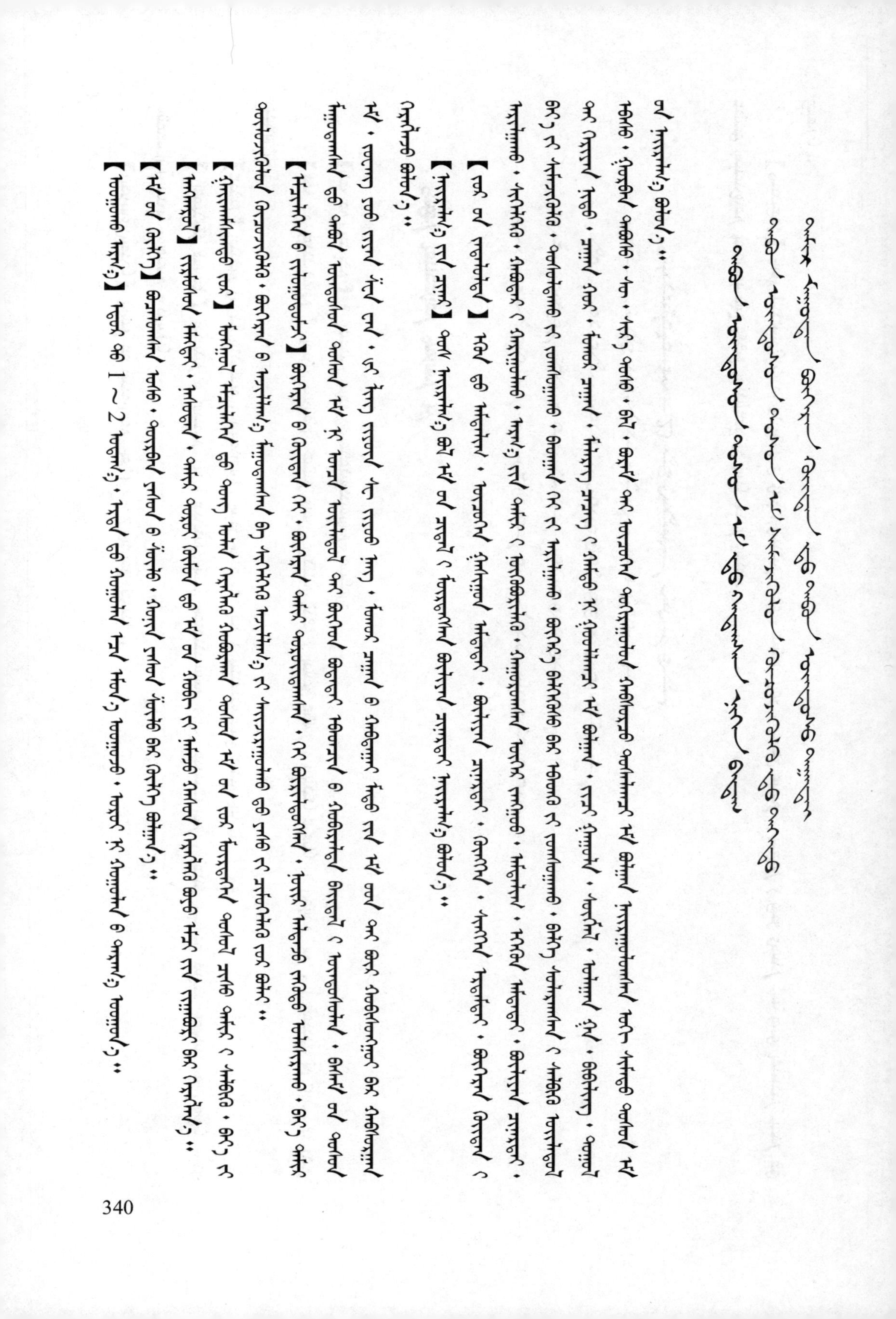

【ᠬᠠᠳᠠᠭᠠᠯᠠᠯᠲᠠ】 ᠰᠡᠷᠢᠭᠦᠨ ᠬᠠᠭᠤᠷᠠᠢ ᠭᠠᠵᠠᠷ ᠲᠤ ᠬᠠᠳᠠᠭᠠᠯᠠᠨ᠎ᠠ᠃

【ᠠᠮᠲᠠ ᠪᠠ ᠴᠢᠨᠠᠷ】 ᠭᠠᠰᠢᠭᠤᠨ ᠠᠮᠲᠠᠲᠠᠢ᠂ ᠰᠡᠷᠢᠭᠦᠨ ᠴᠢᠨᠠᠷᠲᠠᠢ᠃

【ᠬᠡᠷᠡᠭᠯᠡᠬᠦ ᠬᠡᠮᠵᠢᠶ᠎ᠡ】 ᠨᠢᠭᠡ ᠤᠳᠠ 1 ~ 2 ᠬᠤᠪᠢ᠂ ᠡᠳᠦᠷ ᠲᠦ 1 ~ 2 ᠤᠳᠠ ᠡᠳᠡᠭᠡᠨ᠎ᠡ᠃

【ᠲᠡᠭᠦᠮᠡᠯ ᠴᠠᠭ】 ᠵᠢᠯ ᠦᠨ ᠬᠤᠭᠤᠷᠤᠨᠳᠤ 13 ~ 15 ᠬᠤᠨᠤᠭ᠃

ᠵᠢᠷᠤᠭ ᠤᠨ ᠳ᠋ᠤᠭᠠᠷ — 37 〔ᠬᠠᠪᠰᠤᠷᠤᠯᠲᠠ — 37〕

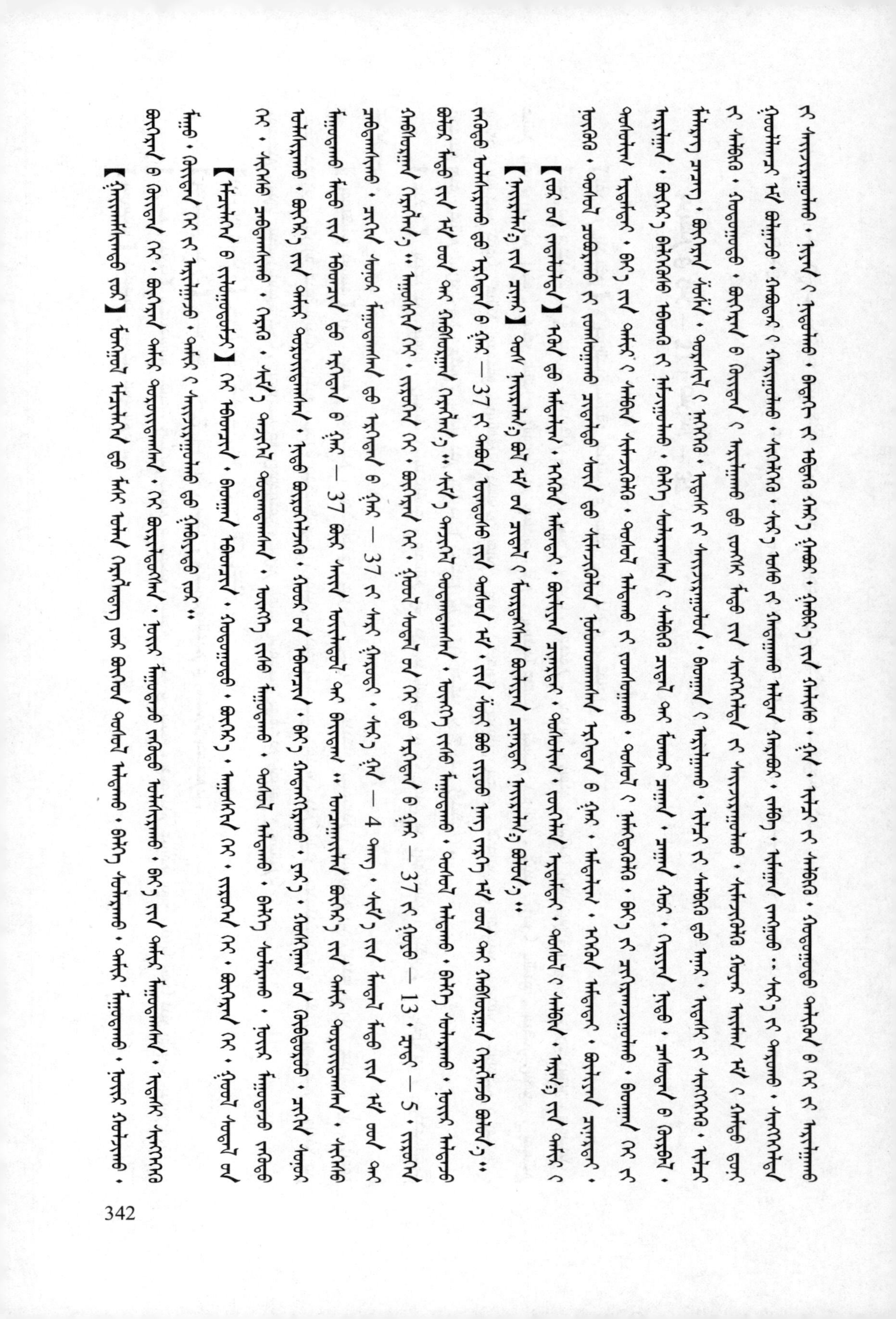

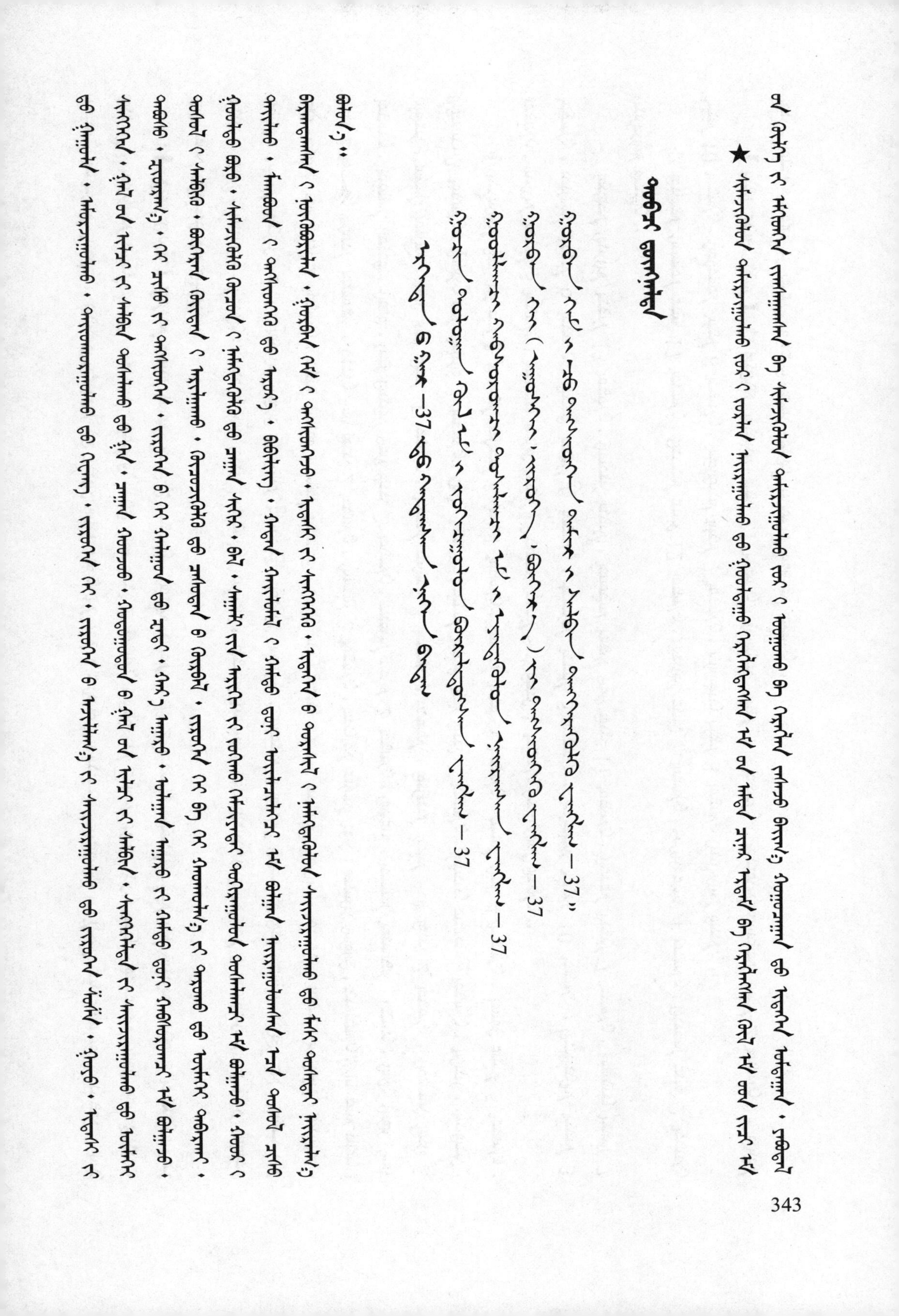

[illegible]

ᠪᠣᠯᠤᠨ᠎ᠠ᠄

"[illegible] — 37

[illegible] — 37

[illegible] — 37

[illegible] ([illegible]) [illegible] — 37

[illegible] — 37"

[illegible]

★ [illegible]

343

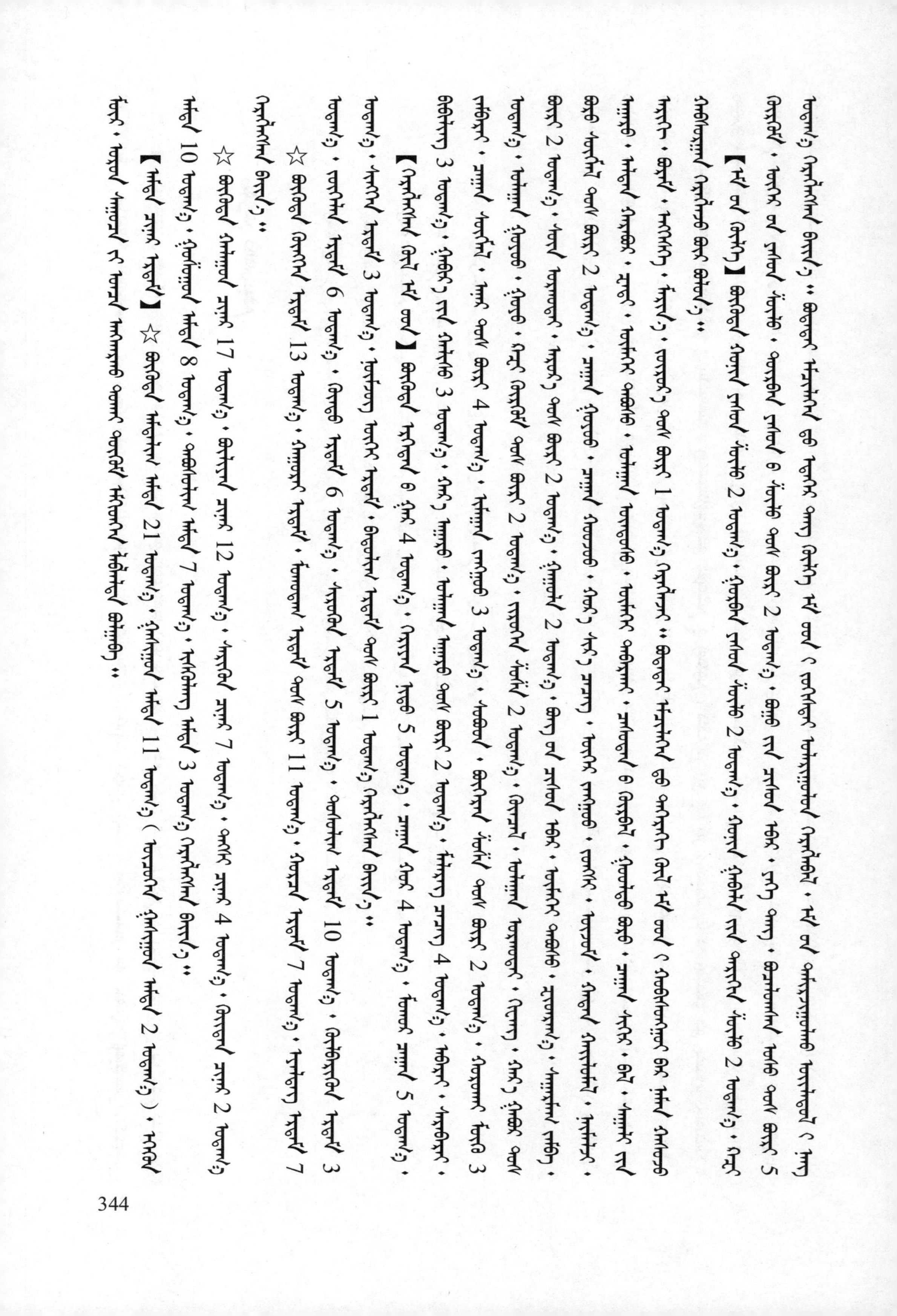

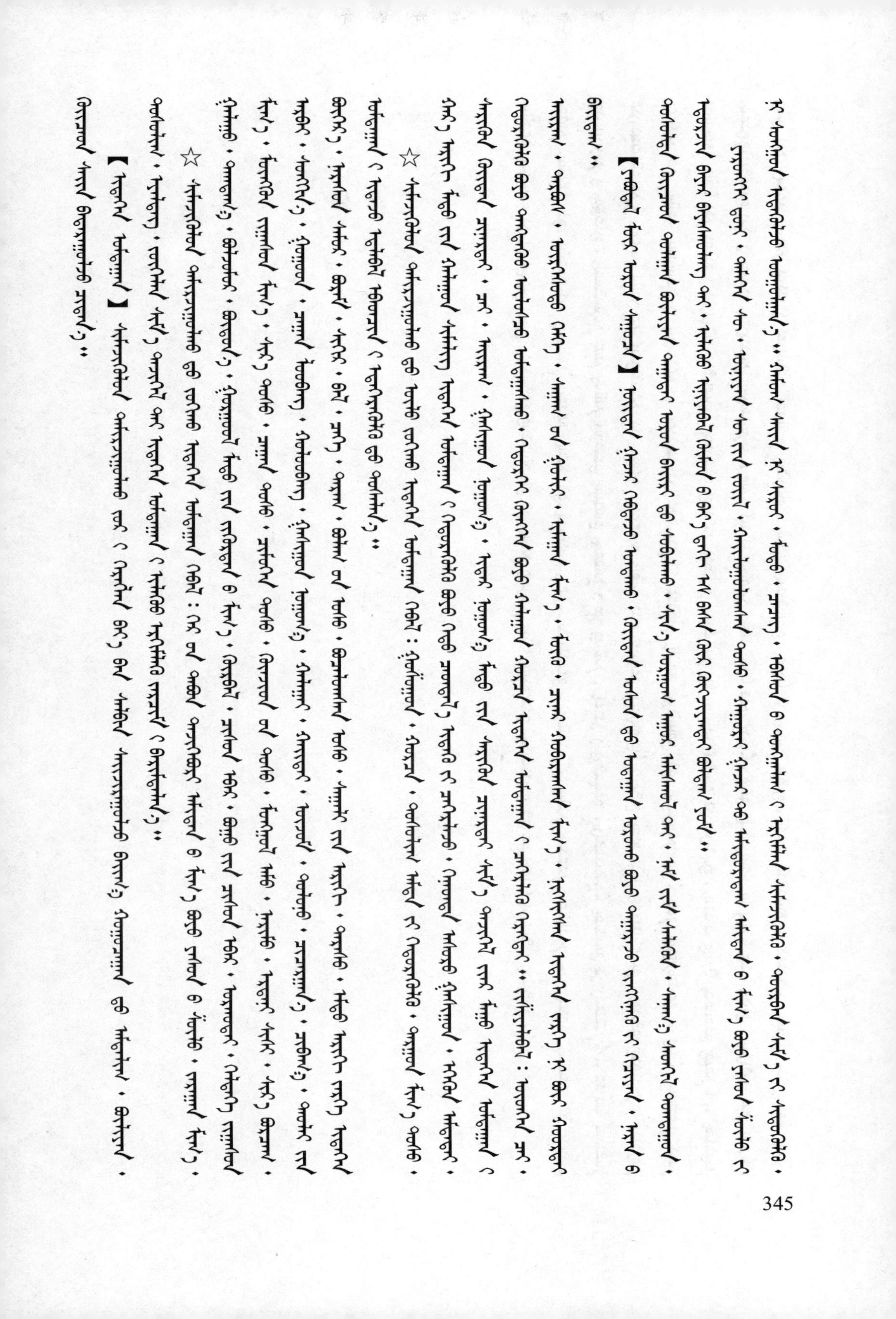

[illegible] ::

【[illegible]】 [illegible] ::

☆ [illegible] ::

☆ [illegible] ::

【[illegible]】 [illegible] ::

[illegible]

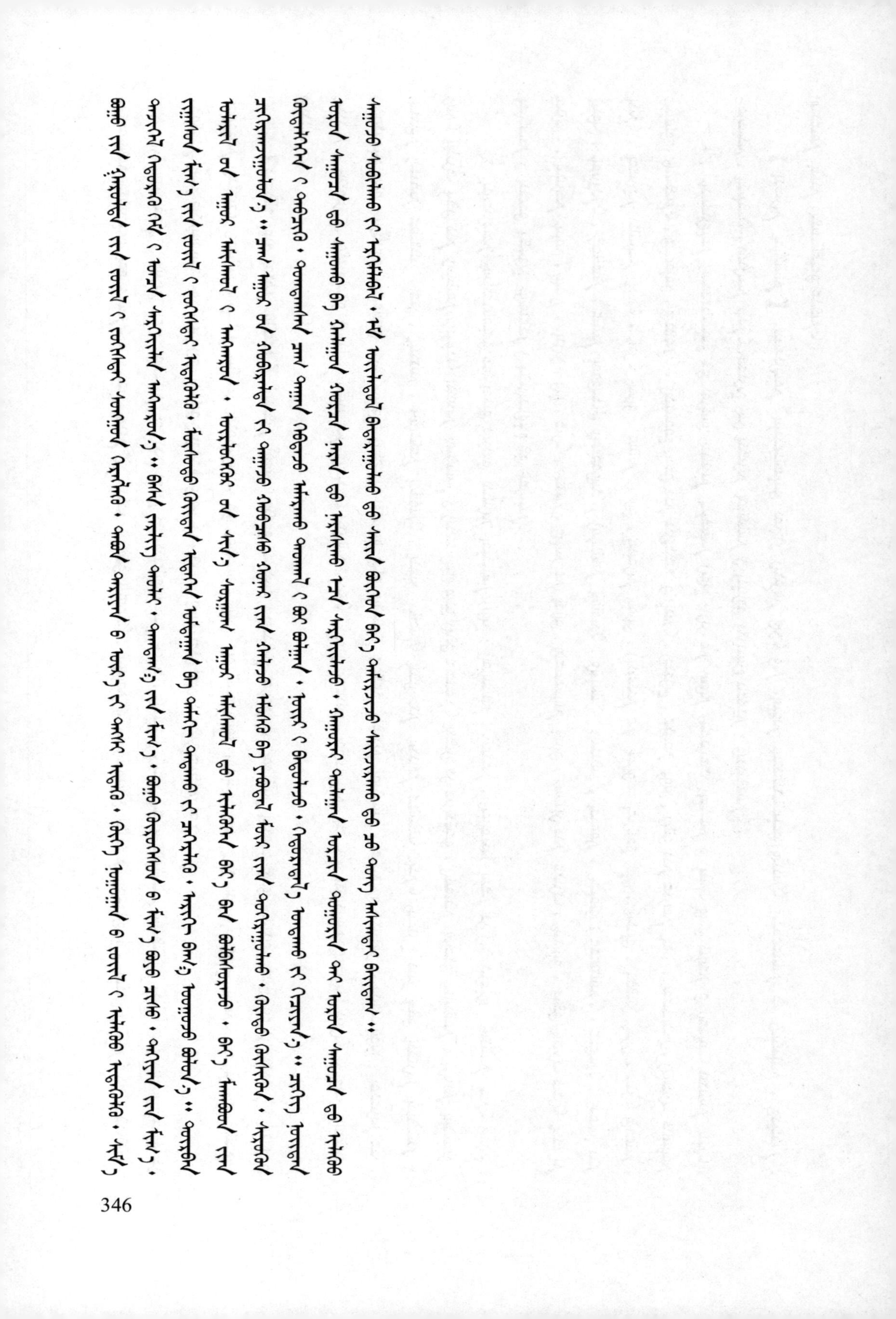

第一章　治疗五官类方剂

冰片 –3（嘎布日 –3）

【处方来源】《蒙医常用方剂选》

【处方组成】冰片、黄矾（制）、益母草膏〔外用粉〕。

【功能】清热，止痛。

【主治】用于目涩多泪、两目昏花、云翳遮睛、肝虚火盛、白内障等病症。

【用量】成人每天 2–3 次，少许。

【用法】极度细粉，外用（使专用工具）。

【注解】眼睛特别红肿时禁用，孕妇、年老体弱者慎用或遵医嘱。

【奇迹方】蒙医临床常用处方。主要用于目涩多泪、两眼昏花、白内障等病症，有外用眼药大王之美称。

【方剂性质】本方剂是遵循药效配伍的平性方剂。

【方剂分析】本方以味苦、涩、性凉、稀、轻、消肿、止痛、清热的冰片为主（君药），以解毒、止痛止腐、治白内障的益母草膏为辅助（臣药），以止腐烂、杀虫消黏、止血的制黄矾为辅助药而配制的对眼花多泪、肝虚火盛有特效的方剂。

【附注】该方剂配伍的黄矾，用诃子汤（10 公斤黄矾可用 1 公斤诃子煮汤使用 2 毫升）浸泡后蒸发晾干。炮制后起更好的作用。

铁粉 –5（扎格切 – 阿汤）

【处方来源】《内蒙古蒙成药标准》

【处方组合】制铁粉、黄柏皮、诃子、栀子、川楝子〔汤剂〕。

【功能】清热，明目，泻肝明目。

【主治】用于眼红、眼花、血热引起的眼病、白内障、爆发火眼等病症。

【用量】成人每次 3–5 克。

【用法】每日 1–3 次。内服：早、午、晚饭后口服。外用：熏眼部 。

【药引子】水煎服，草红花，诃子汤做药引子。

【注解】孕妇、年老体弱者、儿童减量慎用。

【奇迹方】蒙医临床较常用处方。主要用于肝火、血、希日热引起的眼红、眼睛有血丝、眼花等病症。蒙医特有的内服、外熏兼备的眼部特殊方剂。

【临床指导】如眼红、眼花，血热引起的眼病，白内障，爆发火眼等病症用铁粉 –5 味汤和红花清肝 –13，三子散，萨仁 – 汤，那仁 –17，明目 –25 味丸，杞明胶囊，明目 –6 味丸等药物都可以根据具体病情综合分析、准确诊断后，配合使用效果会更好。

【方剂性质】本方剂是遵循药物的性和功效配伍的凉性方剂。

【方剂分析】本方以味酸、辛、性凉、清肝热、消肿、解毒、改善明目的制铁粉为主（君药），以味苦、性凉、清希日热、明目作用的黄柏皮为辅助（臣药），以清血热、止痛、解毒、分离正常血与病血作用的诃子、栀子、川楝子（沙日 – 汤）为佐使药而配制，是对肝热、血热、希日热引起的眼病均有特殊效果的方剂。

【附注】该方剂配伍的铁粉用诃子汤（10 公斤铁粉需要 4 公斤诃子粉煮汤使用 10 毫升）浸泡 6–7 天将铁粉颜色变为煤锈色后取出，晾干即可。

木香 -2（如达·尼汤）

【处方来源】《诊治明医典》

【处方组合】木香，金色诃子〔外用滴耳液〕。

【功能】祛脓血，止痛。

【主治】耳内化脓、耳朵刺痛等病症。

【用量】成人每次 5—8 克。

【用法】每日 1—3 次，用水煮取清浊浓浆，滴耳内。

【注解】耳内出浓血时慎用或遵医嘱。平时注意风寒感冒，多吃绿色蔬菜和苹果、橘子等水果，对恢复病症有好处。

【奇迹方】蒙医临床常用处方。用于耳朵刺痛、耳内化脓等病症。蒙医最早期使用的难得滴耳液，是治疗耳朵化脓首选药方。

【临床指导】如耳内化脓、耳朵刺痛等，可以使用木香 -2，同时酌情分析病情，配合使用盐酸左氧氟沙星滴耳液、丁酸氢化可的松乳膏等药物，临床效果会更好。

【方剂性质】本方剂是遵循药效配伍的平性方剂，是耳内化脓的蒙药首选药方。

【方剂分析】本方以止痛、防腐、祛浓、解毒、调理体素的木香为主（君药），以五味俱全、八大功效、解毒、祛除病变、调理体素、调节胃酸碱平衡的金色诃子为辅助（臣药），二药合用，是治疗血希日引起的耳内化脓和止痛的独特方剂。

十二味香散

【处方来源】《观者之喜》

【处方组合】紫檀香、白檀香、天竺黄、红花、丁香、肉豆蔻、白豆蔻、草果仁、冰片、麝香、可瓜子、酸藤果〔吸鼻剂〕。

【功能】消黏杀虫，止痛，祛赫依血相讧。

【主治】用于赫依血紊乱引起的鼻塞、鼻肿、鼻疮疖、头痛、亚玛病等症。

【用量】成人每次 0.02—0.03 克。

【用法】每日 1—3 次，药细粉吸入鼻空里即可。

【注解】孕妇、年老体弱者、儿童慎用或遵医嘱。平时尽量保持凉爽环境和温湿度相对平衡的环境居住，多吃一些新鲜蔬菜和纤维素类食物，对康复有好处。

【奇迹方】该处方临床效果明显，蒙医最早使用的鼻炎粉。因环境的恶化和气候变化及人们饮食起居不规律、缺乏锻炼、体质差、免疫力低下等因素引起花粉过敏人群和其他过敏症较多者，十二味香散对此症预防和治疗有着特殊效果。

【临床指导】对赫依血紊乱引起的鼻塞、鼻肿、鼻疮疖、头痛、亚玛等病症都可以使用十二味香散，同时也看具体病情，综合分析，辨证准确诊断后，配合使用塔 —4 味汤（赫扎嘎日 —4 汤）、那顺鼻舒冷敷凝露效果最好。

【方剂性质】本方剂是遵循药效配伍的凉性方剂，为鼻塞、鼻肿的首选方剂。

【方剂分析】本方以清赫依血相讧、清血热作用的紫檀香为主（君药），以止痛、清燥热功能的白檀香为辅助（臣药），以清热消肿、止痛的冰片，杀黏杀虫的麝香、可瓜子、酸藤子为佐药，调理五脏六腑的六味良药（天竺黄、红花、丁香、肉豆蔻、白豆蔻、草果仁）而配制，对赫依血相讧引起的鼻塞、鼻肿、鼻痛有显著疗效。特别是配伍开窍药麝香和芬芳药冰片，具备了疏通闭塞之功效。

玉簪清咽 —15（朱勒根·其木格 —15）

【处方来源】《蓝塔布》

【处方组合】玉簪花、丁香、木香、天竺黄、瞿麦、甘草、沉香、苦参、北沙参、诃子，栀子，川楝子、白檀香、广枣、肉豆蔻（赞丹－3）〔散剂〕。

【功能】咽喉疼痛，止咳，哮喘，清巴达干热。

【主治】用于咽喉肿痛、气喘音哑、胸肋刺痛、呼吸困难、巴达干赫依引起胸闷咳嗽等病症。

【用量】成人每次3–5克。

【用法】每日1–2次，早、晚饭后口服。

【药引子】温开水，白糖、红花、金银花、胖大海等挑选最适合的做药引子或遵医嘱。

【注解】孕妇、年老体弱者、儿童减量用。

【奇迹方】蒙医临床习用处方。用于治疗风寒感冒、咽喉肿痛、声哑、心肺火盛等病症效果明显。民间有感冒咽喉肿痛既用玉簪清咽－15味散的说法。咽炎、咽喉肿痛是玉簪清咽－15味散首选方，称咽喉之宝。

【临床指导】对咽喉肿痛、气喘音哑、胸肋刺痛、呼吸困难、巴达干赫依引起胸闷咳嗽等病症用玉簪清咽－15味散有特效外，用胖大海做药引子，也可以西瓜霜、金嗓子喉片、高勒图－35味散、玉簪清咽－10味散等药物，根据病情辨证配合使用，效果会更好。

【方剂性质】本方剂是遵循药物的功效主治配伍的凉性方剂，是治疗咽喉肿痛、声音嘶哑之总方。

【方剂分析】本方以清热止咳、解毒、润喉的玉簪花为主（君药），以清血热、调理机体的栀子，清血热、解毒止刺痛的瞿麦为辅助（臣药），清心肺赫依、清脉热、改善心功能、呼吸顺畅的沉香，肉豆蔻，广枣、丁香，止咳平喘、润肺养肺、脉热的天竺黄，甘草，沙参，清骚热功能的白檀香为佐药，清热解毒、咽喉肿痛，平气血相讧的木香、苦参，清巴达干血热的川练子，解毒，祛除病变、调理体素、调节胃内酸碱平衡的诃子均为服使（使药）而配制，是治疗咽喉肿痛、声音嘶哑、呼吸困难之妙方剂。

【附注】血糖高、糖尿病者，不宜用白糖、胖大海做药引子。

清咽 –6（浩列 –6）

【处方来源】《四部医典》

【处方组合】丁香、奶制红石膏、甘草、玉簪花、木香、诃子〔散剂〕。

【功能】清喉，止咳，清热，理肺。

【主治】用于外感咳嗽、失音声哑、咽喉肿痛、肺气不舒、呼气困难等病症。

【用量】成人每次 3–5 克。

【用法】每日 1–2 次，早、晚饭后口服或舌舔口水吞咽。

【药引子】温开水，蜂蜜、藏红花、白糖、金银花挑选最适合做药引子。

【注解】孕妇、年老体弱者、儿童减量用。

【奇迹方】蒙医临床常用处方。主要用于声哑咽喉肿痛等病症。如肺气不顺、咽喉红肿、咳嗽不停、疼痛难忍，用舌头舔清咽 –6 味散后，口水吞咽就有神奇效果。称咽喉之润泉。

【临床指导】对外感咳嗽、失音声哑、咽喉红肿、肺气不舒、呼气困难鼻塞等病症，可以配合清肺 –18 味丸用沙参止咳汤散做药引子。清咽 –6 味散用藏红花做药引子。玉簪清咽 –15 味散用白糖或金银花做药引子临床治疗效果会更好。

【方剂性质】本方剂是遵循药味、药效配伍的凉性方剂，是咽喉热之良方。

【方剂分析】本方以味辛、微苦、性温、腻、柔，清赫依、解毒、润咽喉的丁香为主（君药），以解毒、清咽喉热、止咳、清咽润喉的玉簪花为副主（副君药），清肺热、止咳、清脉热、祛痰、润肺的奶制红石膏、甘草为辅助（臣药），以解毒、调理体素、祛痰，平赫依血相讧的木香、解毒、调理体素的诃子同为服使（使药）而配制，是治疗对肺热、咽喉热、失音声哑的最佳方剂。

【附注】该方剂配伍的红石膏，最好用奶炮制，方法是将红石膏煅透、研成细粉用牛奶和好，放阴凉通风干燥处，晾干即可。炮制好效果更好。如果血糖高，不宜用白糖、蜂蜜做药引子。

麦冬－5

【处方来源】《至高要方》

【处方组合】麦冬、甘草、玉簪花、天竺黄、白糖〔汤剂〕。

【功能】利咽喉，清热，消肿，刺痛。

【主治】用于咽喉肿痛、咽喉热干、音声哑、声嘶嗓哑、咽喉刺痛等病症。

【用量】成人每次 3—5 克，

【用法】每日 1—2 次，早、晚饭后口服。

【药引子】水煮服，开水冲服，草红花做药引子。

【注解】孕妇、年老体弱者、儿童减量用。

【奇迹方】临床常用处方。用于咽喉肿痛、失音声哑等病症。麦冬－5 味汤颜色相似白玉，有润喉甘露之美称。

【临床指导】除咽喉肿痛、咽喉热干、失音声哑、声嘶嗓哑、咽喉刺痛等病症使用麦冬－5 味汤有效果外，根据具体病情，综合分析，准确诊断后，可配合使用清咽－6 味散、金嗓子喉片、西瓜霜润喉含片等药物。

【方剂性质】本方剂是遵循药味、药性、药效配伍的凉性方剂。

【方剂分析】本方以味苦、性凉、清希日热的麦冬为主（君药），味苦、涩、性寒、清热、解毒、润喉咙的玉簪花为辅助（臣药），止咳祛痰、清热止渴、解毒润喉的甘草，清肺热、止咳化痰、润肺养肺的天竺黄同为辅助（佐药），增强清热、开胃而加配伍白糖为服使（使药），具备了清热解毒、止咳祛痰、清肺润喉、润喉之良方剂。

【附注】该方剂配伍里含白糖成分，所以糖尿病人、糖化血红蛋白偏高者慎用或遵医嘱。

外用溃疡散（新·哈塔嘎其 —7）

【处方来源】《内蒙古蒙药制剂规范》

【处方组合】凉制寒水石、制石决明、银朱、冰片、朱砂、雄黄、麝香〔外用散〕。

【功能】消肿，溃疡，愈合疮伤，燥黄水，生机收敛。

【主治】用于口舌生疮、咽喉红肿、皮肤溃烂、外伤感染、溃疡、子宫颈糜烂等症。

【用量】成人每次 0.05—0.08 克。

【用法】用干粉末涂患处，如口腔用专用工具吹入患处，如妇科用专用器具放入患处。

【注解】只能外用，不能内服，孕妇禁用。

【奇迹方】蒙医临床常用外用散，对口腔溃疡、皮肤溃烂、外挫伤、子宫颈糜烂等治愈像疯狂之方。

【临床指导】如果口舌生疮、咽喉红肿、皮肤溃烂、外伤感染、溃疡、子宫颈糜烂，外用溃疡散都有特效，如果皮肤癣可以尿素软膏和外用溃疡散（嘎木朱尔）配合使用，治疗效果较好。

【方剂性质】本方剂是遵循药效配伍的凉性方剂。

【方剂分析】本方以止溃烂、愈合疮伤、消肿、消黏的雄黄为主（君药），以清热消肿、止痛的冰片，解毒、消黏、消肿杀虫、改善血液流畅的麝香同为辅助（臣药），以性凉、解毒、燥希日乌素作用的制石决明，性凉、清热收敛、清脉热作用的朱砂、银珠同为辅助（佐药），以解毒、收敛止腐、调理机体作用的热制寒水石为服使（使药）而配制的用以生肌、消肿，治疗溃烂、糜烂、愈伤等病症最好的外用方剂。

【附注】该方剂里的寒水石用凉制法，将寒水石砸成小块用武火煅制法炒成白色状，喷适量的牛黄溶液，放阴凉干燥处晾干即可。石决明外层涂黄油，并用文火炒成微黄色即可。雄黄用盐水浸泡搅拌，清洗多次晾干即可。炮制后起更好的作用。

总结

★配伍配制剂五官类方剂使用的药味、药性、药能和配伍用的原材料及药引子，前文已做了统计归纳，现就使用五官类处方进行治疗期间在饮食起居应注意的事项提供以下参考。

【味、性、能】☆共使用辛味 16 次、苦味 16 次、涩味 6 次、甘味 10 次、酸味 3 次、咸味 3 次。

☆共使用凉性 17 次、温性 9 次、平性 4 次、寒性 3 次、毒性药 4 次。

☆共使用钝能 12 次、腻能 16 次、柔能 9 次、轻能 9 次、重能 6 次、涩能 9 次、燥能 6 次、稀能 3 次、和能 1 次、动能 1 次、固能各 1 次。

【原材料】共使用冰片 3 次，制黄矾、益母草膏、制铁粉、黄白皮、诃子各 3 次，栀子、川楝子、木香各 3 次，白檀香、紫檀香、天竺黄、红花各 3 次，丁香 2 次，肉豆蔻、豆蔻、草果仁、冰片、麝香各 3 次，可瓜子、酸藤果、玉簪花、奶制红石膏、瞿麦、甘草各 2 次，沉香、苦参、北沙参、广枣、热制寒水石、制石决明、银朱、朱砂各 2 次，雄黄、麦冬、白糖各 1 次。上述原材料在具体的临床治疗过程中都可以辨证加减，配伍使用临床治疗效果会更好。

【药引子】共使用温开水 5 次、红花 4 次、诃子和白糖 2 次、金银花、蜂蜜。具体治疗过程中，以上药引子合理调配使用效果会更好。

【饮食起居】

一、饮食

1．保持营养均衡：合理配餐，清淡饮食，不宜吃辛辣刺激和生冷海鲜类食物，避免暴饮暴食增加胃肠负担，平时可适量喝蜂蜜水和多饮开水及凉白开水。

2．每天提供的能量：蛋白和其他主要营养素应达到我国成人体力活动的参考摄入量。

3．每天供给的食物：应包括谷类、蔬菜、纤维素、鱼类、蛋类、奶类、肉禽类、豆类及适量的脂肪和少量调味品。食物烹调应科学合理，尽量减少营养素的流失，应清淡并多样化。

4．在使用五官类药物和治疗期间，膳食较清淡、营养要平衡，以五谷杂粮与面食粗粮为主，补充丰富的蛋白质，维持眼睛的正常功能，注意钙质的补充，预防眼睛弹力的减退，并补充硒和锌的摄入，如羊肝、猪肝、贝类、芥菜、胡萝卜等。还有不能忽略含铬量较多的食物和维生素A的食物，比如牛肉、黑胡椒、小米、红糖和葡萄等。绿色蔬菜类、含纤维素类、绿豆等豆制品可以适当吃，不宜喝凉饮和冰饮料，更不能喝酒吸烟。根据民间经验，可以多吃鱼类的眼睛，有益于保持正常的视力。

二、起居

1．注意四季气候，穿戴要适合天气变化，要保持适当运动，注意避免出汗引起风寒感冒，不宜居住在潮湿或阴凉处。平时多晒太阳，但注意强光照射，避免中暑。

2．在干爽并肃静环境和温湿度比较平衡地区居住，时刻注意饮食起居，这样对药效起作用快，而且对身体恢复健康十分有利。

第二章　治疗头部类方剂

天灵盖 −3（嘎巴拉 −3）

【处方来源】《四部医典》

【处方组合】制龙骨、制绵羊颅骨、地格达〔汤剂〕。

【功能】清热，止痛，消黏。

【主治】用于赫依、希日性头痛、血热引起脑刺痛、黏热头痛等病症。

【用量】成人每次 3−5 克。

【用法】每日 1−2 次，早、晚饭后口服。

【药引子】水煮服，开水冲服，诃子汤做药引子。

【注解】孕妇、年老体弱者减量用。

【奇迹方】临床常用处方。结合临床辅助检查，把脉（号脉）问诊等准确诊断病情后，天灵盖 −3 味汤各种头痛病配合使用、并对赫依、希日、血、黏热引起的头痛症，称得上精品极致之方。

【临床指导】对赫依、希日性头痛，血热引起脑刺痛、黏热头痛，用土木香 −10 味散、阿魏 −8 味丸用天灵盖 −3 味汤做药引子治疗效果很好外，也可配合使用中西药，如头痛难忍，可用那如 −4 味丸、布洛芬缓释胶囊、镇痛宁等药物联合使用，治疗效果会更有效。

【方剂性质】本方剂是遵循药味、药效配伍的凉性方剂，是头痛病总方。

【方剂分析】本方以清热、治脑刺痛作用的绵羊颅骨为主（君药），以味甘、涩、性平、治脑黏刺痛、镇静的制龙骨为辅助（臣药），以味苦、性寒、清希日热的地格达为辅助使（佐使药），三种药合用对各种头痛病，黑、白亚麻病，头虫病均有疗效。

【附注】该方剂配伍的龙骨用焖煅炮制法炮制，将龙骨砸成小块放入铁器内密闭封严，加武火烧成炭放凉后取出即可。绵羊颅骨用明煅炮制法，将绵羊颅骨砸成小块，用武火炒至微白色取出晾干即可。按炮制规范炮制药材效果会更好。

土木香 −10（玛努 −10）

【处方来源】《观者之喜》

【处方组合】土木香、苦参、山奈、制珍珠杆、煅制绵羊颅骨、焖煅制龙骨、地格达、制木鳖子、玫瑰花、诃子〔汤剂〕。

【功能】头疼，清热，燥恶血，止痛，祛赫依希日病。

【主治】用于赫依、希日、巴达干、血热引起的各种头痛病症。

【用量】成人每次 3—5 克。

【用法】每日 1—2 次，早、晚饭后口服。

【药引子】水煎服，开水冲服，苏木、白檀香做药引子。

【注解】孕妇、年老体弱者减量。

【奇迹方】蒙医临床习用处方。用于治疗各种头痛病症。土木香 −10 味汤是由三种药剂，即四味土木香散、天灵盖 −3、木鳖子 −3 复合而成，对三根（赫依、希日、巴达干）及血热引起的头痛症，好似吉祥三宝。

【临床指导】对赫依、希日、巴达干、血热引起的各种头痛病症用土木香 −10 味汤，羚羊角丸、阿魏 −8 味丸、镇痛宁、清热止痛片等药物都可以选择配合使用。

【方剂性质】本方剂是遵循三种处方的功能而配伍的凉性方剂。

【处方解析】本方以未成熟热、疫热、空虚热、治宝日、巴达干、赫依、血刺痛的查干 − 汤为主（君药），以头痛、发热、治希日热性头痛的木鳖子 −3 为辅助（臣药），以止血希日性头疼、脑刺痛的天灵盖 −3 汤为辅助（佐药），以调理机体和赫依血相讧的土木香为服务（使药）而配制的治疗清热、止痛、治疗各种头痛病的最佳妙方。

【附注】该方剂里配伍的龙骨用制炭炮制法，将龙骨砸成小块放入铁器内密闭封严，加武火烧成炭放凉后取出即可。绵羊颅骨用武火明煅制法炒至微白色取出晾干即可。木鳖子用沙子混合炒法炮制，先将沙子置铁锅内，加火炒至蒸气除尽后放入木鳖子一起炒至木鳖子壳微鼓起变黄并有芳香味时取出，筛去沙子待晾干后剥去木鳖子外壳，刮净绿色表皮即可。珍珠杆用刀刮掉外皮，再祛除中心核心棉绒即可。炮制好药会更好。

阿魏 —8（乌莫黑 —8）

【处方来源】《内蒙古蒙成药标准》

【处方组合】阿魏、沉香、肉豆蔻、木香、丁香、小茴香、当归、黑云香〔丸剂•每 10 丸重 2 克〕。

【功能】止头痛，祛巴达干赫依病。

【主治】用于头晕、恶心、呕吐、失眠、多梦、巴达干赫依性头痛症。

【用量】成人每次 13—15 丸。

【用法】每日 1—2 次，早、晚饭后口服。

【药引子】诃子汤，温开水，白酒，绵羊脑浆做药引子。

【注解】孕妇、年老体弱者、过敏体质者减量或遵医嘱。

【奇迹方】蒙医临床习用处方。阿魏 —8 味丸对赫依性头痛、头晕耳鸣、失眠偏头痛症，有针对性较强的治疗效果。

【临床指导】对于头晕、恶心、呕吐、失眠、多梦、巴达干赫依性头痛症阿魏 —8 味丸用白豆蔻 —3 味汤做药引子，并且具体病情，综合辨证分析，准确诊断后，也可用镇痛宁、顺气安神丸、肉蔻 —5 味丸、朱砂安神片等药物配合使用，效果会更好。

【方剂性质】本方剂是遵循药物的功效配伍的温性方剂。

【方剂分析】本方以味辛、性热、祛巴达干赫依、止痛的阿魏为主（君药），以止痛、祛赫依刺痛的黑云香、祛赫依习惯配伍用的药物丁香、肉豆蔻、小茴香、沉香同为辅助（臣药），以解毒、调理体素、抑制

（镇）赫依血紊乱的木香为辅助（佐药），解毒、清心热、血液流通的当归为服使（使药）而配制的对治疗巴达干赫依引起头痛、头晕、呕吐等病症有特效方剂。

秘诀红花 −13（敖必德森·古日古木 −13）

【处方来源】《医法海鉴》

【处方组合】草乌叶、制炉甘石、制木鳖子、制泡囊草、红花、旋复花、制石化、制龙骨、麦冬、山茶花、地格达、制绵羊颅骨、熊胆粉〔丸剂·每 10 丸重 2 克〕。

【功能】消黏，杀虫，清热，头痛。

【主治】用于偏头痛、血希日热头痛、亚麻病、脑部刺痛、鼻炎、牙痛等病症。

【用量】成人每次 13−15 丸。

【用法】每日 1−2 次，早、晚饭后口服。

【药引子】温开水，诃子、红花、三子散做药引子。

【注解】孕妇、年老体弱者、过敏体质者减量用或遵医嘱。

【奇迹方】蒙医临床习用处方。该处方炮制药材之多，炮制好药是疗效的关键。秘诀红花 −13 味丸对亚玛性头痛、偏头痛、头顶热痛等症，就像甘露伴，无声无息地治愈。

【临床指导】对偏头痛，血希日热头痛、亚麻病、脑部刺痛、鼻炎、牙痛等病症除服用秘诀红花 −13 味丸都有效外，还可根据病情，具体分析，准确诊断后配合使用阴阳止痛剂（尼达哈朱尔）、胡日查 −6 味丸、清心沉香 −8 味散。如果出现血热症状，就配合用乌兰 −13 味汤（玛日钦·朱苏木），如果出现希日热症状，就配合用消食 −10 味散，如果出现黏刺痛症状，就配合使用清感 −9 味丸（呼和·嘎日迪 −9），治疗效果会更好。

【方剂性质】本方剂是遵循药效配伍的凉性方剂。

【方剂分析】本方是以清血热、肝热、解暑、封闭脉口作用的红花、熊胆粉同为主（君药），以清希日热而配伍的专属药材麦冬、木鳖子、山茶花，治愈陈旧热的石化，治愈骨蒸热的炉甘石，清热、消黏杀虫、止刺痛的草乌叶、旋复花、泡囊草同为辅助（臣药），抑制头痛、亚玛性头痛、脑刺痛等作用的天灵盖－3汤为服使（使药）而配制，是治疗血、希日性头痛、亚麻性头痛病有效果的奇特方剂。

【附注】该方剂所配伍的炉甘石用焖煅炮制法，将炉甘石砸成小块放入铁器内封闭，用武火煅制透，取出待凉粉碎后放入纯净水漂洗沉淀，收取细面使用。龙骨用制炭炮制法，将龙骨砸成小块放入铁器内密闭封严，加武火烧成炭放凉后取出即可。绵羊颅骨用明煅制法，将绵羊颅骨砸成小块，用火炒至灰白色取出晾干即可。泡囊草，用奶制法，将泡囊草放牛奶里浸泡，浸透后取出晾干即可。木鳖子，沙子里炒，微黄后去外硬壳取内碌皮炮制即可。石化，同黄豆一起放入铁锅里用文火炒至豆熟为准炮制即可。

胡日查－6（亚玛－6）

【处方来源】《金色诃子串》

【处方组合】红花、诃子、木香、没药、闹羊花、麝香〔丸剂•每10丸重2克〕。

【功能】杀黏，止痛，清希日。

【主治】用于希日性头痛、目赤红肿、三种亚玛引起的偏和正头痛等病症。

【用量】成人每次13－15丸。

【用法】每日1－2次，早、晚饭后口服。

【药引子】温开水，红花、三子散、金腰、草做药引子。

【注解】孕妇慎用。年老体弱者、儿童减量或遵医嘱。

【奇迹方】蒙医临床常用处方。主要用于正、偏头痛，眼部疼痛，三种亚玛病症。对脸上有青春痘有特效。

【临床指导】对于希日性头痛，目赤红肿，三种亚玛引起的偏、正头痛，脸上青春痘等症胡日查—6味丸用乌兰—13味汤做药引子。阴阳止痛剂用三子散（沙日—汤）做药引子。秘诀红花—13味丸用四味土木香汤散（查干—汤）做药引子。特别对青春痘，可配合使用胡日查—6味丸、调元大补—25味汤（胡日亚各其—汤）、三子散有很好的效果。

【方剂性质】本方剂是遵循药效配伍的凉性方剂。

【方剂分析】本方以清血热、止刺痛、抑制希日的闹羊花为主（君药），消黏杀虫、开窍脉通、止痛作用的麝香、黑云香，清血热的红花同为辅助（臣药），平息赫依血相讧的土木香为辅助（佐药），祛除病变、解毒、调理体素的诃子为服务（使药）而配制，对消黏、刺痛、血希日引起的头痛、亚玛痛均有良效。

总结

★配伍配制剂头部类方剂使用的药味、药性、药能和配伍用的原材料及药引子，前文已做了统计归纳，现就使用头部类处方进行治疗期间在饮食起居应注意的事项提供以下参考。

【味、性、能】☆共使用苦味18次、辛味10次、甘味9次、涩味5次。

☆共使用凉性12次、温性7次、平性7次、毒性药2次、寒性3次、热性2次。

☆共使用钝能14次、轻能11次、燥能10次、腻能和柔能各9次、重能8次、涩能7次、稀能各5次、动能和锐能各2次、固能和淡能各1次。

【原材料】共使用土木香、苦参、山柰、制珍珠干、绵羊颅骨、制龙骨、地格达各3次，制木鳖子、玫瑰花、草乌叶、制炉甘石、制商陆、制泡囊草、红花各2次，旋复花、制石化、麦冬、山茶花、熊胆粉、诃子、木香各3次，黑云香、闹羊花、甘松、麝香各1次。上述原材料具体临床治疗过程中都可以辨证加减配伍使用。

【药引子】共使用水煎服，开水冲服，苏木，檀香，诃子汤3次，白酒，绵羊脑浆，温开水多次，红花，三子散，金腰草。具体治疗过程中，以上药引子合理调配使用药物会更好的起作用。

【饮食起居】

一、饮食

1. 保持营养均衡：合理配餐，清淡饮食，少吃肥腻甘厚味，不宜吃辛辣刺激和生冷海鲜类食物，避免暴饮暴食增加胃肠负担，平时可适量多饮开水和凉白开。

2. 每天提供的能量、蛋白和其他主要营养成分应该达到我国成人体力活动的参考摄入量。

3. 每天供给的食物应包括谷类、蔬菜、鱼类、蛋类、奶类、肉禽类、豆类及适量的脂肪和少量调味品。食物烹调应科学合理，尽量减少营养成分的流失，应清淡并多样化。

4. 在使用头痛类药物和治疗期间，饮食要较清淡、稀、柔和营养平衡，平时以五谷杂粮及面食粗粮为主，畜禽肉可以适量吃一些，绿色蔬菜类以及黄豆、红豆、绿豆、爬豆等豆制品可以适当吃，并每天吃一些膳食纤维类食物，如芹菜、韭菜、海带、雪里蕻、竹笋等，也可以喝绿茶、菊花茶，不宜喝冷饮等饮品。

二、起居

1. 生活要有规律，早睡早起，避免熬夜，保持良好的睡眠，保持每天按时排便的习惯。注意四季的变化，根据气候，及时增减衣物，适宜气候变化，保持房间卫生整洁，室内多通风，勤洗手或手消毒。

2. 保持适当运动、避免在家久坐久卧，建议选择相对舒缓、对场地要求不高的运动，运动后以微微出汗为宜，尽量避免激烈的运动，同时避免运动后喝冷饮或冰水，注意风寒感冒。

3. 不宜居住在潮湿或阴凉处。注意避免淋雨，平时要多晒太阳，但不易强光照射，避免中暑。要时刻注意饮食起居，这样药效才能起作用快，对身体恢复健康十分有利。

第三章　治疗五脏病类方剂

乌兰・赞丹 –3（赞丹 –3）

【处方来源】《诊治明医典》

【处方组合】紫檀香、肉豆蔻、广枣〔汤剂〕。

【功能】清心血热，强心，清热，补心，养心，利心。

【主治】用于心血热、心激荡症、谵语、胸痛、心悸、心刺痛以及烦燥不安、神志不清、心跳心急、心绞痛等病症。

【用量】成人每次 3–5 克。

【用法】每日 1–2 次，早、晚饭后口服。

【药引子】水煎服，开水冲服，藏红花做药引子。

【注解】孕妇、年老体弱者减量。

【奇迹方】蒙医临床习用处方。根据蒙医文献材料记载：紫檀香替用白檀香并做药引子，配合治疗心燥热、心绞痛效果很好。乌兰•赞丹 –3 味汤对心脏病有特效。

【临床指导】对于心血热、心激荡症、谵语、胸痛、心悸、心刺痛及烦燥不安、神志不清、心跳心急、心绞痛等病症，可用肉蔻 –5 味丸（吉如和米斯 –5）或顺气安神丸用乌兰•赞丹 –3 味汤做药引子，也可以根据病情，综合分析，准确诊断后和琥珀安神片、朱砂安神丸、苏合丸、安神补心丸等药物配合使用，效果会更好。

【方剂性质】本方剂是遵循药物的药味、性、效配伍的凉性方剂。

【方剂分析】本方以味涩、性凉、钝、清血热、清心燥热、消肿、平息赫依血相讧的紫檀香为主（君药），味酸、甘，性平、腻、柔，清心热、强心养心作用的广枣为辅助（臣药），味辛、性温、腻、消食开胃、抑制赫依、心之良药肉豆蔻为辅助使（佐使药）而配制，对心热、强心养心、心绞痛等心脏病有特效。

【附注】本方剂根据病情也可用白檀香作为主药（君药）。

肉蔻 –5（吉如和米斯 –5）

【处方来源】《内蒙古蒙药制剂规范》

【处方组合】肉豆蔻、木香、丁香、广枣、荜茇〔丸剂•每 10 丸重 2 克〕。

【功能】镇心赫依病，平赫依血相讧，强心。

【主治】用于心赫依病、心慌、心悸、心神不安、胸闷、心刺痛及心烦失眠、心跳加速、气喘、心绞痛等病症。

【用量】成人每次 13–15 丸。

【用法】每日 1–2 次，早、晚饭后口服。

【药引子】温开水，鲤鱼脊骨汤，白酒，黄酒，牛骨汤，羊肉汤挑选最适合的做药引子。

【注解】孕妇、年老体弱者减量或遵医嘱。

【奇迹方】蒙医临床常用处方。主要用于心赫依、心脉赫依、命脉赫依、心神不安、胸闷、心刺痛等病症。肉蔻 –5 味丸就是保护心脏的忠实使者。

【临床指导】对于心赫依病、心慌、心悸、心神不安、胸闷、心刺痛、心烦失眠、心跳加速、气喘、心绞痛、轻度抑郁症等，可以肉蔻 –5 味丸和顺气安神丸配合使用，并且具体病情综合分析后也可以配合使用吉如很•芍沙 –7 味丸、益安宁丸、槟榔 –13 味丸、天王补心丸，乌兰•赞丹 –3 味汤等药物，效果会更好。

【方剂性质】本方剂是遵循药物的功效和药素及药力配伍的温性方剂。

【方剂分析】本方剂以土元素、味辛、性温、腻、重、抑制心赫依、心之良药肉豆蔻为主（君药），增强心功能心动力、活血养心的广枣为辅助（臣药），平气血相讧、止痛、调理体素的木香，味辛、微苦、性温、重、腻、柔、开胃消食、解毒的丁香同为辅助（佐药），火元素、性辛、开胃、解毒、调理体素的荜茇为服使（使药）而配制，对治疗心悸、心痛、心赫依均有良好效果。

八味三香散（吉如很·阿嘎如 —8）

【处方来源】《医法海鉴》

【处方组合】沉香、广枣、肉豆蔻、木香、诃子、木棉花、制石膏、枫香脂〔散剂〕。

【功能】清心赫依热，止哮喘、咳嗽，刺痛。

【主治】用于心赫依热、心悸、心激荡、伤热、讧热、胸胁作痛等病症。

【用量】成人每次 3—5 克。

【用法】每日 1—2 次，早、晚饭后口服。

【药引子】温开水，广枣，野牛心，红枣，鲤鱼脊骨汤，红糖，蜂蜜，挑选最适合的做药引子。

【注解】孕妇、年老体弱者减量或遵医嘱。

【奇迹方】蒙医临床习用处方。主要用于心赫依热、前胸后背刺痛、胸胁作痛症、身心不定、心烦意乱。

【临床指导】如心赫依热、心悸、心激荡、伤热、讧热、胸胁作痛、神昏谵语等病症，可配合使用清心沉香 —8 味散和顺气安神丸、沉香安神散（哈日·阿嘎日 —35）、肉蔻 —5 味丸和吉如很 —7，并根据具体病情也可以和保利尔胶囊、顺气补心 —11 味丸、十六味安神散（斯特克勒音·阿冒日鲁其）配合使用。

【方剂性质】本方剂是遵循药效配伍的凉性方剂。

【方剂分析】本方以味辛、苦、性凉、重、微腻、清心赫依热、清热刺痛、镇静的沉香为主（君药），以清心热、强心安神镇静、改善心功能作用的广枣、抑制心赫依、心之良药肉豆蔻、味甘、涩、性凉、钝、清热、止血、燥化脓的木棉花，清肺止咳的石膏、杀黏止疼、消肿愈伤的枫香脂同为辅助（臣药），以解毒、调理体素、平赫依血相讧的木香，解毒、调理体素、调节胃酸碱平衡的诃子同为辅助使（佐使药），故心脏病习用配伍药材肉豆蔻、广枣、沉香、木棉花四味（君、臣、佐）配制的对心区疼痛、胸肋闷痛、胸满气喘、胸胁作痛之良方剂。

【附注】该方剂的石膏用煅制法炮制。将石膏置铁锅内用文火炒至微白色即可。糖尿病人、血糖高者不宜用红糖、蜂蜜做药引子。

野牦牛心 –6

【处方来源】《医法海鉴》

【处方组合】野牦牛心、肉豆蔻、广枣、丁香、木香、枫香脂〔丸剂·每 10 丸重 2 克〕。

【功能】心赫依、安神、改善心脏功能。

【主治】用于心赫依引起的心颤、哮喘、主脉赫依等病症。

【用量】成人每次 13–15 丸。

【用法】每日 1–2 次，早、晚饭后口服。

【药引子】温开水，马鹿心，野兔心，牛脊骨做药引子。

【注解】孕妇、年老体弱者减量或遵医嘱。

【奇迹方】名老蒙医习用处方，主要用于治疗心赫依、主脉赫依、心颤、哮喘等病症，有“总督”之称。

【临床指导】对心赫依引起的心颤、哮喘、主脉赫依、调理心脏功能等症用野牦牛心 –6 味丸，根据临床表现和具体病情综合分析，准确诊断后，辨证配合使用槟榔 –13 味丸、保利尔胶囊、沉香 –15 味散、吉如很·芍沙 –7 味丸、肉蔻 –5 味丸等药物，治疗效果会更好。

【方剂性质】本方剂是遵循药效配伍的温性方剂。

【方剂分析】本方以味甘、味涩、性温、腻、固、镇心赫依、止刺痛、镇静安神的野牦牛心为主（君药），抑制心赫依、主脉赫依、心之良药肉豆蔻、丁香，清心热、强心镇静、改善心功能作用的广枣同为（臣药），味辛、味微苦、性凉、燥、轻、杀黏止疼、消肿愈伤的枫香脂为副辅助（副臣药），味辛、微苦、性温重、腻、柔、开胃消食、解毒、调理体素、平气血相讧的木香为辅助使（佐使药）而配制，是改善心赫依、主脉赫依的较好方剂之一。

吉如很·芍沙 –7

【处方来源】《经验方》

【处方组合】广枣、牦牛心、丁香、肉豆蔻、枫香脂、木香、沉香〔丸剂·每 10 丸重 2 克〕。

【功能】镇心赫依，心刺痛，安神，强心。

【主治】用于心赫依、心悸、心衰、气喘、失眠、胸刺痛、癫狂等症。

【用量】成人每次 13–15 丸。

【用法】每日 1–2 次，早、晚饭后口服。

【药引子】温开水，广枣、鲫鱼脊骨汤、牛脊骨汤做药引子。

【注解】孕妇、年老体弱者减量。

【奇迹方】蒙医临床常用处方。适用于心悸、心绞痛、心衰、心肌无力等症。吉如很·芍沙 –7 味丸对心绞痛、冠状动脉、胸刺痛等病症，称为冠心病的“总管家”。

【临床指导】如有心赫依、心悸、心衰、气喘、失眠、胸刺痛、癫狂等症，该药可配合使用顺气安神丸、清心沉香 –8 味散、沉香安神散、保利尔胶囊、益安宁丸、乌兰·赞丹 –3 味汤等药物，并根据病情，结合分析，准确诊断后对症配合使用西药效果会更好。

【方剂性质】本方剂是遵循药味、药性、药能、药效配伍的温性方剂。

【方剂分析】本方以味甘、味酸、性平、腻、重、益心赫依、强心养心、镇静安神、改善心功能作用的广枣为主（君药），以味甘、苦、性温、腻、抑心赫依、主脉赫依、清热止痛、刺痛、安神宁心作用的野牦牛心，味辛、苦、性凉、重、微腻、清赫依、清热刺痛的沉香，抑主脉赫依的丁香、抑制心赫依的肉豆蔻、杀黏止疼、消肿愈伤的枫香脂均为辅助（臣药），解毒、调理体素、平赫依血相讧的木香为辅助使（佐使药）而配制，是改善心功能，治疗先天性心脏病、失眠多梦及癫狂病之良方。

顺气安神丸（阿米·巴日格其 −18）

【处方来源】《观者之喜》

【处方组合】沉香、木棉花、牦牛心、麦冬、诃子、白檀香、枫香脂、肉豆蔻、胡黄连、草乌叶、木香、天竺黄、旋复花、拳参、北沙参、牛黄、炒马钱子、丁香〔丸剂•每 10 丸重 2 克〕。

【功能】调节黏、赫依、热相讧，赫依刺痛，镇静安神，黏刺痛。

【主治】用于黏、赫依、热相讧症，山川间赫依热、虚热、未成熟热、司命赫依病、癫狂、晕厥、心神不安、心悸气促、赫依刺痛症、白脉病、巴达干希日隐伏症。

【用量】成人每次 13−15 丸。

【用法】每日 1−2 次，早、晚饭后口服。

【药引子】温开水，广枣，牛骨汤，牦牛心、脊骨汤，鲫鱼骨汤，选择最适合的做药引子。

【注解】孕妇、年老体弱者减量慎用。

【奇迹方】蒙医临床习惯用处方。用于黏赫依热相讧的心、司脉、未成熟热、安神镇静等病症。顺气安神丸就像心脏病患者的救命稻草。

【临床指导】对于黏、赫依、热相讧症，山川间赫依热、虚热、未成熟热、司命赫依病、癫狂、晕厥、心神不安、心悸气促、赫依刺痛症、白脉病、巴达干希日隐伏等病症，可用顺气安神丸和肉蔻 −5 味丸、朱砂安神片、沉香安神散、琥珀安神片、沉香 −15 味散、冠心苏合丸、天王补心丸等药物，根据临床具体病情都可以交叉配合使用。

【方剂性质】本方剂是遵循药物的药味及未消化结合配伍的平性

方剂。

【方剂分析】本方以味辛、苦、性凉、重、微腻、以清赫依、清热刺痛的药物有沉香、肉豆蔻、丁香、味甘、性温、腻、镇赫依、安神宁心作用的牦牛心，味甘、涩、性凉、钝、以清心肺热、清热止咳、燥化脓的木棉花、牛黄、胡黄连、天竺黄、北沙参、拳参，以消黏杀黏、止疼、消肿愈伤的枫香脂、草乌叶、旋复花、制马钱子等三组药物与解毒、调理体素、平赫依血相讧的木香、诃子配制的对黏、赫依、热症和山川间赫依热、巴达干希日隐伏症、白脉病有效果的方剂。

【附注】该方剂里配伍的马钱子用酸牛奶浸泡，并剥去表皮层茸毛晾干即可。如果炮制规范，药效会更好。

吉如很－7

【处方来源】《内蒙古蒙药制剂规范》

【处方组合】丹参、沙棘、广枣、肉豆蔻、紫檀香、山柰、白檀香〔丸剂•每10丸重2克〕。

【功能】活血，强心。

【主治】用于心悸、心激荡、胸胁作痛等病症。

【用量】成人每次13－15丸。

【用法】每日1－2次，早、晚饭后口服。

【药引子】温开水，广枣、野兔心做药引子。

【注解】孕妇、年老体弱者减量慎用。

【奇迹方】蒙医临床常用处方。适用于活血、强心养心、改善心功能、心律不齐等症，为患者心满意足之方。

【临床指导】如有心悸、心激荡、胸胁作痛等病症，可配合阿米•别日格其－25味丸、苏合丸、顺气安神丸、沉香安神散、八味三香散等药物选择使用。

【方剂性质】本方剂是遵循药效配伍的平性方剂。

【方剂分析】本方剂以味苦、微寒、归心、清血热、燥恶血、止血的

（心肌缺血）的丹参为主（君药），以清心热、强心、养心、镇静安神、改善心功能作用的广枣，镇心赫依、心之良药肉豆蔻，止咳化痰、降血热，稀释血液的沙棘，抑制赫依血相讧的紫檀香均为辅助（臣药），以止痛、清骚热、养心肺的白檀香，清巴达干赫依、降血脂、清血的山柰同为辅助使（佐使药）而配制，是改善心脏功能的良方之一。

清心沉香 −8（阿嘎如 −8）

【处方来源】《至高要方》

【处方组合】沉香、肉豆蔻、广枣、制石膏、白云香、紫檀香、北沙参、红花〔散剂〕。

【功能】清心肺赫依热，强心养心。

【主治】用于心肺赫依热、心悸气短、心衰、心颤哮喘、咳嗽以及前胸后背刺痛等病症。

【用量】成人每次 3−5 克。

【用法】每日 1−2 次，早、晚饭后口服。

【药引子】温开水，广枣，羊脊骨汤做药引子。

【注解】孕妇、年老体弱者减量。

【奇迹方】蒙医临床习用处方。适用于心肺赫依热、心动过速、前胸后背刺痛等症，被称为治疗心赫依、心激荡、胸肋刺痛症的胸有成竹之方。

【临床指导】心肺赫依热、心悸气短、心衰、心颤哮喘、咳嗽前胸后背刺痛等病症除服用清心沉香 −8 味散有明显效果外，具体病情，根据辨证分析，并和顺气安神丸、冠心苏合丸、吉如很•芍沙 −7 味丸、十六味安神散、肉蔻 −5 味丸、稳心颗粒等药物配合使用效果会更好。

【方剂性质】本方剂是遵循药效配伍的凉性方剂。

【方剂分析】本方以清心肺赫依热、止刺痛、顺气的沉香为主（君药），以清心血热、改善心功能、心燥热、封闭脉口，心之主药的广枣、紫檀香、白檀香、红花同为辅助（臣药），抑制心肺赫依的肉豆蔻、止咳化痰、润肺养肺的北沙参为辅助（佐药），以止痛刺痛、止咳平喘、润肺养肺的石膏为服使（使药）而配制，对心肺赫依、止咳祛痰、心悸气短、前胸后背刺痛有疗效。

【附注】该方剂的石膏，有时用天竺黄代替配伍使用。

沙参止咳汤散（查干·扫日劳－4）

【处方来源】《医法海鉴》

【处方组合】北沙参、紫草茸、拳参、甘草〔汤剂〕。

【功能】清肺热，止咳，祛痰。

【主治】用于肺血热、气喘、咳痰呈黄色或带血丝、血热引起的肺部作痛、肺感冒等病症。

【用量】成人每次 3—5 克。

【用法】每日 1—3 次，早、午、晚饭后口服。

【药引子】水煎温服，开水冲服，沙棘，白糖做药引子。

【注解】孕妇、年老体弱者、儿童减量。

【奇迹方】蒙医临床常用处方。用于肺热咳嗽、痰中带血等病症，如果将肺热感冒咳嗽比作战场，沙参止咳汤散就是先锋战士。

【临床指导】对于肺血热、气喘、咳痰呈黄色或带血、血热引起的肺部作痛、肺感冒等病症，以清肺－18 味丸用沙参止咳汤散做药引子，也可以和五味沙棘散、七味葡萄散配合使用，尤其对咳痰呈黄色，配合使用沙参止咳汤散加中成药止咳糖浆，效果会更好。如果血热引起的肺部作痛、肺热咳嗽，就用沙参止咳汤散配合使用银黄清肺胶囊、养阴清肺丸、青果口腔抑菌喷剂，有特殊效果。

【方剂性质】本方剂是水元素为主遵循药味、功效配伍的凉性方剂。

【方剂分析】本方以味甘、微苦、性凉、柔、清肺热、止咳嗽的北沙参为主（君药），味甘、微苦、性凉、钝、柔、清肾肺之伤热、清血热作用的紫草茸，味苦、涩、性凉、钝、清肺热、解毒、消肿、燥黄水的拳参同为辅助（臣药），味甘、性凉、柔、钝、止咳祛痰、止吐止渴、解毒、滋养肺的甘草为辅助使（佐使药）而配制，是清肺热，治疗各种咳嗽的常规方剂。

【附注】如血糖高，不宜用白糖做药引子，不宜止咳糖浆配合使用。

清肺－18（敖西根·哈伦－18）

【处方来源】《至高要方》

【处方组合】诃子、制石膏、拳参、甘草、沉香、北沙参、木香、肉豆蔻、蒜炭（制）、没药、苦参、草乌叶、红花、紫檀香、白檀香、朱砂粉、牛黄、麝香〔丸剂•每10丸重2克〕。

【功能】清黏热，止咳。

【主治】用于肺热咳嗽，山川间赫依热，久咳不止，痰呈赤黄、灰色带白沫，小儿肺炎，疫热咳嗽等病症。

【用量】成人每次13－15丸。

【用法】每日1－2次，早、晚饭后口服。

【药引子】温开水，红糖、蜂蜜做药引子。

【注解】孕妇慎用，年老体弱者减量或遵医嘱。

【奇迹方】蒙医临床习用处方，适用于肺热咳嗽、山川间赫依热咳嗽、痰中带白沫等病症。清肺－18味丸对肺热咳嗽、山川间赫依热、久咳带白沫等症战无不胜。

【临床指导】如有肺热咳嗽，山川间赫依热，久咳不止，痰呈赤黄、灰色带白沫，小儿肺炎，疫热咳嗽等症，除服用清肺－18味丸有明显疗效外，根据病情变化，综合分析，结合临床辅助和常规检查等手段准确诊断后配合使用赞丹－20味丸、沉香－15味散、三臣丸、沉香安神散、查干•赞丹－8味散、顺气安神丸、乌兰•赞丹－3味汤等药物，效果更佳。

【方剂性质】本方剂是遵循药效配伍的凉性方剂。

【方剂分析】本方以五味俱全、八大功效、解毒、调理体素、祛除病变的金色诃子为主（君药），以清热、解毒、安神、清燥热的牛黄、白檀香，有止咳祛痰、润肺养肺之药材石膏、甘草、北沙参、拳参，有清血热作用的红花、紫檀香，止心肺热和赫依刺痛的朱砂粉、沉香、肉豆蔻均为辅助（臣药），有消黏刺痛、杀菌的草乌叶、没药、麝香，有山川间赫依热咳嗽、止咳止渴的蒜炭、止咳止渴的苦参同为辅助（佐药），平赫依血相讧、止痛、解毒、调理体素的木香为服使（使药）而配制的具备消黏、清肺热、止咳祛痰的最佳总方剂。

【附注】该方剂里配伍的蒜炭用炭制法炮制。将蒜放入铁器内密闭封严，用武火烧成炭，取出晾干即可。如血糖高，不宜用白糖、蜂蜜做药引子。

五味沙棘散（沏其日甘 –5）

【处方来源】《医法海鉴》

【处方组合】沙棘、木香、白葡萄、甘草、栀子〔散剂〕。

【功能】清陈旧型肺热，潜伏型肺热，止咳，祛痰，化痰。

【主治】用于感冒咳嗽、慢性支气管炎、肺浓痈、咳痰不利以及肺热痰多、久咳喘促等病症。

【用量】成人每次 3–5 克。

【用法】每日 1–2 次，早、晚饭后口服。

【药引子】温开水，蜂蜜，红糖，黄酒做药引子。

【注解】孕妇、年老体弱者和儿童减量。

【奇迹方】蒙医临床习用处方。适用于清肺热、化痰止咳、感冒引起的咽喉肿痛、支气管哮喘、咳痰不利等症，五味沙棘散好比清肺之甘泉。

【临床指导】对于感冒咳嗽、慢性支气管炎、肺浓痈、咳痰不利、肺热痰多、久咳喘促等病症，选用五味沙棘散有特效。特别对止咳化痰、清陈旧型肺热、潜伏型肺热用六味沙棘散配合使用赞丹 –20 味丸、查干•赞丹 –8 味散，橘贝半夏颗粒，治疗效果会更好。

【方剂性质】本方剂是遵循药味、能、效配伍的平性方剂。

【方剂分析】本方以味酸、涩、性温、锐、腻、止咳化痰、祛巴达干宝日、清血热、降血脂畅通血液作用的沙棘为主（君药），排脓祛痰、止痛止腐、清肺热、润肺、止咳平喘、解毒、调理体素的白葡萄和木香同为辅助（臣药），清热止咳、清肺、脉热的甘草、清血热、清巴达干希日、降低血脂顺畅血流作用的栀子同为辅助（佐药），解毒、调理体素、补胃火消食的荜茇为服使（使药）而配制，是清肺祛痰、止咳化痰以及治疗咳痰不利、久咳喘促等症的良方。

【附注】本方剂加配伍荜茇可制成六味沙棘散，适用于虚寒型慢性支气管炎。

查干·赞丹 –8（赞丹 –8）

【处方来源】《观者之喜》

【处方组合】白檀香、天竺黄、红花、甘草、丁香、沙参、拳参、白葡萄〔散剂〕。

【功能】清热，润肺，止咳，化痰。

【主治】用于肺热咳嗽、痰中带脓、肺部作痛和胸肋刺痛、痰色红黄等病。

【用量】成人每次 3–5 克。

【用法】每日 1–2 次，早、晚饭后口服。

【药引子】温开水，红糖、蜂蜜、沙棘做药引子。

【注解】孕妇、年老体弱和儿童减量或遵医嘱。

【奇迹方】蒙医临床常用处方，主要用于肺热痰多、痰色红黄、陈旧性咳嗽等病症，是乡村医生习用偏爱之方。如患者感冒咳嗽加重，痰中带血或出脓，就用查干·赞丹 –8 味散加红参做药引子，可起到特殊效果。

【临床指导】对于肺热咳嗽、痰中带脓、肺部作痛、胸肋刺痛、痰色红黄等病症，除服用查干·赞丹 –8 味散有效果以外，具体病情综合辨证分析，也可配合使用六味沙棘散、七味葡萄散、沉香 –17 味散、清肺 –18 味丸、清热理肺散等药物。如患者感冒咳嗽加重，痰中带血或咳脓痰，就用查干·赞丹 –8 味散和银翘散，用红参做药引子有特殊效果。

【方剂性质】本方剂是遵循药效、药能配伍的凉性方剂。

【方剂分析】本方以清肺热、清骚热、止痛、益气滋养肺的白檀香为主（君药），清肺热、止咳润肺、支气管哮喘、止咳平喘、止吐止渴、封闭脉口等作用的天竺黄、甘草、沙参、白葡萄均为辅助（臣药），清心肺肝及血热、清赫依热、解毒、润咽喉、清血赫依热、痼血脉的红花、丁香、拳参均为辅助使（佐使药）而配制，是对肺热、气喘、陈旧咳嗽、痰中带脓、肺痈等症有特效方剂。

【附注】血糖高者不宜用红糖、蜂蜜做药引子。

七味葡萄散（查干·乌珠莫 –7）

【处方来源】《医法海鉴》

【处方组合】白葡萄、天竺黄、石榴、甘草、香附、肉桂、红花〔散剂〕。

【功能】止咳，平喘。

【主治】用于慢性气喘、肺痼疾、百日咳、咳出白沫痰、咳嗽等症。

【用量】成人每次 3–5 克。

【用法】每日 1–2 次，早、晚饭后口服。

【药引子】温开水，山羊奶、蜂蜜、白糖、马奶，挑选最适合的做药引子。

【注解】孕妇、年老体弱者减量。

【奇迹方】蒙医临床常用处方。针对病情，加减药味或药引子，治疗效果很明显，且是肺痼疾、白色黏痰症的最给力加油之方。

【临床指导】对慢性气喘、肺痼疾、百日咳、咳出白沫痰、咳嗽病症，除服用七味葡萄散有特效外，视具体临床表现和具体病情，可辨证配合使用查干·赞丹 –8 味散、五味沙棘散、朱岗 –25 味丸、养阴清肺丸等药物。

【方剂性质】本方剂是遵循药味、药能、药效配伍的平性方剂。

【方剂分析】本方以味甘、性凉、柔和稀、清肺热、顺气、止咳定喘作用的白葡萄为主（君药），以味甘、微苦、性凉、柔、清肺热、润肺养肺、肺之良药天竺黄，清血热、清肝热、肝之良药红花，味甘、性凉、稀、柔、清肺热、止渴的甘草，味苦、性凉、柔、清肺热、止泻消肿、解毒的香附均为辅助（臣药），以味甘、涩、性温、腻、轻、祛化脓的肉桂，味酸、涩、性温、调养胃火、消食开胃的石榴同为辅助使（佐使药）而配制，是治疗清肺热、止咳、化痰、百日咳、肺痼疾的最佳方剂。

【附注】血糖高者，不宜用白糖、蜂蜜做药引子。

清肺 –13（黑木日嘎 –13）

【处方来源】《医法海鉴》

【处方组合】漏芦花、制石膏、诃子、栀子、川楝子、木通、木香、土木香、紫草茸、紫草、茜草、拳参、北沙参〔散剂〕。

【功能】清肺，解表，止咳，化痰。

【主治】用于肺热咳嗽、伤风感冒、久咳胸痛、咽喉肿痛、感冒头痛、脏腑燥热、痰中带血等病症。

【用量】成人每次 3–5 克。

【用法】每日 1–2 次，早、晚饭后口服。

【药引子】温开水，冰糖、蜂蜜、四味土木香汤散、沙参止咳汤散做药引子。

【注解】孕妇、年老体弱者、儿童减量。

【奇迹方】蒙医临床习用处方。适用于肺热咳嗽、肺气血相讧、久咳胸肋疼痛等病症。对伤风感冒头痛、咳嗽胸痛等症的治愈指日可待。

【临床指导】对肺热咳嗽、伤风感冒、久咳胸痛、咽喉肿痛、感冒头痛、脏腑燥热、痰中带血等病症都有特效，并且根据病情，综合分析，准确诊断后配合使用清肺 –18 味丸、玉簪清咽 –15 味散、清咽 –6 味散、克感额日敦片或胶囊、七味葡萄散、赞丹 –20 味丸等药物，效果会更好。

【方剂性质】本方剂是遵循药效配伍的凉性方剂。

【方剂分析】本方以味苦、性凉、钝、稀、消黏、止刺痛、清热解毒、清燥热的漏芦花为主（君药），以清肺热、清血热、解毒、止咳祛痰、清热刺痛等作用的拳参、石膏、北沙参、木通均为辅助（臣药），清肺热、润肺养肺、清肺赫依血热作用的古日本•乌兰−3汤，清血热、分离正常血和病血的沙日－汤同为辅助（佐药），及排脓祛痰、平息赫依血相讧、调理机体，解毒、清热的木香、土木香同为服使（使药）而配制而成，是对肺热咳嗽、脏腑燥热、伤风感冒、久咳胸肋作痛等病症有特殊效果的方剂。

【附注】如有血糖高，不宜用冰糖、蜂蜜做药引子或遵医嘱。

石膏 −25

【处方来源】《观者之喜》

【处方组合】天竺黄、甘草、白葡萄、沙参、拳参、木香、沙棘、红花、牛黄、白巨胜、紫檀香、白檀香、木通、青蒿、白豆蔻、丁香、紫草茸、小白蒿、诃子、栀子、川楝子、肉豆蔻、草果、胡黄连〔散剂〕。

【功能】清肺热，止咳，化痰，益气安神，止刺痛。

【主治】用于肺热止咳、肺部作痛、咯血、疫热缠绵、百日咳、肺脓肿、气喘不安等病症。

【用量】成人每次2−3克。

【用法】每日1−2次，早、晚饭后口服（最佳时间午时、亥时）。

【药引子】温开水，山羊奶、驼奶、红糖，乌兰−3味汤做药引子。

【注解】孕妇、年老体弱者、儿童减量慎用或遵医嘱。

【奇迹方】蒙医习用处方。特别适用于疫热缠绵、肺脓肿、胸肺肋作痛。朱岗−25味丸对肺脓肿、百日咳的治疗，就像沁入肺脏之清泉。

【临床指导】对于肺热止咳、肺部作痛、咯血、疫热缠绵、百日咳、肺脓肿，气喘不安等病症，朱岗−25味丸都有效外，特别对肺脓肿、疫热缠绵、咯血，朱岗−25味丸配合吉森•乌讷斯−25味丸、色如−25味丸、七味葡萄散用山羊奶或驼奶做药引子效果更好。

【方剂性质】本方剂是遵循药效（多味肺病专药）配伍的凉性方剂。

【方剂分析】本方以清肺热、止咳化痰、润肺养肺的肺之良药天竺黄为主（君药），以清肺热、止咳祛痰、止渴、清热刺痛作用的拳参、木通、甘草、小白蒿，止咳祛痰、祛巴达干宝日、降血脂、血液顺通、祛痰润肺的白葡萄、沙棘、紫草茸、远志均为辅助（臣药），以清肺骚热的白檀香、清肺血热的紫檀香、紫草，清肺血热、降血脂的栀子，清热安神、解毒的牛黄，清燥热的胡黄连，清热润喉的青蒿，镇主脉赫依的丁香，益气顺畅、调理肾、脾、胃的肉豆蔻、草果、肉蔻均为辅助（佐药），以白巨胜清肺热、开胃消食、诃子解毒、调理体素、调节胃酸碱平衡同为服使（使药）配制而成，是治疗肺部作痛、咯血、疫热缠绵的肺病专用方剂。

【附注】如有高血糖，不宜用红糖、蜂蜜做药引子或遵医嘱。

吉森·乌讷斯 —25

【处方来源】《内蒙古蒙药制剂规范》

【处方组合】铜灰（制）、野菊花、火绒草、沙棘、木香、木棉花、木棉花蕊、木棉花瓣、制木鳖子、白檀香、紫紫檀、香旱芹、羚羊角、六良药（红花、生草果仁、白豆蔻、石膏、丁香、肉豆蔻）、百花龙胆、肉豆蔻、拳参、牛黄、麝香、熊胆粉〔丸剂·每 10 丸重 2 克〕。

【功能】清肺热，解毒，止咳，化痰。

【主治】肺肿痛、肺苏日亚症。

【用量】成人每次 13—15 丸。

【用法】每日 1 次，晚饭后口服

【药引子】温开水，牛奶、马奶，针对病情选用最适合的药引子。

【注解】孕妇禁用，年老体弱者减量或遵医嘱。

【奇迹方】名老蒙医习惯用处方。是肺脓肿、肺结核、血希日扩散、胸部作痛、咳脓血痰、肺肿痛、肺苏日亚病的克星。

【临床指导】吉森·乌讷斯 —25 味丸主要用于治疗肺脓肿、肺结核、血希日扩散、胸部作痛、咳脓血痰、肺肿痛、肺苏日亚病症。对于咳脓血痰、肺苏日亚病，吉森·乌讷斯 —25 味丸或色如 —25 味丸用马奶做药引子效果更好，并观察临床表现综合辨证分析，配合使用赞丹 —20 味丸、六味沙棘散、清气化痰丸等药物。

【方剂性质】本方剂是遵循药效配伍的凉性方剂。

【方剂分析】本方以味甘、辛、性凉、燥、清肺肝热、燥希日乌素、消浮肿的铜灰为主（君药），以清热、解毒、清肺热、止咳、化痰、润肺的野菊花、火绒草、沙棘、拳参、制木鳖子，清血热、主脉热、五脏之良药（石膏、草果、白豆蔻、红花、肉豆蔻）清心主脉热的丁香均为辅助（臣药），以清血热、清心赫依热、清肺燥热、燥希日乌素、化脓的木棉花、木棉花蕊、木棉花瓣 、白檀香、紫檀香、羚羊角、香旱芹、龙胆为辅助（佐药），清热解毒、清血脉热、镇静安神、解毒、调理体素的木香、麝香、牛黄、熊胆均为服使（使药）而配制而成，是对清肺热，治疗肺痼疾、肺脓肿、 肺苏日亚病最好的多味药组合的奇特方剂。

【附注】该方剂配伍的铜灰（自然铜）用制灰炮制法，将自然铜刷净，敲砸成小片块，置铁锅内煅至透红，浸入米醋中淬酥，同样方法用多次淬酥，至自然铜光泽消失用手指头能碾碎为度，晒干即可。木鳖子用沙子里炒至微黄时取出，将外硬壳出掉，内绿皮刮净即可。按炮制规范炮制好，药效才更好。

红花清肝 —13（伊和·古日古木 —13）

【处方来源】《四部医典》

【处方组合】西红花、紫檀香、麦冬、大托叶云实、木香、诃子、川楝子、 栀子、丁香、熊胆粉、羚羊角、麝香、牛黄〔丸剂•每 10 丸重 2 克〕。

【功能】清肝热，解毒，杀黏，治亚麻病。

【主治】用于肝肿大、肝衰、配制毒、肝硬化、肝中毒、虫病、肾损伤、尿闭、热性亚玛、血热引起的眼病、肝功衰弱、小便淋漓等病症。

【用量】成人每次 13—15 丸。

【用法】每日 1—2 次，早、晚饭后口服。

【药引子】温开水，藏红花、三子散、羊肝做药引子。

【注解】孕妇禁用。年老体弱者减量或遵医嘱。

【奇迹方】蒙医临床习用处方。主要用于肝肾热和肝肿大、肝衰、肝硬化等病症，是肝肿大、肝硬化特殊效果的经典大方，可称肝病总管家。

【临床指导】蒙医经典方剂红花清肝－13味丸对于治疗肝肿大、肝衰、配制毒、肝硬化、肝中毒、虫病、肾损伤、尿闭、热性亚玛、血热引起的眼病、肝功衰弱、小便淋漓等病症有特殊效果，特别对肝血热、亚麻病、血希日引起的眼病，可用三子散或乌兰－13味汤散做药引子。肝硬化、肝肿大、肝功衰弱也可选用哈日－12味散，并配合使用红枣和轻粉（炮制）效果更好。

【方剂性质】本方剂是遵循药味、药性、药效配伍的凉性方剂。

【方剂分析】本方以味甘、微苦、性凉、钝、柔、和、清血热，清肝热，封闭脉口，解毒的西红花为主（君药），以解毒、清肝热、安神的牛黄，清希日热的麦冬，清血热的紫檀香，燥恶血、解毒作用的羚羊角，解毒、消黏、杀黏、通脉血的麝香均为辅助（臣药），以清肾肝热的大托叶云实，及分离正常血和病血作用的沙日－汤同为辅助（佐药），以平赫依血相讧，解毒、调理体素的木香，解毒、调理体素、调节胃酸碱平衡的诃子同为服使（使药）而配制，是治疗肝肿大、肝硬化、肝热肾热、肝中毒、肾损伤、解毒、亚麻病的独特方剂。

【附注】该方剂所配伍的西红花不可用草红花代替，牛黄、麝香更不能用人工者代替，羚羊角也不能用水牛角浓缩粉代替，熊胆粉也不能牛胆膏粉代替用。巴嘎•古日古木－13味丸（二方）和伊和•古日古木－13味丸（一方）配伍区别为用配伍人工牛黄、人工麝香、水牛角浓缩粉、牛胆膏粉。从理论上来说，功能主治基本一样，但具体临床治疗效果有明显差别。

德格都－7丸

【处方来源】《四部医典》

【处方组合】西红花、天竺黄、麻黄、蓝盆花、川木通、苦地丁、诃子〔丸剂•每 10 丸重 2 克〕。

【功能】清肝热，清血热，肝脏陈旧热。

【主治】用于肝损伤、肝血增盛、目及皮肤发黄、肝新旧热症、肝区疼痛、尿黄等病症。

【用量】成人每次 13—15 丸。

【用法】每日 1—2 次，早、晚饭后口服。

【药引子】温开水，麻黄果，藏红花做药引子。

【注解】孕妇慎用。年老体弱者减量或遵医嘱。

【奇迹方】蒙医临床习用处方。用于肝热、肝血增盛、肝损伤、目及皮肤发黄者，可谓拨云见日，称肝病曙光之方。

【临床指导】对于肝损伤、肝血增盛、目及皮肤发黄、肝新旧热症、肝区疼痛、尿黄等病症，德格都 —7 味丸配合乌优 —25 味丸、额力根 —7 味散、护肝片等药物，并根据临床具体病情综合分析准确诊断后，配合使用中西药。

【方剂性质】本方剂是遵循药物功效配伍的凉性方剂。

【方剂分析】本方以清血热、凉血、封脉口、肝之良药西红花为主（君药），以止咳润肺、清肝肺热的天竺黄为辅助（臣药），以安神解毒、清肝胆热、止血、抑制希日的麻黄、蓝盆花，清希日热、肝胆热的苦地丁，清肝胆希日热的川木通同为辅助（佐药），解毒、调理体素、调节胃酸碱平衡的诃子为辅助使（佐使药）而配制，对肝热、胆热、希日热、目肤发黄等症有明显疗效。

【附注】该方剂配伍的西红花不宜用草红花代替，天竺黄可石膏代替用。

额力根 —7（钦萨德 —7）

【处方来源】《四部医典》

【处方组合】藏红花、牛黄、天竺黄、蒙古山萝卜、瞿麦、五灵脂、香青兰、中西药〔散剂〕。

【功能】清肝热，清血热。

【主治】用于肝区疼痛、肝热目赤、黄疸、发烧口渴、头痛、肝损伤、肝热增盛、目皮肤发黄、肝肿大、肝肿毒、肝萎缩、肝血下注等病症。

【用量】成人每次3—5克。

【用法】每日1—2次，早、晚饭后口服。

【药引子】温开水，麻黄果、红花、松石水做药引子。

【注解】孕妇、年老体弱者、儿童减量或遵医嘱。

【奇迹方】蒙医临床习用处方。治疗肝肿大、黄疸、肝中毒、肝萎缩等肝热之症，额力根—7味散称马力十足之方。

【临床指导】额力根—7味散对肝区疼痛、肝热目赤、黄疸、发烧口渴、头痛、肝损伤、肝热增盛、目皮肤发黄、肝肿大、肝肿毒、肝萎缩、肝血下注等有显著疗效，对于肝萎缩、肝肿大、肝损伤、肝中毒症，额力根—7味散配合使用乌优—8味散、额力根·古日古木—7味散效果更好。

【方剂性质】本方剂是由药物的性、味、效配伍的凉性方剂。

【方剂分析】本方以味甘、微苦、性凉、钝、清肝热、血热、封闭脉口的藏红花为主药（君药），以味苦、性凉、清热解毒、镇静安神的牛黄，味甘、性凉、钝、柔、清热、祛黄疸的天竺黄同为副主药（副君），以清肝热、清希日的香青兰、蒙古山萝卜、清血热的瞿麦同为辅助（臣药），及解毒清肝热、调理机体的五灵脂为辅助使（佐使药）配制而成，是清肝热、肝区疼痛、黄疸等病的良方。

【附注】该方剂所配伍的藏红花、牛黄不宜用人工牛黄和草红花替代。

清肝—27（钦纳得·棍斯勒）

【处方来源】《辽宁省阜新蒙药制药厂》

【处方组合】红花、漏芦花、煅制寒水石、制石膏、使君子、丁香、肉豆蔻、白豆蔻、草果、诃子、栀子、川楝子、人工牛黄、沉香、广木香、茵陈、连翘、五味子、冬花、胡黄连、草乌叶、白云香、苦荬菜、黑冰片、降香、白檀香〔丸剂•每10丸重2克〕。

【功能】清肝热，健胃消食。

【主治】用于急慢性肝炎、脾胃虚弱、骨烝烦闷、心烦意乱、食欲不振、恶心吐逆等症。

【用量】成人每次13—15丸。

【用法】每日1—2次，早、晚饭后口服。

【药引子】温开水，冰糖，西红花，诃子做药引子。

【注解】孕妇、年老体弱者减量或慎用。

【奇迹方】蒙医临床常用处方。用于治疗急慢性肝炎、脾胃虚弱、食欲不振等症，可有火上泼水一样的效果。清肝－27味丸对急慢性肝炎有明显疗效。

【临床指导】对于急慢性肝炎、脾胃虚弱、骨烝烦闷、心烦意乱、食欲不振、恶心吐逆等症，清肝－27味丸和额力根－7味散、舒肝和胃丸、消食－10味丸、益肝灵片、人参归脾丸、红花－16味丸等药物都可以根据具体病情辨证分析、结合临床综合表现，对症配合使用效果更好。

【方剂性质】本方剂是遵循药物的功效配伍的温性方剂。

【方剂分析】本方以清肝热、清血热作用的红花，消黏、刺痛的漏芦花同为主药（君药），以解毒、清肝热、清希日、清燥热的牛黄、地格达、胡黄连，消黏止痛、清血热、燥希日乌素的白云香，消黏止痛的草乌叶、茵陈，清血热分离病血恶血的沙日－汤同为辅助（臣药），以调理六腑热的寒水石、连翘、五味子、使君子、冬花，调理五脏（心、肺、肝、脾、肾）及主脉之良药丁香、石膏、红花、肉豆蔻、白豆蔻为辅助（佐药），解毒、清赫依血燥热、调理体素的广木香、白檀香、苦荬菜为服使（使药）而配制，是治疗急慢性肝炎、脾胃虚弱的最佳方剂。

【附注】该方剂里配伍的寒水石用热制法炮制，将寒水石砸成小块，放入铁器内炒至微红色，喷酒覆盖密闭，闷后取用。红花用西红花、人工牛黄可用天然牛黄代替。如有高血糖不宜用冰糖、蜂蜜做药引子。

别木图 −9（给旺 −9）

【处方来源】《医法海鉴》

【处方组合】人工牛黄、寒制红石膏、五灵脂、瞿麦、草红花、蓝盆花、波棱瓜子、苦地丁、木香、川木通〔剂•每 10 丸重 2 克〕。

【功能】清肝热，肝血增盛，凉血。

【主治】用于肝热、肝损伤、肝血增盛、肝肿大、肝宝日、巴达干宝日、希日热等症。

【用量】成人每次 13−15 丸。

【用法】每日 1−2 次，早、晚饭后口服。

【药引子】温开水，红花做药引子。

【注解】孕妇、年老体弱者减量。

【奇迹方】蒙医临床常用处方。为肝热、凉血、黄疸、肝血热盛等病症的最擅长之方。

【临床指导】别木图 −9 味丸对肝热、肝损伤、肝血增盛、肝肿大、肝宝日、巴达干宝日、希日热等症都有效果，可根据病情配合使用红花 −7 味丸、消食 −10 味丸、额力根•阿那日 −8 味散、左金丸等药物。肝损伤、肝肿大、肝宝日症，用西红花做药引子效果会更好。

【方剂性质】本方剂是遵循药性、药效配伍的凉性方剂。

【方剂分析】本方以味苦、性凉、清肝热、解毒、镇静的牛黄为主（君药），以清血热、止刺痛、解毒作用的瞿麦、清血热、清肝热、封闭脉口的西红花，解毒、消肿、清巴达干热、调理体素的寒制红石膏同为辅助（臣药），以止痛、清热、清希日、清肝热作用的苦地丁、蓝盆花、清希日热的波棱瓜子同为辅助（佐药），以清肝热、抑刺痛的川木通、平赫依血相讧、解毒、止痛、调理体素的木香同为服使（使药）而配制，是治疗肝热、肝宝日、肝损伤等病症的特效方剂。

【附注】该方剂里配伍的红石膏用凉制法炮制，将红石膏碾碎炒好，喷适量的牛黄溶液，放阴凉通风干燥处，晾干即可。草红花用西红花、人工牛黄用天然牛黄代替效果会更好。

草果 –4（德伦 –4）

【处方来源】《医学诀窍秘籍》

【处方组合】生草果仁、木香、丁香、制小茴香〔汤剂〕。

【功能】镇赫依，止痛，健脾胃。

【主治】用于上行赫依、司命赫依引起的头刺痛、腹胀肠鸣、脾脏赫依等病症。

【用量】成人每次 3—5 克。

【用法】每日 2—3 次，午、晚饭后口服。

【药引子】水煮温服，开水冲服，白花油麻藤做药引子。

【注解】孕妇、年老体弱者减量。

【奇迹方】蒙医临床习用处方。对脾虚镇赫依有特殊效果，草果四味汤散是护脾的忠实使者。

【临床指导】草果 –4 味汤散对上行赫依、司命赫依引起的头刺痛、腹胀肠鸣、脾脏赫依等病都有特效，并结合临床、具体病情综合分析，配合使用顺气补心 –11 味丸、六味安消散、阿魏 –8 味丸、清肝 –27 味丸等药物，用草果 –4 味汤做药引子更有治病效果。根据报道，草果 –4 味汤散对甲型肝炎引起的腹部胀痛有很好效果，值得研究。

【方剂性质】本方剂是遵循药效配伍的温性方剂。

【方剂分析】本方以祛脾胃寒、镇赫依、补胃火、消食、脾之良药生草果仁为主（君药），以平赫依血相讧、解毒、止痛、调理体素的木香为辅助（臣药），以抑制心赫依、止痛、主脉赫依之良药丁香，调节上行赫依、司命赫依作用的小茴香同为辅助使（佐使药）而配制，是治疗脾胃虚弱、调节上行赫依、腹胀肠鸣的奇特方剂。

【附注】该方剂里配伍的小茴香用文火炒至微出芳香味即可。炮制好的药，会起更好的作用。

阿如日阿 —7（阿如 —7）

【处方来源 】《医法海鉴》

【处方组合】草果仁、诃子、丁香、木棉花蕊、荜茇、制木鳖子、擫草〔散剂〕。

【功能】清脾热，止刺痛，消腹胀。

【主治】用于脾损伤、脾肿胀、脾作痛等病症。

【用量】成人每次 3—5 克。

【用法】每日 1—2 次，早、晚饭后口服。

【药引子】温开水，白花油麻藤，沙肝儿做药引子。

【注解】孕妇、年老体弱者减量。

【奇迹方】蒙医临床常用处方。针对病情，对症下药，脾损伤、脾肿大效果明显，是五脏之母脾的常用之方。

【临床指导】对于脾损伤、脾肿胀、脾作痛，阿如日阿 —7 味散用德伦•古日古木 —7 味散、人参归脾丸配合使用效果更好。

【方剂性质】本方剂是遵循药效配伍的平性方剂。

【方剂分析】本方以味辛、性温、祛脾胃寒赫依、补胃火、助消食、脾之良药草果仁为主（君药），以五味俱全、八大功效、解毒、祛除病变、调理体素调节胃酸碱平衡的诃子为副主（副君药），以调理胃火、清巴达干赫依、解毒、调理体素的荜茇、抑希日、清希日热的木鳖子、清陈旧热的缬草、清肝脾热的木棉花蕊均为辅助（臣药），祛腹中寒气、止痛之良药丁香为服使（使药）而配制，是治疗脾损伤、脾肿胀、脾刺痛等症的特效方剂。

【附注】该方剂所含的木鳖子，将之混合沙子里用文火炒之表面微鼓，呈黄色具有香气时取除，筛出沙子，去掉硬果皮、刮净种子剥皮即可。

德伦 –19（嘎古丸 –19）

【处方来源】《观者之喜》

【处方组合】草果仁、制石膏、制木鳖子、红花、地丁、闹羊花、使君 子、诃子、黑丑、紫草、紫草茸、白豆蔻、木香、麦冬、五灵脂、建连子、栀子、甘松、木桶〔丸剂•每 10 丸重 2 克〕。

【功能】清脾热，利脾，醒脾，益气。

【主治】用于脾热脾寒、脾肿大、脾虚、脾疾下泻、脾赫依、脾巴达干等病症。

【用量】成人每次 13–15 丸。

【用法】每日 1–2 次，早、晚饭后口服。

【药引子】温开水，白花油麻藤，沙肝儿做药引子。

【注解】孕妇、年老体弱者减量或慎用。

【奇迹方】蒙医临床习用处方。主要用于脾虚、脾赫依、脾巴达干等病症。对于五脏之母脾的综合症，称得上闪烁之光经典方。

【临床指导】对脾热脾寒、脾肿大、脾虚、脾疾下泻、脾赫依、脾巴达干等病症，德伦 –19 味丸都有特效。并可根据临床具体病情、综合分析、临床辅助常规检查等准确诊断后用清咽 –8 味散、阿如日阿 –7 味散、人参归脾丸、草果 –4 味汤等药物配合使用。

【方剂性质】本方剂是遵循药效配伍的平性方剂，是脾病之总方。

【方剂分析】本方以味辛、性温、调胃火、除巴达干赫依、祛寒气的草果为主（君药），以清热、解毒、止咳、润肺、肺之良药石膏为副主（副君药），及调理胃火、祛寒赫依的豆蔻，温补肾气的建连子，清脾热的使君子，收敛毒热的甘松，清希日热的制木鳖子、麦冬、木通，清血热、止刺痛作用的红花、栀子，清肝胆脾热的地丁，清陈旧热、邪扩散的紫草、紫草茸均为辅助（臣药），以解毒、清巴达干热的五灵脂、解毒、调理体素的诃子同为辅助使（佐使药）而配制，是治疗脾热、脾寒、脾虚、脾肿大等脾病特效方剂。

【附注】该方剂所配伍的木鳖子用沙烫法，将木鳖子和沙子混合，用文火炒至表面微起微黄色，具有出香气时，剥去外硬壳、刮净绿色表皮即可使用。

博格仁 —11

【处方来源】《观者之喜》

【处方成员】白豆蔻、方海（制）、炒菱角、冬葵果、荜茇、杧果核、蒲桃、大托叶云实、干姜、炒硇砂、麝香〔丸剂•每 10 丸重 2 克〕。

【功能】清肾寒，祛巴达干，滋补，利尿。

【主治】用于浮肿、水肿、水臌、肾寒、遗精、尿闭、腰肾酸痛、尿闭、肾结石、尿道结石、膀胱结石等症。

【用量】成人每次 13—15 丸。

【用法】每日 1—2 次，早、晚饭后口服。

【药引子】温开水，红小豆、淡绿茶做药引子。

【注解】孕妇、年老体弱者减量或遵医嘱。

【奇迹方】蒙医临床习用处方。博格仁 —11 味丸对利尿消肿、膀胱结石、腰肾酸痛、尿道结石好比山洪奄然而至。顺通人体泌尿之水道。

【临床指导】对于浮肿、水肿、水臌、肾寒、遗精、尿闭、腰肾酸痛、尿闭、肾结石、尿道结石、膀胱结石等症，博格仁 —11 味丸用协日嘎 —4 味汤（希精 —4）或亚曼•章古 —3 味汤做药引子。如肾、尿道、膀胱结石，博格仁 —11 味丸和排石颗粒、双庆芬酸钠、碳酸氢钠片等药物视具体病情综合分析后都可以配合使用。

【方剂性质】本方剂是遵循药效配伍的温性方剂。

【方剂分析】本方以性温、益肾、治肾寒肾之良药白豆蔻，及清热消肿、解毒、利尿的方海同为主（君药），以清肾巴达干寒、补肾、清胃、肾寒等作用的杧果核、大托叶云实、蒲桃（倒日都•古日本•乌日）为辅助（臣药），以益肾利尿消肿的小蜀季、白硇砂、螃蟹为辅助（佐药），祛巴达干赫依、补胃火、清胃肾寒的干姜、荜茇、除希日乌素、止痛、消黏的麝香同为服使（使药）而配制，是治疗肾寒、肾虚、尿路结石、尿闭的最佳方剂。

【附注】该方剂所配伍的方海，用开水烫或文火微炒，晾干即可。

博格仁·阿如日阿 —10

【处方来源】《至高要方》

【处方组合】诃子、红花、白豆蔻、五灵脂、地丁、刀豆、制枇杷叶、紫草茸、茜草、刺柏〔丸剂•每10丸重2克〕。

【功能】清肾热，膀胱热，补阳滋阴，肾震伤，健脾益肾。

【主治】用于肾损伤、肾震伤热、小便淋漓、膀胱热、高血压症、腰肾劳热、腰疼腿软、脾阳不振等病症。

【用量】成人每次13—15丸。

【用法】每日1—2次，早、晚饭后口服。

【药引子】温开水，蒺藜，枸杞果，乌兰—3味汤做药引子。

【注解】孕妇、年老体弱者减量或遵医嘱。

【奇迹方】蒙医临床习用处方。主要用于肾、膀胱热、腰肾劳热等病症，对肾震伤热、小便淋漓、血压偏高、腰疼腿软等症，治愈就像黑洞点亮明灯。

【临床指导】对于肾损伤、肾震伤热、小便淋漓、膀胱热、高血压症、腰肾劳热、腰疼腿软、脾阳不振等病症，博格仁•阿如日阿—10味丸有特效。特别对肾引起血压偏高症，博格仁•阿如日阿—10味丸配合使用乌兰—13味汤散和珍宝丸；小便淋漓、膀胱热痛就用博格仁•阿如日阿—10味丸和协日嘎—4味汤做药引子及益肾—17味丸、桂林三金片等药物联合使用效果更好。

【方剂性质】本方剂是遵循药效配伍的凉性方剂。

【方剂分析】本方以五味俱全、八大功效、解毒、调理体素、祛除病变的（药之王美称的）诃子为主（君药），清肾热、调肾阳作用的刀豆为辅助（臣药），调理胃火、祛寒赫依、补肾的白豆蔻，清肾血热作用的枇杷叶、紫草茸、茜草（古日本•乌兰），清热、止血、燥希日乌素的刺柏，清血热、封锁脉窍的红花均为辅助（佐药），止疼、清肾热、调理体素的五灵脂、清希日热、肝胆热的苦地丁同为服使（使药）而配制，是对肾震伤所致之热症有奇效的方剂。

【附注】该方剂里配伍的枇杷叶按炮制规范炮制，将枇杷叶的白色绒毛，务必刮净，并喷洒淡盐水，晾干即可。

益肾 -17（嘎日迪 -17）

【处方来源】《至高要方》

【处方组合】诃子汤泡草乌、诃子、木香、豆蔻、紫草茸、刀豆、蜀葵紫花、石菖蒲、炒菱角、没药、煅石决明、制枇杷叶、熊胆粉、红花、茜草、香墨、麝香〔丸剂•每 10 丸重 2 克〕。

【功能】清肾热，杀黏，治遗精。

【主治】用于肾寒、尿浊、肾热、腰肾酸痛、滑精、睾丸肿、黏疫、虫痧症、热性希日乌素症、遗精。

【用量】成人每次 9—11 丸。

【用法】每日 1 次，晚睡前口服。

【药引子】温开水，手掌参，玉竹，枸杞果，梅花鹿茸片，挑选最适合的做药引子。

【注解】孕妇禁用，年老体弱者减量或遵医嘱。

【奇迹方】蒙医临床习用处方。用于肾热寒症、腰膝酸痛、遗精滑精、睾丸肿大、浮肿、腰肾酸痛。肾为一身之根，益肾 -17 味丸是调理肾脏的高级工程师，称一颗闪亮之星。

【临床指导】对肾寒、尿浊、肾热、腰肾酸痛、滑精、睾丸肿、黏疫、虫痧症、热性希日乌素症、遗精等症用益肾 -17 味丸有特效外，可根据病情，结合临床表现，配合使用升阳 -11 味丸（阿纳嘎其•那仁）、补肾健胃 21 味丸、壮腰健肾丸、参竹精片等药物。

【方剂性质】本方剂是由嘎日迪 -5 味丸（泵阿 -5 ）和乌兰 -3 味汤

加配伍其他补肾、消黏药组成的凉性方剂，是肾热、腰膝酸痛、遗精滑精的首选方。

【方剂分析】本方以止痛消肿、消黏、燥希日乌素作用的嘎日迪－5为主（君药），调理胃火、祛寒赫依、补肾、清肾热、肾之良药豆蔻，补肾强肾、固精的白刀豆，炒蒺角，清肾肺血热、补肾气作用的枇杷叶、紫草茸、茜草（古日本•乌兰），清肾热、清血热、封锁脉窍的熊胆粉、红花均为辅助（臣药），利尿排毒的蜀葵紫花，消黏杀虫、燥希日乌素的没药、清脉损伤的炒石决明、固精的香墨同为辅助（佐药）而配制，是治疗肾脏寒热诸多症疗效明显的最佳方剂。

【附注】该方剂里配伍的草乌，用诃子汤浸泡法炮制。将精选草乌放入诃子汤里浸泡，要求每天换一次汤，每过三个小时翻动一次，浸泡5—6天后取出用纯净水冲洗后，晾干即可。石决明将外层涂抹黄油后，用明火煅制，易碎即可。

升阳－11（阿纳嘎其·那日）

【处方来源】《至高要方》

【处方组合】石榴、豆蔻、红花、肉桂、荜茇、黄精、天门冬、紫茉莉、玉竹、炒蒺角、冬葵果〔丸剂•每10丸重2克〕。

【功能】温肾，利水，滋补，开胃消食，燥希日乌素，消肿。

【主治】用于调理温胃温肾、消化不良、浮肿、水肿、肾寒腰痛、尿闭、遗精淋下、寒性腹泻、宫寒带多、希日乌素等症。

【用量】成人每次13—15丸。

【用法】每日1—2次，早、晚饭后口服。

【药引子】温开水，玉竹、黄油、枸杞果、烤鲜姜清汤做药引子。

【注解】孕妇、年老体弱者减量或遵医嘱。

【奇迹方】蒙医临床习用处方。适合用于肾寒、胃寒、补肾阳等病症，对肾寒腰痛、遗精淋下、宫寒带多、寒性腹泻等诸多病症是名副其实的首选之方，用此被称为阳光热情之方。

【临床指导】升阳 −11 味丸对调理温胃温肾、消化不良、浮肿、水肿、肾寒腰痛、尿闭、遗精淋下、寒性腹泻、宫寒带多、希日乌素等症有显著的疗效外，特别对肾寒腰痛、消化不良、寒性腹泻，可配合使用健胃消食片、消食 −10 味丸、调元大补 −25 味汤效果更好。如有浮肿和水肿，可配合照山白 −16 味丸；有肾寒腰痛、遗精淋下，配合使用益肾 −17 味丸和希日嘎 −4 味汤等药物。

【方剂性质】本方剂是由五味清浊丸和五根药（黄精、天门冬、紫茉莉、玉竹、炒菱角）加冬葵果配伍的温性方剂。

【方剂分析】本方以精华得以正常转化畅通运行、揭开隐热掩蔽作用的五味清浊丸为主（君药），以补肾壮阳、遗精滑精、消除水肿等作用的五根药为辅助（臣药），以利尿消肿、补虚、止泻的冬葵果为辅助使（佐使药）而配伍，是治疗肾气衰弱、消化怠慢、利尿消肿的奇特方剂。

【附注】该方剂所含的菱角用文火炒至微黄色即可。具体病情综合分析，有时可用干姜代替冬葵果辨证配伍。

槟榔 −7（高优 −7）

【处方来源】《兰塔布》

【处方组合】槟榔、石榴、豆蔻、肉桂、荜茇、硇砂、干姜〔丸剂·每 10 丸重 2 克〕。

【功能】补肾寒，调胃火。

【主治】用于肾寒症、腰酸背痛、睾丸寒湿、白带过多、遗精下淋等病症。

【用量】成人每次 13−15 丸。

【用法】每日 1−2 次，早饭前口服、晚饭后口服。

【药引子】温开水，天门冬，黄酒，黄油，枸杞果做药引子。

【注解】内热患者禁用，孕妇、年老体弱者减量或遵医嘱。

【奇迹方】蒙医临床常用处方。对于肾寒症和调脾胃虚弱有显著疗效。消食开胃、消化水谷的石榴 −5 味散，加配伍肾寒杀虫的槟榔，解毒、利尿消肿的硇砂组合为较烈性方剂槟榔 −7 味丸。是治疗腰酸背痛、睾丸寒湿、白带过多、遗精下淋的最佳得意良方。

【临床指导】对于肾寒症、腰酸背痛、睾丸寒湿、白带过多、遗精下淋、根据临床具体病情、综合分析，配合使用升阳 −11 味丸、吉祥安坤丸、益肾 −17 味丸、暖宫 −7 味丸、乌鸡白凤丸等药物效果更好。

【方剂性质】本方剂是遵循药效配伍的热性处方。

【方剂分析】本方以味辛、性温、祛肾寒、补肾、利尿、驱虫的槟榔为主（君药），以性热、锐能、清巴达干、肾寒等作用的石榴 −5 为辅助（臣药），以利尿消肿、消食的硇砂、解毒、调理体素的荜茇为辅助使（佐使药）而配伍的，是治疗肾寒胃寒消化病之良效方剂。

苏木 −6（苏木 · 毛都 −6）

【处方来源】《珊瑚颈饰》

【处方组合】苏木、高良姜、槟榔、益智仁、生草果仁、木香〔汤剂〕。

【功能】祛肾寒，调胃火、温胃，清巴达干赫依、凝血融化。

【主治】用于肾寒引起的腰腿痛、膀胱痛、白带过多、眼花、尿道灼痛、闭经等病症。

【用量】成人每次 3−5 克。

【用法】每日 1−2 次，早、晚饭后口服。

【药引子】水煎服，开水冲服，藏红花、红良做药引子。

【注解】孕妇禁用。年老体弱者减量或遵医嘱。

【奇迹方】蒙医临床常用处方。适合肾寒引起的腰腿痛、白带过多、膀胱刺痛等病症，是治愈就像雨过见彩虹似的好方。

【临床指导】对肾寒引起的腰腿痛、膀胱痛、白带过多、眼花、尿道灼痛、闭经等病症有很好的效果。具体病情，辨证分析，结合临床表现可以配合使用妇炎康、桂林三金片、暖宫 −7 味丸、补肾健胃 −21 味丸。蒙医临床经验得知，如妇女月经不调、尿路感染、膀胱炎、肾寒腰痛，就配合使用吉祥安坤丸、暖宫－7味丸、乌鸡白凤丸、妇科止带片，效果更好。

【方剂性质】本方剂是遵循药能、药力、药效配伍的温性方剂。

【方剂分析】本方以味甘、咸、性凉、轻、钝、清血热、稀释血液、调理月经不调的苏木为主（君药），以性温、重、腻、补胃火、消食开胃、清巴达干赫依、清肾寒、杀虫的高良姜、益智仁、槟榔为辅助（臣药），以性温、燥、调胃火、除巴达干、祛寒气的生草果仁为辅助（佐药），以解毒、止痛、调理体素的木香为服使（使药）而配制，是治疗腰腿痛、妇女月经不调之主方剂。

总结

★配伍配制剂五脏类方剂使用的药味、药性、药能和配伍用的原材料及药引子，前文已做了统计归纳，现就使用五脏类处方进行治疗期间在饮食起居应注意的事项提供以下参考。

【味、性、能】☆共使用苦味47次（微苦味5次）、甘味35次、辛味26次、涩味26次、咸味10次、酸味4次。

☆共使用凉性42次、温性25次、寒性8次、平性12次、热性3次。

☆共使用钝能33次、轻能36次、燥能32次、腻能26次、重能17次、柔能12次、锐能13次、涩能28次、稀能10次、毒性药6次、和能20次、动能6次、固能6次、淡能6次。

【原材料】共使用苏木、高良姜、槟榔、益智仁、生草果仁、石榴各10次，肉桂、荜茇各6次，硇砂2次，红花13次，黄精、天冬、紫茉莉、玉竹、炒菱角、冬葵果各3次，诃子汤泡草乌、诃子各12次，紫草茸6次，刀豆、蜀葵紫花、石菖蒲、没药、煅石决明、熊胆粉各2次，茜草、香墨、人工麝香、五灵脂各5次，制枇杷叶、刺柏、方海、杧果核、大托叶云实、蒲桃、干姜、黄连各3次，炒硇砂、制石膏各11次，制木鳖子4次，闹羊花、使君子、黑丑、紫草各2次，白豆蔻、木香各18次，建连子、甘松、木通各5次，丁香10次，揻草、制小茴香、人工牛黄、寒制红石膏、瞿麦、蓝盆花、波棱瓜子、苦地丁、川木通、漏芦花各2次，肋柱花5次，煅制寒水石、草果各7次，川楝子4次，牛黄7次，广木香、茵陈、连翘、五味子、冬花、栀子各6次，胡黄连、草乌叶、白云香、白檀香各7次，苦荬菜、黑冰片、降香、天竺黄各3次，蒙古山萝卜、香青兰、麻黄、西红花、麦冬各2次，羚羊角、麝香各5次，铜灰、野菊花、火绒草各1次，沙棘4次，木棉花、木棉花蕊各6次，木棉花瓣2次，香旱芹、百花龙胆、紫花高乌头、肉豆蔻各10次，拳参7次，甘草6次，白葡萄4次，北沙参6次，远志、白巨胜各2次，紫檀香6次，青蒿、小白蒿、土木香各2次，香附、山沉香、蒜炭、苦参、草乌叶各3次，朱砂粉、沉香各7次，广枣7次，丹参、山柰、牦牛心、枫香脂、旋复花、炒马钱子、野牦牛心各2次。上述原材料具体临床治疗过程中都可以辨证加减配使用。

【药引子】共使用药引子：水煎服6次，开水冲服6次，天冬、黄酒各2次，温开水37次，玉竹、枸杞果各3次，烤干姜、旺拉格、蒺藜、乌兰–3汤各2次，白花油麻藤3次，沙肝2次，红小豆、麻黄果各2次，西红花、诃子、红花各6次，牛奶、马奶各2次，羊肝、山羊奶各2次，冰糖2次，蜂蜜4次，四味土木香散、沙参止咳–4汤、红糖各4次，沙棘、广枣各5次，羊脊骨汤、白糖、兔心各2次，牛骨汤、脊骨汤、鲫鱼脊骨汤各5次，牛脊骨汤3次，马鹿心、野牛心各2次，红枣、白酒、羊肉汤各3次。具体治疗过程中，以上药引子都可以根据具体病情辨证施治，合理调配使用，会有更好的效果。

【饮食起居】

一、饮食

1．保持营养均衡：合理配餐，以清淡饮食为主，少吃肥腻甘厚味，不宜吃辛辣刺激和生冷海鲜类食品，避免暴饮暴食增加胃肠负担，平时可适量多饮开水。每天提供的能量、蛋白和其他主要营养素，应该达到我国成人体力活动的参考摄入量。

2．每天供给的食物应包括谷类、蔬菜、鱼类、蛋类、奶类、肉禽类、豆类及适量的脂肪和少量调味品。食物烹调应科学合理，尽量减少营养素的流失，应清淡多样化。

3．在使用五脏类药物或治疗期间，要多注意滋补五脏的饮食，蒙医讲究六味调理机体，如养心食疗方面可用莲子、百合、黑木耳、人参等。如保护肝胀食疗方面，可用菠菜、动物肝脏、西红柿、蘑菇等。如养脾的食疗有糯米、红薯、薏米仁、南瓜等。如养肺的食疗用银耳、莲藕、豆腐等。如养肾的食疗有山药、黑芝麻、黑米、黑豆等。原则上较清淡、稀、柔与营养平衡为主，平时多吃一些牛肉、羊肝、羊腰子、猪腰子及骨头汤。补充蛋白质和骨钙，平常以五谷杂粮及面食粗粮为主，畜禽肉可以选择吃一些，绿色蔬菜类，黄豆、红豆、绿豆、爬豆等豆类品，适量搭配食用，不能忽略富含膳食纤维类食物，如芹菜、韭菜、洋葱、海带、萝卜、雪里蕻、竹笋等。适量吃干果类如杏仁、松子、五味子、红枣、栗子、开心果等。为提高免疫力，可适当喝红茶、绿茶，不宜喝冷饮，更不能吸烟喝酒。

二、起居

1．生活要有规律，早睡早起，避免熬夜，保持良好的睡眠，保持每天按时排便的习惯。注意根据气候变化，及时增减衣物，保持房间卫生整洁，室内多通风，勤洗手或手消毒。要保持适当运动、锻炼身体，提高自身免疫力。作息时间要规律，保证睡眠质量，避免失眠，注意风寒感冒。

2．要避免久坐久卧，建议选择相对舒缓、对场地要求不高的运动，运动后以微微出汗为宜，尽量避免激烈的运动，同时运动后不宜喝饮冷或冰水之类的饮料。

3．不宜居住在潮湿或阴凉处，注意避免淋雨，平时要多晒太阳，但不易强光照射，避免中暑。要尽量在干爽且温湿度相对平衡的地方居住。时刻注意饮食起居，这样药效起作用较快。

第四章 治疗六腑病类方剂

四味光明盐汤散（毛勒日·达布斯 –4）

【处方来源】《至高要方》

【处方组合】光明盐、诃子、干姜、荜茇〔汤剂〕。

【功能】温胃，消食，解毒，祛除巴达干。

【主治】用于药物、食物中毒，消化不良，巴达干宝日，胃寒引起的吐泻、嗳气、胃胀、打饱嗝等病症。

【用量】成人每次 3–5 克。

【用法】每日 1–3 次，早、午饭前口服、晚饭后口服。

【药引子】水煎服、开水冲服，如食物中毒用绿豆汤，如药物中毒用诃子汤。

【注解】孕妇、年老体弱者、儿童减量或慎用。

【奇迹方】蒙医临床习用处方。为药物中毒、食物中毒、消化不良的首选方剂，被称为“解毒药之王”。

【临床指导】如药物、食物中毒，消化不良，巴达干宝日，胃寒引起的吐泻、嗳气、胃胀、打饱嗝等病症，以健胃 –10 味丸用四味光明盐汤散做药引子，洁白 –6 味散用四味光明盐汤散做药引子或根据临床辅助检查和做胃肠镜等，结合临床表现，配合使用健胃消食片、舒肝和胃丸、噶日西等药物。

【方剂性质】本方剂是遵循药味、药效配伍的温性方剂。

【方剂分析】本方以味咸、性温、锐、除巴达干、解毒、开胃消食的光明盐为主（君药），以味辛、性温、锐、补胃火、消食、除巴达干赫依的干姜、味辛、辣、性温、补胃火、助消化、解毒、调理体素的荜茇同为辅助（臣药），以及五味俱全、八大功能、调理体素、解毒、调解胃酸碱平衡的诃子为辅助使（佐使药）而配制，是治疗因饮食起居不当、不良饮食习惯而引起的胃火衰退、未消化等症有显著疗效的方剂。

六味安消散（阿木日古鲁其－6）

【处方来源】《医法海鉴》

【处方组合】奶制寒水石、碱面、大黄、诃子、山柰、土木香〔散剂〕。

【功能】消食，和胃，泛酸，润肠，解痉。

【主治】用于大便秘结、食积不消、痧症、胃火衰败、泛酸、下清赫依功能异常、胎衣滞留、胃痉挛、胃腹胀满、新旧未消化、大肠虫等病症。

【用量】成人每次3－5克。

【用法】每日1－2次，早饭前口服，晚饭后口服。

【药引子】温开水冲服，黄油、红糖做药引子。

【注解】孕妇慎用或禁用。年老体弱者、儿童减量。

【奇迹方】蒙医临床习用处方。为大便秘结、胃腹胀满、消化不良的首选方剂，是顺畅下行赫依、解胃腹胀满的最好安消散（西吉德）。

【临床指导】对大便秘结、食积不消、痧症、胃火衰败、泛酸、下清赫依功能异常、胎衣滞留、胃痉挛、胃腹胀满、新旧未消化、大肠虫等病症有奇效外，还可根据临床常规检查，结合临床表现，并把脉（号脉）、望诊、闻诊、问诊等诊断方法确诊后对症下药，如六味安消散配合使用哈日－12味散、阿拉坦－5味丸、五味清浊丸、状西－6味散（新•如达－6）、敖勒盖•阿那日－13味散、嘎日迪－5味丸等药物，效果更好。如胃痉挛，配合嘎日迪－5味丸。如消化不良、赫依、希日病，配合使用阿拉坦－5味丸效果更好。

【方剂性质】本方剂是遵循药效配伍的平性方剂。

【方剂分析】本方以消食、解毒、大便秘结作用的碱面为主（君药），以润肠通便、胎盘滞留作用的大黄为副主（副君药），以清巴达干、止吐、泛酸、消食的奶制寒水石、大肠虫病、积食不化、胃衰弱的土木香、调补胃火、开胃消食的山柰为辅助（臣药），及祛除病变、解毒、消食、调节胃内酸碱平衡、调理体素的诃子为辅助使（佐使药）而配制，是消食、润肠通便、解痉挛的最佳方剂。

【附注】该方剂里配伍的寒水石按奶制法炮制，将寒水石置铁锅内用武火煅透，研成细粉，用牛奶和好，置阴凉干燥处晾干即可。炮制好，药才能更好地起作用。该方剂有时临床上需要土木香，用光明盐代替配伍。

五味清浊丸（通拉嘎·乌日勒）

【处方来源】《至高要方》

【处方组合】石榴、红花、益智仁、荜茇、肉桂〔丸剂·每 10 丸重 2 克〕。

【功能】暖胃，固精华，揭隐伏热盖，清巴达干黏液，清浊归精。

【主治】用于胃火衰退、精华不消、巴达干黏液阻于脉道、不思饮食、寒热合并、隐伏热等病症。

【用量】成人每次 13—15 丸。

【用法】每日 1—2 次，早饭前口服，晚饭后口服。

【药引子】温开水，红糖、蜂蜜做药引子。

【注解】有内热症者慎用。孕妇、年老体弱者、儿童减量。

【奇迹方】蒙医临床习用处方。是人体精华保持正常转化运行之首选方剂。对食欲不振、消化不良、胃脘冷痛、起到温胃补火、温通脉道的作用，使精华得以正常转化运行，对平衡胃寒热、揭隐伏热盖，就像干旱遇见细雨。对治疗巴达干黏液阻于脉道、寒热合并、胃火衰退等症的治愈，五味清浊丸可得心应手，可称调节胃肠黏液之神。

【临床指导】用于胃火衰退、精华不消、巴达干黏液阻于脉道、不思饮食、寒热合并、隐伏热五味清浊丸有很好的效果。根据临床具体症状，可配合使用消食 —10 味丸、健脾 —5 味丸、补肾健胃 —21 味丸、健胃消食片、舒肝和胃丸等药物。

【方剂性质】本方剂是遵循药效配伍的温性方剂。

【方剂分析】该方剂对寒热症均可适合用，并且不引起肝热增盛。方中以味酸、性温、热、开胃、助消化、温胃补火的石榴为主（君药），以味辛、性温、助消食消化、清血热、清肝热作用的红花为辅助（臣药），以开胃消化、解毒、调理体素的荜茇，祛巴达干、寒邪作用的肉桂，及温补胃肾、消食开胃的益智仁为辅助使（佐使药）而配制，是祛除巴达干又不盛热、平衡体内寒热，还使人体精华等七素安然复位的奇妙方剂。

【附注】如有高血糖，不宜用红糖、蜂蜜做药引子。

消食 –10（哈日 –10）

【处方来源】《至高要方》

【处方组合】黑冰片、石榴、止泻木、波棱瓜子、诃子、豆蔻、光明盐、牛胆粉、荜茇、肉桂〔丸剂·每 10 丸重 2 克〕。

【功能】消食，祛寒性希日。

【主治】用于食积不消、赫依、巴达干、痞与其他病症合并而引起的寒性希日症、口苦、嗳气、胃胀痛、泛酸。

【用量】成人每次 13–15 丸。

【用法】每日 1–2 次，早、晚饭后口服。

【药引子】温开水，沙棘、蜂蜜做药引子。

【注解】适用于寒性希日症。孕妇、年老体弱者减量。

【奇迹方】蒙医临床习用处方。可治疗寒性希日引起的胃胀、口苦、泛酸、未消化症，是呵护胃健康的使者之方。

【临床指导】对食积不消，赫依、巴达干、痞与其他病症合并而引起的寒性希日症、口苦、嗳气、胃胀痛、泛酸症有奇效，并结合临床，参考临床常规辅助检查等，准确诊断后配合使用寒水石 –21 味散（朝伦·细莫 –21）、阿拉坦 –5 味丸、调元大补 –25 味汤。特别对寒性希日引起胃胀痛、未消化用，消食－10味丸（嘎日那格•朱瓦）和六味安消散（西吉德•如克巴）配合使用治疗效果明显。

【方剂性质】本方剂是遵循药效配伍的温性方剂。

【方剂分析】方剂中以清希日、助消化、消黏、破痞的黑冰片为主（君药），以开胃消食、清巴达干止泻的石榴、止泻木，祛除病变、解毒、调理体素、调节胃酸碱平衡的诃子，清希日热的制木鳖子，开胃消食、清巴达干赫依、止吐的豆蔻为辅助（臣药），以补胃火、消食、清巴达干赫依的光明盐，补胃火消食、止泻的肉桂，清血热、脉热的牛胆粉，解毒、调理体素的荜茇为辅助使（佐使药）而配制，是治疗消积不消、祛寒性希日、胃胀痛、泛酸、口苦等病症有特殊效果的方剂。

【附注】该方剂里配伍的黑冰片，按炮制规范炮制，将野猪粪放入铁器内，密闭封严，加武火煅制法煅制成炭，放凉后取出即可。如有高血糖，不宜用红糖、蜂蜜做药引子。

状西－6（朝伦·细莫－6）

【处方来源】《四部医典》

【处方组合】奶制寒水石、红花、木香、土木香、荜茇、砂仁〔散剂〕。

【功能】健胃， 祛巴达干，止吐， 开胃，吐酸水。

【主治】用于胃巴达干热、泛酸、吐酸水、胸内灼热等病症。

【用量】成人每次3－5克。

【用法】每日1－2次，早饭前口服、晚饭后口服。

【药引子】温开水，白糖、蜂蜜、诃子汤做药引子。

【注解】孕妇、年老体弱者减量。

【奇迹方】蒙医临床常用处方。对于胸内灼热、胃酸过多、吐酸水者，可云开雾散。

【临床指导】对治疗胃巴达干热、泛酸、吐酸水、胸内灼热等病症有特殊疗效，并具体病情综合分析，结合临床辅助检查，必要时做胃镜检查等，准确诊断后对症下药，如胃胀满疼痛，用状西–6味散配合使用中成药保和丸、附子理中丸、健胃消食片等药物效果会更好。

【方剂性质】本方剂是遵循药效配伍的温性方剂。

【方剂分析】本方以味辛、性平、清巴达干、止吐、泛酸、消食的奶制寒水石为主（君药），以味辛、性温、助消食、清血热、清肝热的红花、清巴达干热、解毒、调理体素的木香、土木香为辅助（臣药），以开胃消食、补胃火的砂仁，解毒、调理体素、温胃消食的荜茇为辅助使（佐使药）而配制，是治疗巴达干热引起的吐酸水，胸内灼热之最佳方剂。

【附注】该方剂里配伍的寒水石，用牛奶制法炮制，将寒水石砸成小块，置铁锅内，用武火煅透，研成细粉，用牛奶和好，放阴凉干燥处晾干即可。准确炮制药效会更好。如果有高血糖，不宜用白糖、蜂蜜做药引子。

六味木香散（新·如达–6）

【处方来源】《至高要方》

【处方组合】木香、栀子、石榴、闹羊花、荜茇、砂仁〔散剂〕。

【功能】镇赫依，气血相讧，制痧，止吐。

【主治】用于宝日之寒，热兼杂期、气血相讧、痧症、嗳气、呕吐、胃疼。

【用量】成人每次3–5克。

【用法】每日1–2次，早、晚根据病症、饭前饭后口服。

【药引子】温开水，蜂蜜、冰糖做药引子。

【注解】孕妇慎用。年老体弱者、儿童减量。

【奇迹方】蒙医临床习用处方。宝日病变的四个主因是赫依、希日、巴达干、血邪之患，对寒热相讧、痧症、胃痛症，六味木香散均有疗效。蒙医临床配合使用六味木香散（如达·如克巴）和六味安消散（西吉德·如克巴）习惯叫如西，临床应用至今。

【临床指导】六味木香散对宝日之寒、热兼杂期、气血相讧、痧症、嗳气、呕吐、胃疼有效外，具体病情综合分析，结合临床辅助检查，必要时做胃镜检查，准确诊断后对症下药，可参考使用温胃苏颗粒、胃复安片、宝如音•塔拉哈、寒水石 —21 味散等药物。

【方剂性质】本方剂是遵循有宝日病变主因巴达干赫依与血（棋苏）希日两组药配伍的温性方剂。

【方剂分析】本方以消食、解毒、调理体素、平赫依血相讧作用的木香为主（君药），以清血希日热，清巴达干希日、清血热的栀子、闹羊花为（臣药），以味辛、性温、微热、调胃火、解毒、消化的砂仁，开胃消食、补胃火、清巴大干赫依的石榴同为辅助（佐药）及解毒、补胃火、消食、调理体素的荜茇为服使（使药）而配制，为镇赫依、赫依血相讧既痧症、嗳气、呕吐、胃疼的最好方剂。

【附注】该方剂所配伍的荜茇，用喷洒牛奶晾干即可用。如果有高血糖，不宜用冰糖、蜂蜜做药引子。

健胃 —10（浩道敦 —10）

【处方来源】《观者之喜》

【处方组合】诃子、石榴、肉桂、胡椒、荜茇、豆蔻、光明盐、山柰、煅制寒水石、五灵脂〔丸剂 · 每 10 丸重 2 克〕。

【功能】调理胃火，消食化滞，解毒。

【主治】用于胃疼痛，胃胀，消化不良，呕吐，泄泻，痧症，胃、肝之寒症，寒热积聚，胃胀不适等症。

【用量】成人每次 13—15 丸。

【用法】每日 1—2 次、早、晚饭后口服。

【药引子】温开水，诃子汤、光明盐 —4 味汤做药引子。

【注解】如胃火明显、浅表性胃炎、孕妇、年老体弱者减量慎用或遵医嘱。

【奇迹方】蒙医临床常用处方。对胃巴达干、呕吐泄泻等症，健胃 —10 味丸是组方比较合理的热性方剂，是胃、肝、胆之寒性症，胃火衰退，浅表性胃炎等病症有效的硬钢之方。

【临床指导】对胃疼痛，胃胀，消化不良，呕吐，泄泻，痧症，胃、肝之寒症，寒热积聚，胃胀不适等症都适合治疗。并且根据临床辅助检查，结合把脉（号脉）问诊等诊断措施，准确诊断后对症下药，配合使用清肝 −27 味丸、寒水石 −21 味丸、状西 −6 味散、额力根 −7、气滞胃痛颗粒、乳酸菌素片等药物。

【方剂性质】本方剂是遵循功能、药效配伍的热性方剂。

【方剂分析】本方以能解食物、药物中毒、调理体素、祛除病变、调和胃酸过多之功效的诃子为主导，性热、轻、锐、谈、调补胃火、开胃消食、祛巴达干赫依的石榴为主（君药），以味辛、性热、消食、补胃火、解毒、止吐作用的豆蔻、荜茇、肉桂（药食同源）为辅助（臣药），以清巴达干、增强保证胃消化动力而煅制寒水石、光明盐、山柰、胡椒为辅助（佐药），及消食、止痛、止泻、调理体素的五灵脂为服使（使药）而配制，是治疗胃火衰弱、消化不良等胃寒症有特效的方剂。

【附注】该方剂里配伍的寒水石，用热性炮制法炮制。将寒水石砸成小块放入铁锅内，用武火炒至微红色，喷洒高度酒覆盖密闭，闷后取用即可。按标准炮制，药效更好。

洁白 −6（吉如干・查干）

【处方来源】《医法海鉴》

【处方组合】碱面、热制寒水石、土木香、山奈、光明盐、煅制鹫粪、制硼砂〔散剂〕。

【功能】温胃，补胃火，开胃，泛酸，未消化，胃巴达干破痞。

【主治】用于胃火衰退，水谷未消化，胃纳呆滞，胸热，吐酸水，灰白巴达干、宝日巴达干，胃痼疾，胃寒，目及皮肤发黄，白内障等症。

【用量】成人每次 3−5 克。

【用法】每日 1−2 次，午饭前口服、晚饭后口服。

【药引子】温开水，诃子汤做药引子。

【注解】孕妇、年老体弱者减量或遵医嘱。

【奇迹方】临床常用处方。适合用于胃火衰退，谷水熟化等。洁白 –6 味散是六味白颜色药材加鹫粪组成的辛辣温性方剂，对胃火衰败，灰白巴达干、宝日巴达干，吐酸水，未消化等病症，就像洁白无瑕的哈达之方。也称阿尔山沫浴之方。

【临床指导】对胃火衰退，水谷未消化，胃纳呆滞，胸热，吐酸水，灰白巴达干、宝日巴达干，胃痼疾，胃寒，目及皮肤发黄等症有特效。并根据具体病情辨证分析，参考临床常规检查，准确诊断后对症下药，如胃纳呆滞、水谷未消化，洁白 –6 味散与五味清浊丸、消食 –10 味丸、阿拉坦 –5 味丸配合使用。如果目及皮肤发黄、白内障等症，可与红花清肝 –13 味丸（伊和·古日古木 –13）、黄连羊肝丸、胡日查 –6 味丸配合使用。故临床经验得知：若洁白 –6 味散加配伍广角则对陈旧热、食物中毒有特效，若洁白 –6 味散加配伍牛黄则对治疗发热初期热症有特效。

【方剂性质】本方剂是遵循药效配伍的温性方剂。

【方剂分析】本方以味咸、止胃泛酸、消化食物（谷水）、祛毒邪、除巴达干作用的碱面为主（君药），以增强胃消化、除灰白巴达干、宝日巴达干、破痞的煅制寒水石，活血、破痞、愈伤的硼砂、光明盐、鹫粪为辅助（臣药），以开胃、促消化、除巴达干赫依血的土木香，补胃火、稀释血液的山柰同为辅助使（佐使药）而配制，是治疗胃纳呆滞，胸热，吐酸水，灰白巴达干、宝日巴达干，胃痼疾，胃寒、食物不化、口苦、泛酸等症有特效的方剂。

【附注】该方剂所配伍的寒水石，以热制法炮制、将寒水石砸成小块放入铁器内，用武火炒成微红色，喷酒覆盖密封，闷后取用。硼砂用明煅制法、将硼砂置铁器内，用文火炒至白色开小花即可。秃鹫粪用制炭法，将挑选好的秃鹫粪放入铁器内或瓦器内密闭封严，加武火煅制法烧成炭，放凉后取出即可。面碱用文火炒成微黄色即可。

寒水石小灰散（状西音·乌努顺·额莫）

【处方来源】《四部医典》

【处方组合】寒水石、光明盐、麦冬、硼砂、荜茇、硫黄、冰糖、诃子〔粉剂〕。

【功能】胃消化，消食化痞，除巴达干，解毒，破痞。

【主治】用于食积不化，胃溃疡，胃肠痞症，纳里病，胸口巴达干，铁垢巴达干及矿物毒，珍宝毒等引起的毒症，巴达干希日病、宝日痞等病症。

【用量】成人每次 1.5—3 克。

【用法】每日 1—2 次，早饭前口服或舌舔药面，晚饭前口服或舌舔药面。

【药引子】温开水，旧红糖做药引子。

【注解】孕妇、年老体弱者减量。

【奇迹方】蒙医临床常用处方。可治疗未消化，胃黏膜损伤、食道黏膜损伤，十二指肠溃疡，胃肠痞症，纳里病，胸口巴达干，宝日痞等病症。

【临床指导】对食积不化、胃溃疡、胃肠痞症、纳里病、胸口巴达干、铁垢巴达干及矿物毒、珍宝毒等引起的毒症，巴达干希日病、宝日痞等病症都很好的疗效，特别对胃溃疡、食道溃疡，用舌头舔药面口水吞咽，并用奥咪拉唑肠溶胶囊配合使用效果最好。

【方剂性质】本方剂是遵循药效配伍的温性方剂，也是溃疡症总方剂。

【方剂分析】本方以消食、解毒、破痞、抑制溃疡、除巴达干等作用的煅制寒水石为主（君药），以增强助消化的光明盐，解毒、清希日的麦冬，破痞的硼砂均为辅助（臣药），以补胃火、开胃消食、除巴达干、解毒、调理体素的诃子、冰糖、荜茇为辅助（佐药），并加配伍硫黄、硼砂更加完全燃烧寒水石、光明盐、麦冬、诃子、荜茇化成粉末而服使（使药）而配制，对胃痼疾、纳里病、溃疡等有特效。

【附注】该方剂务必按粉剂炮制的规范炮制。炮制得好，效果会更好。本方剂含糖分，血糖高者不宜用红糖做药引子或遵医嘱。

石榴 —14（阿纳日 —14）

【处方来源】《通辽市蒙医研究所“内部专方”》

【处方组合】石榴、热制寒水石、白豆蔻、肉豆蔻、红花、栀子（朱如拉）、干姜、草果、肉桂、诃子、木香、光明盐、芫荽果、荜茇〔散剂〕。

【功能】健脾胃消积，开胃，消食，调节下行赫依、温中散寒。

【主治】用于脾胃寒虚、胸肋胀满、消化不良、恶呃痞满、肠鸣、下行赫依受阻等病症。

【用量】成人每次 2—4 克。

【用法】每日 1—2 次，早、晚饭后口服。

【药引子】温开水，淡盐水、烤鲜姜煮汤做药引子。

【注解】孕妇、年老体弱者减量。

【奇迹方】蒙医临床习用处方。一般用于脾胃功能减弱、胃火衰退、消化不良、胸肋胀满、脾胃不和、下行赫依受阻等症，称开拓指导性之方。

【临床指导】对脾胃寒虚、胸肋胀满、消化不良、恶呃痞满、肠鸣、下行赫依受阻等病症有很好的效果，并根据具体病情辨证分析，参考临床常规检查等现代化诊断结合把脉（号脉）等古老诊病手段，准确诊断后对症下药，可与敖勒盖・阿那日 —13 味散，草果 —4 味汤散，嘎日西等药物配合使用。

【方剂性质】本方剂是遵循药效、药能配伍的温性方剂。

【方剂分析】本方以祛巴达干、赫依、开胃消食的石榴为主（君药），以暖胃消食、食欲不振、满闷嗳气、清糟归精的通拉嘎・乌日勒（五味清浊丸）为辅助（臣药），以助消食、除巴达干、顺行赫依的热制寒水石，清血热的栀子、调理脾功能的草果仁，开胃消食的干姜、芫荽果，助下行赫依和大肠赫依顺通的光明盐为辅助（佐药），及解毒、调理体素、调理胃酸碱平衡的诃子为服使（使药）而配制，是顺通赫依、祛滞化瘀、润肠通便、助消化的最佳方剂。

【附注】该方剂里的寒水石，用热制法炮制，将寒水石砸成小块放入铁器内，用武火炒成微红色，喷高度白酒，覆盖密封，闷后晾干取用即可。

哈敦海鲁木勒－9（哈登·细莫－9）

【处方来源】《至高要方》

【处方组合】五灵脂、甘松、红花、白豆蔻（苏格木勒）、熊胆粉、麦冬、香青兰、诃子〔丸剂•每10丸重2克〕。

【功能】清胃血希日热，止泻。

【主治】用于胃血希日热，胃、肠聚合疫热，血热性上吐下泻，胃胀满等症。

【用量】成人每次13－15丸。

【用法】每日1－2次，早、晚饭后口服。

【药引子】温开水，特木根•呼呼－4做药引子。

【注解】孕妇、年老体弱者减量或遵医嘱。

【奇迹方】蒙医临床常用处方。对肠聚合疫热、胃肠血希日热、肠炎引起的止泻、结肠炎的治愈，好比秋天的第一霜。

【临床指导】哈敦海鲁木勒－9味丸除对胃血希日热，胃、肠聚合疫热，血热性上吐下泻，胃胀满等症都有特效外，还可根据临床具体病情综合分析，结合临床辅助检查等，准确诊断后，方可对症下药，如与扫龙嘎－15味丸、巴特日－7味丸、固本益肠片等药物配合使用治疗效果更好。

【方剂性质】本方剂是遵循药效配伍的凉性方剂。

【方剂分析】本方以清胃、肾、肝热、解毒、调理机体的五灵脂为主（君药），配伍麦冬（查干•榜阿）清腑热、配伍香青兰清胃热、配伍红花清血热、配伍熊胆粉清希日、止血，配伍拳参清肺热、止血均为辅助（臣药），配伍甘松消黏、解痉挛、配伍豆蔻（苏格木勒）调胃火、温补肾为辅助（佐药），用诃子配伍解毒、祛除病变、调理体素、调和胃酸碱平衡而配制的对胃肠道血希日热、腹痛血痢等有特效的方剂。

【附】该方剂所配伍的熊胆粉，有时由牛胆膏粉代替，甘松用麝香代替并减量使用。

哈敦海鲁木勒－13（哈敦·嘎日迪－13）

【处方来源】《至高要方》

【处方组合】五灵脂、甘松、红花、白豆蔻、香青兰、牛胆膏粉、诃子、拳参、草乌叶、木香、水菖蒲、黑冰片、麦冬〔丸剂·每 10 丸重 2 克〕。

【功能】清腑热，消黏，止痛。

【主治】用于胃肠痉挛、呕吐、腹泻、赤白痢疾、胃胀、清腑黏热等病症。

【用量】成人每次 13－15 丸。

【用法】每日 1－2 次，午、晚饭后口服。

【药引子】温开水，扫龙嘎－4 味汤、四味土木香散做药引子。

【注解】孕妇慎用。年老体弱者减量或遵医嘱。

【奇迹方】蒙医临床习用处方。对治疗胃肠痉挛、结肠炎、止血、希日痢疾、赤白痢疾、呕吐腹泻、清腑黏热等诸多病症有匪夷所思的效果，像风雨过后见彩虹。

【临床指导】哈敦海鲁木勒－13 味丸对胃肠痉挛、呕吐、腹泻、赤白痢疾、胃胀、清腑黏热等病症有效果，特别对血希日痢疾、赤白痢疾、胃肠痉挛，配合使用巴特日－7 味丸、嘎日迪－5 味丸、扫龙嘎－15 味丸、止痢熊胆－7 味散效果更好，并且结合临床辅助检查等，准确诊断后对症下药更为好。

【方剂性质】本方剂是遵循药效配伍的凉性方剂。

【方剂分析】本方以清胃热、肝热、解毒、调理机体的五灵脂为指导，消炎、痉挛、消黏之王方嘎日迪-5为主（君药），清希日热、腑热的麦冬、香青兰，抑制希日、清血热的牛胆膏粉、红花，抑制希日、助消化的黑冰片，消黏止痛、杀黏刺痛的草乌叶、甘松、石菖蒲均为辅助（臣药），清希日、止血、止泻的拳参为辅助（佐药），以及解毒、调理体素、平赫依血相讧的木香、诃子为服使（使药）而配制的对胃肠道、肝胆热症及腹泻赤白痢疾有特效的方剂。

【附注】该方剂配伍的草乌叶，用配伍草乌芽、牛胆膏粉用配伍熊胆粉分别代替用。

嘎日西

【处方来源】《内蒙古蒙药制剂规范》

【处方组合】奶制红石膏、黑冰片、大黄、石榴、诃子、碱面、山柰、连翘、制木鳖子、豆蔻、土木香、光明盐、荜茇、牛胆粉、肉桂〔散剂〕。

【功能】消食，止酸，祛巴达干希日。

【主治】用于寒性希日症、嗳气、胃胀痛、泛酸、新旧食积不消化、痧症、胃火衰败、大便秘结、下行赫依功能异常。

【用量】成人每次3—5克。

【用法】每日1—2次，早、晚饭后口服。

【药引子】温开水，山楂片、黄油做药引子。

【注解】孕妇、年老体弱者、儿童减量或遵医嘱。

【奇迹方】蒙医临床习用处方。据蒙医多年临床经验所知，患者出现嗳气、吐酸水、胃胀满、寒性希日症，就用消食-10味丸（嘎日那格·朱瓦）和六味安消散（西吉得·如克巴）一起配合使用，有特效，并习惯叫嘎日西。

【临床指导】如有寒性希日症、嗳气、胃胀痛、泛酸、新旧食积不消化、痧症、胃火衰败、大便秘结、下行赫依功能异常，嘎日西配合使用寒

水石 —21 味散、状西 —6 味散、敖勒盖•阿那日 —13 味散、香砂养胃丸等药物。

【方剂性质】本方剂是遵循药效配伍的温性方剂。

【方剂分析】本方以消食、解毒、破痞、止溃疡、除巴达干等作用的奶制红石膏，清希日、助消化、消黏、破痞的黑冰片同为主（君药），消食、解毒、止腐烂、破痞、大便秘结的碱面，润肠通便、胎盘滞留的大黄，清巴达干赫依、稀释血液的山柰，开胃消食、清巴达干止泻的石榴，解毒、调理体素、调节胃内酸碱平衡的诃子为辅助（臣药），清希日的制木鳖子，开胃消食、清巴达干赫依、止吐的豆蔻、光明盐，消食泛酸、大肠虫病、积食不化、抑制胃衰弱的土木香，清希日、止热泻的连翘均为辅助（佐药），补胃火、止泻的肉桂，清血热、脉热、封闭脉口的牛胆粉，解毒、调理体素的荜茇为服使（使药）而配制的对解毒、消食、止胃泛酸、调理机体、通便、胃痉挛都有特效的奇妙方剂。

【附注】该方剂所配伍的红石膏，用奶制法炮制，炮制办法，请参阅清咽 —6 味【附注】条款。木鳖子炮制办法，请参阅玛努 —10 味【附注】条款。黑冰片炮制法，请参阅哈日 —10 丸【附注】条款。

特莫根·呼呼 —4

【处方来源】《四部医典》

【处方组合】地梢瓜、麦冬、拳参、川木通〔汤剂〕。

【功能】清腑热，止泻。

【主治】用于大小肠、结肠等腑热，肠刺痛、热泻、聚合疫等病症。

【用量】成人每次 3—5 克。

【用法】每日 1—2 次，早、晚饭后口服。

【药引子】水煎服，开水冲服。

【注解】孕妇禁用。大小肠热特别明显时不宜用，年老体弱者、儿童减量或遵医嘱。

【奇迹方】蒙医临床较常用处方。该汤剂对肠热止泻、聚合疫、肠刺痛难忍，尤其对大小肠腑热，有黑夜过后见曙光一样的效果，是蒙医最好止热泻药之一。

【临床指导】对大小肠、结肠等腑热，肠刺痛、热泻、聚合疫等病症有效果，还可根据临床表现，辨证分析，结合临床辅助检查，必要时做肠镜检查，准确诊断后，配合使用止泻灵颗粒、巴特日 –7 味丸、扫龙嘎 –15 味丸等药物，效果更好。

【方剂性质】本方剂是遵循药效配伍的凉性方剂。

【方剂分析】本方以味苦、性凉、燥湿、清热止泻功能的地梢瓜为主（君药），以清热、抑制希日的麦冬为辅助（臣药），以清腹中之热的川木通为辅助（佐药），以及解毒、止泻、消肿、燥希日乌素作用的拳参为服使（使药）而配制，对人体的腹胀，尤其对大小肠等腹热症有较好的疗效。

葫芦 –6（嘎毕得·如克巴）

【处方来源】《诊治明医典》

【处方组合】葫芦子、制粳米、麦冬、连翘、川木通、拳参〔汤剂〕。

【功能】清腑热，止泻。

【主治】用于大小肠之热、热性呕吐、泻泄、肠刺痛、腹痛等病症。

【用量】成人每次 3–5 克。

【用法】每天 1–2 次，午、晚饭后口服。

【药引子】开水冲服、煎汤温服，葫芦子做药引子。

【注解】孕妇禁用。年老体弱者、儿童减量慎用或遵医嘱。

【奇迹方】临床常用处方，对于肠热腹泻、热性呕吐、肠痉挛等病症可拨云见日。

【临床指导】对大小肠之热、热性呕吐、泻泄、肠刺痛、腹痛等症有效，并根据临床病情，综合分析，结合辅助检查等，准确诊断后配合使用诺氟沙星胶囊、止血灵胶囊、止痢熊胆 –7 味散等药物。

【方剂性质】本方剂是遵循药效配伍的凉性方剂。

【方剂分析】本方以味涩、酸、性平、燥、愈伤、止泻作用的葫芦子为主（君药），以清希日、清腑热、解毒、止泻作用的麦冬、川木通、连翘同为辅助（臣药），以解毒、止泻、消肿、燥希日乌素的拳参为辅助（佐药），以开胃、止泻、暖胃养胃的粳米为服使（使药）而配制的对肠热腹泻有特殊效果的方剂。

【附注】本方剂配伍用连翘，有时候配伍用止泻木子代替。

扫龙嘎－15 丸

【处方来源】《观者之喜》

【处方组合】连翘、红花、拳参、波棱瓜子、草乌叶、麦冬、寒制红石膏、五灵脂、黑云香、荜茇、黑冰片、光明盐、牛黄、麝香、川木通〔丸剂•每 10 丸重 2 克〕。

【功能】杀黏，清腑热，止泻，消黏、疏肝和胃，祛火止泻。

【主治】用于大小肠热、结肠热、肠刺痛、聚合型温病、腹泻痢疾、血痢、热泻等病症。

【用量】成人每次 13－15 丸。

【用法】每日 1－2 次，午、晚饭后口服。

【药引子】温开水，葫芦子汤，从陈旧稻谷中挑选最适合的做药引子。

【注解】孕妇、儿童、年老体弱者减量慎用或遵医嘱。

【奇迹方】蒙医临床习用处方。对急慢性结肠炎，腹泻血痢疾、黏脓血状，结肠宝日等病症，好比云开雾散。

【临床指导】除对大小肠热、结肠热、肠刺痛、聚合型温病、腹泻痢疾、血痢、热泻等病症都有效果外，特别对腹泻痢疾、血痢、热泻、肠刺痛症，可配合使用巴特日－7 味丸、达格布－15 味散、肠炎灵颗粒、哈敦海鲁木勒－9 味丸等药物，效果更好。

【方剂性质】本方剂是遵循药物的药味、药性、药效配伍的凉性方剂。

【方剂分析】本方是以味苦、性凉、燥、清希日、止泻作用的连翘为主（君药），以清胃热、清肝热、解毒、调理体素的五灵脂为副主（副君），以清腑热的麦冬，清希日、肠刺痛、清肠道疫热的川木通，清热、解毒、镇静的牛黄，清希日热的波棱瓜子，清腑热、止泻、解毒、燥希日乌素作用的拳参同为辅助（臣药），杀黏、消炎、消肿、止痛作用的草乌叶、麝香、黑云香，助消化、消食的光明盐，补胃火、调理体素、温胃的荜茇，助胃消化、抑制希日等作用的黑冰片均为辅助（佐药），并以清热总管家药－图西木勒－3味丸为服使（使药）而配制，是治疗腑热症的最佳方剂。

【附注】该方剂配伍的麝香、牛黄最好不能代替配伍人工制品。建议麝香减量使用。

止痢熊胆－7（苏斯－7）

【处方来源】《至高要方》

【处方组合】熊胆粉、制木鳖子、连翘、麦冬、川木通、丹参、香附〔散剂〕。

【功能】清肠热，止泻，止痢疾。

【主治】用于希日引起的腹泻、腹胀、赤白痢疾、大小肠损伤、肠刺痛、血希日性泄泻等病症。

【用量】成人每次2－3克。

【用法】每天1－2次，午、晚饭后口服。

【药引子】温开水，连翘做药引子。

【注解】孕妇、老年体弱者减量慎用或遵医嘱。

【奇迹方】临床常用处方。对清血热、封闭脉口、止泻作用的熊胆粉、连翘，为带头配伍的用于血希日热腹泻，带血黏脓腹泻症，止痢熊胆－7味散可立竿见影。可为大小肠炎的克星。

【临床指导】对希日引起的腹泻、腹胀、赤白痢疾、大小肠损伤、肠刺痛有特效，并结合临床表现综合分析，辨证准确诊断后，可以配合使用复方黄连素片、康恩贝肠炎灵等药物。

【方剂性质】本方剂是遵循药效配伍的凉性方剂。

【方剂分析】本方以味苦、性凉、清热、止泻、封闭脉口作用的熊胆粉为主（君药），清希日热的制木鳖子，清腑热的麦冬，清希日、止泻的连翘同为辅助（臣药），止泻、燥恶血作用的丹参，止泻止痛的香附同为辅助（佐药），止肠刺痛作用的川木通为服使（使药）而配制的扫龙嘎 —4 味加配伍熊胆粉、丹参、木鳖子组成的方剂，对赤白痢疾，尤其对血痢较重期的治疗效果特明显。

【附注】该方剂所配伍的木鳖子，将沙子里炒至微黄色、出香味时筛出沙子取硬果皮、刮净种子绿皮即可。该方剂所含的熊胆粉，最好不用牛胆膏粉代替配伍，因效果欠佳。

敖鲁盖·阿纳日 —13

【处方来源】《观者之喜》

【处方组合】石榴、豆蔻、肉桂、胡椒、光明盐、紫硇砂、草果、红花、诃子、黑种草子、香旱芹、良姜、荜茇〔丸剂•每 10 丸重 2 克〕。

【功能】调胃火，通下行赫依。开郁顺气，化滞消胀，结肠赫依。

【主治】用于大肠赫依所致的腹胀肠鸣、消化不良、胃肠虚弱、下行赫依受助等病症。

【用量】成人每次 13—15 丸。

【用法】每日 1—2 次，早饭前口服、晚饭后口服。

【药引子】温开水，烤新鲜姜煮汤做药引子。

【注解】孕妇慎用。年老体弱者减量，热症患者慎用或遵医嘱。

【奇迹方】蒙医临床习用处方。对结肠、大肠赫依、消化不良、打饱嗝，特别对大肠赫依所致的腹胀肠鸣、胃肠虚弱、下行赫依受助等病症有特殊效果，可称赞为结肠与盲肠的骄傲之方。

【临床指导】除对大肠赫依所致的腹胀肠鸣、消化不良、胃肠虚弱、下行赫依受助等症都有特效外，可结合临床表现，具体病情具体分析，观察临床辅助检查等，并相结合把脉问诊措施，准确诊断后配合使用六味安消散、摩罗丹丸、清肝 –27 味丸、健胃消食片、附子理中丸、乳酸菌素片、消食 –10 味丸等药物，都可以对症下药，治疗效果会更好。

【方剂性质】本方剂是遵循药效和功能配伍的热性方剂。

【方剂分析】本方以消食、开胃，使精华得以正常转化运行的通拉嘎·乌日勒为主（君药），以开胃消食、祛巴达干、赫依的阿那日 –5 为副主（副君），使精华得以正常而良姜，草果为辅助（臣药），调理和顺通胃、肠、结肠赫依运行的黑种草子、光明盐、胡椒、紫硇砂，增强清巴达干赫依而白巨胜为铺助（佐药），并清血热、通脉、增强胃肠巴达干、赫依的香旱芹、豆蔻、红花均为副辅助（副佐药），解毒、调理体素、祛除病变的诃子，解毒、消食、调理体素的荜茇为服使（使药）而配制，是抑制赫依、润肠通便、助消化、大肠、结肠、下行赫依的最佳方剂。

【附注】本方剂根据病情、饭前、饭后、饭中都可以服用。服用时注意药量。

道日图·赫依 –8（给喜古讷 –8）

【处方来源】《经验方》

【处方组合】大黄、光明盐、山柰、碱面、酸藤子、土木香、石榴、诃子〔散剂〕。

【功能】结肠、大肠赫依，通便、解痉，行下行赫依、大便秘结。

【主治】用于食不消、胃肠痧症、腹胀、便秘、排气不畅、下行赫依功能异常、肠鸣、结肠赫依引起腹胀等病症。

【用量】成人每次 3–5 克。

【用法】每天 1–2 次，早、晚饭前、饭后口服。

【药引子】温开水，烤良姜煮水做药引子。

【注解】孕妇禁用。儿童、年老体弱者减量或遵医嘱。

【奇迹方】蒙医临床常用处方。最适合于下行赫依功能受阻或异常及大便秘结、排气不畅等病症，可有特殊效果，称通便之王。

【临床指导】对食不消、胃肠痧症、腹胀、便秘、排气不畅、下行赫依功能异常、肠鸣、结肠赫依引起腹胀等病症有效外，可根据病情，综合分析，准确诊断后配合使用敖勒盖•阿纳日 –13 味散、哈日 –12 味散、六味安消散等药物，效果更好。

【方剂性质】本方剂是遵循药效配伍的温性方剂。

【方剂分析】本方以味酸、性凉、稀、润肠通便、改善下行赫依的大黄为主（君药），以助消化、清巴达干、赫依的光明盐为辅助（臣药），开胃消食、消化谷水熟化、补胃火、通便作用的碱面、石榴、山柰，杀胃肠虫的酸藤果为辅助（佐药），并以调节赫依血相讧的土木香，解毒、调理体素、调和胃内酸碱平衡的诃子为服使（使药）而配制的改善下行赫依、结肠和大肠赫依、腹胀的最佳方剂。

【附注】该方剂所配伍的碱面，用文火炒至微灰白黄色即可。

利尿海金沙 –8（阿拉坦・额勒苏 –8）

【处方来源】《医法海鉴》

【处方组合】海金沙、豆蔻、冬葵果、硇砂、方海、天花粉、制蒺藜、制蜗牛〔散剂〕。

【功能】利尿，利水，消肿。

【主治】用于寒热性尿闭，水肿，泌尿道结石，肾、膀胱热症。

【用量】成人每次 3–5 克。

【用法】每日 1–2 次，早、晚饭后口服。

【药引子】温开水，蒺藜、大蜀季花、决明子做药引子。

【注解】孕妇、年老体弱者减量或遵医嘱。

【奇迹方】蒙医临床常用处方。人体泌尿系统好比水利枢纽工程，对寒热性尿闭，水肿，泌尿道结石，肾、膀胱结石症，利尿海金沙 –8 味散有特殊效果。

【临床指导】对于寒热性尿闭，水肿，泌尿道结石，肾、膀胱热症，配合使用协日嘎 –4 味汤散、博格仁 –11 味丸等药物。根据临床具体病情综合分析，必要时做B超等临床辅助常规检查准确诊断后对症下药。联合使用利尿结石药，如利尿金赞－13味散、排石颗粒等药物。

【方剂性质】本方剂是遵循药效和功能配伍的平性方剂。

【方剂分析】本方以味咸、利尿消肿、水肿、破瘀祛滞、利尿顺通的药物海金沙、方海、硇砂为主（君药），利尿消肿的蜗牛、利尿消肿、开脉窍的冬葵果同为辅助（臣药），以利尿、排结石作用的天花粉，改善肾功能、肾寒补虚、结石、利水利尿作用的豆蔻、利尿消肿、清膀胱热的蒺藜同为辅助使（佐使药）而配制的治疗水肿、尿闭、膀胱热和尿道膀胱结石的最佳方剂。

【附注】该方剂所配伍的蒺藜用文火炒至微黄色即可。蜗牛用火稍水文火煮2－3小时，取出晾干即可。药炮制得好，作用会更好。

协日嘎－4（希精－4）

【处方来源】《观者之喜》

【处方组合】姜黄、炒菱角、栀子、黄柏皮　汤剂　。

【功能】利尿，清热，消肿，杀黏，泻湿热。

【主治】用于肾热，膀胱热，血尿，尿闭，尿频、尿中带血，膀胱刺痛等病症。

【用量】成人每次3－5克。

【用法】每天1－3次，早、午、晚饭后口服。

【药引子】开水冲服，凉水煮服，淡绿茶做药引子。

【注解】孕妇、年老体弱者减量慎用。

【奇迹方】蒙医临床习用处方。据临床经验得知，协日嘎－4味汤散对中老年人群的前列腺炎和前列腺增生有预防和治疗作用。适用于膀胱刺痛、尿频尿急、尿中带血、尿道灼痛等病症有效果，可称膀胱特温柔之方。

【临床指导】对于肾热、膀胱热、血尿、尿闭、尿频、尿中带血、膀胱刺痛等病症，和亚曼•章古－3味汤和其他利尿药物配合使用效果更好。

【方剂性质】本方剂是遵循药效配伍的凉性方剂。

【方剂分析】本方以利尿、解毒、消黏、止腐烂等作用的姜黄为主（君药），以利尿消肿、清膀胱热、止膀胱刺痛作用的炒菱角为辅助（臣药），及清血热、解毒、清恶血、利水、滋补的栀子和清热、解毒、止血作用的黄柏同为辅助使（佐使药）而配制的利尿，治疗肾、膀胱热和膀胱刺痛的最好方剂。

【附注】该方剂所配伍的菱角，置铁锅内用文火炒之微黄色喷淡盐水后，晾干即可。

亚曼·章古 —4

【处方来源】《至高要方》

【处方组合】炒蒺藜、冬葵果、方海（海金沙）　　汤剂　。

【功能】利尿。

【主治】用于水肿肾热、尿闭、膀胱热、肾引起的小便不利等病症。

【用量】成人每次 3—5 克。

【用法】每日 1—2 次，早、晚饭后口服。

【药引子】水煎服，开水冲温服。

【奇迹方】临床常用处方。蒙医临床习惯用于治疗泌尿系统药物当做药引子，是利尿药总方。

【临床指导】除对水肿肾热、尿闭、膀胱热、肾引起的小便不利有效外，特别对泌尿感染、膀胱陈旧热（炎症），可配合使用博格仁 —11 味丸、利尿海金沙 —8 味散、双氢克尿噻、呋塞米等药物，具体病情，综合分析，辨证配合使用，治疗效果会出人意料。

【方剂性质】本方剂是遵循药效配伍的平性方剂。

【方剂分析】本方以利尿消肿、膀胱刺痛、补肾益气作用的蒺藜为主（君药），以利尿消肿、止渴止泻、尿路感染、开脉窍的冬葵果为辅助（臣药），及味咸、利尿、消除水肿、膀胱热症的方海（海金沙）同为辅助使（佐使药）而配制，是治疗膀胱热症、利尿消肿、肾寒有特殊效果的方剂。

【附注】该方剂所配伍的蒺藜，用文火炒至微黄色后，喷淡盐水后晾干即可。亚曼•章古 −3 味汤加配伍海金沙就成方为亚曼•章古 −4 味汤。

地格达 −8（嘎希古纳 −8）

【处方来源】《内蒙古蒙药制剂规范》

【处方组合】肋柱花、波棱瓜子、木香、苦荬菜、黄连、角茴香、黄柏、麦冬　　散剂　。

【功能】利胆，清希日，泻肝火。

【主治】用于肝胆之热、黄疸、目肤和小便赤黄、发热、希日热引起的头痛等病症。

【用量】成人每次 3−5 克。

【用法】每日 1−2 次，早、晚饭后口服。

【药引子】温开水，绿松石，冰糖做药引子。

【注解】孕妇、年老体弱者减量慎用。

【奇迹方】蒙医临床习用处方。对治疗肝胆热症、目肤赤黄、胆囊效果最佳。地格达 −8 味散好比对肝胆热痛，是不治不罢休之妙方。

【临床指导】对肝胆之热、黄疸、目肤和小便赤黄、发热、希日热引起的头痛等病症，配合使用哈日 −12 味散、清肝 −27 味丸、消炎利胆片、葡醛内酯片等药物。

【方剂性质】本方剂是遵循药味、药性、功效配伍的凉性方剂。

【方剂分析】本方以味苦、性凉、清希日热的肋柱花、波棱瓜子同为主（君药），以味苦、性凉、轻、钝、柔、清热解毒、清肝胆热的黄连、黄柏、角茴香同为辅助（臣药），以及清热解毒、清肝胆热症的麦冬，清胆热、封闭脉口的苦荬菜同为辅助（佐药），并解毒、调理体素、平息赫依血相讧的木香为服使（使药）而配制，是治疗黄疸、目肤便黄、肝胆热症的最佳方剂。

【附注】糖尿病人、血糖偏高人群，不宜用冰糖做药引子或遵医嘱。

黄柏－8（沙日·毛都－8丸）

【处方来源】《内蒙古蒙药制剂规范》

【处方组合】黄柏皮、香墨、栀子、甘草、藏红花、荜茇、熊胆粉、麝香、海金沙　　丸剂•每10丸重2克　。

【功能】清热，清血热，锁脉，止血，止遗精，固精。

【主治】用于肾热、萨木色热、膀胱热、尿频、尿浊、遗精、血尿、腰酸痛、尿道灼痛、月经过多等病症。

【用量】成人每次13－15丸。

【用法】每日1－2次，午、晚饭后口服。

【药引子】温开水，红枣、天门冬、诃子做药引子。

【注解】孕妇禁用。年老体弱者减量慎用。

【奇迹方】 蒙医临床习用处方。原黄柏－8味丸，加配伍海金沙变配制成黄柏－9味丸（沙日•毛都－9丸），对肾热、锁脉、膀胱热、赤白带下、尿道灼痛、尿路感染、尿中带血、萨木色热、腰酸背痛等病症有特殊效果。黄柏－9味丸对妇女附件炎、萨木色热、肾膀胱热的治愈像幽幽寒江水、夜夜不知休、不治不罢休。

【临床指导】对肾热、萨木色热、膀胱热、尿频、尿浊、遗精、血尿、腰酸痛、尿道灼痛、月经过多等病症有特效，并且根据临床观察，必要时临床辅助检查、尿血化验，做B超等常规检查，综合分析准确诊断后，配合使用补肾健胃－21味丸、升阳－11味丸、吉祥安坤丸、乌鸡白凤丸、益肾－17味丸、暖宫－7味丸等药物联合使用，效果更好。

【方剂性质】本方剂是遵循药效配伍的寒性方剂。

【方剂分析】本方以味苦、性凉、清热、解毒、止血的黄柏为主（君药），以止血、防腐、封闭脉口作用的熊胆粉，清热、消肿、抑制遗精的香墨，消黏止痛、消肿、解毒的麝香同为辅助（臣药），止咳化痰、清热解毒、止渴止吐、滋补作用的甘草，清血热、稀释血液、锁脉的栀子、藏红花同为辅助（佐药），补胃火、解毒、调理体素的荜茇为服使（使药）而精心配制的治疗肾热、锁脉、膀胱热、血热性赤白带下、尿道灼痛的最佳方剂。

【附注】该方剂所配伍的熊胆粉，不宜配伍牛胆膏粉，藏红花更不宜配伍草红花。

龙骨 -3（罗·亚苏 -3）

【处方来源】《经验方》

【处方组合】制龙骨、熊胆粉、制车前子　散剂　。

【功能】遗精。

【主治】用于遗精，尿浊，寒热性尿频等症。

【用量】成人每次 3-5 克。

【用法】每日 1-2 次，早、晚饭后口服。

【药引子】温开水，山羊肉汤、手掌参做药引子。

【注解】孕妇、年老体弱者减量慎用。

【奇迹方】蒙医临床常用处方。对肾寒尿频、梦境滑精、遗精淋下，可一箭双雕，称变脸之方。

【临床指导】除对遗精、尿浊、寒热性尿频有效外，可根据病情，综合分析，参考临床辅助检查等常规检查和把脉问诊等准确诊断病情的基础上，配合使用至灵菌丝胶囊、益肾 -17 味丸、参竹精片、龙骨 -3 味散、桂林三金片等药物。

【方剂性质】本方剂是遵循药效配伍的平性方剂，为遗精之良方。

【方剂分析】本方以味涩、性平、固精，消黏止痛、止腐、燥湿的龙骨为主（君药），以味涩、性平、利尿，止血、止泻的车前子为副主（副君），以味苦、性凉、钝、动、止泻、防腐、封闭脉口作用的熊胆粉为辅助（臣药）而配制的治疗遗精、小便淋漓之良方剂。

【附注】该方剂配伍的龙骨，用武火煅制法炒至微白色即可。车前子用文火炒至无潮湿即可。熊胆粉最好不用牛胆膏粉代替。

总结

★配伍配制剂六腑类方剂使用的药味、药性、药能和配伍用的原材料及药引子，前文已做了统计归纳，现就使用六腑类处方进行治疗期间在饮食起居应注意的事项提供以下参考。

【味、性、能】☆共使用苦味29次（微苦4次）、甘味25次（微甘3次）、辛味22次（微辛2次）、咸味和涩味各9次。酸味6次。

☆共使用凉性26次、温性19次、平性11次、寒性5次、热性3次。

☆共使用涩能27次、轻能26次、钝能23次、燥能19次、锐能14次、稀能13次、腻能10次、重能12次、柔能8次、和能7次、动能7次、小毒性药5次、固能和淡能各3次。

【原材料】共使用光明盐10次，山柰7次，荜茇12次，金色诃子11次，大黄3次，碱面4次，土木香5次，石榴8，白豆蔻9次，益智仁3次，红花8次，肉桂9次，黑冰片4次，波棱瓜子3次，熊胆粉5次，热制寒水石5次，连翘、，木香5次，瞿麦、栀子各4次，五灵脂4次，雕粪、制硫黄、麦冬8次，肉豆蔻7次，拳参5次，止泻木子、制木鳖子、川木通各4次，黑云香、石膏、丹参、香附、良姜、黑巨胜、白巨胜、白胡椒、紫硇砂、酸藤果、海金沙、炒菱角各3次，肋柱花、胡椒、硼砂、干姜、草果、芫荽果、香青兰、草木犀、甘松、草乌叶、石菖蒲、缬草、牛胆膏粉、葫芦、陈旧稻谷、牛黄、麝香、白硇砂、方海、冬葵果、苦荬菜、黄连、角茴香、黄柏、天花粉、制蒺藜、制蜗牛、寒制寒水石各2次，姜黄、黄柏皮各3次，甘草、制龙骨、制车前子、山苦荬菜、香墨各1次。上述原材料具体临床治疗过程中都可以辨证加减配伍使用。

【药引子】共使用了绿豆、诃子各5次，黄油、红糖、蜂蜜、沙棘、白糖、冰糖各2次，光明盐—4味汤、淡盐水、烤鲜姜各3次，扫龙嘎—4汤、四味土木香散、红枣、葫芦子各2次，陈旧稻谷、大蜀季花、蒺藜、淡绿茶、松石水、红花、玉竹、手掌参、羊肉汤各1次。具体治疗过程中，以上药引子都可以根据具体病情综合分析辨证合理调配使用药引子，药会更好地起作用。

【饮食起居】

一、健康饮食的要求

1．均衡营养。

2．每天提供的能量，蛋白和其他主要营养素，应该达到我国成人体力活动的参考摄入量。

3．每天供给的食物应包括谷类、蔬菜、鱼类、蛋类、奶类、肉禽类、豆类及适量的脂肪和少量调味品。食物烹调应科学合理，尽量减少营养素的流失，应清淡多样化。

4．使用六腑类药物或治疗期间，要多注意滋补六腑的饮食，多吃五谷杂粮及面食搭配、粗粮为主，吃的不宜过饱，七分饱就可以，尽量保持四低两高的原则（低盐、低脂、低糖、低蛋白，高维生素、高纤维素）。避免五高（高血脂、高血压、高黏脂、高尿酸、高血糖）。限制摄入高嘌呤类食物，最常见的食物有蔬菜类的香菇、木耳、菜花、西蓝花、菠菜以及多种干果、所有的肉类和海鲜类都有嘌呤。更不能吃霉变食物。适当吃一些猪肉、鸡肉及鲫鱼汤、奶酪食材，保持每天吃绿色蔬菜类和纤维素类，少吃西瓜、香瓜等瓜类，不宜吃海鲜类食品，更不能吃喝冷饮和冰淇淋等冰饮品。以较清淡食材为主、并营养平衡。平时适量吃一些牛肚、羊肝、猪、羊、骨汤和腰子、鸡蛋、牛奶、驼奶等。每天干果少量吃一些，如杏仁、松子、五味子、红枣、栗子、开心果等。提高自身免疫力。

二、起居

1．根据天气变化，注意穿戴，要保持适当运动，锻炼身体，提高机体免疫力，作息时间相对规律，保持每天按时排便，保证睡眠质量，注意风寒感冒。

2．不宜居住在潮湿或阴凉处。要避免被暴雨淋湿，平时多晒太阳，但不易强光照射，避免中暑，在干爽且温湿度相对平衡处居住。时刻注意饮食起居，这样药效又快又好，对身体恢复健康最为有利。

第五章　治疗妇科病类方剂

暖宫 -7（图鲁吉古鲁其 -7 丸）

【处方来源】《观者之喜》

【处方组合】益智仁、天门冬、手掌参、黄精、沉香、肉豆蔻、丁香〔丸剂·每 10 丸重 2 克〕。

【功能】调经养血，暖宫，祛寒，止带，止痛，镇赫依，强身。

【主治】用于心、肾赫依淤症，气滞腰痛，小腹寒凉，由赫依引起的月经不调、白带过多、乏力身重，腰腿酸痛、肾赫依病、体弱无力等病症。

【用量】成人每次 13—15 丸。

【用法】每日 1—2 次，早、晚饭后口服。

【药引子】温开水，羊肉汤、红糖、红枣、藏红花做药引子。

【注解】孕妇、月经期禁用或遵医嘱。

【奇迹方】蒙医临床较习用处方。暖宫 -7 味丸（图鲁吉古鲁其 -7）是蒙医典型的治疗妇科病的白领之方，对赫依引起的月经不调、身体虚弱、白带过多、小腹寒冷、腰腿酸痛等病症治愈，得心应手，称暖宫之热宝。

【临床指导】除对心、肾赫依淤症，气滞腰痛，小腹寒凉，赫依引起的月经不调，白带过多，乏力身重。腰腿酸痛，肾赫依病，体弱无力等症有特效外，可根据病情，具体分析，结合临床辅助检查，把脉（号脉），问、望等传统诊断手段准确诊断后，配合使用乌鸡白凤丸、沙棘 -11 味散（毛仁·扎格朱）、升阳 -11 味丸、吉祥安坤丸、五子衍宗丸等药物，治疗效果更有效。

【方剂性质】本方剂是遵循药味、药能、药效配伍的温性方剂。

【方剂分析】本方以味辛、性温、腻能，调理胃火、开胃消食、抑赫依功能的肾之良药益智仁为主（君药），以性温、腻能、补精遗精，滋补养身、强身壮阳，补肾滑精，温补暖宫作用的天门冬、黄精、手掌参同为辅助（臣药），以抑制心、肾、血、主脉赫依作用的沉香、肉豆蔻、丁香同为辅助使（佐使药）而配制，是治疗月经不调，白带过多，肾、心、血主脉赫依病和养血暖宫的特殊方剂。

【附注】该方剂所配伍的沉香，用阿拉善沉香，益智仁用白豆蔻代替配伍的习惯。如有糖尿病、血糖高，不宜用红糖药引子或遵医嘱。

苏木 –4（楚木兴 –4）

【处方来源】《经验方》

【处方组合】苏木、山柰、血竭、硇砂〔汤剂〕。

【功能】清血，利经，溶血，血痞。

【主治】用于精华不消引起的血液混浊而闭经、妇女血症、血痞等病症。

【用量】成人每次 3–5 克。

【用法】每日 1–2 次，早、晚饭后口服。

【药引子】水煎服，开水冲温服，鸡冠花做药引子。

【注解】孕妇禁用。月经期不能用，体弱者减量慎用。

【奇迹方】临床常用处方，组方比较合理，对气血不和、精华不消等引起的妇女血淤、血痞、闭经都有很好的疗效是蒙医妇科药之精英。

【临床指导】妇女精华不消引起的血液混浊而闭经、溶血、血痞。妇女血症，可吉祥安坤丸用苏木 –4 味汤做药引子。并根据病情，综合分析，准确诊断后也可以用血府逐瘀丸、活血止痛片、益母丸、归芪三七口服液、给喜古纳 –3 味散等药物配合使用。

【方剂性质】本方剂是遵循药效配伍的平性方剂。

【方剂分析】本方以清血热、扩散淤血块、通血脉的苏木为主（君药），以促进子宫收缩、脉泻作用的硇砂，止血、生肌、消肿、化瘀、经闭的血竭，以及清血、稀释血液、通血脉的山柰同为辅助（臣药）而配制，具有清血热、止痛、清脉血、泻邪之功效，是治疗妇女闭经习用之方剂。

大托叶云实 -6（朱格兰·乌日 -6）

【处方来源】《兰塔布》

【处方组合】大托叶云实、石榴、肉桂、豆蔻、红花、荜茇〔散剂〕。

【功能】调经，赤白带下，月经淋漓，腰肾酸痛，使反常之精华归位。

【主治】用于白带过多、月经淋漓、腰肾部位疼痛、宫寒赫依、巴达干寒引起经常尿浊、赫依血所致的消化不良胃痛等病症。

【用量】成人每次 3-5 克。

【用法】每日 1-2 次，早、晚饭后口服。

【药引子】温开水，黄酒，白酒。看病情及患者体质做药引子。

【注解】孕妇和月经期禁用。体弱者减量。

【奇迹方】蒙医临床常用处方。该方剂组方合理，具备了使失常之精华归位、驱遂赫依寒邪的功效，从而对寒凉所致的妇女白带过多、月经不调等症均有特效。治疗妇科病的首选药物之一。

【临床指导】除对白带过多、月经淋漓、腰肾部位疼痛、宫寒赫依、巴达干寒引起经常尿浊、赫依血所致的消化不良胃痛等病症有特效外，可根据病情，综合分析，结合临床辅助检查等，准确确诊后配合使用吉祥安坤丸、妇炎康复之嚼片、尼达金道格丸、沙棘 -17 味散等药物。

【方剂性质】本方剂是遵循药效配伍的火元素为主的温性方剂。

【方剂分析】本方以味辛、性温、祛除胃寒、肾寒及温补肾气、精华归位的大托叶云实为主（君药），以味酸、性温、开胃消食、补充胃火作用的石榴为指导药（副君），以补肾赫依、温和肾寒的豆蔻，开胃消食、祛赫依寒症的肉桂，清血热、止血、封闭脉口的红花均为辅助（臣药），并解毒、调理体素、对谷水初步成熟腐化热锅（胃）功能平衡作用的荜茇为辅助使（佐使药）而配制，具有使失常之精华归位、驱遂赫依寒邪的功效，从而对寒凉所致的妇女白带过多、月经不调等诸多症均有特效的方剂。

尼达金道格丸

【处方来源】《观者之喜》

【处方组合】齿叶草、紫檀、红花、白豆蔻、胡黄连、熊胆粉、姜黄、肋柱花、石榴〔丸剂•每 10 丸重 2 克〕。

【功能】清血热、止赤白带下。

【主治】用于赤白带下、腰痛、膀胱区疼痛、遗精等病症。

【用量】成人每次 13—15 丸。

【用法】每日 1—2 次，早、晚饭后口服。

【药引子】温开水，乌兰 —3 味汤、大蜀季花独味做药引子。

【注解】孕妇和月经期禁用、慎用或遵医嘱。

【奇迹方】蒙医临床常用处方。尼达金道格译为太阳、月亮、精血、旺火，对于妇女赤白带下、膀胱区疼痛、月经不调，腰酸遗精等症有奇特效果。就像暴风雨过后必然迎来天晴之方。

【临床指导】对妇女赤白带下、腰痛、膀胱区疼痛、黏热、遗精等病症很有效，并根据具体病情综合分析，临床辅助检查常规化验等结合把脉（号脉）问诊，准确诊断后对症下药，如尼达金道格丸（那仁•萨仁•都苏拉•闹朝嘎其）和黄柏 —9 味丸、益肾 —17 味丸、升阳 —11 味丸、五子衍宗丸、六味地黄丸等药物配合。

【方剂性质】本方剂是由遵循药味、药能、药效配伍的凉性方剂。

【方剂分析】本方以味苦、性寒、轻、钝、清血热、解毒、止刺痛的齿叶草为主（君药），以味涩、性凉、钝，具有清血热、平气血相讧等作用的紫檀为副主（副君药），止血、止腐、封闭脉口的熊胆粉，清血热、清脉血热、锁脉窍的红花，以清希日热、希日热邪、燥恶血的胡黄连、肋柱花，固精、补肾气的肾之良药豆蔻均为辅助（臣药），开胃消食、补胃火的石榴，并用姜黄来消黏、解毒，利尿为辅助（佐药）而配制的对增加胃火，清血热、希日热、赤白带下及杀黏、止疼、刺痛等功效俱全的最佳方剂。

胡吉日－7

【处方来源】《内蒙古蒙药制剂规范》

【处方组合】碱面、大黄、沙棘、山柰、木香、芒硝、赤爮子〔散剂〕。

【功能】解凝破痞。

【主治】用于闭经、妇女血症、血痞、因妇女赫依引起的腰胯酸痛等症。

【用量】成人每次3－5克。

【用法】每日1－2次，早、晚饭后口服。

【药引子】温开水，聚赫依症用黄酒，血痞用沙棘，腰胯酸痛用羊骨汤做药引子。

【注解】月经期和孕妇禁用或遵医嘱。

【奇迹方】蒙医临床常用处方。对聚赫依症用黄酒，腰胯酸痛用绵羊骨汤做药引子，血痞用沙棘汤做药引子。可称妇女血症闪闪发光之方。

【临床指导】对闭经、妇女血症、血痞，因妇女赫依引起的腰胯酸痛等症，可配合苏木－4味汤、血府逐瘀丸、升阳－11味丸等药物。

【方剂性质】本方剂是遵循药效作用配伍的平性方剂。

【方剂分析】本方以消食、解毒、大便秘结，除巴达干作用的碱面为主（君药），润肠通便、胎盘滞留作用的大黄为副主（副君药），稀释血液、通血脉的山柰，稀释血液，破血痞，除巴达干宝日的沙棘同为辅助（臣药），破血痞，助产作用及妇女胎衣的赤爮子，消食补胃火，破痞消肿的芒硝同为辅助（佐药），并解毒、破痞，止腐止痛，调节体素的木香为服使（使药）的妇女血症，赫依引起的腰胯疼痛最佳方剂。

吉祥安坤丸（乌力吉·乌日勒）

【处方来源】《观者之喜》

【处方组合】益母草膏、沙棘、赤爬子、诃子、五灵脂、红花、木香、山柰、刺柏叶、土木香、燎鹿茸、小白蒿、制硼砂、丁香、冬虫夏草、牛黄、熊胆粉、朱砂粉〔丸剂·每 10 丸重 2 克〕。

【功能】调经，调赫依血相讧，补气安神，活血。

【主治】用于妇女赫依血相讧引起的病症、产后热、月经不调、乏力、出汗、身重、水肿、四肢及肾腰部酸痛、乳肿、心神不安、头昏头痛。

【用量】成人每次 13—15 丸。

【用法】每日 1—2 次，早、晚饭后口服。

【药引子】①温开水：适合热盛患者做药引子。②黄酒：适合寒盛患者做药引子。③ 三味·大黄汤：适合闭经时做药引子。④鸡冠花独味汤：适合月经不调做药引子。⑤稻米汤：适合身热者做药引子。⑥乳头或乳房胀痛：用鸡蛋清或米醋调和外敷用。⑦ 羊跟骨汤：适合赫依盛者做药引子。⑧ 远志独味汤：适合妇女胎衣不下者做药引子。

【注解】月经期和孕妇禁用或遵医嘱。

【奇迹方】蒙医临床习用处方。是妇女月经不调、腰酸背痛、产后浮肿、头昏脑涨、身心乏力、四肢酸痛、乳房胀痛、产后热、心神不安等妇科病的代表性之方，可称妇科病之常青树。

【临床指导】如妇女赫依血相讧引起的病症，产后热、月经不调、乏力、出汗、身重、水肿、四肢及肾腰部酸痛、浮肿、心神不安、寒热相讧手脚关节肿胀、子宫诸多病症、头昏头痛等病症有特效，并且根据临床具体症状，结合临床辅助检查等，准确诊断后对症下药，和苏木 -6 味汤、调元大补 -25 味汤散、搏格仁 -11 味丸、清心沉香 -8 味散、六味安消散、顺气安神丸、升阳－11味丸、肉蔻－5味丸、暖宫－7味丸等药物都可以配合使用。

【方剂性质】本方剂是遵循药效配伍的平性方剂为妇科病总方。

【方剂分析】本方以味苦、性凉、腻、活血调经、调经养血、调节血液正常运行的益母膏，味甘、酸、性平、破血痞、顺产、子宫脱崔的赤爮子同为主（君药），以燥希日乌素、溶血、破痞、化瘀的制硼砂，调经止痛、消肿、清血热的红花，破血痞、改善血液流畅的沙棘，清血、止血、消肿、止刺痛的刺柏叶、小白蒿，止血、止腐、封闭脉口的熊胆粉、朱砂粉，清主脉赫依、平赫依血相讧的丁香，燥脓血和希日乌素、强劲健骨和固精骨的燎鹿茸，补精血、养血滋肺、滋补血的冬虫夏草均为辅助（臣药），以开胃消食、补胃火、稀释血液、平气血相讧的土木香、木香、山柰，清热、安神、调节神经的牛黄同为辅助（佐药），并解毒、调节体素、调理胃肠道、肝胆疏通经络的诃子、五灵脂同为服使（使药）而配制，是调理月经不调、身心乏力、四肢酸痛、乳房胀痛、头昏脑涨、气血相讧等妇科病的代表性方剂。

【附注】该方剂所配伍的硼砂，用文火微炒至开小白花晾干即可。鹿茸按炮制规范炮制。熊胆粉、牛黄最好不能代替配伍使用。

大黄－6（给喜古讷－6）

【处方来源】《至高要方》

【处方组合】制碱面、大黄、沙棘、山柰、木香、制皮硝〔散剂〕。

【功能】活血，化瘀，调经、行经血。

【主治】用于血淤、闭经、小腹疼痛、血痞、肾腰部酸痛、气滞腰腿痛、痰多久咳等病症。

【用量】成人每次3－5克。

【用法】每日1－2次，早、晚饭后口服。

【药引子】温开水，聚赫依症用黄酒，肾腰部酸痛用羊骨汤做药引子。

【注解】孕妇禁用。年老体弱者减量。

【奇迹方】蒙医临床常用处方。处方亮点有聚赫依症用黄酒、腰酸背痛、气滞腿痛用羊骨汤做药引子效果很好，可称光芒如珠之方。

【临床指导】除对血淤、闭经、小腹疼痛、血痞、肾腰部酸痛、气滞腰腿痛、痰多久咳等病症有特效外，可根据病情，综合分析，准确诊断后，配合使用当归－4 味散、亲戚－13 味散（萨敦－13）、升阳－11 味丸、黑冰片－11 味丸等药物。

【方剂性质】本方剂是遵循药效配伍的火元素为主的温性方剂。

【方剂分析】本方以味酸、性凉、稀、胎盘滞留、改善下行赫依，润肠通便的大黄，消食、解毒、破痞、稀释血液，大便秘结的碱面同为主（君药），开胃消食、补胃火、平气血相讧稀释血液的山柰，破痞、化瘀、稀释血液、调经止痛、消肿、清血热的沙棘，制皮硝同为辅助（臣药），解毒、调理体素、调理胃肠道的木香为辅助使（佐使药）而配制的用以活血化瘀，治疗闭经之良方。

【附注】该处方所配伍的碱面，置铁锅内用文火炒至微灰白色，取出晾干即可。皮硝按炮制规范炮制即可。

总 结

★配伍制剂妇科病类方剂使用的药味、药性、药能和配伍用的原材料及药引子，前文已做了统计归纳，现就使用妇科病处方进行治疗期间在饮食起居应注意的事项提供以下参考。

【味、性、能】☆共使用苦味 21 次（微苦 4 次）、甘味 16 次、辛味 12 次（特辛味 1 次）、涩味 10 次、咸味 9 次（微咸 1 次）、酸味 4 次。

☆共使用凉性 14 次、温性 5 次、平性 4 次、热性 3 次、寒性 2 次。

☆共使用燥能 14 次、钝能 14 次、轻能 14 次、涩能 11 次、腻能 11 次、重能 9 次、锐能 9 次、和能 4 次、稀能 4 次、柔能 5 次、固能 3 次、淡能 3 次、动能 3 次、小毒性药 2 次。

【原材料】共使用白豆蔻 3 次，天门冬、手掌参、黄精、沉香、肉豆蔻、丁香各 2 次，苏木、山柰、血竭、红花各 3 次，白硇砂、石榴、益母草膏、沙棘、赤爬子、诃子、五灵脂、齿叶草、紫檀香、胡黄连、熊胆粉、姜黄、大托叶云实、肉桂、荜茇、瞿麦、寒制寒水石、木香各 2 次，刺柏叶、土木香、燎鹿茸、小白蒿、制硼砂、冬虫夏草、牛黄、朱砂粉、益智仁、大黄、碱面、制皮硝格 1 次。上述配伍原材料具体临床治疗过程中都可以辨证加减配伍使用。

【药引子】共使用了红糖、羊肉汤各 2 次，红花、红枣、鸡冠花各 2 次、黄酒 3 次，白酒、大蜀季花、古日本•乌兰－汤、给喜古讷－3 汤、陈旧稻谷、远志独味汤、醋、鸡蛋清、羊跟骨汤各 1 次。具体治疗过程中以上药引子都可以根据具体病情、综合分析、辨证合理调配使用药引子，药会更好地起作用，治疗效果更佳。

【饮食起居】

一、 饮食

1. 均衡营养。

2. 每天提供的能量，蛋白和其他主要营养素，应该达到我国成人体力活动的参考摄入量。

3. 每天供给的食物，应包括谷类、蔬菜、鱼类、蛋类、奶类、肉禽类、豆类及适量的脂肪和少量调味品。食物烹调应科学合理，尽量减少营养素的流失，应清淡多样化。

4. 在使用妇科类药物或治疗期间，根据临床特症，饮食的营养平衡为主，适当多食用含镁和钾的食材、膳食纤维类和维生素类食物，主食五谷杂粮及五粮面粉搭配。适量搭配猪肉、乌鸡肉和汤、鲫鱼汤、绿色蔬菜类和富含纤维素类食材。不宜吃辛辣食物、海鲜类食品，更不能吸烟喝酒，不宜喝冷饮和冰饮品等。注意吃一些清淡、稀、柔与营养平衡食物，平常吃鸡蛋，喝蜂蜜水、红糖水和红枣水、牛奶和驼奶、豆浆等。畜禽肉可以选择吃一些，特别注意多食蔬菜、水果。干果，挑选吃一些，如杏仁、松子、五味子、沙棘膏、红枣、栗子、开心果等。以保持调节自身免疫力。

二、起居

1. 根据气候变化，注意穿戴，要保持适当运动，锻炼身体，提高自身免疫力，作息时间相对规律。保持每天按时排便，保证睡眠质量，心情愉快，多看书，少看手机、电脑等，避免辐射，保护好眼睛，注意风寒感冒。

2. 不宜居住在潮湿或阴凉处。要避免被暴雨淋湿，平时多晒太阳，但不易强光照射以避免中暑，在干爽且温湿度相对平衡处居住。时刻注意饮食起居，药效又快又好，对身心健复十分有利。

第六章 治疗儿科病类方剂

三臣丸（图西莫勒 –3）

【处方来源】《观者之喜》

【处方组合】天竺黄、藏红花、牛黄〔小丸剂•每 25 丸重 1 克〕。

【处方来源】清热，止咳，熄风降火。

【主治】用于小儿高热惊厥，肺热咳嗽，肝热黄疸，支气管哮喘，各种惊风，小儿热症疾病。

【用量】周岁以内小儿一次 5–11 丸，满 1 周岁小儿一次 15–25 丸，2–6 周岁儿童一次 30–40 丸或遵医嘱。

【用法】每日 1–2 次，早、晚饮食后口服。

【药引子】温开水，母乳、白糖。如热势盛则用手掌参、麦冬做药引子。 如咳嗽比较严重者，用甘草汤、拳参汤做药引子。如燥热症者，用白檀香、胡黄连做药引子。如发热高烧者，用母乳或稻子汤做药引子。

【注解】儿童如果特别高烧或痉挛时，不宜用三臣丸或遵医嘱。

【奇迹方】蒙医临床比较习用处方。三臣丸对小儿发热、气喘咳，尤其对肺热咳嗽有特殊效果，称为蒙医儿科药里清热之王。

【临床指导】三臣丸对儿童高热惊厥、肺热咳嗽、肝热黄疸、支气管哮喘、各种惊风、小儿热症有很好的治疗效果，还可根据病情具体原因分析，准确诊断后对症下药。可配合使用小儿清肺 –8 味丸、布洛芬颗粒、双黄连口服液、磷酸奥司他韦、朱砂 –5 味丸（朝伦•雄胡 –5）等药物。

【方剂性质】本方剂是遵循药效配伍的凉性方剂。

【方剂分析】本方以味苦、性凉、清热解毒、止咳化痰、肺热之良药天竺黄为主（君药），以味甘、微苦、性凉、钝、柔、清血热、清肝热、止痛消肿作用的藏红花，味苦、性凉、腻、解毒、清肝热、镇静安神的牛黄为辅助（臣药）而配制，是清热、止咳、解毒、解痉、肺肝之热特效的奇妙方剂。

【附注】该方剂所配伍的藏红花、牛黄最好不能代替配伍效果更好。

小儿清肺 −8（胡勒森·竹岗 −8）

【处方来源】《观者之喜》

【处方组合】天竺黄、红花、牛黄、拳参、麦冬、胡黄连、白檀香、北沙参〔小丸剂•每 25 丸重 1 克〕。

【功能】清肺热，止咳，定喘。

【主治】用于小儿肺热、痰不利、发烧口渴、流感咳痰、咳嗽气促、瘟疫热盛、感冒咳嗽、发热等病症。

【用量】周岁以内小儿一次 5—11 丸，满 1 周岁小儿一次 15—25 丸、2—6 周岁儿童一次 30—40 丸或遵医嘱。

【用法】每日 1—2 次，早、晚饮食后口服。

【药引子】温开水，甘草汤，白糖、母乳做药引子。

【注解】根据孩子的年龄药量可以适当加减或遵医嘱。

【奇迹方】蒙医临床习用处方。可用以清热止咳、祛痰、清肺热、治疗感冒引起的咳嗽等病症，可称儿科药中功臣之方。

【临床指导】如有小儿肺热、痰不利、发烧口渴、流感咳痰、咳嗽气促、瘟疫热盛、感冒咳嗽、发热等病症，除小儿清肺 −8 味丸能很好地治疗外，可根据病情综合分析，具体病因准确诊断后对症下药，配合使用三臣丸、咳喘灵颗粒、蛇胆川贝液、止咳糖浆、沙参止咳汤散、复方氨溴特罗口服液等药物，根据病情对症联合使用效果会更好。

【方剂性质】本方剂是三臣丸加清热、止咳药（拳参、麦冬、胡黄连、白檀香、北沙参）配伍的凉性方剂。

【方剂分析】本方以清热解毒、止咳解痉、肺热咳嗽作用的三臣丸为主（君药），以清热止咳、气促哮喘、补肺气血、调养身体的檀香、北沙参、拳参同为辅助（臣药），以清希日热、清燥热的胡黄连，清瘟疫热、希日热的麦冬同为辅助使（佐使药）而配制，对清热止咳、祛痰、清肺热等病症有显著疗效的方剂。

【附注】该方剂里所配伍的草红花，用西红花代替配伍效果会更好。

敖西根－5

【处方来源】《内蒙古蒙药制剂规范》

【处方组合】寒制红石膏、天竺黄、川贝母、甘草、朱砂粉〔小丸剂·每 25 丸重 1 克〕。

【功能】清热，止咳。

【主治】用于治疗肺热、咳嗽、天花、麻疹引起的咳嗽等病症。

【用量】周岁以内小儿一次 5—11 丸，满 1 周岁小儿一次 15—25 丸，2—6 周岁儿童一次 30—40 丸或遵医嘱。

【用法】一日 1－2 次，早、晚饭后口服。

【药引子】温开水，母乳、白糖做药引子。

【注解】根据孩子的年龄，药量可以适当加减或遵医嘱。

【奇迹方】蒙医临床习用处方。是肺热、咳嗽、天花、麻疹引起的咳嗽不可忽略之方。

【临床指导】除对肺热、咳嗽、天花、麻疹引起的咳嗽等病症有特效外，根据病情综合分析，具体病因，准确诊断后对症下药，如小儿清肺－8 味丸配合使用敖西根－5 丸、蛇胆川贝液、止咳糖浆、沙参止咳汤散、养阴清肺丸、克感额日敦片等药物配合使用效果会更好。

【方剂性质】本方剂是遵循药效配伍的凉性方剂。

【方剂分析】本方以清热解毒、止咳化痰、肺热之良药天竺黄为主（君药），有消食、祛巴达干热、止吐泻、调理体素的奶制寒水石和止咳祛痰、清热解毒，开胃消食的川贝母同为辅助（臣药），止咳化痰，清热解毒，止吐、止渴、养肺的甘草为辅助（佐药），及清热镇惊、白脉病，镇静安神的朱砂粉为服使（使药）而配制，是治疗儿童肺热咳嗽、天花、麻疹引起的咳嗽最佳方剂。

【附注】该方剂里的红石膏，寒制炮制方法，将寒水石砸成小块，放入铁器内，用武火炒成红色，喷洒牛黄溶液、覆盖密封，闷后取出晾干即可。

朱砂 —5（朝伦 · 雄胡 —5）

【处方来源】《观者之喜》

【处方组合】朱砂、制巴豆、牛黄、麝香、胡黄连〔小丸剂•每 25 丸重 1 克〕。

【功能】镇静，安神，顺气，消黏，驱风，清热。

【主治】用于肺热、瘟疫热、气喘、腹胀便秘、热所致的抽搐、小儿急热惊风、乳积不消、四肢抽搐等病症。

【用量】周岁以内小儿一次 5—11 丸，满 1 周岁小儿一次 15—25 丸，2—6 周岁儿童一次 30—40 丸或遵医嘱。

【用法】每日 1—2 次，早、晚饭后口服。根据病情加减或遵医嘱。

【药引子】温开水，母乳，蒙医习惯：三子散，一般春季做药引子，赞丹 —3 汤，一般夏季做药引子，四味土木香散，一般秋季做药引子，乌兰 —3 味汤，一般冬季做药引子。

【注解】本方剂含毒性较强，药量务必谨慎或遵医嘱。

【奇迹方】蒙医临床习用处方。朱砂 —5 味丸（朝伦•雄胡 —5 丸），百姓习惯叫红药丸（乌兰•乌日勒），又叫烈性黑药（道格信•哈日丸）。故新出生小儿，蒙医常有口服烈性黑药丸清理肠道的习俗。朱砂 —5 味丸可为清理肠道的领军之首。

【临床指导】对于肺热、瘟疫热、气喘、腹胀便秘、热所致的抽搐、小儿急热惊风、乳积不消、四肢抽搐等病症，朱砂 —5 味丸选好药引子效果更佳。

【方剂性质】本方剂是乌苏（水）元素为的遵循药效配伍的凉性

方剂。

【方剂分析】本方以清热镇惊、白脉病的朱砂，泻热、驱毒、治疗便秘作用的制巴豆同为主（君药），清热解毒、镇静安神的牛黄，清瘟疫热、清燥热的胡黄连，泻热、驱毒、杀黏、开窍、脉通的麝香同为辅助（佐药）而配制，对清热、消黏、解毒、镇静，高热抽搐、腹胀便秘等有特效的方剂。

【附注】该方剂里配伍的巴豆，按炮制规范炮制。将巴豆取皮取芯，捣碎，用麻纸包好，并用热砖头挤压，放在热处，至巴豆碎粉块呈浅黄色、发酥即可。

总结

★配伍配制剂儿科病方剂使用的药味、药性、药能和配伍用的原材料及药引子，前文已做了统计归纳，现就使用儿科病处方进行治疗期间在饮食起居应注意的事项提供以下参考。

【味、性、能】☆共使用苦味 6 次（微苦 1 次）、甘味 5 次、涩味 3 次、辛味 1 次。

☆共使用凉性 8 次、寒性 2 次、平性 1 次。

☆共使用钝能 6 次、柔能 5 次、和能 5 次、重能 4 次、轻能 4 次、燥能 3 次、涩能 2 次、腻能 1 次、稀能 1 次、固能 1 次、淡能 1 次、毒性药 1 次。

【原材料】共使用天竺黄 2 次，西红花、草红花、牛黄各 3 次，麝香、拳参、胡黄连、白檀香、北沙参、麦冬、朱砂、制巴豆各 1 次。上述配伍原材料具体临床治疗过程中都可以辨证加减配伍使用，治疗效果会更好。

【药引子】共使用了白糖 2 次，母乳 3 次，白檀香、麦冬、手掌参、陈旧稻谷、黄连、甘草各 1 次。具体治疗过程中上述药引子都可以根据具体病情，综合分析，辨证合理调配使用药引子，药效更好。

【饮食起居】

一、饮食

1．均衡营养。

2．每天提供的能量，蛋白和其他主要营养素，应该达到我国儿童活动的参考摄入量。

3．每天供给的食物，应包括谷类、蔬菜、鱼类、蛋类、奶类、肉禽类、豆类及适量的脂肪和少量调味品。食物烹调应科学合理，尽量减少营养素的流失，应清淡多样化。食物宜细、软、烂、碎及品种多样，养成良好的饮食习惯，避免偏食，节制零食，按时进食，注意儿童对营养的要求，满足其生长发育的需要为宜。

4．在使用儿科药物或治疗期间，不但要注意营养平衡，而且要根据临床特症如小儿营养不良，注意补充蛋白和能量，改善营养，感冒时要鼓励患儿多喝水，补充发热时丢失的水分，也可增加排尿，起到降温排毒的作用，饮食要宜清淡，忌各种油腻、辛辣和油炸的食物，不宜吃辣条、油炸品等所谓垃圾食品。

二、起居

1．根据四季气候，注意穿戴要适宜天气变化，保持适当运动，提高自身免疫力，作息时间相对规律，保证充足的睡眠，逐步养成夜间睡眠、白天活动的作息习惯，养成良好的小便习惯、每日定时大便的习惯。

2．要心情愉快，少接触电子产品，避免不必要的辐射，保护眼睛，注意风寒感冒。

3．不宜居住在潮湿或阴凉处。勤洗手，衣着要宽松，不可紧束妨碍气血流通，居住环境不宜过度密闭保暖，应适当通风，保持空气流通。

4．经常到户外活动，以增强体质。平时多晒太阳，但不易强光照射避免中暑，时刻注意饮食起居，这样才会药效又快又好，对恢复健康十分有利。

第七章　蒙医基础六病类方剂

白豆蔻 −3（苏格木勒 −3）

【处方来源】《诊治明医典》

【处方组合】白豆蔻、白苣胜、荜茇〔汤剂〕。

【功能】镇赫依，助睡眠。

【主治】用于失眠、睡眠质量差、赫依引起失眠症。

【用量】成人每次 3—5 克。

【用法】每日 1—2 次，早、晚饭后口服。

【药引子】水煎服，牛奶、山羊奶、黄油做药引子。

【注解】孕妇、年老体弱者减量。服药时间不宜过长，因本方剂是比较热性的方剂。

【奇迹方】蒙医临床常用处方。药食同源之方。白豆蔻 −3 味汤最适合赫依引起的失眠症。用牛奶做药引子，口服后可获得婴儿般的睡眠。

【临床指导】对失眠、睡眠质量差、赫依引起失眠多梦，肉蔻 −5 味丸、顺气安神丸、琥柏安神片、朱砂安神丸、沉香安神散、赫依音•阿嘎日 −8 味散都可以配合使用。

【方剂性质】本方剂是遵循药味、药性、药效配伍的温性方剂。

【方剂分析】本方以味辛，性温、腻、开胃消食、清肾寒、镇赫依作用的白豆蔻为主（君药），以味微甘、性平、钝能、镇赫依、开胃消食、清肺热作用的白苣胜为辅助（臣药），以味辛、性温、腻、开胃消食、解毒、调理体素的荜茇为辅助使（佐使药）而配制，三药合用、相互协调，成为镇肾肺赫依，是治疗失眠专用方剂。

【附注】该方剂所配伍的白豆蔻也可益智仁配伍替用。根据病情也可以加减荜茇配伍计量，与白豆蔻 –3 味汤加配伍酸枣仁就配制成的白豆蔻 –4 味汤（苏格木勒 –4）功能主治基本相似。

镇·赫依·沉香 –8 味

【处方来源】《医法海鉴》

【处方组合】肉豆蔻、沉香、广枣、阿魏、紫硇砂、木香、五灵脂、诃子〔散剂〕。

【功能】镇赫依。

【主治】用于心赫依病、失眠、胃结肠赫依病、心颤、心动过速性心肌病等症。

【用量】成人每次 3–5 克。

【用法】每日 1–2 次，早、晚饭后口服。

【药引子】温开水，白酒，陈旧牛肉汤，红糖挑选最适合的做药引子。

【注解】孕妇、年老体弱者减量或遵医嘱。

【奇迹方】蒙医临床常用处方，是心赫依之主方。对心赫依、失眠多梦，胃、结肠赫依病，心颤，心动过速性心肌病，是一忠诚使者方子。

【临床指导】如有心赫依病，失眠，胃、结肠赫依病，心颤，心动过速性心肌病等症镇•赫依•沉香 –8 味散都有特效外，根据临床具体表现综合分析，准确诊断后对症下药，可与宝利尔胶囊、吉如很•芍沙 –7 味丸、宁心宝胶囊、肉蔻 –6 味丸、敖勒盖•阿纳日 –13 味散等药物配合使用。

【方剂性质】本方剂是遵循药效配伍的温性方剂。

【方剂分析】本方以性温、重、腻、柔、镇赫依、调胃火、消食开胃、心赫依、心之良药肉豆蔻、沉香同为主（君药），改善心功能、养心补心的广枣，调理胃肠赫依、结肠赫依作用的紫硇砂、阿魏同为辅助（臣药），解毒、平赫依血相讧、调理体素的木香、五灵脂同为辅助使（佐使药）而配制，是治疗镇赫依、胃、结肠、大肠赫依有特效的方剂。

【附注】糖尿病人或血糖偏高者，不宜用红糖、白酒做药引，请遵医嘱。

顺气补心 －11（阿敏 －11）

【处方来源】《医法海鉴》

【处方组合】沉香、丁香、兔心、阿魏、广枣、肉豆蔻、木香、诃子、木棉花蕊、天竺黄、白云香〔丸剂•每 10 丸重 2 克〕。

【功能】镇赫依，止痛，刺痛。

【主治】用于赫依哑结、神经病、心主脉刺痛、乳腺和腋窝部刺痛、失眠、心绞痛、气喘不安、全身无力等病症。

【用量】成人每次 13－15 丸。

【用法】每日 1－2 次，早、晚饭后口服。

【药引子】牛肉汤、新鲜羊肉汤、鲫鱼脊骨汤做药引子。

【注解】孕妇、年老体弱者减量。

【奇迹方】蒙医临床常用处方。对神经、心主脉刺痛、乳腺和腋窝部刺痛、失眠、心绞痛、主脉赫依等病症，犹如树根输送绿叶养分和营养。

【临床指导】对赫依哑结、神经病、心主脉刺痛、乳腺和腋窝部刺痛、失眠、心绞痛、气喘不安、全身无力等症有很好的效果。特别对心主脉刺痛、乳腺和腋窝部刺痛症，配合使用槟榔 －13 味丸、宝利尔胶囊、沉香安神散、苏合丸等药物。

【方剂性质】本方剂是遵循药效配伍的温性方剂。

【方剂分析】本方以味酸、涩、性平，改善心肌功能、养心补心赫依作用的广枣为主（君药），镇心赫依、抑制赫依之专属配伍药，沉香、丁香、兔心、肉豆蔻、阿魏为辅助（臣药），消黏、消肿、止痛、燥希日乌素的白云香，抑制心赫依、清血热、燥希日乌素的檀香，清热、清肺热、止咳、安神的天竺黄、木棉花蕊同为辅助（佐药），平赫依血相讧的木香、解毒、调理体素的诃子同为服使（使药）而配制，是治疗赫依、心刺痛、昏厥等心脏诸多病症的有效方剂。

【附注】该方剂所配伍的兔心用牦牛心，天竺黄用石膏、白云香用琥珀，都可以代替配伍使用，效果基本一样。

沉香安神散（哈日·阿嘎日－35）

【处方来源】《观者之喜》

【处方组合】沉香、山沉香、降香、紫檀、肉豆蔻、红花、白豆蔻、牦牛心、诃子、旋覆花、细辛、诃子汤炮制草乌、木棉花、胡黄连、没药、檀香、生草果仁、栀子、白头翁、瞿麦、石榴、北沙参、丁香、木香、苦地丁、苦参、川楝子、接骨木、山柰、炒马钱子、广枣、石膏、土木香、枫香脂、麝香〔散剂〕。

【功能】调节赫依、热、黏相讧，止咳，平喘。

【主治】用于山川间赫依热、热兼盛、胸满气喘、心悸失眠、神昏谵语、空虚热、陈咳、干咳痰少、气喘、百日咳、心赫依热、赫依性刺痛、镇刺痛、睾丸肿、赫如虎病等病症。

【用量】成人每次3－5克。

【用法】每日1－2次，早、晚饭后口服（赫依病易发作时间段口服更好）。

【药引子】温开水，白酒、牛羊肉汤、黄油、蜂蜜中选最适合的做药引子。

【注解】盛热不宜用或禁用。孕妇、年老体弱者减量或遵医嘱。

【奇迹方】蒙医临床习用处方。沉香安神散配伍药味较多，疗效明显，副作用极少，是适合寒、热病症通用的好方剂。特别对赫依、热、黏三者相讧引起的病有很好的效果，称治赫依病老大之方。

【临床指导】对山川间赫依热、热兼盛，胸满气喘，心悸失眠，神昏谵语，空虚热，陈咳，干咳痰少，气喘，百日咳，心赫依热，赫依性刺痛，镇刺痛，睾丸肿，赫如虎病等病症有特效，另外可根据临床具体病情综合分析，把脉问诊等结合临床辅助检查结果，准确诊断后可配合使用顺气安神丸、清感 –9 味丸、清肺 –18 味丸、七味葡萄散、清肺 –13 味散、益肾 –17 味、朱砂安神丸等药物。

【方剂性质】本方剂是遵循药效配伍的平性方剂。

【方剂分析】本方以抑制赫依症习惯配伍药味（沉香、山沉香、降香、肉豆蔻、丁香、草果、白豆蔻），清热总症习惯配伍药味（胡黄连、苦地丁、苦参、接骨木），杀黏消黏习惯配伍药味（草乌、麝香、旋复花、细辛、枫香脂），上述三组药物同为主（君药），以清肺热、止咳、平喘药味（北沙参、石膏、白檀香），清心热、改善心功能的广枣和木棉花，清血热、分离正常血和恶血的红花、瞿麦、沙日 – 汤同为辅助（臣药），以解毒，调理体素、平赫依血相讧、为促热成熟的土木香、木香，止哮喘、止刺痛的马钱子、白头翁为辅助（佐药），燥希日乌素、益赫如虎的枫香脂、川楝子，抑制心赫依、镇静安神的牦牛心、紫檀香，解毒、调理体素、调节胃酸碱平衡的诃子、木香为服使（使药）而配制的多味药组合的平性、无副作用治疗赫依、热、黏相讧症首选方剂。

【附注】该方剂所配伍的马钱子炮制时，先将细沙置锅内加热，再放入马钱子烧成微黄色，烫至鼓起，并成黄褐色取出，筛出沙子，刮净皮层茸毛即可。草乌用诃子汤泡 7 天后，取出晾干即可。本方是由查干 – 汤（四味土木香）、三子散、止痛三药、杀黏四药、五脏六腑六良药、三种沉香两种檀香等相互协调配伍成合理性较强的方剂。

槟榔 –13（高乐因·赫依 –13）

【处方来源 《医法海鉴》

【处方组合】槟榔、沉香、肉豆蔻、丁香、木香、广枣、诃子汤泡制草乌、干姜、荜茇、胡椒、紫硇砂、当归、葶苈子〔丸剂·每 10 丸重 2 克〕。

【功能】镇赫依，止刺痛，调节赫依，安神止痛等。

【主治】用于赫依性刺痛以及命脉赫依症、肾赫依、主脉赫依病、心颤、癫狂、失眠症。

【用量】成人每次 11—13 丸。

【用法】每日 1 次，晚睡前口服。

【药引子】温开水，白酒、羊肉汤、三骨汤、四骨滋养汤做药引子。

【注解】孕妇和热病者禁用。年老体弱者减量或遵医嘱。

【奇迹方】蒙医临床常用处方。是主脉赫依及命脉赫依病首选，对镇主脉赫依病效果明显，称主脉赫依贴心之方。

【临床指导】对于赫依性刺痛，尤其命脉赫依症、肾赫依、主脉赫依病、心颤、癫狂、失眠等症，配合使用顺气安神丸、乌兰•赞丹 —3 味汤、野牦牛心 —6 味丸、安神补心丸、沉香 —15 味散等药物，具体病情综合分析对症下药效果会更好。

【方剂性质】本方剂是遵循药物的尾随消化配伍的温性方剂。

【方剂分析】本方以味苦、辛，性温，抑主脉赫依的丁香，改善肾功能、杀黏、滋补骨的槟榔同为主（君药），抑制心肺赫依、主脉赫依、止痛，改善心肌作用的广枣、肉豆蔻、沉香、诃子汤泡制草乌为辅助（臣药），补胃火、消食、调节胃肠道的干姜、荜茇、胡椒（古日古•哈伦额莫），调理胃火、抑制痉挛、改善消化作用的紫硇砂，改善血液循环的当归，抑燥热、顺气通畅的葶苈子，平赫依血相讧的木香均为辅助使（佐使药）而配制的镇赫依、主脉赫依、止痛、气血紊乱等症的最佳方剂。

【附注】该方剂里配伍的草乌炮制办法与益肾 —17 的炮制办法一致。

沉香 —15（阿嘎日 —15）

【处方来源】《诃子串珠》

【处方组合】沉香、广枣、天竺黄、北沙参、红花、白檀香、紫檀香、肉豆蔻，土木香、苦参、珍珠杆、山柰、诃子、栀子、川楝子〔散剂〕。

【功能】平息黏、热、赫依三者相讧，止咳，平喘，止痛，刺痛等症。

【主治】用于赫依血相讧引起的哮喘、咳白沫痰、刺痛、山川间陈赫依热、空虚紊乱、心赫依、赫依血上逆等症。

【用量】成人每次 3—5 克。

【用法】每日 1—2 次，早、晚饭后口服。

【药引子】白开水，开水冲服，羊肉汤、鲫鱼脊骨汤、沙棘果挑选最适合做药引子。

【注解】孕妇、年老体弱者减量慎用。

【奇迹方】蒙医临床习用处方。由清心沉香 —8 味散、四味土木香散和三子散三个方剂组成，主治黏、热、赫依三者相讧病症之妙方。

【临床指导】对赫依血相讧引起的哮喘、咳白沫痰、刺痛、山川间陈赫依热、空虚紊乱、心赫依、赫依血上逆等症有很好的治疗效果，并根据临床具体病情综合分析，把脉、问、望等诊断方法结以及临床辅助检查结果等相结论，准确诊断确诊病后，可以用其他药物配合使用，比如顺气安神丸、清肺 —18 味丸、七味葡萄散、六味沙棘散、止咳化痰丸、清肺 —13 味散、沉香安神散等药物。

【方剂性质】本方剂是遵循药效配伍的凉性方剂。

【方剂分析】本方剂由让•沉香 —8 加配伍查干 — 汤、沙日 — 汤既三个方剂组合而成。以治疗赫依血相讧及咳白沫痰、刺痛等症的清心•沉香 —8 为主（君药），治疗山川间赫依热，清热解毒止咳、空虚紊乱、赫依血上逆等症的四味土木香为辅助（臣药），并治疗清热、清希日及清血热和恶血与正血分离作用的三子散为辅助使（佐使药）而配制，是治疗山川间赫依热、消黏、清热解毒、止咳化痰、止痛刺痛等症的特效方剂。

哈日 —12（巴日干 —12）

【处方来源】《诃子串珠》

【处方组合】黑冰片、土木香、地丁、胡黄连、诃子、栀子、川楝子、牛黄、天竺黄、红花、麝香、熊胆粉〔散剂〕。

【功能】清希日热，助消化，抑希日。

【主治】用于胃希日、肝热、瘟疫热、各种刺痛、不消化症、目及皮肤发黄等热性希日病。

【用量】成人每次3—5克。

【用法】每日1—2次，早、晚饭后口服。

【药引子】温开水，冰糖做药引子。

【注解】孕妇、年老体弱者减量。

【奇迹方】蒙医临床习用处方。适用于未消化、胃希日、目肤发黄、肝胆热症、特别对热性希日病、转氨酶偏高者竭诚服务。

【临床指导】对胃希日、肝热、瘟疫热、各种刺痛、不消化症、目及皮肤发黄等热性希日病有特效，可根据临床具体病情，用把脉（号脉），问、望等诊断方法结合临床辅助检查结果，准确诊断病情后可以其他药物联合使用效果更好，如红花清肝－13味丸、金色诃子－11味散等。特别对热性希日病，和清希日•红花－7味散、胡黄连－16味散结合使用治疗效果更好。

【方剂性质】本方剂是遵循药效配制的凉性方剂。

【方剂分析】本方以味苦、微辛、抑希日、助消化、愈合溃疡的黑冰片为主（君药），以味苦、性凉、祛除希日热的地丁，止痛、解毒、清希日热、开胃、刺痛、平息赫依血相讧的土木香、胡黄连同为辅助（臣药），以清血热、分离正常血和恶血的沙日－汤，清血热、封闭脉口的红花、熊胆粉，止痛、杀黏、除瘟疫、清肝胆热症的牛黄、麝香同为铺助（佐药），以清热解毒、清肺热、抑黄疸作用的天竺黄、平赫依血相讧的土木香为服使（使药）而配制，是治疗胃希日、消化、肝胆热症、黄疸、瘟疫陷胃的最佳方剂。

【附注】该方剂所配伍的黑冰片炮制炭法，将野猪粪精选后放入铁器内，密闭封严，用武火烧成炭放凉后取出即可。炭色焦黑发光为佳。如变成白灰色，未炮制好等于灰，没有药用价值，所以不可用。糖尿病、血糖高者，不宜用冰糖做药引子或遵医嘱。

麦冬－13（查干·榜嘎－13）

【处方来源】《至高要方》

【处方组合】麦冬、制木鳖子、红花、龙胆花、地丁、瞿麦、黄白皮、金腰草、牛黄、胡黄连、山苦荬、连翘、角茴香〔散剂〕。

【功能】清热，抑希日。

【主治】用于希日热、肝热、目肤发黄、胃肠热、血热、瘟疫热等病症。

【用量】成人每次3—5克。

【用法】每日1—2次，早、晚饭后口服。

【药引子】温开水，冰糖做药引子。

【注解】孕妇、年老体弱者减量。

【奇迹方】临床常用处方。对热性希日病、瘟疫热症、肝热、黄疸、目肤发黄、血热、胃肠道热等症均为伸手大爱之方。

【临床指导】对希日热、肝热、目肤发黄、胃肠热、血热、瘟疫热等病症，根据病情、综合分析、结合临床表现，配合使用希日大剂、消炎利胆片、清希日•红花－7味散，都可以有明显疗效。

【方剂性质】本方剂是遵循药效配伍的凉性方剂。

【方剂分析】本方以味苦、性凉、稀能、具有抑制希日、清腑热之功效的麦冬为主（君药），以清热、抑希日、清肠热的连翘、制木鳖子为副主（副君），以味苦、性凉、清热解毒、清热刺痛、安抚希日、镇静的牛黄、金腰子、地丁、龙胆草为辅助（臣药），解毒清热、收敛、清瘟疫的胡黄连、黄白皮、角茴香为辅助（佐药），并且清血热、清瘟疫、固锁脉窍的山苦荬、瞿麦、红花均为服使（使药）而配制，是治疗希日热、肝热、血热、瘟疫热、胃肠道热效果很好的方剂。

【附注】该方剂里的木鳖子，按炮制规范炮制。炮制方法参阅玛努－10的附注条款。牛黄、麝香用天然为佳。红花用西红花代替配伍效果更好。糖尿病、血糖高者，不宜用冰糖做药引子或遵医嘱。

阿拉坦－5（阿如日阿－5）

【处方来源】《至高要方》

【处方组合】金色诃子、黑冰片、五灵脂、石榴、波棱瓜子〔丸剂·每10丸重2克〕。

【功能】清希日，健胃，助消化。清黄疸，祛赫依希日，调节赫依希日。

【主治】用于胃肠热盛，宿食不消，肝胆热症，皮肤发黄，黄疸，胃胸积热等病症。

【用量】成人每次13－15丸。

【用法】每日1－2次，早、晚饭后口服。

【药引子】温开水，黄金薄纸煮水做药引子。

【注解】孕妇、年老体弱者减量。

【奇迹方】蒙医临床习用处方。临床治疗经验得知，对于胃肠热盛，宿食不消，肝胆热症等习惯用阿拉坦－5味丸（色日道·阿瓦）和六味安消散（西吉德·如克巴）配合使用治疗效果很明显，并惯例叫色日西。二合一更给力。

【临床指导】对胃肠热盛、宿食不消、肝胆热症、皮肤发黄、黄疸、胃胸积热等病症有特殊效果外，综合分析和准确确诊、临床出现的症状，合理配合使用消炎利胆片、金色诃子－7味散、草果－4味汤散、哈日－12味散等药物效果会更好。

【方剂性质】本方剂是遵循药效配伍的平性方剂。

【方剂分析】本方以五味俱全、性平、八大功效、祛除病变、抑希日、消食、解毒、调理体素、调节胃酸碱平衡的金色诃子为主（君药），以味微苦、辛、性凉、抑希日、破痞、助消化的黑冰片、胃肠希日热、清热解毒的波棱瓜子、消食开胃、除巴达干赫依的石榴同为辅助（臣药），解毒、消食、调理体素、抑制腹胀希日的五灵脂为辅助使（佐使药）而配制，是治疗胃肠赫依希日病、凉性希日病，助消化、目肤发黄等病症都有明显效果的方剂。

【附注】该方剂所配伍的五灵脂，有时具体病情可寒制红石膏配伍使用。准确配伍药材，疗效会更好。

清希日红花 —7

【处方来源】《四部医典》

【处方组合】红花、天竺黄、牛黄、狼牙菜、止泻木子、制木鳖子、麦冬、冰糖〔散剂〕。

【功能】清希日，清热。

【主治】用于口渴、头痛、目肤发黄、发热等希日、尤用于热性希日病症。

【用量】成人每次 1.5—3 克。

【用法】每日 1—3 次， 早、午、晚饭后口服。

【药引子】温开水，冰糖、蜂蜜做药引子。

【注解】不适合用于寒性希日症。孕妇、年老体弱者减量。

【奇迹方】蒙医临床常用处方。对热性希日引起的口苦口渴、头痛、目肤发黄等病症，可称最耀眼之星。

【临床指导】对口渴、头痛、目肤发黄、发热等希日，尤为热性希日病症有特效外，可结合临床，常规辅助检查等，准确诊断后配合使用希拉大剂、哈日拉希日依拉其、阿拉坦 —5 味丸、六味安消散、健胃消食片等药物效果更好。

【方剂性质】 本方剂是遵循药效配伍的凉性方剂。

【方剂分析】 方中以味苦、性凉、清热、解毒、镇静安神的牛黄，微甘、性凉、清热、愈伤、退黄的天竺黄，味甘、微苦、性凉、钝、柔、肝热、血热、止痛的红花同为主（君药），清希日热、清热、解毒、清腑热的制木鳖子，味甘、性凉、清热、解毒、口渴、目黄的麦冬、狼牙菜、止泻木子同为辅助（臣药），及开胃消食、解热的冰糖为辅助使（佐使药）配制的对热性希日病最有效果的方剂。

【附注】该方剂里配伍的木鳖子按炮制规范炮制。可参阅玛努 –10 的【附注】条款。如为高血糖的病人，不宜用冰糖、蜂蜜做药引子。

石榴·莲花 –8（阿纳日·连花 –8）

【处方来源】《至高要方》

【处方组合】石榴、荜茇、豆蔻、黑冰片、金色诃子、波棱瓜子、肉桂、刺玫果〔散剂〕。

【功能】除希日巴达干，助消化，止吐。

【主治】用于胃不消化、胃瘟疫、希日巴达干、灰白巴达干、宝日巴达干、巴达干希日病、胃痛、食积不消等病症。

【用量】成人每次 3–5 克。

【用法】每日 1–2 次，早、晚饭后口服。

【药引子】温开水，羊肉汤、旧红糖做药引子。☆如咽喉肿痛者用煅制寒水石（状西）做药引子效果更好。

【注解】孕妇、年老体弱者减量用。

【奇迹方】蒙医临床常用处方。对希日、胃腑引起的胃呆、胃希日巴达干、食欲减退等症就像雪中送炭。

【临床指导】对于胃不消化、胃瘟疫、希日巴达干、灰白巴达干、宝日巴达干、巴达干希日病、胃痛胃呆、食积不消等病症有效外，可根据病情，综合分析，结合临床辅助检查等准确诊断后对症给药。如以下几种药物配合使用供参考：黑冰片 –11 味散，寒水石 –4 味散，阿拉坦 –5 味丸，寒水石 –21 味丸，摩罗丹丸，乳酸菌素片等。

【方剂性质】本方剂是遵循药效配伍的温性方剂。

【方剂分析】本方以开胃、消化、补胃火、助消谷水熟化、除巴达干赫依的石榴 –5 为主（君药），抑希日、清热、助消化、除胃痞破等作用的黑冰片、波棱瓜子同为辅助（臣药），抑希日、收敛扩散希日等作用的刺玫果，解毒、调理体素的诃子为辅助使（佐使药）而配制，是治疗希日巴达干、助消化、胃腑引起的胃呆、不思饮食、胃痛等病症的奇妙方剂。

【附注】该方剂里的黑冰片，按炮制规范炮制，将野猪粪精选后放入铁器内，密闭封严，加武火烧成炭放凉后取出即可。炭色焦黑发光为佳。如变成白灰色既不可用药。糖尿病、血糖高者，不宜用红糖做药引子或遵医嘱。

地格达 −4（嘎希古纳 −4）

【处方来源】《诊治明医典》

【处方组合】苦地丁、胡黄连、瞿麦、栀子〔汤剂〕。

【功能】清希日，凉血，分解精华与糟粕，清血热相讧。

【主治】用于血热相讧症、肝胆热症、目肤发黄、咽喉肿痛、口渴烦躁、紊乱血热症。

【用量】成人每次 3−5 克。

【用法】每日 1−2 次，早、晚饭后口服。

【药引子】水煎温服，开水冲服，冰糖做药引子。

【注解】年老体弱、儿童、孕妇减量。

【奇迹方】蒙医临床习用处方。地格达 −4 味汤主要用于希日热、血热、肝胆热，并配合其他药物，习惯做药引子更加得心应手。

【临床指导】对血热相讧症、肝胆热症、目肤发黄、咽喉肿痛、口渴烦躁、紊乱血热症，和消炎利胆片、清瘟 −12 味丸、阿拉坦 −5 味丸、玉簪清咽 −15 味散、清肺 −13 味散、沉香 −15 味散等药物根据病情都可以配合使用。

【方剂性质】本方剂是遵循药味、药性、药效配伍的凉性方剂。

【方剂分析】方中以味苦、性凉、清热、清希日热作用的苦地丁为主（君药），以味苦、性凉、清希日、清骚热功能的胡黄连为辅助（臣药），清血热、稀释血液的栀子、瞿麦同为辅助使（佐使药）而配制，是药性药味功效都相互协调的用以治疗清希日热、紊乱血热症效果明显的最佳方剂。

【附注】血糖高者不宜用冰糖做药引子或遵医嘱。

寒水石 –4（状西 –4）

【处方来源】《经验方》（内蒙古阿拉善左旗吉日嘎拉赛罕苏木蒙医陶音扎拉增所创）

【处方组合】奶制寒水石、锁阳（乌兰·高由）、肋柱花、冰糖〔散剂〕。

【功能】抑希日，消食，止吐，止泻。

【主治】用于胃希日、泛酸、希日引起的吐泻，妇女手脚发热等病症。

【用量】成人每次3–5克。

【用法】每日1–2次，早饭前口服、晚饭后口服。

【药引子】温开水，白糖、牛奶、驼奶做药引子。如出现呃逆现象、可黄羊肉末做药引子。如消化功能衰退，可沙芥根须做药引子。

【注解】孕妇、老年体弱者减量，血糖高者不宜用白糖送服。

【奇迹方】蒙医临床常用处方。适用于胃希日、泛酸、希日引起的吐泻、妇女手脚发热症、巴达干希日对上吐下泻是最好的调和剂，是难得的配伍药味少、疗效显著之方。

【临床指导】对胃希日、泛酸、希日引起的吐泻，妇女手脚发热等症和寒水石 –21 味丸配合使用。如胃泛酸，希日引起的吐泻用止吐甘草 –6 味散（希赫日·额布苏 –6）配合使用。如妇女手脚发热等症用吉祥安坤丸、暖宫 –7 味丸配合使用。如出现呃逆现象，可配合晒干的黄羊肉末使用。如胃消化功能衰弱，可用沙芥根须配合使用，效果会更好。

【方剂性质】本方剂是遵循药效辨证配伍的凉性方剂。

【方剂分析】本方以消食、祛巴达干热、止吐泻、调理体素的奶制寒水石为主（君药），抑制希日、消食、补肾、调和机体阴阳的锁阳为辅助（臣药），以清热、清希日、愈伤、健胃的肋柱花，味甘、性凉、清热、消食、止呕吐的冰糖同为辅助使（佐使药）配制的对消化，是治疗巴达干希日病特效方剂。

【附注】该方剂所配伍的状西用奶制法炮制，将寒水石煅制透，研成细粉，用牛奶和好，放阴凉透风干燥处，晾干即可。如血糖高不宜用或慎用。

石榴 —4（阿纳日 —4）

【处方来源】《四部医典》

【处方组合】石榴、肉桂、豆蔻、荜茇〔散剂〕。

【功能】除巴达干赫依，补胃火，开胃、助消化，揭除隐热之掩蔽等症。

【主治】用于灰白巴达干、胃呆、胃火衰败、食欲不振、未消化病症。

【用量】成人每次 3—5 克。

【用法】每日 1—2 次，早、晚饭前饭后口服。

【药引子】温开水，陈皮、红糖、白糖做药引子。

【注解】孕妇、年老体弱者减量。

【奇迹方】蒙医临床常用处方。可调补胃火，开胃消食，清巴达干，胃火衰败，对食欲不振者特有效。

【临床指导】对灰白巴达干、胃呆、胃火衰败、食欲不振、消化不良等症，可以和五味清浊丸、消食 —10 味丸、石榴 —14 味散、健胃消食片、吉祥石榴 —16 味散配合使用，并针对病情加配伍其他药味治疗效果会更有效。如石榴 —4 味散加配伍红良组成方剂石榴 —5 味散，对胃呆、胃火衰败症更有效。如石榴 —5 味散加配伍光明盐、紫硇砂、白胡椒组成方剂石榴 —8 味散，对胃胀痛、肠鸣、寒性吐泻等症有特效。

【方剂性质】本方剂是遵循药味、药效配伍的热性方剂。

【方剂分析】本方以祛寒症药物之首、开胃、消食、补胃火、清巴达干赫依症之良药石榴为主（君药），味辛、性热、腻、锐、稀、消食、清巴达干赫依、除寒邪作用的肉桂为辅助（臣药），止吐、开胃、消食、补充胃肾之火的豆蔻为辅助（佐药），味辛、性热、调理体素、补胃火、消食、清巴达干赫依的荜茇为服使（使药）而配制，是清巴达干赫依、调胃火消食、揭除隐热之掩蔽的最佳方剂。

【附注】蒙医加减配伍方剂原材料临床辨证治疗，也是传统疗法之一。如阿纳日 –5 加配伍光明盐、白胡椒、紫硇砂组成阿纳日 –8，对腹胀、肠鸣、吐泻有特效。糖尿病、血糖高者，不宜用白糖、红糖做药引子或遵医嘱。

健脾 –5（布特格勒其 –5）

【处方来源】《内蒙古蒙成药标准》

【处方组合】煅制寒水石、诃子、土木香、胡黄连、五灵脂〔丸剂·每10 丸重 2 克〕。

【功能】宝日巴达干，消食，调理体素，健脾和胃，理气镇痛。

【主治】用于赫依、希日、巴达干、宝日病引起的胃脘胀痛，灰白巴达干、宝日巴达干，未消化等病症。

【用量】成人每次 13–15 丸。

【用法】每日 1–2 次，午、晚饭后口服。

【药引子】温开水，蜂蜜、陈旧红糖做药引子。

【注解】孕妇、年老体弱者、儿童减量。

【奇迹方】蒙医临床较习用处方。对于灰色巴大干、三根（赫依、希日、巴达干）及宝日引起的胃脘胀满、上腹疼痛等症，是拿得起放得下之方。

【临床指导】对赫依、希日、巴达干、宝日病引起的胃脘胀痛，灰白巴达干、宝日巴达干，消化不良等症有特效外，可根据临床具体症状，配合使用清肝 –27 味丸、宝如音·塔拉哈、六味安消散、五味清浊丸、附子理中丸等药物。

【方剂性质】本方剂是遵循药味、药效配伍的平性方剂。

【方剂分析】本方以除咸味其他五味俱全、八大功效、解毒、调理体素、祛除病变、调和胃酸碱平衡的金色诃子为主（君药），以味辛、性平、涩、平赫依血相讧、抑巴达干热作用的土木香、味苦、性凉、锐、清热解毒、治燥热的胡黄连同为辅助（臣药），以味苦、性平、锐、解毒止痛、调理体素、清胃巴达干的五灵脂、清巴达干宝日、调理机体、健胃消食的煅制寒水石同为辅助使（佐使药）而配制，是治疗巴达干引起的胃脘胀满有特效的方剂。

【附注】该方剂里配伍的寒水石，用热制法炮制。将寒水石砸成小块，放入铁锅内，用武火炒至白色，喷高度酒覆盖密闭，闷后取用即可。热制寒水石用于寒性疾病。糖尿病、血糖高者，不宜用红糖做药引子。

石菖蒲－4（舒达格－4）

【处方来源】《医法海鉴》

【处方组合】石菖蒲、木香、良姜、紫硇砂〔散剂〕。

【功能】巴达干赫依，止痛，消食，平喘，止呃逆，利水。

【主治】清巴达干赫依、呃逆频、作痛、食后气滞、消化不良、腹胀肠鸣、气喘不安、气滞胸痛、浮肿、痔疮等病症。

【用量】成人每次3－5克。

【用法】每日1－2次，早、晚饭后口服。

【药引子】温开水，烤鲜姜煮水做药引子。

【注解】孕妇、年老体弱者减量。

【奇迹方】蒙医临床比较常用处方。对巴达干赫依、上行赫依所受阻、呃逆频、膈肌痉挛等症可谓第一撒手锏。

【临床指导】对巴达干赫依、呃逆频、作痛、食后气滞、消化不良、腹胀肠鸣、气喘不安、气滞胸痛、浮肿、痔疮等病症，石菖蒲－4味散很有效果，并且根据临床具体病症也可以配合使用如木香顺气丸、镇•赫依•沉香－8、消食－10味丸、六味安消散等。其他药若结合针灸足三里穴位辅助治疗，效果会更好。

【方剂性质】本方剂是遵循药效配伍的温性方剂。

【方剂分析】本方以补胃火、开胃消食、止腐烂、呃逆、清巴大干赫依的石菖蒲为主（君药），开胃消食、顺气驱风、补胃火的良姜，清巴达干赫依、消食、解痉挛、润肠的紫硇砂同为辅助（臣药），消食、解毒、调理体素、平息赫依血相讧的木香为辅助使（佐使药）而配制，是具备了清巴达干赫依、调胃肠功能、平喘顺气、抑呃逆症的药味少功效大的方剂。

猛虎 —4

【处方来源】《珊瑚验方》

【处方组合】热制寒水石、金色诃子、荜茇、制秃鹫粪〔丸剂•每 10 丸重 2 克〕。

【功能】祛巴达干，破痞。

【主治】用于胃巴达干、未消化病、胸口痞等病症。

【用量】成人每次 13—15 丸。

【用法】每日 1—2 次，早、晚饭后口服。

【药引子】温开水，驼乳、马乳做药引子。

【注解】只用驼乳或马乳，其他乳类禁止用做药引子。孕妇、年老体弱者减量或遵医嘱。

【奇迹方】临床常用处方。适用于胃火衰退、胃巴达干、胸口痞等病症，好比猛虎下山势不可当，也称阳刚之气之方。

【临床指导】对胃巴达干、未消化病、胸口痞等病症，猛虎 —4 味丸配合使用雕粪炭 —10 味丸、健脾 —5 味丸、贝齿炭 —10 味丸效果更好。

【方剂性质】本方剂是遵循药味、药效、药能配伍的温性方剂。

【方剂分析】本方以味辛、性平、钝、糙、除巴达干、破痞、调理体素的热制寒水石为主（君药），以味辛、性热、破痞、调胃火作用的秃鹫粪为辅助（臣药），以味辛、性温、轻、锐、补胃火、清巴达干、解毒、调理体素的荜茇为辅助（佐药），五味俱全、八大功效、解毒、调理体素、调和胃酸碱平衡的金色诃子为服使（使药）而配制，是相互协调，是治疗未消化、胸口痞、胃巴达干等有很好效果的方剂。

【附注】该方剂配伍的寒水石，用热制法炮制，将寒水石砸成豆粒大小，放入铁锅内，用武火炒至白色，喷酒覆盖密闭，闷后取用即可。热制寒水石用于寒性疾病。秃鹫粪用制炭法炮制。炮制方法参阅吉如干·查干的【附注】条款。根据病情秃鹫粪也可用雕粪替代配伍制剂。

消积洁白丸（查干·乌日勒）

【处方来源】《医法海鉴》

【处方组合】制万年灰、山柰、沙棘、荜茇、紫硇砂〔丸剂·每 10 丸重 2 克〕。

【功能】消积，化痞，利水，消巴达干，化未消，调水肿，消肿，健脾温胃，消积导滞等病症。

【主治】用于巴达干引起的各种积聚痞块、消化不良、水肿、胃痉挛、寒性虫病、胸口巴达干、铁垢巴达干、痧症、虫病等症。

【用量】成人每次 13—15 丸。

【用法】每日 1—2 次，早、晚饭后口服。

【药引子】温开水，陈旧红糖做药引子。

【注解】孕妇、年老体弱者减量。

【奇迹方】蒙医临床习用处方。消积洁白丸也叫甘露丸，对消化不良、浮肿、水肿、胃痉挛、寒性虫病、胸口巴达干、铁垢巴达干、痧症、虫病等病症疾恶如仇。

【临床指导】对巴达干引起的各种积聚痞块消化不良水肿、胃痉挛、寒性虫病、胸口巴达干、铁垢巴达干、痧症、虫病等症有特效，并根据临床具体表现，综合分析，准确诊断后，对症下药，如有浮肿或水肿，可与照山白 —16 味丸配合使用；如胃痉挛、消化不良可配合使用巴特日 —7 味丸、五味清浊丸；如寒性虫病，可配合使用嘎日迪 —5 味丸；如痧症，可以适量加配伍狼胃。如胆囊结石，可加适量熊胆粉。

【方剂性质】本方剂是遵循药效、药力配伍的温性方剂。

【方剂分析】本方以助消化、祛胃巴达干、破痞等作用的制万年灰为主（君药），助消化，开胃消食，清巴达干的山奈、除巴达干、助消化、稀释血液、破痞、修复胃黏膜损伤的沙棘，治胃痧症、开胃消食的紫硇砂均为辅助（臣药），祛巴达干、胃消化、解毒、调理体素的荜茇为辅助使（佐使药）而配制，是对不消化病、胃巴达干、胸口巴达干、破痞、消肿等病症特效的方剂。

【附注】该方剂里配伍的万年灰，按炮制规范炮制。将取旧建筑物白灰，用武火煅透，研成细粉后放入纯净水中漂洗沉淀，收取细面晒干之后再用白酒拌好，晾干即可。糖尿病、血糖高者，不宜用红糖做药引子。

乌兰 —3（古日本·乌兰－汤）

【处方来源】《蒙医成方选》

【处方组合】紫草茸、茜草、枇杷叶〔汤剂〕。

【功能】清血热，清肺、肾热。

【主治】用于肺、肾受伤性热，肺热咳嗽，痰中带血，膀胱刺痛，尿痛尿频。肾伏热和肺伤热等病症。

【用量】成人每次 3—5 克。

【用法】每日 1—2 次，早、晚饭后口服。

【药引子】水煎服，开水冲服。

【注解】孕妇、年老体弱者减量慎用。

【奇迹方】蒙医临床习用处方。故草之红 — 茜草、叶之红 — 枇杷叶、虫粪之红 — 紫草茸三种红色药组合的古日本·乌兰，人体对应器官为肺、肾、血，可清血热，肺、肾受伤性热，肺热咳嗽，对治疗痰中带血、膀胱刺痛、尿痛尿频、肾伏热和肺伤热等症，可谓血液病处方做药引子的长青树。可称肾与膀胱之小宝贝。

【临床指导】对于肾伏热和肺伤热、膀胱热、血热等病症，可配合使用清肺 —18 味丸、清心沉香 —8 味散、升阳 —11 味丸、博格仁 —11 味丸等药物。

【方剂性质】本方剂是遵循药效配伍的凉性方剂。

【方剂分析】本方以清血热、清肺肾受伤性之热的紫草茸为（君药），止血、止泻、清血热、肾肺伤热的茜草为辅助（臣药），清热、止咳化痰、调理经血的枇杷叶为辅助使（佐使药）而配制，是止血、止咳、止肺肾之热的好方剂。

【附注】将该方剂所配伍的枇杷叶的背面茸毛刮净后，喷洒盐水晾干即可。

三子散（沙日一汤）

【处方来源】《珊瑚验方》

【处方组合】金色诃子、栀子、川楝子〔汤剂〕。

【功能】清血热，清温，解毒，凉血，分离恶血与正血。

【主治】用于瘟热、眩晕头痛、血热目赤、新旧血热症、血热引起的眼红、头痛、牙痛、未成熟热病、恶血与正血混合、燥热、希日热等症。

【用量】成人每次3—5克。

【用法】每天1—2次，早、晚饭后口服。

【药引子】水煎服，开水冲服。

【注解】孕妇、年老体弱者、儿童减量。

【奇迹方】蒙医临床习用处方。三子散，原名巴日布•苏木汤，也可以叫分离血－汤。临床主要用于清血热及恶血与正血的分离。血热及希日引起的眼睛红、开水冲三子散，温热熏眼部。蒙医有放血疗法之前口服三子散6—7天的习惯和惯例。三子散也是药引子的不倒翁。

【临床指导】如有瘟热，眩晕头痛，血热目赤，新旧血热症，血热引起的眼红、头痛、牙痛，未成熟热病，恶血与正血混合，燥热，希日热等症，用三子散联合使用四味土木香散、凉血－10味散（嘎鲁－10）、清肺－13味散，秘诀红花13味丸等药物。

【方剂性质】本方剂是遵循药性、药味、消化功能相互协调配伍的凉性方剂。

【方剂分析】本方以味苦、酸、性凉、钝、涩、清血热、希日热、明目作用的栀子为主（君药），除了咸味五味俱全、八大功效、清血热、希日热、祛除病变、胃酸碱平衡、调理体素、解毒作用的金色诃子为辅助（臣药），以味苦、涩、性凉、钝、轻、燥、清巴达干希日、止痛杀虫、燥哈日•希日乌素、明目、未成熟热作用的川楝子为辅助使（佐使药）而配制，是分离恶血与正血，清血热、瘟疫热、希日热的最佳方剂。

【附注】蒙医临床诸多处方都配合使用做药引子。

乌兰－13（伊赫·乌兰－13）

【处方来源】《观者之喜》

【处方组合】橡子、接骨木（珍珠杆）、紫草茸、土木香、苦参、金莲花、枇杷叶、诃子、川楝子、栀子、茜草、紫草、山柰〔汤剂〕。

【功能】清血热。

【主治】用于血热上盛、头痛、目赤、高血压症、成熟热与未成熟热、感冒、白脉病、肺热、高血压、血热等症。

【用量】成人每次3—5克。

【用法】每日1—2次，早、晚饭后口服。

【药引子】水煎服，开水冲服，藏红花、冰糖做药引子。

【注解】孕妇、年老体弱者减量。

【奇迹方】蒙医临床常用处方。乌兰－13味汤散（伊和•乌兰－13）是由四红－汤、四味土木香散、三子散加配伍橡子、金莲花组成对目赤、高血压症、成熟热与未成熟热、感冒发热、白脉病、肺热、血热症等有良好效果的方剂。

【临床指导】对血热上盛、头痛、目赤、高血压症、成熟热与未成熟热、感冒、白脉病、肺热、高血压、血热等症，乌兰－13味汤散都有很好的治疗效果。此外，可根据病情综合分析，如血热上盛高血压、白脉病，就用珍珠活络－29味丸（伊和•额日敦）配合乌兰－13味汤散，安宫牛黄丸（高档）配合使用乌兰－13味汤散；如成熟热与未成熟热、感冒肺热，就用清肺－13味散和乌兰－13味汤散合用，效果更好。

【方剂性质】本方剂是遵循药效、功效相互结合协调配伍的凉性方剂，为清血热、高血压之良方。

【方剂分析】本方剂由四味土木香散（查干－汤）、三子散（沙日－汤）、四红－汤（都日本•乌兰）三方复合并加配伍像子、金连花组成。方中以未成熟热及感冒发热有效的四味土木香散为主（君药），以清血热、分离正常血与病血作用的三子散加配伍像子增强清血热、希日热而辅助（臣药），以及清肺热、清血热的四红－汤加配伍金莲花而增强清血热、降血压而辅助使（佐使药）配制，是清血热、治疗高血压的最佳方剂。

【附注】该方剂所含的接骨木可用珍珠杆代替配伍。糖尿病、血糖高者，不宜用红糖做药引子。

凉血－10（嘎鲁－10）

【处方来源】《观者之喜》

【处方组合】紫草、凉制寒水石、齿叶草、土木香、木香、甘草、北沙参、胡黄连、天竺黄、红花〔散剂〕。

【功能】清血热，祛巴达干，明目。

【主治】用于肝肺血热、宝日炽盛、血希日引起的眼疾，不宜放血之血热症，刺痛，巴达干血合并症，瘟疫余邪引起的咳嗽，血希日引起的眼病。

【用量】成人每次 3—5 克。

【用法】每日 1—2 次，早、晚饭后口服。

【药引子】白开水，白酒、蜂蜜，根据病情挑选最适合的做药引子。

【注解】禁用不宜放血之血热症。孕妇、年老体弱者减量。如果瘟疫余邪引起的咳嗽就用白酒做药引子。

【奇迹方】蒙医临床常用处方。适用于血热及瘟疫余邪引起的咳嗽、巴达干血合并症及不宜放血之血热病症，是以柔克刚之方，称藏龙卧虎。

【临床指导】对肝肺血热、宝日炽盛、血希日引起的眼疾，不宜放血之血热症，刺痛，巴达干血合并症，瘟疫余邪引起的咳嗽，血希日引起的眼病有特效外，根据临床具体症状，综合分析，结合临床辅助检查结果，把脉问诊等准确诊断后对症下药，如伊和•给旺 −13 味丸、额力根 −7 味散、解热止血散（绰森•哈伦 −8 味散）、乌兰 −13 味汤散等配合使用，效果会更好。

【方剂性质】本方剂是遵循药效配伍的凉性方剂。

【方剂分析】本方以味甘、微苦、性凉、清血热、清肺肾热之热、止血的紫草、味辛、性凉、钝、糙、除巴达干热、破痞、调理体素的凉制寒水石同为主（君药），以清巴达干热，清血热、清肺热、清脉热的齿叶草、红花、天竺黄、甘草、北沙参同为辅助（臣药），止痛、解毒、平赫依血相讧的土木香，解毒、调和机体、清瘟疫热的木香、清燥热的胡黄连为辅助（佐药）而配制，是治疗巴达干血合并症、不宜放血之血症的有效方剂。

【附注】该方剂里配伍的寒水石，用凉制法炮制，将寒水石砸成小块，用武火炒至微白色，喷适量的牛黄溶液，和好后放阴凉处，干燥即可。凉制寒水石用于热性疾病。

止血红花 −8（巴嘎·绰森古日古木 −8）

【处方来源】《至高要方》

【处方组合】藏红花、熊胆粉、扁豆花、紫檀香、地锦草、射干、波棱瓜子、寒制红石膏〔散剂〕。

【功能】止血。

【主治】用于上、下渗出之宝日，胃肠出血，月经淋漓，吐血，咯血，外伤出血，鼻衄等各种出血症。

【用量】成人每次 3−5 克。

【用法】每日 1−2 次，早、晚饭后口服。

【药引子】白开水，黄酒、扁豆花、小白蒿，鸡冠花、酸奶中挑选最适合的做药引子，如月经淋漓用鸡冠花或豌豆花做药引子；如吐血，用小白蒿独味汤做药引子；如病情加重，可用酸奶做药引子。

【注解】出血量过多不宜用。孕妇、年老体弱者减量或遵医嘱。

【奇迹方】蒙医临床常用处方。最适合用于各种出血病症，好比厚厚的棉衣温暖患者。

【临床指导】除对上、下渗出之宝日，以及胃肠出血、月经淋漓、吐血、咯血、外伤出血、鼻衄等各种出血症有特效外，还可根据病情，综合分析，准确诊断后，也可用槐角丸、牛黄－13味丸和对症的中西药配合使用效果更好。

【方剂性质】本方剂是遵循药效配伍的凉性方剂。

【方剂分析】本方以清血热、封闭脉口、止血有奇效的熊胆粉、红花同为主（君药），以清血热、抑制出血作用的豌豆花、地锦草，清血热、平赫依血相讧的紫檀香同为辅助（臣药），以及清希日热的波棱瓜子、清巴达干热、止吐的射干，性平、糙、除巴达干热、止吐止泻、破痞、调理体素的凉制寒水石同为辅助使（佐使药）而配制，是对各种出血症均有显著疗效的方剂。

【附注】该方剂所配伍的藏红花、熊胆粉不宜被其他配伍替代，这样使用效果会更好。但豌豆花可用鸡冠花代替配伍。

解热清血散（绰森·哈伦－8）

【处方来源】《至高要方》

【处方组合】紫草、凉制寒水石、牛黄、土木香、栀子、齿叶草、天竺黄、甘草〔散剂〕。

【功能】清血热。

【主治】用于血热引起的头痛、牙痛、中暑头痛、眼红，以及不宜放血治疗之血热病症。

【用量】成人每次3－5克。

【用法】每日1－2次，早、晚饭后口服。

【药引子】白开水，冰糖、瞿麦做药引子。

【注解】孕妇、年老体弱者减量慎用。

【奇迹方】蒙医临床常见处方。解热清血散（绰森•哈伦 −8 味散）治疗不宜放血之血热病，是血热引起的头痛、眼红等症的得力助手。

【临床指导】如血热引起的头痛、中暑头痛、眼红就用解热清血散和凉血 −10 味散（嘎鲁 −10）、三子散、红花清肝 −13 味丸、牛黄上清丸都可以配合使用。

【方剂性质】本方剂是遵循药效配伍的凉性方剂。

【方剂分析】本方以味甘、微苦、性凉、清肺肾之热、止血的紫草、味辛、性平、糙、清巴达干热、破痞、调理体素的凉制寒水石同为主（君药），以清血热、清巴达干热、清肺热、明目、清脉热的齿叶草、栀子、甘草、清肺热、止咳祛痰、润肺养肺的天竺黄，清肝热、解毒、镇静安神的牛黄同为辅助（佐药），以抑制赫依血相讧，解毒、调理体素的木香为服使（使药）而配制，是对不宜放血之血热病起到如何放血治疗的奇葩效果的方剂。

【附注】该方剂配伍的寒水石，用凉制法炮制，将寒水石砸成豆大小块，用武火炒至微白色，喷适量的牛黄溶液，和好后放阴凉处干燥即可。凉制寒水石用于热性疾病。糖尿病、血糖高者，不宜用冰糖做药引子或遵医嘱。

红花 −3（古日古木 −3）

【处方来源】《至高要方》

【处方组合】西红花、紫草茸、熊胆粉〔汤剂〕。

【功能】止血。

【主治】用于吐血、抽血、宝日病穿漏、月经淋漓、子宫出血等各种出血症。

【用量】成人每次 3−5 克。

【用法】每日 1−2 次，早、晚饭后口服。

【药引子】开水里浸泡待温服。

【注解】孕妇禁用。年老体弱者减量或遵医嘱。

【奇迹方】临床常用的处方。红花 –3 味汤组方有西红花、熊胆粉，封闭脉口、锁脉窍从而止血，特别对宝日病穿漏、各种出血症，简单朴素而有特效，称浓缩的才是精华。

【临床指导】对吐血、抽血、宝日病穿漏、月经淋漓等出血症效果很好，若和苏木 –4 味汤、牛黄 –13 味丸、解热清血散（绰森•哈伦 –8）配合使用会有更好的治疗效果。

【方剂性质】本方剂是遵循药效配伍的凉性方剂。

【方剂分析】本方以清血止血、封闭脉口、锁脉的熊胆粉为主（君药）、清血热、清肝热、封闭脉口、肝之良药西红花为辅助（臣药），以清血热、清肺肾伤热的紫草茸为辅助使（佐使药）配制而成，是药性、药味、功能相互协调对出血症均有功效的奇特方剂。

【附注】该方剂所配伍的西红花、熊胆粉不宜其他药物代替使用。

文冠木 –4（僧登 –4）

【处方来源】《四部医典》

【处方组合】文冠木、诃子、栀子、川楝子〔汤剂〕。

【功能】燥希日乌素，消肿，清热，止痛。

【主治】用于关节希日乌素病、陶赖、赫如虎、水肿、痛风、痹病等症。

【用量】成人每次 3–5 克。

【用法】每日 1–2 次，早、晚饭后口服。

【药引子】水煎服，开水冲服，凉水煮服，草决明做药引子。

【注解】孕妇、年老体弱者减量。

【奇迹方】蒙医临床习用处方。对关节希日乌素、陶赖、赫如虎、水肿等病症，文冠木 –4 味汤好比“俯首甘为孺子牛”。

【临床指导】如有风湿骨病、手脚冰冷、关节希日乌素、水肿、游痛等症，就取适量文冠木 –4 味汤和润僵 –5 味汤药粉，并用陈醋混合成糊状涂患处。如有关节希日乌素病、陶赖、赫如虎病症，用文冠木 −4 味汤配合使用驴血 −25 味丸（额勒吉根•绰斯 −25）、孟根•沃斯 −18 味丸、云香 −15 味丸等效果更好。

【方剂性质】本方剂是遵循药效配伍的凉性方剂。

【方剂分析】本方以味甘、涩、苦、性凉、燥能、燥希日乌素、止痛、消肿、清热的文冠木为主（君药），以味苦、微涩、性凉、燥、清热、燥哈日•希日乌素的川楝子为辅助（臣药），以味苦、酸、性寒、钝、清血热、希日热、稀释血液、明目的栀子为辅助（佐药），及解毒、调理体素、调和机体、胃酸碱平衡、祛除病变等作用的诃子为服使（使药）配制而成，是治疗关节希日乌素、消肿、清血热有良效的特殊方剂。

白云香 −10（别嘎日 −10 丸）

【处方来源】《至高要方》

【处方组合】白云香、决明子、苘麻子、诃子、栀子、川楝子、苦参、木香、瞿麦、五灵脂〔丸剂•每 10 丸重 2 克〕。

【功能】燥希日乌素，清热，止痛。

【主治】用于关节疼痛、关节希日乌素病、痛风、痹病、关节热痛、游痛症、关节肿大等病症。

【用量】成人每次 13−15 丸。

【用法】每日 1−2 次，早、晚饭后口服。

【药引子】温开水，文冠木独味汤做药引子。

【注解】孕妇、年老体弱者、儿童减量。

【奇迹方】蒙医临床常用处方。白云香 −10 味丸对希日乌素病、痛风、痹病、关节热痛、游痛等症称得上暖心之方。

【临床指导】对关节疼痛、关节希日乌素病、痛风、痹病、关节热痛、游痛症、关节肿大等病症都有特效，并根据具体病情综合分析，准确诊断后对症下药，如配合使用云香 −15 味丸、驴血 −25 味丸、葛洪药膏、润僵 −5 味汤等治疗效果更好。白云香 −10 味丸组方较合理，对关节痛、关节肿胀、关节希日乌素、风湿、类风湿、风湿性关节疼痛、风湿骨病等症都有特殊作用。

【方剂性质】本方剂是遵循药效配伍的凉性方剂。

【方剂分析】本方以燥希日乌素，消肿、止痛、愈伤的白云香，清热、止痛、燥希日乌素、解毒、调理体素，抑制腺体的五灵脂为主（君药），以清热、除希日乌素、关节肿胀等症习用配伍的苦参、川楝子、决明子、苘麻子为辅助（臣药），以清血热、希日热、明目、解毒、调理机体的栀子、瞿麦，解毒、清热、平赫依血相讧的木香为辅助（佐药），以及解毒、调理体素的诃子同为服使（使药）配制而成，是对痛风、痹病、希日乌素、消肿病均有良好效果的方剂。

云香 —15（古古勒 —15）

【处方来源】《观者之喜》

【处方组合】白云香、黑云香、石菖蒲、苘麻子、草决明、苦参、五灵脂、诃子汤泡草乌、文冠木、木香、瞿麦、诃子、栀子、川楝子、麝香〔丸剂•每 10 丸重 2 克〕。

【功能】燥希日乌苏，消黏，消肿。

【主治】用于风湿性关节炎、类风湿、巴木病、游痛症、疮疡、梅毒、狼毒疮、痛风、痹病、疥疮、丘疹等皮肤病。

【用量】成人每次 11—13 丸。

【用法】每日 1 次，晚睡前口服。

【药引子】温开水，草决明、文冠木做药引子。

【注解】孕妇禁用。年老体弱者减量或遵医嘱。

【奇迹方】蒙医临床习用处方。云香 —15 味丸（古古勒 —15）对风湿性关节炎、类风湿、游痛症、狼毒疮、陶赖、赫如虎、皮肤病症、好比好钢用在刀刃上一样，称希日乌素病总督。

【临床指导】对风湿性关节炎、类风湿、巴木病、游痛症、疮疡、梅毒、狼毒疮、痛风、痹病、疥疮、丘疹等病都有特效，特别对关节希日乌素，陶赖、赫如虎用云香－15味丸配合使用孟根•沃斯－25、党参－18味丸（笋•敖日海泰－18）、萨仁•嘎日迪丸效果更好。

【方剂性质】本方剂是遵循药效、药能配伍的凉性方剂。

【方剂分析】该方剂是白云香十味丸方加配伍嘎日迪－5味丸（泵阿－5）联合组成的为消黏、止痛、消肿、燥希日乌素、皮肤病的总方。方中以燥希日乌素和消黏、消肿的白云香、黑云香、石菖蒲同为主（君药），燥希日乌素和皮肤的常用三种希日乌苏药及消黏、消肿、止痛作用的诃子汤泡制草乌、麝香，清热、解毒、调理体素的五灵脂均为辅助（臣药），止腐、解毒、调理体素、平赫依血相讧的木香，清血热的瞿麦，瘟热、风湿、皮肤瘙痒的苦参，分离正常血恶血的三子散同为辅助使（佐使药）而配制，是对黏病、希日乌素病、皮肤病均有特效的方剂。

【附注】该方剂里所配伍的草乌用诃子汤浸泡5—7天后，晾干即可。

萨仁·嘎日迪（达敖德·淖日冲）

【处方来源】《至高要方》

【处方组合】诃子汤泡草乌、石菖蒲、麝香、天竺黄、红花、丁香、肉豆蔻、白豆蔻、草果、海金沙、方海、牛黄、黑云香、制硫黄、制水银、木香、白硇砂、苘麻子、草决明、白云香、诃子、狼毒（制）、多叶棘豆〔丸剂•每10丸重2克〕。

【功能】消黏，消肿，燥希日乌苏，祛亚玛，白脉病，外伤等病症。

【主治】用于白喉、炭疽、头虫病等黏性病，丘疱疹、梅毒、疮疡化脓、疥疮等皮肤病，痛风、痹病、关节痛、风湿骨痛、麻风病等希日乌素病，白脉病、半身不遂、左瘫右痪、鼻炎、偏正头痛、血栓病等症。

【用量】成人每次11—13丸。

【用法】每日1次，晚睡前口服。

【药引子】温开水，文冠木独味汤、三子散、珍珠煮水做药引子。

【注解】孕妇禁用。年老体弱者减量慎用或遵医嘱。

【奇迹方】蒙医临床常用处方。萨仁•嘎日迪丸对希日乌素、皮肤病、白喉、炭疽、消黏、消肿、白脉病等症，很像星光散落在机体的希日乌素，皮肤对症治愈。另外，萨仁•嘎日迪丸对鼻炎、鼻窦炎、鼻息肉、鼻子痒、酒糟鼻等也有特效。

【临床指导】对白喉、炭疽、头虫病等黏性病，丘疱疹、梅毒、疮疡化脓、疥疮等皮肤病，痛风、痹病、关节痛、风湿骨痛、麻风病等希日乌素病，白脉病、半身不遂、左瘫右痪、鼻炎、偏正头痛、血栓病等症，萨仁•嘎日迪丸有很好的效果。根据临床具体表现，综合分析，结合临床辅助检查和把脉问诊等诊断手段准确诊断后，对症下药，根据病情，萨仁•嘎日迪丸和白云香－10味丸、珍宝丸、云香－15味丸、那如－4味丸、嘎日迪－5味丸、珍珠活络－29味丸、薏辛除湿止痛胶囊都可以联合使用。

【方剂性质】本方剂是药味的消化功效和药效结合配伍的凉性方剂。

【方剂分析】本方以燥希日乌素、消黏、杀虫、止痒的热制水银、诃子汤泡草乌、酒煎制硫黄同为主（君药），以消黏、消肿，燥希日乌素、止痛刺痛的泵阿－5丸和燥希日乌素三药（白云香、决明子、苘麻子）、愈合白脉损伤的黑云香，消黏止痛的石菖蒲同为辅助（臣药），以清热、解毒、镇静安神的牛黄，补养体能和调和五脏六腑的六良药及平气血相讧的木香，利尿消肿习惯配伍的三药（海金沙、方海、白硇砂）均为辅助使（佐使药）而配制，是对希日乌素、消黏、消肿、皮肤、白脉病等病症均有特效的方剂。

【附注】该方剂里配伍的草乌用诃子汤浸泡，并且每天更换一次诃子汤，同样浸泡5—6天后，取出凉水冲洗后晾干即可。水银用热制法炮制，将等量水银和硫黄置铁锅内，用武火烧成黏液状，一直烧成无水银颗粒为止即可。炮制准确彻底，药效才会更好。

驴血－25（额勒吉根·绰斯－25）

【处方来源】《观者之喜》

【处方组合】驴血干、苘麻子、草决明、川楝子、苦参、杜仲、白豆蔻、木棉花蕊和瓣、瞿麦、栀子、白云香、制石膏、红花、肉豆蔻、丁香、草果、诃子、白檀香、紫檀香、牛黄、地丁、玉簪花、漏芦花、麝香〔丸剂•每10丸重2克〕。

【功能】燥希日乌素，消肿，散淤。

【主治】用于关节疼痛、痛风、痹病、巴木病、关节炎、类风湿、游痛症、希日乌素及皮肤病。

【用量】成人每次13—15丸。

【用法】每日1—2次，早、晚饭后口服。

【药引子】温开水，文冠木独味汤、草决明、三子散、挑选最适合的做药引子。

【注解】孕妇、年老体弱者、儿童减量和慎用。

【奇迹方】蒙医临床习用处方。对关节希日乌素，特别对游痛性、希日乌苏病尤如板上钉钉。对类风湿性关节炎好比囊中之物，且能防止机体多器官不会生热的难得奇葩方剂。

【临床指导】对关节疼痛、痛风、痹病、巴木病、关节炎、类风湿、游痛症、希日乌素及皮肤有特效，并根据病情，综合分析，准确诊断后对症下药，如白云香－10味丸、那如－3味丸、润僵－5味汤、文冠木－4味汤等可以配合使用，治疗效果会更好。

【方剂性质】本方剂是遵循药效配伍的凉性方剂。

【方剂分析】本方以消除希日乌素、巴木病、陶赖、赫如虎、杀虫的驴血干为主（君药），希日乌素习惯配伍用的药味希日乌素三药（苘麻子、草决明、白云香），苦参、川楝子，清热、清血热、稀释血液、平赫依血相讧的紫檀香、瞿麦、栀子，抑希日热的地丁，清热、清燥热的白檀香、木棉花蕊和瓣、玉簪花，清热解毒、安神的牛黄、温补并养身体和脏腑习惯配伍用的六良药物均为辅助（臣药），以消黏、杀虫、解毒、止痛、燥希日乌素、开脉窍的麝香、漏芦花、增强骨筋作用的杜仲同为辅助（佐药），以清热解毒、清血热、分离正血恶血作用的三子散（沙日－汤），愈合伤和消肿作用的白云香同为服使（使药）而配制，是诸多药味合用对全身希日乌素、陶赖、赫如虎，均有特效之方剂。

【附注】该方剂所配伍的白云香用琥珀配伍，牛黄、麝香最好不宜人工牛黄和麝香代替，治疗效果会更好。

孟根·沃斯－18

【处方来源】《内蒙古蒙药制剂规范》

【处方组合】热制水银、诃子、诃子汤泡草乌、苘麻子、文冠木膏、枫香脂、决明子、木香、石菖蒲、白豆蔻、肉豆蔻、制石膏、生草果仁、红花、丁香、黑云香、麝香、硫黄〔剂•每10丸重2克〕。

【功能】燥希日乌素，杀黏，止痒，愈合创伤。

【主治】用于陶赖、赫如虎、巴木病、希日乌素、关节疼痛、疱疹、疥疮、瘰疬、疖痈等病症。

【用量】成人每次9－11丸。

【用法】每日1次，晚睡前口服。

【药引子】温开水，森登独味汤、草明子做药引子。

【注解】孕妇忌用。年老体弱者慎用或遵医嘱。如热盛，则可适量加配伍牛黄。如凉盛，则可适量加配伍荜茇效果更明显。本方剂含热制水银，不易长期服用，服用一个疗程后停服，休息一个疗程，并定期检查肝、肾功能为好。

【奇迹方】蒙医临床习用处方。是蒙医经典的陶赖、赫如虎、巴木病、希日乌素病的首选药，是以毒攻毒之方，也是对疱疹、疥疮、瘰疬、疖痈病症治愈的最得心应手之方。

【临床指导】对陶赖、赫如虎、巴木病、希日乌素、关节疼痛、疱疹、疥疮、瘰疬、疖痈等病症都有特效，并根据具体病情综合分析，结合临床辅助检查和把脉问诊等准确诊断后对症下药，具体治疗过程中，可以选择云香－15味丸、萨仁•嘎日迪丸、润疆－5味汤、文冠木－4味汤等配合使用。

【方剂性质】本方剂是遵循药效药能配伍的凉性方剂。

【方剂分析】本方以燥希日乌素、止痒、消肿的热制水银、文冠木膏及消黏、止痛的诃子汤泡草乌、石菖蒲、解毒、调理体素的诃子等五味药物同为主（君药），止痒、燥希日乌素的硫黄、燥黄脓、燥希日乌素的希日乌素三药（茼麻子、草决明、白云香），消肿、消黏、刺痛的枫香脂同为辅助（臣药），温补调养、调理五脏六腑的六良药物、平赫依血相讧、解毒、调理体素的木香同为辅助使（佐使药）而配制，是治疗燥希日乌素、消黏、止痒、消肿，皮肤病最给力的方剂。

【附注】该方剂里配伍的水银用热制法炮制，将等量水银和硫黄置铁锅内，用武火烧成黏液状，一直烧成无水银颗粒为止即可。草乌用金诃子汤浸泡法炮制，将精选草乌放入诃子汤浸泡，并且每天更换一次诃子汤，这样 5–6 天后取出晾干即可。

那如 –3

【处方来源】《至高要方》

【处方组合】诃子、诃子汤泡制草乌、草乌叶、荜茇〔丸剂•每 10 丸重 2 克〕。

【功能】消黏，除希日乌苏，驱风，止痛，散寒，祛巴达干赫依，消肿。

【主治】用于风湿、类风湿、关节疼痛、腰腿冷痛、巴达干赫依性牙疼、白喉、希日乌素病、虫病、炭疽等黏性疾病。

【用量】成人每次 3–5 丸。

【用法】每日 1 次，晚睡前口服。

【药引子】温开水，蜂蜜、白醋做药引子。

【注解】孕妇禁服。年老体弱者、儿童减量慎用或遵医嘱。

【奇迹方】蒙医临床习用处方。最早创新配制使用那如 –3 味丸方剂者叫那日瓦拉嘛，为了纪念他，后人起名为那如 –3。虽仅有三味药（内蒙古蒙成药制剂规范新标准加配伍草乌叶配制成泵阿 –4 味丸），但临床使用治疗诸多疾病，如风湿痛、牙痛、白喉、希日乌素、痛风、痹症、消肿、散寒、巴达干赫依等症都有明显疗效，可称为痛药王中王。

【临床指导】对风湿、类风湿、关节疼痛、腰腿冷痛、巴达干赫依性牙疼、白喉、希日乌素病、虫病、炭疽等黏性疾病都有很好的效果，并把握具体病情综合分析，结合临床辅助检查，把脉（号脉）问诊、望诊等蒙医古老诊断手段，准确确诊后对症下药，如具体治疗过程中可以选择云香 –15 味丸、泵阿 –4 味丸、葛洪药膏、风湿骨痛丸、萨仁•嘎日迪丸、润疆 –5 味汤、文冠木 –4 味汤等。

【方剂性质】本方剂是遵循药效配伍的温性方剂。

【方剂分析】本方以消黏、止痛、燥希日乌素作用的诃子汤泡制草乌为主（君药），以解毒、调理体素、调节胃酸碱平衡、祛除病变、五味俱全、八大功效的诃子为辅助（臣药），以加强清热止痛、消黏而配伍草乌叶为辅助（佐药），清巴达干赫依、调胃火、止痛、解毒、调理体素作用的荜茇为服使（使药）而配制的四药合用，对寒性希日乌素病、皮肤、虫病、白喉、炭疽等黏病均有特殊疗效的方剂。

【附注】该方剂配伍的草乌用诃子汤浸泡炮制法即可。与孟根•沃斯 –18 的【附注】条款一致。那如 –3 味丸加配伍草乌叶组成泵阿 –4 味丸，功能主治基本一致。

酸藤果 –7（吉当嘎 –7）

【处方来源】《诊治明医典》

【处方组合】酸藤果、草阿魏、白瓜子、红良、麝香、铁杆蒿炭、荜茇〔散剂〕。

【功能】杀虫，消黏。

【主治】用于胃结肠等内虫病、皮癣、丘疹等皮肤虫病、阴道虫病、肛门虫病等外虫病。

【用量】成人每次 3–5 克。

【用法】每日 1–2 次，内饭后口服、做栓剂外用。

【药引子】温开水，凉开水，可瓜子、酸奶做药引子。

【注解】孕妇禁用。年老体弱者减量慎用或遵医嘱。

【奇迹方】临床常用处方。是酸藤果 –7 味散杀虫、消黏、胃肠道内虫病，丘疹等皮肤外虫治愈的好伙伴之方。

【临床指导】对胃结肠等内虫病、皮癣、丘疹等皮肤虫病、阴道虫病、肛门虫病等有特效外，特别对阴道虫病、结肠内虫病，浩如杀虫 –17 味丸配合使用酸藤果 –7 味散和对症中西药合用治疗效果更好。

【方剂性质】本方剂是遵循药效配伍的温性方剂，是内外虫病总方。

【方剂分析】本方以杀虫、消肿、补胃火的酸藤果为主（君药），止刺痛、杀虫、消食开胃的草阿魏、可瓜子为辅助（臣药），消黏、杀虫、止血、解毒止痛、锁脉窍的麝香、铁杆蒿炭为辅助（佐药），及补胃火、开胃消食、解毒、调理体素的荜茇、红良为服使（使药）而配制，是对内外皮肤虫病均有特效的方剂。

【附注】该方剂所配伍的铁杆蒿焖炭制法炮制，将铁杆蒿切断放入铁器内，密闭封严，用武火烧成炭，炭色焦黑发光为佳。

八味荆芥散（荆芥 –8）

【处方来源】《四部医典》

【处方组合】荆芥、酸藤果、大蒜、花椒、天南星、藁本、铁杆蒿炭、辣椒〔散剂〕。

【功能】增补胃火，杀虫。

【主治】用于秃疮、丘疹、疥疮等皮肤虫病、肛门及阴道虫病。

【用量】成人每次 3–5 克（外用）。

【用法】每日 1–2 次，根据病情外涂或做栓剂内使用。注意：用无菌医用纱布简单做栓剂放入肛门内和阴道里。

【辅料】做栓剂可以用黄油、香油、醋、鸡蛋清。

【注解】孕妇禁用。年老体弱者慎用或遵医嘱。

【奇迹方】临床习用外虫药。八味荆芥散是皮肤与隐蔽部位虫病的撒手锏。

【临床指导】对治疗秃疮、丘疹、疥疮等皮肤虫病、肛门及阴道虫病八味荆芥散有特效，并结合临床表现配合使用其他杀虫的中西药治愈更好。

【方剂性质】本方剂是遵循药效配方的温性、外用方剂。

【方剂分析】本方以杀虫、止腐烂、止痒、愈伤的荆芥为主（君药），以消黏、杀虫习惯配伍的花椒、大蒜、辣椒、天南星、酸疼果同为辅助（臣药），以及祛肌肤希日乌素、杀虫、消黏的藁本、铁杆蒿炭为辅助使（佐使药）而配制，是治疗皮肤虫病有特效之方剂。

【附注】该方剂的铁杆蒿炭炮制法，参阅读酸藤果 −7【附注】条款。

杀虫 −17（浩如海音·额莫 −17）

【处方来源】《医法海鉴》

【处方组合】天仙子、天南星、酸藤果、麝香、水菖蒲、草阿魏、蒸气炮制草乌、红良、荜茇、姜黄、白硇砂、光明盐、紫硇砂、苘麻子、酒煎制硫黄、大蒜、可瓜子〔散剂〕。

【功能】杀虫，消黏，补胃火。

【主治】用于头虫病、牙虫病、阴道虫病、肛门虫病、内虫病等病症。

【用量】成人每次 3—5 克（内服），5—8 克（外用）。

【用法】每日 1—2 次，内虫病饭后口服、牙虫病用油煮办法。头虫病使用熏法。阴道虫或肛门虫使用栓剂法。

【注解】孕妇禁用。年老体弱者慎用或遵医嘱。

【奇迹方】蒙医临床习用内、外虫病通用的处方。根据病情，内虫口服、外虫熏与栓剂是综合性杀虫病的总指挥官。

【临床指导】对头虫病、牙虫病、阴道虫病、肛门虫病、内外综合性虫病都有特效。根据临床具体表现，如头虫病、牙虫病用杀虫 −17 味散配合那如 −4 味丸或嘎日迪 −5 味丸联合使用；如阴道虫病、肛门虫病用杀虫 −17 味散配合使用八味荆芥散效果更好。

【方剂性质】本方剂是遵循药效、功效配伍的平性方剂。

【方剂分析】本方以味苦、辛、性温、锐、腻、杀虫习惯配伍的药物天仙子、天南星、酸藤果同为主（君药），以消黏、杀虫、止痛消肿的石菖蒲、草阿魏、制草乌、麝香，补胃火、消食开胃的红良，光明盐、荜茇同为辅助（臣药），用酒煎制硫黄配伍止痒、杀灭皮肤虫，用苘麻子配伍燥希日乌素，用大蒜配伍杀灭阴道虫及肛门虫，用紫硇砂配伍抑痧症、解毒，用可瓜子配伍杀灭诸多虫同为辅助使（佐使药）而配制，是对疥疮、丘疹、疱疹、皮癣、秃疮等皮肤病，牙虫、头虫、阴道虫、肛门虫及内虫病均有特效的妙方剂。

【附注】该方剂里配伍的草乌用水蒸气法炮制，将精选草乌置放在蒸气锅上，用武火连续蒸 4–5 个小时后，取出晾干即可。酒煎制硫黄炮制方法，取净硫黄 10 公斤、山羊脂肪 10 公斤一起置锅里用文火加热，并等量白茅根及石菖蒲溶液，加白酒混合液里浸泡三天后，取出洗净晾干即可。炮制好药会更好。

总结

★配伍制剂基础六病类方剂使用的药味、药性、药能和配伍用的原材料及药引子，前文已做了统计归纳，现就使用基础六病类处方进行治疗期间在饮食起居应注意的事项提供以下参考。

【味、性、能】☆共使用苦味 47 次（微苦 9 次）、辛味 37 次（特别辛味 4 次、微辛味 2 次）、甘味 31 次（微甘味 2 次）、涩味 17 次、咸味 9 次（微咸味 2 次）。

☆共使用凉性 34 次、温性 33 次、寒性 12 次、平性 12 次、热性 6 次。

☆共使用钝能 39 次、涩能 37 次、轻能 35 次、燥能 31 次、腻能 20 次、锐能 18 次、重能 17 次、和能 15 次、稀能 14 次、动能 14 次、柔能 13 次、小毒性药 8 次、固能和淡能各 3 次。

【原材料】共使用白豆蔻 8 次、白巨胜 10 次、荜茇 10 次、沉香 6 次、肉豆蔻 9 次、木香 10 次、广枣 6 次、阿魏 4 次、五灵脂 5 次、金色诃子 16 次、兔心 2 次、木棉花 3 次、天竺黄 4 次、白云香 7 次、山沉香 5 次、降香 5 次、白檀香 4 次、紫檀香 5 次、制马钱子 1 次、石榴 5 次、制木鳖子4次、北沙参4次、石膏3次、旋复花7次、诃子汤泡制草乌7次、黑云香4次、麝香6次、黄白皮2次、土木香8次、黄连6次、丁香6次、珍珠杆4次、苦参7次、山柰5次、瞿麦8次、肋柱花5次、红花10次、草果4次、川楝子12次、栀子13次、红姜3次、当归1次、干姜1次、葶苈子1次、白胡椒2次、黑冰片4次、牛黄5次、熊胆粉4次、蓝刺头1次、槟榔1次、麦冬1次、白硇砂1次、连翘3次、山苦荬1次、金腰草1次、角茴香1次、秦艽花1次、甘草2次、肉桂4次、玫瑰花1次、寒制寒水石6次、胡黄连2次、光明盐2次、肉苁蓉1次、石菖蒲5次、雕粪1次、沙棘1次、万年灰1次、荆芥1次、酸藤果3次、花椒、藁本各1次，铁杆蒿炭2次、辣椒1次、天仙子1次、天南星2次、水菖蒲1次、硇砂、酒煎制硫黄、大蒜各2次，可瓜子2次、文冠木膏1次、紫草茸3次、茜草2次、枇杷叶3次、紫草3次、橡子1次、百花龙胆1次、金连花1次、豌豆花1次、地锦草1次、射干1次、森登1次、草决明5次、苘麻子6次、多叶棘豆1次、海金沙1次、方海1次、热制水银2次、制硫黄3次、狼毒、驴血干、杜仲、木棉花蕊和瓣、地丁、漏芦花各1次，姜黄2次。上述原材料具体临床治疗过程中都可以辨证加或减配伍使用。

【药引子】共使用了牛奶2次、黄油3次、白酒5次、陈旧牛肉2次、牛肉汤2次、红糖5次、羊肉汤6次、鲫鱼脊骨汤2次、蜂蜜4次、三骨汤1次、四骨汤1次、冰糖5次、铂金薄纸1次、橘子皮1次、烤鲜姜2次、驼乳1次、马乳1次、红花1次、黄酒2次、鸡冠花1次、瞿麦1次、草决明4次、文冠木独味汤4次、三种散1次、酸奶1次、醋1次、鸡蛋清1次、凉白开水1次、温开水多次。具体治疗过程中，以上药引子都可以具体病情，综合分析，辨证合理调配使用药引子药会更好的起作用。

【饮食起居】

一、饮食

1．每天提供的能量，蛋白和其他主要营养素，应该达到我国成人体力活动的参考摄入量。

2. 每天供给的食物应包括谷类、蔬菜、鱼类、蛋类、奶类、肉禽类、豆类及适量的脂肪和少量调味品。食物烹调应科学合理，尽量减少营养素的流失，应清淡多样化。

3. 保持营养均衡：合理配餐，节饮食，宜低盐清淡，不宜饮用浓茶和咖啡，宜低脂肪、低胆固醇、少吃油腻甘厚味，不宜吃辛辣刺激和生冷海鲜类食品，避免暴饮暴食、无谓增加胃肠负担，平时可适喝茶或多饮开水。每天提供的能量，蛋白和其他主要营养素，应该达到我国成人体力活动的参考摄入量为好。

4. 食物烹调应科学合理，尽量减少营养素的流失，应清淡，每天需要吃含维生素的蔬菜和水果，如芹菜、韭菜、绿豆、冬瓜、紫菜、苹果等。

5. 在使用基础六病类药物或治疗期间，要多注意较清淡、稀、柔与营养平衡为主，平常五谷杂粮及面食粗粮为主。平时选择性多吃一些对血液流畅和调节阴阳类食物。如瘦猪肉、黑芝麻、山药、苦瓜、空心菜、莲子芯、鱼腥草等。也不能忽略补充蛋白质和骨钙和多种维生素，如畜禽肉可以选择吃一些，绿色蔬菜类，黄豆、红豆、绿豆、爬豆等豆类品可以适当吃，更不能忽略吃富含膳食纤维类食物，如芹菜、韭菜、海带、雪里蕻、芥菜叶根、竹笋等。干果类适量如杏仁、松子、五味子、红枣、栗子、开心果等，提高自身免疫力。适宜喝红茶、绿茶、普洱茶，不宜喝凉饮和冰饮料品，更不能吸烟和喝酒。

二、起居

1. 生活要有规律，早睡早起，避免熬夜，保持充分良好的睡眠，保持每天按时排便的习惯。根据天气变化，及时增衣物戴，保持房间卫生整洁，室内多通风，勤洗手或手消毒，要保持适当运动，锻炼身体，提高自身免疫力，作息时间要规律，注意风寒感冒。

2. 要保持适当运动，避免在家久坐久卧，建议选择相对舒缓、对场地要求不高的运动，运动后以微微出汗为宜，尽量避免激烈的运动，同时避免运动后不宜喝冷饮或冰水等。

3．不宜居住在潮湿或阴凉处，注意避免淋雨，平时要多晒太阳，但不易强光照射，避免中暑。要在干爽并温湿度相对平衡的环境居住。时刻注意饮食起居，药效起作用快，对身体恢复健康十分有利。

第八章　治疗浮肿类方剂

水臌红花 –7（宝鲁门 –7）

【处方来源】《观者之喜》

【处方组合】藏红花、制木鳖子、麦冬、栀子、香青兰、绿绒蒿、瞿麦〔散剂〕。

【功能】消肿，寒性水肿。

【主治】用于热性水肿、复合水肿、寒性水肿、混合性水肿等。

【用量】成人每次 3–5 克。

【用法】每日 1–2 次，早、晚饭后口服。

【药引子】温开水，亚曼•章古 –3 汤、栀子 –6 味汤做药引子。

【注解】孕妇禁用。年老体弱者慎用或遵医嘱。

【奇迹方】临床常用处方。主要用于热性水肿。如尿液颜色微发黑者，适量加配伍广木香、杜鹃花。如尿液颜色呈微绿色者，适量加配伍荜茇、沉香。如尿液颜色呈黄色者，适量加配伍龙胆花、止泻子效果更好。观察尿液颜色辨证治疗浮肿是蒙医传统治疗手段之一。水臌红花 –7 味散，可密切关爱混合性水肿。

【临床指导】水臌红花 –7 味散对热性水肿、复合水肿、寒性水肿、混合性水肿有特效外，可根据临床具体表现综合分析，并结合临床辅助检查化验和观察尿液颜色等准确诊断后对症下药，如水轮散，栀子 –6 味汤、水臌红花 –6 味散和其他治疗水肿的中西药配合使用效果更好。

【方剂性质】本方剂是遵循药效配制的凉性方剂。

【方剂分析】本方以清血热、消肿、痼脉的红花为主（君药），分离正常血与病血、热性水肿变寒性的栀子，清热、清肝热、清血热作用的香青兰、绿绒蒿同为辅助（臣药），清血热的瞿麦、清希日热的麦冬、制木鳖子同为辅助使（佐使药）而配制，是清血热、希日热、肝热等热性水肿的最佳方剂。

【附注】该方剂里的木鳖子按炮制规范炮制。可参阅土木香 −10 味散的【附注】条款。藏红花不宜用草红花替代配伍为好。

铁粉炭 −10（特木仁·塔拉哈 −10）

【处方来源】《医法海鉴》

【处方组合】诃子、栀子、川楝子、黑胡椒、荜茇、干姜（三味热药）、拳参、制铁宵、信筒子、辣椒〔散剂〕。

【功能】消肿，浅肿，

【主治】浮肿。

【用量】成人每次 3−5 克。

【用法】每日 1−2 次，早、晚饭后口服。

【药引子】温开水，炒蒺藜做药引子

【注解】孕妇禁用。年老体弱者慎用。

【奇迹方】临床常用处方。铁粉炭 −10 味散对消肿之效果好比气球泄气样的治愈之方。

【临床指导】对于浮肿，铁粉炭 −10 味散和水轮散等利尿消肿药物或中西医结合用，比如配合使用双氢克尿噻、螺内酯片等效果会更好。

【方剂性质】本方剂是遵循药效配伍的平性方剂。

【方剂分析】本方以消身体内浮肿、解毒、益解散作用的制铁宵为主(君药)，调理胃火、助消化、抑制寒性赫依的三味热药（干姜、荜茇、辣椒）同为辅助（臣药），以及祛除哈日·希日乌素的川楝子，燥希日乌素的拳参，清血热、除恶血的栀子同为辅助（佐药），以解毒、调理体素、调理胃酸碱平衡的诃子为服使（使药）而配制的治疗未消化、除恶血与燥希日乌素、镇赫依、浮肿等症有特效之方剂。

【附注】该方剂里的铁宵按炮制规范炮制，将铁宵放入诃子煮汤内浸泡 6–7 天，并且每天翻动多次，待铁宵颜色变为煤锈色取出晾干即可。

照山白 –16（查干·哈日阿布日 –16）

【处方来源】《医法海鉴》

【处方组合】天竺黄、沉香、拳参、杜鹃花、白葡萄、肉桂、广枣、海金沙、豆蔻、木香、丁香、甘草、红花、肉豆蔻、石榴、荜茇〔丸剂·每 10 丸重 2 克〕。

【功能】消肿，止咳平喘，理气，化痰，镇巴达干赫依，顺气，消食等症。

【主治】用于浮肿、水肿、水臌、咳嗽音哑、巴达干赫依性头痛、气喘、慢性支气管炎、胸满腹胀、未消化症、寒火交争、头昏眩晕、肺气肿等病症。

【用量】成人每次 13–15 丸。

【用法】每日 1–2 次，早、晚饭后口服。

【药引子】温开水，蜂蜜、马奶、亚曼·章古 –3 味汤、白糖、栀子挑选最适合的做药引子。

【注解】孕妇禁用。年老体弱者减量慎用或遵医嘱。

【奇迹方】蒙医临床习用处方。是肺气肿、浮肿、水肿、水臌等各种浮肿病的总管家。

【临床指导】对于浮肿、水臌、咳嗽音哑、巴达干赫依性头痛、气喘、慢性支气管炎、胸满腹胀、未消化症、寒火交争、头昏眩晕、肺气肿等病症有很好的治疗效果，并且根据临床具体表现，综合分析，结合临床辅助检查和把脉问诊等诊断手段准确诊断后对症下药，如浮肿、肺气肿，用照山白 –16 味丸和清肺 –18 味丸配合使用；如咳嗽音哑、巴达干赫依性头痛，用照山白 –16 味丸和清咽 –6 味散（浩列 –6）、玉簪清咽 –15 味丸配合使用；如头昏眩晕、胸满腹胀、未消化症也可用巴特日 –7 味丸、阿魏 –8 味丸配合使用。类似根据具体病情联合使用其他兄弟民族药物治疗效果更好。

【方剂性质】本方剂是遵循药效配伍的温性方剂。

【方剂分析】本方以调胃火、消食、开胃、精华得以如愿清浊的通拉嘎•乌日勒为主（君药），不盛热及抑制寒性和巴达干、调理体素、补养、消肿的杜鹃为副主（副君药），平赫依血相讧的木香、顺气安神的沉香、平息主脉赫依的丁香、利尿消肿的海金沙、镇心赫依的豆蔻、增强心之功能的广枣均为辅助（臣药），止咳、祛痰、清脉热的甘草、顺气理气、止咳、清肺的天竺黄、拳参，顺气，慢性支气管炎的白葡萄同为辅助（佐药），开胃、消食、解毒、调理体素、助消食的石榴、荜茇同为服使（使药）而配制，是治疗浮肿、顺气、咽喉、消食有特效的绝妙方剂。

【附注】该方剂所配伍的海金沙，有必要时方海代替配伍使用。糖尿病、血糖高者，不宜用白糖做药引子或遵医嘱。

总 结

★配伍制剂浮肿类方剂使用的药味、药性、药能和配伍用的原材料及药引子，前文已做了统计归纳，现就使用浮肿类处方进行治疗期间在饮食起居应注意的事项提供以下参考。

【味、性、能】☆共使用辛味11次（特辛味1次）、苦味11次（微苦味3次）、甘味13次（微甘2次）、涩味5次、酸味4次、咸味2次。

☆共使用凉性12次、温性8次、热性4次、平性2次、寒性1次。

☆共使用轻能13次、燥能10次、腻能9次、涩能9次、钝能8次、重能7次、柔能7次、锐能7次、和能6次、毒性药3次、动能4次、稀能3次、固能和淡能各1次。

【原材料】共使用西红花、栀子、香青兰、瞿麦、麦冬、制木鳖子、制铁宵、金色诃子、川楝子、干姜、荜茇、绿绒蒿、黑胡椒、拳参各2次，信筒子、辣椒、制石膏、沉香、杜鹃花、白葡萄、肉桂、广枣、海金沙、豆蔻、木香、丁香、甘草、红花、肉豆蔻、石榴各1次。上述原材料具体临床治疗过程中，都可以辨证加或减配伍使用效果更好。

【药引子】共使用了蜂蜜、白糖、酸马奶、温开水各 3 次，亚曼•章古 –3 汤 2 次，栀子 –16 味汤、炒蒺藜各 1 次。具体治疗过程中以上药引子都可以具体病情，综合分析，辨证合理调配使用，药效会更好。

【饮食起居】

一、饮食

1．均衡营养。

2．每天提供的能量，蛋白和其他主要营养素，应该达到我国成人体力活动的参考摄入量。

3．每天供给的食物应包括谷类，蔬菜、鱼类、蛋类、奶类、肉禽类、豆类及适量的脂肪和少量调味品。食物烹调应科学合理，尽量减少营养素的流失，应清淡多样化。

4．如服用浮肿病类药物或治疗期间，一定要低盐饮食，要健脾利湿为好。益吃薏米仁、扁豆、山药等。也可以适当吃清热利水之品如西瓜、冬瓜、赤小豆、绿豆汤等。也不能忽略富于营养、补中益气温阳之品，如大红枣、枸杞果、牛羊肉等。注意进食足够量的蛋白质，每天一定保证摄入量，畜禽肉、鱼、蛋、奶等动物性食物及豆类食物，因这类食物含有丰富的优质蛋白质。还要吃蔬菜、水果和纤维素，其中含有人体需要的多种维生素，它们可以补充人体需求水分，提高机体免疫力，促进新陈代谢，具有解毒利尿等作用。

二、起居

1. 根据四季的气候变化，注意穿戴，要适宜天气，注意风寒感冒，每天保持适当运动，锻炼身体，提高自身免疫力，作息时间相对规律，保证睡眠质量。保持每天排便正常为好。

2．不宜居住在潮湿或阴凉处。要避免淋雨，平时多晒太阳，但注意强光照射，避免中暑，在温湿度相对平衡地区或环境居住。时刻注意饮食起居，药效才能起作用快，并对身体恢复健康十分有利。

第九章　治疗破痞类方剂

雕粪炭 －10（塔斯音 －10）

【处方来源】《医法海鉴》

【处方组合】奶制寒水石、煅制雕粪灰、酒制法万年灰、铁钱莲、良姜、荜茇、石榴、光明盐、豆蔻、肉桂〔丸剂•每 10 丸重 2 克〕。

【功能】散痞，温胃消积，破痞，未消化。

【主治】用于食痞、寒性痞、胃寒症、消化不良、胃火衰弱、胃寒食积等病症。

【用量】成人每次 13－15 丸。

【用法】每日 1－2 次，早饭前口服、晚饭后口服。

【药引子】温开水，沙棘做药引子。

【注解】孕妇禁用。年老体弱者减量慎用或遵医嘱。

【奇迹方】蒙医临床习用处方。雕粪炭 －10 味丸适合用于食痞、胃寒食积、谷水未消化等病症。

【临床指导】对食痞、寒性痞、胃寒症、消化不良、胃火衰弱、胃寒食积等病症都有特效，并且根据病情综合分析准确诊断确诊病后，用雕粪炭 －10 味丸和火轮散（嘎拉图•胡如吐）、制盐大剂配合使用效果更好。

【方剂性质】本方剂是遵循药效配伍的温性方剂。

【方剂分析】本方以调胃火、助消化、破痞、止腐烂作用的煅制雕粪灰为主（君药），破痞、消积、祛胃巴达干的制万年灰、消食、破痞、止腐烂、燥希日乌素的铁钱莲，消食、破痞、调理体素、解毒、愈合溃疡等作用的奶制寒水石同为辅助（臣药），开胃消食、调胃火、增强胃肾动力的干姜、肉桂、石榴、豆蔻、光明盐均为辅助（佐药），调理体素、解毒、调胃火的荜茇为服使(使药）而配制，是治疗破痞症、不消化病，除胃巴达干寒性痞的最佳方剂。

【附注】该方剂配伍的寒水石用奶制法炮制，将寒水石砸成小块，放入铁锅内，用武火煅制透，并用牛奶或羊奶和好，放阴凉干燥处晾干即可。万年灰用酒制法炮制，炮制方法参阅查干•乌日勒的【附注】条款。雕粪用煅制法炮制，将雕粪挑选干净，置锅内用文火微炒，蒸去水分即可。特殊需要时该方剂也用毛茛、银莲花、铁钱莲（额布森•古日本•哈伦）配伍制剂。

贝齿炭 —10（依布海 —10）

【处方来源】《观者之喜》

【处方组合】制白贝齿灰、煅制寒水石、五灵脂、木香、诃子、红花、胡黄连、石榴、制木鳖子、梅花草〔丸剂•每 10 丸重 2 克〕。

【功能】破痞，消食。

【主治】用于血痞、协日性痞、食痞、胸痞等热性痞、剑突痞等寒性痞。

【用量】成人每次 13—15 丸。

【用法】每日 1—2 次，早饭前口服、晚饭后口服。

【药引子】温开水，沙棘、黑冰片、硼砂中挑选最适合的做药引子。根据病情，希日性痞用黑冰片做药引子，血痞就用沙棘或朴硝做药引子，食痞用硼砂做药引子，剑突性痞用寒水石（状西）做药引子。

【注解】孕妇禁服。年老体弱者减量慎用或遵医嘱。

【奇迹方】蒙医临床常用处方。对血痞、希日性痞、食痞等治疗寒热性破痞的治愈立竿见影。

【临床指导】对血痞、希日性痞、食痞、胸痞等热性痞、剑突痞等寒性痞有特效，特别对希日性痞，食痞用贝齿炭 —10 味丸和黑冰片 —11 味散配合使用。如剑突痞等寒性痞贝齿炭 —10 味丸和古日本•浩毕图•乌日勒配合使用效果更好。并且根据具体病情，综合分析，准确诊断后，也可联合使用中西医结合用药治疗，效果会更好。

【方剂性质】本方剂是遵循药效配伍的凉性方剂。

【方剂分析】本方以破痞、燥希日乌素、消食水谷的白贝齿为主（君药），除痼破痞、消食、化水谷、解毒、调和机体的煅制寒水石为副主（副君药），清希日、抑制希日痞作用的制木鳖子、梅花草，清血热、燥恶血及血痞作用的红花、黄胡连，调胃火、开胃消食、食痞的石榴，平赫依血相讧、血液流畅的木香同为辅助（臣药），解毒、祛除病变、调理体素、平息破痞的诃子、五灵脂同为辅助使（佐使药）配制的对食痞、血痞、希日痞、寒热性痞都有效的方剂。

【附注】该方剂里配伍的寒水石用热制法炮制，将寒水石砸成豆粒大小，放入铁锅内，用武火炒至白色，喷酒覆盖密闭，闷后取用即可。热制寒水石用于寒性疾病。白贝齿煅制灰法炮制，将白贝齿置铁锅内，用武火烧成灰，晾干即可。木鳖子按炮制规范炮制。可参阅玛努 —10 的【附注】条款。

古日本•浩毕图•乌日勒

【处方来源】《四部医典》

【处方组合】光明盐、白硇砂、赭黏羞、紫硇砂、香盐、角盐、肉桂、朴硝、灰盐、干姜、荜茇、胡椒、诃子、栀子、川楝子〔丸剂•每 10 丸重 2 克〕。

【功能】破痞，愈散，破瘾化滞，软消积。

【主治】用于剑突痞瘤、血痞、子宫痞等病症。

【用量】成人每次 13—15 丸。

【用法】每日 1—2 次，早饭前口服、晚饭后口服。

【药引子】温开水，沙棘、硼砂做药引子。

【注解】孕妇禁用。年老体弱者减量或遵医嘱。

【奇迹方】临床常用处方。对子宫痞、剑突痞瘤、血痞等病症好比一把利刃。治疗内胀破痞最得心应手。

【临床指导】对于剑突痞瘤、血痞、子宫痞等病症有特效，并且根据临床具体症状，综合分析，对症下药，配合使用贝齿炭－10味丸和其他兄弟民族药物，比如藏医的藏药帕朱丸、中医的失笑散、西黄胶囊等散破痞瘤药效果更好。

【方剂性质】本方剂是遵循药味、药效配伍的温性方剂。

【方剂分析】本方以味咸、性温、消食化积、消化水谷、破痞作用的几种盐类药为主（君药），用朴硝配伍净化血液、用三子散（沙日－汤）配伍分离正常血与恶血或病血，用角盐配伍除六腑赫依寒、用白硇砂配伍祛除希日乌素均为辅助（臣药），用配伍干姜、荜茇、胡椒（古日本•哈伦•额莫），增强调理胃火，愈合或保护胃黏膜、更好的腐化谷水、祛巴达干赫依而辅助使（佐使药）而配制，是治疗寒性痞、子宫痞、血痞、胸口痞有良效的好方剂。

查干•嘎－9丸

【处方来源】《内蒙古蒙药制剂规范》

【处方组合】山柰、苏木、拳参、当归、沙棘、木香、大黄、芒硝、炒硇砂〔丸剂•每10丸重2克〕。

【功能】破痞，化瘀。

【主治】用于妇女血淤、赫依血虚弱所致的闭经等病症。

【用量】成人每次13－15丸。

【用法】每日1－2次，早、晚饭后口服。

【药引子】温开水，沙棘、苏木－4味汤做药引子。

【注解】孕妇禁用。年老体弱者减量慎用或遵医嘱。

【奇迹方】蒙医临床习用处方。对妇女血淤、赫依血虚弱所致的闭经、月经不调、顺畅行经有疗效。

【临床指导】对于妇女血淤、赫依血虚弱所致的闭经等病症都有很好的效果，并且根据临床具体表现，综合分析，准确诊断后对症下药，如查干•嘎 –9 味丸用苏木 –6 味汤、大黄 –3 味汤、苏木 –4 味汤和其他中药结合使用。

【方剂性质】本方剂是遵循药效配伍的平性方剂。

【方剂分析】本方以清巴达干赫依、补胃火、消食、稀释血液的山柰，清血热、活血化瘀、调月经的苏木同为主（君药），抑制巴达干宝日，稀释血液、降血脂、止咳化痰的沙棘、改善血液流通、调理月经的当归，清肺热、解毒止泻的拳参，平赫依血相讧、破痞、止痛止腐的木香同为辅助（臣药），清热解毒、消食润肠的大黄、消食、补胃火、消肿、破血消淤的芒硝，止腐解毒、收缩子宫、利尿的炒硇砂同为辅助使（佐使药）而配制的，是对妇女血淤、赫依血虚弱的闭经有特效的方剂。

【附注】该方剂所配伍的硇砂用明煅制法炮制，取白硇砂加适量的水溶解过滤，将用文火煎煮，蒸发水分后干燥即可。

黑冰片 –11（哈日·嘎布日 –11）

【处方来源】《观者之喜》

【处方组合】黑冰片、煅贝齿、沙棘、连翘、木通、石榴、熊胆粉、胡黄连、制硼砂、麦冬、拳参〔散剂〕。

【功能】破痞，清热，清希日热。

【主治】用于腑器新、旧希日性痞、子宫血痞、胃希日病等病症。

【用量】成年人每次 3–5 克。

【用法】每日 1–2 次，早、饭前口服，晚饭后口服。

【药引子】温开水，沙棘、当归、苏木 –4 味汤做药引子。

【注解】孕妇禁用。年老体弱者减量慎用或遵医嘱。

【奇迹方】蒙医临床常用处方。用于新旧希日性痞和子宫血痞等病症，好比领袖之方。

【临床指导】对于腑器新、旧希日性痞、子宫血痞、胃希日病等病症黑冰片 –11 味散都有特效，并且根据病情，综合分析，结合临床辅助检查、把脉问诊等诊断手段，准确诊断后，对症下药。可参考以下药物，如

黑冰片 —11 味散和古日本·浩毕图·乌日勒丸、制盐大剂等药物联合使用或破痞的中成药积食消痞丸、沉香化气片等治疗效果更好。

【方剂性质】本方剂是遵循药效配伍的凉性方剂。

【方剂分析】本方以清希拉、助消化、消黏、破痞的黑冰片为主（君药），破痞、燥希日乌素、补胃火、消食、止腐烂的煅贝齿，抑巴达干宝日，稀释血液、降血脂、止咳化痰的沙棘同为辅助（臣药），清热、清希日、止泻作用的连翘、清燥热、愈伤的胡黄连、清希日热、止腐、愈伤、封闭脉口的熊胆粉、清热止咳、止刺痛的木通，开胃消食的石榴均为辅助（佐药），清热解毒、消肿、清肺热、解毒止泻的拳参、麦冬，愈伤、燥希日乌素、活血化瘀、破痞的制硼砂均为服使（使药）而配制的对腑器新旧希日性痞和血痞都有效的最佳方剂。

【附注】该方剂里配伍的硼砂、贝齿、黑冰片按炮制规范炮制。

总结

★配伍制剂破痞类方剂使用的药味、药性、药能和配伍用的原材料及药引子，前文已做了统计归纳，现就使用破痞类处方进行治疗期间在饮食起居应注意的事项提供以下参考。

【味、性、能】☆共使用辛味 15 次（特辛味 2 次）、苦味 16 次、甘味 7 次（微甘味 3 次）、咸味 9 次（微咸味 2 次）、涩味 7 次、酸味 3 次。

☆共使用温性 13 次、凉性 12 次、热性 8 次、平性 2 次。

☆共使用燥能 17 次、涩能 14 次、轻能 13 次、锐能 12 次、钝能 10 次、腻能 6 次、动能 6 次、小毒性药 6 次、重能 4 次、稀能 4 次、和能 3 次、淡能 2 次、柔和固能各 1 次。

【原材料】共使用奶制寒水石 2 次，密煅制雕粪灰、奶制万年灰、良姜、透骨草、铁钱连、干姜、荜茇各 2 次， 石榴 2 次，光明盐 2 次，豆蔻、肉桂各 2 次，制白贝齿灰 2 次，煅制寒水石、五灵脂、木香、诃子各 3 次，红花、黄连、制木鳖子、梅花草、硇砂各 2 次，赭黏羞、紫硇砂、香盐、角盐、朴硝、灰盐、胡椒、栀子、川楝子、山柰、苏木、拳参各2次，当归、沙棘各3次，大黄、芒硝各2次，炒硇砂、黑冰片各2次，煅贝齿、连翘、木通、熊胆粉、胡黄连、制硼砂、麦冬各2次。上述原材料具体临床治疗过程中都可以辨证加或减配伍使用效果更佳。

【药引子】共使用了沙棘4次、黑冰片、硼砂、芒硝、苏木·毛都–4汤各2次，当归、温开水各5次。具体治疗过程中以上药引子都可以具体病情，综合分析，辨证合理调配使用药效会更好。

【饮食起居】

一、饮食

1. 均衡营养。

2. 每天提供的能量，蛋白和其他主要营养素，应该达到我国成人体力活动的参考摄入量。

3. 每天供给的食物应包括谷类、蔬菜、鱼类、蛋类、奶类、肉禽类、豆类及适量的脂肪和少量调味品。食物烹调应科学合理，尽量减少营养素的流失，应清淡多样化。

4. 如果使用破痞药物或治疗期间，要有吃早餐的习惯，最好吃营养丰富容易消化的食物，如选择大米小米等符合脾胃觉醒的概念。饮食要节制、不要暴饮暴食，平时吃八分饱，避免增加脾胃负担，更不能吃油腻和高热量食物。要注意饮食营养平衡，如每天吃五谷杂粮和杂粮面搭配，猪肉、羊肉、鸡肉与属汤、鲫鱼汤、绿色蔬菜类或纤维素类。不宜吃西瓜、香瓜等瓜类和海鲜类食品，更不能吃或喝冷饮和冰饮等，要搭配比较清淡、稀、柔食材与营养价值相对平衡食材，不易吃牛肚、羊杂、猪肺子等筋头巴脑食材，经常吃鸡蛋，喝牛奶、驼奶、羊奶和豆浆，沙棘类果肉食品，并每天适当吃蔬菜类和纤维类食材，保持每天按时排便的习惯。干果类少吃或不吃为好。

二、起居

1. 要根据气候变化，注意自己的穿戴，以适应天气变化。

2．每天保持适当运动，锻炼身体提高自身免疫力，作息时间相对规律，保证睡眠质量，一定注意避免风寒感冒。

3．不宜居住在潮湿或阴凉的地处。好天气时多晒太阳，但不易强光照射，避免中暑，时刻保持干爽、肃静为好。注意饮食起居，这样药效又快又好，对身体恢复健康大有好处。

第十章 治疗热性病类方剂

清热－8（额日赫木－8）

【处方来源】《诊治明医典》

【处方组合】白檀香、天竺黄、红花、、瞿麦、黄连、麦冬、助柱花、牛黄〔丸剂•每10丸重2克〕。

【功能】清热，解毒，刺痛。

【主治】用于脏腑之热、肺热咳嗽、痰中带血、肝火肋痛、血希日热、肝热、疫热、盛热、黏刺痛、新旧热、尤为肺热等病症。

【用量】成人每次3—5克。

【用法】每日1—2次，早、晚饭后口服。

【药引子】温开水，白糖、甘草做药引子，如脏热盛者适量加配伍白檀香，如腑热盛者适量加配伍牛黄效果更好。

【注解】孕妇、年老体弱者减量或遵医嘱。

【奇迹方】蒙医临床习用处方。清热－8味丸（额日赫木－8）是八个至尊：①树香类药材之至尊为檀香；②矿物类药材之至尊为天竺黄；③花类药材之至尊为红花；④苦味类药材之至尊为胡黄连；⑤贵重药材类之至尊为牛黄；⑥全草类药材之至尊为瞿麦；⑦希日热之至尊为助柱花（地丁）；⑧根茎类药材之至尊为麦冬等。对希日热、脏腑热、疫热等，地地道道地治疗为五脏六腑之热方，也称八君散。

【临床指导】对于脏腑之热、肺热咳嗽、痰中带血、肝火肋痛、血希日热、肝热、疫热、盛热、黏刺痛、新旧热、尤为肺热病清热－8味丸有特效外，根据病情具体分析，结合临床辅助检查和把脉问诊等准确诊断后对症下药。如肺热、肝热、血希日热病，用清热－8 味丸和红花清肝－13 味丸、清肺－18 味丸、利胆八味散（嘎希古纳－8）、消炎利胆片等配合使用效果更好。

【方剂性质】本方剂是遵循药效配伍的凉性方剂。脏腑热总方。

【方剂分析】本方以清热、解毒、镇静、安神、清脏腑热的牛黄，清血液、心、肺燥热的白檀香，清血热、肝热、封闭脉口的红花，清热、止咳、抑黄疸、肺热的天竺黄，清血热、解毒、止刺痛的瞿麦，清肝胆热、清热愈伤、健胃作用的肋柱花，解毒、清热、消肿、清腑热作用的麦冬，平息赫依血相讧、燥热作用的黄连等八大清热药聚合配伍的对治疗肺热、肝热、胆热、血热、希日热及脏腑热有奇特效果的方剂。

【附注】具体治疗过程也可以辨证配伍药材：①如咳嗽较重，就用清热－8 味丸加适量配伍甘草效果更明显；②如不易出痰，加适量配伍沙棘祛痰更容易；③如果明显出现发热症状，加适量配伍冰片见效快；④如咳嗽痰里见红血丝，加适量配伍熊胆粉效果明显好转；⑤如咳嗽痰里出现像紫色烟浓，加适量配伍拳参；⑥如有黏刺痛症，加适量配伍黑云香或麝香会独特效果；⑦如咳嗽出白色黏性痰，加适量配伍蒜炭或沉香，症状改善特明显；⑧如患者明显赫依血相讧症，用木香做药引子效果更好。如果有糖尿病、血糖高，不宜用白糖做药引子。

清热－25（嘎布日－25）

【处方来源】《至高要方》

【处方组合】合成冰片、肉豆蔻、制石膏、白豆蔻、草果、栀子、川楝子、沉香、木通、扁蓿豆、白檀香、紫檀香、菊花、木棉花蕊、射干、制石花、广木香、甘草、甘松、诃子、丁香、白苣胜、卷柏、木棉花瓣、藏红花、血竭〔丸剂•每 10 丸重 2 克〕。

【功能】清热祛瘟，止咳，疗疮疡。

【主治】用于脏腑新旧热症和扩散于肉、皮、脉、骨之热，燥热、疫热、毒热等各种热病，以及痛风、痹病、丹毒、内痈脓血等病症。

【用量】成人每次13—15丸。

【用法】每日1—2次，早、晚饭后口服。

【药引子】温开水，冰糖、白糖做药引子。

【注解】禁止用于未成熟热、赫依热症。孕妇、年老体弱者减量慎用。

【奇迹方】蒙医临床常用的处方。对震热、增盛热症可起到打雷劈拌的效果。

【临床指导】对于脏腑新旧热症和扩散于肉、皮、脉、骨之热，燥热、疫热、毒热等各种热病，以及痛风、痹病、丹毒、内痈脓血等病症有很好的效果。特别对脏腑热症，可与清热—8味丸配合使用，如扩散于肉、皮、脉、骨之热，可与呼呼日—6味丸配合使用，如希日乌素集聚症，可与驴血—25味丸、润疆—5味汤配合使用，并根据病情，具体综合分析，辨证配合其他民族药物使用效果更好。

【方剂性质】本方剂是遵循药效特症清热为主的药物类配伍的凉性方剂。

【方剂分析】本方以凉药之首、制伏增盛热根治之药冰片为主（君药），并用六良药（白豆蔻、肉豆蔻、草果、石膏、红花、丁香）调节五脏六腑之主脉为主导，用配伍缬草祛除陈热，用配伍石花、朱里根•其木格清陈旧热，用配伍檀香清燥热，用配伍紫檀香、血竭止痛、养血、清血热，用木香配伍平赫依血相讧，用配伍栀子、卷柏清血热，用配伍扁蓿豆清毒热，用配伍沉香、白苣胜清心热，用配伍甘草清热解毒止渴，用配伍木棉花蕊瓣、石膏清肺热、除化脓，清脉热，用配伍红花、菊花清肝热，用配伍木通清腑热，用配伍川楝子清巴达干热、燥哈日•希日乌素，用配伍射干清巴达干热均为辅助（臣药），解毒、调理体素、八大功效的诃子、平息赫依血的广木香同为辅助使（佐使药）而配制的具备根治一功热症的老大方剂。

【附注】该方剂里配伍的石化、石膏按炮制规范炮制。红花用西红花代替配伍更有效果。如有糖尿病、血糖高者，不宜用白糖和冰糖做药引子或遵医嘱。

四味土木香散（查干－汤）

【处方来源】《至高要方》

【处方组成】苦参、土木香、接骨木（珍珠杆）、山柰〔汤剂〕。

【功能】清瘟解表，促使热病及疫热成熟，平赫依血相讧。平气血不调，收敛和击杀毒邪。

【主治】用于未成熟热、疫热、空虚热、瘟病初期、宝日巴达干、发冷发烧、血热头痛、咽喉肿痛、胸肋刺痛、赫依血不调、血刺痛、感冒等病症。

【用量】成人每次3—5克。

【用法】每日1—3次，早、午、晚饭前饭后。

【药引子】水煎温服。根据病情加减药味：如赫依症盛则加配伍珍珠杆适量。希日盛则加配伍土木香适量。巴达干盛则加配伍山柰适量。疫热就加配伍苦参适量效果会更好。

【注解】如孕妇口服就用凉水煎煮待温热喝最好。年老体弱者减量慎用。

【奇迹方】蒙医临床习用的处方。民间传说，百姓喝的四味土木香散（玛努•西汤），官员喝的额日敦－7味汤（敖日布•敦汤），意思是四味土木香散加配伍三子散组成克感额日敦－7，治疗感冒初期或中后期效果更明显。四味土木香散具备了甘、苦、辛三味，是抑制赫依、希日、巴达干（三根）之增盛最好的基础之方。

【临床指导】对于未成熟热、疫热、空虚热、瘟病初期、宝日巴达干、发冷发烧、血热头痛、咽喉肿痛、胸肋刺痛、赫依血不调、血刺痛、感冒等病症有很好的治疗外，根据病情综合分析，四味土木香散可配合三子散、清肺－13味散、沉香安神散（哈日•阿嘎日－35）、沉香－15味散、调元大补－25味汤散（胡日亚各其汤）等药物使用，也可以辨证配合使用其他蒙成药方剂当做药引子。

【方剂性质】本方剂是遵循药效配伍的平性方剂。

【方剂分析】本方以清血热、平赫依血相讧不调的土木香为主（君药），以清热、解毒、发汗、镇赫依、抑气血相讧的苦参为辅助（臣药），促使疫热成熟，止咳、解毒、清燥热、抑赫依的接骨木为辅助（佐药），并且促使未成熟热、清巴达干赫依、补胃火、稀释血液降血脂的山柰为服使（使药）而配制的具备了甘、苦、辛三味，并抑制赫依、希日、巴达干之增盛最好的基础方剂。

润僵 –5（合如呼 –5）

【处方来源】《观者之喜》

【处方组合】苦参、地格达、诃子、栀子、川楝子〔汤剂〕。

【功能】清热，凉血，发汗润僵，收敛陈旧热。

【主治】收敛、击杀陈旧性热、热性希日乌素病、隐伏热、痛风、痹病、正血与恶血的分离等病症。

【用量】成人每次 3–5 克。

【用法】每日 1–2 次，早、晚饭后口服。

【药引子】煎汤内服，开水冲服，文冠木 –4 味汤做药引子。

【注解】孕妇、年老体弱者减量。

【奇迹方】蒙医临床习用的处方。对新旧热之症、发汗润僵等，一般情况下参与其他药物做药引子。如果有风湿骨病、类风湿、腿脚冰凉、感觉像吹凉风，把润僵 –5 味汤药粉与米醋或白醋混合成糊状涂患处并用保鲜膜轻轻缠绕，待几个小时即有特殊效果。

【临床指导】对收敛、击杀陈旧性热、热性希日乌素病、隐伏热、痛风、痹病、正血与恶血的分离等病症有特效，并根据临床具体表现综合分析，准确诊断后对症下药。如参考使用驴血 –25 味丸、调元大补 –25 味汤散、三子散等。

【方剂性质】本方剂是遵循药效、功能配伍的凉性方剂。

【方剂分析】本方以清热、解毒、发汗、镇赫依、平赫依血相讧、清新旧热发汗，燥希日乌素的苦参为主（君药），以清血热、分离正血与恶血的诃子、栀子、川楝子（三子散）为辅助（臣药），以及热病之基础清希日热的地格达为辅助使（佐使药）而配制的具备了分离正血与病血、发汗润僵、清新旧热、关节僵硬等病症效果明显的方剂。

苦参－7（利得日－7）

【处方来源】《观者之喜》

【处方组合】土木香、诃子、栀子、川楝子、黄连、地格达、苦参〔汤剂〕。

【功能】清热，解表，发汗，使热成熟，透疹，湿疹。

【主治】用于发烧、全身酸痛、流感、未成熟热、疫热、感冒、麻疹、肺热、赫依血交搏等。

【用量】成人每次3—5克。

【用法】每日1—2次，早、晚饭后口服。

【药引子】煎汤温服，开水冲服，白糖、冰糖做药引子。

【注解】如高发烧联合用其他中西药。孕妇慎用，年老体弱者减量。

【奇迹方】蒙医临床常用处方。使热成熟、发汗清热、未成熟热、感冒发烧等病症首选方，也是最给力的奇葩方。蒙医习惯叫发汗－汤，称药中温泉。

【临床指导】对发烧、全身酸痛、流感、未成熟热、疫热、感冒、麻疹、肺热、赫依血交搏等病症，苦参－7味汤有特效。并且根据病情，综合分析，准确诊断后对症下药，可参考使用清肺－18味丸、五味清浊丸、清肺－13味散、汤钦－7味汤等药物。

【方剂性质】本方剂是遵循药效配伍的凉性方剂。

【方剂分析】本方以清热发汗、解毒、镇赫依、平赫依血相讧、清新旧热发汗，燥希日乌素的苦参为主（君药），调理气血不调，使疫热成熟的土木香、益希日热成熟的地格达，清燥热疫热的黄连同为辅助（臣药），并配伍三子散清血热，分离正常血和病血、使血热成熟，发汗作用而辅助使（佐使药）配制的故使热病成熟，发汗清热等功效第一时间都能完成的奇特方剂。

【附注】如果有糖尿病、血糖高，不宜用白糖和冰糖做药引子或遵医嘱。

秘诀清凉散（曼阿格·斯勒朱尔）

【处方来源】《四部医典》

【处方组合】白檀香、麦冬、紫檀香、三种沉香、牛黄、诃子、绿绒蒿、制木鳖子、豆蔻、天竺黄、草果、丁香、地丁、凉制寒水石、红花、肉豆蔻、炉甘石、麝香、荜茇、连翘、栀子、木香、石榴〔散剂〕。

【功能】清热，解毒。

【主治】用于疫热入脉、肝脾瘀血、毒热、宝日病等热盛之合并症，聚合症、巴达干热等病症。

【用量】成人每次 3—5 克。

【用法】每日 1—2 次，早、晚饭后口服。

【药引子】温开水，白糖、冰糖做药引子。

【注解】孕妇、年老体弱者、儿童减量。

【奇迹方】蒙医临床常用处方。对疫热入脉、肝脾瘀血、毒热症、聚合症有显著疗效，是根除热病，特别对余邪热病的治愈，可谓药到病除之神。

【临床指导】如有疫热入脉、肝脾瘀血、毒热、宝日病等热盛之合并症、聚合症、巴达干热等症，可配合使用清肝红花 —7 味散、珍宝丸、宝如音·塔拉哈、调元大补 —25 味汤散等。根据病情，必要时黄连羊肝丸、牛黄上清丸等中成药联合使用效果更好。

【方剂性质】本方剂是遵循药效配伍的凉性方剂。

【方剂分析】本方以消食、解毒、除食积、清除巴达干热之首药凉制寒水石为主（君药），调理或协调互补的五脏和主脉之六良药、清肝热、清血热、清燥热、清脉热、清希日热作用的牛黄、炉甘石、地格达、菊花、红花、栀子、紫檀香，制木鳖子、麦冬、连翘，及镇赫依的三种沉香均为辅助（臣药），以清巴达干、开胃消食、补胃火的石榴，解毒、调理体素的荜茇均为辅助（佐药），并解毒、调理体素、平赫依血相讧的木香、解毒、调理体素、主平息胃酸碱平衡的诃子同为服使（使药）而配制的清疫热、清毒热、清巴达干热的最佳方剂。

【附注】该方剂里配伍的木鳖子，将沙子炒至微黄色、出香味时筛出沙子取硬果皮、刮净种子绿皮即可。寒水石凉制炮制法，将寒水石碾碎为豆粒大小，用文火微炒至微白色、喷洒适量的牛黄溶液，放阴凉干燥处晾干即可。炉甘石按明煅制法炮制，将炉甘石放入铁锅内，用武火煅制透，经碾碎后放入纯净水中漂洗沉淀，收取细面使用即可。如果有糖尿病、血糖高，不宜用白糖和冰糖做药引子或遵医嘱。

嘎布日·汗

【处方来源】《至高要方》

【处方组合】合成冰片、制石膏、白檀香、麦冬〔散剂〕。

【功能】清热，解毒，清瘟疫热。

【主治】用于瘟疫热、燥热、盛热等病症。

【用量】成人每次 3—5 克。

【用法】每天 1—2 次，早、晚饭后口服。

【药引子】温开水，白糖、檀香、麦冬挑选最适合的做药引子；如燥热，加适量配伍白檀香；如瘟疫热，加适量配伍麦冬效果更明显。

【注解】孕妇、年老体弱者减量。

【奇迹方】临床常用处方。是盛热、燥热做药引子的好方剂，有“冰心”之美称，也称清正廉洁之方。

【临床指导】对瘟疫热、燥热、盛热等病症，与清热 −25 味丸、清肺 −13 味散、苦参 −7 味汤配合使用效果更好。

【方剂性质】本方剂是遵循药味、药效配伍的凉性方剂。

【方剂分析】本方以味辛、苦、性寒、钝、解毒、消肿、清热之首药合成冰片为主（君药），以清燥热的白檀香、清瘟疫热的麦冬同为辅助

（臣药），及清肺热、肝热、平喘的石膏为辅助使（佐使药）而配制，是治疗瘟疫热、燥热、盛热的最佳方剂。

【附注】该方剂的石膏按炮制规范炮制，可以用天竺黄代替配伍使用。如有糖尿病、血糖高，不宜用白糖和冰糖做药引子。

巴嘎·乌兰汤（乌兰 -4）

【处方来源】《四部医典》

【处方组成】紫草茸、茜草、制枇杷叶、奶制紫草〔汤剂〕。

【功能】清血热，肾、肺受损性热，损伤性之热。

【主治】用于肺、肾损伤热、扩散热、震热、膀胱热、尿频尿急、尿血、巴木病等病症。

【用量】成人每次 3—5 克。

【用法】每日 1—2 次，早、晚饭后口服。

【药引子】水煎服，开水冲服，其他药配合使用做药引子。

【注解】孕妇、年老体弱者减量。

【奇迹方】蒙医临床习用处方。巴嘎·乌兰汤是蒙医典型的血热之方，特别对肺、肾损伤热，扩散热，震热，膀胱热，尿频尿急，尿血等症的治疗，为名副其实之方。乌兰汤译为红汤，应为配伍四种药的颜色而得名。

【临床指导】除对肺、肾损伤热，扩散热，震热，膀胱热，尿频尿急，尿血，巴木病等有显著疗效外，根据临床具体病情，综合分析，准确诊断后，配合其他药物使用，治疗效果更好。

【方剂性质】本方剂是遵循药效配伍的凉性方剂。

【方剂分析】本方以清血热、清肾、清肺损伤热的紫草茸为主（君药），以清血热、止泻、止血、清热止咳、祛痰的茜草、枇杷叶同为辅助（臣药），以味甘、苦、性凉、止血、清肾或肺热的奶制紫草为辅助使（佐使药）而配制，是治疗清血热、清肾或肺损伤热的最佳方剂。

【附注】该方剂里配伍的紫草用奶制法炮制，将紫草放入牛奶里浸泡 24 小时取出晾干即可。枇杷叶的茸毛刮净后，喷洒淡盐水晾干即可。如有糖尿病、血糖高者，不宜用白糖和冰糖做药引子。

总结

★配伍制剂热性病类方剂使用的药味、药性、药能和配伍用的原材料及药引子，前文已做了统计归纳，现就使用热性病类处方进行治疗期间在饮食起居特别注意的事项提供以下参考。

【味、性、能】☆共使用苦味 29 次（微苦 3 次）、甘味 14 次（微甘 2 次）、辛味 13 次（微辛 2 次）、涩味 11 次、咸味 3 次、酸味 1 次。

☆共使用凉性 22 次、平性 7 次、寒性 7 次、温性 6 次、热性 6 次。

☆共使用钝能 25 次、燥能 17 次、锐能 16 次、轻能 15 次、柔能 10 次、腻能 11 次、和能 9 次、重能 9 次、涩能 6 次、和能 6 次、稀能 6 次、淡能 4 次、毒性药 2 次、固能 1 次。

【原材料】共使用天竺黄、麦冬、肋柱花、牛黄、川楝子、制木鳖子、山柰、珍珠杆、苦参各 3 次，藏红花、红花、瞿麦、黄连、丁香、制石膏、沉香、土木香各 2 次，白檀香、冰片、紫檀香、血竭、石化、木棉花蕊、木棉花瓣、白巨胜、肉桂、金色诃子、缬草、栀子各 4 次，肉豆蔻、射干、木通、白豆蔻、草果、蓝盆花、凉制寒水石、炉甘石、麝香、荜茇、山沉香、连翘、石榴、紫草茸、茜草、枇杷叶、紫草各 1 次。上述原材料具体临床治疗过程中都可以辨证加或减配伍使用效果更好。

【药引子】共使用了白糖 4 次，甘草、冰糖各 3 次，白檀香、凉白开水、温开水各 8 次，文冠木 −4 味汤等。具体治疗过程中，以上药引子都可以根据具体病情，综合分析，辨证合理调配使用，药效会更好。

【饮食起居】

一、饮食

1. 均衡营养。

2. 每天提供的能量、蛋白和其他主要营养素，应该达到我国成人体力活动的参考摄入量。

3. 每天供给的食物应包括谷类、蔬菜、鱼类、蛋类、奶类、肉禽类、豆类及适量的脂肪和少量调味品。食物烹调应科学合理，尽量减少营养素的流失，应清淡、多样化。

4. 在服用热病类药物或治疗期间，饮食调护、为防食复。要注意心热禁咸、肝热禁辛、肾热禁甘、脾热禁酸、肺热禁苦、肠热禁辣、胃热禁涩等。要提倡五谷为养、五果为助、五畜为益、五菜为充。摄入饮食宜清淡，不食可过期及过咸之物。宜多食蔬菜，如鲜竹笋、白菜、莱菔、冬瓜、香梨、桑葚。但不宜吃桃和杏。清凉食物和饮食，尽量不要吃生冷、坚硬、油炸类食物，如火锅、烧烤、冰激凌、沙果、酒类等。预防容易过敏食物，如羊肉、杧果、菠萝等，避免病情加重。注意进食足够量的蛋白质。每天食入畜禽肉、鱼、蛋、奶等动物性食物及豆类食材，因这类食物含有丰富的优质蛋白质，并要进食蔬菜、水果和干果，其中含人体需要的多种维生素，它们可以提高机体免疫力。多喝热水或凉白开水，保证人体需要的水分，从而促进新陈代谢。

二、起居

1. 根据四季的气候注意添加衣物，避免风寒感冒，每天保持适当运动，锻炼身体，提高自身免疫力。作息时间相对规律，保证睡眠质量。

2. 不宜居住在潮湿或阴凉之处。要避免淋雨，平时多晒太阳，注意强光照射，避免中暑，在温湿度相对平衡地区居住。时刻注意饮食起居，这样药效才能起作用，并对身体恢复健康有利。

第十一章 治疗消黏消炎类方剂

泵阿 —5（嘎日迪 —5 ）

【处方来源】《诃子串珠方》

【处方组合】诃子 、石菖蒲、诃子汤泡制草乌、木香、麝香〔丸剂·每 10 丸重 2 克〕。

【功能】消黏，消肿，燥希日乌素，止刺痛。

【主治】用于黏刺痛、白喉、炭疽、黏痧、胃胀、黏疫、丹毒、痛风、痹痛、麻风、希日乌素、肿胀、瘟疫热症、风湿、正偏头痛、巴木病、坏血病、瘰疬疮疡、疥癣等病症。

【用量】成人每次 3—5 丸。

【用法】每日 1 次，晚睡前口服。

【药引子】温开水，古古乐独味汤做药引子。

【注解】孕妇禁用。年老体弱者慎用或遵医嘱。

【奇迹方】蒙医临床广泛使用处方。嘎日迪 —5 味丸功能奇特，功效极广。古今以来鸟中之王即凤凰，比喻其得名叫五凤丸。据文献记载：诃子比喻成凤凰之肉、木香比喻成凤凰之骨、草乌比喻成凤凰之心、菖蒲比喻成凤凰之脉、麝香比喻成凤凰之血。对治疗黏刺痛、黏痧、黏疫、杀虫、消肿等病症，可谓消炎药王中王。

【临床指导】嘎日迪 —5 味丸除对黏刺痛、白喉、炭疽、黏痧、胃胀、黏疫、丹毒、痛风、痹痛、麻风、希日乌素、肿胀、瘟疫热症、风湿、正偏头痛、巴木病、坏血病、瘰疬疮疡、疥癣等症都有显著疗效外，可根据临床具体表现，综合分析，准确诊断后，对症下药，如黏疫、黏痧、虫病用嘎日迪 —5 味丸和清感 —9 味丸、巴特日 —7 味丸配合使用等，效果更好。

【方剂性质】本方剂是遵循药效配伍的温性方剂，为黏症总方。

【方剂分析】本方以消黏虫、开窍通脉、消肿止痛、燥希日乌素、解毒的麝香、诃子汤泡制草乌同为主（君药），以杀黏虫、除希日乌素、止腐止痒、清巴达干赫依的石菖蒲为辅助（臣药），以解毒、调理机体、抑制赫依血紊乱的木香为辅助（佐药），及解毒、调理体素、祛除病变、调节胃酸碱平衡、五味俱全、八大功效的诃子为服使（使药）配制而成的对燥希日乌素、消黏、刺痛、消肿、杀虫、止痛等诸多病症均有疗效的特殊方剂。

【附注】该方剂里配伍的草乌用诃子汤浸泡炮制，将精选草乌放入诃子汤浸泡，并且每天更换一次诃子汤，这样 5—6 天后，取出晾干即可。炮制好，药效更好。

清感 —9（嘎日迪 —9）

【处方来源】《观者之喜》

【处方组合】诃子汤泡制草乌、诃子、土木香、没药、漏芦花、胡黄连、拳参、北沙参、多叶棘豆〔丸剂•每 10 丸重 2 克〕。

【功能】消黏，清热解毒，止咳，利咽，制时疫。

【主治】用于瘟疫相讧、瘟疫热症、流行性感冒、感冒咳嗽、咽喉疼痛、黏热、疫感冒、肺感冒、肺热、时疫等病症。

【用量】成人每次 11—13 丸。

【用法】每日 1 次，晚睡前口服。

【药引子】温开水，四味土木香散、沉香 —15 味散做药引子。

【注解】孕妇禁用，年老体弱者、儿童减量慎用。

【奇迹方】蒙医临床常用处方。清感 —9 味丸（呼和•嘎日迪 —9）原名为蓝色凤凰。对预防和治疗瘟疫热、流行性感冒、肺感冒、咽喉肿痛等病症有闪电般的效果。

【临床指导】对于瘟疫相讧、瘟疫热症、流行性感冒、感冒咳嗽、咽喉疼痛、黏热、疫感冒、肺感冒、肺热、时疫等病症，清感 -9 味丸都有明显疗效外，根据具体病情，也可配合使用四味土木香散、清肺 -13 味散、清瘟 -12 味丸（帮吉•朱尼）、连花清瘟胶囊、清肺 -18 味丸、沙参止咳汤散、999 感冒灵颗粒等药物。

【方剂性质】本方剂是遵循药效配伍的凉性方剂，时疫主方。

【方剂分析】本方以消黏杀虫、开窍、消肿、止痛、燥希日乌素、解毒的诃子汤泡制草乌为主（君药），以清热解毒、消黏消肿、抑制瘟疫热、止咳的多叶棘豆、漏芦花、没药同为辅助（臣药），以清热止痛、消肿、平气血紊乱症的胡黄连、促进使疫热成熟的土木香、清肺热、止咳、哮喘的北沙参、拳参同为辅助（佐药），以解毒、调理体素、调节胃酸碱平衡的诃子为服使（使药）而配制，是对黏热、肺热，特别对时疫、外感、咽喉肿痛、咳嗽等病症有独特效果的方剂。

【附注】该方剂里配伍的草乌用诃子汤炮制法。炮制方法可参阅嘎日迪 -5【附注】条款。

巴特日 -7（黏 -7）

【处方来源】《经验方》

【处方组合】草乌叶、诃子、茜草、多叶棘豆、没药、闹羊花、麝香〔丸剂•每 10 丸重 2 克〕。

【功能】杀黏，清热，止痛，瘟疫热等。

【主治】用于瘟疫、天花、麻疹、肠刺痛、脑刺痛、胸刺痛、喉塞、转筋、痧症、白喉、炭疽症等病症。

【用量】成人每次 11-13 丸。

【用法】每日 1 次，晚饭后口服。

【药引子】温开水，四味土木香散、乌兰•赞丹 -3 味汤、六味木香散、苏龙嘎 -4 味汤中挑选最适合的做药引子。

【注解】孕妇禁用。年老体弱者、儿童减量慎用。

【奇迹方】蒙医临床习用处方。巴特日－7味丸（巴布·敦角）民间习惯叫七雄丸，比喻成：①草乌叶为止痛英雄；②诃子为调和血与肉英雄；③茜草为伤热英雄；④多叶棘豆为消肿英雄；⑤没药为刺痛英雄；⑥闹羊花血希日热英雄；⑦麝香为消黏杀虫英雄。据《敖毕得森·达赖》记载为诃子（肉）、木香（骨）、草乌（心）、菖蒲（脉）、麝香（血）、没药（筋）、牛黄（脑），即七雄丸。《观者之喜》记载：五凤丸加配伍黑云香、牛黄组合，对消黏、消肿、刺痛有特效。巴布·敦角治疗清瘟疫热、赤白痢疾、肠刺痛、黏热腹泻、胃肠痉挛等症，犹如天降雄狮。

【临床指导】对于瘟疫、天花、麻疹、肠刺痛、脑刺痛、胸刺痛、喉塞、转筋、痧症、白喉、炭疽症等病症巴特日－7味丸都有特效外，如黏热，赤白痢疾巴特日－7味丸配合使用苏龙嘎－15味丸。如荨麻疹用巴特日－7味丸和额日敦－7味汤（淖日布·敦汤）、乌兰－3味汤联合使用；如痧症、肌肉痉挛有巴特日－7味丸和嘎日迪－5味丸配合使用；如胸刺痛、喉塞用巴特日－7味丸和清咽－6味散配合使用等效果更好。

【方剂性质】本方剂遵循药效、药能配伍的凉性方剂。

【方剂分析】本方以杀黏、止痛、刺痛、清热的草乌叶为主（君药），以杀黏、消肿、止痛、消黏、开窍脉通等作用的麝香、没药、多叶棘豆同为辅助（臣药），以清血热、止泻止血的茜草、清血热、止刺痛、解毒的闹羊花同为辅助（佐药），以及解毒、祛除病变、调理体素、调节胃酸碱平衡的诃子为服使（使药）而配制的对黏热、瘟疫热、肠刺痛、赤白痢疾等病症像英雄般的方剂。

漏芦花－12（洪高乐召日－12）

【处方来源】《至高要方》

【处方组成】漏芦花、多叶棘豆、草乌叶、麦冬、角茴香、白檀香、寒制红石膏、红花、没药、牛黄、麝香、五灵脂〔丸剂·每10丸重2克〕。

【功能】杀黏，清热。

【主治】用于黏热、疫热相讧、重症希日热、白喉、炭疽等病症。

【用量】成人每次 13—15 丸。

【用法】每日 1—2 次，早、晚饭后口服。

【药引子】温开水，苦参、白檀香做药引子。

【注解】孕妇禁用。年老体弱者、儿童减量慎或遵医嘱。

【奇迹方】蒙医临床常用处方。洪高乐召日 —12（帮吉•朱呢）适用于黏性热症、白喉、炭疽等症，特别对重症希日热有独特效果，被称为战斗堡垒。

【临床指导】对于黏热、疫热相讧、重症希日热、白喉、炭疽等病症洪高乐召日 —12 和清瘟消肿 —9 味丸（吉角木•道日吉）、清热 —8 味丸、地格达 —8 味散、哈日 —12 味散等药，根据病情辨证配合使用效果会更好。

【方剂性质】本方剂是遵循药味、药效配伍的凉性方剂。

【方剂分析】本方以味苦、性凉、钝能、杀黏、刺痛、清热解毒、祛瘟疫热的漏芦花为主（君药），以味涩、性凉、锐能、消黏、止痛、刺痛作用的草乌叶、味苦、性凉、杀黏止疼、消肿、解毒、开窍脉通的麝香、没药、多叶棘豆、角茴香均为辅助（臣药），以味甘、性凉、清热解毒、止咳、清肺热的寒制红石膏、味苦、性凉、清热解毒、清血热、安神的牛黄、红花、麦冬、味涩、性寒、清热、血热、清燥热的白檀香均为辅助（佐药），以味苦、性凉、锐能、清热解毒、止痛、调理体素、燥希日乌素的五灵脂为服使（使药）而配制的对黏热症，特别对重症疫病有独特效果方剂。

纳格布 —9（九黑丸）

【处方来源】《医法海鉴》

【处方组合】黑云香、麝香、制草乌、石菖蒲、雄黄、沉香、牛黄、阿魏、香墨〔丸剂•每 10 丸重 2 克〕。

【功能】消黏，杀虫，消黏，解毒，刺痛，防瘟疫。

【主治】用于流感、亚麻病、白喉、瘟疫、炭疽、肠刺痛、胸刺痛、脉病等。

【用量】成人每次 7—9 丸。

【用法】每日 1 次，晚睡前口服。

【药引子】内服用温开水，檀香、紫檀做药引子。外用可取数粒纳格布 —9 味丸（九黑丸）装入小布袋随身携带或粉碎成细粉吸入鼻孔或涂敷皮肤和患处。

【注解】孕妇禁用。年老体弱者慎用或遵医嘱。

【奇迹方】蒙医临床常用处方。纳格布 —9 味丸是预防黏热引起的瘟疫、流感、传染性瘟疫等症的守护神，是内外两用的妙方，对预防瘟疫感染奇特方，被称为驱鬼利康之方。

【临床指导】对于流感、亚麻病、白喉、瘟疫、炭疽、肠刺痛、胸刺痛、脉病等纳格布 —9 味丸都有特效，并且根据病情，综合分析，准确诊断后也可以针对下药，如出现亚麻病特症，就用秘诀红花 —13 味丸、阴阳止痛剂（尼达哈朱尔）、胡日查 —6 味丸等选择最适合的配合，如出现肠刺痛、胸刺痛等症，就用巴特日 —7 味丸和沉香安神散等选择最适合的配合等等。

【方剂性质】本方剂是遵循药效配伍的平性方剂，为预防瘟疫方。

【方剂分析】本方以消黏杀虫、开窍、消肿、止痛、燥希日乌素、解毒的诃子汤泡制草乌、麝香、菖蒲、没药同为主（君药），以止白喉、炭疽、杀虫消黏、止痒、消肿、抑制瘟疫作用的雄黄、独头蒜同为辅助（臣药），以杀虫、止刺痛的阿魏、清热解毒、安神的牛黄、清热、刺痛的沉香均为辅助使（佐使药）配制的杀黏、清热、刺痛、安神之功效俱全的内服外用的预防瘟疫的专方。

【附注】该方剂里配伍的草乌用水蒸气法炮制，将精选草乌置放在蒸气锅上，用武火连续蒸四五小时后，取出晾干即可。雄黄按炮制规范炮制，可参阅哈它嘎格其 —7 的【附注】条款。

清瘟消肿－9（吉召木·道日吉）

【处方来源】《至高要方》

【处方组合】诃子汤泡制草乌、侧柏叶、贯众、甘松、红花、麝香、牛黄、银珠、熊胆粉、白硇砂〔丸剂•每 10 丸重 2 克〕。

【功能】消黏，未成熟热，收敛陈旧热病，刺痛。

【主治】用于未成熟热、陈旧性热、瘟疫发烧、扩散热、风湿病、吾亚曼病、炭疽结喉、痢疾、偏瘫、亚玛、半身不遂、黏热性便秘、尿闭等病症。

【用量】成人每次 9—11 丸。

【用法】每日 1 次，晚睡前口服。

【药引子】温开水，地丁独味汤、四味土木香散做药引子。

【注解】孕妇禁用。年老体弱者、儿童减量慎用或遵医嘱。

【奇迹方】蒙医临床习用处方。清瘟消肿－9 味丸主要用于消黏、刺痛、未成熟热、陈旧热、感冒咽喉疼痛、吾亚曼病等，是消除炎症热的领军之方。

【临床指导】对于未成熟热、陈旧性热、瘟疫发烧、扩散热、风湿病、吾亚曼病、炭疽结喉、痢疾、偏瘫、亚玛、半身不遂、黏热性便秘、尿闭等病症有很好的治疗效果。并且根据临床具体病情，同其他药方联合使用效果更好。参考使用药物如下：四味土木香散，清热－25 味丸，珍宝丸，扎冲－13 味丸（伊和•嘎日迪－13），毛驴－25 味丸等药物，选择最适合的配合使用。

【方剂性质】本方剂是遵循药效配伍的凉性方剂。

【方剂分析】本方以清热、清血热、解毒、抑疫热、镇静安神的牛黄、红花同为主（君药），用甘松配伍清陈旧热、用贯众配伍清毒热、用草乌、麝香配伍消黏、刺痛、燥希日乌素，用侧柏叶配伍抑炭疽，用熊胆粉配伍止腐、止血、除希日乌素均为辅助（臣药），利尿消肿、除希日乌素的白硇砂、清脉热的银朱同为辅助使（佐使药）而配制的对消黏，热成熟，燥希日乌素，止刺痛，祛白脉病的最佳方剂。

【附注】该方剂里配伍的草乌按诃子汤泡办法炮制，炮制方法可参阅嘎日迪－5【附注】条款。牛黄、麝香不宜用人工代替配伍。红花可西红花代替配伍效果更好。

总结

★配伍制剂消黏病类方剂使用的药味、药性、药能和配伍用的原材料及药引子，前文已做了统计归纳，现就使用消黏病类病类处方进行治疗期间在饮食起居应注意的事项提供以下参考。

【味、性、能】☆共使用苦味 22 次（微苦 2 次）、辛味 10 次、甘味 8 次、涩味 6 次、咸味 2 次（微咸味 1 次）。

☆共使用凉性 19 次、温性 6 次、平性 3 次、寒性 2 次、热性 1 次。

☆共使用钝能 18 次、轻能 12 次、重能 9 次、锐能 9 次、燥能 8 次、腻能 6 次、和能 6 次、柔能 5 次、锐能 5 次、稀能 4 次、毒性药 5 次、动能 2 次、淡能 2 次、固能 2 次。

【原材料】共使用金色诃子 3 次，诃子汤泡制草乌 5 次，木香和石菖蒲各 3 次，麝香 6 次，黄连和北沙参及黑云香各 5 次，拳参和多叶棘豆各 3 次，土木香 2 次，漏芦花 3 次，草乌叶、麦冬、角茴香、白檀香、寒制红石膏、红花、没药各 2 次，牛黄 4 次，石膏、侧柏叶、贯众、甘松、银珠、熊胆粉、硇砂、雄黄、阿魏各 2 次，独头蒜、茜草、闹羊花、胡黄连各 1 次。上述原材料具体临床治疗过程中，都可以辨证加或减配伍使用效果更好。

【药引子】共使用了查干汤 3 次，阿嘎日－15、乌兰•赞丹－3 汤、红糖、苦参汤、白檀香各 2 次，紫檀香、苏龙嘎－4 汤、地格达，古古乐独味汤各 2 次，温开水 6 次。具体治疗过程中以上药引子都可以根据具体病情，综合分析，辨证合理调配使用，药效会更好地起作用。

【饮食起居】

一、饮食

1. 均衡营养。

2. 每天提供的能量，蛋白和其他主要营养素，应该达到我国成人体力活动的参考摄入量。

3. 每天供给的食物应包括谷类、蔬菜类、鱼类、蛋类、奶类、肉禽类、豆类及适量的脂肪和少量调味品。食物烹调应科学合理，尽量减少营养素的流失，应清淡、多样化。

4. 在服用消黏病类药物或治疗期间，不宜吃苦味、辛辣刺激的食物。多吃一些碱性食物，如馒头、豆沙包、爬豆、绿豆做的食材。

喝清淡碱性和微酸性饮品或豆浆。多吃一些绿色蔬菜类和含纤维素食材。不宜喝浓茶，更不能吸烟喝酒。选择性吃一些牛、羊、马、狗、兔肉等热性肉类和鸡、鸭、鹅、猪肉和鲫鱼等，适当吃水果类补充维生素，不宜喝冷饮品。吃一些清淡、稀、柔等食物，确保营养平衡。

5. 每天适当吃一些干果，如杏仁、五味子、南瓜子、开心果等。水果、蔬菜、干果中含有人体需要的多种维生素，它们可以提高机体免疫力，促进新陈代谢。

二、起居

1. 根据四季的气候变化、注意穿戴，要尽量适宜天气变化，注意风寒感冒，每天保持适当运动，锻炼身体，提高自身免疫力，作息时间相对规律，保证睡眠质量，最关键每天保持正常排便为好。

2. 不宜居住在潮湿或阴凉处。要避免淋雨，平时多晒太阳，但注意强光照射，避免中暑，在温湿度相对平衡处居住。时刻注意饮食起居，药物才能起效快，且对身体恢复健康十分有利。

第十二章　治疗宝日病类方剂

调元大补 −25（胡日亚各其 − 汤）

【处方来源】《金诃子串珠》

【处方组合】藏红花、猪血、诃子、栀子、川楝子、土木香、川木香、萹蓄、胡黄连、角茴香、麦冬、石榴、酸梨干、贯众、小秦艽花、野菊花 、细辛、芫荽子、波棱瓜子、乌奴龙胆、蓝盆花、瞿麦、花香青兰、水柏枝、寒制红石膏、豆蔻〔汤剂〕。

【功能】调元，解毒，开胃，祛巴达干希日，收敛扩散之宝日热。

【主治】用于宝日病、毒热、陈旧热、不思饮食、机体寒热不平、无盛赫依而热清巴达干希日、口渴、胃痛等病症。

【用量】成人每次 3−5 克。

【用法】每日 1−2 次，早、晚饭后口服。

【药引子】水煎服，开水冲温服，蜂蜜、红枣、红糖、白糖中、挑选最适合的做药引子。

【注解】孕妇、年老体弱者或儿童减量。

【奇迹方】蒙医临床习用处方。调元大补 −25 味汤（伊和•汤）译为大汤，其配伍药味多，且治疗范围广泛，性平又无毒性。特别对三根失调、宝日扩散、毒热、陈旧热、不思饮食、寒热不平等病症，好似海纳百川，也称药中致君。温柔调补之妙方。

【临床指导】对于宝日病、毒热、陈旧热、不思饮食、机体寒热不平，无盛赫依而热清巴达干希日、口渴、胃痛症，调元大补 −25 味汤都有很好的效果，特别对宝日病、毒热、陈旧热、不思饮食、机体寒热不平，

就用调元大补 —25 味汤配合使用清肝 —27 味丸、宝如音•塔拉、石榴 —14 味散治疗效果会更好。如口渴、食欲不振、胃痛就把调元大补 —25 味汤和五味清浊丸、升阳 —11 味丸、红花清肝 —13 味丸联合使用，治疗效果会更好。

【方剂性质】本方剂是几种类药材的功效配伍的平性方剂，为宝日病总方。

【方剂分析】本方以清血热、希日热、解毒、分离血液作用的药物藏红花、沙日－汤、麦冬、瞿麦、胡黄连、地丁、波棱瓜子、蓝盆花、小秦艽花均为主（君药），以抑制巴达干宝日等作用的土木香、酸梨干、芫荽子，收敛扩散宝日热邪、毒热邪作用的猪血、贯众、野菊花、香青兰均为辅助（臣药），以消食、开胃、解毒、调理体素作用的石榴、石膏、豆蔻、寒制红石膏均为辅助使（佐使药）而配制的不但调元，调理三根（赫依、希日、巴达干）失调，调理体素，收敛陈旧性宝日热扩散，祛除巴达干希日，抑制赫依增生，旧宝日病的最典型方剂。

【附注】该方剂里配伍的波棱瓜子，可木鳖子代替配伍使用。糖尿病、血糖高者，不宜用白糖和冰糖做药引子或遵医嘱。

伊和·给旺 —13（给旺 —13）

【处方来源】《医法海鉴》

【处方组合】酸梨干、制木鳖子、红花、牛黄、瞿麦、川木通、地丁、沙棘、花香青兰、芫荽子、五灵脂、蓝盆花、土木香〔丸剂•每 10 丸重 2 克〕。

【功能】清希日热，清肝热，清血热，清热凉血，止血。

【主治】用于肝宝日盛、血热、肝损伤、肝血盛、肝热、吐血便血、九窍出血、渗漏型宝日病、宝日扩散于肝等病症。

【用量】成人每次 13—15 丸。

【用法】每日 1—2 次，早、晚饭后口服。

【药引子】温开水，藏红花、熊胆粉做药引子。

【注解】孕妇禁用。年老体弱者减量慎用或遵医嘱。

【奇迹方】临床常用处方。伊和·给旺 −13 味丸适用于肝宝日，宝日扩散于肝，渗漏型宝日病治愈好比囊中取物。

【临床指导】伊和·给旺 −13 味丸除对肝宝日盛、血热、肝损伤、肝血盛、肝热、吐血便血、九窍出血、渗漏型宝日病，宝日扩散于肝等症都有特效外，根据临床具体病情综合分析，结合临床辅助检查和把脉（号脉）问诊等诊断措施准确诊断后，也可配合使用宝如音·塔拉哈、红花 −7 味散、止血红花 −8 味散、止痢熊胆 −7 味散等药物。

【方剂性质】本方剂是遵循药效配伍的凉性方剂。

【方剂分析】本方以清肝热、解毒、安神、清血热的牛黄为主（君药），以清热、清希日热、清血热、止血、凉血、溶血、通血作用的红花、制木鳖子、瞿麦、川木通、地丁、蓝盆花均为辅助（臣药），以清肝热、宝日病习惯配伍的土木香、芫荽子、沙棘、萹蓄、酸梨干均为辅助（佐药）及解毒、调理体素的五灵脂为服使（使药）而配制的对止血、凉血、清宝日热、肝损伤、巴达干宝日，血盛均有特效的方剂。

【附注】该方剂里配伍的木鳖子按炮制规范炮制。将木鳖子用沙子里炒至微黄时取出，将外硬壳出掉，内绿皮刮净即可。红花用西红花代替配伍效果更好。

寒水石 −21（朝伦·细莫 −21）

【处方来源】《至高要方》

【处方组合】奶制红石膏、石榴、五灵脂、沙棘、木香、紫檀香、酸梨干、栀子、麦冬、诃子、牛黄、波棱瓜子、豆蔻、荜茇、紫花地丁、蓝盆花、芫荽子、瞿麦、连翘、花香青兰、土木香〔散剂〕。

【功能】愈聚合宝日，止吐，消食。

【主治】用于吐酸水、胸部灼热、肝胃区及胸背疼痛、血和希日性胃病、宝日扩散、宝日隐伏、宝日相讧及转移、陈旧性胃病等症。

【用量】成人每次 3−5 克。

【用法】每日 1—2 次，早、晚饭后口服。

【药引子】温开水，蜂蜜、诃子汤、白糖、红糖中，挑选最适合的做药引子。

【注解】孕妇、年老体弱者减量。如治疗上焦（巴达干区）宝日就用蜂蜜做药引子。如治疗中焦（希日区）宝日就用白糖做药引子。如果治疗下焦（赫依区）宝日就用红糖做药引子。

【奇迹方】蒙医临床较习用处方。寒水石 —21 味散（朝伦•细莫 —21）对肝、胃区及胸背疼痛，宝日扩散、宝日隐伏，吐酸水等病症有显著的效果。

【临床指导】对吐酸水、胸部灼热、肝胃区及胸背疼痛、血和希日性胃病、宝日扩散、宝日隐伏、宝日相讧及转移、陈旧性胃病等症寒水石 —21 味散有很好的治疗。并且根据病情具体分析，结合临床辅助检查结果，准确诊断后对症下药，如寒水石 —21 味散联合使用消食 —10 味丸、调元大补 —25 味汤、五味清浊丸、沉香 —15 味散、宝如音•塔拉哈、状西 —6 味散等效果会更好。

【方剂性质】本方剂是遵循几种药材的功效配伍的平性方剂。

【方剂分析】本方以清巴达干热、消食、解毒、抑制宝日的奶制红石膏为主（君药），以味苦、性寒、凉、腻、清热、解毒、镇静安神、清血热的牛黄、栀子、瞿麦、紫檀香，味涩、性凉、清热、清肝热、宝日病习惯配伍的药物土木香、芫荽子、沙棘、萹蓄、酸梨干均为辅助（臣药），以味苦、性凉、清希日热、清肝热、清胃肠热的麦冬、连翘、瞿麦、地丁、波棱瓜子均为辅助（佐药），以及开胃消食、调理体素、解毒清热的石榴、平赫依血相讧的木香，解毒调理体素五灵脂、诃子同为服使（使药）配制而成，是对宝日病有明显疗效的方剂。

【附注】该方剂里配伍的寒水石用奶制法炮制，可参阅清咽 —6【附注】条款。糖尿病、血糖高者，不宜用白糖、红糖、蜂蜜做药引子或遵医嘱。

寒水石·凉剂（状西·斯利朱尔）

【处方来源】《四部医典》

【处方组合】奶制寒水石、牛黄、天竺黄、红花、丁香、肉豆蔻、豆蔻、草果、蓝盆花、白檀香、紫檀香、制木鳖子、麝香、连翘、麦冬、诃子、瞿麦、木香、荜茇、肉桂、地丁〔散剂〕。

【功能】清陈旧热，隐伏热，解毒。

【主治】用于宝日病、陈旧热、隐伏热、毒热等病症。

【用量】成人每次3—5克。

【用法】每日1—2次，早、晚饭后口服。

【药引子】凉白开水，温开水，冰糖、蜂蜜做药引子。

【注解】孕妇、年老体弱者及儿童减量。

【奇迹方】蒙医临床习用处方。寒水石·凉剂对于中毒型宝日热、隐伏热、陈旧热等宝日病有特殊效果，称宝日方中之精英。

【临床指导】对宝日病、陈旧热、隐伏热、毒热等病症寒水石·凉剂有特效。并且具体病情综合分析，准确诊断后，寒水石·凉剂也可以调元大补—25味汤、宝如音·塔拉哈、五味清浊丸、寒水石—21味散配合使用效果会更好。

【方剂性质】本方剂是遵循药效配伍的凉性方剂，为中毒型宝日热主方。

【方剂分析】本方以清巴达干热、消食、解毒、清陈旧宝日的奶制红石膏为主药（君），以性寒凉、清热解毒、清血热的习惯配伍药牛黄、白檀香、紫檀香、红花、地丁、瞿麦、麦冬、连翘，性温、清五脏热的五味药均为辅助（臣药），以性凉、清热的天竺黄、红花、丁香（三凉药），特别对脏器热的药物均为辅助（佐药），并且平息赫依血相讧、解毒、调理体素的木香、诃子作为服使（使药）而配制的对毒热、宝日病的最佳方剂。

【附注】该方剂里的寒水石用奶制法炮制，可参阅浩列—6散

【附注】条款。木鳖子用沙子炒法炮制，可参阅伊和·给旺－13丸【附注】条款。准确炮制疗效会更好。

宝如音·塔拉哈

【处方来源】《通辽市蒙医研究所》

【处方组合】奶制寒水石、全石榴、土木香、红花、栀子、广木香、荜茇〔散剂〕。

【功能】宝日病，消食，开胃，补胃火。

【主治】用于宝日引起的嗳气吐酸、胃痛及背作痛、消化不良等病症。

【用量】成人每次3—5克。

【用法】每日1—2次，早饭前口服，晚饭后口服。

【药引子】温开水，红糖、白糖、蜂蜜，挑选最适合的做药引子。

【注解】孕妇、年老体弱者及儿童减量。

【奇迹方】内蒙古科尔沁地区习用处方。宝如音·塔拉哈是胃肠道宝日及后背作痛、消化不良、宝日引起的吐酸水等症的首选方。

【临床指导】对于宝日引起的嗳气吐酸、胃痛及背作痛、消化不良等症，宝如音·塔拉哈和状西－6味散、寒水石－21味散、沉香安神散、调元大补－25味汤、消食－10味丸等药物，根据病情都可以配合使用，效果会更好。

【方剂性质】本方剂是遵循药效配伍的平性方剂。

【方剂分析】本方以清巴达干热、消食、止痛、解毒、痉挛、抑制宝日的矿物药材之甘露奶制寒水石为主（君药），以消食开胃、补胃火、清巴达干赫依的土木香、开胃消化、消化大臣之药材全石榴同为辅助（臣药），以清血热、封闭脉口、清巴达干希日、调补阴阳的红花、栀子同为辅助（佐药），以及解毒、补胃火、调理体素的荜茇为服使（使药）而配制的对宝日病、胃痛及后背作痛有特效之方剂。

【附注】该方剂里配伍的寒水石用养制法炮制，将寒水石砸成小块，放入铁器内，用武火煅制透，用绵羊奶或牛奶和好，晾干即可。糖尿病、血糖高者，不宜用白糖、红糖、蜂蜜做药引子或遵医嘱。

优日勒－13

【处方来源】《通辽市蒙医研究所》

【处方组合】木香、焖煅制雕粪、全石榴、蓝盆花、瞿麦、香青兰、曼荆子、丹参、荜茇、白豆蔻、芫荽子、山柰、栀子〔丸剂•每10丸重2克〕。

【功能】胃宝日病，消积健胃，聚散，止痛，破痞，杀虫，助消化。

【主治】用于宝日病、胃肠痞症、呕吐腹泻、消化不良、吐泻、虫疾、痧症、血希日性胃痛等病症。

【用量】成人每次13－15丸。

【用法】每日1－2次，早饭前口服，晚饭后口服。

【药引子】温开水，红花，蜂蜜做药引子。

【注解】孕妇、年老体弱者儿童减量。

【奇迹方】内蒙古科尔沁地区习用处方。优日勒－13味丸为治疗渗透性宝日病、胃肠巴达干宝日病、寒热性宝日聚集等病特效之方。

【临床指导】对宝日病、胃肠痞症、呕吐腹泻、消化不良、吐泻、虫疾、痧症、血和希日性胃痛等病症，优日勒－13味丸有很好的效果，并且根据病情，辨证分析，具体症状对症下药，比如塔斯音－10味丸、伊和•给旺－13味丸、黑冰片－11味散、哈敦海鲁木勒－13味丸、六味木香散、五味清浊丸等药物配合使用。

【方剂性质】本方剂是遵循药效配伍的平性方剂，宝日寒热兼杂期和胃肠痞症总方。

【方剂分析】本方以助消化、破痞、开胃补火、消浓等作用的焖煅制雕粪为主（君药），以平息赫依血相讧、解毒、调理体素的木香，开胃消食、补胃火、除巴达干热和宝日病习惯用配伍药材全石榴、豆蔻、香青兰、芫荽子、山柰、蓝盆花均为辅助（臣药），以清血热、脉热、宝日热、肝淤血热的丹参、栀子、瞿麦同为辅助（佐药），以味辛、性温、解毒、调理体素、健胃助消化的荜茇为服使（使药）而配制的对胃肠痞症、宝日病、消化不良等均有特效的独特方剂。

【附注】该方剂里配伍的雕粪用焖煅炮制法炮制。可参阅洁白 —6【附注】条款。

总结

★配伍制剂宝日病类方剂使用的药味、药性、药能和配伍用的原材料及药引子，前文已做了统计归纳，现就使用宝日病类处方进行治疗期间在饮食起居特别注意的事项提供以下参考。

【味、性、能】☆共使用苦味 25 次（微苦 2 次）、辛味 12 次（特辛味 1 次）、甘味 12 次（微甘味 2 次）、涩味 9 次、酸味 5 次、咸味 2 次。

☆共使用凉性 22 次、温性 9 次、热性 5 次、平性 3 次。

☆共使用轻能 21 次、燥能 19 次、钝能 19 次、涩能 20 次、腻能 11 次、锐能 9 次、重能 8 次、柔能 7 次、和能 6 次、淡能 5 次、稀能 4 次、动能 3 次、固能 4 次、毒性药 3 次。

【原材料】共使用红花、地丁、角茴香、沙棘、连翘各 2 次，金色诃子、西红花、五灵脂、麦冬、猪血干、川木通、牛黄、奶制红石膏、天竺黄、酸梨干、栀子、牛黄、萹蓄、胡黄连、酸梨干各 3 次，黄连、贯众、川木香、瞿麦、小秦艽花、芫荽子各 5 次，香青兰、制木鳖、川楝子、栀子、豆蔻、石榴、木香、紫檀香、荜茇、波棱瓜子、紫花地丁、丁香、草果、白檀香、肉桂、曼荆子、山奈、焖煅制雕粪、丹参、萹蓄、花香青兰、土木香各 4 次，蓝盆花 6 次，野菊花、细辛、款冬花、花香青兰各 1 次。上述原材料具体临床治疗过程中都可以辨证加或减配伍使用效果更好。

【药引子】共使用了红糖、白糖、红花各 3 次，熊胆粉、诃子汤、冰糖、凉白开水，红枣各 1 次，蜂蜜 5 次，温开水 6 次。具体治疗过程中，以上药引子都可以具体病情综合分析辨证调配使用，药效会更好。

【饮食起居】

一、饮食

1. 均衡营养。

2. 每天提供的能量，蛋白和其他主要营养素，应该达到我国成人体力活动的参考摄入量。

3. 每天供给的食物应包括谷类、蔬菜类、鱼类、蛋类、奶类、肉禽类、豆类及适量的脂肪和少量调味品。食物烹调应科学合理，尽量减少营养素的流失，应清淡、多样化。

4. 如使用宝日病类药物或治疗期间故不宜吃牛、羊、猪等家禽动物的脏器，特别注意动物胰腺等脏器要禁吃，烤肉或烧烤类少吃，要吃宝日病有利的食物，如多吃牛肉、鸡蛋、金枪鱼等蛋白质含量较高的食材。注意食物的烹饪方式，尽量选择清蒸或清炒，避免饮食过于辛辣，选择一些五谷杂粮等粗粮，如杂粮、肉糜粥等，保持每天吃新鲜的绿色蔬菜和富含纤维素类食材和瓜果，及时补充水分，以加快身体新陈代谢。避免食用辛辣刺激油腻的食物，以免损伤脾胃功能。平时也可以吃一些益生菌，有助于肠道菌群的平衡，帮助缓解和治疗宝日病。少吃海鲜类食品，不易喝冷饮和冰饮等，以清淡又营养平衡为好。

5. 干果类适当吃一些，如五味子、沙棘、红枣、葡萄干、栗子、开心果等，帮助提高机体免疫力，多喝热水，促进新陈代谢。

二、起居

1. 根据四季的气候变化，注意穿戴，要适宜天气，注意风寒感冒，每天保持适当运动，锻炼身体，提高自身免疫力，作息时间相对规律，保证睡眠质量，保持每天排便的习惯。

2. 不宜居住在潮湿或阴凉处。要避免淋雨，平时多晒太阳，但注意强光照射，避免中暑，在温湿度相对平衡环境居住为好。

3. 时刻注意饮食起居，提高自身免疫力，这样药物起作用才快，对身体恢复健康有利。

第十三章 治疗皮肤与骨骼类方剂

阿日森－18

【处方来源】《通辽市蒙医研究所“内部专方”》

【处方组合】白云香、黑云香、决明子、冬葵果、党参、制草乌、麻黄、苦参、黄精、诃子、栀子、川楝子、文冠木膏、木香、五灵脂、石菖蒲、瞿麦、麝香〔丸剂•每10丸重2克〕。

【功能】湿疹，皮肤癣，牛皮癣，皮肤瘙痒，疱疹。

【主治】用于银屑病、牛皮鲜、疖痈、头虫病、各种皮肤病症。

【用量】成人每次11－13丸。

【用法】每日1次，晚饭后口服。

【药引子】温开水，三子散、草决明、红花、苦参－7味汤、文冠木独味汤中，选最适合的做药引子。

【注解】孕妇禁用。年老体弱者、儿童减量慎用或遵医嘱。

【奇迹方】临床常用处方。对皮肤病最好的内服外涂治疗效果明显的阿日森－18味丸，对治疗各种皮肤病具有代表性之方。

【临床指导】对银屑病、牛皮鲜、疖痈、头虫病、各种皮肤病症阿日森－18味丸都有特效。根据病情，综合分析，准确诊断后可以下药物配合使用，如孟根•沃斯－18味丸、萨仁•嘎日迪、云香－15味丸、润疆－5味汤、森登－4味汤、三子散、红花清肝－13味丸等药物。

【方剂性质】本方剂是遵循药效配伍的平性方剂。皮肤病总方。

【方剂分析】本方以燥希日乌素、止痛消肿、愈伤、皮肤瘙痒等作用的白云香、黑云香、文冠木膏同为主（君药），消黏、杀虫、开窍、止痛消肿、燥希日乌素、解毒的制草乌、麝香、石菖蒲为副主（副君），清热解毒、未成熟热，发汗，燥希日乌素的苦参、麻黄、决明子为辅助（臣药），清热、解毒、燥化脓热，消肿、愈伤、皮肤光泽柔润作用的黄精、党参，开脉窍锁、消肿的冬葵果为副辅助（副臣药），清血热、分离正常血与病血作用的沙日－汤、瞿麦，平赫依血相讧的木香同为辅助（佐药），解毒、祛除病变、调理体素、调节胃内酸碱平衡的诃子，五灵脂均为服使（使药）而配制的对治疗各种皮肤病症有特殊效果的方剂。

【附注】该方剂里配伍的草乌按炮制规范炮制，可参阅益肾－17【附注】条款。

古钱－6（呼日勒·照苏－6）

【处方来源】《观者之喜》

【处方组合】灰制古文钱、灰制炉甘石、寒制寒水石、制赤石脂、制赭石、杜仲〔散剂〕。

【功能】接骨，疗伤。

【主治】用于骨折，伤筋脉及外伤，如刀伤、子弹伤等。

【用量】成人每次3－5克。

【用法】每日1－2次，早、晚饭后口服。

【药引子】温开水，黄酒、牛骨汤、黄瓜籽做药引子。

【注解】孕妇禁用。年老体弱者减量慎用或遵医嘱。

【奇迹方】临床一般使用处方。古钱－6味散是有诸多需要炮制的矿物类药材组合。按炮制规范炮制后才可入药。可治疗接骨伤筋脉，称坚韧不拔之方。

【临床指导】对骨折、伤筋脉及外伤、刀伤、子弹伤等症，用九味秘方散、亚森·图乐吉勒、巴日拉都古鲁其－25味丸配合使用效果更好。

【方剂性质】本方剂是遵循药效配伍的凉性方剂，为接骨筋脉专方。

【方剂分析】本方以有接骨功能的制古文钱为主（君药），接骨脉筋、益强骨作用的炉甘石、赤石脂、杜仲、赭石同为辅助（臣药），解毒、调理体素，滋养精华作用的寒制寒水石为辅助使（佐使药）而配制的对骨折、伤筋、外伤均有特效的奇妙方剂。

【附注】该方剂里配伍的几种矿物药材务必炮制才入药。灰制古文钱炮制办法，将古文钱碾碎细分，放入铁器内用武火煅制法烧成灰取出晾干即可。灰制炉甘石炮制办法参阅秘诀红花 –13【附注】条款。寒制寒水石炮制办法可参阅外用溃疡散【附注】条款。赭石用明煅炮制办法，将原材料除去杂质，砸成粗块，放入铁器内用武火煅制透红，趁热放入米醋内，同办法反复数次，至淬性为止，取出晒干即可。（净赭石 50 公斤，用米醋 20 公斤）。

浩如图·宝日 – 4

【处方来源】《内蒙古蒙药制剂规范》

【处方组合】寒制红石膏、通经草、杜仲、朱砂粉〔散剂〕。

【功能】消肿，强劲骨。

【主治】用于骨折、骨质疏松等病症。

【用量】成人每次 3–5 克。

【用法】每日 1–2 次，早、晚饭后口服。

【药引子】温开水，黄酒、牛脊骨汤、黄瓜籽做药引子。

【注解】孕妇、年老体弱者、儿童减量慎用或遵医嘱。

【奇迹方】蒙医临床治疗劲骨、骨质疏松方剂极少。浩如图·宝日 –4 味散是难得的治疗和预防骨质疏松、骨折、强劲骨、滋补骨等不可多得之方。

【临床指导】浩如图·宝日 –4 味散对于强劲骨、骨折、骨质疏松症，骨性关节炎、关节肿痛、颈腰腿痛等病症有很好的效果。根据临床具体病情，综合分析，准确诊断后，浩如图·宝日 –4 味散配合使用手掌参 –37 味丸、九味秘方散、巴日拉都古鲁其 –25、亚森·图乐吉乐等药物，效果会更好。

【方剂性质】本方剂是遵循药味、药效配伍的温性方剂。

【方剂分析】本方以性平、解毒、消食、润养劲骨作用的寒制红石膏为主（君药），益愈伤、明目、解除关节劲骨僵硬的通经草为辅助（臣药），有腻、平性、和、重、淡能、清热、接骨、强劲骨的杜仲为辅助（佐药），及解毒愈伤、清白脉脑伤，镇静安神作用的朱砂粉为服使（使药）而配制，是治疗强劲骨、骨折、骨质疏松症最好的方剂。

【附注】红石膏用凉制法炮制，即将红石膏碾碎为豆粒大小，用文火炒至微白色，喷洒适量的牛黄溶液，放阴凉干燥处晾干即可。

九味秘方散（尼古查 –9）

【处方来源】《至高要方》

【处方组合】焖煅制寒水石、牛黄、熊胆粉、麝香、黑云香、制炉甘石、制赤石脂、银朱、制赭石〔散剂〕。

【功能】接骨疗伤，治血展筋、消肿、消黏。

【主治】用于骨折，肌、肤、脉、筋等外伤。

【用量】成人每次 3–5 克。

【用法】每日 1–2 次，早、晚饭后口服。

【药引子】温开水，黄酒、牛骨汤、黄瓜籽、苏木做药引子（白酒外用）。

【注解】孕妇禁用。年老体弱者、儿童减量慎用。

【奇迹方】蒙医临床常用处方。九味秘方散可配用适合药引子治疗骨折，肌、肤、脉、筋等外伤，有绝妙的效果，为战无不胜之方。

【临床指导】对骨折，肌、肤、脉、筋等外伤用九味秘方散，古钱 –6 味散、亚森•图乐吉勒、巴日拉都古鲁其 –25、珍宝丸、扎冲 –13 味丸（巴嘎•嘎日迪 –13）等药物，根据病情都可以辨证配合使用。

【方剂性质】本方剂是遵循药效配伍的凉性方剂。

【方剂分析】本方以性平、解毒、消食、润养骨作用的制寒水石为主（君药），以清脉热、敛伤的银朱、清脉热、接骨健骨、防腐作用的炉甘石、赤石脂同为辅助（臣药），杀黏、止痛、解毒、止痛作用的麝香、止血防腐的黑云香、生机、痼锁脉口的熊胆粉同为辅助（佐药），以清热解毒、安神镇静的牛黄为服使（使药）而配制，是治疗骨折伤筋及肌、肤、脉所有外伤有良效的方剂。

【附注】该方剂里配伍的寒水石炮制办法，可参阅浩道敦 –10 丸【附注】条款。制炉甘石、赭石炮制办法，可参阅古钱 –6【附注】条款。

呼胡日 –6（莫西·如克巴）

【处方来源】《蓝塔布》

【处方组合】制硫黄、诃子、诃子汤泡制草乌、白云香、决明子、苘麻子〔丸剂•每 10 丸重 2 克〕。

【功能】杀黏虫，祛希日乌素，皮肤瘙痒等。

【主治】用于皮肤瘙痒、疥疮、疱疹、黄水疮、痛风、痹病、秃疮、杀黏虫等病症。

【用量】成人每次 9—11 丸。

【用法】每日 1 次，晚睡前口服。

【药引子】温开水，白酒、红酒、文冠木独味汤做药引子。

【注意】孕妇禁用。年老体弱者、儿童减量慎用或遵医嘱。

【奇迹方】临床常用处方。呼胡日 –6 味丸，是硫黄为主配伍的针对各种皮肤病配制的对疥疮、疱疹、黄水疮、秃疮、皮肤瘙痒等病症，均有特殊效果。

【临床指导】对于皮肤瘙痒、疥疮、疱疹、黄水疮、痛风、痹病、秃疮、杀黏虫等病症都有特效外，根据具体病情综合分析，结合临床辅助检查和准确确诊后，也可以配合使用阿日森 –18 味丸、孟根•沃斯 –18 味丸、萨仁•嘎日迪丸、润疆 –5 味汤等药物。

【方剂性质】本方剂是遵循药效配伍的平性方剂。

【方剂分析】本方以抑制皮肤瘙痒、燥希日乌素、杀虫的硫黄为主（君药），燥皮肤希日乌素、除黄脓的白云香、决明子、苘麻子（希日乌素三药）为辅助（臣药），杀黏、止皮肤瘙痒、燥希日乌素、止痛作用的诃子汤泡制草乌为辅助（佐药），并解毒、调理体素、调和皮肤柔软作用的诃子为服使（使药）而配制，是治疗皮肤病的奇特方剂。

【附注】该方剂里配伍的硫黄炮制办法，将硫黄置铁锅内在放入山羊脂油炒化 3—5 次，然后用兑好水的白酒煮沸即可。诃子汤泡制草乌，可参阅嘎日迪 —17 丸【附注】条款。

亚森·图乐吉勒

【处方来源】《内蒙古蒙药制剂规范》

【处方组合】苏木、天门冬、手参、黄精、肉桂、肉豆蔻、丁香、沉香、豆蔻、槟榔、高良姜、生草果仁、木香〔丸剂·每 10 丸重 2 克〕。

【功能】滋补骨，滋补体虚，镇赫依，滋元，补肾壮骨。

【主治】用于骨折、骨质疏松症、骨性关节炎、颈腰腿痛、体乏无力、风湿骨病等。

【用量】成年人每次 13—15 丸。

【用法】每日 1—2 次，早、晚饭后口服。

【药引子】温开水，羊骨汤、牛骨汤、黄瓜籽做药引子。

【注解】孕妇、年老体弱者减量。

【奇迹方】蒙医临床对治疗骨骼的方剂极少，亚森·图乐吉勒是很难得的治疗和预防骨质疏松、骨折、补肾壮骨，用于调元滋补、滋补骨的调理、可使骨骼强壮的奇特方子。

【临床指导】亚森·图乐吉勒除对骨折、骨质疏松症、骨性关节炎、颈腰腿痛、体乏无力、风湿骨病都有特效外，可根据临床具体病情配合使用手掌参 —37 味丸、九味秘诀散、调元大补 —25 味汤、巴日拉都古鲁其 —25 味丸等药物，效果更好。

【方剂性质】本方剂是遵循药味、药效配伍的温性方剂，为骨折与骨质疏松总方。

【方剂分析】本方以味甘、味咸、性凉、轻、钝、清血热、稀释血液的苏木为主（君药），以味甘、味涩、性温、腻、柔、生精壮阳、遗精、亏精、肾寒阳虚等作用的手掌参，味甘、涩、性温、滋补养身、遗精、生精强壮、燥希日乌素、祛巴达干镇赫依、肾寒腰腿痛、失精体弱、阳痿、淤血的天门冬、黄精均为辅助（臣药），以抑制心赫依、主脉赫依的肉豆蔻、肉桂、沉香、丁香同为辅助（佐药），以味辛、味苦、性温、改善肾纳气、滋骨的槟榔、消食开胃、清巴达干赫依、化脓的白豆蔻、草果仁、高良姜均为辅助使（佐使药），以解毒、调理体素、平息赫依血紊乱的木香为服使（使药）而配制的对骨质疏松、风湿骨病、补肾壮骨有疗效的奇葩方剂。

总 结

★配伍制剂皮肤与骨骼类方剂使用的药味、药性、药能和配伍用的原材料及药引子，前文已做了统计归纳，现就使用皮肤与骨骼类处方进行治疗期间在饮食起居应注意的事项提供以下参考。

【味、性、能】☆共使用苦味19次（微苦4次）、辛味14次、甘味11次（甘味1次）、涩味10次、酸味2次、咸味2次。

☆共使用凉性15次、温性11次、平性4次、寒性3次、热性1次。

☆共使用轻能15次、燥能14次、钝能13次、涩能11次、腻能8次、重能7次、柔能6次、锐能7次、和能3次、稀能3次、淡能3次、动能3次、毒性药3次、固2次。

【原材料】白云香、黑云香、决明子、冬葵果、党参、诃子汤泡制草乌、麻黄、苦参、黄精、诃子、栀子、川楝子、文冠木、木香、五灵脂、石菖蒲、瞿麦、制古文钱、制炉甘石、寒制寒水石、制赤石脂、制赭石、杜仲、焖煅制寒水石、牛黄、熊胆粉、麝香各2次，银朱、苏木、天门冬、手参、肉桂、丁香、肉豆蔻、沉香、白豆蔻、槟榔、高良姜、生草果仁、制硫黄、苘麻子各1次。上述原材料具体临床治疗过程中都可以辨证加或减配伍，使用效果更好。

【药引子】共使用了温开水5次，文冠木独味汤2次、黄酒2次，沙日－汤，牛骨汤2次、黄瓜籽2次、苏木2次、白酒2次，羊肉汤，红酒。具体治疗过程中，以上药引子都可以根据具体病情综合分析，辨证合理调配使用，会更好的起作用。

【饮食起居】

一、饮食

1．均衡营养。

2．每天提供的能量，蛋白和其他主要营养素，应该达到我国成人体力活动的参考摄入量。

3．每天供给的食物包括谷类、蔬菜类、鱼肉类、蛋类、奶类、肉禽类、豆类及适量的脂肪和少量调味品。食物烹调应科学合理，尽量减少营养素的流失，应清淡、多样化。

4．使用皮肤与骨骼类药物或治疗期间禁止吃辛辣、性热、锐能食物，以有营养、补钙食品为主，以补充蛋白质、镁、锌等营养素为铺。适量吃一些猪、鸡、鸭、鹅等家禽动物的皮和豆腐类食材。不宜吃油腻海鲜类食品，多吃醋少吃盐，食材主要以如牛尾骨、羊棒骨、猪脊骨、五谷杂粮及粗粮为主，每天吃绿色蔬菜类和纤维素类食品和瓜果类，不宜喝冷饮和冰饮，保持营养相对平衡。

5．适当喝一些红枣和枸杞茶，对补气血和滋润皮肤有一定功效。红莲薄荷茶解增强体内的活性细胞达到滋润皮肤的效果。荷叶山楂茶，对促进体内黑色素排出，具有保养皮肤的效果。

6．干果类适当吃一些如五味子、沙棘、红枣、葡萄干、栗子、开心果等，提高自身免疫力。

二、起居

1．根据四季的气候变化，注意穿戴，要适宜天气，注意风寒感冒，每天保持适当运动，锻炼身体，提高自身免疫力，作息时间相对规律，保证睡眠质量，不能熬夜，保持每天排便的习惯。

2．不宜居住在潮湿或阴凉处。要避免淋雨，平时多晒太阳，促进维生素 D 的合成，利于骨头生长，但注意勿强光照射，避免中暑。在温湿度相对平衡处居住。

3．时刻注意饮食起居，提高机体免疫力，促进新陈代谢，这样药效才能起作用，对身体恢复健康有利。

第十四章　治疗白脉病类方剂

扎冲 —13（伊和·嘎如迪 —13）

【处方来源】《至高要方》

【处方组合】诃子、诃子汤泡制草乌、石菖蒲、木香、甘草、沉香、奶制珊瑚、奶制珍珠、禹粮土、丁香、肉豆蔻、淬磁石、麝香〔丸剂·每10丸重2克〕。

【功能】祛风通窍，舒筋活血，镇静安神，杀黏，燥希日乌素。

【主治】用于白脉病、中风、黏性刺痛、吾亚曼病、白喉、炭疽、瘟疫、转筋、关节希日乌素症、丹毒、亚玛症。

【用量】成人每次9—11丸。

【用法】每日1次，晚睡前口服。

【药引子】温开水，四味土木香散、调元大补 —25味汤、沉香安神散做药引子。

【注解】孕妇禁用。年老体弱者慎用或遵医嘱。

【奇迹方】蒙医临床习用处方。民间有难诊之病就用扎冲 —13味丸的传说。扎冲 —13味丸对于白脉病、镇静安神、左瘫右痪、口眼歪斜、言语不清等病症是稳妥之方。对白脉病、手脚麻木半身不遂等症治，愈称灵丹妙药、药到病除。打水丸朱砂包衣可增强清血脉热作用。

【临床指导】对于白脉病、中风、黏性刺痛、吾亚曼病、白喉、炭疽、瘟疫、转筋、关节希日乌素症、丹毒、亚玛症，扎冲 —13味丸都有特效，并且根据临床表现，具体病情综合分析，结合临床辅助检查，必要时做核磁共振或CT检查，准确诊断后，对症下药。如扎冲 —13味丸、珍珠

活络 −29 味丸、调元大补 −25 味汤、那如 −4 味丸、嘎日迪 −5 味丸、驴血 −25 味丸等，特别对白脉病、中风，用扎冲 −13 味丸配合使用珍珠活络 −29 味丸、五味清浊丸、红花清肝 −13 味丸、安宫牛黄丸高档等药物，效果会更好。

【方剂性质】本方剂是遵循药效配伍的平性方剂，为白脉病总方。

【方剂分析】本方以消黏、消肿、刺痛、燥希日乌素止痛等作用的泵阿 −5 丸为主（君药）以祛除白脉病、清脉热、镇静安神、脑脊髓疾病的淬磁石、珍珠、禹粮土、奶制珊瑚、甘草均为辅助（臣药），以抑制心赫依、主脉赫依的肉豆蔻、沉香、丁香均为辅助（佐药），解毒、调理体素、祛除病变的诃子为服使（使药）而配制的对黏邪引起的口眼歪斜、言语不清、半身不遂、僵直等脑及白脉病有显著疗效的方剂。

【附注】该方剂里配伍的草乌用诃子汤泡法炮制，可参阅益肾 −17 味丸【附注】条款。珊瑚和珍珠用奶制法炮制，将精选好珊瑚、珍珠放入牛奶里，用文火煮至 4−6 个小时，取出晾干即可用。淬磁石用淬酥法炮制，将磁石砸成小碎块，用武火煅成透红，趁热放入米醋中，同样办法淬酥，至淬性为止，取出晾干。扎冲 −13 味丸【一方】（伊和·嘎日迪 −13）和扎冲 −13 味丸【二方】（巴嘎·嘎日迪 −13）差别是【一方】配伍天然麝香，【二方】配伍人工麝香，其他原材料都一致。

珍珠活络 −29（伊和·额日敦）

【处方来源】《至高要方》

【处方组合】珍珠、紫檀香、白檀香、海金沙、诃子、石膏、白豆蔻、枫香脂、川楝子、栀子、西红花、肉豆蔻、生草果仁、沉香、苘麻子、决明子、土木香、木香、甘草、肉桂、丁香、地锦草、香旱芹、黑种草子、方海、荜茇、羚羊角、麝香、牛黄〔丸剂·每 10 丸重 2 克〕。

【功能】愈白脉损伤，清陈热，燥希日乌素，安神，舒筋活络，清热等。

【主治】用于血脉、白脉损伤、半身不遂、陶赖、赫如虎、吾亚曼、肾脉震伤，及肾热、抽筋、热邪陈旧而扩散于脉、关节僵直、希日乌素症、疫热等病症。

【用量】成人每次 13—15 丸。

【用法】每日 1—2 次，早、晚饭后口服。

【药引子】温开水，文冠木 –4 味汤、乌兰 –13 味汤、四味土木香散、三子散、调元大补 –25 味汤、沉香安神散等，都可以配合做药引子。

【注解】孕妇、老年体弱者减量或遵医嘱。

【奇迹方】蒙医临床习用处方。沃森•萨病即用珍珠活络 –29 味丸（散普拉•敖日布）的说法。用于对白脉病、高血压病症、希日乌素病、神经麻痹、舒筋活络等病症，珍珠活络 –29 味丸（伊和•额日敦）千年古方值得信赖、称蒙药方剂里的古老松树。

【临床指导】对血脉、白脉损伤、半身不遂、陶赖、赫如虎、吾亚曼、肾脉震伤、肾热、抽筋、热邪陈旧而扩散于脉，关节僵直、希日乌素症、疫热等病症，珍珠活络 –29 味丸有很好的效果，具体病情综合分析对症下药。如白脉损伤、半身不遂、神经麻痹，就用珍珠活络 –29 味丸、清瘟消肿 –9 味丸、五味清浊丸、红花清肝 –13 味丸、安宫牛黄丸（高档）、大活络丹等配合使用。如高血压病症，就用珍珠活路 –29 味丸、乌兰 –13 味汤（玛日钦•朱苏木）、安宫牛黄丸（高档）、沉香安神散配合使用。如陶赖、赫如虎、希日乌素病症，就用珍珠活络 –29 味丸、云香 –15 味丸、润僵 –5 味汤、孟根•沃斯 –25 味丸、文冠木 –4 味汤等配合使用。如肾脉震伤、肾热症，就用珍珠活络 –29 味丸、搏格仁•阿如拉 –10 味丸、肾复康胶囊、至灵菌丝胶囊等配合使用。

【方剂性质】本方剂是遵循药效配伍的凉性方剂，蒙医经典古方。

【方剂分析】本方以具有镇静安神及医治白脉病、脑髓病、愈伤、解毒良药珍珠为主（君药），以清热、清血热、解毒、清肝热、安神镇静的牛黄，清毒热、消黏、开窍的麝香，清脉热的甘草，清命脉热、主脉赫依的丁香，清心肺赫依的沉香，调理调节治愈五脏的习惯配伍用药材、肉豆蔻、豆蔻、石膏、红花、生草果仁均为辅助（臣药），清邪血热的羚羊角、清化脓、燥希日乌素的希日乌素三药，清脉热的地锦草、清血热的紫檀、栀子、清心肺骚热的檀香、清身热、利尿的方海、海金沙均为辅助（佐药），平气血紊乱相讧的木香、止痛的土木香、除肝胃赫依之寒邪的肉桂、黑苣生，解毒、调理体素、补胃火的荜茇、诃子均为服使（使药）而配制的对白脉病、肌筋萎缩、神经麻痹、燥希日乌素、热病日久深伏于体内、高血压病、肾热膀胱热、皮肤病等功效俱全，最难得的普遍使用的大方剂。

【附注】该方剂里配伍的珍珠、珊瑚用牛奶法炮制。可参阅扎冲 －13【附注】条款。麝香、牛黄、西红花、羚羊角不宜用其他药物代替配伍。珍珠活络 －29 味丸（伊和•额日敦）和珍宝丸（巴嘎•额日敦）的区别为伊和•额日敦配伍用麝香、牛黄、羚羊角，西红花。巴嘎•额日敦配伍用人工牛黄、人工麝香、水牛角浓缩粉、草红花。

嘎拉·萨乌日勒

【处方来源】《内蒙古蒙药制剂规范》

【处方组成】诃子、石菖蒲、木香、枫香脂、合成冰片〔丸剂•每 10 丸重 2 克〕。

【功能】清热，消肿，止痛。

【主治】用于嘎拉•萨病所致机体活动障碍，及神昏、肾热、烦躁、头痛、失眠、偏头痛、关节肌肉刺痛症。

【用量】成人每次 13－15 丸。

【用法】每天 1－2 次，早、晚饭后口服。

【药引子】温开水，乌兰 －13 味汤、三子散做药引子。

【注解】孕妇、年老体弱者减量。

【奇迹方】蒙医临床常用处方。嘎拉•萨乌日勒主要治疗突然头痛加重、呕吐、半身不遂、言语不清、神昏等。高血压者容易得嘎拉萨病。嘎拉•萨乌日勒为嘎拉萨病的冲锋陷阵之方。

【临床指导】嘎拉•萨乌日勒对嘎拉萨病所致机体活动障碍，神昏、肾热、烦躁、头痛、失眠、偏头痛、关节肌肉刺痛都有特效。特别对嘎拉萨病所致机体活动障碍，神志不清、偏头痛症，用珍珠活络－29味丸、阿魏－8味丸、沉香安神散、扎冲－13味丸、人参再造丸、乌兰•赞丹－3味汤配合使用，效果更好。

【方剂性质】本方剂是由遵循药味、药效配伍的凉性方剂。

【方剂分析】本方以味辛、微苦、性凉、燥、燥希日乌素、止痛消肿、消黏的枫香脂为主（君药），以味苦、味辛、性温、钝、杀虫、消黏、除希日乌素的石菖蒲、味辛、苦、涩、性寒、钝、稀、清热、消肿、止痛的合成冰片同为辅助（臣药），以解毒、调理机体、平息赫依血相讧的木香为佐药，五味俱全、八大功效、解毒、调理体素、祛除病变、调节胃内酸碱平衡的诃子为服使（使药）而配制的用于治疗头疼烦躁、神昏失眠、嘎拉萨病引起的机体活动障碍的最佳方剂。

新·萨乌日勒

【处方来源】《内蒙古蒙药制剂规范》

【处方组合】枫香脂、红花、制珍珠、紫草茸、苦地丁、山柰、麝香〔丸剂•每10丸重2克〕。

【功能】愈白脉损伤，清热，解毒，燥希日乌素。

【主治】用于萨病初期、热症显著者、肌肉、白脉损伤所致的疼痛，肿胀、功能障碍等病症。

【用量】成人每次13—15丸。

【用法】每日1—2次，早、晚饭后口服。

【药引子】温开水，四味土木香散做药引子。

【注解】孕妇忌服。年老体弱者减量慎用或遵医嘱。

【奇迹方】蒙医临床较常用处方。新萨也叫赫依•萨。新•萨乌日勒最适合萨病初期、肌肉刺痛、手脚麻木肿胀等病症，也是白脉病最初期使用的方剂，可称白领之方。

【临床指导】对萨病初期、热症显著者、肌肉、白脉损伤所致的疼痛、肿胀、功能性障碍等症，新•萨乌日勒和四味土木香散、润僵－5味汤、扎冲－13味丸、大活络丹丸、沉香－15味散都可以配合使用。

【方剂性质】本方剂是遵循药效配伍的平性方剂，为白脉、中风初期方。

【方剂分析】本方以味辛、微苦、性凉、燥、燥希日乌素、止痛消肿、消黏的枫香脂、味甘、微苦、性凉、钝、柔、封锁脉窍、止痛消肿的红花同为主（君药），以清血热、清白脉及脑损伤、安神、解毒、生肌的珍珠、紫草茸同为辅助（臣药），以清希日、清巴达干赫依、补胃火、稀释血液的山柰、苦地丁同为辅助（佐药），及解毒、消黏、止痛消肿、开窍脉通的麝香为服使（使药）而配制的对白脉损伤、萨病初期的首选方剂。

【附注】该方剂里配伍的珍珠用奶制法炮制，可参阅珍珠活络－29【附注】条款。

沃森·萨乌日勒

【处方来源】《内蒙古蒙药制剂规范》

【处方组合】诃子、石菖蒲、木香、枫香脂、山柰〔丸剂·每10丸重2克〕。

【功能】祛巴达干赫依，促血运。

【主治】用于沃森萨病所致机体活动障碍、言语不清、身体疲乏、食欲及消化功能减退、痰涎增多、巴达干赫依性头疼，头晕症等。

【用量】成人每次13—15丸。

【用法】每日1—2次，早、晚饭后口服。

【药引子】温开水，四味土木香散、天灵盖－3味汤、调元大补－25味做药引子。

【注解】孕妇、年老体弱者减量。

【奇迹方】蒙医临床习用处方。沃森·萨乌日勒主要用于年龄偏大或左侧肢体障碍者。沃森·萨乌日勒对治疗机体活动障碍、言语不清、身体疲乏、痰涎出多等症，可十拿九稳。

【临床指导】对机体活动障碍、言语不清、身体疲乏、食欲及消化功能减退、痰涎增多、巴达干赫依性头疼、头晕症，沃森•萨乌日勒和珍珠活络－29味丸、扎冲－13味丸、乌兰•赞丹－3味汤、乌阿魏－8味丸、安宫牛黄丸（高档）都可以配合使用。

【方剂性质】本方剂是遵循药效配伍的温性方剂。

【方剂分析】本方以五味俱全、八大功效、祛除病变、解毒、调理体素、收敛创伤、生肌的药之汗得名的诃子为主（君药），以补胃火、消食开胃、杀黏虫、清希日乌素、止腐的石菖蒲、枫香脂同为辅助（臣药），清巴达干赫依、抑制赫依血相讧、解毒、止痛、稀释血液、祛除痰涎、调理体素的山柰、木香同为辅助使（佐使药）而配制的对沃森萨病所致的语言不清，机体活动障碍，巴达干赫依性头晕头痛有特效之方剂。

总结

★配伍制剂白脉病类方剂使用的药味、药性、药能和配伍用的原材料及药引子，前文已做了统计归纳，现就使用白脉病类处方进行治疗期间在饮食起居应注意的事项提供以下参考。

【味、性、能】☆共使用苦味17次（微苦味3次）、辛味17次（微辛味1次）、涩味12次、甘味11次（微甘味1次）、咸味6次。

☆共使用凉性14次、温性10次、平性6次、寒性5次、热性3次。

☆共使用轻能17次、燥能16次、钝能15次、涩12次、柔能11次、腻能8次、重能7次、锐能6次、和能5次、动能4次、固能2次、淡能2次、稀能2次。

【原材料】共使用金诃子、木香、枫香脂各4次，诃子汤泡制草乌、石菖蒲、酒珊瑚、炒珍珠、禹粮土、丁香、肉豆蔻、淬磁石、人工麝香、奶制珍珠、地锦草、香旱芹、黑种草子、方海、荜茇、麝香各3次，甘草、沉香、紫檀香、白檀香、海金沙、石膏、川楝子、栀子、西红花、生草果仁、羚羊角、苘麻子、决明子、土木香、肉桂、牛黄、合成冰片、红花、紫草茸、苦地丁、白豆蔻、奶制珊瑚、山柰各2次。上述原材料具体临床治疗过程中都可以辨证加或减配伍使用，效果更好。

【药引子】共使用了温开水 5 次，四味土木香散 4 次，调元大补 −25 味汤、沉香安神散、文冠木 −4 味汤、三子散、沉香 −15 味散、乌兰 −13 味汤各 2 次，天灵盖 −3 味汤 1 次。具体治疗过程中，以上药引子都可以具体病情综合分析，辨证合理调配使用，药会更好地起作用。

【饮食起居】

一、饮食

1．使用白脉病类药物或治疗期间，禁止吸烟喝酒，不宜喝浓茶，不易吃油腻脂肪类食物，如肥肉、炸鸡、动物肝胀、肉肠等。预防造成动脉硬化和血管弹性减弱，容易引起血管狭窄甚至闭塞样改变，从而血管堵塞加重。还注意减少钠盐的摄入，不宜吃辛辣味、性热、锐能食物，营养搭配相对平衡。

2．适当吃一些新鲜水果和蔬菜，如胡萝卜、菠菜、苹果、猕猴桃、火龙果等。补充丰富的维生素，促进身体对营养物质的吸收，选择性吃一些猪、鸡、鸭、鹅等家禽动物的肉和豆制品类食材。多吃醋少吃咸，吃五谷杂粮及面搭配，多吃绿色蔬菜类和富含纤维素类，不宜喝冷饮。

3．适当吃一些干果类的五味子、沙棘、红枣、葡萄干、栗子、开心果等，提高自身免疫力。

二、起居

1．根据四季气候变化，注意穿戴，适宜天气，每天保持适当运动，锻炼身体，提高自身免疫力。

2．作息时间相对规律，保证睡眠质量，保持每天按时排便。注意风寒感冒，不宜居住在潮湿或阴凉处。

3．平时多晒太阳，但不易强光照射，避免中暑，在干爽并温湿度相对平衡地区和环境居住。时刻注意饮食起居变化，这样药效会更好，并对身体恢复健康十分有利。

第十五章　滋补养身类方剂

旺拉格－15

【处方来源】《蒙医内科学研究》

【处方组合】羊奶制手参、玉竹、天冬、黄精、肉桂、荜茇、紫茉莉、杧果核、大托叶云实、蒲桃、豆蔻、刀豆、石榴、炒菱角、冬虫夏草〔丸剂•每10丸重2克〕。

【功能】强身，补肾，补气，祛寒，燥希日乌素。

【主治】用于肾寒肾虚、浮肿、耳鸣头痛、腰酸腿痛、遗精等病症。

【用量】成人每次13－15丸。

【用法】每日1－2次，早、晚饭后口服。

【药引子】温开水，羊骨汤、四骨汤做药引子。

【注解】孕妇慎用，年老体弱者减量。

【奇迹方】蒙医临床习用处方。旺拉格－15味丸适合用于肾虚、腰酸背痛、腿脚酸痛、身心乏力乏味等症，是补肾补精的最好方剂，为成熟男人保护肾脏之珍宝。

【临床指导】对肾寒肾虚、浮肿、耳鸣头痛、腰酸腿痛、遗精等病症，除旺拉格－15味丸都有特效外，根据病情，综合分析，准确诊断后对症下药，如配合使用益肾－17味丸、参竹精片、至灵菌丝胶囊、博格仁•阿如拉－10味丸、壮腰健肾丸等药物。

【方剂性质】本方剂是遵循药味、药效配伍的温性方剂。

【方剂分析】本方以味甘、味涩、性温、腻、柔、生精壮阳、止遗精、亏精、肾寒阳虚等作用的羊奶制手掌参为主（君药），以味甘、味涩、性温、滋补养身、止遗精、生精强肾、燥希日乌素、祛巴达干镇赫依、肾寒腰腿痛、失精体弱、阳痿、淤血等滋补壮阳的玉竹、天冬、黄精、紫茉莉、菱角（五根药）为辅助（臣药），以味甘、味涩、性温、轻、补肾壮阳、燥希日乌素、止泻的蒲桃，味酸、味甘、性温、腻、补肾阳、祛肾寒的杧果核，味辛、味涩、性温、补肾壮阳、清胃肾寒、清希日乌素的大托叶云实、杧果核，蒲桃（道日图•古日本•乌日），味甘、性平、腻、柔、清肾热、补肾的刀豆同为辅助（佐药），以开胃消食、温肾、补胃火、调理体素、调节胃肠的石榴、肉桂、豆蔻均为服使（使药），味甘、性温、止遗精血、补精、补肺作用的冬虫夏草为指导药配制，是对滋补壮阳、调理肾寒肾虚、遗精血的最佳方剂。

【附注】该方剂配伍的手参、玉竹、黄精、天冬、紫茉莉用奶制法炮制，将精选手掌参、玉竹、黄精、天门冬、紫茉莉放入牛奶或绵羊奶中浸泡浸透，取出晾干即可。

塔米日－15

【处方来源】《内蒙古蒙药制剂规范》

【处方组合】玉竹、黄精、天冬、手参、锁阳、石榴、红花、益智仁、广枣、紫茉莉、炒菱角、荜茇、炒马钱子、肉桂、冬虫夏草〔丸剂•每10丸重2克〕。

【功能】补精，促进血液运行，燥希日乌素，镇赫依，止痛。

【主治】用于肾虚、精气衰竭、遗精、阳痿、失眠、早泄症等病症。

【用量】成人每次11－15丸。

【用法】每日1－2次，早、晚饭后口服。

【药引子】温开水，三骨汤、绵羊颅骨汤、梅花鹿茸中选最适合的做药引子。

【注解】孕妇慎用。年老体弱者减量或遵医嘱。

【奇迹方】蒙医临床常用处方。塔米日－15味丸适合精气衰竭、阳痿失眠、遗精等病症，对补肾壮阳者，可护根固本。

【临床指导】如有肾虚、精气衰竭、遗精、阳痿、失眠、早泄等症用

塔米日 —15 味丸和五根油剂、调元大补 —25 味丸、六味地黄丸、五子衍宗丸、至灵菌丝胶囊等药物，辨证分析对症，配合使用，效果更好。

【方剂性质】本方剂是遵循药效配伍的温性方剂，为精气衰竭主方。

【方剂分析】本方以消食开胃、清巴达干、调胃火的石榴，清肾寒、改善胃动力、补胃火的益智仁同为主（君药），以味甘、味涩、性温、滋补养身、止遗精、生精强壮、燥希日乌素、祛巴达干镇赫依、肾寒腰腿痛、失精体弱、阳痿、淤血等作用的滋补壮阳的玉竹、天冬、黄精、紫茉莉、菱角，消食、养身的锁阳同为辅助（臣药），以清血热、改善心脏功能的广枣、红花、消食开胃、暖胃助消的肉桂、荜茇，清热解毒、顺气、刺痛的马钱子为铺助（佐药），味甘、性温、抑制遗精血、补精、补肺养肺作用的冬虫夏草为服使（使药）而配制的用以促进气血运行、补精、调理身体虚弱的奇特方剂。

【附注】该方剂里配伍的手参、玉竹、黄精、天冬、紫茉莉用奶制法炮制，参阅旺拉格 —15 丸【附注】条款。马钱子用牛奶煮或羊油炒法炮制。可参阅顺气安神丸【附注】条款。若炮制得好，药效会更好。

塔米日 —23

【处方来源】《内蒙古蒙药制剂规范》

【处方组合】玉竹、天门冬、黄精、红参、手参、黑冰片、党参、诃子、益智仁、生草果仁、石榴、奶制珍珠、鹿茸、锁阳、肉苁蓉、闹羊花、丹参、红花、紫草茸、红茜草、栀子、牛黄、冬虫夏草〔丸剂•每 10 丸重 2 克〕。

【功能】温养，镇赫依，解毒，化浊清血，平衡赫依、希日、巴达干。

【主治】用于血精衰竭、毒素侵扰症、血衰症、亏血症等。

【用量】成人每次 13—15 丸 。

【用法】每日 1—2 次，早、晚饭后口服。

【药引子】温开水、西红花、牛骨汤、鹿茸片、调元大补 —25 味汤做药引子。

【注解】孕妇、年老体弱者减量或遵医嘱。

【奇迹方】蒙医临床习用处方。塔米日 –23 味丸适合心神乏味、身体三根失调的平衡，对精血衰竭等症为十全十美补品，可称引领腰杆硬之方。

【临床指导】对血精衰竭、毒素侵扰症、血衰症、亏血症等症，塔米日 –23 味丸和手掌参 –37 味丸、五味清浊丸、锁阳固精丸、补肾健胃 –21 味丸、金水宝胶囊等药联合使用效果更好。

【方剂性质】本方剂是遵循药味、药效配伍的平性方剂。

【方剂分析】本方以味甘、味涩、性温、腻、柔、生精壮阳、止遗精、亏精的羊奶制手参，味甘、味涩、性温、腻、滋补养身、止遗精、生精强身、祛巴达干赫依、肾寒腰腿痛、失精体弱、阳痿的玉竹、天冬、黄精同为主（君药），以消食开胃、清巴达干、调胃火的石榴、清肾寒、开胃消食、补胃火的益智仁、消肿、清希日乌素、解痉的党参、红参、清希日、助消化、消黏破痞的黑冰片、补胃火、清脾胃赫依的草果、镇静安神、愈伤、解毒的奶制珍珠，清血热、清希日、消食、养身的肉苁蓉、锁阳、养气血、滋补、强劲骨、燥希日乌素的鹿茸、除恶血的丹参均为辅助（臣药），以清血热的红花、清肾肺伤热的紫草茸、清血热愈伤及止血的茜草、清血、希日、巴达干、解毒、滋补血的栀子为辅助（佐药），清热解毒、安神的牛黄、止遗精血、补精、补肺的冬虫夏草、解毒、调理体素、调节胃酸碱平衡的诃子为服使（使药）而配制，是治疗精血衰竭、平衡三根（赫依、希日、巴达干）的最佳方剂。

【附注】该方剂里配伍的手参、玉竹、黄精、天冬、珍珠用奶制法炮制。可参阅塔米日 –15【附注】条款。

五根油丸（塔本·温都森·额莫）

【处方来源】《诊萨明医典》

【处方组合】蒺藜、黄精、天冬、玉竹、紫茉莉〔油剂·每蜜丸 3–6 克重〕。

【功能】滋补养身，清寒性赫依，体乏无力。

【主治】用于肾寒、肾功能减退、身体疲乏、失眠多梦、气滞等病症。

【用量】成人每次 1–2 油丸。

【用法】每日 1–2 次，早饭前口服、晚饭后口服。

【药引子】温开水，四骨汤、羊棒骨汤、羊肉汤做药引子。

【注解】孕妇、年老体弱者减量慎用或遵医嘱。

【奇迹方】蒙医临床常用处方。五根油丸适用于肾虚体弱、肾功能减弱、身体疲乏、失眠多梦，精气衰竭等症，称男人肾动力之源泉。

【临床指导】五根油丸对肾寒、肾功能减退、身体疲乏、失眠多梦、气滞等病症都有很好的治疗效果，可根据具体病情综合分析，确诊后配合使用至灵菌丝胶囊、壮腰健肾丸、参竹精片、巴萨木•油剂、益肾 –17 味丸等药物效果更好。

【方剂性质】本方剂是遵循药效配伍的温性方剂，为补肾壮阳总方。

【方剂分析】该方以味甘、微苦、性温、轻、稀、清肾寒、利尿消肿、补阳气的蒺藜，味甘、味涩、性温、滋补养身、止遗精、生精强壮、祛巴达干镇赫依、肾寒腰腿痛、失精体弱、调理阳痿等作用的玉竹、天冬、黄精、紫茉莉同为主臣（君臣药），以及调理配伍豆蔻、草果、良姜、荜茇、苦参、三种盐、牛奶、黄油、蜂蜜、红糖均为辅助使（佐使药）而按蒙药油剂法配制，是难得的蜜丸方剂。

手掌参 –37（旺拉格 –37）

【处方来源】《蒙医内科学研究》

【处方组合】奶制寒水石、手掌参、石榴、诃子、白葡萄、白豆蔻、槟榔、五灵脂、螃蟹（制）、黑冰片、荜茇、黄精、天门冬、玉竹、蛤蚧、肉桂、干姜、紫茉莉、奶油炒蒺藜、肉豆蔻、沉香、杜鹃、降香、白胡椒、草果、广枣、刀豆、紫硇砂、冬葵果、辣椒、阿魏、羌活鱼、丁香、白糖、蜂蜜、马奶酒、红糖〔丸剂•每 10 丸重 2 克〕。

【功能】补肾、调元，祛巴达干赫依，燥希日乌素，开胃消食，消肿。

【主治】用于肾寒肾虚，浮肿、耳鸣、遗精阳痿、胃寒、消化不良、补肾壮阳、温中散寒、脾肾虚寒、腰酸腿痛、脘腹气痛、纳差便溏等症。

【用量】成人每次 11—15 丸。

【用法】每天 1—2 次，早饭前饭后、晚饭后口服。

【药引子】温开水，白糖、红糖、蜂蜜、三骨汤、羊肉汤、梅花鹿茸片、调元大补 –25 味汤挑选最适合做药引子。

【注解】孕妇、年老体弱者减量慎用或遵医嘱。

【奇迹方】蒙医临床习用处方。手掌参 –37 味丸遗精阳痿、失眠多梦，肾功能减退，消化不良等症的功臣之方。让男人恢复阳刚之气。

【临床指导】对赫依、巴达干病，胃、肾寒症，心肺肾赫依与主脉赫依，尿频，赫如虎，营养不良，遗精，阳痿，失眠多梦，肾虚衰歇，眼花耳鸣，体质弱，听力减弱，肾功能减弱等有很好的效果。根据临床具体症状，综合分析，准确诊断后，对症下药，如以下药可参考使用，益肾 –17 味丸、五根油丸、协日嘎 –4 味汤、补肾健胃 –21 味丸、升阳 –11 味丸、肉蔻 –5 味丸、宝利尔胶囊、金水宝胶囊、壮腰健肾丸等药效果会更好。

【方剂性质】本方剂是遵循药效配伍的温性方剂。

【处方分析】本方以味甘、味涩、性温、腻、柔、生精壮阳、止遗精、亏精的羊奶制手参，味甘、味涩、性温、腻、滋补养身、止遗精、生精强身、祛巴达干赫依、肾寒腰腿痛、失精体弱、阳痿的玉竹、天冬、黄精、蛤蚧、刀豆，消食开胃、清巴达干、补胃火的石榴、清肾寒、开胃消食、补胃火的奶制寒水石等开胃消化、补肾壮阳的两组药同为主（君药），以利尿、消肿、清希日乌素的杜鹃、冬葵果、蒺藜，解痉、清希日、助消化、消黏破痞的黑冰片、肉桂、干姜，补胃火、清脾胃赫依的草果、清热、镇静安神、愈伤、解毒的牛黄，心赫依、改善心功能的广枣，槟榔，加强胃动力，助消化的白花椒、紫硇砂、辣椒、干姜，平息赫依血、清血热、清心热的肉豆蔻、沉香、降香均为辅助（臣药），养气血、滋补、强劲骨、补精、清肾寒的羌活鱼，镇赫依、心赫依、心刺痛的阿魏、丁香，并加配伍白糖、蜂蜜、马奶、红糖等增强滋补养身的作用为铺助（佐药），解毒、调理体素、调节胃酸碱平衡的诃子、荜茇、五灵脂同为服使（使药）而配制，是治疗精血衰竭、补肾壮阳、调元、平衡三根、消食开胃的最佳方剂。

【附注】糖尿病、血糖高者，不宜用白糖、红糖、蜂蜜做药引子或遵医嘱。

总结

★配伍制剂滋补养身病类方剂使用的药味、药性、药能和配伍用的原材料及药引子，前文已做了统计归纳，现就使用滋补养身病类处方进行治疗期间在饮食起居应注意的事项提供以下参考。

【味、性、能】☆共使用甘味 21 次、苦味 11 次（微苦 2 次）、涩味 10 次、辛味 8 次、咸味 7 次、酸味 3 次。

☆共使用热性 17 次、温性 12 次、凉性 7 次、平性 4 次、寒性 2 次。

☆共使用轻能 13 次、燥能 11 次、钝能 11 次、腻能 10 次、和能 7 次、锐能 7 次、柔能 6 次、重能次、涩能 5 次、动能 3 次、稀能 3 次、固能 1 次、淡能 1 次。

【原材料】共使用羊奶制手参、石榴、紫茉莉各 4 次，玉竹、天冬、黄精各 5 次，肉桂、荜茇、炒菱角、冬虫夏草各 3 次，降香、杧果核、大托叶云实、蒲桃、豆蔻、刀豆、锁阳、槟榔、西红花、益智仁、广枣、炒菱角、炒马钱子、红参、牛黄、黑冰片、党参、诃子、生草果仁、奶制珍珠、鹿茸、紫硇砂、辣椒、冬葵果、肉苁蓉、白胡椒、闹羊花、奶制寒水石、白葡萄、五灵脂、方海、杜鹃、肉豆蔻、丹参各 2 次，光明盐、阿魏、羌活鱼、紫草茸、丁香、红茜草、栀子、蒺藜、白糖、蜂蜜、马奶酒各 1 次。上述原材料具体临床治疗过程中都可以辨证加或减配伍，使用效果更好。

【药引子】共使用了温开水 5 次，羊三骨汤、绵羊颅骨汤、羊骨汤、藏红花、四骨汤、鹿茸片、牛骨汤各 2 次，调元大补－25 味汤 1 次。具体治疗过程中，以上药引子都可以根据病情，综合分析，辨证合理调配使用，药效会更好地起作用。

【饮食起居】

一、饮食

1．在使用滋补养身类药物或治疗期间，一日三餐要按时，粗细搭配，七分饱，基本吃素少沾荤，酒要少喝烟不吸。最重要是基本掌握七大原料饮食：一要喝水喝茶保水分，二要蛋白质细胞必须依赖，三要碳水化合物身体务必有动力，四要适当脂肪能量转换，五要矿物质骨骼依赖保养，六要具备纤维素人体组织靠依赖，七要维生素缺少易得病。吃滋补养生类饮食，注意补充蛋白质，如骆驼奶、山羊奶、牛奶等，适当吃喝畜禽动物的肉和骨汤。

2．选择性吃一些甘、稀、柔、腻的养生骨、梅花鹿茸片等营养丰富类食物，平时主食多吃五谷杂粮，以面食和粗粮为辅，多吃绿色蔬菜类、膳食纤维类食物，如芹菜、韭菜、海带、雪里蕻、竹笋等。

3．不宜喝冷饮，不宜吃辛辣刺激和海鲜类食物。

二、起居

1．根据气候变化，注意穿戴，适宜天气，要保持适当运动，锻炼身体，提高自身免疫力。

2．作息时间要规律，保证睡眠质量，注意风寒感冒。

3．不宜居住在潮湿或阴凉处。注意避免被暴雨淋雨，平时要多晒太阳，但不易强光照射，避免中暑。要在干爽并温湿度相对平衡地区环境居住休养。时刻注意饮食起居，这样药物起作用才快，并对身体恢复健康十分有利。

病名注释

1. 赫依病：是一种精神疾病，具有忧虑过多，精神紧张引起情绪爆发、意识障碍、运动障碍、肌肉抽动、瘫痪、耳鸣、麻木、无规律性疼痛等症状。

2. 希日病：正常人体各器官的热都归于希日，类似于阳性，希日在脏腑中与肝胆有着最密切关系，正常功能为滋阴生阳、振奋精神、消化食物等。

3. 巴达干病：是正常人体的一种黏液状营养物质，参与人的思维和意识等，生理活动中具有滋润和调解体液的功能等。

4. 亚玛病：是黏虫病原体的一种，病程缓慢，主要侵入头面部鼻腔部位引起的疾病，有黑、白、斑三种，临床主症为偏正头痛、牙痛、眼眶痛、流浓鼻涕、鼻尖发红、鼻腔发痒、呼吸困难以及相似于西医的鼻窦炎、额窦炎、三叉神经痛等。

5. 山川间热：意思是从患热当即又转为寒症之间，很容易出现危险症状。蒙医很注重对山川间热的治疗。

6. 白脉病：由赫依血相搏、损伤白脉引起的麻木、肿痛、萎缩、痉挛等特征的病。在临床中有寒盛型和热盛型及合并赫依型、合并宝日型等。白脉病又分为头白脉病、胸白脉病和关节白脉病。

7. 肺苏日亚病：是由于三根之平衡失调，巴达干偏盛并与希日相搏客于气道，继而与血邪合并，导致巴达干黏液增壅塞气道而发生的一种具有传染性的慢性肺病。中医称肺痨，西医称肺结核。

8. 骨蒸烦闷：因热气比较大所引起，一般有腰酸腿软、手心发热、口干舌燥等，通常是阴虚内热导致的出现肝肾阴液亏虚、虚热内忧、伴随耳鸣、失眠多梦、五心烦热等症状。

9. 宝日病：指赫依、希日、巴达干、血者与黄水相混合凝结所致的合并症。临床主要分为寒性和热性两类，表现为反胃、口渴、头痛、固定部位无规律性的疼痛、便秘呈褐色等症状。

10. 痧症：也叫痧子，一般呈现人体皮肤深红色或者深紫色，在外力的作用下，毛细血管容易出现破裂的状况，还会导致皮下出血，严重的也可能会造成红细胞渗出的状况，表现为静脉淤血的症状。

11. 希日乌苏病：也称黄水病，正常人的希日乌素相似于中医理论湿症，它分布于全身，主要存在于皮肤与肌肉中间及各关节腔中，正常是增强关节的润滑活动性和皮肤正常颜色的功能，而病变是引起关节痛、皮肤瘙痒、湿疹、黄水疮、类风湿、白癜风、牛皮癣、疥痈、脱发、水肿、布病、鼠疮等疾病。

12. 脉痞病：由恶血泛滥、脉管血淤、凝滞而致，出现瘀斑青紫、血液循环与肢体功能障碍，体质消瘦无力、恶心呕吐、发烧等症状。

13. 纳里病：有长期的情志忧郁、久饮苦涩、浓茶、醒酒和吸烟均为纳里病之重要因素，其中食道阻塞不通的原因是食道中生疣状物所致，如病程迁延日久，则有饮食点滴不进而导致病危的可能性。与现代医学的癌症很相似。

14. 游痛症：指肌体关节疼痛，主要是由于患者受风寒湿邪的侵袭，肌肉过度疲劳受损，临床表现为关节痛楚以及骨痛、神经炎等症状。

15. 赫如虎病：肉眼看不见到有害微小致病物侵入体内所致的病症，也叫布氏杆菌病，主要接触病畜及其分泌物而感染，临床表现为发热、淋巴结肿大、关节剧痛、肌肉酸痛、肝脾肿大、乏力、男性患者睾丸肿痛、女性患者月经失调和白带增多等症状。

16. 皮肤虫病：与黄水混合相搏所致，出现皮肤痒、皮疹、疱疹，亚玛虫则与血相搏，侵入头部引起偏头痛、鼻干、呕吐等症状，虫病中亦有阴虫、肛门虫、绦虫、蛔虫。

17. 陶赖病：由于希日乌素增盛，与血相讧交搏流注关节，导致局部气血运行受阻，重则使四肢关节畸形或萎缩为特征的疾病。

18. 巴木病：也称青腿病，是由希日乌素、血巴达干相搏、侵入血液为主。下肢轻度浮肿、腿脚疼痛、皮肤出现青紫，类似西医的坏血病，阻碍气血运行所致，临床表现下肢青肿、大小不等紫斑、牙龈出血、颜面青紫、食欲不振、疲倦无力等症状。蒙医分为白巴木－赫依性、黑巴木－血性、花巴木－巴达干性。

19. 麻风病：慢性传染病，由麻风分枝杆菌感染人体引起，主要感染源是未经治疗的麻风病患者和某些野生动物，主要通过患者的呼吸道分泌物或体液传播，临床表现嘴歪、鼻塌、眼窝深陷、形如狮面等症状。

20. 吾亚曼病：由于伤热、燥热之邪扩散或饮食不消，恶血与黄水激增扩散于脉道，遂被赫依所包卷聚集而致病，主要体表发生以肿胀、化脓、溃破为特征。

21. 毒症（病）：配制毒症－系指食用变质的饮食和变质的药物，或配伍的毒药所引起的中毒症。

22. 三根：赫依病、希日病、巴达干病。

23. 四骨：尾骨、跟骨、肩胛骨、踝骨。

24. 五元：土、水、火、气、空。

25. 六味：甘、酸、咸、苦、辛、涩。

26. 人体七素（七大基础物质）：精华、血、肉、脂肪、骨、髓、精液。

27. 黏病：肉眼无视的病原体侵入人体而引起的一种疾病。（一）急性为传染性，发病急、剧烈疼痛、发冷发烧、烦躁不安，患部出现红肿热痛、机能障碍、痉挛、刺痛等症状。（二）慢性为发病缓慢、发热、病侵入部位分别出现患症，比如发病于脑部即脑膜炎，发病于胃肠部即胃肠炎、痢疾等症。

28. 八性：重、脂、寒、钝、轻、涩、热、锐。

ᠬᠠᠪᠰᠤᠷᠤᠯᠲᠠ

ᠡᠮ ᠦᠨ ᠮᠣᠩᠭᠣᠯ ᠨᠡᠷ᠎ᠡ ᠬᠢᠲᠠᠳ ᠨᠡᠷ᠎ᠡ ᠶᠢᠨ ᠬᠠᠷᠢᠴᠠᠭᠤᠯᠤᠯ

ᠮᠣᠩᠭᠣᠯ ᠨᠡᠷ᠎ᠡ	ᠬᠢᠲᠠᠳ ᠨᠡᠷ᠎ᠡ	ᠬᠡᠷᠡᠭᠯᠡᠬᠦ ᠣᠷᠣᠨ
1. ᠭᠠᠪᠤᠷ－3	冰片－3	〔ᠨᠢᠳᠦ·眼睛〕
2. ᠲᠡᠮᠦᠷ ᠦᠨ ᠲᠣᠭᠣᠰᠤ－5	铁粉－5	〔ᠨᠢᠳᠦ·眼睛〕
3. ᠷᠤᠷᠲᠠ－2	木香－2	〔ᠴᠢᠬᠢ·耳朵〕
4. ᠠᠷᠪᠠᠨ ᠬᠣᠶᠠᠷ－12	十二味香散	〔ᠬᠠᠮᠠᠷ·鼻子〕
5. ᠡᠷᠳᠡᠨᠢ ᠰᠢᠩ－15	玉簪清咽－15	〔ᠬᠣᠭᠣᠯᠠᠢ·咽喉〕
6. ᠬᠣᠭᠣᠯᠠᠢ ᠶᠢᠨ－6	清咽－6	〔ᠬᠣᠭᠣᠯᠠᠢ·咽喉〕
7. ᠬᠤᠷᠠ ᠪᠠᠭ ᠯᠠ－5	麦冬－5	〔ᠬᠣᠭᠣᠯᠠᠢ·咽喉〕
8. ᠭᠠᠳᠠᠨ ᠬᠡᠷᠡᠭᠯᠡᠬᠦ－7	外用溃疡散	〔ᠠᠮᠠ ᠬᠣᠭᠣᠯᠠᠢ·口腔〕
9. ᠲᠣᠯᠣᠭᠠᠢ－3 ᠪᠠᠭ	天灵盖－3	〔ᠲᠣᠯᠣᠭᠠᠢ·头〕
10. ᠮᠠᠨᠤ－10	土木香－10	〔ᠲᠣᠯᠣᠭᠠᠢ·头〕

11. [illegible] — 8　阿魏 — 8　〔ᠲᠣᠯᠣᠭᠠᠢ·头〕
12. [illegible] — 13　秘诀红花 — 13　〔ᠲᠣᠯᠣᠭᠠᠢ·头〕
13. [illegible] — 6　胡日查 — 6　〔ᠲᠣᠯᠣᠭᠠᠢ·头〕
14. [illegible] — 3　乌兰·赞丹 — 3　〔ᠵᠢᠷᠦᠬᠡ·心〕
15. [illegible] — 5　肉蔻 — 5　〔ᠵᠢᠷᠦᠬᠡ·心〕
16. [illegible] — 8　八味三香散　〔ᠵᠢᠷᠦᠬᠡ·心〕
17. [illegible] — 6　野牦牛心 — 6　〔ᠵᠢᠷᠦᠬᠡ·心〕
18. [illegible] — 7　吉如很·芍沙 — 7　〔ᠵᠢᠷᠦᠬᠡ·心〕
19. [illegible] — 18　顺气安神丸　〔ᠵᠢᠷᠦᠬᠡ·心〕
20. [illegible] — 7　吉如很 — 7　〔ᠵᠢᠷᠦᠬᠡ·心〕
21. [illegible] — 8　清心沉香 —8　〔ᠵᠢᠷᠦᠬᠡ·心〕
22. [illegible] — 4　沙参止咳汤散　〔ᠠᠭᠤᠰᠬᠢ·肺〕
23. [illegible] — 18　清肺 — 18　〔ᠠᠭᠤᠰᠬᠢ·肺〕
24. [illegible] — 5　五味沙棘散　〔ᠠᠭᠤᠰᠬᠢ·肺〕
25. ᠴᠠᠭᠠᠨ ᠵᠠᠨᠳᠠᠨ — 8　查干·赞丹 — 8　〔ᠠᠭᠤᠰᠬᠢ·肺〕
26. [illegible] — 7　七味葡萄散　〔ᠠᠭᠤᠰᠬᠢ·肺〕
27. [illegible]　清肺 —13　〔ᠠᠭᠤᠰᠬᠢ·肺〕
28. [illegible] — 25　石膏 —25　〔ᠠᠭᠤᠰᠬᠢ·肺〕
29. [illegible] — 25　吉森·乌纳斯 — 25　〔ᠠᠭᠤᠰᠬᠢ·肺〕
30. [illegible] — 13　红花清肝 —13　〔ᠡᠯᠢᠭᠡ·肝〕

50. [illegible] — 10 健胃 — 10 〔ᠬᠣᠳᠣᠭᠣᠳ·胃〕
49. [illegible] — 6 六味木香散 〔ᠬᠣᠳᠣᠭᠣᠳ·胃〕
48. [illegible] — 6 壮西 — 6 〔ᠬᠣᠳᠣᠭᠣᠳ·胃〕
47. [illegible] — 10 消食 — 10 〔ᠬᠣᠳᠣᠭᠣᠳ·胃〕
46. [illegible] 五味清浊丸 〔ᠬᠣᠳᠣᠭᠣᠳ·胃〕
45. [illegible] — 6 六味安消散 〔ᠬᠣᠳᠣᠭᠣᠳ·胃〕
44. [illegible] — 4 四味光明盐汤散 〔ᠬᠣᠳᠣᠭᠣᠳ·胃〕
43. [illegible] — 6 苏木 — 6 〔ᠪᠥᠭᠡᠷᠡ·肾〕
42. [illegible] — 7 槟榔 — 7 〔ᠪᠥᠭᠡᠷᠡ·肾〕
41. [illegible] 升阳 —11 〔ᠪᠥᠭᠡᠷᠡ·肾〕
40. [illegible] — 17 益肾 — 17 〔ᠪᠥᠭᠡᠷᠡ·肾〕
39. ᠪᠥᠭᠡᠷᠡᠨ ᠠᠷᠤᠷᠠ — 10 博格仁·阿如日阿 — 10 〔ᠪᠥᠭᠡᠷᠡ·肾〕
38. ᠪᠥᠭᠡᠷᠡᠨ — 11 博格仁 — 11 〔ᠪᠥᠭᠡᠷᠡ·肾〕
37. ᠳᠡᠯᠡᠨ — 19 德伦 — 19 〔ᠳᠡᠯᠡᠭᠦ·脾〕
36. ᠠᠷᠤᠷᠠ — 7 阿如日阿 — 7 〔ᠳᠡᠯᠡᠭᠦ·脾〕
35. [illegible] — 4 草果 — 4 〔ᠳᠡᠯᠡᠭᠦ·脾〕
34. [illegible] — 9 别木图 — 9 〔ᠡᠯᠢᠭᠡ·肝〕
33. [illegible] 清肝 — 27 〔ᠡᠯᠢᠭᠡ·肝〕
32. ᠡᠯᠢᠭᠡᠨ — 7 额力根 — 7 〔ᠡᠯᠢᠭᠡ·肝〕
31. [illegible] — 7 德格都 — 7 丸 〔ᠡᠯᠢᠭᠡ·肝〕

51. [illegible] 洁白 —6 〔[illegible]·胃〕
52. [illegible] 寒水石小灰散 〔[illegible]·胃〕
53. [illegible] — 14 石榴 — 14 〔[illegible]·胃〕
54. [illegible] — 9 哈敦海鲁木勒 —9 〔[illegible]·胃〕
55. [illegible] — 13 哈敦海鲁木勒 — 13 〔[illegible]·胃〕
56. [illegible] 嘎日西 〔[illegible]·胃〕
57. [illegible] — 4 特莫根·呼呼 — 4 〔[illegible]·肠〕
58. [illegible] — 6 葫芦 — 6 〔[illegible]·肠〕
59. [illegible] — 15 扫龙嘎 — 15 〔[illegible]·肠〕
60. [illegible] — 7 止痢熊胆 —7 〔[illegible]·肠〕
61. [illegible] — 13 敖鲁盖·阿纳日 — 13 〔[illegible]·结肠〕
62. [illegible] — 8 道日图·赫依 — 8 〔[illegible]·结肠〕
63. [illegible] — 8 利尿海金沙 — 8 〔[illegible]·膀胱〕
64. [illegible] — 4 [illegible] 协日嘎 —4 〔[illegible]·膀胱〕
65. [illegible] — 4 [illegible] 亚曼·章古 — 4 〔[illegible]·膀胱〕
66. [illegible] — 8 地格达 —8 〔[illegible]·胆〕
67. [illegible] — 8 黄柏 —8 〔[illegible]·卵巢〕
68. [illegible] — 3 龙骨 —3 〔[illegible]·睾丸〕
69. [illegible] — 7 暖宫 —7 〔[illegible]·妇女〕
70. [illegible] — 4 苏木 — 4 〔[illegible]·妇女〕

71. [illegible] — 6 大托叶云实 —6 〔[illegible]·妇女〕
72. [illegible] 尼达金道格丸 〔[illegible]·妇女〕
73. [illegible] — 7 胡吉日 — 7 〔[illegible]·妇女〕
74. [illegible] 吉祥安坤丸 〔[illegible]·妇女〕
75. [illegible] — 6 大黄 —6 〔[illegible]·妇女〕
76. [illegible] — 3 三臣丸 〔[illegible]·儿童〕
77. [illegible] — 8 小儿清肺 — 8 〔[illegible]·儿童〕
78. [illegible] — 5 敖西根 — 5 〔[illegible]·儿童〕
79. [illegible] — 5 朱砂 —5 〔[illegible]·儿童〕
80. [illegible] — 3 白豆蔻 —3 〔[illegible]·赫依〕
81. [illegible] — 8 镇·赫依·沉香 — 8 味 〔[illegible]·赫依〕
82. [illegible] — 11 顺气补心 —11 〔[illegible]·赫依〕
83. [illegible] — 35 沉香安神散 〔[illegible]·赫依〕
84. [illegible] — 13 槟榔 —13 〔[illegible]·赫依〕
85. [illegible] — 15 沉香 —15 〔[illegible]·赫依〕
86. [illegible] — 12 哈日 — 12 〔[illegible]·希日〕
87. [illegible] — 13 麦冬 —13 〔[illegible]·希日〕
88. [illegible] — 5 阿拉坦 —5 〔[illegible]·希日〕
89. [illegible] — 7 清希日红花 —7 〔[illegible]·希日〕
90. [illegible] — 8 石榴·莲花 — 8 〔[illegible]·希日〕

91. [illegible] — 4　地格达 —4　〔ᠰᠢᠷ᠎ᠠ·希日〕
92. [illegible] — 4　寒水石 —4　〔ᠰᠢᠷ᠎ᠠ·希日〕
93. ᠠᠨᠠᠷ — 4　石榴 —4　〔ᠪᠠᠳᠠᠭᠠᠨ·巴达干〕
94. [illegible] — 5　健脾 —5　〔ᠪᠠᠳᠠᠭᠠᠨ·巴达干〕
95. [illegible] — 4　石菖蒲 —4　〔ᠪᠠᠳᠠᠭᠠᠨ·巴达干〕
96. ᠪᠠᠷᠰ — 4　猛虎 —4　〔ᠪᠠᠳᠠᠭᠠᠨ·巴达干〕
97. [illegible]　消积洁白丸　〔ᠪᠠᠳᠠᠭᠠᠨ·巴达干〕
98. [illegible]　乌兰 —3　〔ᠴᠢᠰᠤ·血〕
99. [illegible]　三子散　〔ᠴᠢᠰᠤ·血〕
100. [illegible]　乌兰 —13　〔ᠴᠢᠰᠤ·血〕
101. [illegible] — 10　凉血 — 10　〔ᠴᠢᠰᠤ·血〕
102. [illegible] — 8　止血红花 — 8　〔ᠴᠢᠰᠤ·血〕
103. [illegible] — 8　解热清血散　〔ᠴᠢᠰᠤ·血〕
104. ᠭᠦᠷᠭᠦᠮ — 3　红花 —3　〔ᠴᠢᠰᠤ·血〕
105. [illegible] — 4　文冠木 —4　〔ᠰᠢᠷ᠎ᠠ ᠤᠰᠤ·黄水〕
106. [illegible] — 10　白云香 — 10　〔ᠰᠢᠷ᠎ᠠ ᠤᠰᠤ·黄水〕
107. ᠭᠦᠭᠦᠯ — 15　云香 — 15　〔ᠰᠢᠷ᠎ᠠ ᠤᠰᠤ·黄水〕
108. [illegible]　萨仁·嘎日迪　〔ᠰᠢᠷ᠎ᠠ ᠤᠰᠤ·黄水〕
109. ᠡᠯᠵᠢᠭᠡᠨ ᠴᠢᠰᠤ — 25　驴血 — 25　〔ᠰᠢᠷ᠎ᠠ ᠤᠰᠤ·黄水〕
110. ᠮᠥᠩᠭᠦᠨ ᠤᠰᠤ — 18　孟根·沃斯 — 18　〔ᠰᠢᠷ᠎ᠠ ᠤᠰᠤ·黄水〕

130. ᠪᠠᠭ᠎ᠠ ᠤᠯᠠᠭᠠᠨ ᠲᠠᠩ　巴嘎·乌兰汤　〔ᠬᠠᠯᠠᠭᠤᠨ·热〕

129. ᠭᠠᠪᠤᠷ ᠬᠠᠨ　嘎布日·汗　〔ᠬᠠᠯᠠᠭᠤᠨ·热〕

128. ᠨᠢᠭᠤᠴᠠ ᠶᠢᠨ ᠰᠡᠷᠢᠭᠦᠨ ᠰᠡᠷᠢᠭᠦᠴᠡ　秘诀清凉散　〔ᠬᠠᠯᠠᠭᠤᠨ·热〕

127. ᠭᠠᠰᠢᠭᠤᠨ ᠰᠣᠪᠤ－7　苦参－7　〔ᠬᠠᠯᠠᠭᠤᠨ·热〕

126. [illegible]－5 ᠲᠠᠩ　润僵－5　〔ᠬᠠᠯᠠᠭᠤᠨ·热〕

125. ᠴᠡᠩᠭᠢᠯ ᠲᠠᠩ　四味土木香散　〔ᠬᠠᠯᠠᠭᠤᠨ·热〕

124. ᠭᠠᠪᠤᠷ－25　清热－25　〔ᠬᠠᠯᠠᠭᠤᠨ·热〕

123. ᠰᠣᠯᠢ－8　清热－8　〔ᠬᠠᠯᠠᠭᠤᠨ·热〕

122. ᠬᠠᠷ᠎ᠠ ᠭᠠᠪᠤᠷ－11　黑冰片－11　〔ᠪᠡᠭᠡᠷᠭᠡ·瘤〕

121. ᠴᠠᠭᠠᠨ ᠭ᠎ᠠ－9　查干·嘎－9丸　〔ᠪᠡᠭᠡᠷᠭᠡ·瘤〕

120. ᠭᠤᠷᠪᠠᠨ ᠬᠣᠪᠢᠲᠤ ᠤᠷᠯᠠ　古日本·浩毕图·乌日勒　〔ᠪᠡᠭᠡᠷᠭᠡ·瘤〕

119. ᠨᠤᠮᠤᠷᠬᠠᠨ－10　贝齿炭－10　〔ᠪᠡᠭᠡᠷᠭᠡ·瘤〕

118. ᠰᠣᠷ ᠤᠨ ᠪᠣᠷᠣ－10　雕粪炭－10　〔ᠪᠡᠭᠡᠷᠭᠡ·浮肿〕

117. ᠴᠠᠭᠠᠨ ᠭᠠᠪᠤᠷ－16　照山白－16　〔ᠬᠠᠪᠠᠩ·浮肿〕

116. ᠲᠡᠮᠦᠷ ᠦᠨ ᠬᠠᠢᠮᠠᠭ－10　铁粉炭－10　〔ᠬᠠᠪᠠᠩ·浮肿〕

115. ᠪᠤᠷ－7　水贼红花－7　〔ᠬᠠᠪᠠᠩ·浮肿〕

114. ᠬᠣᠷᠣᠬᠠᠢ ᠶᠢᠨ ᠬᠣᠷ－17　杀虫－17　〔ᠬᠣᠷᠣᠬᠠᠢ·虫〕

113. ᠨᠠᠢᠮᠠᠩ－8　八味荆芥散　〔ᠬᠣᠷᠣᠬᠠᠢ·虫〕

112. ᠨᠢᠷᠬᠢᠰᠢ－7　酸藤果－7　〔ᠬᠣᠷᠣᠬᠠᠢ·虫〕

111. ᠨᠠᠷᠤ－3　那如－3　〔ᠰᠢᠷ᠎ᠠ ᠤᠰᠤ·黄水〕

150. [illegible] 珍珠活络 —29 〔[illegible]·白脉〕

149. [illegible] — 13 扎冲 —13 〔[illegible]·白脉〕

148. [illegible] 亚森·图乐吉勒 〔[illegible]·骨〕

147. [illegible] — 6 呼胡日 — 6 〔[illegible]·皮肤〕

146. [illegible] — 9 九味秘方散 〔[illegible]·骨〕

145. [illegible] — 4 浩如图·宝日 — 4 〔[illegible]·筋骨〕

144. [illegible] — 6 故钱 — 6 〔[illegible]·骨〕

143. [illegible] — 18 阿日森 — 18 〔[illegible]·皮肤〕

142. [illegible] — 13 优日勒 — 13 〔[illegible]·宝日〕

141. [illegible] 宝如音·塔拉哈 〔[illegible]·宝日〕

140. [illegible] 寒水石·凉剂 〔[illegible]·宝日〕

139. [illegible] — 21 寒水石 —21 〔[illegible]·宝日〕

138. [illegible] — 13 伊和·给旺 —13 〔[illegible]·宝日〕

137. [illegible] 调元大补 —25 〔[illegible]·宝日〕

136. [illegible] 清瘟消肿 —9 〔[illegible]·消炎〕

135. [illegible] 纳格布 —9 〔[illegible]·消炎〕

134. [illegible] — 12 漏芦花 —12 〔[illegible]·消炎〕

133. [illegible] — 7 巴特日 — 7 〔[illegible]·消炎〕

132. [illegible] — 9 清感 —9 〔[illegible]·消炎〕

131. [illegible] — 5 泵阿 — 5 〔[illegible]·消炎〕

158. [illegible] — 37　手掌参 — 37　〔[illegible]·养身〕
157. [illegible]　五根油丸　〔[illegible]·养身〕
156. [illegible] — 23　塔米日 — 23　〔[illegible]·滋补〕
155. [illegible] — 15　塔米日 — 15　〔[illegible]·滋补〕
154. [illegible]　旺拉格 — 15　〔[illegible]·滋补〕
153. [illegible] — [illegible]　沃森·萨乌日勒　〔ᠴᠠᠭᠠᠨ ᠰᠤᠳᠠᠯ·白脉〕
152. [illegible] — [illegible]　新·萨乌日勒　〔ᠴᠠᠭᠠᠨ ᠰᠤᠳᠠᠯ·白脉〕
151. [illegible] — [illegible]　嘎拉·萨乌日勒　〔ᠴᠠᠭᠠᠨ ᠰᠤᠳᠠᠯ·白脉〕

ᠯᠠᠪᠯᠠᠭᠰᠠᠨ ᠨᠣᠮ ᠪᠢᠴᠢᠭ

[1] ᠪᠠᠭᠠᠲᠤᠷ: 《ᠮᠣᠩᠭᠣᠯ ᠡᠮ ᠦᠨ ᠲᠡᠦᠬᠡ》, ᠦᠪᠦᠷ ᠮᠣᠩᠭᠣᠯ ᠤᠨ ᠠᠷᠠᠳ ᠤᠨ ᠬᠡᠪᠯᠡᠯ ᠦᠨ ᠬᠣᠷᠢᠶ᠎ᠠ, 2006 ᠣᠨ᠃

[2] ᠦᠪᠦᠷ ᠮᠣᠩᠭᠣᠯ ᠤᠨ ᠡᠷᠡᠭᠦᠯ ᠬᠠᠮᠠᠭᠠᠯᠠᠯ ᠤᠨ ᠲᠢᠩᠭᠢᠮ: 《ᠮᠣᠩᠭᠣᠯ ᠡᠮ ᠦᠨ ᠡᠮ ᠵᠦᠢ ᠶᠢᠨ ᠪᠠᠷᠢᠮᠵᠢᠶ᠎ᠠ》, ᠦᠪᠦᠷ ᠮᠣᠩᠭᠣᠯ ᠤᠨ ᠰᠢᠨᠵᠢᠯᠡᠬᠦ ᠤᠬᠠᠭᠠᠨ ᠲᠡᠭᠨᠢᠭ ᠦᠨ ᠬᠡᠪᠯᠡᠯ ᠦᠨ ᠬᠣᠷᠢᠶ᠎ᠠ, 1989 ᠣᠨ᠃

[3] 蒙医学编辑委员会主编：《中国医学百科全书》（蒙医学），上海科学技术出版社，1992年。

[4] ᠵᠢᠷᠭᠠᠯ ᠮᠡᠩᠭᠡ ᠪᠠ ᠰᠠᠷᠠᠨᠭᠤᠯ ᠨᠠᠶᠢᠷᠠᠭᠤᠯᠤᠭᠰᠠᠨ: 《ᠮᠣᠩᠭᠣᠯ ᠡᠮ ᠦᠨ ᠪᠠ ᠨᠠᠶᠢᠷᠠᠯᠲᠠ ᠡᠮ ᠵᠦᠢ ᠶᠢᠨ ᠳᠣᠪ》, ᠦᠪᠦᠷ ᠮᠣᠩᠭᠣᠯ ᠤᠨ ᠠᠷᠠᠳ ᠤᠨ ᠬᠡᠪᠯᠡᠯ ᠦᠨ ᠬᠣᠷᠢᠶ᠎ᠠ, 2018 ᠣᠨ᠃

[5] ᠪᠣ ᠠᠢ ᠯᠢ: 《ᠮᠣᠩᠭᠣᠯ ᠡᠮ ᠦᠨ ᠡᠮ ᠵᠦᠢ ᠶᠢᠨ ᠨᠡᠪᠲᠡᠷᠬᠡᠢ ᠲᠣᠯᠢ》, ᠦᠪᠦᠷ ᠮᠣᠩᠭᠣᠯ ᠤᠨ ᠰᠢᠨᠵᠢᠯᠡᠬᠦ ᠤᠬᠠᠭᠠᠨ ᠲᠡᠭᠨᠢᠭ ᠦᠨ ᠬᠡᠪᠯᠡᠯ ᠦᠨ ᠬᠣᠷᠢᠶ᠎ᠠ, 2021 ᠣᠨ᠃

[6] ᠵᠠᠮᠪᠠᠯ: 《ᠰᠢᠷᠮᠡᠨᠪᠤ》, ᠦᠨᠳᠦᠰᠦᠲᠡᠨ ᠦ ᠬᠡᠪᠯᠡᠯ ᠦᠨ ᠬᠣᠷᠢᠶ᠎ᠠ, 1987 ᠣᠨ᠃

[7] ᠪᠣᠯᠣᠷᠲᠣᠭᠲᠠᠬᠤ: 《ᠰᠦᠷᠬᠡᠢ ᠬᠡᠳᠦᠷᠬᠡᠢ》, ᠦᠪᠦᠷ ᠮᠣᠩᠭᠣᠯ ᠤᠨ ᠠᠷᠠᠳ ᠤᠨ ᠬᠡᠪᠯᠡᠯ ᠦᠨ ᠬᠣᠷᠢᠶ᠎ᠠ, 1975 ᠣᠨ᠃

[8] ᠭᠠᠯᠰᠠᠩᠳᠣᠷᠵᠢᠳᠤᠭᠠᠷᠵᠠᠪ: 《ᠮᠠᠨᠵᠢᠭᠠᠯ ᠤᠨ ᠪᠣᠯᠣᠯᠴᠠᠭᠠ》, ᠦᠪᠦᠷ ᠮᠣᠩᠭᠣᠯ ᠤᠨ ᠠᠷᠠᠳ ᠤᠨ ᠬᠡᠪᠯᠡᠯ ᠦᠨ ᠬᠣᠷᠢᠶ᠎ᠠ, 1975 ᠣᠨ᠃

[9] ᠪᠠᠶᠠᠷᠲᠤ: 《ᠮᠣᠩᠭᠣᠯ ᠰᠢᠨᠵᠢᠯᠡᠬᠦ ᠤᠬᠠᠭᠠᠨ ᠤ ᠲᠡᠦᠬᠡ ᠶᠢᠨ ᠲᠣᠪᠴᠢᠶᠠᠨ》, ᠦᠪᠦᠷ ᠮᠣᠩᠭᠣᠯ ᠤᠨ ᠠᠷᠠᠳ ᠤᠨ ᠬᠡᠪᠯᠡᠯ ᠦᠨ ᠬᠣᠷᠢᠶ᠎ᠠ, 2007 ᠣᠨ᠃

[10] ᠢ· ᠵᠠᠮᠪᠠ: 《ᠰᠢᠨᠵᠢᠯᠡᠬᠦ ᠤᠬᠠᠭᠠᠨ ᠤ ᠲᠡᠦᠬᠡ ᠶᠢᠨ ᠲᠣᠪᠴᠢᠶᠠᠨ》, ᠦᠪᠦᠷ ᠮᠣᠩᠭᠣᠯ ᠤᠨ ᠰᠢᠨᠵᠢᠯᠡᠬᠦ ᠤᠬᠠᠭᠠᠨ ᠲᠡᠭᠨᠢᠭ ᠦᠨ ᠬᠡᠪᠯᠡᠯ ᠦᠨ ᠬᠣᠷᠢᠶ᠎ᠠ, 1987 ᠣᠨ᠃

ᠬᠣᠷᠢᠶ᠎ᠠ · 2007 ᠣᠨ ::

〔18〕ᠴᠢᠩ ᠰᠡᠴᠡᠨ ᠪᠠᠶᠠᠨ ᠨᠠᠶᠢᠷᠠᠭᠤᠯᠤᠨ ᠨᠠᠶᠢᠷᠠᠭᠤᠯᠪᠠ : 《 ᠮᠣᠩᠭᠣᠯ ᠬᠡᠯᠡ ᠶᠢᠨ ᠮᠣᠷᠳᠠᠯ ᠤᠨ ᠨᠡᠶᠢᠲᠡᠯᠡᠭ ᠰᠤᠷᠭᠠᠭᠤᠯᠢ ᠶᠢᠨ ᠪᠢᠴᠢᠭ 》· ᠮᠢᠨᠵᠤ ᠶᠢᠨ ᠪᠡᠶ᠎ᠡ ᠬᠡᠪᠯᠡᠯ ᠦᠨ ᠬᠣᠷᠢᠶ᠎ᠠ · 2007 ᠣᠨ ::

〔17〕ᠨᠠᠶᠢᠷᠠᠭᠤᠯᠤᠨ ᠨᠠᠶᠢᠷᠠᠭᠤᠯᠪᠠ : 《 ᠦᠭᠡᠰ ᠦᠨ ᠲᠣᠯᠢ 》· ᠥᠪᠦᠷ ᠮᠣᠩᠭᠣᠯ ᠤᠨ ᠠᠷᠠᠳ ᠤᠨ ᠬᠡᠪᠯᠡᠯ ᠦᠨ ᠬᠣᠷᠢᠶ᠎ᠠ · 1976 ᠣᠨ ::

〔16〕ᠴᠢᠩ ᠭᠡᠷᠡᠯ · ᠨᠠᠰᠤᠨᠪᠠᠲᠤ : 《 ᠮᠣᠩᠭᠣᠯ ᠬᠡᠯᠡ ᠨᠡᠶᠢᠲᠡᠯᠡᠭ ᠦᠨ ᠦᠭᠡ ᠬᠡᠯᠡᠯᠭᠡ 》· ᠦᠨᠳᠦᠰᠦᠲᠡᠨ ᠦ ᠰᠤᠷᠭᠠᠨ ᠬᠦᠮᠦᠵᠢᠯ ᠦᠨ ᠬᠡᠪᠯᠡᠯ ᠦᠨ ᠬᠣᠷᠢᠶ᠎ᠠ · 1998 ᠣᠨ ::

〔15〕ᠪᠣᠯᠣᠷ ᠴᠡᠴᠡᠭ ᠤᠨ ᠨᠠᠶᠢᠷᠠᠭᠤᠯᠤᠨ ᠨᠠᠶᠢᠷᠠᠭᠤᠯᠪᠠ : 《 ᠮᠣᠩᠭᠣᠯ ᠬᠡᠯᠡ ᠶᠢᠨ ᠬᠡᠯᠡᠯᠴᠡᠭᠦᠯᠬᠦ ᠳᠦᠷᠢᠮ 》· ᠥᠪᠦᠷ ᠮᠣᠩᠭᠣᠯ ᠤᠨ ᠬᠡᠪᠯᠡᠯ ᠦᠨ ᠬᠣᠷᠢᠶ᠎ᠠ · 1989 ᠣᠨ ::

〔14〕ᠰᠠᠩ ᠵᠠᠢ ᠴᠡᠩ : 《 ᠮᠣᠩᠭᠣᠯᠴᠤᠳ ᠤᠨ ᠤᠯᠠᠮᠵᠢᠯᠠᠯᠲᠤ ᠪᠢᠴᠢᠭ ᠮᠣᠩᠭᠣᠯ ᠬᠡᠯᠡ ᠨᠡᠶᠢᠲᠡᠯᠡᠭ 》· ᠥᠪᠦᠷ ᠮᠣᠩᠭᠣᠯ ᠤᠨ ᠠᠷᠠᠳ ᠤᠨ ᠬᠡᠪᠯᠡᠯ ᠦᠨ ᠬᠣᠷᠢᠶ᠎ᠠ · 2005 ᠣᠨ ::

〔13〕ᠰᠣᠶᠣᠯ ᠵᠢᠷᠭᠠᠯ ᠪᠠᠶᠠᠨ : 《 ᠮᠣᠩᠭᠣᠯ ᠬᠡᠯᠡ ᠶᠢᠨ ᠦᠭᠡ 》· ᠥᠪᠦᠷ ᠮᠣᠩᠭᠣᠯ ᠤᠨ ᠠᠷᠠᠳ ᠤᠨ ᠬᠡᠪᠯᠡᠯ ᠦᠨ ᠬᠣᠷᠢᠶ᠎ᠠ · 2000 ᠣᠨ ::

ᠨᠠᠶᠢᠷᠠᠭᠤᠯᠪᠠ : 《 ᠮᠣᠩᠭᠣᠯ ᠬᠡᠯᠡᠨ ᠦ ᠬᠡᠯᠡᠯᠭᠡ ᠶᠢᠨ ᠪᠠᠷᠢᠮᠲᠠ ᠦᠭᠡ ᠶᠢᠨ ᠲᠣᠯᠢ 》· ᠬᠦᠬᠡ ᠬᠣᠲᠠ ᠶᠢᠨ ᠠᠷᠠᠳ ᠤᠨ ᠬᠡᠪᠯᠡᠯ ᠦᠨ ᠬᠣᠷᠢᠶ᠎ᠠ · 1975 ᠣᠨ ::

〔12〕ᠥᠪᠦᠷ ᠮᠣᠩᠭᠣᠯ ᠤᠨ ᠶᠡᠬᠡ ᠰᠤᠷᠭᠠᠭᠤᠯᠢ ᠶᠢᠨ ᠮᠣᠩᠭᠣᠯ ᠬᠡᠯᠡ ᠪᠢᠴᠢᠭ ᠦᠨ ᠲᠡᠨᠬᠢᠮ ᠦᠨ ᠬᠡᠯᠡᠯᠴᠡᠭᠦᠯᠬᠦ ᠬᠣᠷᠢᠶ᠎ᠠ · ᠮᠣᠩᠭᠣᠯ ᠬᠡᠯᠡᠨ ᠦ ᠳᠦᠷᠢᠮ ᠵᠦᠢ ᠶᠢᠨ

1986 ᠣᠨ ::

〔11〕ᠪᠦᠬᠡ ᠵᠢᠷᠭᠠᠯ ᠰᠣᠶᠣᠯ : 《 ᠮᠣᠩᠭᠣᠯ ᠬᠡᠯᠡᠨ ᠦ ᠨᠡᠶᠢᠲᠡᠯᠡᠭ 》(ᠳᠡᠭᠡᠳᠦ) · ᠥᠪᠦᠷ ᠮᠣᠩᠭᠣᠯ ᠤᠨ ᠰᠤᠷᠭᠠᠨ ᠬᠦᠮᠦᠵᠢᠯ ᠦᠨ ᠬᠡᠪᠯᠡᠯ ᠦᠨ ᠬᠣᠷᠢᠶ᠎ᠠ ·

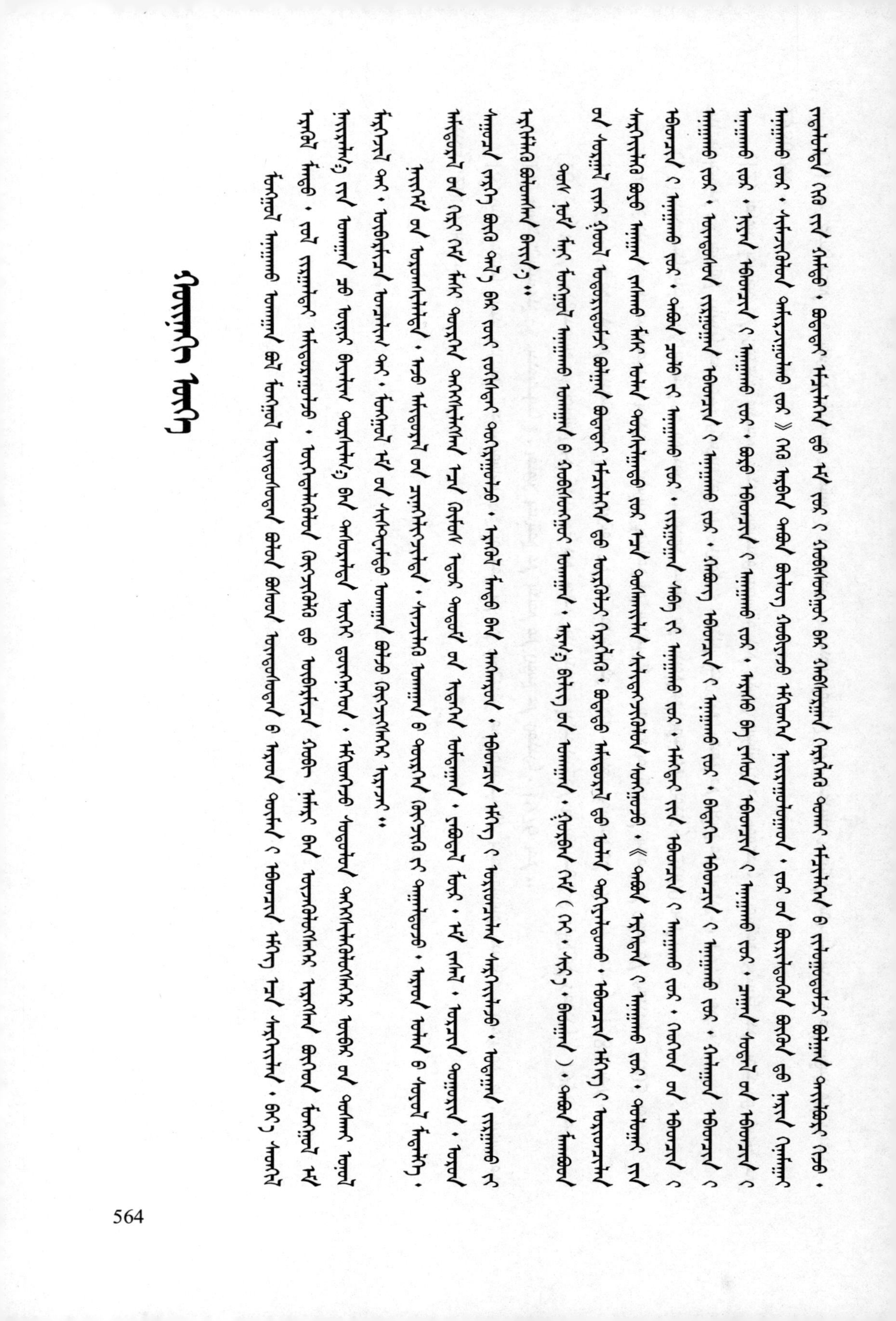

ᠬᠣᠢ᠌ᠲᠤ ᠦᠭᠡ

[illegible]

2022 ᠣᠨ ᠤ 2 ᠰᠠᠷ᠎ᠠ ᠶᠢᠨ 22 ᠤ ᠡᠳᠦᠷ

后记

这部《蒙医习用方剂分析》系目前编写的蒙药方剂配伍初步解析后的新著。该书是蒙医临床常备参考手册，也是蒙医药专业师生参考研读的重要资料，更是蒙药生产厂家和蒙医院制剂室工作人员的首选参考资料，还是喜爱学习蒙医药知识，身体保健人群最基本的参阅手册。

蒙医药是中华传统医药的重要组成部分，具有完整的理论体系、丰富的临床经验、独特的炮制方法、成熟的制剂技术，适宜北方地区的恶劣自然环境、地理气候及蒙古族的生活习惯和体质体征，是蒙古民族长期的生活经验积累，也是人与自然和谐相处，相互适应的必然结果。

“辨证施治、对症下药”是蒙古族医学诊治疾病的关键，也是取得良好临床治疗效果的重要环节，本书以症为纲、对症选方、方药兼备、相得益彰，是一部难得的方剂详细解析新颖之作。

蒙医传统配伍药方与中医配伍基本相似，由君药、臣药、佐药、使药组成。其中，君药在配伍中起主导作用，直接针对主症或病患部位；臣药主要协同君药医治主症，并负责次要症状而增强疗效；佐药是协同君药医治兼症或随症；使药在药方组成内部起调和、调节作用。蒙医配伍药方的单个药味、药量比例没有明确的规定，配伍中的气味、性能、功效等 ,主要根据病情而定。按照惯例，君药的用量突出一点，其他药量，适量为宜。蒙医方剂大多由两味或数味药组成，临床上，经常用成方及药引子辨证施治，是蒙医特有的治疗手段和方法。

本书所选的方剂，是从诸多蒙医方剂中精心挑选出来的，并对人体的头部、五脏六腑、神经血液、皮肤骨骼、滋补养身，特别是蒙医基础六病等方剂的组成药物进行了详细解析，通过分析蒙医方剂的特点、主治病症，形成奇特方剂，该方剂不但临床使用方便，而且对临床有指导意义，尤其对濒临消失且蒙医药独有的药引子，每个方剂均做了附注。

为了保持蒙医药的传统特点，书中涉及的疾病名称、病理名称、临床症状等沿用了蒙古医药典籍的习用名称，还特别增加了病名解释，以方便不熟悉蒙古医药典籍的读者阅读。

随着社会的变革，为弘扬中华传统医药文化，汲取民族医药精华，我们特编写了本书，希望本书的出版能够对中华各民族人民的预防保健、疾病治疗发挥应有的作用，让蒙医药文化散发永久的魅力！

在本书出版之际，感谢民族出版社责任编辑包桂兰保证本书质量付出的大量心血，感谢北京市门头沟区医院口腔科主治医师包文雅老师为本书的撰写提供的资料支持！

由于笔者水平所限，书中错漏与不足之处在所难免，恳请同道和同仁及读者批评指正。

作者

2022 年 2 月 22 日

ᠬᠠᠷᠢᠭᠤᠴᠠᠬᠤ ᠨᠠᠢᠷᠠᠭᠤᠯᠤᠭᠴᠢ :

ᠦᠨᠳᠦᠰᠦᠲᠡᠨ ᠦ ᠬᠡᠪᠯᠡᠯ ᠦᠨ ᠬᠣᠷᠢᠶ᠎ᠠ ᠬᠡᠪᠯᠡᠨ ᠨᠡᠢᠲᠡᠯᠡᠪᠡ

ᠰᠢᠨᠬᠤᠸᠠ ᠪᠢᠴᠢᠭ ᠤᠨ ᠳᠡᠯᠭᠡᠭᠦᠷ ᠲᠦ ᠬᠤᠳᠠᠯᠳᠤᠨ᠎ᠠ

*

*

2024 ᠣᠨ ᠤ 9 ᠰᠠᠷ᠎ᠠ ᠳᠤ ᠨᠢᠭᠡᠳᠦᠭᠡᠷ ᠬᠡᠪᠯᠡᠯ

2024 ᠣᠨ ᠤ 3 ᠰᠠᠷ᠎ᠠ ᠳᠤ ᠪᠡᠭᠡᠵᠢᠩ ᠳᠦ ᠨᠢᠭᠡᠳᠦᠭᠡᠷ ᠤᠳᠠᠭ᠎ᠠ ᠬᠡᠪᠯᠡᠪᠡ

2024 ᠣᠨ ᠤ 3 ᠰᠠᠷ᠎ᠠ ᠳᠤ ᠨᠢᠭᠡᠳᠦᠭᠡᠷ ᠤᠳᠠᠭ᠎ᠠ ᠬᠡᠪᠯᠡᠪᠡ

ᠱᠤᠳᠠᠨ ᠤ ᠳ᠋ᠤᠭᠠᠷ : 100013

ᠤᠲᠠᠰᠤ : (010) 58130062 58130914

ᠦᠨ᠎ᠡ ᠨᠢ : 130.00 ᠶᠤᠸᠠᠨ

图书在版编目（CIP）数据

蒙医习用方剂分析 : 蒙古文、汉文 / 孟根巴根编著 . -- 北京 : 民族出版社 , 2023.10（2024.9 重印）
ISBN 978-7-105-17124-8

Ⅰ . ①蒙… Ⅱ . ①孟… Ⅲ . ①蒙医－方剂学－蒙、汉 Ⅳ . ①R291.2

中国国家版本馆 CIP 数据核字 (2023) 第 217296 号

责任编辑：包桂兰
责任校对：华　荣
封面设计：金　晔

出版发行 : 民族出版社
地址 : 北京市和平里北街 14 号
邮编 : 100013
网址 : http://www.mzpub.com
印刷 : 三河市华东印刷有限公司
经销 : 各地新华书店
版次 : 2024 年 3 月第 1 版　2024 年 3 月北京第 1 次印刷
　　　2024 年 9 月第 2 次印刷
开本 : 710 毫米 × 1000 毫米　1/16
印张 : 37
定价 : 130.00 元
ISBN 978-7-105-17124-8 / R · 637（蒙 82）

该书若有印装质量问题，请与蒙古文发行科联系退换。
蒙古文发行科电话：010 - 58130062　010 - 58130914